o que esperar
do primeiro ano

heidi murkoff

o que esperar
do primeiro ano

Tradução de
Alessandra Bonrruquer

Prefácio de Shawnté James, médica e membro da
Academia Americana de Pediatria

Revisão técnica de
Antonio Alves Rosa Júnior

8ª edição

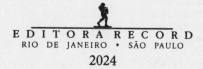

EDITORA RECORD
RIO DE JANEIRO • SÃO PAULO
2024

CIP-BRASIL. CATALOGAÇÃO NA PUBLICAÇÃO
SINDICATO NACIONAL DOS EDITORES DE LIVROS, RJ

M954q Murkoff, Heidi
8. ed. O que esperar do primeiro ano / Heidi Murkoff ; tradução Alessandra Bonrruquer ; revisão técnica Antonio Alves Rosa Júnior. - 8. ed. - Rio de Janeiro : Record, 2024.

Tradução de: What to expect the first year
Inclui índice
ISBN 978-65-5587-744-1

1. Pais e filhos. 2. Crianças - Formação. 3. Lactentes. I. Bonrruquer, Alessandra. II. Rosa Júnior, Antonio Alves. III. Título.

23-87080　　　　　CDD: 649.122
　　　　　　　　　 CDU: 649.16

Meri Gleice Rodrigues de Souza - Bibliotecária - CRB-7/6439

Título em inglês:
What to expect the first year

Copyright © 1989, 1996, 2003, 2010, 2014 by What to Expect LLC.

Copyright do projeto gráfico © by Workman Publishing Co., Inc., a subsidiary of Hachette Book Group, Inc.
Fotos de capa: © 2014 mattbeard.com
Adaptação do design de capa de Becky Terhune
Colcha: Lynn Parmentier; Quilt Creations, quiltcreations.net
Foto da colcha: Davies + Starr
Adaptação das ilustrações de miolo de Karen Kuchar

Todos os direitos reservados. Proibida a reprodução, armazenamento ou transmissão de partes deste livro, através de quaisquer meios, sem prévia autorização por escrito.

Texto revisado segundo o Acordo Ortográfico da Língua Portuguesa de 1990.

Direitos exclusivos de publicação em língua portuguesa somente para o Brasil adquiridos pela
EDITORA RECORD LTDA.
Rua Argentina, 171 – Rio de Janeiro, RJ – 20921-380 – Tel.: (21) 2585-2000, que se reserva a propriedade literária desta tradução.

Impresso no Brasil

ISBN 978-65-5587-744-1

Seja um leitor preferencial Record.
Cadastre-se no site www.record.com.br
e receba informações sobre nossos
lançamentos e nossas promoções.

Atendimento e venda direta ao leitor:
sac@record.com.br

Para Erik, meu tudo

Para Emma e Wyatt, minhas maiores expectativas,
e para meu novo filho Simon

Para Lennox, o lindo bebê do lindo bebê que deu início a tudo
(meu doce círculo completo!), e para o novo e lindo bebê Sebastien

Para Arlene, com muito amor, sempre e para sempre

Para minha família O que esperar: mães, pais e bebês por toda parte

Ainda mais agradecimentos (e abraços)

Seria de esperar que, a essa altura, após todos esses anos escrevendo e reescrevendo os livros *O que esperar*, eu fosse capaz de fazer isso sozinha, enquanto durmo e (ei, por que não?) com as mãos amarradas nas costas. Quanto a escrever dormindo, provavelmente fiz isso uma ou duas vezes perto dos prazos finais, mas sempre precisei das duas mãos (para digitar) e de muita ajuda. Eu não conseguiria fazer o que faço sozinha — e não quero tentar.

Devo tanto a tanta gente, mas vamos começar com agradecimentos a:

Erik, o homem que não somente plantou a semente de *O que esperar* (literalmente), mas também me ajudou a cuidar dessa semente, nutri-la e protegê-la. Sabe o ditado que diz que quanto mais as coisas mudam, mais elas permanecem iguais? Muita coisa mudou em minha vida pessoal e profissional desde o dia em que entreguei a proposta de *O que esperar quando você está esperando* e, apenas algumas horas depois, entrei em trabalho de parto, mas, para minha sorte, uma coisa permanece a mesma (e consistentemente melhor): o homem que amo e com quem vivo e trabalho. E meus agradecimentos aos bebês que fizemos juntos, Emma e Wyatt, que há muito me ultrapassaram em altura e tamanho de sapato — e, como gosto de brincar, em idade —, mas sempre serão meus pacotinhos de alegria (e, somando-se à alegria, meu genro Simon). E, é claro, a Lennox (primeiro) e Sebby (segundo), por me tornarem avó, a mais feliz do mundo — com agradecimentos especiais a Lennox, por estar no útero certo (o da Emma) na hora certa (enquanto eu escrevia a edição mais recente de *O que esperar do primeiro ano*). E por ser o bebê de capa de livro mais fofo de todos, e não é somente uma opinião de avó.

Sempre, Arlene Eisenberg, minha primeira e mais valiosa parceira em *O que esperar*. Seu legado de cuidado e compaixão continua a permear, modelar, informar e inspirar as gerações subsequentes de *O que esperar*. Você sempre será amada e nunca será esquecida. E a Howard Eisenberg, Victor Shargai e Craig Pascal, e meus outros pais, Abby e Norman Murkoff.

Suzanne Rafer, amiga e editora, uma das poucas a estar comigo desde a concepção — ao menos de *O que esperar*. Não sei se isso a torna masoquista, mas sei que a torna excepcionalmente importante em minha vida. Perdi a conta das edições e revisões, mas não de suas contribuições para nossos bebês. E a Maisie Tivnan, que assumiu o leme de *O que esperar* sem titubear (dormir é outra história).

Peter Workman, um gigante do mundo editorial que nunca se esqueceu das raízes e dos valores das pequenas editoras. E a nossa nova editora mãe, Hachette Book Group, e a família incrível e azeitada que criou com a Workman: nos sentimos amados dos dois lados (e agradecemos muito os valores e propósitos compartilhados, assim como a generosidade da Hachette). E a todo mundo na Workman (e Hachette) que contribuiu e continua a contribuir para os nossos bebês *O que esperar*, incluindo Jenny Mandel, Emily Krasner, Moira Kerrigan, Lia Ronnen, Sophie Cottrell, Samantha Gil, Analucia Zepeda e Suzie Bolotin.

Matt Beard, nosso fotógrafo favorito (e uma de nossas pessoas favoritas), por capturar perfeitamente a essência de Lennox para nossa capa. A Lynn Parmentier, por ser um gênio do patchwork, e a Karen Kuchar, por bebês tão lindos que praticamente se pode sentir sua doçura. E a Barbara Peragine, Lisa Hollander, Vaughn Andrews e Becky Terhune, por organizarem tudo em uma embalagem linda.

Dr. Mark Widome, professor, pediatra e avô, não somente por saber tudo, mas também por ser capaz de distribuir esse conhecimento com doses iguais de bom senso, cuidado, com

paixão, sabedoria e bom humor. E ao dr. Shawnte James, por chegar e já tomar conta desse novo bebê. À melhor pediatra em atividade de Los Angeles, dra. Lauren Crosby, que ajudou Lennox (e seus pais) durante dificuldades alimentares, sepse, crescimento lento, refluxo e mais, com infinita energia e empatia.

A Academia Americana de Pediatria e aos pediatras, enfermeiros pediatras, auxiliares de enfermagem e assistentes médicos por toda parte, por terem tanto cuidado com a saúde e o bem-estar de nossas crianças. Aos médicos, cientistas e defensores dedicados à Saúde Pública nos Centros de Controle de Doenças (CDC), por tudo que fazem com tanta paixão e incansável dedicação. O bem comum é muito melhor por causa de vocês.

Todos os meus amigos dedicados e vestidos de púrpura em WhatToExpect.com, especialmente Heidi Cho, Christine Mattheis, Michele Calhoun, Monica Yaker-Milstein, Giacomo Palloti e Sara Stefanik. Amo trabalhar com vocês, porque nunca parece trabalho. E aos outros homens de minha vida: meu agente Alan Nevins e meu advogado Marc Chamlin.

A Annie Toro, Wyatt Murkoff e Claire Lorenzetti, do time What to Expect Project, pela sua missão e propósito compartilhados de proporcionar um começo e um futuro saudáveis às mães e aos bebês que eles amam.

Às dezenas de milhares de mães, pais, bebês e familiares de militares

AINDA MAIS AGRADECIMENTOS (E ABRAÇOS)

que tive a honra de abraçar ao longo dos anos nos nossos chás de bebê Special Delivery. Mais abraços virão! E aos nossos amigos no DOD, que compartilham a nossa missão de apoiar aqueles que estão servindo, em especial aqueles servindo por dois. E, acima de tudo, meu agradecimento a mães e pais que sacrificam horas de sono, banhos e refeições para cuidar dos bebês que todos amamos. Vocês me inspiram em cada momento de cada dia. Muito amor, especialmente para mi-

nha família no WhatToExpect.com. E continuem mandando as fotos de bebês (e as perguntas) no Facebook e no Instagram — estarei sempre lá para vocês no @heidimurkoff.

Um grande abraço,

heidi

Sumário

Prefácio, de Shawnté James. 25
Introdução: Um primeiro ano muito diferente 27

──────── CAPÍTULO 1 ────────

PREPARE-SE 31

Escolhendo o peito, fórmula ou ambos 31
Amamentação • *Quando você não pode ou não deve amamentar* • *A equipe do peito* • *Mitos da amamentação* • Alimentação com fórmula • Seus sentimentos

Escolhendo a circuncisão (ou não). 41
Decisões sobre as fraldas

Escolhendo um nome 44
Para os pais: preparando o filho mais velho

Conseguindo ajuda 46
Babá • *Contrata-se* • *Para os pais: preparando seu animal de estimação* • Doula pós-parto • Avós • *Para os pais: lidando com a interferência dos avós*

Escolhendo um médico para o bebê 54
Plano de saúde para uma família saudável • Pediatra ou médico de família? • Qual é o tipo perfeito de atendimento? • *Tópicos para discutir* • Encontrando o médico certo • Assegurando-se de que o médico é o certo para você • *Para todas as famílias*

──────── CAPÍTULO 2 ────────

FAZENDO COMPRAS PARA O BEBÊ 65

Os itens básicos. 65

Guia de compras. 67
Bom senso na hora de comprar roupas • Roupas • Roupa de cama e banho • Fraldas • *Tudo sobre fraldas de pano* • Produtos de higiene •

A cena verde • Armário de remédios • Alimentação • *Cadeirinhas de alimentação para quando o bebê crescer* • Quarto do bebê • *Notas sobre a segurança do berço* • *Adeus, protetores laterais* • *Dormindo com segurança ao lado da cama dos pais* • *Duplicando o local de trocar fraldas* • Equipamento para sair • *Selo de aprovação* • *Acessórios para cadeirinhas veiculares que você não deve comprar* • *O sistema Latch* • *Supervisão* • Um lugar para o bebê • *Limitando o tempo sentado* • *Pensando no futuro do bebê* • *Nenhum andador é seguro*

─────── **CAPÍTULO 3** ───────

O BÁSICO DA AMAMENTAÇÃO 107

Começando a amamentar 107

Princípios básicos da amamentação 111
Como funciona a amamentação • Ficando confortável • Ficando na posição certa • A pega adequada • *Sugar* versus *mamar* • Determinando por quanto tempo amamentar • *Tempo padrão de amamentação* • *Que tipo de lactente é seu bebê?* • Determinando com que frequência amamentar

O que você pode estar se perguntando 121
Colostro • *Estágios do leite* • Seios ingurgitados • Ejeção • *Dor durante a amamentação* • *Para os pais: são precisos três* • Leite em excesso • Vazamentos e borrifos • Amamentação em cluster • Mamilos doloridos • *Mamilos invertidos* • *Obstáculos na estrada para o sucesso?* • Tempo passado amamentando • A mãe adormece durante a amamentação • *Leite materno: não se trata somente do café da manhã* • *Amamentação e Covid-19* • O que vestir • Amamentando em público • *Eu vou querer o mesmo que ele* • Amamentando em tandem • Um nódulo no seio • Mastite • Favorecendo um seio • Amamentando quando você está doente • *Controle de natalidade e amamentação* • Amamentação e menstruação • *Está na hora de comprar tampões?* • Exercícios e amamentação • Combinando peito e mamadeira • *Quantidades da combinação* • *Está confusa com a confusão de bicos?* • *Quando a fórmula é necessária* • *Bancos de leite* • Relactação/Aumento da produção • *Amamentando um bebê adotado*

TUDO SOBRE: Manter seu leite saudável e seguro 152
O que você come • *Amamentação e ossos* • *Alimentos podem produzir leite?* • O que você bebe • Sua medicação • *De volta ao cardápio* • O que você deve evitar

———— CAPÍTULO 4 ————

O CRONOGRAMA DO PRIMEIRO ANO 163

Visão geral do primeiro ano 163
Você conhece seu bebê melhor que qualquer um

Marcos do desenvolvimento no primeiro ano 165
É cumulativo • Timing *dos prematuros*

Gráficos de crescimento 174
Desenvolvimento durante uma pandemia

———— CAPÍTULO 5 ————

O RECÉM-NASCIDO. 181

Os primeiros momentos do bebê. 181
Clampeamento tardio do cordão umbilical • *Testando seu bebê* • Teste de Apgar • Para bebês nascidos em casa • *Triagem auditiva neonatal* • *Não se esqueça de cobrir o bebê*

Alimentando o bebê: introdução à alimentação com fórmula 187
Precisa de uma ajuda? • Selecionando uma fórmula • *As fórmulas da fórmula* • *Quanta fórmula?* • Usando a mamadeira com segurança • *Suplementos são necessários?* • Princípios básicos da alimentação com mamadeira • Mamadeira com amor • *A fórmula para um bebê feliz*

O que você pode estar se perguntando 197
Peso ao nascer • Perda de peso • Aparência do bebê • *Para os pais: reunião, saudação e vínculos* • Colírio antibiótico • *Retrato de um recém-nascido* • Olhos vermelhos • Cor dos olhos • Sonolência • *Para os pais: alojamento conjunto* • Engasgando-se • Seios vazios? • Dormindo durante as refeições • *O estado de espírito do recém-nascido* • *Para os pais: você já ouviu dizer...* • Alimentação ininterrupta • *Dicas para uma alimentação bem-*

-sucedida • *Desvendando o código do choro* • Queixinho trêmulo • Sobressalto • *Para os pais: vocês acabaram de passar pelo parto?* • *Reflexos do recém-nascido* • Marcas de nascença • *Os negócios do bebê* • Pele manchada • Cistos ou manchas na boca • Dentes precoces • Sapinho • *Língua leitosa* • Icterícia • Cor das fezes • *O cocô do recém-nascido* • Uso de chupeta • *Indo para casa* • *Indo para casa com segurança*

TUDO SOBRE: Os cuidados básicos com o bebê 230
Trocando a fralda • Fazendo arrotar • Dando banho • Lavando o cabelo • Cuidados com as orelhas • Cuidados com o nariz • Corte das unhas • Cuidados com o coto umbilical • Cuidados com o pênis • Vestindo o bebê • Pegando e carregando o bebê • Enrolando o bebê • *Cuidados com o recém-nascido: alimentação e... leitura?*

——————— CAPÍTULO 6 ———————

O PRIMEIRO MÊS 247

Alimentando o bebê: bombeando o leite 247
Visão geral do bebê: primeiro mês • Por que bombear? • Escolhendo uma bomba • Preparando-se para bombear • *O bombeamento não deve doer* • *A prática leva à perfeição* • Como extrair leite materno • *Cuidando do outro lado* • *Para onde vai o leite?* • Armazenando o leite materno • *Dica rápida* • *Bombeamento exclusivo* • *Visão geral do leite materno*

O que você pode estar se perguntando 258
"Quebrando" o bebê • As fontanelas • *Afinal, em que mês estamos?* • Leite suficiente • Bebê recebendo leite materno suficiente • *Engordando* • *Sistema de nutrição suplementar* • Timing *é tudo* • *Língua presa* • Bolhas de amamentação • Cronograma de alimentação • *O dobro dos problemas, o dobro da diversão* • Mudando de ideia sobre a amamentação • Fórmula demais • Água suplementar • Suplementos vitamínicos • *Para os pais: dando conta de tudo* • *Roupas brancas, roupas coloridas e roupas do bebê?* • Regurgitação • *Dica rápida* • Sangue na regurgitação • Alergia ao leite • Sensibilidade em bebês amamentados • Evacuações • Evacuações explosivas • *A melhor maneira de dormir* • Soltando gases • Constipação (prisão de ventre) • *Dormir com segurança* • Posição de dormir • *O silêncio é de ouro quando o*

bebê está dormindo? • Sem padrão de sono • *Um sono melhor para o bebê* • Sono inquieto • Misturando o dia e a noite • A respiração do bebê • Colocando um bebê adormecido no berço • *Bebês devem chorar* • Colocando o choro na espera • Choro • *É impossível mimar um recém-nascido* • Cólica • *Para os pais: sobrevivendo à cólica* • *Prescrições para a cólica* • Lidando com o choro • *Para os pais: ajudando irmãos a viverem com a cólica* • Chupeta • Cicatrização do cordão umbilical • Hérnia umbilical • Cuidados com a circuncisão • Escroto inchado • Hipospádia • Cueiro • *Passeios com o bebê* • Mantendo o bebê na temperatura correta • *Saindo com o bebê* • *Erupções de verão* • O toque de estranhos • Milium • *Cor da pele do bebê* • Mudanças na cor da pele • *Quão alto é muito alto?* • Audição • *Mantendo o bebê seguro* • Visão • Estrabismo • Olhos lacrimejantes • Espirros • Primeiros sorrisos • Soluços

TUDO SOBRE: Desenvolvimento do bebê 329
O padrão de desenvolvimento • *Passando tempo de bruços* • *Os bebês mais lentos de hoje*

──────── CAPÍTULO 7 ────────

O SEGUNDO MÊS 335

Alimentando o bebê: introduzindo a mamadeira suplementar 335
Visão geral do bebê: segundo mês • O que tem na mamadeira? • Convencendo o bebê • *Sem mamadeira* • Mitos da suplementação • Introduzindo a mamadeira • *Misture* • *Suplementando quando o bebê não está ganhando peso*

O que você pode estar se perguntando 341
Sorrindo • Balbuciando • *Como falar com o bebê?* • *Entendendo o bebê* • Uma segunda língua • O bebê não dorme de costas • *Aproveitando ao máximo os primeiros três anos* • Problemas para ficar de bruços • Massagem para bebês • *Para os pais: um toque de pai* • Crosta láctea • Pés tortos • Testículos não descidos • Adesão peniana • Hérnia inguinal

TUDO SOBRE: Estimular os sentidos do bebê 357
Aprendizado precoce simplificado • *Desenvolvendo-se de maneira divertida*

———— CAPÍTULO 8 ————

O TERCEIRO MÊS... 367

Alimentando o bebê: amamentação e trabalho...................... 367
Visão geral do bebê: terceiro mês • Tornando o local de trabalho propício para a amamentação

O que você pode estar se perguntando 372
Está na hora do cronograma? • *Prefere não seguir nenhum cronograma?* • Bebê adormecendo durante a alimentação • *Apegado à parentalidade com apego... ou apegado sem ela?* • Acordar para mamadas noturnas • *Prevenção da síndrome da morte súbita infantil (SMSI)* • Lapsos respiratórios • *Emergências respiratórias* • Compartilhamento da cama • *Do moisés para o berço* • *Para os pais: trabalhar ou não trabalhar?* • Desmame precoce • *Quanto mais tempo, melhor* • Presa pela amamentação • Menos evacuações • Assaduras • Assadura no pênis • Movimentos ainda descoordenados • *Correndo com o bebê* • Deixando o bebê com uma baby-sitter • *Para os pais: a nova face da paternidade* • *Nunca sacuda um bebê*

TUDO SOBRE: Os cuidadores certos para o bebê....................... 399
Cuidados domiciliares • *Lista de verificação para a babá* • *Ele é homem o bastante para o trabalho?* • *A burocracia de contratar uma babá* • Creche • *De olho na babá* • *Como é a creche? Pergunte a seu filho* • Creche domiciliar • *Sono seguro e babás* • Creche corporativa • *Dias de trabalho com o bebê doente* • Bebês no trabalho

———— CAPÍTULO 9 ————

O QUARTO MÊS... 417

Alimentando o bebê: quantidade de fórmula 417
Visão geral do bebê: quarto mês • E quanto a esse mês?

O que você pode estar se perguntando 420
Rejeição do seio • Contorcendo-se na hora de trocar a fralda • Apoiando o bebê • Agitação no assento infantil • Infeliz na cadeirinha veicular • Chupando o dedo • *Pense nisso* • Bebê gordinho • *Limite o suco* • *Exercícios para bebês* • Bebê magro • Sopro no coração • Fezes pretas

TUDO SOBRE: Brinquedos para o bebê 433
Adequados para abraçar

──────── CAPÍTULO 10 ────────

O QUINTO MÊS 437

Alimentando o bebê: pensando em sólidos 437
Visão geral do bebê: quinto mês

O que você pode estar se perguntando 440
Dentição • *Tabela de erupção dentária* • Tosse crônica • Puxando a orelha •
Sonecas • *Para os pais: criando um tempo para o casal* • Eczema • Alergias
alimentares • Cadeirinha de balanço • *Jumpers* • O bebê desafiador • *iBaby*

TUDO SOBRE: Um ambiente seguro para o bebê. 458
Produtos seguros para bebês • *Uma limpeza mais verde* • Limpando o ar •
Repensando a decoração da sua casa • *Purifique com plantas* • Testando as
águas • *Uma caminhada mais segura pela natureza selvagem* • Os doze sujos...
e a equipe limpa • Verificando a cadeia alimentar • *Perigos alimentares em
perspectiva* • *Por dentro dos OGMs* • Banindo insetos • *BPA em recipientes de
alimentos* • *Problemas com chumbo*

──────── CAPÍTULO 11 ────────

O SEXTO MÊS 473

Alimentando o bebê: primeiros sólidos 473
Primeiras refeições — e além • *Visão geral do bebê: sexto mês* • *Alimentando
o bebê com segurança* • Primeiros alimentos — e além • Expandindo o
repertório do bebê • *Sem mel para seu docinho*

O que você pode estar se perguntando 481
Como fazer com que o bebê durma a noite inteira • *Para mais horas
de sono, tente a consistência* • *Observe seu tempo de resposta* • *Agitado... e
vomitando* • *Dormindo a noite inteira... juntos* • *É tudo uma questão de
timing* • O que os vizinhos vão pensar? • Uma rotina de dormir • *Para
os pais: o bebê está dormindo a noite toda... E vocês?* • Ainda usando
chupeta • Acordando cedo • Virando-se durante a noite • Usando a banheira

grande • *Seguro na banheira grande* • Rejeição da mamadeira por um bebê que mama no peito • Cáries de mamadeira • Escovando os dentes do bebê • Rejeitando cereais • *Ferro: é elementar* • Dieta vegetariana ou vegana • Alterações nas evacuações • *Comunicação de eliminação* • Andadores e centros de atividades estacionários • *A regra dos trinta minutos* • Sapatos antes de saber andar

TUDO SOBRE: Estimular o bebê mais velho 507
Como falar com o bebê agora?

———— CAPÍTULO 12 ————

O SÉTIMO MÊS 513

Alimentando o bebê: alimentos prontos ou caseiros 513
Visão geral do bebê: sétimo mês • Papinha pronta • *Espremendo o melhor dos saquinhos de papinha* • *Para pensar* • *Pesticidas nos vegetais* • Papinhas caseiras • *Estágios da papinha* • *Desmamando do leite materno* • *Desmame conduzido pelo bebê* • *Dicas de segurança para cadeiras altas*

O que você pode estar se perguntando 522
Pegando o bebê • *Encarando os fatos* • *Para os pais: comportamentos só com você* • Usando carregador nas costas • Bebê ainda não se senta • Bebê mordendo os mamilos • *Compartilhamento de quarto agora* • *Para os pais: jantar e um bebê* • Dentes nascendo tortos • *Olha quem está falando* • Manchas nos dentes

TUDO SOBRE: Tornar a casa segura para o bebê 535
Tornando a casa à prova de bebês • *Portões de segurança* • *Pare de fumar* • *Navegando pela internet enquanto cuida do bebê* • *Luz vermelha para o verde* • Nenhuma arma é segura • *Feriados seguros* • Tornando a cozinha à prova de bebês • *Não quer fazer você mesma?* • Tornando o banheiro à prova de bebês • *Não há substituto para a supervisão* • Tornando a lavanderia à prova de bebês • Tornando a garagem à prova de bebês • Segurança ao ar livre • *Controle de venenos* • Ensinando o bebê a ficar seguro • *Medo de altura? Ainda não* • *Na natação* • *Não deixe os insetos picarem*

───────── CAPÍTULO 13 ─────────

O OITAVO MÊS.. 561

Alimentando o bebê: bebendo de um copo........................ 561
Visão geral do bebê: oitavo mês • O copo de treinamento • Habilidades com o canudo

O que você pode estar se perguntando 567
As primeiras palavras do bebê • Linguagem de sinais com o bebê •
Linguagem de sinais é sinal de inteligência? • *Regressão do sono* • Engatinhando
• O bebê não engatinha • *Diferentes maneiras de engatinhar* • Bebê fazendo
bagunça • Comendo coisas do chão • Comendo terra — e pior • Sujando-se
• Descobrindo os genitais • Ereções • Brincando no cercadinho • Canhoto
ou destro • Lendo para o bebê • *Livros para bebês*

TUDO SOBRE: O superbebê 581

───────── CAPÍTULO 14 ─────────

O NONO MÊS.. 585

Alimentando o bebê: finger foods............................. 585
Visão geral do bebê: nono mês • Temperos • As melhores finger foods •
Deixando a papinha para trás • *Fora do cardápio*

O que você pode estar se perguntando 590
Perda de interesse na amamentação • *O bebê não se aquieta para mamar?* •
Leite de vaca? Ainda não • Hábitos alimentares difíceis • *Atenha-se aos
cereais* • Autoalimentação • Fezes estranhas • Ainda sem cabelo • Ainda
sem dentes • Dor de dentição e choro noturno • *Como cuidar do cabelo do
bebê* • Ficando em pé • *O bebê não tenta ficar em pé* • Pés chatos • Andando
cedo demais? • *Na dúvida, verifique* • Lento para se sentar, lento para se
desenvolver? • Medo de estranhos • Objetos de conforto • *Quando as grades
do berço se tornam armadilhas para os pés*

TUDO SOBRE: Brincadeiras de bebê 606

——— CAPÍTULO 15 ———

O DÉCIMO MÊS..609

Alimentando o bebê: comer bem para iniciantes.....................609
Visão geral do bebê: décimo mês • *Traga o bebê para a mesa* • Alimentação saudável para bebês • Obtendo um bom início nos hábitos alimentares saudáveis • *Qual é o ponto?*

O que você pode estar se perguntando...........................617
Hábitos alimentares bagunçados • Bater e balançar a cabeça • Enrolar ou puxar o cabelo • Morder • Piscar • *Óculos escuros* • Segurar a respiração • *Para os pais adotivos: contando ao bebê* • Medos • *A vida social do bebê* • Iniciar as aulas

TUDO SOBRE: O início da disciplina.............................631
Não bata • Disciplina que funciona • *Perdendo o controle*

——— CAPÍTULO 16 ———

O DÉCIMO PRIMEIRO MÊS.............................639

Visão geral do bebê: décimo primeiro mês

Alimentando o bebê: desmame da mamadeira.....................640

O que você pode estar se perguntando...........................644
Pernas arqueadas • Quedas • Calçados para caminhar • A bebê ainda não se levanta sozinha • Lesões nos dentes do bebê • *Dodóis acontecem* • Saltos de crescimento • Lanchando • *Lanches inteligentes* • Intensificação da ansiedade de separação • Ansiedade de separação na hora de dormir • *Jogando no time azul, no time rosa... ou no time neutro?* • Desistir de uma soneca • *Para os pais: pensando no próximo bebê* • "Esquecer" uma habilidade

TUDO SOBRE: Conversar com o bebê mais velho.................663

——— CAPÍTULO 17 ———

O DÉCIMO SEGUNDO MÊS.............................669

Alimentando o bebê: desmame do peito..........................669
Quando desmamar • *Visão geral do bebê: décimo segundo mês* • Como desmamar do peito • *Para as mães: fazendo o ajuste dos seios*

O que você pode estar se perguntando 677
Ainda não anda • *Cuidado* • Timidez • *A primeira festa de aniversário* •
Habilidades sociais • Colocando o bebê desmamado para dormir • Mudando
para a cama • Usando travesseiro e cobertor • Declínio no apetite • *Não se
desespere* • Aumento do apetite • Recusando-se a se alimentar sozinho •
Manteiga de amendoim • Independência crescente • Negatividade • *O segundo
ano... a continuação* • Assistir à TV ou a vídeos • Tecnologia para pequenos

TUDO SOBRE: Estimular seu filho de 1 ano 696
Olhos nos olhos... já • *Proteja o bebê... dele mesmo*

──────── CAPÍTULO 18 ────────

VIAJANDO COM O BEBÊ 703

Na estrada com o bebê 703
Viajar de carro • Viajar de avião • Viajar de trem

──────── CAPÍTULO 19 ────────

MANTENDO O BEBÊ SAUDÁVEL 713

O que você pode esperar das consultas de rotina 713
Primeiros resultados de testes • *Para os pais: o papel do pediatra na depressão
pós-parto* • *Aproveitando ao máximo as consultas mensais*

Imunizações 718
O ABC da DTPa... e SCR... e VIP... • *Para os pais adotivos: medicina da adoção*
• *Precauções em relação às vacinas* • *Para os pais: vacinas não são apenas para
crianças* • *Mantendo-se atualizada* • *Vacinas para um bebê adotado* • *A realidade
sobre os mitos da imunização* • *Calendário recomendado de imunizações*

Telefonando para o médico 730
Quando telefonar para o médico • *Intuição dos pais* • Antes de telefonar para
o médico

Entendendo a febre 737
Medindo a temperatura do bebê • Avaliando a temperatura • Tratando a
febre • *Convulsões febris* • Infecção tardia por EGB

TUDO SOBRE: Medicamentos.. 744
Obtendo informações sobre medicamentos • Administrando medicamentos com segurança • *Paracetamol ou ibuprofeno?* • *Não dê esses medicamentos ao bebê* • *Remédios herbais* • Ajudando a engolir o medicamento • *Dose certa*

As doenças infantis mais comuns 751
Resfriado comum • *O Programa de Resfriados Frequentes* • *Alergias esse ano?* • Infecção de ouvido • *Alguns probióticos com esses antibióticos?* • Gripe • Vírus sincicial respiratório (VSR) • *Fazendo um casulo contra a Covid-19 para o seu bebê* • Crupe • *Contendo os germes* • Prisão de ventre • Diarreia • *Sinais de desidratação* • *Um suco melhor para o bebê doente?* • Infecção do trato urinário

As condições crônicas mais comuns 768
Asma • *Asma... ou RADS?* • Doença celíaca • Doença do refluxo gastroesofágico (DRGE) • *Vômito em projétil* • *O bebê com necessidades especiais* • Perda ou deficiência auditiva • *Perda auditiva devido a fluido nos ouvidos*

––––––––––– CAPÍTULO 20 –––––––––––

TRATANDO FERIMENTOS............................... 777

Preparando-se para emergências 777

Primeiros socorros no primeiro ano.............................. 779
Afogamento (lesão por submersão) • Arranhões • Choque • Choque elétrico • Contusões • Convulsões • Cortes • Dedo ou membro amputado • Deslocamento • Desmaio/perda de consciência • *Sarando dodóis* • Engasgos • Envenenamento • Escaldaduras • Farpas • Feridas na pele • Ferimentos na cabeça • Fraturas • Hera venenosa, carvalho venenoso, sumagre-venenoso • Hipertermia • Hipotermia • Lábios partidos ou cortados • Lesão ocular • Lesões abdominais • Lesões de ouvido • Lesões na boca • Lesões na língua • Lesões no nariz • Lesões nos dedos das mãos e dos pés • Lesões nos dedos dos pés • Lesões nos dentes • Lesões por calor ambiente • Lesões por congelamento • Lesões por frio • Mordidas • Mordidas de cachorro • Objetos engolidos • Objetos estranhos • Ossos quebrados ou fraturas • Perfurações • Picadas de aranha • Picadas de carrapato • Picadas de cobra • Picadas ou ferroadas de insetos • Queimaduras • Queimaduras de sol • Sangramento • Sangramento interno

Emergências respiratórias e engasgos em bebês 803
Quando o bebê está se engasgando • *RCP: a mais importante habilidade da qual, com sorte, você nunca precisará* • *Para bebês mais velhos*

Emergências respiratórias e cardiopulmonares. 809
Protocolo CAB • Chame o sistema médico de emergência agora • *Quando a respiração retorna*

──────── CAPÍTULO 21 ────────

O BEBÊ COM BAIXO PESO AO NASCER 815

Alimentando o bebê: nutrição para bebês prematuros ou com baixo peso ao nascer 815
Alimentação no hospital • *Perda de peso inicial* • *Extraindo leite para um bebê prematuro* • Desafios alimentares • Alimentação em casa

O que você pode estar se perguntando 823
Vínculos • *Posição de canguru* • Conhecendo a UTI neonatal • *Conhecendo as expressões da UTI neonatal* • *Fazendo parte da equipe do bebê* • *Retrato de um prematuro* • Lidando com uma longa estada na UTI neonatal • A montanha--russa emocional • *Prematuros por categoria* • *Dê uma pausa a si mesma* • Amamentação • Lidando com um bebê minúsculo • *Levando o bebê para casa* • Problemas permanentes • *Para os irmãos: o irmão menorzinho* • *Cuidados domiciliares para bebês prematuros* • Alcançando bebês da mesma idade • *Vacinas para prematuros* • Cadeirinhas veiculares

TUDO SOBRE: Problemas de saúde comuns em bebês com baixo peso ao nascer 848
Treinamento de RCP: não vá para casa sem ele • *Reinternação*

Momentos e marcos do primeiro ano 855

Índice 869

Prefácio

Olhar pela primeira vez nos olhos do recém-nascido é uma experiência transcendente. Há momento mais perfeito do que ter o bebê dormindo silenciosamente aconchegado ao nosso peito e sentir seu cheirinho angelical? Esta é a beleza e a maravilha de ser mãe ou pai: haverá muitos momentos perfeitos!

Entretanto, esta jornada alegre também pode ser tensa, cheia de dúvidas e, às vezes, carregada do medo de não estar agindo da forma certa. Nosso maior desejo é fazer o melhor para os nossos filhos — criá-los com gentileza e amor e guiá-los pelas experiências da vida. Mas como?

Felizmente, amar nossos bebês é algo que acontece naturalmente. Para todo o restante, você tem O Que Esperar.

Assim como *O que esperar quando você está esperando* esteve ao seu lado durante a gestação, *O que esperar do primeiro ano* irá conduzir vocês — passo a passo, mês a mês — pelo primeiro ano da vida de seu bebê.

O primeiro ano da vida de um bebê pode ser muito intenso, tanto para os pais de primeira viagem quanto para os experientes. E, embora muitos dos cuidados fundamentais permaneçam os mesmos, muitas mudanças importantes, atualizações e novas recomendações da Academia Americana de Pediatria foram acrescentadas. Este livro reúne tudo que especialistas em pediatria consideram padrão de excelência bem como o rico conhecimento acumulado de pais que criaram gerações de filhos, netos e mais. Cada capítulo de *O que esperar do primeiro ano* foi revisado por um pediatra qualificado, a fim de oferecer o conhecimento médico mais preciso e atualizado da comunidade pediátrica.

Como pediatra especializada em medicina neonatal e recém-nascidos, considero que os bebês sempre foram — e continuam sendo — uma fonte constante de alegria. Em minha prática diária, roubar alguns carinhos é uma regra de toda consulta! Assim como vocês, fico muito contente quando o bebê pega o peito pela primeira vez e me preocupo enquanto esperamos que a produção de leite materno aumente. Fico apreensiva durante a primeira infecção de ouvido e sinto seu alívio quando a febre finalmente vai embora. Aprecio e valorizo imensamente o privilégio de acompanhar os pais durante a jornada do primeiro ano.

Em uma nota mais pessoal, desenvolvi um relacionamento próximo com a autora, Heidi, e passei a conhecer sua essência, a pureza de seu amor e sua paixão por pessoas. Na vida, conexões como essa são raras e, portanto, profundamente valorizadas. Heidi e a família O Que Esperar criaram, amorosa e meticulosamente, um recurso que contém conselhos parentais realistas, relevantes e acessíveis nos quais vocês podem confiar.

Eu, assim como toda a família O Que Esperar, estou grata por vocês terem nos escolhido para fazer parte de sua jornada parental. Estaremos com vocês em cada passo do caminho.

SHAWNTÉ JAMES,
médica e membro da
Academia Americana de Pediatria

Introdução:
Um primeiro ano muito diferente

Sabe tudo aquilo que dizem sobre se tornar avó? O quanto é incrível... o quanto você vai amar... como ser avó inclui a melhor parte de ser mãe, sem a privação de sono?

Isso não é nem a metade. Tornar-se avó, como aconteceu em 12 de fevereiro de 2013, quando Lennox chegou ao mundo e, minutos depois, a meus braços, foi transformador, inacreditável, comovente... profundamente emocionante. Os céus se abriram. A terra se moveu. O amor que me inundou quando segurei aquele doce pacotinho de alegria pela primeira vez foi instantâneo, intenso, escancarado... ele me atingiu como uma tonelada de tijolos e praticamente me derrubou. Eu me apaixonei.

E eu sabia como segurá-lo.

Há 29 anos, a situação era um pouco diferente. Bebês, como se diz, não vêm com manual de instrução (e eu ainda não organizara essas instruções, então não podia segui-las). Tinha uma vaga noção? É dizer pouco. Eu estava totalmente perdida. Não sabia como segurar Emma. Não sabia como alimentá-la. Como trocar suas fraldas. Como embalá-la, fazê-la arrotar, acalmá-la ou mesmo falar com ela. Eu sabia que a amava, mas tinha certeza de que aquela estranha estridente e vermelha cheirando meus seios não sentia o mesmo por mim. E quem poderia culpá-la? Sim, eu a carregara e nutrira antes de trazê-la ao mundo e até mesmo o parto se provara fácil (com exceção das três horas e meia fazendo força). Mas e depois? Eu me atrapalhava tentando apoiar a cabeça sem sustentação, colocar seus braços molengas nas mangas da camiseta, guiar meu mamilo até sua boca relutante. E rezava para que os instintos maternos não me deixassem na mão (deixaram).

A destruição de minha autoconfiança continuou em casa. Você já ouviu a piada sobre os novos pais que entram no apartamento com um bebê chorando... e subitamente percebem que o bebê chorando não somente é deles como será sua responsabilidade de tempo integral? Claro que também comecei a chorar. Felizmente, os instintos de Erik se manifestaram antes dos meus e, entre sua capacidade de manter a calma, sua assombrosa habilidade natural e minhas frenéticas leituras do exemplar esfrangalhado do dr. Spock que pertencera a minha mãe, conseguimos encontrar nosso caminho, uma fralda mal trocada, um banho mal dado, uma noite sem dormir e uma tarde lidando com cólica de cada vez.

Então, o que fiz em seguida? Fiz o que qualquer mãe jovem, ingênua e sem noção faria. Como a maternidade é a mãe da invenção, decidi escrever um livro. Um livro que ajudaria outros pais a navegar pelo primeiro ano com mais confiança, conhecimento e alegria e menos estresse: *O que esperar do primeiro ano* (embora antes, é claro, tenha escrito um livro sobre gravidez, *O que esperar quando você está esperando*, que fazia o mesmo pelos futuros pais). Não escrevi sobre minha experiência — que nada tinha de extraordinário —, mas escrevi com experiência. Eu estive lá, passei por tudo isso e sobrevivi para escrever a respeito; ao menos depois de aprender, através de pesquisas e mais pesquisas, tudo que era possível saber sobre o assunto. E, em minha segunda vez passando pelo primeiro ano (na forma de um bebê chamado Wyatt), eu tinha um livro para consultar e podia contar com minha própria experiência como mãe. Conhecimento e know-how são uma combinação poderosa em termos de parentalidade.

A moral da história? Embora os pais de hoje definitivamente tenham a vantagem informacional quando se trata de saber o que esperar do primeiro ano (agora há não somente um livro, mas também um website e um aplicativo, e Emma teve a sorte de ter acesso

aos três), bebezinhos minúsculos ainda trazem consigo desafios enormes, especialmente para novos pais. E, mesmo com uma sempre crescente variedade de recursos, os novos pais ainda aprendem a maior parte na prática, nas trincheiras... como eu e Erik fizemos há três décadas.

Mesmo assim, quanto mais você sabe, claro, menos precisa aprender. E foi por isso que surgiu esta edição revisada e atualizada de *O que esperar do primeiro ano*, um novo guia de cuidados infantis para uma nova geração de pais.

O que há de novo? O livro está mais fácil de usar, tornando o acesso às informações necessárias (mesmo durante buscas frenéticas) mais rápido que nunca. Ele continua empático e reconfortante (porque todos precisamos de uma mão para segurar, um ombro para chorar, uma conversa estimulante quando as coisas ficam difíceis), mas ainda mais divertido (porque também precisamos de boas risadas). E cobre tanto informações básicas atemporais (como trocar fraldas) quanto as novas tendências (fraldas de pano estilo pocket). Há muito mais sobre como fazer a amamentação funcionar (incluindo como lidar com a volta ao trabalho), cursos de cuidados com o bebê e tecnologia (iBaby?), além de compras (para que você possa navegar por aquela estonteante variedade de produtos competindo por sua atenção... e por seu cartão de crédito). Há um novo cronograma para acompanhar o desenvolvimento do bebê, dicas práticas para os novos pais (incluindo pais que ficam em casa) e um capítulo expandido para pais de prematuros (com um glossário de termos e acrônimos médicos que você ouvira na UTI neonatal). Uma visão geral, mês a mês, da alimentação, do sono e das brincadeiras. Novas estratégias para alimentar o bebê e fazer com que ele durma, além de estimular seu cérebro (mas sem começar a escrever seu currículo). E, é claro, as mais atualizadas informações sobre saúde (de vacinas e vitaminas a terapias da medicina complementar e alternativa, probióticos e homeopatia) e segurança (escolher e usar os produtos mais seguros e primeiros socorros para qualquer emergência).

Escrevi a primeira edição de *O que esperar do primeiro ano* logo após o primeiro aniversário de Emma com a experiência ainda tão recente que eu me lembrava facilmente daquele doce cheirinho de bebê (sem mencionar outros cheiros não tão doces). Escrevi a edição revisada e atualizada durante o primeiro ano de Lennox, com seu doce cheirinho a meros 5 minutos de distância, inspirando-me, refrescando minhas memórias e fornecendo não somente uma montanha de novos materiais (de dificuldades para amamentar e refluxo a uma infecção umbilical que o levou ao hospital), mas também uma pletora de novas perspectivas.

Tudo isso com uma nova capa, também graças a Lennox, o novo bebê da capa. Ele é o bebê do bebê que deu início a tudo — e uma de minhas mais orgulhosas alegrias até agora.

E eu sei como segurá-lo.

Capítulo 1
Prepare-se

Você observou (na tela de ultrassom) e esperou por nove meses, contando chutes e socos, escolhendo nomes e sonhando com seu futuro bebê. E agora, finalmente, há uma luz no fim do túnel... ou talvez até mesmo apagamento e dilatação no colo do útero. Mas, faltando apenas algumas semanas para o Dia D, você está pronta para o nascimento do bebê? Estará pronta quando o grande momento e seu pacotinho de alegria chegarem?

Embora estar 100% preparada provavelmente seja impossível (certamente haverá surpresas, especialmente se você for mãe de primeira viagem), há passos que você pode dar e decisões que pode tomar agora, antes de o bebê chegar, para facilitar a transição. De selecionar o nome certo a selecionar o médico certo. Decidir entre peito e mamadeira ou optar por uma combinação dos dois. Escolher a circuncisão (ou não) e contratar uma doula pós-parto ou uma enfermeira para o bebê (ou não).

Está se sentindo meio sobrecarregada com todos os preparativos? Primeiro, pense nisso como um bom treinamento para o que vem pela frente: sua agitada vida com um novo bebê. Segundo, leia sobre os preparativos e comece a implementá-los.

Escolhendo o peito, fórmula ou ambos

Não há dúvidas de que você alimentará seu bebê (com muita frequência), mas talvez ainda esteja se perguntando como. Será no peito o tempo todo? No peito durante o primeiro ano e fórmula em seguida? Fórmula desde o primeiro dia? Ou uma combinação criativa que lhe permita oferecer o peito ao bebê... e alguma flexibilidade a si mesma? Ainda está se fazendo essas perguntas e muitas oútras? Não se preocupe. A melhor maneira de colocar o borrado retrato da alimentação do bebê em foco é explorar os fatos e analisar seus sentimentos.

Primeiro, os fatos.

Amamentação

Qual é o melhor alimento — e o melhor sistema de entrega de alimentos — para bebês? Não há dúvidas: o leite materno diretamente no peito é, de longe, o melhor. Eis algumas razões:

- É customizado. Projetado para atender às necessidades dos bebês humanos, o leite materno contém ao menos cem ingredientes que não são encontrados no leite de vaca e não podem ser sintetizados em laboratório. E, ao contrário da fórmula, sua composição muda constantemente de acordo com as necessidades do bebê: ele é diferente de manhã e no fim da tarde, no início e no fim da mamada, no primeiro e no sétimo meses, para um prematuro ou um bebê a termo. E até tem gosto diferente, dependendo do que você come (assim como seu líquido amniótico durante a gravidez). Um alimento único para seu bebê único.

- É facilmente digerível. Ele foi projetado para o sistema digestivo novinho em folha dos bebês. As proteínas e gorduras do leite materno são mais fáceis de digerir que as das fórmulas com leite de vaca, e importantes micronutrientes são mais facilmente absorvidos. O resultado final para os recém-nascidos: melhor nutrição.

- É bom para a barriguinha. O leite materno não é somente mais fácil de digerir, como também mais fácil de manter no estômago... e de eliminar. Bebês alimentados no peito apresentam menor probabilidade de problemas digestivos (incluindo regurgitação ou gases excessivos) e quase nunca ficam constipados (as fórmulas podem entupir o encanamento). E, embora suas fezes normalmente sejam bastante macias, bebês alimentados no peito raramente têm diarreia. De fato, o leite materno parece reduzir o risco de problemas digestivos tanto ao evitar a presença de micro-organismos nocivos quanto ao encorajar o crescimento de micro-organismos benéficos. Sabe os famosos prebióticos e probióticos que são acrescentados a algumas fórmulas? Eles ocorrem naturalmente no leite materno.

- É naturalmente seguro. Você terá certeza de que o leite servido por seus seios sempre estará perfeitamente preparado, e nunca azedo, contaminado, vencido ou inadequado.

- É praticamente à prova de alergias. Bebês quase nunca são verdadeiramente alérgicos ao leite materno (embora, ocasionalmente, apresentem sensibilidade a algo que a mãe ingeriu). E quanto às fórmulas? Entre 2% e 3% dos bebês têm alergia às fórmulas com leite de vaca. E há mais boas notícias no quesito alergias: há evidências de que bebês alimentados no peito têm menor probabilidade de desenvolverem asma e eczema que bebês alimentados com fórmula.

- Não cheira mal. Bebês alimentados com leite materno enchem as fraldas com fezes de cheiro mais suave — ao menos até que os alimentos sólidos sejam introduzidos.

- É um erradicador de assaduras. As fezes de cheiro mais suave também têm menor probabilidade de gerar assaduras, garantindo um bumbum mais cheiroso (e macio).

- É um aliado contra as infecções. A cada mamada, os bebês recebem uma saudável dose de anticorpos e bactérias benéficas para aumentar sua imunidade a germes de todos os tipos (alguns pediatras chamam a amamentação de primeira imunização). De modo geral, bebês alimentados no peito têm menos resfriados, infecções de ouvido, infecções do trato respiratório inferior e outras doenças que bebês alimentados com fórmula e, quando ficam doentes, usualmente se recuperam mais rapidamente e com menos complicações (no caso de algumas doenças). Mais boas notícias: lactantes que foram vacinadas contra a Covid-19 (e/contraíram a doença) passam anticorpos para o bebê via leite materno, proporcionando uma parcela de imunidade contra a doença. Além disso, as pesquisas mostram que amamentar por ao menos dois meses pode reduzir quase pela metade o risco de síndrome da morte súbita infantil (SMSI).

QUANDO VOCÊ NÃO PODE OU NÃO DEVE AMAMENTAR

Para algumas mães, os benefícios da amamentação são irrelevantes. Elas não têm a opção de amamentar, seja por causa de sua própria saúde (doenças renais, por exemplo, ou uma doença que requeira medicação prejudicial à lactação), da saúde do bebê (um distúrbio metabólico como fenilcetonúria ou intolerância severa à lactose, que tornam até mesmo o leite materno impossível de digerir, ou então uma fenda labial ou palatina que interfira na sucção), de tecido glandular inadequado nas mamas (que, aliás, não tem nenhuma relação com o tamanho dos seios), de danos no suprimento nervoso do mamilo (em função de ferimento ou cirurgia) ou de desequilíbrio hormonal.

Às vezes, há como contornar essa impossibilidade. Por exemplo, um bebê com lábio ou palato malformado pode usar um adaptador bucal e/ou ser alimentado com leite bombeado. A medicação materna pode ser ajustada. Uma mãe que não é capaz de produzir todo o leite necessário para o bebê por causa de um desequilíbrio hormonal ou cirurgia (a redução de seios tem maior probabilidade de causar problemas que o aumento) pode ser capaz de produzir o suficiente para que a amamentação valha a pena, mesmo que precise ser suplementada com fórmula. Mas, se você não pode ou não deve (ou não quer) amamentar, não se preocupe, não se sinta culpada, não se estresse, não sinta remorso. A fórmula certa pode nutrir seu bebê — assim como o amor que você oferecerá com cada mamadeira.

Outra opção: suplementar com leite materno de um banco de leite. Confira a p. 148 para saber mais.

- É um redutor de gordura. Bebês que mamam no peito têm menor probabilidade de serem gordinhos, em parte porque a amamentação permite que decidam a quantidade a ser ingerida. O bebê amamentado tende a parar quando está satisfeito, ao passo que aquele que toma mamadeira pode ser incentivado a continuar mamando até ela estar vazia. Além disso, o leite materno controla engenhosamente as calorias. O leite anterior (presente no início da mamada), com menos calorias, é projetado para matar a sede. O leite posterior (presente no fim da mamada), com mais calorias, é saciante, assinalando que está na hora de parar de mamar. E as pesquisas sugerem que esses benefícios redutores de gordura acompanham o bebê até o ensino médio. Outro potencial benefício para a saúde de adultos que foram amamentados quando bebês: a amamentação está ligada a níveis mais baixos de colesterol e pressão arterial.
- Aumenta o poder cerebral. Amamentar pode estimular o desenvolvimento cerebral, com algumas pesquisas indicando que também pode aumentar o QI no curto prazo. Isso pode estar relacionado não somente aos ácidos graxos (DHA) constru-

tores de cérebros presentes no leite materno, mas também à interação mãe-bebê que ocorre durante a amamentação, e que se acredita incentivar o desenvolvimento intelectual do recém-nascido. (Pais que optam pela mamadeira também podem obter esse benefício ao manterem contato próximo durante a alimentação, incluindo contato pele a pele.)
- Foi feito para sugar. Drenar os seios leva mais tempo que esvaziar a mamadeira, dando aos recém-nascidos uma satisfação mais prolongada. Além disso, o bebê amamentado pode continuar sugando um seio quase vazio para se reconfortar, algo que a mamadeira vazia não permite.
- Gera boquinhas mais fortes. O mamilo da mãe e a boca do bebê foram feitos um para o outro — um par naturalmente perfeito. Mesmo o bico de mamadeira mais cientificamente projetado não se compara ao mamilo, que exercita a mandíbula, a gengiva e o palato do bebê, assegurando ótimo desenvolvimento oral e alguns benefícios para a futura dentição. Bebês que mamam no peito também podem apresentar menor suscetibilidade a cáries mais tarde.

Também há benefícios para a mãe (e o pai):

- Conveniência. O leite materno é a última palavra em conveniência: sempre em estoque, pronto para servir e consistentemente fornecido na temperatura perfeita. Também é fast-food: não há fórmulas que possam acabar ou precisem ser compradas e carregadas de um lado para o outro, não há mamadeiras para limpar ou encher, nenhum pó para misturar e nenhuma refeição para aquecer (quando, digamos, você está em uma audioconferência e o bebê está chorando ao fundo). Onde quer que você esteja — na cama, na estrada, no shopping, na praia —, toda a nutrição de que seu bebê necessita está sempre disponível, sem bagunça nem estardalhaço.
- Alimentação gratuita, entrega gratuita. As melhores coisas da vida são de graça, incluindo o leite materno e seu sistema de entrega. Em contrapartida, usar mamadeira (incluindo fórmula, mamadeiras, bicos e suprimentos de limpeza) pode ser uma proposta bem cara. Tampouco há desperdício na alimentação: o que o bebê não ingerir em uma mamada permanecerá fresco para a mamada seguinte.
- Recuperação pós-parto mais rápida. É natural que a amamentação seja melhor também para as mães que acabaram de dar à luz. Afinal, essa é a conclusão natural da gravidez e do parto. A amamentação ajuda seu útero a retornar mais rapidamente ao tamanho pré-gravidez, o que, por sua vez, reduz o fluxo de lóquios (sangramentos pós-parto), diminuindo a perda de sangue. E, ao queimar até 500 calorias extras ao dia, amamentar seu filhote pode ajudá-la a perder mais rapidamente os quilos remanescentes. Alguns desses quilos foram ganhos como reserva de gordura destinada especificamente à produção de leite — e agora é sua chance de usá-la.

A EQUIPE DO PEITO

É preciso dois para amamentar, mas podem ser necessários mais de dois para transformar a amamentação em sucesso. Uma consultora de lactação pode ser um membro indispensável de sua equipe de amamentação e será especialmente útil se você encontrar obstáculos pelo caminho. Telefone para o hospital onde dará à luz para descobrir se há consultoras na equipe e se uma delas será automaticamente designada para você após o parto. Também diga ao médico responsável por seu pré-natal e ao pediatra que você gostaria de obter bom apoio à lactação o mais brevemente possível, e pergunte se eles têm consultoras para recomendar. Confira com amigos e verifique recursos on-line para obter recomendações. Uma doula participará do parto? Ela provavelmente também poderá ajudá-la a iniciar uma amamentação bem-sucedida. Para saber mais sobre consultoras de lactação, confira a p. 110.

MITOS DA AMAMENTAÇÃO

Mito: Você não pode amamentar se tiver seios pequenos ou mamilos achatados.

Realidade: Seios e mamilos de todos os formatos, tamanhos e configurações podem satisfazer um bebê faminto.

Mito: Amamentar dá muito trabalho.

Realidade: Depois de pegar o jeito, essa é a maneira mais fácil de alimentar o bebê. Os seios, ao contrário das mamadeiras com fórmula, estão prontos sempre que o bebê deseja. Você não precisa se lembrar de levá-los com você quando estiver planejando um dia na praia, carregá-los em uma bolsa para fraldas ou temer que o leite estrague sob o sol quente. Abra a blusa, exponha o seio, alimente o bebê. Repita quando necessário.

Mito: Amamentar faz você ficar presa.

Realidade: É verdade que amamentar o bebê requer que vocês dois estejam no mesmo lugar ao mesmo tempo. Mas também é verdade que bombear leite para usar na mamadeira ou suplementar com fórmula pode liberá-la sempre que necessário ou desejado — quer você precise trabalhar ou estudar ou queira ver um filme com os amigos ou jantar com seu parceiro. E, quando se trata de sair com o bebê, a amamentação a

coloca no banco do motorista (ou na trilha, ou no avião), sem ter que se preocupar com a próxima mamada.

Mito: Amamentar destruirá seus seios.

Realidade: Está com medo de que amamentar a deixe... murcha? Na verdade, não é a amamentação que modifica o formato ou tamanho dos seios ou a cor ou tamanho das aréolas, mas a própria gestação. Durante a gravidez, os seios se preparam para a lactação, mesmo que você termine não amamentando, e essas mudanças às vezes são permanentes. O peso extra ganho durante a gravidez, fatores hereditários (obrigada novamente, mãe), idade ou falta de apoio (não usar sutiã) também podem fazer com que seus seios caiam, ao menos um pouco, durante a gravidez e depois. A culpa não é da amamentação.

Mito: Amamentar não funcionou da primeira vez, então não funcionará agora.

Realidade: Mesmo que você tenha tido problemas para amamentar seu primeiro filho, as pesquisas mostram que provavelmente produzirá mais leite e terá mais facilidade para amamentar o segundo. Em outras palavras, se não conseguiu da primeira vez, tente novamente. Mas obtenha a ajuda e o apoio necessários para que a amamentação seja um sucesso.

Mito: O pai não criará vínculos com o bebê, já que não pode amamentar.

Realidade: A amamentação não está disponível para os pais, mas todos os outros cuidados com o recém-nascido estão. De dar banho e trocar fraldas a segurar, usar *sling*, embalar e alimentar com leite bombeado ou fórmula suplementar e, mais tarde, com sólidos na colher, haverá muitas oportunidades para que o pai crie vínculos com o bebê.

Mito: Preciso fortalecer meus mamilos para que a amamentação não doa.

Realidade: Os mamilos femininos foram projetados para amamentar. E, com pouquíssimas exceções, estão totalmente qualificados para a tarefa, sem necessidade de qualquer preparação (nenhuma, mesmo).

- *Alguma* proteção contra a gravidez. Não se trata de uma aposta segura, mas, como a ovulação frequentemente é suprimida por vários meses em mães que amamentam, alimentar o bebê exclusivamente no peito pode oferecer alguns benefícios para o planejamento familiar, assim como uma folga da menstruação. Essa é uma aposta que você deve fazer sem o backup de um controle de natalidade? Definitivamente não, a não ser que gestações sucessivas sejam seu objetivo. Como a ovulação pode preceder silenciosamente a primeira menstruação pós-parto, você não necessariamente saberá quando a proteção contraceptiva oferecida pela amamentação chegou ao fim — deixando-a desprotegida contra a gravidez.
- Benefícios para a saúde. Muitas vantagens aqui: mulheres que amamentam têm risco ligeiramente menor de desenvolver câncer uterino, ovariano e de mama na pré-menopausa. Elas também têm menor probabilidade de desenvolver artrite reumatoide. Além disso, mulheres que amamentam apresentam menor risco de desenvolver osteoporose mais tarde, comparadas a mulheres que jamais amamentaram.
- Pausas para descansar. O recém-nascido passa muito tempo mamando, o que significa que a mãe passa muito tempo sentada ou deitada. O lado bom? Você fará pausas frequentes durante as exaustivas primeiras semanas, quando será forçada a descansar, achando ou não que tem tempo para isso.
- Mamadas noturnas (relativamente) mais fáceis. Um bebê faminto às duas da manhã? Sim, você passará por isso. E, quando passar, apreciará o fato de ser capaz de encher a barriguinha dele sem ter que trope-

çar até a cozinha para preparar uma mamadeira no escuro. Simplesmente coloque um seio cálido naquela boquinha cálida.

- Após algum tempo, mais facilidade nas multitarefas. Certamente, amamentar seu recém-nascido exigirá seus dois braços e muito foco. Porém, quando você e o bebê se tornarem profissionais da amamentação, você será capaz de fazer praticamente qualquer coisa ao mesmo tempo, de jantar a brincar com seu filho mais velho.
- Capacidade inerente de criar vínculos. O benefício da amamentação que você provavelmente mais apreciará será o vínculo que ela cria entre você e seu filhote. Cada mamada oferece contato visual e pele a pele, além da oportunidade de acalentar, balbuciar e arrulhar junto com ele. É verdade que mães (e pais) que usam mamadeira podem ser igualmente próximas de seus bebês, mas isso exige mais esforço consciente.

Alimentação com fórmula

Embora os fatos favoreçam fortemente a amamentação, também há alguns benefícios práticos para aquelas que optam pela fórmula, ao menos parte do tempo:

- Mamadas menos frequentes. A fórmula infantil feita com leite de vaca é digerida mais lentamente que o leite materno, e os grandes coalhos que forma permanecem no estômago por mais tempo, ajudando o bebê a se sentir saciado e aumentando o tempo entre as mamadas para três ou quatro horas, mesmo no início. Esses longos intervalos são um sonho para as mães que amamentam e precisam alimentar seus bebês mais frequentemente (o leite materno é digerido mais rápida e facilmente, fazendo com que o bebê tenha fome mais cedo). As mamadas frequentes têm um propósito prático, que é estimular a produção de leite, mas podem ser demoradas e exaustivas, especialmente quando ocorrem à custa do sono.
- Fácil acompanhamento da quantidade ingerida. As mamadeiras são calibradas para mensurar a ingestão do bebê; os seios, não. A mãe que alimenta com fórmula pode dizer, com apenas um olhar, quantos mililitros o bebê consumiu, ao passo que aquela que alimenta no peito só pode avaliar a ingestão do bebê através da excreção (contando fraldas molhadas e sujas) e do ganho de peso. O lado bom é se estressar menos com o fato de o bebê estar ingerindo muito pouco ou demais durante as mamadas. O potencial lado ruim é que os pais podem forçá-lo a ingerir os últimos mililitros da mamadeira, mesmo depois de ele estar satisfeito.
- Mais liberdade. Na amamentação, a mãe e o bebê precisam estar no mes-

mo lugar ao mesmo tempo, algo que não acontece com as mamadeiras. A mãe que alimenta com fórmula pode trabalhar durante o dia, encontrar-se com amigos à tarde, fazer uma viagem de negócios ou passar o fim de semana fora sem se preocupar com as refeições do bebê. É claro que o mesmo vale para a mãe que alimenta no peito e decide bombear seu leite ou suplementá-lo com fórmula.

- Mais descanso. Novas mães são mães cansadas... melhor ainda, exaustas. Ao passo que as mães que alimentam com mamadeira podem tirar um cochilo ou dormir a noite inteira ao delegar algumas mamadas ao pai ou a outro par de braços quentinhos, as que alimentam no peito não podem. E, embora a amamentação seja muito mais conveniente que a fórmula, especialmente às três da manhã, ela também é mais fisicamente esgotante.
- Mais tempo com o pai. Pais de recém-nascidos alimentados no peito claramente não possuem aquilo que é necessário para alimentar seus filhotes — a menos que estejam fornecendo mamadeiras suplementares de fórmula ou leite materno. Bebês que usam mamadeira, em contrapartida, concordam alegremente em ser alimentados pelos pais.
- Mais opções ao se vestir. Mães que amamentam aprendem muito cedo a colocar a função (acesso fácil e discreto aos seios) acima da forma (ou seja, nada de vestidos inteiros

sem botões na frente). Ao alimentar com mamadeira, qualquer coisa em seu closet pode ser usada.
- Mais opções de contracepção. Para as mães que alimentam com fórmula, mais tipos de contracepção hormonal estão disponíveis, ao contrário das que alimentam no peito. Ainda disponível para mães que amamentam: a "minipílula" de progestina.
- Mais opções no cardápio. Comer bem ao amamentar definitivamente traz menos restrições que comer bem durante a gravidez (os sushis estão liberados e os hambúrgueres já não precisam ser bem passados), mas a mãe que usa fórmula tem mais liberdade para comer (e beber). Ela pode aceitar um segundo drinque ou um terceiro café, comer alho à vontade (alguns bebês, embora não todos, objetam a sabores pungentes no leite da mãe) e jamais temer que os medicamentos que usa afetem o bebê. Ela também pode acelerar a perda de peso — embora dentro dos limites razoáveis para uma nova e cansada mãe —, ao passo que a mãe que amamenta tem que ir mais devagar (mas pode perder peso mais facilmente, já que a produção de leite queima muitas calorias).
- Menos momentos constrangedores para as mães recatadas. Embora a amamentação em público seja protegida por lei, ela nem sempre é protegida da opinião pública — o que, infelizmente, significa que a mãe amamentando ainda pode

atrair olhares desconfortáveis e mesmo censura, especialmente se escolher não cobrir o seio (como é cada vez mais seu direito). As mães que usam mamadeira, em contrapartida, podem se manter discretas durante as mamadas. Não é necessário desabotoar a blusa nem a abotoar novamente e, tampouco, há o medo de que o bebê chute a manta que cobre o seio no meio da mamada. É claro que impedimentos à amamentação pública usualmente são superados rapidamente — como devem ser. Afinal, não há nada inapropriado em alimentar um bebê faminto. E as mantas e lenços para cobrir os seios durante a amamentação avançaram muito.

- Potencialmente, mais diversão na cama. Os hormônios da amamentação podem manter a vagina seca e irritada, tornando o sexo pós-parto doloroso (muitas preliminares e ainda mais lubrificante podem facilitar a reentrada). Usar mamadeira pode acelerar o retorno à vida sexual, desde que você consiga superar os lençóis manchados de leite regurgitado e as interrupções pelo choro do bebê.

Seus sentimentos

Talvez você tenha sido convencida pelos fatos, mas dúvidas persistentes ainda a mantenham indecisa. Eis como superar alguns sentimentos negativos bastante comuns em relação à amamentação.

A sensação de que ela não é prática. Você gostaria de tentar, mas teme que a amamentação não se encaixe em sua agenda profissional? Como muitas mães descobriram, nem mesmo o retorno precoce ao trabalho inviabiliza a amamentação. Tente. Quer consiga ou não encaixar a amamentação em sua agenda profissional por apenas algumas semanas ou por um ano ou mais, quer ofereça seu leite de modo exclusivo ou combinado à fórmula, qualquer quantidade de aleitamento materno é benéfica para você e para o bebê. E, com um pouquinho de dedicação e planejamento (ok, talvez muita dedicação e planejamento), você pode descobrir que misturar negócios com amamentação é muito mais fácil do que achava (p. 367).

A sensação de que você não gostará. Tem dificuldade para se imaginar com um bebê no peito ou não gosta muito da ideia de amamentar? Antes de desistir inteiramente, eis uma sugestão: tente, você pode gostar. Pode até adorar. E, se ainda não gostar após três a seis semanas de seus melhores esforços (é mais ou menos isso que demora para que mães e bebês sincronizem seus ritmos), você pode parar, sabendo que deu a seu bebê o empurrão inicial para uma vida saudável. Nenhum dano foi causado e muitos benefícios foram obtidos, em especial na forma de anticorpos que impulsionarão o sistema imunológico dele, particularmente se você amamentar por seis semanas completas. Cada mamada conta, não importando por quantas semanas você decida amamentar.

A sensação de que seu parceiro não concorda. Estudos demonstraram que, quando os pais apoiam a amamentação, as mães têm muito mais probabilidade de se ater a ela. Assim, o que você deve fazer se seu parceiro não concordar com a amamentação, seja porque a acha repugnante ou desconfortável, seja porque se sente ameaçado pela ideia de compartilhar você de uma maneira tão física? Tente expor os fatos; afinal, eles são muito convincentes. Falar com outros pais cujas parceiras amamentaram também pode ajudá-lo a se sentir mais confortável e, com sorte, receptivo. Ou sugira um teste: você pode fazê-lo mudar de ideia rapidamente e, caso contrário, terá dado a seu bebê e a si mesma os melhores benefícios possíveis em termos de saúde, algo que seu parceiro deve ser capaz de apreciar.

Se escolher a amamentação — quaisquer que sejam os fatos e circunstâncias que a levem a tal decisão e qualquer que seja o período pelo qual amamente —, há boas chances de que você a considere uma experiência gratificante. Deixando de lado os benefícios emocionais e para a saúde, você provavelmente a achará a maneira mais fácil e conveniente de alimentar seu bebê... ao menos depois que superar os problemas iniciais.

Mas, se escolher não amamentar, não puder amamentar ou quiser amamentar somente por um breve período, não há necessidade de se questionar ou sentir remorso e culpa. Quase nada do que você faz pelo bebê é certo a menos que pareça certo para você — incluindo a amamentação. Você pode oferecer a mesma nutrição e partilhar com seu bebê a mesma intimidade oferecendo mamadeira — e, na verdade, uma mamadeira oferecida amorosamente é melhor para seu filhote que um seio oferecido com reservas ou estresse.

Escolhendo a circuncisão (ou não)

A circuncisão é provavelmente o mais antigo procedimento médico ainda realizado. Embora o registro mais amplamente conhecido da prática esteja no Antigo Testamento, quando Abraão supostamente circuncidou Isaac, suas origens provavelmente antecedem o uso das ferramentas de me-

tal. Praticada por muçulmanos e judeus durante a maior parte da história como sinal de sua aliança com Deus, a circuncisão se disseminou nos Estados Unidos no fim do século XIX, quando se acreditava que remover o prepúcio tornaria o pênis menos sensível, tornando a masturbação menos tentadora (definitivamente não torna). Nos anos que se seguiram, muitas outras indicações médicas para a circuncisão de rotina foram propostas, incluindo a prevenção ou cura da epilepsia, asma, loucura e tuberculose. Nenhuma delas se provou verdadeira.

Existe algum benefício comprovado para a saúde? A circuncisão reduz o risco de infecção do pênis (mas limpar sob o prepúcio quando ele se torna retrátil — usualmente por volta do segundo aniversário — faz o mesmo). Ela também elimina o risco de fimose, uma condição na qual o prepúcio permanece apertado enquanto a criança cresce e não pode ser retraído, como ocorre normalmente em meninos mais velhos (um percentual bem pequeno de homens não circuncidados precisa realizar uma postectomia ou circuncisão em algum momento por causa de infecção, fimose ou outros problemas). E os estudos mostram que o risco de desenvolver infecção do trato urinário no primeiro ano de vida é maior em meninos não circuncidados (embora o risco real de um menino não circuncidado desenvolver a infecção seja muito baixo; cerca de 1%). As taxas de câncer peniano e ISTs, incluindo HIV, podem ser ligeiramente mais baixas em homens circuncidados.

Está se perguntando qual é a posição dos especialistas? Eles não divulgam nenhuma, nem mesmo a Academia Americana de Pediatria (AAP),

que afirma que, embora os benefícios da circuncisão superem os riscos, essa decisão deve ser deixada para os pais. A AAP recomenda que eles sejam informados sobre os riscos e benefícios e então decidam, sem pressão, o que é certo para seu bebê e sua família, analisando o que é mais importante (fazer com que o filho siga o exemplo do pai, obedecer a uma tradição religiosa ou cultural ou simplesmente acreditar que os meninos devem ser mantidos intactos).

DECISÕES SOBRE AS FRALDAS

De tecido ou descartável? Embora você só tenha que decidir que tipo de fralda usará na bundinha do bebê quando houver uma bundinha precisando ser coberta (e sempre possa mudar de ideia quando passar a trocá-las), faz sentido começar a pensar sobre suas opções. Para um sumário de todos os tipos e características, leia a p. 72.

Um pouquinho mais da metade de todos os meninos nos Estados Unidos é circuncidado, com essa taxa tendo caído consideravelmente em anos recentes. As razões mais comuns que os pais fornecem para optar pela circuncisão, além de "sentir que ela deve ser realizada", incluem:

• Observância religiosa.

- Limpeza. Como é mais fácil manter um pênis circuncidado limpo, a limpeza segue de perto a devoção como razão para a circuncisão nos Estados Unidos.
- Síndrome do vestiário. Pais que não querem que os filhos se sintam diferentes dos amigos ou de seus próprios pais e irmãos frequentemente optam pela circuncisão. É claro que, conforme a porcentagem de bebês circuncidados declina de modo constante, essa se torna uma consideração menos importante.
- Aparência. Alguns afirmam que o pênis sem prepúcio é mais atraente.
- Saúde. Alguns pais não querem nenhum risco adicional quando se trata da saúde de seu recém-nascido.

As razões pelas quais os pais decidem contra a circuncisão incluem:
- Ausência de motivo médico. Muitos questionam qual é o sentido de se remover uma parte do corpo do bebê sem uma razão realmente boa.
- Medo de hemorragia, infecção ou algo pior. Embora complicações sejam raras quando o procedimento é realizado por um médico experiente ou um encarregado religioso com treinamento médico, elas ocorrem — e são razão suficiente para que alguns pais se sintam compreensivelmente apreensivos sobre circuncidar seus recém-nascidos.
- Preocupação com a dor. As evidências mostram que recém-nascidos circuncidados sem anestésicos sentem dor e estresse, mensurados por mudanças no ritmo cardíaco, pressão arterial e níveis de cortisol. A AAP recomenda que a circuncisão seja realizada com anestésicos efetivos (como pomada EMLA [mistura eutética de anestésicos locais], bloqueio do nervo dorsal do pênis ou bloqueio do anel subcutâneo).
- Síndrome do vestiário. Alguns pais escolhem não circuncidar o recém-nascido para que ele se pareça com o pai não circuncidado ou com os outros meninos de uma comunidade na qual a circuncisão não é amplamente praticada.
- Crença nos direitos do recém-nascido. Alguns pais preferem deixar essa importante decisão para o filho, quando tiver idade suficiente para tomá-la.
- Menor risco de irritação causada pelas fraldas. Já se sugeriu que o prepúcio intacto pode proteger contra assaduras no pênis.

Se ainda estiver indecisa sobre a circuncisão e o dia do parto estiver se aproximando, leia sobre cuidados com a circuncisão na p. 313 e discuta a questão com o médico que escolheu para seu bebê — e, possivelmente, com familiares, amigos ou colegas de redes sociais que seguiram a mesma rota (tenha em mente que o debate entre os campos pró e contra pode se tornar bastante acalorado).

Escolhendo um nome

Talvez você tenha escolhido o nome de seus filhos quando ainda era criança. Talvez tenha devotado folhas de caderno ao assunto quando estava no ensino médio ou, mais tarde, muitos guardanapos de papel. Talvez o nome de seu bebê tenha se tornado claro como um ultrassom 4D assim que você ouviu "é menino" ou "é menina". Ou talvez, se é como muitos outros pais que se aproximam da hora do parto, você ainda esteja tentando decidir.

Quer esteja buscando algo clássico, significativo, excêntrico, que siga as últimas tendências ou seja completamente original; quer tenha certeza de que saberá o nome certo quando o ouvir ou esteja se perguntando se algum dia conseguirá escolher, decidir o nome do bebê pode ser um desafio bastante assustador. Afinal, um nome não é somente um nome: ele é parte integral da identidade da criança. E tende a ser o mesmo durante a vida toda, do bercinho de balanço ao playground, do colégio ao local de trabalho e depois. Acrescente a essa imensa responsabilidade o drama e o debate, que podem se tornar bastante intensos entre casais (e familiares opiniáticos): o nome que seu cônjuge escolheu pode ser detestável para você. Sua prima teve bebê primeiro e ficou com seu nome favorito. Os avós de ambos os lados estão fazendo lobby por diferentes nomes. Um colega começou a rir quando você contou o nome que tinha em mente. E o nome de que você mais gosta talvez seja um que nenhum professor será capaz de pronunciar. Ou soletrar.

Prepare-se para percorrer todo o alfabeto (e aplicativos, websites e livros) dezenas de vezes. Teste antes de escolher — brinque com o máximo de possibilidades que puder antes de o bebê nascer — e não seja muito rápida em rejeitar novas sugestões (você nunca sabe de quais nomes pode passar a gostar depois de se habituar a eles). Também vale a pena prestar atenção aos nomes escolhidos pelos pais de seus círculos sociais. Você pode se sentir inspirada ou descobrir que um nome em que estava pensando não soa assim tão bem, afinal — especialmente depois de o dizer em voz alta algumas dezenas de vezes.

Eis outras dicas para escolher um nome para o bebê:

Torne-o significativo. Você tem um ator ou personagem favorito em um livro ou filme? Um familiar ou ancestral amado? Uma lenda dos esportes ou da música que gostaria de homenagear? Ou talvez prefira encontrar inspiração na Bíblia ou em outra fonte espiritual. Ou no local onde seu filho foi concebido. Um nome significativo pode significar mais que um nome aleatório — e acrescentar uma história ou contexto histórico especial a uma vida novinha em folha.

Considere os menos comuns. Nunca é fácil ser um dos muitos alunos com o mesmo nome em uma sala de aula. Assim, se quiser fazer com que seu filhote se destaque na multidão, opte por um nome que não esteja na lista dos dez favoritos no ano em que ele nasceu.

Mas talvez não tão excêntricos. Está pensando em criar um nome, como fazem as celebridades? Um nome único pode fazer com que a criança se sinta única — ou à parte de todas as outras (especialmente se não conviver com celebridades). Lembre-se de que o nome é para sempre (ou ao menos até que seu bebê tenha idade suficiente para mudá-lo legalmente), e o que parece fofinho agora não será tão fofo na inscrição para a universidade ou no formulário de emprego. Também pense duas vezes antes de usar grafias extremamente criativas para nomes comuns (você sabe soletrar "irritante"?).

Evite as tendências. Está pensando em escolher o nome do último queridinho do cinema, da TV ou da indústria da música? Antes de associar seu bebê a qualquer astro, lembre-se de que, muitas vezes, eles desaparecem rapidamente — ou podem terminar no noticiário pela razão errada.

Pense no significado. Saber o significado de um nome pode influenciar sua decisão. Você pode se sentir ambivalente sobre Annabella até descobrir que significa "graça e beleza", ou incerta sobre Ian até saber que se traduz como "Deus é gracioso". Em contrapartida, Cameron pode estar no páreo até você descobrir que estará chamando seu bebê de "nariz torto" — ou você pode decidir que o significado do nome não tem importância.

Retorne às raízes. Estude sua ascendência ou etnia e talvez encontre o nome que está procurando. Sacuda sua árvore genealógica, vasculhe sua terra natal, revisite suas raízes religiosas e provavelmente descobrirá um tesouro em forma de nome de bebê.

PARA OS PAIS: PREPARANDO O FILHO MAIS VELHO

Vocês estão se perguntando como contar ao primogênito ainda muito jovem que um novo bebê está a caminho? Ou como facilitar a transição de filho único para irmão mais velho? Leiam *O que esperar do segundo ano* para saber de dicas que os ajudarão a preparar seu filho mais velho para esse novo e importante papel.

Considere as generalizações de gênero. Sim, o seu Ariel será menino e a sua Kim será menina, mas os outros entenderão isso ou ficarão confusos com o nome que você escolher? O nome cruza (ou borra) as linhas de gênero? Se sim, isso importa para você? Muitos pais decidem que não.

Diga em voz alta. Ao escolher um nome para o bebê (incluindo o nome do meio), pense na cadência e tenha cuidado com combinações que podem transformar o nome em piada. Como regra geral, um sobrenome curto combina com um nome longo e vice-versa, ao passo que nomes de duas sílabas usualmente complementam sobrenomes de duas sílabas.

Não se esqueça das iniciais. Está pensando em chamar sua garotinha de Patrícia Uchoa Teixeira Andrade? Pense bem nas iniciais antes de fazer isso com ela.

Seja discreta. Compartilhe o nome escolhido com outras pessoas somente se estiver aberta ao debate. Se, em contrapartida, preferir se poupar de muitos comentários e conselhos não solicitados (ou insinuações esperançosas de influenciar na escolha), mantenha o nome em segredo até a chegada de seu pacotinho de alegria.

Seja flexível. Antes de gravar o nome escolhido em pedra — ou no berço —, assegure-se de que ele é adequado.

Conseguindo ajuda

B ebês recém-nascidos precisam de muita ajuda... assim como seus pais. De fato, você precisará de toda ajuda que puder conseguir quando levar o bebê para casa, para fazer não somente todas as coisas que bebês não podem fazer sozinhos (trocar fraldas, dar banho, reconfortar, alimentar, fazer arrotar), como também todas as coisas que não terá tempo ou estará exausta demais para fazer (ir ao supermercado, cozinhar, limpar e lavar aquelas pilhas de roupa).

Precisa de ajuda? Primeiro, você precisa determinar que tipo de auxílio quer, que auxílio está disponível e, se estiver pensando em pagar (ao menos meio período), que tipo de auxiliar cabe confortavelmente em seu orçamento. Que par (ou pares) de mãos você imagina a ajudando nessas primeiras e desafiadoras semanas (ou meses)? Será a avó (ou ambas)? Uma amiga? Enfermeira? Doula? Ou alguém para cuidar da casa enquanto você cuida de si mesma e do bebê?

Babá

C uidar de (e, se o bebê não estiver mamando no peito, alimentar) recém-nascidos é a especialidade das babás, embora algumas também concordem em fazer limpeza leve e cozinhar. Se você determinou que há dinheiro suficiente em seu orçamento para uma babá (elas não são baratas), é melhor considerar vários outros fatores antes de contratar uma. Eis algumas razões pelas quais você pode optar pela ajuda profissional de uma babá:

- Aprender a cuidar do bebê na prática. Uma boa babá será capaz de lhe ensinar o básico: dar banho, fazer arrotar, trocar fraldas e, talvez, até amamentar. Porém, se essa é sua razão para contratá-la, contrate uma que esteja tão interessada em ensinar quanto você está em aprender. Cuidar do bebê é uma coisa; assumir o controle é outra. Permitir que você descanse é ótimo; não permitir que você chegue perto do bebê não é. O mesmo vale para críticas constantes a suas técnicas, o que pode deixá-la irritada e abalar sua autoconfiança.

- Não ter que se levantar no meio da noite para amamentar. Se estiver usando fórmula e quiser dormir a noite toda, ao menos nas primeiras semanas de fadiga pós-parto, a babá ou doula, presente 24 horas por dia ou somente à noite, pode assumir a alimentação do bebê ou dividir a tarefa com você e seu marido. Ou, se estiver amamentando, levar o bebê até você quando necessário.

CONTRATA-SE

Quer contratar uma babá ou doula pós-parto, mas não sabe onde encontrar a profissional certa? Como sempre, seu melhor recurso são as recomendações de outros pais. Assim, pergunte a amigos, colegas e vizinhos que contrataram uma babá ou doula (e ficaram felizes com a contratação). Agências também são um bom lugar para começar — ainda melhor se forem indicadas por clientes satisfeitos e/ou avaliações objetivas que pareçam promissoras. Mas saiba que as agências podem cobrar altas taxas, de mensalidade ou anuidade, comissão por serviços prestados ou ambos.

Considere a descrição de cargo antes de considerar as candidatas. Você está procurando alguém para cuidar somente do bebê, ou também para cuidar da casa, fazer alguns serviços de rua (com ou sem carro próprio) e cozinhar? Período integral ou parcial? Dormir no emprego ou não? Trabalhar à noite, durante o dia ou ambos? Por uma ou duas semanas após o parto ou um ou dois meses — e mesmo mais? Você deseja aprender técnicas básicas de cuidados com o bebê ou aproveitar esse tempo para descansar? E, se o preço for um fator, quanto você é capaz de pagar?

Não há substituto para a entrevista presencial, já que você não conseguirá avaliar a personalidade da candidata ou seu nível de conforto com ela no papel (ou ao telefone ou por e-mail). Também confira todas as referências e, se estiver contratando através de uma agência, assegure-

-se de que as candidatas sejam licenciadas e vinculadas à agência. A babá também deve estar em dia com as vacinações (incluindo reforço da dTpa e imunização anual contra a gripe) e fazer teste para tuberculose. Ela deve ser treinada (e renovar sua certificação a cada três ou cinco anos) em reanimação cardiopulmonar (RCP), primeiros socorros e segurança e conhecer as últimas práticas em cuidados infantis (dormir de costas e outras recomendações de segurança durante o sono, por exemplo).

- Passar mais tempo com um filho mais velho. Você quer ter tempo para o irmão (ou irmãos) mais velho? Uma babá pode ser contratada para trabalhar somente algumas horas ao dia, a fim de que você possar dar atenção aos outros filhos sem se preocupar com o bebê.
- Ter a chance de se recuperar após uma cesariana ou parto vaginal difícil. Se programou a cesariana, talvez seja inteligente programar também essa ajuda extra, se possível. Mas, mesmo que não saiba com certeza o quanto o parto (e sua recuperação) será fácil — ou difícil —, não é má ideia pesquisar antecipadamente sobre a contratação de babás, só para garantir. Dessa maneira, você será capaz de contratar essa assistente muito necessária antes de sair do hospital.

A babá pode não ser a melhor solução pós-parto se:

- Você estiver amamentando. Como a babá não pode amamentar o bebê, ela não se mostrará muito útil no início. Nesse caso, obter ajuda com as tarefas domésticas — alguém para cozinhar, limpar e lavar a roupa — provavelmente será um investimento melhor, a menos que você encontre uma babá que também esteja disposta a cuidar da casa.
- Você prefere ficar somente com a família. A menos que você tenha um espaço separado para a babá, a convivência será inevitável caso ela durma no emprego — e isso pode ser intrusivo. Se dividir sua cozinha, seu banheiro e seu sofá com uma estranha (por mais agradável e solícita que seja) parece inconveniente, você pode se dar melhor com uma assistente em tempo parcial.
- Você prefere fazer tudo sozinha. Se você e seu parceiro querem dar o primeiro banho, testemunhar o primeiro sorriso (mesmo que digam que são somente gases) e consolar o bebê na primeira vez que chorar (mesmo que sejam duas da manhã), pode não haver muito para a babá fazer, especialmente se o pai estiver sempre presente, graças à licença-paternidade. Pense em conseguir ajuda para as tarefas da casa (ou entrega de comida e serviço de lavanderia) ou em economizar esse dinheiro para comprar aquele carrinho de bebê sofisticado que você vem namorando.

PARA OS PAIS: PREPARANDO SEU ANIMAL DE ESTIMAÇÃO

Vocês já têm um bebê de quatro patas e rabo? Então provavelmente estão se perguntando como seu cão ou gato reagirá quando chegarem em casa com um bebê de outra espécie (a espécie humana): um intruso minúsculo e barulhento que logo dividirá o espaço em seus corações e colos e possivelmente ocupará o lugar do pet na cama ou no quarto. Embora algum amuo inicial seja inevitável — e mesmo regressão do comportamento ao fazer xixi e cocô —, vocês devem evitar qualquer tipo de rivalidade, especialmente a agressividade inesperada. Eis como preparar seu animal de estimação:

- Considerem o adestramento básico. Sua casa é o castelo — e o parque de diversões — de seu pet? Está na hora de impor algumas regras para todos, até mesmo para seu amigo peludo (mesmo que, até agora, a vida dele tenha sido uma diversão irrestrita). Viver com expectativas consistentes ajudará seu animal de estimação a se sentir mais seguro e agir de maneira previsível, especialmente perto de seu previsivelmente imprevisível bebê. Mesmo um pet que sempre foi mais travesso que feroz, que nunca ameaçou ou se sentiu ameaçado por um ser humano pode se tornar incomumente agressivo e perigosamente territorial quando a casa é invadida por um recém-nascido. Pensem em matriculá-lo em um programa de adestramento (sim, gatos também podem ser adestrados) e lembrem que, para seu pet ser adestrado, vocês também precisam ser. Frequentem as aulas, levem os deveres de casa a sério (pratiquem, pratiquem e pratiquem o que aprenderam na aula) e continuem a ser consistentes sobre regras e recompensas (a chave para o sucesso do adestramento), mesmo depois do fim do curso.

- Agendem uma consulta. Levem-no ao veterinário para fazer um exame completo e colocar todas as vacinas em dia. Discutam quaisquer comportamentos preocupantes (como marcar terreno) e suas possíveis soluções, além de opções de prevenção de pulgas e vermes do coração, a fim de garantir a segurança de seu pacotinho humano. Pouco antes da data prevista para o parto, cortem as unhas do animal. E pensem sobre a castração, que pode tornar os pets mais calmos e menos agressivos.

- Cerquem-se de bebês. Tentem aclimatar seu cão ou gato a bebês organizando encontros cuidadosamente supervisionados (com um bebê no parque, com o recém-nascido de seus amigos). Convidem amigos com bebês para visitarem sua casa, a fim de que seu animal de estimação possa se familiarizar com os cheiros e movimentos dos bebês humanos. Aproveitem e peguem bebês no colo quando seu pet estiver por perto.

- Brinquem de faz de conta. Usar uma boneca de tamanho natural ajudará seu animal de estimação a se acostumar a ter um bebê por perto (finjam embalar, alimentar, trocar a fralda e brincar com a boneca e a coloquem no carrinho e na cadeirinha veicular). Toquem áudios de recém-nascidos chorando, balbuciando e fazendo outros sons e (se já tiverem estocado a casa com a parafernália do bebê) coloquem a boneca na cadeirinha de balanço, a fim de que o pet se acostume com o som e a ação. Ao se aproximar a data do parto, comecem a acostumá-lo ao cheiro dos produtos infantis que serão usados (lenços úmidos, sabonete líquido) aplicando-os em sua própria pele e permitindo que ele cheire. Durante essas sessões de dessensibilização, recompensem-no com petiscos e carinhos.
- Não deem ideias ao pet. Embora possa parecer inteligente deixar que ele se aninhe no moisés ou na cadeirinha veicular ou brinque com as pilhas de bichinhos de pelúcia, não é boa ideia. Essa abordagem pode fazer com que seu bebê peludo acredite que esses itens pertencem a ele e crie disputas territoriais (potencialmente perigosas).

- Diminuam o tempo que passam com seu animal de estimação. Pode parecer cruel, mas fazer com que seu cão ou gato se acostume a ter menos atenção agora pode evitar rivalidade fraterna mais tarde. Se a mamãe é a favorita do animalzinho, comecem a acostumá-lo a passar mais tempo com o papai.

- Permitam que ele crie vínculos com a barriga. Muitos cães e gatos parecem ter um incrível sexto sentido em relação a bebês. Se o seu estiver pedindo para se aninhar ao lado da barriga, permita que ele comece a criar vínculos com o bebê. Nem mesmo um cão de grande porte irá machucar seu protegido bebê ao se aninhar sobre sua barriga.

- Iniciem as mudanças de local. Se a maneira de dormir irá mudar (e provavelmente deve mudar, se vocês estão acostumados a dormir com o pet), façam isso agora, bem antes do parto. Se o bebê tiver um quarto separado, treinem seu pet para ficar fora dele se vocês não estiverem presentes. Um portãozinho irá desencorajar as visitas indesejadas. Também treinem o pet a não se aproximar do berço, seja em que quarto estiver. Outra coisa: coloquem as tigelas de água e comida em um local que não possa ser alcançado pelo bebê engatinhando, já que mesmo um cachorro ou gato mansinho pode atacar se sua comida for ameaçada. Duas outras razões pelas quais bebês e comida de animais não se misturam: rações e petiscos apresentam risco de asfixia (e são tentadores), e tanto os alimentos quanto as tigelas (incluindo a de água) podem estar contaminados por bactérias perigosas, como salmonela. A areia do gato também deve ser mantida em uma área inacessível ao bebê e, se isso exigir uma mudança de local, comecem agora. De modo geral, gatos e cachorros devem ter um espaço "seguro" (que pode ser um quarto ou uma gaiola) para onde possam ir sem serem incomodados pelo bebê.

- Acabem com os ciúmes. Depois do parto, mas antes de apresentarem o novo bebê ao peludo, permitam que ele cheire uma peça de roupa não lavada usada pelo recém-nascido (como o gorrinho do hospital, por exemplo). Distribuam carinhos e petiscos para que o cheiro se torne uma associação feliz. Quando levarem o bebê para casa, primeiro saúdem o pet e depois passem para as apresentações (permitindo que ele cheire seu bem enfaixado e protegido recém-nascido). Recompensem a primeira cheirada com elogios, petiscos e carinhos. Tentem permanecer calmos e evitem repreendê-lo.

- Incluam o irmão mais velho peludo. Cocem seu gato enquanto amamentam. Levem seu cão para caminhadas especialmente longas, levando junto o bebê. Recompensem com petiscos o comportamento gentil perto do bebê.

- Sejam protetores, mas não superprotetores. Permitam visitas supervisionadas aos espaços do bebê e cheiradas supervisionadas nele e em suas coisas — protegendo o bebê de comportamento subitamente ríspido, mas sem gerar estresse e ciúmes, que podem levar à agressão.

- Não corram riscos. Se o pet parecer hostil em relação ao recém-chegado, mantenham-nos seguramente separados até que esses sentimentos tenham sido superados.

Para mais dicas sobre como preparar seu animal de estimação, acessem whattoexpect.com/pet-intro.

Doula pós-parto

Você achava que as doulas eram somente para o parto? Embora elas se especializem em cuidar das gestantes e suas famílias durante o fim da gravidez e o parto, a doula pós-parto pode oferecer apoio constante durante as primeiras e desafiadoras semanas com o bebê, e mesmo depois. Ao contrário da babá, cujo foco é o cuidado com o recém-nascido, a doula pós-parto cuida de toda a família, ajudando com o que for necessário — de realizar as tarefas domésticas e cozinhar até montar o quarto do bebê e cuidar das crianças mais velhas. A doula certa será um recurso tranquilizador (sobre cuidados com o bebê, cuidados pós-parto e amamentação), um ombro no qual se apoiar (e no qual chorar) e sua maior incentivadora, ajudando-a cuidar do bebê, mas também aumentando sua autoconfiança como mãe. Pense na doula como uma mãe profissional, alguém para cuidar da nova mãe (ou novo pai) que há em você.

Outro benefício da doula pós-parto é a flexibilidade: algumas trabalham algumas horas durante o dia ou a noite, outras cobrem o turno da noite, outras ainda trabalham das nove às seis. Você pode contratá-la por somente alguns dias ou por vários meses. É claro que, como a maioria é paga por hora, os custos podem ser altos. Para mais informação sobre doulas ou para localizar uma em sua região, entre em contato com Doulas do Brasil no site www.doulas.com.br ou peça a seu médico ou hospital que lhe indique uma.

Avós

Eles têm experiência (criaram vocês, não criaram?), são entusiastas, concordam em trabalhar em troca de abraços e beijos e, embora alguns possam vir com bagagem geracional (e talvez estratégias antiquadas de cuidados), os avós possuem ao menos mil e uma utilidades. Eles podem embalar um bebê chorando, preparar um jantar delicioso, ir ao supermercado, lavar e passar a roupa e, o melhor de tudo, permitir que você descanse quando precisar — e tudo isso de graça. Será que você deve aceitar se seus pais ou sogros se oferecerem para cuidar do bebê e da casa nas primeiras semanas (se forem capazes e estiverem dispostos e disponíveis)? Depende do quanto você conseguirá lidar bem com alguma (ou muita) interferência bem-intencionada (na maioria das vezes) e como pretende responder se "ajudar" se transformar em assumir o controle (o que acontece nas melhores famílias).

Você acha que quanto mais gerações, melhor? Então convide todo mundo. Suspeita que duas gerações são aconchegantes, mas três podem ser estressantes? Não hesite em dizer aos futuros avós que prefere passar as primeiras semanas criando vínculos com sua nova família e se ajustando ao papel de mãe (ou pai). Prometa uma visita assim que todo mundo estiver confortável, com o lembrete de que, a essa altura, o bebê estará mais responsivo, interessante, atento e divertido.

PARA OS PAIS: LIDANDO COM A INTERFERÊNCIA DOS AVÓS

Vocês têm um casal (ou dois) de pais que ainda não aceitaram que agora vocês são os pais? Não surpreende: afinal, vocês tampouco compreenderam totalmente essa realidade. Mas isso pode ser uma bandeira vermelha para interferências futuras... ou já presentes.

Uma de suas primeiras responsabilidades como pais é informar essa realidade a seus próprios pais, ao mesmo tempo que os ajudam a se adequarem ao novo papel (coadjuvante, não principal) como avós.

Deixem isso claro já de saída (e repitam quantas vezes for necessário), com firmeza e, acima de tudo, com amor. Expliquem aos avós bem-intencionados, mas intrometidos, que eles fizeram um ótimo trabalho criando vocês dois, mas agora está na hora de vocês serem pais. Haverá vezes que vocês ficarão felizes em contar com o know-how que eles possuem (especialmente se a avó tiver catalogado, em algum lugar de sua vasta experiência, um truque certeiro para acalmar um recém-nascido chorando), mas, de outras vezes, vocês vão querer aprender com o pediatra, com livros, websites, aplicativos, outros pais e seus próprios erros — assim como eles provavelmente fizeram. Expliquem também que não somente é importante que vocês estabeleçam as regras (como eles fizeram quando se tornaram pais), como muitas regras mudaram desde então (os bebês já não são colocados para dormir de bruços ou alimentados em horários específicos), e é por isso que a maneira deles de fazer as coisas pode já não ser recomendável. E não se esqueçam de dizer isso com bom humor. Mostrem como o jogo virará novamente quando seu filho se tornar pai e rejeitar suas estratégias por serem antiquadas.

Isso dito, lembrem-se de duas coisas, especialmente quando tiverem problemas com avós intrometidos. Primeira, eles podem parecer sabichões, mas provavelmente sabem mais do que vocês gostariam de admitir, e sempre há algo a aprender com a experiência deles, nem que seja o que não fazer. E segunda, se ser pai é uma responsabilidade (e é), ser avô é uma recompensa (como deve ser).

Escolhendo um médico para o bebê

Você sente como se estivesse praticamente vivendo no consultório do obstetra (ou falando com ele ao telefone) há nove meses? Isso não é nada. Ao menos não quando comparado ao tempo que passará com o médico do bebê (ou ao telefone ou trocando e-mail) pelo próximo ano. Mesmo o bebê mais saudável precisa de muita assistência médica, de consultas de rotina a imunizações. Inclua as inevitáveis primeiras fungadelas e dores de barriga e você entenderá por que o médico do bebê desempenha um papel tão importante no primeiro ano de vida de seu filhote — e seu primeiro ano como mãe.

E depois do primeiro ano... potencialmente, muito depois. Afinal, o médico que você escolher poderá ver seu bebê — e você — por dezoito anos de narizes escorrendo, dores de ouvido, gargantas inflamadas, estômagos embrulhados, contusões, machucados e mais. Você não viverá com o médico de seu bebê durante esses anos (embora, algumas vezes, particularmente à noite e nos fins de semana, vá desejar viver), mas, mesmo assim, precisa escolher alguém com quem seja compatível e se sinta confortável — alguém com quem se sinta à vontade para fazer perguntas difíceis e que seja igualmente paciente com seus minúsculos pacientes e seus nervosos pais.

Ainda está procurando pelo médico certo? Comece a busca aqui.

PLANO DE SAÚDE PARA UMA FAMÍLIA SAUDÁVEL

Você acha que os planos de saúde são complicados e caros? Prepare-se para mais 4 kg de complicações e despesas. Se já tem um plano familiar, adicionar seu novo pacotinho de alegria será fácil como dar um telefonema (não se esqueça de telefonar para garantir que o seu bebê esteja coberto pelo plano). Se tem um plano de saúde individual, terá de se esforçar um pouco mais para descobrir qual será a diferença de preço para um plano familiar e que tipo de cobertura atenderá melhor às necessidades de sua família.

Converse com alguém do departamento de recursos humanos de sua empresa, telefone diretamente para a seguradora ou confira as ofertas das operadoras de planos de saúde para encontrar, comparar e contratar a cobertura de que necessita. Pergunte quais serviços são cobertos pelo plano (consultas de rotina, vacinas, pronto-socorro, testes de fala, audição e visão, exames de laboratório e raios X, fonoaudiologia e fisioterapia), se há limites para o número de consultas agendadas e atendimentos emergenciais e quais são as despesas que você terá que pagar.

Pediatra ou médico de família?

O primeiro passo na busca pelo médico certo é decidir qual especialidade é melhor para você. Suas escolhas:

O pediatra. Cuida exclusivamente de bebês, crianças e, às vezes, adolescentes, e é muito bem treinado para isso. Além dos seis anos de faculdade de Medicina, os pediatras passam mais três anos no programa de residência em Pediatria. Se são membros do CRM (e precisam ser), também passaram por um rigoroso exame de qualificação. A maior vantagem de selecionar um pediatra para seu bebê é óbvia: como só atendem crianças, e muitas, eles sabem do que estão falando (incluindo quando não se preocupar com coisas menores). Eles estão mais familiarizados com doenças infantis e são mais experientes em tratá-las. E é mais provável que tenham respostas prontas para as perguntas que os pais (incluindo você) mais fazem, de "Por que ela não dorme?" a "Por que ele chora tanto?", uma vez que já as ouviram muitas, muitas vezes.

Um bom pediatra também estará atento ao retrato familiar como um todo e perceberá quando uma mudança em casa (como a mobilização do pai ou o retorno da mãe ao trabalho) pode ser a raiz de uma mudança no comportamento, nos hábitos alimentares, no sono ou mesmo na saúde da criança.

O único problema de escolher um pediatra? Se a família inteira ficar doente (estreptococos por toda parte), você pode precisar consultar mais de um médico.

O médico de família. Como o pediatra, o médico de família em geral passa por três anos de especialização depois da faculdade de Medicina. Mas a residência em Medicina de Família é muito mais ampla, cobrindo medicina interna, psiquiatria, ginecologia, obstetrícia e pediatria. A vantagem de escolher um médico de família é que você pode precisar somente dele: o mesmo médico para o acompanhamento pré-natal, parto e cuidados com toda a família. Você já tem um médico de família? Acrescentar o novo bebê à lista de pacientes significa que não precisará fazer a transição para um novo médico, consultório ou protocolo e, com sorte, já terá uma confortável relação médico-paciente na primeira consulta do bebê. Uma desvantagem potencial: como os médicos de família possuem menos treinamento e experiência em pediatria que seus colegas pediatras, eles podem ter menos prática em responder perguntas dos novos pais e ser menos hábeis para detectar (ou tratar) problemas incomuns. Isso pode significar mais encaminhamentos para outros médicos. No entanto, quanto mais bebês um médico de família atende, mais know-how pediátrico ele tende a ter, minimizando essa potencial desvantagem.

Qual é o tipo perfeito de atendimento?

Decisões, decisões... eis outra para sua lista: que tipo de atendimento se adequará melhor a suas necessidades e às necessidades do bebê?

Com um único médico. Você gosta da ideia de falar com o mesmo médico todas as vezes? Então o médico que trabalha sozinho pode ser a melhor escolha. A vantagem mais óbvia: você e seu filhote terão a chance de desenvolver um relacionamento próximo com um único profissional (o que pode significar menos lágrimas e medos na hora dos exames). A contrapartida: médicos que trabalham sozinhos tendem a não estar disponíveis todas as horas do dia e todos os dias do ano. Eles atendem consultas marcadas (a menos que sejam chamados para

uma emergência) e estão disponíveis por telefone na maior parte do tempo, mas mesmo o mais dedicado deles tira férias e ocasionais noites e fins de semana de folga, deixando outro médico encarregado de seus pacientes (um médico que você e seu filho podem não conhecer ou, ao menos, não conhecer muito bem). Como maximizar as vantagens e minimizar as desvantagens? Descubra qual médico substituirá aquele que você está pensando em escolher e se o prontuário do bebê estará acessível mesmo que o médico não esteja.

Com uma dupla de médicos. Frequentemente, dois médicos são melhores que um. Se um não estiver disponível, o outro provavelmente estará. Se você os consultar alternadamente, você e o bebê serão capazes de construir um relacionamento e obter certo nível de conforto com ambos. A desvantagem potencial, que também pode ser uma vantagem potencial, é que, embora os dois provavelmente concordem na maioria das questões importantes e partilhem filosofias similares, eles às vezes terão opiniões — e recomendações — diversas. Ter dois pontos de vista (sobre, digamos, uma dificuldade para dormir ou um problema alimentar) pode ser confuso, mas também esclarecedor. As dicas de um médico não reduziram a cólica? Talvez as dicas do outro reduzam.

Antes de se decidir pelo atendimento em dupla, pergunte se terá a opção de agendar consultas com seu médico favorito. Se não, e você ou o bebê preferirem um deles, podem ter que passar metade das consultas com o outro. É claro que, mesmo que consiga agendar as consultas rotineiras com seu médico favorito, crianças doentes usualmente são atendidas por aquele que está disponível.

Com um grupo de médicos. Se dois é bom, três não é melhor? De certas maneiras, provavelmente sim; de outras, provavelmente não. Um grupo tem maior probabilidade de fornecer atendimento 24 horas, mas menor probabilidade de desenvolver bons relacionamentos médico-paciente — novamente, a menos que você possa agendar as consultas regulares com um ou dois médicos (a maioria dos consultórios oferece essa opção). Quanto mais médicos a criança conhecer durante as consultas, mais ela demorará para se sentir confortável com qualquer um deles, embora isso seja muito menos problemático se todos os médicos forem calorosos e cuidadosos e tiverem jeito com bebês. Outro fator? Quanto mais médicos, mais opiniões e recomendações — às vezes um benefício; às vezes um problema potencial.

Atendimento combinado. Qualquer um dos atendimentos mencionados pode incluir um ou mais profissionais pediátricos que são muito habilidosos e altamente treinados, mas não são pediatras. Os enfermeiros pe-

diatras são o equivalente das enfermeiras obstétricas no consultório do obstetra: eles são graduados em Enfermagem com pós-graduação em Enfermagem Pediátrica. Os profissionais que possuem curso técnico em Enfermagem também podem atuar no ramo desde que façam uma especialização técnica. Os enfermeiros e auxiliares de enfermagem pediátrica usualmente cuidam das consultas regulares e, muitas vezes, também tratam doenças menores, consultando os colegas médicos quando necessário. Problemas para além de seu escopo são encaminhados a um dos médicos do consultório. Assim como a parteira, o enfermeiro ou assistente frequentemente gasta mais tempo em cada consulta, o que significa mais tempo para perguntas e respostas (algo que você certamente apreciará como nova mãe). Tê-los em sua equipe pediátrica também ajudará a reduzir os custos e os tempos de espera. Teme ter menos confiança no atendimento que seu bebê receberá do enfermeiro ou assistente médico? Você provavelmente não precisa se preocupar. Estudos demonstraram que enfermeiros e assistentes médicos são, em média, ao menos tão bem-sucedidos e, às vezes, mais bem-sucedidos que médicos no diagnóstico e tratamento de doenças menores. Outra adição bem-vinda a qualquer consultório médico se você estiver amamentando: uma consultora de lactação certificada.

TÓPICOS PARA DISCUTIR

Encontrou o médico certo? Você pode ainda não ter dado à luz, mas provavelmente tem muitas perguntas sobre o bebê circulando em sua mente. Embora certamente possa deixar algumas perguntas para a primeira visita médica de seu pacotinho de alegria (tendo em mente que o pacotinho pode chorar durante toda a consulta), alguns médicos terão o maior prazer em fazer uma sessão de perguntas e respostas antes do parto. Isso pode ser especialmente útil porque algumas das questões que você deseja discutir talvez se apresentem durante ou logo após o parto. Eis alguns tópicos a considerar:

Seu histórico obstétrico e familiar. Que impacto eles terão na saúde do bebê?

Procedimentos hospitalares. Alguma opinião sobre banco de cordão umbilical e clampeamento tardio? Que testes e imunizações são rotineiros após o parto? Como a icterícia será abordada? O quanto a internação deve ser longa? Que procedimentos precisam ser realizados se você planeja fazer parto em casa?

Circuncisão. Quais são os prós e contras? Quem deve realizar o procedimento e quando, se você optar por ele? Que gerenciamento da dor será fornecido ao bebê?

Amamentação. Se, depois da avaliação realizada na primeira consulta, você ainda tiver dificuldade para amamentar (ou quiser reavaliar sua técnica e seu progresso), é possível agendar uma consulta extra uma ou duas semanas após o parto? Há uma consultora de lactação no consultório ou que possa ser indicada?

Mamadeira. Se pretende alimentar seu bebê com fórmula, suplementar com fórmula ou bombear leite, você pode querer perguntar que tipo de mamadeira, bico e fórmula o médico recomenda.

Suprimentos e equipamentos para o bebê. Obtenha recomendações de suprimentos médicos como paracetamol, termômetros e pomada para assaduras, e de equipamentos como cadeirinha veicular.

Encontrando o médico certo

Depois de escolher o melhor tipo de atendimento, está na hora de buscar pelo médico certo, que usualmente é encontrado através das recomendações certas. Eis onde buscar recomendações:

Seu obstetra ou parteira. Está feliz com o atendimento pré-natal que está recebendo? Então provavelmente ficará igualmente feliz com o profissional pediátrico sugerido por seu obstetra ou parteira. Afinal, médicos usualmente encaminham pacientes para colegas com estilos e filosofias similares. Não é fã do profissional que está realizando seu pré-natal? Busque recomendações em outro lugar.

Enfermeira obstétrica ou pediátrica, doula ou consultora de lactação. Essas profissionais têm uma perspectiva interna em relação aos médicos, então converse com as que conhece e que trabalham com pediatras, seja em consultório ou hospital. Você provavelmente receberá uma avaliação bastante precisa — e honesta — sobre a maneira como ele trabalha.

Pais. Ninguém pode falar melhor do atendimento fornecido por um médico que pacientes satisfeitos (ou insatisfeitos) — ou, nesse caso, pais de pacientes. Então pergunte aos pais que você conhece, especialmente aqueles que têm uma mentalidade parecida com a sua em questões controversas que são importantes para você, como amamentação, nutrição, terapias alternativas ou parentalidade com apego.

Diretórios médicos on-line. Websites médicos frequentemente oferecem busca em seus diretórios, assim como a maioria das associações profissionais para especialidades médicas, como a Sociedade Brasileira de Pediatria (SBP) (ver em https://www.sbp. com.br/associados/busca-medicos-associados/). Mas lembre-se de que esses diretórios fornecem somente nomes, sem incluir avaliações ou informações sobre a qualidade do atendimento fornecido pelo médico.

Serviços de referência. Alguns hospitais, grupos médicos e empreendedores criaram serviços de referência para fornecer nomes de médicos em especialidades específicas. Você provavelmente não obterá informações sobre personalidade, estilo de atendimento, filosofias ou práticas parentais nesses serviços, mas eles informarão se o médico que você está considerando é afiliado a algum hospital, além de suas especialidades, treinamento e certificação do conselho. Tais serviços são capazes de dizer se o médico que você tem em mente já foi processado por negligência.

Na internet, também há muitas listas, sites de referência e avaliações de médicos feitas por pacientes. Digite o nome de sua cidade e "pediatra" em um site de busca e encontrará muitos resultados. Ou confira os sites de avaliação. Um detalhe ao ler avaliações nesses websites: você não conhece os avaliadores (ou qualquer implicância que possam ter com um profissional particular), então é difícil obter uma noção real de quem é o médico e qual sua especialidade, qualidade do atendimento e personalidade. Além disso, muitos desses sites contêm imprecisões (de onde o médico fez residência até os convênios que seu consultório aceita), então esteja preparada para confirmar os detalhes em sua própria pesquisa.

La Leche League. Se amamentar é uma prioridade, a sede local da La Leche (llli.org/portugues/) pode fornecer nomes de pediatras que ofereçam o apoio e o know-how de que você necessita. Alguns pediatras têm consultoras de lactação certificadas em sua equipe.

Planos de saúde. Seu plano de saúde provavelmente fornecerá uma lista de médicos conveniados, o que pode estreitar bastante o campo de pesquisa se você não estiver disposta a pagar pelas consultas.

Assegurando-se de que o médico é o certo para você

Depois que fizer uma lista de nomes, você estará pronta para o passo seguinte: chegar a uma lista ainda mais curta e agendar uma visita aos finalistas, se possível. Alguns médicos cobram por essas visitas, outros, não. De qualquer modo, uma conversa no fim da gravidez fará com que você se sinta confiante de ter encontrado aquele alguém especial (ou grupo de alguéns) — o médico (ou médicos) certo para você e seu futuro bebê.

Eis alguns fatores-chave a considerar:

Afiliação hospitalar. Definitivamente será um benefício extra se o médico que você escolher for afiliado a um hospital próximo com boa reputação de cuidados pediátricos. Dessa maneira, ele pode fornecer ou coordenar o atendimento se o bebê tiver que ser hospitalizado ou receber tratamento de emergência. Outro benefício: se o médico for afiliado ao hospital no qual você planeja fazer o parto, ele pode examinar o bebê antes da alta. Mas a afiliação definitivamente não deve ser o fator de exclusão de um médico que, em todos os outros quesitos, é um candidato perfeito. O pediatra hospitalar pode realizar os exames e providenciar a alta, e você pode levar o bebê ao médico escolhido depois de receber alta.

Credenciais. Um quesito obrigatório para qualquer médico que você esteja considerando: residência em Pediatria ou Medicina de Família e com certificação do Conselho Regional de Medicina (CRM).

Localização do consultório. Carregar uma barriga enorme parece difícil agora, mas é moleza se comparado ao que você carregará após o parto. Locomover-se exigirá mais planejamento que simplesmente entrar no carro, ônibus ou metrô. E, quanto mais longe for, especialmente em tempo ruim, mais complicado será, incluindo as visitas ao pediatra. Adicione um ferimento ou doença e o consultório próximo não é somente conveniente; ele significa cuidados mais rápidos para seu pacotinho de alegria. Seu candidato favorito não fica perto? O médico certo pode valer a viagem.

Horário de atendimento. Você trabalha das nove às seis? Então provavelmente preferirá um médico que oferéça consultas no início da manhã, no início da noite ou nos fins de semana.

Atmosfera do consultório. Você terá a primeira impressão sobre o consultório antes mesmo de ir até lá. Quando telefonou para marcar consulta, foi atendida por uma voz solícita ou entediada? Lembre-se de que usará essa linha com frequência, e a compaixão e a gentileza ao telefone serão importantes. Você ganhará mais insight ao chegar à recepção. A recepcionista é calorosa e acolhedora ou fria e brusca? Os pequenos pacientes (e seus pais) são tratados com paciência? Ou com irritação e exasperação? Leia as entrelinhas e aprenderá muito.

Decoração do consultório. Um pediatra precisa de mais que algumas revistas na mesinha e belos quadros nas paredes para ter a sala de espera correta. Em sua primeira consulta, analise as características que tornarão as longas esperas menos dolorosas para você e para o bebê: um aquário, uma área confortável para brincar, brinquedos e livros limpos e bem-cuidados, apropriados para várias faixas etárias, cadeiras baixas ou outros espaços projetados para pequenos corpos. Paredes pintadas em cores vivas e padrões infantis (cangurus alaranjados e tigres amarelos em vez de tons terrosos e repousantes) e quadros coloridos também são importantes para a clientela infantil. Uma adição bem-vinda ao consultório do médico de família: salas de espera separadas para adultos e adultos com crianças, assim como entradas separadas para consultas de rotina e atendimento a pacientes adoentados.

Tempo de espera. Esperar 45 minutos embalando um bebê agitado ou tentando distrair uma criança de colo com um livro ilustrado pode ser uma experiência difícil. Se sua agenda é apertada, a espera inconvenientemente longa também pode ser um pesadelo logístico. Considere, no entanto, que bebês chorando e crianças doentes vêm antes de gestantes interessadas em conversar (e é assim que deve ser). Portanto, não julgue o tempo médio de espera por quanto tempo você mesma teve de esperar. Em vez disso, pergunte aos pais na sala de espera (e pergunte também quanto tempo, em média, eles esperam na sala de exames, já que essa espera pode ser a mais difícil).

Um longo tempo de espera pode ser sinal de um consultório mal administrado, de um número excessivo de consultas no mesmo dia ou de um médico que tem mais pacientes do que consegue atender. Mas também pode significar que o médico passa mais tempo com os pacientes (ou respondendo perguntas dos pais) que o planejado — algo que você apreciará mais durante a consulta que durante a espera. Também pode significar que é política do consultório encaixar crianças doentes (ou telefonemas de pais preocupados) mesmo quando não há mais horários na agenda — algo a que você certamente dará valor quando seu filho for a criança doente ou você for a mãe preocupada.

Atendimento domiciliar. Sim, alguns poucos pediatras e médicos de família ainda atendem em casa, embora frequentemente a um custo mais alto. Na maior parte do tempo, contudo, o atendimento domiciliar não somente é desnecessário, como tampouco é o melhor para o bebê. No consultório, o médico pode usar equipamentos e testes que não podem ser colocados na maleta. Mesmo assim, pode haver situações nas quais o atendimento domiciliar seja necessário — como quando seu filho chega da pré-escola com gastroenterite, seu bebê está com febre alta e chiado no peito e você está sozinha em casa...

Telefonemas. Haverá vezes (provavelmente mais do que você será capaz de contar durante o primeiro ano) nas quais surgirão perguntas e preocupações e você não se sentirá confortável esperando para ter respostas ou garantias na próxima consulta. É aí que entra o telefonema — ou, como ocorre em cada vez mais consultórios, o e-mail ou mensagem de texto. Diferentes consultórios lidam de diferentes maneiras com os telefonemas dos pais, então pergunte sobre esse importantíssimo protocolo. Uma abordagem é a hora dos telefonemas: um horário particular é separado todos os dias para que o médico atenda telefonemas e/ou responda e-mails e mensagens de texto,

o que praticamente garante que você receberá a resposta de que necessita se telefonar no horário designado. Outros consultórios usam um sistema de retorno: o médico (ou enfermeira ou assistente) telefona para responder as perguntas quando há um momento livre entre pacientes ou no fim do dia (as perguntas usualmente são analisadas e priorizadas pela equipe). Essa abordagem pode funcionar melhor que a hora dos telefonemas se você suspeita que será o tipo de mãe que não consegue confinar suas preocupações entre as sete e as oito da manhã ou entre as onze e o meio-dia ou esperar até a hora dos telefonemas do dia seguinte para se livrar de preocupações que surgiram hoje. Outros consultórios empregam enfermeiras para responder às perguntas mais comuns e dar conselhos, encaminhando somente as questões médicas mais urgentes ou complicadas para o médico. As enfermeiras também podem fazer a "triagem" da situação, ajudando os pais a decidirem se e quando o bebê deve ser levado ao consultório. Esse sistema usualmente fornece respostas mais imediatas (e alívio mais rápido para o estresse parental).

Protocolo para emergências. Emergências acontecem e, como futura mãe, você precisa saber como o médico que está considerando lidará com elas. Alguns instruem os pais a irem diretamente para o pronto-socorro. Outros pedem que você telefone para o consultório e, dependendo da natureza da doença ou machucado, atendem o bebê no consultório ou se encontram com você no pronto--socorro. Alguns estão disponíveis para atender emergências (a menos que estejam fora da cidade) de dia, de noite e nos fins de semana. Outros pedem que colegas ou parceiros os substituam durante as horas de descanso, e alguns podem encaminhá-la ao pronto-socorro quando apropriado.

Questões financeiras. Alguns consultórios pedem que você realize os pagamentos ao fim da consulta, outros emitem uma nota fiscal. Alguns cobram diretamente do plano de saúde e cuidam de toda a papelada, outros, não. Embora o pacote custe mais que as consultas de rotina durante o primeiro ano, esta usualmente é uma boa aposta: fazendo duas ou três consultas em função de doenças você já estará no lucro (e se estressará menos com o custo das consultas extras). O reembolso das consultas, com ou sem pacote, será feito de acordo com os termos de seu plano de saúde.

Formas mais flexíveis de pagamento também estão disponíveis em alguns consultórios, seja rotineiramente ou em função de circunstâncias especiais, como dificuldades financeiras. Se você acha que pode precisar de um arranjo assim, pergunte ao responsável pelo faturamento.

Você também pode perguntar se os exames laboratoriais de rotina são feitos no consultório, o que pode economizar tempo e dinheiro.

Estilo de atendimento e personalidade. Quando você está em busca de um médico, assim como quando está comprando mobília para o quarto do bebê, o estilo certo depende de seu próprio estilo. Você prefere um médico informal e casual (e mesmo que goste de abraços)? Ou prefere um mais formal (e de camisa social)? Brincalhão (mesmo com os pais) ou sério? Um médico que goste de tomar todas as decisões ou um que a trate como parceira integral no cuidado de seu filho?

Qualquer que seja seu estilo, é provável que queira um pediatra ou médico de família que seja bom ouvinte, saiba se comunicar com clareza, esteja aberto a todas as perguntas, abstenha--se de julgar, seja tolerante com seus pequenos pacientes e seus pais e, acima de tudo, realmente adore cuidar de crianças... o que, claro, é o caso da maioria.

Filosofia. Você não concordará com o médico do bebê em todos os tópicos, mas é melhor descobrir já de saída (e antes de assumir um compromisso) se vocês estão de acordo sobre as principais questões. Para se assegurar de que suas filosofias em termos de cuidados com o bebê combinam com as do médico que cuidará dele, pergunte sobre suas posições em relação a tópicos ou tendências de parentalidade, da amamentação à circuncisão, parentalidade com apego, dormir na mesma cama, medicina complementar e alternativa e imunizações.

PARA TODAS AS FAMÍLIAS

Famílias felizes vêm em vários formatos. Talvez a sua seja composta de duas mamães que acabaram de levar para casa o bebê que uma de vocês gerou. Ou de dois papais que buscaram o seu neném gerado por uma barriga de aluguel ou adotado. Ou então você é uma mãe solo sem um parceiro tradicional (ou presente), mas que tem uma rede de apoio de amigos e família para compensar a falta de um. Ou se é trans ou em não conformidade de gênero e está gestando, acabou de ter um bebê ou está amamentando. Não importa qual é o formato da sua família, este livro é para você. Adapte os conselhos da forma como desejar, guarde o que fizer sentido para você e use este guia para ajudar a sua família a fazer a transição monumental para uma vida com um bebê.

Capítulo 2
Fazendo compras para o bebê

Você provavelmente está ansiosa para ir até a superloja mais próxima ou comprar o enxoval on-line. Talvez tenha começado a pensar nisso antes mesmo de a barriga aparecer. Afinal, é difícil resistir àqueles macaquinhos lindos (com chapéu e meias combinando), bichinhos de pelúcia fofinhos e móbiles mágicos. Mas, entre *slings*, cadeirinhas de balanço, carrinhos, berços, cadeirinhas veiculares, fraldinhas para arrotar, cobertores, babadores e sapatinhos, fazer compras para o bebê pode deixá-la meio confusa (ou mesmo perdida) e estourar o limite de seu cartão de crédito. Por isso, antes de começar a empurrar o carrinho de compras (ou clicar em "registrar-se" na loja on-line), saiba quais acessórios são indispensáveis, quais você gostaria de ter e quais provavelmente são supérfluos, para poder mobiliar o quarto do bebê sem entulhá-lo — e sem zerar sua conta no banco.

Os itens básicos

Com tantos produtos para comprar, você pode ficar tentada a simplesmente pegar um carrinho virtual e começar. Mas, antes de fazer isso, confira as seguintes orientações:
- Faça a lição de casa antes de comprar. Bebês tendem a despertar o comprador impulsivo em todo mundo, mas especialmente em sonhadores pais de primeira viagem (e particularmente mães de primeira viagem inundadas de hormônios). Para não se arrepender (quando perceber que o bumbum do bebê é quentinho o suficiente sem lencinhos preaquecidos, que você só usa uns dez daqueles quarenta macaquinhos e que não precisa do carrinho para corrida favorito de Hollywood quando não planeja correr em Hollywood — ou em qualquer outro lugar), pense antes de comprar. Leia resenhas on-line, compare produtos e pergunte aos compradores com mais experiência: outros pais — incluindo aqueles em WhatToExpect.com. Eles fornecerão informações verdadeiras sobre os caros e celebrados produtos da moda.

- Escolha as lojas certas. Antes do chá de bebê, determine em quais lojas fará compras e deixará suas listas de presentes. Pense nas políticas de troca (porque você pode acabar com coisas repetidas ou que não queria). Pergunte também se compras e trocas podem ser feitas tanto on-line quanto nas lojas físicas e se informe sobre a localização e conveniência das lojas (existe uma perto de você e da maioria de seus familiares e amigos?). E pesquise: suas colegas nas redes sociais que já fizeram compras para bebês serão seu melhor recurso (e podem até mesmo ter publicado listas de itens essenciais; confira os quadros de mensagens em WhatTo Expect.com). Embora você talvez não seja capaz de satisfazer todas as necessidades do bebê em uma única parada, tente manter as listas de presentes em duas ou três lojas, procurando aquelas que oferecem o maior número dos itens desejados.

- Compre aos poucos. Comece com as necessidades do recém-nascido (que serão muitas). Espere para comprar os equipamentos dos quais o bebê só precisará mais tarde, quando você conhecerá melhor tanto as necessidades dele quanto as suas. (Mas inclua os itens mais caros na lista de presentes, mesmo que não precise deles imediatamente — especialmente se estiver esperando que familiares e amigos sejam ge-

nerosos.) Está decidida a não saber antecipadamente o sexo do bebê? Algumas lojas permitem que você encomende o enxoval e só o receba depois do parto, quando poderá especificar cores e padrões mais específicos a cada gênero, se não for fã dos tons neutros. Mas lembre-se de que não existe nenhuma lei dizendo que meninas não podem usar macaquinhos azuis, ou meninos, camisetinhas cor-de-rosa — ou que o quarto da menina não pode ter estrelas e planetas, e o do menino, coelhinhos.

- Peça emprestado. Você levará para casa seu próprio bebê, é claro, mas isso não significa que não possa levar algumas coisas de seus amigos. Ou sua prima. Ou irmã. Como bebês precisam de tantas coisas (ou, melhor, como os pais precisam de tantas coisas para cuidar dos bebês), faz sentido — e poupa dinheiro — pegar emprestado tudo que for possível. De qualquer forma, os itens muito usados rapidamente ficarão com ar envelhecido, quer sejam emprestados ou novos (isso é definitivamente verdadeiro no caso das roupas). Mas lembre-se de que as regras de segurança mudam e você deve conferir todos os produtos para saber se não houve *recall* ou se eles não estão fora dos padrões atuais. No caso da cadeirinha veicular, por exemplo, definitivamente é mais seguro comprar uma nova.

Guia de compras

Está pronta para gastar com o enxoval e os móveis de seu pacotinho de alegria? É verdade que seu minúsculo bebê — que chegará ao mundo peladinho — exigirá muito mais investimento e cuidados nos próximos doze meses do que exigiu nos últimos nove. Mas, antes de ficar confusa com listas de roupas, suprimentos, utensílios e móveis, lembre-se de que elas são somente um guia. Não se sinta compelida a comprar (ou pedir emprestado) tudo — e certamente não tudo ao mesmo tempo. As necessidades do bebê (e as suas) serão únicas e evoluirão constantemente (assim como você e ele).

BOM SENSO NA HORA DE COMPRAR ROUPAS

A melhor coisa sobre comprar roupas para bebês é que elas são muito fofas. A pior coisa sobre comprar roupas para bebês é que elas são muito fofas. Antes de se dar conta, você terá comprado a loja inteira (e depois outra e outra), o guarda-roupinha estará lotado e as gavetas da cômoda não irão mais fechar. E seu bebê deixará de caber em metade dessas roupinhas tão fofas antes de você ter tempo de tirá-las da embalagem. Para evitar comprar, comprar e comprar para o bebê, lembre-se destas dicas práticas ao finalizar a lista do enxoval e se dirigir àquela loja física ou on-line:

Bebês não se importam de usar roupas de segunda mão. Daqui a sete ou oito anos, a história poderá ser muito diferente, mas recém-nascidos, felizmente, ignoram a moda. Mesmo que dê muita importância ao estilo, você gostará de ter aqueles macaquinhos e jardineiras menos estilosos para os dias em que ele estiver regurgitando, as fraldas vazarem... e a máquina estiver quebrada. As roupas usadas estão meio batidas? Não faz mal: o mesmo será verdade em relação às roupas nas quais você está gastando tanto dinheiro na segunda vez que o bebê usá-las. Então, antes de dispensar todas as ofertas que você pode ter sido sortuda o bastante para receber, pense em dizer sim. E não se esqueça de tirar os itens emprestados ou ganhos da lista do enxoval.

A roupa suja tende a se acumular. Ao calcular suas necessidades, pense em quantas vezes por semana você lava roupa. Se lava todos os dias, pode comprar o menor número sugerido de cada item, incluindo fraldas de pano. Se precisa levar a roupa suja para uma lavanderia e só pode fazer isso uma vez por semana, compre o maior número sugerido.

Conveniência e conforto vêm primeiro, fofura depois (de verdade). Botõezinhos minúsculos podem ser lindos, mas a luta para fechá-los enquanto o bebê se contorce não será. Um vestido de organdi pode ser festivo, mas a festa chegará ao fim quando o tecido causar alergia na pele delicada da bebê. Um traje importado de marinheiro pode ser charmoso, até você precisar trocar seu pequeno marujo e descobrir que não há acesso fácil à fralda. E jeans skinny para bebês? Sem comentários.

Assim, resista ao irresistível (e pouco prático, difícil de lavar e, pior ainda, de vestir) e lembre que bebês ficam mais felizes quando estão confortáveis, e pais ficam mais felizes quando vestir seus bebês é um sonho, não um pesadelo. Com isso em mente, procure tecidos macios e fáceis de cuidar; colchetes de pressão, e não botões comuns (que são inconvenientes e podem ser inseguros, se o bebê conseguir arrancar ou mastigar um deles); aberturas largas para a cabeça (ou colchetes de pressão no pescoço); e fundilhos que se abram convenientemente para trocar

as fraldas. Passe a mão para ter certeza de que as costuras são macias. Espaço para crescer também é uma característica importante: colchetes de pressão ajustáveis nos ombros, tecidos flexíveis e cinturas com elástico são úteis. Também faça compras com a segurança em mente: nada de fios ou fitas com mais de 15 cm.

Comprar tamanhos maiores é inteligente. Como recém-nascidos não permanecem pequenos por muito tempo (alguns bebês já nascem grandes), não estoque o tamanho recém-nascido, a menos que saiba que terá um bebê pequenino. É sempre mais prático enrolar as mangas e as pernas das calças durante algumas semanas, enquanto o bebê cresce até o tamanho 6 meses. De modo geral, compre ao menos um tamanho maior (a maioria dos bebês de 6 meses veste tamanho 9 ou 12 meses, e alguns até mesmo 18 meses), mas abra a peça antes de comprar, já que alguns estilos (particularmente os importados) podem ser muito maiores ou menores que a média. Quando estiver em dúvida, compre um tamanho maior, lembrando que crianças crescem e roupas (de algodão) encolhem.

As estações mudam. Se o bebê é esperado no auge da estação, compre somente alguns itens minúsculos para a estação imediata e itens maiores para a estação à frente. Continue a considerar as estações conforme o bebê cresce, e faça as contas ao comprar antecipadamente. Aquela regata adorável, perfeita para dezembro, pode parecer um excelente negócio — até você perceber que seu bebê ficou maior que ela muito antes de o verão chegar.

Se tirar as etiquetas, você tem que ficar com a peça. É claro que você está ansiosa para guardar todas as roupas novas na cômoda do bebê. Mas tente resistir. É melhor manter a maioria das roupas com etiqueta, na embalagem original (e guardar o recibo). Dessa maneira, se o bebê for muito maior ou menor que o esperado (e acontece) ou de um gênero diferente (também acontece), você poderá trocar por tamanhos maiores ou menores ou diferentes cores ou padrões.

Roupas

A coisa mais divertida que você fará enquanto se prepara para o bebê será, de longe, comprar aquelas roupinhas minúsculas e fofíssimas. De fato, consideráveis reservas de força de vontade para não lotar o guarda-roupinha com um excesso de trajes adoráveis podem ser necessárias. Lembre-se de que menos, usualmente, é mais que suficiente, em especial quando se trata dos menores tamanhos, já que recém--nascidos crescem rapidamente.

Camisetas e bodies. Para o recém-nascido, a melhor aposta são as camisetas (de mangas curtas ou longas, dependendo do clima) que abrem na frente, com colchetes de pressão. Elas são as mais fáceis de vestir duran-

te as primeiras semanas e, até que o coto umbilical caia, é melhor não ter roupas justas causando atrito. Outra opção: um body especialmente desenhado que é aberto na altura do umbigo a fim de expor o coto umbilical ao ar e evitar atrito. Quando o coto cair, você pode passar para os bodies no estilo pulôver, mais confortáveis para o bebê. Essas peças únicas têm colchetes de pressão no fundilho para permitir fácil acesso à fralda e não enrolam para cima, mantendo as barriguinhas protegidas em tempo frio. Procure aberturas largas no pescoço para vestir e tirar com facilidade. Quando o estilo começar a ser importante, você pode passar para bodies que se parecem com camisetas (de mangas curtas ou longas), feitos para serem usados sob calças, saias ou leggings. Por enquanto, pense em comprar cinco a dez camisetas para recém-nascidos e sete a dez macaquinhos.

Jardineiras e macaquinhos. Peças únicas de mangas curtas ou longas, com ou sem pernas, que tipicamente contêm colchetes de pressão no fundilho e nas pernas. Compre entre três e seis.

Macacões com pezinho. Roupas com pezinho mantêm os bebês quentinhos sem necessidade de usar meias, o que os torna especialmente práticos (como você descobrirá em breve, meias e sapatinhos, por mais fofos que sejam, raramente permanecem nos pés). Veja se eles têm colchetes de pressão ou zíperes no fundilho para ter fácil acesso ao bumbum do bebê, que você verá com frequência. Do contrário, você terá de despi-lo e vesti-lo novamente a cada troca de fralda. Você pode descobrir que zíperes são melhores, já que a poupam da frustração de tentar alinhar todos os colchetes quando está com sono ou com pressa ou o bebê está chorando de fome. Pense em comprar uns sete macacões com pezinho.

Trajes de duas peças [conjunto pagão]. São mais bonitinhos, mas não tão práticos quanto a peça única (duas peças são duas vezes mais complicadas de vestir e tirar), então tente se limitar — será difícil! — a um ou dois. Procure pagãozinhos que possam ser unidos com colchetes de pressão na cintura, para que a calça não caia e a camiseta não enrole para cima.

Camisolas com elástico na barra. Embora os macaquinhos possam ser usados para dormir, alguns pais preferem camisolinhas, especialmente nas primeiras semanas, quando a parte de baixo da peça, que contém um elástico e é fácil de abrir, simplifica a troca de fraldas no meio da noite. Pense em comprar entre três e seis camisolinhas, e evite as que são fechadas com fitas (fitas com mais de 15 cm são um risco de segurança). Camisolas e pijamas para crianças também precisam atender a padrões de resistência ao fogo; certifique-se de que a peça é considerada segura para dormir.

Sacos de dormir. Eles mantêm os bebês quentinhos sem o uso de edredom ou cobertor (que devem ser evitados por causa do risco de asfixia ou SMSI; ver p. 377). Esses "cobertores de vestir" fornecem muito espaço para chutar e sacudir os braços e podem manter o bebê quentinho nas noites em que o macaquinho ou camisolinha não forem suficientes. Eles são feitos de algodão muito leve (para noites de verão ou quando o ar-condicionado está ligado) ou flanela (para o inverno, embora, para evitar o calor excessivo, você não deva colocar roupas muito quentes no bebê quando usar um saco de dormir de flanela). Pense em comprar dois ou três, apropriados a cada estação.

Suéteres. Um suéter leve basta para o clima quente, e um ou dois mais pesados serão necessários se o bebê chegar no inverno. Procure suéteres (ou blusas de moletom, com ou sem capuz, mas sem cordão) que possam ser lavados e secados na máquina, além de serem fáceis de vestir e tirar.

Chapéus. Bebês que nascem no verão precisam de ao menos um chapéu leve com aba (para proteger contra o sol). Bebês que nascem no inverno precisam de um ou mais gorros pesados para permanecerem aquecidos (muito calor corporal escapa pela cabeça e, como a do bebê é desproporcionalmente grande, há potencial para muita perda de calor). Os chapéus devem cobrir as orelhas e serem justinhos, mas não apertados. Outro acessório a se considerar para um bebê mais velho: óculos de sol de boa qualidade (confira a p. 622 para saber mais).

FAZENDO COMPRAS PARA O BEBÊ

Porta-bebê térmico ou roupa de neve com luvas, para bebês que nascerem no fim do outono ou no inverno em regiões com quatro estações definidas. O porta-bebê é mais fácil de pôr e tirar que a roupa de neve (porque você não precisa tentar colocar as perninhas nas calças), mas talvez deixe de ser usado quando o bebê ficar mais ativo. Alguns porta-bebês se convertem em roupas de neve. Qualquer porta-bebê que você use deve ter um passador na parte de baixo para prender as alças da cadeirinha veicular de modo fácil e mais seguro.

Sapatinhos ou meias. Como você descobrirá em breve, eles frequentemente são chutados momentos depois de terem sido calçados (algo que você provavelmente só notará quando estiver a duas quadras de casa ou do outro lado do shopping), então procure estilos que prometam ficar firmes. Você precisará de somente cinco ou seis pares para começar — acrescente mais conforme o bebê crescer.

Babadores. Mesmo antes de apresentar seu docinho às batatas-doces, você precisará de babadores para proteger as roupas da saliva e da regurgitação. Pense em comprar no mínimo três — você sempre terá ao menos um no cesto de roupa suja. Quando o bebê começar a ingerir alimentos sólidos, você pode tentar usar babadores maleáveis de silicone. São fáceis de lavar com sabão e água na pia e frequentemente vêm com um bolso aberto na base — ideal para pegar respingos de molho de tomate e ervilhas fujonas antes que façam a festa no seu chão.

Roupa de cama e banho

Que ela deve ser macia não é preciso dizer, mas eis outras dicas práticas para escolher a roupa de cama e banho do bebê. Você notará que protetores laterais, cobertores e edredons não fazem parte da lista, porque nenhum deles é recomendado para o berço ou qualquer outra área de dormir.

Lençóis com elástico para berço, berço portátil, moisés e/ou carrinho com moisés. Quaisquer que sejam as cores e padrões que escolha, o tamanho importa. Em nome da segurança, os lençóis devem ficar bem justos, para que não se soltem. Você precisará de três ou quatro de cada tamanho, especialmente se o bebê babar muito e você trocar os lençóis frequentemente. Também por questões de segurança, não use qualquer lençol ou colcha que fique solta.

Forros impermeáveis. De quantos forros você precisará depende de quantas superfícies da casa queira proteger: berço (coloque o forro sob o protetor de colchão), moisés, móveis, seu colo. No mínimo, você precisará de um ou dois.

Cobertores para a cadeirinha veicular ou o carrinho. Cobertores podem ser usados sobre o bebê quando ele estiver preso à cadeirinha veicular ou ao carrinho (ou sendo constantemente supervisionado). Mas não use cobertores enquanto ele dorme (com exceção do cueiro ou saco de dormir), já que cobertas soltas de qualquer tipo são um fator de risco para SMSI. É muito mais seguro usar sacos de dormir ou roupas quentes para manter seu filhote confortavelmente aquecido. Um ou dois cobertores serão suficientes.

Toalhas. Toalhas com capuz são as melhores, já que mantêm a cabeça do bebê aquecida depois do banho (e você não estava de olho naquela toalha com orelhinhas de cachorro?), e luvas para banho são mais fáceis de usar que toalhinhas de banho (e frequentemente mais fofas). Procure toalhas e toalhinhas macias, e pense em comprar duas ou três toalhas e entre três e cinco luvas de banho.

Paninhos para arrotar, que protegem seus ombros quando o bebê regurgita, podem ser usados como babadores de emergência e muito mais. Uns doze paninhos são um bom começo. Se acabar usando mais porque seu filhote baba o tempo todo, você sempre poderá aumentar a coleção.

Cueiros simples, com velcro ou com zíper. A maioria dos recém-nascidos gosta de ser enrolado desde que nasce, e essa é uma das razões para os hospitais os enrolarem em cueiros. Vá até a p. 245 para obter dicas sobre como enrolar o bebê com segurança, e saiba que há muitas alternativas mais fáceis ao faça-você-mesma, de modelos com velcro (alguns encaixam os braços do bebê em "asas" no interior do cueiro) a cueiros justinhos com zíper (o

zíper que abre dos dois lados permite acesso à região da fralda sem desenrolar o bebê) e sacos híbridos (cueiro na parte de cima, saco de dormir na parte de baixo). Como você terá que experimentar para ver que tipo funciona melhor para você e seu bebê, não exagere nas compras. Também se lembre de conferir o peso mínimo e máximo (um bebê muito pequeno precisará crescer até caber em certos tipos de cueiro, e um muito grande pode ficar maior que eles muito rapidamente). Você provavelmente não precisará de mais que quatro cueiros no total.

Fraldas

Você sabe que seu bebê precisará de fraldas, muitas delas, mas de que tipo? Dos vários subgrupos de fraldas de pano a uma espantosa variedade de fraldas descartáveis, há muitos competidores, mas nenhum vencedor claro. Como escolher a fralda que melhor se encaixa ao bumbum do bebê (e a seu orçamento)? Primeiro, confira as opções:

Fraldas descartáveis. Elas são, de longe, a primeira escolha dos pais, e há muitas razões para isso. Os benefícios: as fraldas descartáveis são convenientes e fáceis de trocar (mesmo para pais novinhos em folha) e descartar (você pode jogar fraldas sujas no lixo, em vez de levá-las para lavar). Além disso, como são superabsorventes e têm um forro interno que mantém a umidade longe da pele frágil do bebê, não precisam ser trocadas com tanta frequência quanto as de pano (uma mudança para melhor, dizem alguns). O alto poder de absorção e o caimento mais justo também as tornam menos suscetíveis a vazamentos.

É claro que há contrapartidas a essas características tão apreciadas. Para começar, a fralda superabsorvente pode levar a trocas pouco frequentes, o que, por sua vez, pode provocar assaduras. Além disso, quando o fluido é absorvido de modo tão eficiente, é mais difícil avaliar o quanto seu filhote está urinando e, portanto, se ele está ou não tomando leite suficiente. (Muito) mais tarde, o poder de absorção das fraldas descartáveis pode complicar o treinamento com peniquinho: como as crianças têm menor probabilidade de se sentirem molhadas e desconfortáveis, elas podem não se despedir tão rapidamente das fraldas. Ter que comprar e levar as fraldas para casa também é uma desvantagem potencial, mas ela pode ser evitada com compras on-line.

Outro problema é o preço. Embora fraldas de pano exijam um investimento inicial mais alto, no longo prazo elas são mais baratas que as descartáveis. (E atenção: definitivamente será preciso um longo prazo para que seu bebê pare de usar fraldas.) Outra desvantagem: se você puxar com muita força, as abas de algumas fraldas descartáveis podem rasgar com facilidade (e, inevitavelmente, isso acontecerá quando você estiver com pressa e usando a última fralda). Outra ainda: fraldas descartáveis definitivamente não são a maneira mais ecológica de lidar com o xixi e o cocô do bebê: elas respondem por 3,4 milhões de toneladas de resíduos nos lixões e não se decompõem. (Alguns forros descartáveis são biodegradáveis e podem ser jogados no vaso sanitário. Eles são usados com fraldas não descartáveis, então representam um tipo híbrido.)

Está pensando em ser ecológica? Embora não haja estudos conclusivos mostrando que qualquer um dos produtos químicos (como dioxina), cloro, corantes e géis presentes nas fraldas tradicionais seja prejudicial, alguns bebês podem ter reações alérgicas. Escolher entre a (pequena) variedade de descartáveis realmente ecológicas pode evitar tais alergias e fazer com que você sinta estar fazendo sua parte pelo meio ambiente. Mas há muitos tons de verde, e você terá que fazer seu dever de casa antes de escolher uma marca. Algumas fraldas que alegam ser ecológicas contêm géis químicos, cloro ou plástico. Outras contêm milho ou trigo, que podem ser alergênicos para alguns bebês. E outras ainda não são biodegradáveis ou somente 60% compostáveis. Isso é melhor que 0%, sem dúvida, mas algo que deve ser levado em conta. Você precisará testar algumas marcas antes de encontrar a que funciona para você e para a bundinha de seu filhote, já que algumas fraldas ecológicas não são as melhores quando se trata de controle do cocô. Uma última consideração: fraldas "ecológicas" normalmente são muito caras.

Fraldas de pano. Disponíveis em algodão, tecido atoalhado ou flanela, as fraldas de pano podem ser peças de tecido ou *all-in-one* ("tudo em uma", uma fralda com cobertura impermeável que é similar à fralda descartável). As fraldas de pano economizam algum dinheiro se comparadas às descartáveis no mesmo período de tempo. Se está preocupada com os corantes e géis usados em algumas descartáveis ou quer ser "ecológica", as de pano são a melhor escolha. Outra consideração: como são menos absorventes que as descartáveis, você precisará trocá-las com mais frequência (um problema se você acha que trocar fraldas é um esforço, um benefício se as trocas mais frequentes resultarem em menos assaduras). Outra vantagem: o treinamento no peniquinho (quando chegar a hora) pode ser mais fácil, já que crianças que usam fraldas de pano tendem a notar mais cedo que estão molhadas e isso pode ser um possível incentivo para deixar de usá-las.

A desvantagem é que elas podem fazer mais bagunça, embora algumas venham com forros descartáveis que as tornam mais fáceis de limpar, e são mais difíceis de trocar, a menos que você use *all-in-one* (que são mais caras e demoram muito mais para secar). Você também lavará mais roupa —

provavelmente duas a três máquinas a mais por semana —, e isso significa contas de água e luz mais altas. E, a menos que use fraldas descartáveis quando sair de casa, você provavelmente terá que carregar fraldas sujas de cocô (e fedidas) de um lado para o outro. Outra coisa para se considerar: muitas fraldas de pano não são muito absorventes no início, devido a seu material natural, e precisam ser lavadas em água quente ao menos cinco ou seis vezes antes de chegarem a um nível ótimo de absorção.

Ainda não sabe que decisão tomar? Alguns pais usam fraldas de pano nos primeiros meses — quando o bebê usualmente passa mais tempo em casa — e passam para fraldas descartáveis quando a logística de carregar as de pano se torna muito complicada. Outros usam uma combinação desde o início: de pano quando são convenientes, descartáveis quando não são (ou na hora de dormir, quando a maior absorção pode resultar em uma noite de sono melhor).

Além disso, prepare-se para... sim!... seguir o fluxo quando se tratar da seleção de fraldas. Alguns bebês terminam sendo sensíveis ou mesmo alérgicos a certos tipos de descartáveis, e outros podem produzir um volume tão grande de xixi ou cocô que as de pano não conseguem contê-los. Sempre é possível que você escolha outro tipo depois de trocar fraldas por alguns meses.

TUDO SOBRE FRALDAS DE PANO

Tentando descobrir qual fralda de pano se adequará melhor ao bumbum do bebê e a suas próprias necessidades? Eis as principais informações:

Simples e pré-dobradas. Essas peças básicas de tecido de algodão (similares às fraldas que seus bisavós usaram em seus avós) podem parecer simples (e certamente são as mais baratas), mas exigem habilidade: você precisa dobrar a fralda quadrada ou retangular para se moldar ao bumbum do bebê, prendê-la com alfinetes (o que não é fácil quando o bebê está se contorcendo) e depois usar uma cobertura impermeável (calça enxuta) a fim de evitar vazamentos.

Com contorno. Nenhuma dobra é necessária nessas fraldas que possuem formato de ampulheta, projetadas para se ajustarem melhor ao bumbum do bebê. Como as fraldas simples e pré-dobradas, você terá que prendê-las com alfinetes ou uma fralda simples dobrada, além de uma calça enxuta para evitar vazamentos.

Ajustadas. Fraldas ajustadas têm aparência similar às descartáveis e possuem prendedores, ganchos ou velcro para prendê-las no bumbum do bebê. E, graças ao elástico na cintura e nas pernas, ajustam-se melhor que as pré-dobradas ou com contorno, o que pode significar menos vazamentos. Mesmo assim, você precisará usar uma calça enxuta.

All-in-one. *All-in-one* (AIOs) têm elástico na cintura e nas pernas, vêm com prendedores, ganchos ou velcro e possuem cores e desenhos fofos. Além disso, não precisam de cobertura separada, pois o material impermeável é costurado sobre o forro de tecido absorvente (e é por isso que elas são chamadas de *all-in-one*). Elas são relativamente fáceis de usar — não há fraldas para dobrar nem calças enxutas para vestir — e ótimas para manter a bagunça em seu interior (em vez de escorrendo pelas pernas do bebê), mas a conveniência tem um preço. Lavá-las e secá-las também pode demorar mais (e sair mais caro), por causa das múltiplas camadas.

Fraldas pocket. Como as *all-in-one*, as fraldas pocket possuem um forro interno e uma cobertura externa de tecido impermeável (eliminando a necessidade de calça enxuta separada), mas vêm com uma faixa de tecido que é inserida em um bolso no forro interno. O benefício: é muito mais fácil se ajustar às necessidades do bebê (você pode acrescentar faixas adicionais para aumentar a absorção).

All-in-two. Essas fraldas são similares às pocket, mas a faixa de tecido absorvente fica em contato direto com a pele do bebê (presa com velcro ou colchetes de pressão). Dessa maneira, você pode trocar o absorvente sem ter que trocar toda a fralda, facilitando o processo. Outra vantagem: separar o absorvente do restante da fralda significa menos tempo na secadora — e uma conta de luz mais baixa.

Reforços e forros. Reforços são camadas de tecido que fornecem proteção extra, qualquer que seja o tipo de fralda de pano que você esteja usando (mesmo as pocket). Eles são ótimos durante a noite e longas sonecas, mas aumentam o volume e restringem a mobilidade, então você provavelmente não desejará usá-los quando o bebê estiver acordado e se mexendo. Forros são faixas biodegradáveis de tecido ou papel que podem ser descartadas no vaso sanitário e se encaixam a qualquer tipo de fralda de pano. Embora não forneçam proteção adicional, os forros facilitam a limpeza, especialmente quando o bebê passa a ingerir sólidos e seu cocô se torna mais grudento e mais difícil de ser removido da fralda.

Se for usar fraldas descartáveis, compre um ou dois pacotes tamanho recém-nascido e então espere o bebê nascer (e você saber o quanto ele é grande) antes de comprar mais. O bebê nasceu menor que o esperado? Você pode comprar fraldas tamanho prematuro on-line ou em uma loja física. Se estiver usando fraldas de pano e planejar lavá-las a cada três dias, compre duas ou três dúzias (ou mais, se pretender lavar roupa com menos frequência), além de duas dúzias de fraldas descartáveis (depois que souber o tamanho do bebê), para passeios e emergências.

Produtos de higiene

Bebês têm um cheiro natural maravilhoso e permanecem bastante limpos (ao menos inicialmente), dando pouco trabalho no quesito higiene. Quando for comprar, menos é mais em número de produtos — você precisa de muito menos do que os fabricantes e revendedores querem fazê-la crer — e de ingredientes:

Sabonete líquido ou espuma para banho. Para lavar o bebê na hora do banho, procure um sabonete líquido com fórmula suave. Alguns podem convenientemente funcionar também como xampus.

Xampu sem lágrimas. Para bebês, o xampu sem lágrimas é o melhor. O xampu em forma de espuma pode ser mais fácil de controlar, porque não escorre.

Óleo. Ele pode ser útil se você precisar remover gentilmente um pedacinho de cocô de um bumbum assado. Também é frequentemente prescrito para crosta láctea. Mas não é preciso usá-lo rotineiramente nem em excesso:

lembre-se de que bebês recobertos de óleo são bebês escorregadios.

Pomada ou creme para assaduras. A maioria das pomadas e cremes para assaduras cria uma barreira entre o tenro bumbum do bebê e os fortes ingredientes do xixi e do cocô. Pomadas são transparentes, ao passo que cremes (especialmente os que contêm óxido de zinco) são esbranquiçados. Os cremes, que são mais espessos que as pomadas, tendem a fornecer proteção melhor contra as assaduras, ou mesmo evitá-las. Algumas marcas também contêm ingredientes calmantes como babosa ou lanolina.

É sempre melhor testar uma marca antes de fazer um estoque, pois algumas funcionam melhor que outras para alguns bebês.

Geleia de petróleo, como vaselina. Você pode usá-la para lubrificar alguns termômetros retais (outros requerem lubrificantes à base de água, como K-Y ou Astroglide). Ela também pode ser usada para evitar assaduras, embora não sirva como tratamento.

Lenços umedecidos, para trocas de fraldas, higiene das mãos, regurgitação, vazamentos e dezenas de outros usos. Também há lenços reusáveis, se você preferir ser ecológica ou seu bebê for alérgico a certas marcas. Está pensando em comprar um aquecedor para lenços? Embora alguns pais jurem que lenços aquecidos são melhores (principalmente em noites geladas), o fato é que eles não são essenciais. Os bumbuns já são bem quentinhos, mesmo sem lenços aquecidos. Além disso, alguns aquecedores secam os lenços umedecidos rapidamente. Outra consideração se você estiver pensando em comprar um aquecedor: os bebês se habituam facilmente aos lenços aquecidos e podem não aceitar lenços saídos diretamente da embalagem.

Bolas de algodão, para lavar os olhos do bebê e limpar aquele bumbunzinho lindo nas primeiras semanas. Esqueça as hastes de algodão, que não são seguras para bebês.

A CENA VERDE

Esqueça o cor-de-rosa e o azul. Atualmente, a cor quente é o verde — ao menos quando se trata de produtos de higiene para bebês. De xampus orgânicos a loções naturais, as prateleiras das lojas (e os portais de compras on-line) estão cheias de produtos ecológicos para seu filhote. Isso porque muitos pais estão compreensivelmente preocupados com a possibilidade de lavar a pele suave e cheirosa de seus bebês com aditivos químicos e fragrâncias. Mas você realmente precisará gastar muito para comprar produtos verdes para seu pacotinho de alegria?

A boa notícia é que está mais fácil e cada vez mais barato manter seu bebê verde ou quase verde, especialmente porque a crescente demanda dos pais aumenta a oferta e a variedade de produtos infantis ecológicos e derruba seus preços. Um exemplo da tendência verde nos produtos de higiene para bebês: muitos fabricantes removeram os ftalatos (substâncias químicas que foram ligadas a problemas nos sistemas endócrino e reprodutor de bebês) de xampus e loções. Outros fabricantes removeram o formaldeído e o 1,4-dioxano — dois outros ingredientes que sofreram escrutínio de grupos ambientais e preocuparam os pais —, assim como outras substâncias possivelmente prejudiciais, incluindo parabenos, dos produtos infantis.

Ler os rótulos a ajudará a ser mais seletiva em relação aos produtos que tocam a pele do bebê, esteja você tentando ser ecológica ou simplesmente preocupada com ingredientes potencialmente irritantes. Escolha produtos sem álcool (que resseca a pele) e que não contenham ou contenham o mínimo possível de cores ou fragrâncias artificiais, conservantes e outros aditivos químicos (os produtos realmente ecológicos deixam clara a ausência de todos eles).

Outra coisa para se ter em mente: não são somente as substâncias químicas que precisam ser analisadas ao comprar produtos de higiene. Se seu bebê tem um problema dermatológico ou é alérgico a oleaginosas (talvez haja histórico familiar de alergia ou seu bebê alimentado no peito tenha apresentado uma reação quando você consumiu oleaginosas), pergunte ao médico se é necessário evitar produtos que as contenham (óleo de amêndoas, por exemplo). Também desconfie de qualquer produto que contenha óleos essenciais que possam não ser seguros — novamente, o pediatra é a melhor fonte de informação.

Tesouras ou cortadores de unhas. É muito arriscado usar as afiadas tesouras para adultos em um bebê inquieto, e aquelas unhas minúsculas crescem mais rapidamente do que você imagina. Alguns cortadores vêm com lente de aumento para que você possa ver melhor o que está fazendo.

Escova e pente. Nem todos os bebês têm cabelo suficiente para escovar ou pentear, então você pode ou não precisar desses itens nos primeiros meses.

Banheira. Bebês novinhos são escorregadios quando estão molhados, e se contorcem o tempo todo. Isso pode deixar nervosa mesmo a mais confiante das mães na hora do primeiro banho. Para se assegurar de que o banho seja seguro e divertido, compre ou peça emprestada uma banheira infantil — a maioria é projetada para se adequar aos contornos do corpo do recém-nascido e apoiá-lo, evitando que afunde na água. Há muitos modelos: de plástico, com almofadas de espuma, com redinha etc. Algumas "crescem" com o bebê e podem ser usadas até os 2 anos (quando colocadas em uma banheira regular).

Ao comprar a banheira, procure uma que tenha sido fabricada após outubro de 2017, tenha fundo antiderrapante (por dentro e por fora) e bordas arredondadas que retenham a forma quando cheias de água (e de bebê), sejam fáceis de lavar, grandes (o bastante para seu bebê de 4 ou 5 meses), portáteis, esvaziem rapidamente, apoiem a cabeça e os ombros do bebê e contenham espuma resistente ao mofo (se for o caso). Outra opção, ao menos inicialmente, é uma esponja grossa especialmente projetada para segurar o bebê em uma pia ou banheira.

Armário de remédios

Eis uma área na qual menos não é mais — e pode não ser suficiente. Como você nunca sabe quando pode precisar dos itens a seguir (e, graças à Lei de Murphy, precisará exatamente daquele que não tiver em casa), é melhor pecar pelo excesso. O mais importante é armazenar todos esses itens com segurança, fora do alcance das crianças:

Paracetamol, como Tylenol Bebê, que pode ser usado após os 2 meses. Você pode usar ibuprofeno (Advil Infantil) depois que o bebê fizer 6 meses.

Creme ou pomada antibiótica, como bacitracina ou neomicina, para pequenos cortes e arranhões, se recomendados pelo médico. A maioria dos cortes superficiais só pede lavagem com água corrente, seguida de secagem delicada e um curativo, se necessário (um beijinho para "melhorar o dodói" é opcional, é claro). Não use água oxigenada, que pode causar danos ao tecido e prejudicar a cicatrização.

Loção de calamina ou creme de hidrocortisona (0,5%) para picadas de mosquito e erupções que causem coceira.

Fluido eletrólito (como Pedialyte) para repor fluidos em caso de diarreia. Use somente se o médico tiver recomendado especificamente — ele informará a dose, dependendo da idade do bebê.

Protetor solar, recomendado para bebês de todas as idades (mas não conte com o protetor para proteger a pele supersensível do bebê; mantenha-o longe da luz solar direta, especialmente nos horários de pico).

Álcool 70% para limpar termômetros.

Colher, conta-gotas, chupeta e/ou seringa dosadora para administrar medicamentos (mas sempre use o acessório que vier com a medicação, quando fornecido).

Gazes e faixas, em vários tamanhos e formatos.

Esparadrapo para prender a gaze.

Pinça para retirar farpas.

Aspirador nasal. Você definitivamente passará a conhecer e amar esse produto indispensável, carinhosamente conhecido como "chupador de ranho". A seringa de bulbo tradicional é barata e muito boa para aspirar narizes entupidos, então você provavelmente não precisará do modelo com bateria. Há outros modelos no mercado, incluindo um que você mesma precisa sugar (através de um tubo).

Umidificador de névoa fria. Se escolher comprar um umidificador, o de névoa fria é o melhor (umidificadores de névoa quente e vapor podem levar a queimaduras), mas saiba que ele deve ser limpo atenta e regularmente de acordo com as instruções do fabricante, para evitar presença de mofo e bactérias.

Termômetro. Ver p. 737 para escolher e usar termômetros.

Alimentação

Se amamentará exclusivamente no peito, você já está equipada com os suprimentos mais importantes. Se não, precisará de um estoque de alguns ou todos os seguintes itens:

• **Mamadeiras.** Mamadeiras e bicos livres de BPA (uma exigência da Food and Drug Administration (FDA) e da Agência Nacional de Vigilância Sanitária (Anvisa); ver p. 469) possuem uma espantosa variedade de formatos, de mamadeiras com gargalo inclinado àquelas com revestimento descartável, assim como bicos que giram quando a cabeça do bebê se movimenta. Escolher a mamadeira e o bico certos será uma combinação de tentativa e erro, recomendações de amigos (e resenhas on-line) e suas preferências pessoais. Não se preocupe se a mamadeira que você escolher originalmente parecer errada para seu bebê; simplesmente mude até achar uma apropriada (e por isso é uma boa ideia testar antes de comprar várias). Escolha entre os seguintes estilos:

• Mamadeiras convencionais têm lados retos ou curvos e podem ser feitas de plástico livre de BPA, vidro e até mesmo aço inoxidável. Algumas têm válvulas no fundo que, supostamente, minimizam a ingestão de ar durante a alimentação, teoricamente minimizando os gases na barriga de seu fofinho.

• Mamadeiras com gargalo largo, mais baixas e bojudas que as convencionais, devem ser usadas com bicos maiores, que se parecem mais com os seios maternos. Também há mamadeiras de gargalo largo cujos bicos têm formato semelhante aos mamilos. Essas mamadeiras podem ser uma boa escolha se você estiver fazendo alimentação combinada (peito e mamadeira).

• Mamadeiras com gargalo inclinado são mais fáceis de segurar para você, mas podem ser mais difíceis para o bebê, quando ele conseguir segurar. O ângulo permite que o leite materno ou fórmula se acumule no bico, evitando que o bebê engula ar. E, embora tornem mais fácil alimentar em posição semissentada — especialmente importante se o bebê tem tendência a regurgitação, gases e infecção de ouvido —, elas podem ser mais difíceis de encher (você terá que virá-las de lado ou usar um funil).

- Mamadeiras com revestimento descartável têm um casco externo rígido no qual são inseridos revestimentos descartáveis (ou bolsas) de plástico. Conforme o bebê se alimenta, o revestimento vai murchando, sem deixar espaço para que o ar chegue à barriguinha dele. Depois da refeição, basta jogar o revestimento fora.
- Mamadeiras de fluxo natural têm no centro uma passagem em forma de canudo que elimina as bolhas de ar que podem causar gases. A desvantagem é que há mais para limpar após cada mamada — você precisa lavar não somente a mamadeira, mas também o mecanismo em forma de canudo, e isso pode ser bem chato (embora não tão chato quanto ver seu bebê com dores na barriguinha).

Compre quatro mamadeiras de 150 ml e entre dez e doze mamadeiras de 300 ml. Se for combinar mamadeira e peito, quatro a seis mamadeiras de 150 ml devem bastar. Se estiver amamentando exclusivamente no peito, uma mamadeira de 300 ml basta para qualquer eventualidade.

CADEIRINHAS DE ALIMENTAÇÃO PARA QUANDO O BEBÊ CRESCER

O peito ou a mamadeira fornecerão toda a nutrição ao bebê nos seis primeiros meses, o que significa que ele se alimentará em seus braços. Mas, embora cadeirinhas de alimentação ainda não estejam na lista de utensílios indispensáveis (que já tem itens em demasia), será útil dar uma olhada no futuro alimentar do bebê e planejar para essa necessidade futura.

Cadeira alta. Você só precisará de uma cadeira alta quando o bebê começar a ingerir sólidos, usualmente aos 6 meses. Mesmo então, as primeiras mordidas podem ser dadas em um assento infantil. Mas, perto do berço e da cadeirinha veicular, a cadeira alta provavelmente será mais usada (e abusada) que qualquer outro móvel. Você encontrará uma inacreditável variedade de modelos, com muitas características diferentes. Algumas têm altura ajustável, outras reclinam (o que as torna perfeitas para alimentar bebês com mènos de 6 meses), outras ainda são dobráveis. Algumas são feitas de plástico ou metal, outras, de madeira. Alguns modelos têm compartimento de armazenagem, outros se transformam em assento de elevação e outros ainda vêm com bandejas removíveis que podem ser colocadas no lava-louças (uma característica que você achará inestimável). Muitas têm rodinhas para facilitar o transporte da cozinha até a sala de jantar.

Ao escolher a cadeira alta, procure uma com base forte e estável, bandeja que possa ser removida ou reposicionada com somente uma mão, encosto alto o bastante para apoiar a cabeça do bebê, acolchoamento confortável, alças de segurança que prendam seu filhote ao longo dos quadris e entre as pernas (o que tornará as fugas quase impossíveis), rodas com trava, sistema de travamento se a cadeira for dobrável e nenhuma borda afiada.

Assento de elevação. Assentos de elevação são úteis para bebês mais velhos e crianças até 2 anos. Consistem em cadeiras de plástico que podem ser presas a uma cadeira regular (ou apoiadas no chão) e travas que as prendem diretamente à mesa. Alguns podem ser usados por bebês a partir dos 6 meses (ou mais jovens), outros são melhores para bebês mais velhos e crianças de até 2 anos (eles podem se tornar especialmente indispensáveis quando uma criança ativa começa a resistir ao confinamento da cadeira alta ou passa a desejar um lugar à mesa dos adultos). Podem também ser inestimáveis (especialmente se tiverem travas) quando você estiver visitando familiares ou amigos ou comendo em restaurantes que não oferecem um assento apropriado ou seguro para o tamanho ou o estágio de desenvolvimento do bebê. Para máxima portabilidade, escolha um assento com trava que seja leve e venha com bolsa de viagem. Muitos assentos de elevação têm níveis ajustáveis, e alguns, bandejas removíveis. Se sua cadeira alta for do tipo multitarefas, ela pode se transformar em um assento de elevação ajustável para diferentes idades, tamanhos, estágios e alturas de mesa.

Utensílios para preparação da fórmula. Exatamente que utensílios serão necessários depende do tipo de fórmula que você planeja usar, mas a lista de compras usualmente inclui escovas para mamadeiras e bicos, colher e jarro medidores se estiver usando fórmula em pó, possivelmente um abridor de latas, uma colher de cabo longo e uma cestinha para impedir que bicos e anéis sejam jogados de um lado para o outro dentro do lava-louça.

Escorredor para mamadeiras e bicos. Mesmo que você coloque quase tudo no lava-louça, verá muita utilidade em um escorredor especialmente projetado para conter e organizar mamadeiras e bicos.

Suprimentos para bombeamento, se você estiver amamentando, mas for bombear o leite. Eles incluem a bomba (leia a p. 249 para saber como escolher uma das bombas disponíveis e obter informações sobre o seguro); bolsas especialmente projetadas para armazenar e congelar leite materno (estéreis, mais grossas que as sacolas plásticas regulares e forradas com nylon para impedir que a gordura grude) ou garrafas (de plástico ou vidro) próprias para isso; uma bolsa térmica para manter o leite fresco durante o transporte; e, possivelmente, bolsas quentes/frias para aliviar o ingurgitamento mamário e encorajar o fluxo de leite.

Chupeta. Tecnicamente, não se trata de um utensílio alimentar, mas satisfará a necessidade de sugar do bebê entre as mamadas. Além disso, sugere-se que chupetas sejam usadas durante o sono, já que se demonstrou que elas reduzem o risco de SMSI. Há muitos estilos e tamanhos, e diferentes bebês demonstram preferência por diferentes chupetas, então esteja preparada para trocar até encontrar a favorita de seu filhote. Você também precisará passar para tamanhos maiores quando o bebê crescer, por questões de segurança.

Há chupetas de formato padrão com bico reto e alongado; chupetas ortodônticas, com bicos arredondados na parte de cima e afilados na parte de baixo; e com bicos do tipo "cereja", cuja haste vira uma bolinha perto da ponta. Os bicos podem ser feitos de silicone ou látex. Algumas razões para optar pelo silicone: ele é mais resistente, dura mais, não retém odores e pode

ser colocado no lava-louça. O látex, embora seja mais macio e flexível, se deteriora mais rapidamente, pode ser mastigado e não pode ser colocado no lava-louça. Os bebês (assim como os adultos) podem ser sensíveis ou alérgicos ao látex.

Algumas chupetas são feitas inteiramente de látex, mas a maioria tem escudos feitos de plástico, usualmente com furos de ventilação. Os escudos podem ter diferentes cores (ou serem transparentes) e formatos (borboleta, oval, redondo e assim por diante). Alguns se curvam na direção da boca e outros são retos. Algumas chupetas possuem argolas na ponta, ao passo que outras possuem botões. As argolas tornam a chupeta mais fácil de pegar para os adultos, ao passo que os botões facilitam a tarefa para os bebês. Há chupetas com argolas que brilham no escuro, para serem encontradas com facilidade durante a noite.

Certas chupetas possuem uma capa que se fecha automaticamente quando ela é derrubada, outras vêm com bolsinhas que ajudam a mantê-la limpa (embora a bolsinha seja outra coisa da qual cuidar e você precise mantê-la longe do bebê, a fim de evitar risco de asfixia). Falando em riscos, lembre-se: por mais tentador que seja prender a chupeta às roupas do bebê — especialmente depois que ela cair no chão pela vigésima vez —, nunca use cordão ou fita com mais de 15 cm. Alfinetes e cordões mais curtos não são problema.

Quarto do bebê

As necessidades de um recém-nascido são básicas: um par de braços amorosos que o acolham e ninem, um par de seios (ou mamadeira) que o alimentem e um lugar seguro para dormir. De fato, muitos dos produtos, móveis e acessórios vendidos como indispensáveis na verdade são desnecessários. Mesmo assim, você fará muitas compras para o quarto do bebê ou para o cantinho dele em seu quarto. É claro que terá vontade de comprar móveis fofinhos (muito embora o ocupante não dê a mínima se o papel de parede combina com as cortinas), mas também precisará cuidar da segurança. O que significa, entre outras coisas, um berço que atenda aos padrões de segurança atuais (muitos berços, bercinhos de balanço e moisés que são passados de uma criança para outra não atendem a esses padrões), um trocador que não balance e tinta sem chumbo por toda parte.

Siga as instruções do fabricante na hora de montar, usar e limpar todos os itens. Sempre envie o cartão de registro pelo correio ou registre-se on-line para ser notificada em caso de *recall*.

NOTAS SOBRE A SEGURANÇA DO BERÇO

A Comissão de Segurança de Produtos de Consumo dos EUA (CPSC) tornou a segurança do berço uma prioridade, estabelecendo padrões rígidos para fabricantes e varejistas. Esses requisitos incluem estrados e grades mais fortes, ferragens extremamente duráveis e testes de segurança rigorosos. Embora você ainda deva conferir qualquer berço que esteja considerando comprar de acordo com a lista a seguir, os padrões da CPSC podem facilitar muito a avaliação de segurança.

No Brasil, o Instituto Nacional de Metrologia, Qualidade e Tecnologia (Inmetro) aprovou o Regulamento Técnico da Qualidade (RTQ) e os Requisitos de Avaliação da Conformidade (RAC) para berços infantis. O RTQ define os requisitos técnicos que devem ser cumpridos pelos berços, enquanto o RAC traz o passo a passo para a certificação do produto (ver em http://www.inmetro.gov.br/berco/).

Para ter certeza de que está comprando (ou pegando emprestado) um berço seguro de acordo com os padrões da CPSC, você deve observar as seguintes características:

As grades e bordas não devem ter mais de 6,5 cm de distância entre uma e outra. Distâncias maiores representam perigo de aprisionamento para cabeças pequenas.

Não deve haver espaço entre as bordas e a cabeceira (ou um espaço de no máximo 1,5 mm).

As ferragens — parafusos e braçadeiras — devem estar presas firmemente, sem pontas afiadas ou áreas ásperas que possam beliscar ou ferir o bebê. A madeira do berço deve ser livre de rachaduras e pintura descascada.

Os colchões devem ser firmes e ter ao menos 130 x 60 cm, com não mais de 10 cm de espessura (tamanho padrão). Berços ovais ou redondos precisam de colchões especialmente projetados para se encaixarem sem folga.

Assegure-se de que o colchão se encaixe sem folga ao interior do berço. Se conseguir colocar mais de dois dedos entre o colchão e o berço, o tamanho do colchão está errado. (Quanto mais difícil for colocar o lençol, mais seguro para o bebê.)

Nunca coloque brinquedos de pelúcia ou cobertas macias e soltas no berço junto com o bebê (nem mesmo aquele adorável conjunto de travesseiro e edredom do kit berço), porque eles apresentam risco de asfixia. A Sociedade Brasileira de Pediatria também recomenda enfaticamente que não sejam usados protetores laterais (nem mesmo os feitos de malha fina e respirável ou acolchoados), já que eles podem aumentar o risco de SMSI, asfixia e aprisionamento.

Não use berços com mais de dez anos. Pode ser difícil desistir do berço que você ganhou ou comprou baratinho em um brechó, mas é necessário. Berços mais velhos (especialmente os fabricados antes de 1973, mas também alguns produzidos entre as décadas de 1980 e 2000) podem ser chiques, charmosos e ter grande valor sentimental (além de serem baratos ou gratuitos), mas não atendem aos padrões atuais de segurança. Eles podem ter grades muito distantes umas das outras, serem pintados com tinta contendo chumbo, apresentarem partes de madeira rachada ou com farpas, terem sofrido *recall* (especialmente os com lateral móvel) ou apresentarem riscos que você pode sequer notar, como bordas inseguras.

Berço. O estilo importa, mas não tanto quanto a segurança (veja o quadro da p. 84), o conforto, a praticidade e a durabilidade, especialmente se você planeja guardar o berço para futuros bebês — presumindo-se que os padrões de segurança não mudem novamente até lá.

Há dois tipos básicos de berço: padrão e conversível. O padrão pode vir com lateral basculante para tornar mais fácil pegar o bebê (não confunda com a lateral móvel, que foi proibida pelo Inmetro em 2016) e, às vezes, ter uma gaveta de armazenagem. O berço conversível pode acompanhar seu minúsculo recém-nascido até a adolescência, convertendo-se de berço minúsculo em cama infantil e, mais tarde, cama padrão. Serão anos e anos de sonhos.

Você deve procurar um berço com estrado de metal (que suportará uma criança pulando melhor que o de madeira); altura ajustável para o colchão, a fim de que ele possa ser baixado conforme o bebê cresce; e rodinhas (com trava) para garantir mobilidade.

Embora quase todos os berços sejam retangulares, alguns são ovais ou redondos, oferecendo um ambiente parecido com um casulo. Mas leve em conta que você precisará comprar colchão, protetor de colchão e lençóis especiais, já que os de tamanho padrão não servirão.

ADEUS, PROTETORES LATERAIS

Nada deixa um berço mais fofinho e confortável que um edredom bem macio e protetores laterais combinando. Mas, de acordo com as orientações da SBP, o kit berço tradicional deve incluir somente o lençol com elástico. O único lugar seguro para um bebê com menos de 1 ano dormir, segundo os especialistas, é uma superfície firme sem cobertores, edredons, colchas, animais de pelúcia ou protetores laterais. Isso porque protetores e outras roupas de cama aumentam o risco de morte relacionada ao sono, incluindo asfixia, aprisionamento e SMSI. A cabeça do bebê pode muito facilmente ficar presa entre o protetor lateral e a grade do berço. Ou o bebê pode rolar sobre um cobertor ou bichinho de pelúcia ou contra um protetor lateral e sufocar. Bebês mais velhos e crianças de colo também podem usar os protetores como apoios quando tentam escalar as laterais do berço.

Está se perguntando sobre o risco de ferimento? Não se preocupe. Um galo na cabeça ou um braço ou pé presos na grade são problemas menores quando comparados aos riscos potencialmente fatais de usar protetores laterais (até mesmo os de malha "respirável", que são presos individualmente às grades). Assim, remova os protetores do berço, juntamente com edredons e travesseiros. Se eles vieram em um kit, você pode usá-los para decorar o quarto (protetores podem ser pendurados na parede, usados como sanefas, para forrar o cesto de roupa suja ou trocador ou para acolchoar as quinas de uma mesa). Seu bebê estará mais seguro sem eles.

Colchão. Como seu bebê dormirá muito (se você tiver sorte), você precisa garantir que o colchão seja não somente seguro e confortável, mas também feito para durar. Há dois tipos de colchão para berço:

- O de molas é mais pesado, o que significa que usualmente dura mais, mantém o formato por mais tempo e oferece apoio superior. Ele também é mais caro que o de espuma. Uma boa regra (embora não absoluta) é procurar o maior número de molas por metro quadrado. Quanto maior o número (usualmente 150 ou mais), mais firme e mais seguro o colchão.
- O de espuma é feito de poliéster ou poliéter, pesa menos que o de molas (o que significa que será mais fácil erguê-lo para trocar o lençol) e, de modo geral, é mais barato (embora possa não durar tanto). Se quiser comprar um colchão assim, procure por espuma de alta densidade, que oferecerá mais apoio e segurança para o bebê.

O critério mais importante é a segurança. Assegure-se de que o colchão seja firme e se encaixe sem folga, com não mais que dois dedos entre colchão e berço.

Moisés ou bercinho de balanço. Você definitivamente pode ignorar essas alternativas aconchegantes e usar berço desde o primeiro dia, mas o moisés e o bercinho de balanço podem ser úteis. Por um lado, eles são portáteis, tornando mais fácil levar seu fofinho adormecido junto com você, não importando em que cômodo da casa esteja. Alguns também podem pegar a estrada, sendo dobrados e então desdobrados para que o bebê possa dormir e cochilar com segurança na casa da vovó ou em um quarto de hotel. Além disso, o espaço mais aconchegante que oferecem pode ser mais reconfortante para o recém-nascido que o amplo espaço do berço. Outra vantagem: com os pés acoplados, sua altura geralmente é bastante próxima à da cama, permitindo que você alcance e conforte (ou pegue) o bebê no meio da noite, sem se levantar. Planejando fazer com que o bebê durma em seu quarto nos primeiros meses (conforme recomendado pela AAP para um sono mais seguro; p. 378)? Um moisés ou bercinho de balanço economizará espaço no quarto, comparado a um berço.

Ao comprar, procure um modelo robusto com base ampla e estável. Além disso, certifique-se de que as laterais — medindo do colchão (que deve ser firme e se encaixar sem folga no interior) até o topo — tenham ao menos 20 cm de altura. As rodas facilitam muito a movimentação de um cômodo ao outro, mas devem ter travas. As pernas também devem travar com segurança, no caso do modelo dobrável. Se houver cobertura, ela deve ser dobrável, para que você possa transferir facilmente o bebê adormecido de seus braços para esse ninho aconchegante. E, por mais lindos que sejam, evite moisés e bercinhos de balanço artesanais ou antigos: eles simplesmente não são seguros.

E quanto às caixas para bebês? Elas são consideradas um espaço seguro para dormir, mas muitos especialistas dizem que não foram testadas adequadamente nos quesitos segurança e efetividade em evitar SMSI. Fale com o médico antes de optar por uma caixa.

Cercadinho/berço portátil. Cercadinhos usualmente são retangulares e forrados, com laterais de rede e gradis que se soltam para que eles se dobrem com facilidade (mas segurança). A maioria se transforma em um longo retângulo ao dobrar e vem com caixa para facilitar o transporte. Alguns têm rodas, outros têm um trocador almofadado que pode ser encaixado no topo, moisés no topo para recém-nascidos, áreas laterais de armazenagem e mesmo um toldo para fornecer sombra (útil se você levar o cercadinho para o lado de fora). Eles também podem ser usados como berços portáteis durante viagens ou mesmo como berço principal durante os primeiros meses (ou mais), se você optar por não comprar um moisés ou berço.

Considere que, quando param de usar o moisés no topo, mães e pais mais baixos podem achar difícil colocar o bebê no fundo do cercadinho. Ao escolher um, procure por uma rede fina que não prenda dedos ou botões, revestimento forte que não rasgue facilmente, dobradiças de metal acolchoadas, mecanismo de desmonte à prova de bebês,

montagem rápida, facilidade para dobrar e portabilidade. Ele também deve ser capaz de acomodar lençóis com elástico, a fim de facilitar a limpeza.

DORMINDO COM SEGURANÇA AO LADO DA CAMA DOS PAIS

O berço acoplado é um moisés que se prende à lateral da cama, mantendo o bebê ao alcance de seus braços durante a noite. Um ninho é um espaço de dormir que pode ser colocado sobre a cama, mantendo o bebê por perto. Embora ambos sejam projetados para que dormir na cama dos pais seja mais seguro, a AAP diz que não pode recomendá-los porque não há provas de que sejam eficazes na redução do risco de SMSI. Também há a preocupação de que aumentem o risco de ferimentos e morte por aprisionamento e asfixia. O espaço mais seguro para dormir, dizem eles, é o moisés ou berço ao lado da cama.

Espaço para trocar fraldas. Quando seu bebê chegar ao primeiro aniversário, provavelmente você já terá trocado quase 2.500 fraldas (e, às vezes, parecerá que trocou tudo isso em um único dia). Com tais números inacreditáveis em mente, você vai querer um lugar confortável para fazer isso, que também seja conveniente, seguro e fácil de limpar.

A escolha óbvia é uma mesa ou um móvel que combine mesa e cômoda, com o topo maior que a cômoda ou de abrir. Em ambas as opções, procure um móvel forte e com pés sólidos, cintos de segurança, revestimento lavável, armazenamento de fraldas ao alcance das mãos e armazenamento de produtos de higiene fora do alcance do bebê. Também teste para garantir que a altura e o espaço de manobra sejam confortáveis para você. Há cômodas de design intuitivo que permitem que você posicione o bebê verticalmente, e não horizontalmente, tornando mais fácil o acesso à fralda. Se usar a cômoda com tampo de abrir, não coloque o peso do bebê sobre a borda externa: pode fazer com que o móvel tombe. Uma clara vantagem da cômoda é o ganho de espaço para armazenamento.

Embora seja agradável ter um lugar exclusivo para trocar fraldas, ele não é necessário se você tiver pouco espaço ou pouco dinheiro. Você pode usar uma cômoda ou mesa comuns. Se decidir fazer isso, precisará de uma almofada espessa e com alças de segurança para proteger a cômoda e manter o bebê seguro e confortável. Assegure-se de que a altura da cômoda seja confortável para você (e para quem quer que vá trocar as fraldas) e que a almofada não escorregue enquanto o bebê se contorce.

Cesto de fraldas. O bumbum de seu bebê certamente será adorável. Mas o que sair dele, provavelmente não. Felizmente, as fraldas estarão lá para capturar tudo. Mas, para capturar todas aquelas fraldas sujas, você precisará de um cesto projetado para armazenar as evidências (e o odor). Se estiver usando fraldas descartáveis, pode escolher um cesto sofisticado que sele firmemente (ou enrole) as fraldas em um forro plástico que evita odores. Ou procure um que use sacos de lixo comuns (porque os forros especiais podem ficar caros). Seja qual for o tipo, lembre-se de esvaziar o cesto com frequência (mas tampe o nariz quando fizer isso, porque o cheiro de fraldas sujas pode derrubá-la). Cestos desodorizados fazem sentido por razões óbvias.

Se estiver usando fraldas de pano, escolha um cesto que seja fácil de lavar e tenha uma tampa apertada que o bebê não consiga abrir.

Poltrona reclinável. A maioria dos pais abandonou a cadeira de balanço e adotou a poltrona reclinável para o quarto do bebê. As poltronas são melhores que as cadeiras em termos de conforto e segurança, já que não viram tão facilmente e não têm pés que possam machucar crianças (e animais de estimação). Embora a poltrona reclinável não seja exatamente necessária, você provavelmente a usará muito, se tiver uma — não somente para embalar o bebê, mas também para amamentar, ninar e contar histórias por muitos anos (algo que você deve começar a fazer assim que ele nascer; p. 580). Poltronas de segunda mão normalmente ainda têm muitos anos pela frente e, se alguém que você conhece quiser passá-la adiante, não perca a chance. Se for comprar uma nova, deixe o conforto guiá-la. Teste antes de comprar, de preferência com uma boneca no colo: os braços da poltrona devem apoiar bem seus braços na posição de amamentação e a altura deve permitir que você se levante suavemente com o bebê no colo, sem qualquer solavanco que possa assustar seu pacotinho adormecido. Muitas poltronas reclináveis vêm com pufes combinando para que você possa apoiar seus pés cansados.

DUPLICANDO O LOCAL DE TROCAR FRALDAS

Digamos que o quarto do bebê e a cômoda que você usa para trocar fraldas estejam no andar de cima, mas o bebê passe a maior parte do dia no andar de baixo. Como provavelmente haverá fraldas sujas durante o dia, será especialmente conveniente ter um segundo local para trocá-las — e ele não precisa sair caro. Tudo de que você precisa é de uma bolsa de fraldas a mais, com os suprimentos necessários (fraldas, lenços umedecidos e creme) e um trocador extra que possa ser guardado em qualquer cantinho.

Babá eletrônica. Ela permite que os pais cuidem do bebê adormecido sem terem de ficar ao lado do berço (embora, realisticamente falando, você vá fazer isso muitas vezes durante as primeiras semanas). Ela é especialmente útil quando o bebê não dorme em seu quarto ou você está em outra parte da casa e ele está dormindo ou cochilando no quarto. Mesmo que você não consiga ouvir o bebê, a babá eletrônica a alertará quando ele acordar.

Há vários tipos de babá eletrônica. As mais básicas transmitem somente som. O transmissor é deixado no quarto do bebê e o receptor vai com você, seja em que cômodo estiver. Algumas babás têm dois receptores, para que ambos os pais possam ouvir (ou você possa manter um receptor em seu quarto e outro na cozinha, por exemplo). Uma característica adicional desse modelo é a luz de LED. Ela permite que você "veja" o nível de som. O modelo audiovisual permite que você veja e ouça o bebê em uma tela de TV usando uma pequena câmera colocada perto do berço. Alguns modelos possuem tecnologia de infravermelho para que você possa ver o bebê mesmo no escuro, além de aplicativos que permitem cuidar dele quando está fora de casa. Há também babás que monitoram movimentos, frequência cardíaca ou oximetria por meio de sensores sob o colchão, nas meias e macaquinhos ou em dispositivos presos no tornozelo. Elas podem transmitir os dados para seu smartphone. Outras babás "sem contato" usam tecnologia de radar e prometem medir os padrões de sono e analisar o ambiente do cômodo. Mas saiba que, em termos de prevenção da SMSI, a pesquisa não mostra nenhum benefício no uso desses monitores.

Prefere cuidar do bebê à moda antiga (prestando atenção ao choro)? Abra mão da babá eletrônica — afinal, é difícil não ouvir um bebê chorando, mesmo que você esteja em outro cômodo.

Luz noturna. Ao se levantar tropeçando para mais uma mamada no meio da noite, você ficará grata pela luz noturna (ou lâmpada com dimmer). Ela evitará não apenas que você tropece naquela girafa de pelúcia no chão, como também que tenha que acender uma luz brilhante que certamente perturbará a escuridão sonolenta e tornará mais difícil o retorno à terra dos sonhos. Procure um modelo que possa ser deixado sempre na tomada e lembre-se de usar uma tomada fora do alcance do bebê. Quer uma luz noturna que também acalme seu filhote? Pense em um projetor de luz que exiba uma cena calmante girando lentamente no teto: estrelas, uma cena subaquática, uma floresta tropical. Alguns tocam música, cantigas de ninar, pacíficos sons marítimos ou ruído branco e a maioria projeta uma suave luz noturna quando a projeção é desligada, a fim de que você possa encontrar seu caminho quando for trocar a fralda. Apenas não acenda uma luz forte no quarto do bebê enquanto ele dorme, pois isso pode atrapalhar os ritmos naturais do sono. E, para proteger aquelas delicadas orelhinhas, mantenha qualquer tipo de projetor que reproduza sons em um volume baixo e não o coloque próximo ao berço.

Equipamento para sair

Está pensando em sair? Você vai querer, vai precisar e terá que estar preparada — com, no mínimo, uma cadeirinha veicular e um carrinho. Como no caso dos outros equipamentos, haverá infinitos estilos, cores, acabamentos e características, e você terá que escolher com segurança, conforto e economia em mente. Seu estilo de vida também deve ser levado em conta, assim como a facilidade de uso e a conveniência (um carrinho acolchoado pode ficar lindo na calçada, mas não quando você estiver tentando dobrá-lo com uma mão enquanto segura seu bebê contorcionista com a outra).

De modo geral, procure itens que atendam aos padrões de segurança federais e tenham cintos de segurança na virilha e na cintura, quando apropriado. Evite qualquer item com bordas ásperas, pontas afiadas, peças pequenas que possam se soltar, dobradiças ou molas expostas ou cordas, cordões ou fitas. Siga as instruções do fabricante para uso e manutenção de todos os itens. Além disso, sempre registre seu produto on-line para que possa ser notificada prontamente em caso de *recall*.

Carrinho. O carrinho (ou carrinhos) certo pode tornar sua vida cotidiana com o bebê — da caminhada no parque ao passeio pelo shopping — muito mais administrável e menos cansativa. Mas escolher entre as dezenas de opções (e preços) pode ser esgotante.

Como há muitos tipos diferentes de carrinhos, carrinhos com moisés, sistemas de viagem, carrinhos para corrida e combinações entre carrinho e cadeirinha, você precisará considerar seu estilo de vida para encontrar o modelo certo. Você fará longos passeios com o bebê pelas calçadas tranquilas do condomínio (ou no parque)? Ou fará trilhas com o Júnior? Você passa muito tempo entrando e saindo do carro? Ou mais tempo entrando e saindo de ônibus ou estações de metrô? Você fará principalmente caminhadas curtas até a loja da esquina ou longas viagens em aviões ou trens? Seu outro filho ainda gosta de passear no carrinho? Você (ou seu cônjuge ou babá) é muito alta ou muito baixa? Mora em um prédio pequeno sem elevador, em um prédio com elevador ou em uma casa com muitos degraus na porta da frente? Depois de responder a essas perguntas, você terá informações suficientes para fazer sua escolha. E, dependendo de seu orçamento, poderá pensar em comprar mais de um tipo para obter mais flexibilidade em termos de mobilidade.

SELO DE APROVAÇÃO

Antes de comprar qualquer equipamento para o bebê, assegure-se de que ele foi aprovado pelo Inmetro, que costuma ter rigorosos padrões de segurança — algo pelo que você será grata quando se tratar da segurança de seu filho.

Os carrinhos básicos e de luxo disponíveis incluem:

- Carrinhos combinados. Se busca investir em um carrinho que carregará seu bebê até mais ou menos os 2 anos e pode ser convertido em carrinho duplo quando o primogênito ganhar um companheiro de viagem (ou seja, um irmãozinho), você deve considerar o combinado. Esse carrinho completo e de alta qualidade vem com acessórios que não somente transformarão o passeio em uma alegria (brinquedos, porta-mamadeiras, acolchoamento, assento totalmente reclinável e, em alguns casos, moisés ou outro tipo de bercinho para o bebê), como também facilitarão sua vida (pense em grandes sacolas de armazenamento e até mesmo porta-copos). A maioria dos modelos dobra com facilidade e, embora sejam mais pesados e desajeitados que os modelos mais enxutos, também são muito duráveis e serão úteis por muitos anos (e para muitos bebês, se essa for sua vontade). E essa é uma boa coisa, já que eles são bem caros.

A desvantagem de ter um carrinho tão grande é justamente esta: ele é grande e, às vezes, difícil de manobrar em lugares cheios de gente e passar por portas e em corredores. Além disso, seu peso (até 15 kg em alguns modelos) torna difícil carregá-lo nas escadas (especialmente quando se acrescenta a isso o peso do bebê).

FAZENDO COMPRAS PARA O BEBÊ

- Sistema de viagem. Você sabe que precisará tanto de uma cadeirinha veicular quanto de um carrinho, então por que não comprar um carrinho que convenientemente combine ambos? Os sistemas de viagem são perfeitos para pais (e bebês) em trânsito, combinando um carrinho completo com uma cadeirinha veicular que pode ser encaixada ao carrinho quando você está caminhando. A beleza do sistema de viagem é que, como a maioria dos bebês adormece assim que o carro começa a andar, você pode passar seu belo adormecido do carro para o carrinho sem perturbar seus doces sonhos. Mesmo quando o bebê ficar grande demais para a cadeirinha veicular, o carrinho continuará em uso. É claro que, embora o sistema de viagens seja útil, existem desvantagens. Alguns são pesados e volumosos, dificultando o transporte e a retirada do porta-malas (outros sequer cabem no porta-malas). Além disso (outra desvantagem potencial), você só pode usar a cadeirinha veicular que acompanha o carrinho. Se tiver mais de um carro, talvez seja necessário comprar uma segunda cadeirinha, a fim de não precisar soltar e prender novamente a base única que vem com o carrinho. Esse problema pode ser evitado se a cadeirinha que você comprar oferecer a opção de bases vendidas separadamente, permitindo que você deixe uma base em cada carro.
- Carrinho guarda-chuva (leve). Os carrinhos guarda-chuvas são ultra-leves (geralmente pesando somente 3 kg) e excepcionalmente fáceis de dobrar. Quando dobrados, são extremamente compactos e muito convenientes para transporte e armazenamento. Como a maioria não reclina nem oferece acolchoamento ou apoio suficientes, eles não são apropriados para bebês pequenos, mas são ideais para os mais velhos, especialmente para viajar, usar transporte público ou entrar e sair frequentemente do carro. Você pode querer adiar a compra do carrinho guarda-chuva até que seu bebê seja grande o suficiente para passear nele.
- Carrinho de corrida. Procurando uma maneira de retomar a forma física enquanto leva o bebê para um passeio? Se você é uma corredora ávida ou gosta de longas caminhadas em trilhas ou terrenos sem calçamento, o carrinho de corrida pode ser a escolha certa. Eles têm três rodas grandes e excelente suspensão, proporcionam um passeio suave para seu pequeno passageiro em todos os terrenos graças a seus amortecedores e são fáceis de manobrar. Muitos têm sistema de freio e vêm com correias para o pulso e bolsa de armazenamento. A maioria não é projetada para carregar recém-nascidos; assim, se deseja começar a correr imediatamente, escolha um carrinho projetado para bebês mais novos (verifique e siga cuidadosamente as recomendações de idade e peso do fabricante). A maior desvantagem do carrinho

de corrida é a roda dianteira fixa, que dificulta virar. Sem mencionar o tamanho, que pode complicar a navegação em espaços lotados e ser um desafio para dobrar e guardar.

- Carrinho duplo (ou triplo). Se estiver esperando seu segundo bebê e já tiver uma criança de colo em casa ou estiver esperando gêmeos, você precisará de um carrinho duplo (ou triplo, se estiver esperando trigêmeos; já tiver uma criança de colo e estiver esperando gêmeos; ou já tiver gêmeos e estiver esperando um novo bebê). Carrinhos duplos oferecem a conveniência de empurrar duas crianças (quase) tão confortavelmente quanto uma só. Escolha entre os modelos lado a lado ou em fileira (um assento na frente do outro). Se comprar o modelo lado a lado, procure um que tenha assentos reclináveis e consiga passar por portas e corredores (a maioria consegue, mas alguns são largos demais para passagens estreitas). Um modelo em fileira é ótimo para um recém-nascido e uma criança de colo, mas pode ser pesado de empurrar e, quando o bebê ou os gêmeos ficarem maiores, eles podem brigar para decidir quem fica no "banco da frente". Esses modelos frequentemente aceitam duas cadeirinhas veiculares, operando como um sistema de viagem enquanto os bebês couberem nas cadeirinhas e funcionando como um carrinho convencional depois disso. Outra opção se você tiver um filho mais velho: um

carrinho com um único assento que tenha uma borda para se sentar ou uma plataforma para ficar em pé, na frente ou atrás, a fim de que o irmão mais velho possa pegar carona.

Independentemente do tipo de carrinho que comprar, certifique-se de que ele atenda aos padrões de segurança atuais. Uma boa marca terá fivelas fáceis de prender e soltar (mas inacessíveis para seu engenhoso bebê). As alças do arnês devem se encaixar perfeitamente na cintura e na virilha e ser reguláveis e confortáveis. O carrinho de corrida deve ter arnês de cinco pontos (com alças de ombro) para segurança máxima — quase todos os novos modelos são assim, mas os mais antigos, não. Tecido lavável e estofamento removível são uma vantagem, como você descobrirá na primeira vez que a fralda vazar ou a mamadeira derramar.

Cada tipo de carrinho tem seu próprio conjunto de características. Decida, entre os muitos recursos disponíveis, aqueles sem os quais você não poderá viver, aqueles que serão úteis e aqueles dos quais provavelmente não precisará: bolsa ou área de armazenamento grande (não sobrecarregue as alças com bolsas ou outros itens, pois o peso pode fazer o carrinho tombar, levando o bebê com ele), altura ajustável se quem vai empurrar o carrinho for muito alto, proteção contra a chuva, mosquiteiro, bandeja de alimentação, porta-copos para os pais, toldo ou sombrinha, apoio ajustável para os pés e possibilidade de empurrar e dobrar o carrinho com somente uma das mãos. O mais importante: antes de comprar, faça um teste na loja para ver se o carrinho é confortável e fácil de manusear e o quanto dobra e desdobra com facilidade.

Cadeirinha veicular. As cadeirinhas veiculares não servem apenas para garantir sua paz de espírito e a segurança do bebê — elas são exigidas por lei. Mesmo que não tenha carro, você precisará de uma cadeirinha veicular parar entrar em um táxi ou carro de aplicativo, dirigir o carro de outra pessoa ou alugar um. Mais que qualquer outro item em sua lista de compras, esse precisa ser comprado (e instalado) antes mesmo da primeira contração.

Nunca empreste uma cadeirinha veicular antiga (além de ela potencialmente não atender aos requisitos de segurança atuais, o plástico tende a ficar fraco e quebradiço — e inseguro — com o tempo) nem use uma que já tenha sofrido acidentes (ela pode ter sido danificada pela força do impacto, mesmo que não apresente estragos óbvios). Algumas cadeirinhas veiculares têm a "data de validade" estampada na parte inferior ou no adesivo com o número do modelo. Verifique essa data antes de emprestar ou comprar uma cadeirinha veicular usada. Certifique-se também de enviar o cartão de registro pelo correio ou se registrar on-line, a fim de que o fabricante possa notificá-la se houver *recall*. Confira a p. 227 para informações sobre como instalar corretamente a cadeirinha veicular e outras dicas de segurança.

Nos primeiros dois anos (e possivelmente mais), seu filho estará em uma cadeirinha veicular virada para a traseira do carro (somente no banco de trás; nunca coloque a cadeirinha veicular no banco da frente). Isso porque, em caso de acidente, a cadeirinha virada para trás protegerá o bebê muito mais que a virada para a frente. Na cadeirinha virada para trás, a cabeça, o pescoço e a coluna têm mais apoio, diminuindo muito o risco de ferimentos graves. Pesquisas mostram que bebês e crianças têm 75% menos chances de serem grave ou fatalmente feridos em acidentes se estiverem virados para trás.

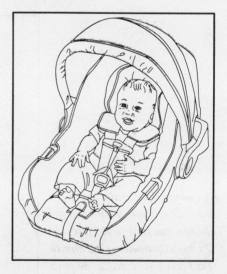

O arnês de cinco pontos tem cinco alças: duas nos ombros, duas nos quadris e uma na virilha. Todas as novas cadeirinhas veiculares estão equipadas com ele — e isso é uma coisa boa, já que ele oferece mais pontos de proteção.

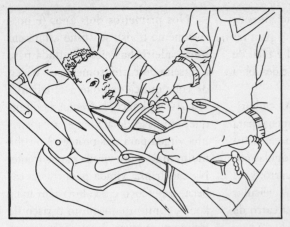

A cadeirinha veicular virada para trás deve ser usada pelo máximo de tempo possível — até seu filho atingir o maior peso ou altura permitidos (geralmente aos 2 anos ou mais). Os encaixes do arnês devem estar abaixo dos ombros do bebê e o grampo peitoral deve estar no nível das axilas. Verifique as instruções para ver como a alça de transporte deve ser posicionada durante a viagem. Nunca coloque uma cadeirinha veicular virada para trás no banco da frente de um veículo.

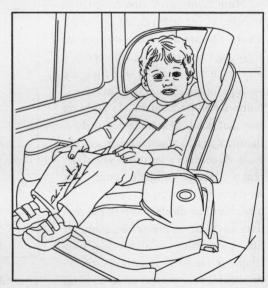

A cadeirinha veicular conversível. Desenhada para crianças desde o nascimento até cerca de 25 kg, esse modelo fica virado para trás e semirreclinado para acomodar o bebê e pode ser colocado na posição vertical, virada para a frente, quando ele ficar mais velho (geralmente com mais de 2 anos). Quando estiver virada para a frente, a cadeirinha veicular deve ficar na vertical e as alças devem ser encaixadas acima dos ombros da criança. O grampo peitoral do arnês deve ficar no nível das axilas. Coloque a cadeirinha veicular (e todas as crianças com menos de 13 anos) no banco de trás do veículo.

Você terá duas opções de cadeirinha veicular virada para trás:

- Cadeirinha veicular para recém-nascidos (bebê-conforto). A maioria dos modelos tem uma base que fica no carro e permite que você instale rapidamente a cadeirinha (depois de prender o arnês, basta travá-la na base) e a remova com facilidade quando chegar ao destino. A cadeirinha também pode ser usada fora do carro (para transportar ou acomodar o bebê aonde quer que você vá). A maior vantagem dessa cadeirinha é que ela foi projetada para bebês novinhos, oferecendo um passeio mais confortável — e potencialmente mais seguro — para seu recém-nascido. A desvantagem? Seu bebê não será pequeno por muito tempo e, assim que os ombros passarem da posição mais alta do arnês ou ele chegar ao peso máximo permitido (dependendo do tamanho do bebê, isso pode acontecer em qualquer momento entre os 9 e os 18 meses), estará na hora de comprar uma cadeirinha veicular nova. Como seu filhote terá que ficar virado para trás o máximo de tempo possível, você precisará mudar para uma cadeirinha veicular conversível (veja o item a seguir). A cadeirinha é grande demais para seu bebê pequeno ou prematuro? Certifique-se de que ela seja feita para bebês pequenos (a maioria é projetada para acomodar bebês a partir de 2 kg). Algumas vêm com posicionadores para prematuros ou bebês muito pequenos.

- Cadeirinha veicular conversível. Ela pode ser ajustada e convertida da posição virada para trás para a posição virada para a frente — mas, ainda mais relevante para o primeiro ano, pode acomodar, na posição virada para trás, bebês maiores e mais pesados que as cadeirinhas para recém-nascidos. Elas também podem ser usadas por mais tempo, já que são capazes de acomodar uma criança de até 25 kg. O único problema: o tamanho pode ser um pouco menos seguro para recém-nascidos. Se escolher esse modelo, certifique-se de que seu bebê se encaixe perfeitamente nele.

Se a cadeirinha veicular que você escolheu for grande demais para seu recém-nascido, use um suporte de cabeça acolchoado ou um cobertor enrolado *em torno* do corpo do bebê (e não embaixo ou atrás dele, o que pode afetar a segurança do arnês) para evitar que ele balance de um lado para o outro. Use *somente* posicionadores que tenham vindo com a cadeirinha veicular. Produtos comprados separadamente não são regulamentados, não passaram por testes de impacto ou segurança e podem deixar seu bebê menos seguro. Além disso, usá-los cancelará a garantia da cadeirinha.

ACESSÓRIOS PARA CADEIRINHAS VEICULARES QUE VOCÊ NÃO DEVE COMPRAR

Quando estiver frio, você precisará vestir seu bebê com roupas e casacos mais pesados. O problema é que não é seguro prender um bebê todo encasacado na cadeirinha veicular, porque as alças do arnês precisam estar o mais próximas possível do corpo, a fim de mantê-lo seguro. É por isso que muitos pais compram (ou ganham) capas grossas e fofinhas que passam sob as alças do arnês e agem como um porta-bebês térmico, mantendo o bebê aconchegado e aquecido mesmo nos dias mais frios. Parece ótimo, certo? Errado. É melhor não usar esses acessórios, pois eles não atendem às diretrizes federais de segurança (apesar do que os fabricantes afirmam na embalagem) e não são seguros para seu filho. Qualquer coisa que passe por baixo ou por trás do corpo do bebê ou das alças do arnês deixará essas alças muito soltas e interferirá em seu funcionamento adequado, fazendo com que o bebê fique menos seguro e mais propenso a lesões durante uma batida. De fato, muitos fabricantes de cadeirinhas veiculares anulam a garantia no caso de uso dessa capa.

Uma opção melhor para o frio? Um porta-bebê térmico que o bebê possa vestir e que tenha um passador na parte inferior para a alça do arnês. Outra opção? Uma capa que circunde toda a cadeirinha. Ou prender o bebê sem o porta-bebê térmico (mas com roupas quentes, inclusive chapéu) na cadeirinha veicular e depois cobri-lo com um cobertor leve cujas pontas sejam enfiadas sob as laterais da cadeirinha (mas não sob o corpo do bebê) e com um cobertor mais pesado sobre toda a cadeirinha. Isso deixará o bebê confortável, aquecido e, ainda mais importante, seguro e protegido.

O mesmo vale para quaisquer acessórios comprados separadamente (posicionadores de cabeça, barras de brinquedos, grampos antifuga e assim por diante). Se o acessório não veio com a cadeirinha, não esteve sujeito aos mesmos rigorosos padrões de aprovação e, portanto, pode deixar seu bebê menos seguro — além de anular a garantia oferecida pelo fabricante.

O SISTEMA LATCH

Sua cadeirinha veicular atende aos requisitos Latch? O sistema seguro de fixação Latch (o acrônimo significa Lower Anchors and Tethers for Children [Âncoras e amarras mais baixas para crianças]) torna a instalação correta da cadeirinha muito menos complicada, porque você não precisa usar o cinto de segurança do carro para prendê-la.

Veículos fabricados nos EUA após 2002 possuem âncoras, localizadas entre o assento e o encosto do banco traseiro, que servem para prender a cadeirinha, esteja ela virada para a frente ou para trás. As viradas para a frente também são equipadas com uma alça superior. Essa alça ajustável é uma amarra que estabiliza melhor a cadeirinha e reduz o risco de a cabeça do bebê ser jogada para a frente durante uma colisão. A alça é ancorada na parte superior traseira da cadeirinha e presa à tampa do porta-malas ou ao assoalho do veículo.

Juntas, as âncoras mais baixas e a alça superior compõem o sistema Latch. Lembre-se de que, se o seu carro for de um modelo antigo, você precisará usar o cinto de segurança para prender a cadeirinha veicular.

No Brasil, além do sistema Latch, há também o sistema de fixação isofix, mas algumas cadeirinhas são de modelo anterior a ambos. Portanto, sempre verifique a compatibilidade entre o sistema de fixação da cadeirinha e o do carro.

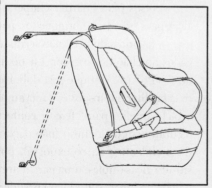 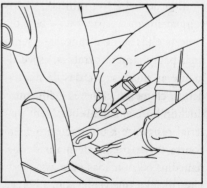

Bolsa de fraldas. Você tem um bebê e precisa viajar? Embora certamente possa encher sua bolsa de ombro extragrande com todos os suprimentos de que o bebê pode precisar, a bolsa de fraldas é definitivamente um bom meio de transporte para tudo que você terá que carregar. Mas, com tantas bolsas no mercado — bolsas de grife, bolsas projetadas especificamente para os pais, bolsas que não parecem bolsas de fraldas e outras que certamente parecem —, como escolher?

Primeiro considere o tamanho e o conforto na hora de carregar. Você provavelmente vai querer uma que seja grande o suficiente para conter a maioria dos suprimentos dos quais precisará em um passeio, mas pode não querer uma que seja pesada mesmo estando vazia. Em seguida, pense nos recursos que deseja. Se estiver usando mamadeira, precisará de uma bolsa com uma área separada e isolada (mais tarde, você poderá usá-la para manter a comida do bebê fresquinha). Vários compartimentos espaçosos — bem divididos e fáceis de alcançar — serão úteis para manter as fraldas, especialmente as sujas, separadas de mamadeiras, chupetas, colheres e alimentos (incluindo seus lanchinhos). Um material resistente à umidade protegerá contra o vazamento de mamadeiras, remédios ou pomadas para assaduras. Um trocador que venha com a bolsa e dobre até ficar compacto é um bônus. E, se você preferir que a bolsa de fraldas exerça dupla função como bolsa de mão, procure uma com compartimentos para carteira, telefone, chaves, maquiagem e as outras coisas que você normalmente carrega em sua própria bolsa. Por fim, decida o estilo. Alça de ombro ou estilo mochila? Elegante e sofisticada, podendo passar por uma bolsa de mão grande, ou uma que grite "bebê"? Lembre-se também de que você pode adaptar qualquer bolsa (como a de ginástica, uma mochila ou uma bolsa grande) para transportar os utensílios do bebê.

Capa para o carrinho de supermercado. Não é um item obrigatório, mas certamente é bom ter uma capa para o carrinho de compras — um assento de tecido que se encaixa na cadeirinha do carrinho de supermercado (e na cadeira alta dos restaurantes) —, a fim de proteger seu fofinho de germes nojentos e oferecer a ele um lugar aconchegante, confortável e elegante para se sentar. Alguns modelos incluem práticos bolsos para guardar chupetas e alças para prender os brinquedos, para que os favoritos do bebê não sejam jogados no chão do corredor 3 (e do 4 e do 5). Procure um que seja dobrável, para facilitar o transporte, tenha amplo acolchoamento para oferecer conforto e cubra bem o carrinho (não deixando metal ou plástico exposto), possuindo alças duplas: uma para manter o bebê no lugar e outra para prender a capa ao carrinho (e feche ambas sempre que fizer compras).

SUPERVISÃO

Quer seu bebê esteja cochilando satisfeito em uma cadeirinha veicular ou no assento infantil, vendo o mundo passar em um carrinho, balançando-se em uma cadeirinha ou reclinado em uma almofada Boppy, não se esqueça da regra mais importante de todas: a supervisão. Nunca deixe o bebê sem supervisão em um assento de qualquer tipo, mesmo que esteja usando arnês ou alças de segurança.

Um lugar para o bebê

Embora você certamente possa segurar o bebê no colo o dia todo (e quando ele nascer isso é provavelmente tudo que vai querer fazer), haverá momentos em que precisará de suas mãos para outras coisas, como preparar o jantar, enviar aquelas fotos adoráveis do bebê e até mesmo (ei, pode acontecer!) tomar banho. É por isso que você precisará de um lugar onde possa deixar seu filho com segurança, seja um *sling* perto de seu coração, um divertido *jumper* ou centro de entretenimento estacionário, um tapete de atividades, um assento infantil ou uma cadeirinha de balanço.

Carregador ou *sling*. Se você é como a maioria dos pais, vai adorar os carregadores por causa do conforto que oferecem ao bebê ao mesmo tempo que deixam suas mãos livres, oferecem aos braços cansados uma pausa de todo aquele embalar e permitem que você realize várias tarefas enquanto acalma seu docinho. E não há maneira mais fácil de passear com ele, dobrar roupa sem colocá-lo no moisés, passear no shopping ou no supermercado ou segurá-lo enquanto empurra seu filho mais velho no balanço do parquinho.

Mas os benefícios vão muito além da conveniência de ter as mãos livres. Estudos mostram que bebês que passam mais tempo sendo carregados dessa maneira choram menos (uma vantagem definitiva durante os momentos agitados do dia ou quando o bebê tiver cólica), o que não surpreende quando se considera que estar aconchegado contra o peito da mãe se parece com o casulo aconchegante do útero. A proximidade física gerada pelo carregador também aumenta o vínculo entre pais e bebês — além disso, a sensação é realmente incrível. A felicidade, como você logo descobrirá, é um bebê quentinho.

Existem tantos estilos de carregadores quanto razões para comprar ou emprestar um. Mas lembre-se de que, embora comentários e recomendações de outros pais sejam realmente úteis, diferentes carregadores funcionam para diferentes mães e pais (e testar antes de comprar não será tão útil antes do parto, pois a barriga pode atrapalhar). Eis algumas opções:

- Carregadores frontais (incluindo Mei Tai) consistem em um compartimento de tecido suportado por duas alças de ombro que distribuem o peso uniformemente por suas costas e ombros. Eles são projetados para que o bebê possa ficar virado tanto para dentro (especialmente útil quando ele estiver dormindo ou para o recém-nascido que ainda não tem controle sobre a cabeça) quanto para fora (para que o bebê mais velho possa desfrutar da mesma vista que você, embora possa haver desvantagens potenciais se você não o posicionar adequadamente, p. 523). A maioria pode acomodar um bebê de até 14 kg, embora alguns pais prefiram passar para o canguru depois dos 6 meses — e, de fato, alguns carregadores frontais se convertem em cangurus (e oferecem a opção de carregar o bebê virado para dentro, para fora e para os lados). Ao escolher o carregador frontal, procure um que seja fácil de colocar e tirar sem ajuda e que não exija que você acorde o bebê para tirá-lo. Ele deve ter alças ajustáveis e acolchoadas que não machuquem seus ombros, ser feito de tecido lavável e respirável (para que o bebê não fique superaquecido), ter suporte para a cabeça e os ombros do bebê e oferecer um assento amplo.

- O *sling* é uma ampla faixa de tecido amarrada em seu corpo e apoiada por uma alça de ombro. Os bebês podem se deitar confortavelmente contra seu peito ou ficarem virados para fora. Um bebê mais velho pode encaixar as pernas em seu quadril enquanto é apoiado pelo *sling*. Uma vantagem adicional para mães que amamentam: os *slings* permitem uma amamentação discreta e conveniente. Ao escolher um *sling*, procure por um feito de tecido lavável e respirável, com alça acolchoada e confortável e bom caimento (que não fique volumoso por causa do tecido extra). Mas lembre-se de que diferentes bebês e pais se sentem confortáveis em diferentes *slings*, tornando a compra antecipada especialmente complicada. Eles também podem exigir alguma prática, especialmente para garantir que o rosto do bebê esteja acima da borda, a fim de que a respiração não seja obstruída.

- O canguru é uma estrutura parecida com uma mochila, feita de metal ou plástico e com assento de tecido. Ao contrário dos carregadores frontais, que distribuem o peso do bebê em seus ombros e pescoço, o canguru coloca o peso em suas costas e cintura. Este tipo de carregador não é recomendado para bebês com menos de 6 meses, mas pode ser usado para crianças de até 25 kg e 3 anos (dependendo do modelo). Procure modelos que fiquem em pé sozinhos, o que facilita o carregamento e a montagem. Outros recursos a serem observados: tecido lavável e resistente à umidade, ajuste, alças de segurança ou arnês para evitar que o bebê saia do assento, acolchoamento firme e espesso das alças de ombro, suporte lombar para distribuir o peso na direção de seus quadris e bolsos de armazenamento para as coisas do bebê (para que você não precise carregar também uma bolsa de fraldas).

Assento infantil. *Bouncers*, cadeirinhas de descanso e centros de atividades (até 8 ou 9 meses) são uma bênção para bebês e seus pais ocupados. Para o bebê, o assento infantil oferece aconchego, uma vista excelente e, muitas vezes, entretenimento relaxante. Para você, é um lugar seguro para colocar seu filhote enquanto faz suas tarefas. E, como os assentos infantis são muito leves e ocupam pouco espaço, podem ser movidos facilmente da cozinha para o banheiro ou quarto.

Há alguns tipos básicos: o *bouncer* apresenta uma estrutura flexível coberta por um assento de tecido e pula ou balança para a frente, para trás ou para os lados usando o peso e os movimentos do bebê. Alguns assentos infantis de estrutura mais rígida oferecem movimentos de balanço ou uma reconfortante vibração ao toque de um interruptor. Ambos geralmente vêm com toldo e uma barra de brinquedos removível para proporcionar entretenimento. Alguns modelos oferecem sons e músicas para diversão extra. Existem até mesmo assentos infantis multitarefas que funcionam também como berços de viagem, enquanto outros podem acompanhar o crescimento do bebê.

Ao escolher um assento infantil, procure um que tenha base larga, robusta e estável, fundo antiderrapante, cintos de segurança que passem pela cintura e entre as pernas do bebê, esto-famento confortável e almofada removível para que o assento possa ser usado pelo recém-nascido e, mais tarde, pelo bebê mais velho. Escolha um que seja leve e portátil e, se usar baterias, tenha velocidade ajustável. Para segurança ótima, sempre mantenha o bebê preso com os cintos e sob supervisão. E, mesmo que esteja ao lado dele, não o deixe em um assento infantil sobre uma mesa ou balcão ou perto de algo (como a parede) em que ele possa dar um empurrão repentino. Não carregue o assento infantil com o bebê dentro e nunca o utilize como cadeirinha veicular. Por questões de segurança, nunca deixe o bebê dormir em uma cadeirinha de descanso ou assento infantil inclinados e verifique os *recalls* para garantir que seu assento inclinado ainda é seguro.

Outra opção são as almofadas de apoio do tipo Boppy. Essa almofada em forma de C é bastante versátil: você pode usá-la durante a amamentação (basta colocá-la em volta da cintura e deitar o bebê sobre ela) ou para apoiar o bebê quando ele estiver de bruços (ver p. 331). E, quando ele começar a segurar a cabeça, a almofada pode ser usada como "assento" inclinado. Por questões de segurança, nunca deixe o bebê desacompanhado na Boppy ou permita que ele durma sobre ela (a almofada constitui um risco de SMSI).

Finalmente, há cadeirinhas almofadadas, parecidas com assentos de elevação para a hora das refeições, que podem ser colocadas no chão e usadas como assentos infantis. Elas vêm com bandejas destacáveis que podem ser usadas para colocar brinquedos ou livros ou servir alimentos. Espere até que o bebê tenha bom controle da cabeça (aos 3 meses, mais ou menos) antes de usar esse tipo de assento.

Cadeirinha de balanço. Há uma razão para as cadeirinhas de balanço serem tão populares entre os novos pais: elas são uma maneira fácil de acalmar os bebês mais agitados sem usar as mãos (seja o modelo que balança para a frente e para trás ou o que balança para cima e para baixo). Mas essa cadeirinha definitivamente não é "obrigatória". Antes de comprar ou pedir uma emprestada, verifique as recomendações de peso e idade e procure bons recursos de segurança, incluindo correias e base e estrutura robustas. Pense também se desejará levar a cadeirinha de balanço com você; nesse caso, selecione um modelo leve e portátil, para poder levá-la ao visitar amigos ou familiares.

Só use a cadeirinha de balanço quando estiver no cômodo, nunca sem supervisão. E tente não deixar o bebê adormecer nela; o hábito de se balançar para dormir pode ser difícil de quebrar. Além disso, quando a cabeça ainda sem sustentação do bebê cai para a frente durante o sono, suas vias aéreas podem ser obstruídas, o que é um sério risco. Também limite a quantidade de tempo que o bebê passa nela, especialmente em alta velocidade em uma cadeirinha de balanço tradicional, que balança para a frente e para trás, pois ele pode ficar tonto. Aliás, muito tempo de balanço, especialmente à medida que o bebê cresce, não é bom para o desenvolvimento motor, pois limita o tempo que ele passa flexionando seus músculos.

LIMITANDO O TEMPO SENTADO

Limite o tempo que o bebê passa sentado (no *bouncer*, cadeirinha veicular, cadeirinha de balanço etc.) para diminuir o risco de torcicolo posicional (enrijecimento dos músculos do pescoço) e achatamento da cabeça. Passe da posição sentada para a posição de bruços (p. 331) quando o bebê estiver acordado.

PENSANDO NO FUTURO DO BEBÊ

Agora que já compraram as toneladas de equipamentos de que precisarão no primeiro ano (e além), é hora de pensar um pouco sobre um tipo de planejamento que não é vendido em lojas, mas que protegerá o futuro do bebê. Essa provavelmente é a última coisa na qual vocês querem pensar ou discutir como futuros pais, mas há passos que precisam ser dados:

Fazer um testamento. Quase três quartos dos norte-americanos não têm testamento. Ficar sem um é uma proposta financeiramente arriscada, mas pode resultar em circunstâncias especialmente infelizes se os pais de menores falecerem, deixando seus filhos desprotegidos e desamparados. Mesmo que não tenham muitos ativos financeiros, vocês precisarão nomear ao menos um responsável (com conhecimento e consentimento dele) que estará disposto e será capaz de criar seus filhos se vocês morrerem antes que eles cheguem aos 18 anos. Se não tiverem um testamento estabelecendo suas preferências, os tribunais determinarão quem ficará com a guarda — e como seus filhos serão tratados financeiramente.

Começar a economizar. Por mais caro que vocês achem que será criar um filho, provavelmente custará muito mais. Quanto mais cedo começarem a guardar dinheiro para as futuras despesas (especialmente educação), melhor, pois o investimento inicial, mesmo que pequeno, terá mais tempo para crescer. Considerem começar agora, já no próximo salário — daqui a 18 anos, vocês ficarão felizes por terem feito isso.

Comprar um seguro de vida para vocês (e não para o bebê). Mas certifiquem-se de que seja do tipo certo. Vocês também devem considerar um seguro invalidez, uma vez que adultos jovens estão mais propensos a ficar incapacitados (e, portanto, incapazes de obter renda suficiente) do que a morrer prematuramente.

Cadeirinha lúdica. Essas cadeirinhas (comumente chamadas de centros de atividades) permitem que o bebê que já sustenta bem o corpo (com cerca de 4 meses) salte, pule, gire e brinque enquanto permanece seguro no mesmo lugar.

Procure uma que tenha ajuste de altura (para que ela cresça com o bebê), assento acolchoado e lavável que gire em um círculo completo, base estacionária robusta e ampla seleção de brinquedos e atividades. Se optar pela cadeirinha lúdica, não deixe seu bebê nela por longos períodos (vá até a p. 505 para saber os motivos).

Jumper. Quer adicionar alguns saltos às brincadeiras do bebê enquanto libera suas mãos? Um *jumper* — seja estacionário ou de porta — pode ser a solução. Existem algumas opções para escolher:

- O *jumper* estacionário é uma mistura entre a cadeirinha lúdica e a cadeirinha de balanço, com saltos mais altos. Um assento é suspenso com molas no interior de uma estrutura de suporte, deixando seu filho saltar para cima e para baixo cada vez que flexiona os músculos das perninhas em crescimento. A maioria tem uma variedade de jogos, atividades e brinquedos sonoros de fácil acesso. Alguns têm ajustes de altura para crescer com o bebê, e outros podem ser dobrados para armazenamento ou transporte.

- O *jumper* de porta é um assento suspenso que fica preso ao topo do batente através de uma corda elástica. Ele é considerado menos seguro que o estacionário porque suas correias ou fivelas podem quebrar (causando uma queda feia) e porque bebês vigorosos podem esbarrar nas laterais do batente (e dedinhos das mãos e dos pés podem sofrer contusões como resultado).

Antes de investir em qualquer tipo de *jumper*, lembre-se de que nenhuma quantidade de saltos irá acelerar o desenvolvimento motor de seu filho, e muito tempo saltando pode fazer o oposto. Considere também que alguns bebês ficam enjoados com todo esse sobe e desce. Se decidir comprar (ou pedir emprestado) um, certifique-se de que seu bebê tenha bom controle da cabeça — e pare de usar o *jumper* assim que ele começar a escalar e ficar em pé.

NENHUM ANDADOR É SEGURO

Não compre ou empreste andadores. Eles não somente não são recomendados, como, por acarretarem enorme risco de ferimentos e até morte, a AAP pediu a proibição de sua fabricação e venda. Nenhum andador é seguro.

Tapete de atividades. O bebê nem sempre precisa estar em um assento para se divertir. Muitas vezes, as melhores e mais produtivas brincadeiras acontecem quando ele tem liberdade de movimentos, mesmo antes de conseguir se movimentar muito. Além disso, ele precisa passar muito tempo de bruços (p. 331), e não pode fazer isso em seu colo ou preso a um assento infantil. É aí que entra o tapete de atividades (ou centro de atividades ou tapete para ficar de bruços), um parque de diversões ao alcance do bebê.

Os tapetes têm várias formas (redondos, quadrados, retangulares) e desenhos. A maioria é colorida e estampada (e até com texturas diferenciadas), alguns reproduzem sons e músicas e outros têm espelhos e brinquedos de pelúcia presos com anéis de plástico ou pendurados a uma barra arqueada (ótima para desenvolver as cruciais habilidades motoras finas). Tamanho definitivamente importa quando se trata do tapete de atividades: você quer um que seja grande o bastante para acomodar o corpo do bebê (isso não será um problema quando ele for recém-nascido, mas, ao comprar um, pense no futuro e compre um que cresça com ele). Outra característica importante: ser lavável (você entenderá a razão após a terceira regurgitação e o segundo vazamento de xixi). A maior vantagem do tapete? Ele se dobra facilmente e geralmente é compacto — ótimo para armazenar e transportar.

Capítulo 3
O básico da amamentação

Elas fazem parecer tão fácil, aquelas outras mães. Sem perder um minuto da conversa ou do almoço, usando somente uma mão e sem transpirar, elas abrem um botão e oferecem o seio ao bebê, como se a amamentação fosse o processo mais natural do mundo. Mas, embora a fonte possa ser natural, o know-how — especialmente para mamães iniciantes e seus bebês — muitas vezes não ocorre naturalmente, principalmente no início.

Suas primeiras experiências com a amamentação podem ser aquilo de que são feitos os sonhos das novas mães: seu recém-nascido aceita instantaneamente o mamilo e o suga como um pequeno profissional. Ou talvez nem tanto. Em vez disso, sua estreia pode se parecer mais com um fracasso. O bebê não consegue segurar o mamilo, que dirá sugá-lo. Você fica frustrada, o bebê fica agitado e logo vocês dois estão chorando. Seu bebê não está sendo alimentado e você está ficando farta.

Quer a primeira vez seja facílima, uma batalha ou algo intermediário, toda nova equipe de amamentação tem muito a aprender. Algumas, aparentemente, mais que outras. Por sorte, com um pouco de tempo e ajuda (que este capítulo pretende fornecer), não demorará muito para que seu bebê e seus seios estejam em perfeita sincronia e você esteja fazendo com que amamentar pareça muito fácil — e muito natural também.

Começando a amamentar

Quer dar seu melhor, mas não sabe por onde começar? Há muitos passos que você pode dar para oferecer a si mesma e ao bebê uma chance mais alta de sucesso na amamentação:

Aprenda tudo que puder. Ler pode lhe dar uma vantagem. Sente que precisa de mais treinamento antes de começar? Pense em frequentar um curso de amamentação, oferecido por muitos hospitais, consultoras de lactação e pela La Leche League local. Os cursos ensinam o básico e mais — como funciona a amamentação, aumentar a produção de leite, fazer o bebê aceitar o mamilo e solucionar problemas —, e muitos são voltados para ambos os pais (uma ótima maneira de envolver o pai desde o início).

Comece cedo. Os que começam mais cedo tendem a se sair melhor. Os bebês nascem prontos para mamar e, de fato, demonstram grande ânsia de sugar durante as primeiras duas horas após o nascimento, com o reflexo de sucção sendo mais poderoso entre trinta a sessenta minutos após o parto. Portanto, amamente o quanto antes — ainda na sala de parto é o ideal, depois dos carinhos iniciais —, supondo que você e o recém-chegado estejam aptos para isso. Mas não se estresse se o bebê não começar a mamar imediatamente ou um de vocês precisar de cuidados extras, impossibilitando a amamentação. Basta começar assim que possível.

Começou cedo, mas ainda acha que você e o bebê estão atrapalhados? Não se preocupe. Quase toda equipe de amamentação precisa de prática, prática e prática (e paciência, paciência e paciência) antes de aperfeiçoar sua técnica.

Fique perto do bebê. Claramente, amamentação exige união, e quanto mais tempo você e o bebê passarem juntos no hospital, mais fácil será se reunirem para as mamadas. Felizmente, recém-nascidos saudáveis rotineiramente ficam 24 horas por dia com as mães (e os pais, se forem acompanhantes) na maioria dos hospitais e casas de parto. Os berçários (quando ainda existem) geralmente são reservados a bebês que precisam de cuidados extras, monitoramento ou tratamento, o que significa que você e seu filho provavelmente ficarão juntos. Ter o bebê ao alcance das mãos em um berço ao lado da cama tornará a amamentação mais fácil (ao menos depois que vocês tiverem alguma prática) e conveniente. Além disso, com seu filho sempre por perto, não há necessidade de se preocupar com alguém da equipe inadvertidamente dando a ele uma mamadeira de fórmula.

E, se você e seu filhote não estiverem juntos o tempo todo, seja porque precisam de cuidados ou porque o hospital oferece creche para as mães descansarem um pouco (uma opção que você deve exercer enquanto pode)? Certifique-se de que a equipe de enfermagem saiba que você quer que o bebê seja trazido para todas as mamadas (supondo que seja clinicamente aconselhável e nenhuma condição impeça a amamentação), ao menos a cada duas ou três horas. Se o bebê estiver na UTI neonatal e você estiver bombeando para iniciar e aumentar a produção de leite (mesmo que ele ainda não possa ser alimentado pela boca), use a bomba a cada duas ou três horas. O hospital provavelmente fornecerá uma bomba elétrica dupla, de nível hospitalar, enquanto o bebê estiver na UTI.

Trabalhe com o sistema. Hospitais são lugares movimentados, com muitas coisas acontecendo ao mesmo tempo. Familiarize-se com o sistema a fim de que ele funcione para você.

O BÁSICO DA AMAMENTAÇÃO

Deixe médicos e enfermeiras saberem de sua preferência pelo aleitamento materno. Eles marcarão no quadro da estação de enfermagem que o seu é um bebê "sem mamadeira" ou colocarão no moisés uma placa dizendo "somente peito".

Se o bebê precisar de cuidados especiais ou houver preocupação com hipoglicemia (quando os níveis de açúcar no sangue estão muito baixos, algo que acontece ocasionalmente a filhos de mães diabéticas ou bebês prematuros), uma mamadeira de água glicosada ou fórmula pode ser necessária. Compreenda o que é necessário e porque é importante para a saúde de seu recém-nascido. Como o bico artificial produz resultados com menos esforço, o bebê pode relutar em aceitar seus mamilos depois de alguns encontros com a mamadeira. Nesse caso, trabalhe em estreita colaboração com uma consultora de lactação para que você e o bebê voltem ao curso correto.

Aceite pedidos, mas não espere por eles. Alimentar o bebê quando ele está com fome (sob demanda), em vez de quando o relógio diz que está na hora (de acordo com uma agenda) é melhor para o sucesso da amamentação. Mas, como os bebês não nascem com fome (o apetite geralmente aumenta por volta do terceiro dia), é provável que, no começo, não haja muita demanda e você tenha que iniciar (e até mesmo forçar) a maioria das mamadas. Insista. Tente oferecer entre oito e doze mamadas ao dia, mesmo

que a demanda ainda não esteja nesse nível. Isso não apenas manterá o bebê feliz, como também estimulará seus seios a aumentarem a produção, a fim de atender à demanda crescente. Intervalos de mais de duas ou três horas, em contrapartida, podem aumentar o ingurgitamento para você e diminuir a oferta para o bebê.

O bebê está mais interessado em cochilar que em mamar ou não consegue ficar acordado por mais que alguns momentos? Encontre na p. 206 dicas para acordar um bebê adormecido.

Conheça os sinais de fome. Idealmente, você deve alimentar o bebê ao primeiro sinal de fome ou interesse em sugar, o que pode incluir colocar as mãozinhas na boca, procurar o mamilo ou apenas estar particularmente alerta. Chorar é um sinal tardio de fome, então tente não esperar pelo choro frenético para começar a alimentá-lo. Mas, se o choro já começou, acalme seu filho antes de começar. Ou ofereça seu dedo para ele chupar até que se acalme. Afinal, já é difícil para um sugador inexperiente encontrar o mamilo quando se sente calmo — quando está frenético, pode ser totalmente impossível.

Pratique, pratique, pratique. A prática leva à perfeição, mas não produz leite — ao menos não imediatamente. Demora cerca de quatro dias para a produção começar, e isso é uma coisa realmente boa. A produção é adaptada às necessidades do bebê e, nos primeiros dias de vida, essas necessidades são mínimas, facilmente preenchidas pelas quantidades minúsculas de colostro, o poderoso pré-leite (ver p. 121) que você produz enquanto pratica a amamentação. Portanto, considere essas primeiras mamadas um treinamento, uma chance de aperfeiçoar sua técnica enquanto estimula a futura produção.

Dê tempo ao tempo. Nenhuma amamentação bem-sucedida é construída em um único dia — ou mesmo em uma única e muito, muito longa noite. O bebê, recém-saído do útero, certamente é novato em amamentação, e você também, se essa for sua primeira vez. Vocês dois têm muito a aprender, então saiba que haverá muitas tentativas e ainda mais erros antes que fornecedor (você) e consumidor (bebê) trabalhem em sincronia. Mesmo que já tenha amamentado com sucesso, lembre-se de que cada bebê é diferente, o que significa que o caminho para o sucesso pode ser diferente dessa vez.

A chegada do bebê foi demorada e vocês dois estão meio grogues? Você pode precisar dormir antes de encarar seriamente a estrada à frente — e não há nenhum problema nisso.

Obtenha apoio. Seu time de amamentação definitivamente se beneficiará de um treinador (ou mesmo uma equipe de treinadores) para ajudá-la a começar, oferecer dicas sobre sua técnica e incentivá-la nos momentos difíceis. A maioria dos hospitais e quase todas as casas de parto oferecem apoio ao aleitamento materno e, nesse caso, você será atendida por uma especialista que a acompanhará em ao menos algumas mamadas para fornecer instruções práticas e dicas úteis. Se esse serviço não for oferecido automaticamente no momento do parto, solicite-o (de preferência com antecedência) e, se não estiver disponível, veja se há uma consultora de lactação ou enfermeira com conhecimentos sobre aleitamento que possa observar sua técnica e redirecioná-la se você e o bebê não estiverem no caminho certo. Ou, se for financeiramente viável, tente encontrar uma consultora local disposta a visitá-la no hospital. Se sair do hospital ou casa de parto antes de obter ajuda (espero que isso não aconteça), certifique-se de que alguém experiente — o pediatra, uma doula ou uma consultora de lactação externa — verifique sua técnica em alguns dias.

Você também pode encontrar empatia e conselhos entrando em contato com a sede local da La Leche League. As voluntárias da La Leche são mães experientes que recebem treinamento para se tornarem conselheiras credenciadas. Ou peça a ajuda de amigas e familiares que tenham experiência no assunto.

Mantenha a calma. Sentindo-se meio sobrecarregada (ou até um pouco estressada) com os 3,5 kg de responsabilidade enrolados em uma manta que acabou de receber? Claro que sim. Mas a tensão pode inibir a liberação do leite que você está produzindo (ou produzirá em breve), o que significa que você pode não ser capaz de oferecê-lo até relaxar. Se estiver se sentindo nervosa pouco antes de uma mamada, tente se acalmar com exercícios de relaxamento (eles devem estar frescos em sua mente tão perto do parto) ou respirações profundas. Ou apenas feche os olhos e ouça uma música suave por alguns minutos — o bebê provavelmente também ficará relaxado com essa vibração.

Princípios básicos da amamentação

Conhecimento sempre é poder, mas principalmente quando se trata de construir uma relação de amamentação bem-sucedida com seu bebê. Quanto mais você souber — sobre o processo (como o leite é produzido e distribuído), sobre a técnica (como posicionar o bebê corretamente), sobre a mecânica (como saber se o bebê está recebendo leite normalmente ou em excesso) e sobre a logística (quando uma refeição acabou e quando está na hora de mais uma) —, mais confiante (e empoderada) se sentirá como lactante. Para aumentar seu conhecimento antes de colocar o bebê para mamar, faça este minicurso sobre os princípios básicos da amamentação.

Como funciona a amamentação

Justamente quando você achou que seu corpo não poderia fazer nada mais alucinante que produzir um bebê, surge o incrível ato da lactação, considerada a conclusão natural do ciclo reprodutivo — e uma conclusão bastante fenomenal. Veja como funciona:

• Como o leite é produzido. O processo é iniciado automaticamente no instante em que você expulsa a placenta (ou ela é removida durante a cesariana). Esse é o sinal para seu corpo — que passou nove meses alimentando o bebê dentro de você — se preparar para as mudanças hormonais que permitirão que você alimente o bebê do lado de fora. Os níveis dos hormônios estrogênio e progesterona diminuem drasticamente momentos após o parto, e o nível do hormônio prolactina (um dos responsáveis pela lactação) aumenta muito, ativando as células produtoras de leite em seus seios. Mas, embora os hormônios desencadeiem o início da lactação, eles não podem manter a produção sem ajuda, e essa ajuda vem na forma da boquinha do bebê. À medida que essa boquinha suga o seio, seu nível de prolactina aumenta, estimulando a produção de leite. Tão importante quanto, inicia-se um ciclo que garante produção constante: o bebê remove leite dos seios (criando demanda) e os seios produzem mais leite (criando oferta). Quanto maior a demanda, maior a oferta. Qualquer coisa que impeça o bebê de remover o leite dos seios inibirá a produção. Alimentação pouco frequente, mamadas muito breves ou sucção ineficaz podem resultar em diminuição da produção. Pense da seguinte maneira: quanto mais leite seu bebê ingerir, mais leite seus seios produzirão. Mesmo antes do primeiro gole, as demandas do bebê pelo colostro iniciam sua produção.

- Como ele flui. A função mais importante para o sucesso da amamentação é o reflexo de ejeção ou "descida", que permite que o leite flua. A ejeção ocorre quando o bebê suga, provocando a liberação do hormônio ocitocina, que estimula o fluxo de leite. Mais tarde, quando os seios se habituam ao reflexo de ejeção, ela pode ocorrer sempre que a sucção parece iminente (na opinião de seu corpo), como quando o bebê está prestes a mamar ou mesmo quando você está pensando nele.
- Como ele muda. O leite que o bebê recebe não é uniforme como a fórmula. Engenhosamente, a composição do leite materno é fluida: muda de mamada para mamada e mesmo durante cada mamada. O primeiro leite a fluir quando o bebê começa a mamar é o anterior. Esse leite foi apelidado de "matador da sede",

porque é diluído e tem baixo teor de gordura, saciando a sede sem satisfazer o apetite. À medida que a mamada progride, o seio produz e dispensa o leite posterior, rico em proteínas, gorduras e calorias, que mata a fome. Interrompa a mamada ou troque de seio cedo demais e o bebê perderá o leite posterior, causando fome mais cedo e até mesmo impedindo o ganho de peso (uma dieta de leite anterior é muito pobre em gordura e nutrientes). Para garantir que seu filho esteja nutrido, espere até que um seio esteja bem drenado (ele nunca ficará completamente vazio) antes de passar para o outro. Como saber? O seio drenado ficará muito mais macio ao final da mamada, e você notará que o fluxo de leite diminui para um fio e o bebê engole com menos frequência.

Ficando confortável

Como metade da equipe de amamentação, suas necessidades também são importantes durante as mamadas. Veja como se posicionar para uma amamentação bem-sucedida:

- Procure paz e sossego. Até que a amamentação se torne segunda natureza para você e o bebê (e se tornará!), você precisará se concentrar enquanto amamenta. Para isso, instale-se em uma área com poucas distrações e baixo nível de ruído. Quando se sentir mais confortável com a amamentação, você poderá ter um livro, revista, telefone ou tablet à mão para distraí-la durante as longas sessões. Mas não se esqueça de interagir periodicamente com seu pequeno sugador — o que é não somente parte da diversão para você, mas também parte do benefício para ele. Falar ao telefone pode deixá-la distraída demais nas primeiras semanas, então deixe as chamadas caírem na caixa postal. Talvez também seja melhor evitar a TV até pegar o jeito.

- Fique confortável. Acomode-se em uma posição confortável para você e para o bebê. Tente se sentar em um sofá, poltrona, poltrona reclinável ou cama. Você pode até mesmo amamentar deitada (parece bom, não parece?). Se estiver sentada, um travesseiro no colo (ou um travesseiro de amamentação especialmente projetado) elevará o bebê até uma altura confortável. Além disso, se fez cesariana, o travesseiro evitará que o bebê pressione o local da incisão. Certifique-se também de que seus braços estejam apoiados em um travesseiro ou nos braços da poltrona, já que tentar segurar o bebê sem apoio pode causar cãibras e dores nos braços. Erga as pernas, se puder. Experimente até encontrar a posição que funciona melhor para você — de preferência uma que possa manter por longo tempo sem se sentir tensa ou enrijecida.
- Mate sua sede. Tenha um copo — com leite, suco ou água — a seu lado para repor fluidos enquanto amamenta. Evite bebidas quentes, em caso de derramamento. E, se já faz algum tempo desde sua última refeição, adicione um lanche saudável para mantê-la energizada.

Ficando na posição certa

Há muitas posições que você e o bebê podem explorar durante a amamentação, e você pode até inventar algumas. Lembre-se, porém, de que o bom posicionamento é a chave para a boa amamentação — e para evitar dores nos mamilos e outros problemas. Em todas as posições, alinhe o corpo todo do bebê, com orelha, ombro e quadril formando uma linha reta. Você não quer que a cabeça dele fique virada para o lado; ela deve estar alinhada ao corpo. (Imagine como seria difícil beber com sua cabeça virada para o lado). Em todas as posições, exceto a deitada, usar um travesseiro de amamentação (ou um travesseiro comum) elevará o bebê, facilitando o acesso dele ao peito.

Você pode tentar qualquer uma das seguintes posições, experimentando até encontrar as mais confortáveis para você:

- Berço cruzado. Uma posição perfeita para começar. Coloque o bebê de lado, de frente para o seio que será oferecido, com o umbigo voltado para o outro seio e paralelo a ele. Segure a cabeça do bebê com a mão oposta ao seio que será oferecido (se estiver oferecendo o seio direito, segure o bebê com a mão esquerda). Descanse o pulso entre as omoplatas do bebê, o polegar atrás de uma orelha e os outros dedos atrás da outra orelha. Usando a outra mão, segure o seio, colocando o polegar acima do mamilo e da aréola, no local onde o nariz do bebê tocará o seio. Seu dedo indicador deve estar no local onde o queixo do bebê tocará o seio. Comprima levemente o seio para que o mamilo aponte levemente para cima, na direção do nariz do bebê. Você está pronta para amamentar.

- Berço. Coloque o bebê de lado, de frente para o seio que será oferecido, com o umbigo voltado para o outro seio e paralelo a ele. Posicione o bebê de modo que a cabecinha fique na dobra de seu cotovelo, usando o resto do braço para apoiar o corpinho. Com a mão livre, segure o seio como na posição berço cruzado.
- Invertida. Essa posição, também chamada de jogador de futebol americano, é especialmente útil se você fez cesariana e não quer apoiar o bebê em seu abdômen, se seus seios forem grandes ou se o bebê for pequeno ou prematuro. Posicione o bebê a seu lado, de frente para você, com as perninhas debaixo de seu braço (o braço direito se estiver oferecendo o seio direito). Apoie a cabecinha com a mão direita e segure o seio como na posição berço cruzado.
- Deitada de lado. Nessa posição, você e o bebê se deitam de lado, barriga com barriga, com o bebê de frente para o mamilo que será oferecido. Use a mão do lado sobre o qual não está deitada para segurar o seio, se necessário. Essa posição é ideal para mamadas no meio da noite.
- Deitada de costas ("amamentação biológica"). Deite-se na cama ou no sofá, apoiada em travesseiros. Coloque o bebê sobre você, de barriga

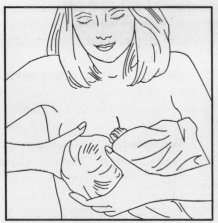

Posição berço cruzado

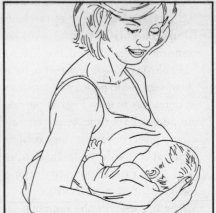

Posição invertida

para baixo, com a bochecha em seu seio. Não é necessário segurá-lo, pois a gravidade o manterá grudado a você. O corpo do bebê pode descansar em qualquer posição confortável, desde que esteja de frente e encostado ao seu. O bebê pode pegar o mamilo naturalmente ou você pode ajudá-lo direcionando o mamilo até sua boquinha. Fora isso, você não precisa fazer muito nessa posição descontraída, além de se recostar e aproveitar. Essa é uma posição ideal para recém-nascidos e bebês com gases ou refluxo. Ela também deixa suas mãos livres para acariciar seu filhotinho.

Seja qual for a posição que escolher, leve o bebê até o peito, e não o peito até o bebê. Muitos problemas de pega ocorrem porque a mãe está debruçada sobre o bebê, tentando enfiar o mamilo na boquinha dele. Em vez disso, mantenha as costas retas e traga o bebê até o peito.

A pega adequada

Uma boa posição é um ótimo lugar para começar. Mas, para que a amamentação seja bem-sucedida, a pega adequada — garantir que o bebê e o seio se encaixem corretamente — é uma habilidade que você terá que dominar. Para algumas mães e recém-nascidos, é fácil; para outros, é preciso prática.

- Saiba como é a boa pega. A pega adequada é chamada de "pega profunda" e abrange tanto o mamilo quanto a aréola (a área escura ao redor do mamilo), e não apenas o mamilo. As gengivas do bebê precisam comprimir a aréola e os dutos lácteos localizados abaixo dela para iniciar o fluxo de leite. Sugar apenas o mamilo (também conhecido como "pega rasa") não apenas deixará o bebê com fome (porque as glândulas que secretam o leite não serão comprimidas), como também deixará seus mami-

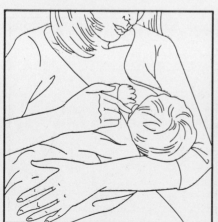

Posição berço

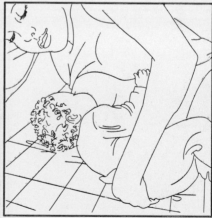

Posição deitada de lado

los doloridos e até rachados. Certifique-se também de que o bebê não errou o alvo e começou a sugar avidamente outra parte do seio (recém-nascidos muitas vezes continuam sugando mesmo que não recebam leite). Isso pode causar uma contusão dolorosa no sensível tecido mamário — e, claro, não alimentará o bebê nem estimulará a produção de leite.

- Prepare-se para a boa pega. Quando você e o bebê estiverem em uma posição confortável, toque gentilmente os lábios dele com o mamilo até que ele abra bem a boquinha, como em um bocejo. Alguns especialistas em lactação sugerem apontar o mamilo para o nariz do bebê e direcioná-lo para a parte de baixo do lábio superior para que ele abra a boca. Isso evita que o lábio inferior fique dobrado durante a amamentação. Se o bebê não abrir a boca, você pode tentar espremer um pouco de colostro (e mais tarde, leite) nos lábios dele, a fim de incentivar a pega.

Se o bebê virar a cabeça, acaricie suavemente a bochecha do lado mais próximo a você. O reflexo de busca fará com que ele vire a cabeça na direção do seio. (Não pressione ambas as bochechas na tentativa de fazer com que o bebê abra a boca; isso só causará confusão.) Quando o bebê aprender a pegar o mamilo, a sensação do seio e, às vezes, somente o cheiro do leite farão com que ele se vire na direção do mamilo e abra a boca.

- Comece. Quando a boquinha estiver bem aberta, traga o bebê para mais perto. Não mova o seio na direção dele e não empurre a cabecinha dele até o seio. E não enfie o mamilo em uma boquinha relutante — deixe que ele tome a iniciativa. Podem ser necessárias algumas tentativas antes que ele abra

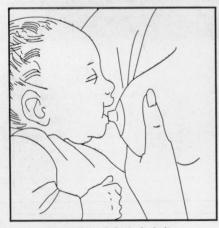
Tocando os lábios do bebê

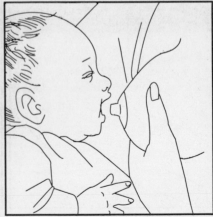
O bebê abre bem a boquinha

a boquinha o suficiente para a pega correta. Lembre-se de segurar o seio até que o bebê tenha uma boa pega no mamilo e esteja sugando confortavelmente; não solte o seio muito rapidamente.

- Verifique a pega. Você saberá que ela está correta quando o doce queixinho e a pontinha do nariz de botão tocarem seu seio. À medida que o bebê suga, o mamilo será puxado para a parte de trás da garganta dele, e as pequenas gengivas comprimirão a aréola. Os lábios do bebê devem estar virados para fora, como uma boquinha de peixe, e não para dentro. Verifique também se ele não está sugando o próprio lábio inferior (recém-nascidos sugam qualquer coisa) ou a língua (porque seu mamilo está posicionado sob, e não sobre, ela). Você pode verificar puxando o lábio inferior do bebê para baixo durante a amamentação. Se parecer que ele está sugando a língua, interrompa a sucção com o dedo, remova o mamilo e abaixe a língua dele antes de tentar novamente. Se for o lábio, puxe-o suavemente para fora enquanto o bebê mama.

SUGAR *VERSUS* MAMAR

Trata-se de uma distinção sutil que pode fazer toda diferença no sucesso da amamentação. Para ter certeza de que seu bebê está mamando (ou seja, extraindo colostro ou leite de seu seio), e não apenas sugando (esfregando as gengivas em seu mamilo), procure por um padrão forte e constante de sugar-engolir-respirar. Você notará um movimento rítmico da bochecha, mandíbula e orelha. Assim que começar a produzir leite, você também ouvirá o som de engolir, que lhe informará que a amamentação está em curso.

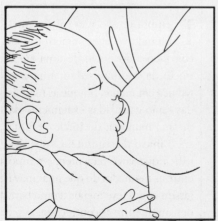

A pega correta

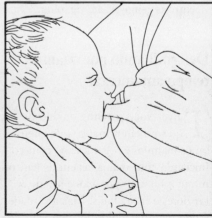

Interrompendo a sucção

A amamentação não vai doer com a pega correta. Se você sentir dor no mamilo enquanto amamenta, o bebê provavelmente o está pressionando com as gengivas, em vez de pressionar o mamilo e a aréola. Tire o bebê do seio (veja a seguir) e tente novamente uma pega profunda. A pega tampouco estará correta se você ouvir estalinhos.

- Dê ao bebê espaço para respirar. Se o seio estiver bloqueando o narizinho dele, pressione levemente o seio com o dedo. Elevar um pouco o bebê também pode dar a ele espaço para respirar. Mas, ao manobrar, não afrouxe a pega que vocês trabalharam tanto para conseguir nem tampouco prejudique o alinhamento.

- Interrompa a pega com cuidado. Se o bebê terminou de mamar, mas ainda está segurando seu seio, puxá-lo abruptamente pode ferir o mamilo. Em vez disso, interrompa a sucção colocando o dedo limpo no canto da boca do bebê (para deixar o ar entrar) e gentilmente empurrando entre as gengivas, até ele soltar.

Determinando por quanto tempo amamentar

Talvez você já tenha ouvido dizer que a melhor maneira de engrossar os mamilos é pegar leve no começo, iniciando com mamadas curtas (cinco minutos ou mais por seio) a fim de evitar dores e rachaduras. Mas a verdade é que mamilos doloridos não vêm da alimentação prolongada, mas sim do posicionamento errado. Então, em vez de estabelecer limites para as mamadas, deixe seu docinho levar o tempo que quiser — o que inicialmente pode ser bastante. Não se surpreenda se as primeiras mamadas forem maratonas: embora o tempo médio de cada uma seja de vinte a trinta minutos, alguns recém-nascidos levam até quarenta e cinco. Não interrompa a mamada arbitrariamente: espere até o bebê parecer prestes a parar no primeiro seio e, em seguida, ofereça (mas não force) o outro.

Idealmente, ao menos um seio deve ser drenado a cada mamada — e isso é mais importante que ter certeza de que o bebê se alimentou de ambos. Assim você saberá que ele recebeu o leite posterior (ou gorduroso) do fim da mamada, e não somente o leite anterior (essencialmente desnatado) do início.

TEMPO PADRÃO DE AMAMENTAÇÃO

Lembra (e isso não foi ontem?) quando você cronometrou suas contrações do início de uma até o início da seguinte? Mantenha essa técnica em mente, porque as mamadas serão calculadas exatamente da mesma maneira: do início de uma até o início da seguinte. O que significa que você terá menos tempo entre as mamadas do que imaginava (assim como teve menos tempo para descansar entre as contrações).

A melhor maneira de encerrar a mamada é esperar até que o bebê solte o mamilo. Se ele não soltar (bebês geralmente adormecem enquanto mamam), você saberá que está na hora quando o padrão rítmico diminuir para quatro sucções por deglutição. Muitas vezes, o bebê adormece ao fim do primeiro seio e acorda para mamar no segundo (depois de um bom arroto, veja p. 233) ou dorme até a mamada seguinte. Comece a mamada seguinte com o seio no qual o bebê não mamou ou não drenou completamente. Como saber qual seio é o próximo e quanto tempo o bebê mamou em cada um? A forma mais simples é usar a planilha de controle de amamentação no aplicativo What To Expect, onde você também pode manter o controle do bombeamento de leite e da mamadeira.

QUE TIPO DE LACTENTE É SEU BEBÊ?

Assim como cada bebê tem uma personalidade única, cada bebê tem seu próprio estilo de amamentação. O seu pode se enquadrar em uma das seguintes categorias... ou desenvolver um estilo todo próprio.

Barracuda. O estilo de amamentação de seu bebê é semelhante ao da barracuda se ele agarrar o seio com tenacidade e sugar vorazmente por dez a vinte minutos. O bebê barracuda não se demora: ele vai direto ao ponto. Às vezes, a sucção é tão vigorosa que chega a ser dolorosa, mesmo com o posicionamento perfeito. Se seus mamilos forem vítimas da forte sucção do bebê barracuda, não se preocupe: eles engrossarão rapidamente à medida que se acostumarem a alimentar tubarões. (Veja dicas para aliviar mamilos doloridos na p. 129.)

Excitado ineficaz. Se seu bebê fica tão excitado quando recebe o seio que muitas vezes o perde — e depois grita e chora de frustração —, é provável que você tenha um excitado ineficaz nas mãos. Nesse caso, precisará de muita paciência para acalmá-lo antes de poder voltar ao trabalho. Normalmente, os ineficazes excitados ficam menos excitados e mais eficazes à medida que pegam o jeito, quando então conseguem manter seu prêmio sem incidentes.

Procrastinador. Os procrastinadores fazem exatamente isto: procrastinam. Esses bebês lentos não mostram nenhum interesse ou habilidade particular em mamar até o quarto ou quinto dia, quando o leite desce. Forçar um procrastinador a se alimentar antes que ele queira não adianta (nem tampouco forçá-lo a fazer o dever de casa antes do último minuto, mas você descobrirá isso mais tarde). Em vez disso, esperar parece ser a melhor aposta: os procrastinadores tendem a se dedicar à amamentação quando estão prontos.

Gourmet. Se seu bebê gosta de sugar seu mamilo, provar um pouco de leite, estalar os lábios e saborear lentamente cada gole, como se estivesse escrevendo uma resenha gastronômica, você provavelmente está servindo um gourmet. No que diz respeito ao gourmet, o leite materno não é fast-food. Tente apressar esses lactentes gastronômicos durante as refeições e eles ficarão muito furiosos — é melhor deixá-los aproveitar a experiência da alimentação.

Descansador. Descansadores gostam de mamar alguns minutos e descansar um pouco. Alguns até preferem a abordagem de mamar e cochilar: mamar por quinze minutos, dormir por quinze minutos, acordar e voltar a mamar. Amamentar esse tipo de bebê levará tempo e exigirá paciência, mas apressá-lo, assim como no caso do gourmet, não a levará a lugar nenhum.

Determinando com que frequência amamentar

No início, você precisará amamentar com frequência: entre oito e doze vezes ao dia (às vezes mais, se o bebê exigir), drenando ao menos um seio a cada mamada. Isso significa que amamentará a cada duas ou três horas (contadas a partir do início de cada mamada). Mas não deixe o relógio ser seu guia. Siga as dicas dadas pelo bebê (a menos que seu dorminhoco não esteja acordando para mamar), tendo em mente que os padrões de alimentação variam muito de uma criança para outra. Alguns recém-nascidos precisam mamar com mais frequência (a cada hora e meia ou duas horas), outros, menos (a cada três horas). Se seu filhote quiser mamar com mais frequência, você pode passar de uma mamada a outra com apenas uma hora de intervalo, o que não dará muita folga a seus seios cansados. Mas não se preocupe. Essa frequência é apenas temporária e, à medida que a produção de leite aumentar e o bebê crescer, os intervalos entre as mamadas ficarão mais longos.

A regularidade das mamadas de seu bebê também pode ser diferente do bebê da vizinha. Alguns bebês atenciosos se alimentam a cada hora e meia durante o dia, mas estendem o tempo entre as mamadas noturnas para três ou até quatro horas. Considere-se com sorte se seu filhote se enquadrar nessa categoria, mas acompanhe as fraldas molhadas para garantir que ele esteja recebendo leite suficiente com todo esse sono (p. 260). Outros bebês funcionam como um relógio, acordando a cada duas horas e meia para mamar, seja no meio da manhã ou no meio da noite. Mesmo eles estabelecerão um padrão mais civilizado nos próximos dois me-

O BÁSICO DA AMAMENTAÇÃO

ses: à medida que começarem a diferenciar entre dia e noite, seus pais agradecidos terão intervalos gradualmente mais longos entre as mamadas noturnas.

Mas, embora seja grande a tentação de esticar o tempo entre as mamadas — especialmente quando você começar a sentir que está trabalhando todos os turnos em um restaurante 24 horas —, resista. A produção de leite é influenciada pela frequência, intensidade e duração de cada mamada, principalmente nas primeiras semanas. Reduzir essa demanda necessariamente frequente — ou encurtar as mamadas — sabotará rapidamente a produção. Assim como deixar o bebê dormir quando deveria estar comendo. Se já se passaram três horas desde a última mamada, está na hora de acordar seu recém-nascido. (Encontre técnicas para acordar bebês na p. 206.)

O que você pode estar se perguntando

Colostro

"Acabei de dar à luz; estou esgotada e minha filha está com muito sono. Podemos descansar antes de tentar a amamentação? Ainda não tenho leite."

Quanto mais cedo você amamentar, mais cedo terá leite, pois a oferta depende da demanda. Mas amamentar cedo e frequentemente faz mais que garantir que você produzirá leite nos próximos dias; também garante que seu recém-nascido receba sua cota de colostro, o alimento ideal para os primeiros dias de vida. Essa espessa substância amarelada (às vezes clara), apelidada de "ouro líquido" por sua fórmula potente, é rica em anticorpos e glóbulos brancos que defendem contra bactérias e vírus nocivos e, segundo alguns especialistas, estimulam a produção de anticorpos no sistema imunológico do recém-nascido. O colostro também reveste os intestinos do bebê, impedindo que bactérias nocivas invadam seu sistema digestivo imaturo e protegendo contra alergias e distúrbios. E, como se isso não bastasse, o colostro estimula a primeira evacuação (o mecônio; p. 224) e ajuda a eliminar a bilirrubina, reduzindo qualquer potencial icterícia em seu recém-nascido (p. 222).

Um pouco de colostro vale muito: a bebê extrairá apenas algumas colheres de chá. Por incrível que pareça, é tudo de que ela precisa. Como o colostro é fácil de digerir — rico em proteínas, vitaminas e minerais e pobre em gordura e açúcar —, pequenas quantidades satisfarão o apetite de sua fofinha, constituindo o aperitivo perfeito para as futuras refeições lácteas. Ingerir colostro por alguns dias dará a ela um começo de vida muito saudável, estimulando a produção da refeição seguinte: o leite de transição (ver quadro adiante para um cardápio dos estágios do leite).

Então tirem uma soneca, se precisarem, e mãos à obra. Há leite a ser produzido!

ESTÁGIOS DO LEITE

O que seus seios estão servindo hoje? Depende. Cada estágio do leite materno é projetado para a idade do bebê, tornando-se o alimento perfeito para o primeiro dia... o quinto... o décimo... e além:

- Colostro. As primeiras refeições são pequenas quantidades desse pré-leite espesso e amarelado (às vezes mais claro), que contém tantos anticorpos e glóbulos brancos que foi apelidado de "ouro líquido".
- Leite de transição. O próximo no cardápio de degustação é o leite de transição, que seus seios servem entre o colostro e o leite maduro. Ele se assemelha a leite misturado com suco de laranja (felizmente, tem um gosto muito melhor que

isso para os recém-nascidos) e é o que surge quando o leite "desce". Esse leite contém níveis mais baixos de imunoglobulinas e proteínas que o colostro, mas mais lactose, gordura e calorias.

- Leite maduro. Chegando entre o décimo e o décimo quarto dia após o parto, o leite maduro é ralo e branco (às vezes parecendo levemente azulado). Embora pareça leite desnatado e aguado, na verdade é cheio de energia, com toda a gordura e outros nutrientes de que os bebês em crescimento precisam. O leite maduro é dividido em dois tipos: anterior e posterior. Você pode ler mais sobre isso na p. 112.

Seios ingurgitados

"Desde que meu leite desceu hoje, meus seios estão inchados e três vezes maiores que o normal, enrijecidos e tão doloridos que não consigo aguentar. Como posso amamentar dessa maneira?"

E les cresceram durante os nove meses de gravidez e, quando você

achava que não poderiam ficar maiores (ao menos não sem ajuda de um cirurgião plástico), é exatamente isso que acontece na primeira semana pós-parto. E eles doem muito, tanto que colocar o sutiã é uma agonia, que dirá amamentar um bebê faminto. O pior é que eles estão tão enrijecidos e inchados que os mamilos podem ficar achatados e dificultar a amamentação, tornando-a não somente dolorosa, mas também seriamente desafiadora.

O ingurgitamento que chega com o primeiro leite é repentino e dramático, ocorrendo em questão de horas. Ele surge mais frequentemente no terceiro ou quarto dia após o parto, embora ocasionalmente já no segundo dia ou tão tarde quanto no sétimo. Embora seja um sinal de que seus seios estão começando a se encher de leite, a dor e o inchaço também são resultado do sangue fluindo para o local, garantindo que a fábrica esteja em pleno funcionamento.

O ingurgitamento é mais desconfortável quando a amamentação começa devagar e é tipicamente mais pronunciado e ocorre mais tarde com os primeiros bebês que com os subsequentes. Algumas mães sortudas (geralmente as que começaram a amamentar mais cedo) obtêm seu leite sem pagar o preço do ingurgitamento, especialmente se amamentarem regularmente desde o início.

Felizmente, mesmo o pior ingurgitamento é temporário. Geralmente não dura mais que 24 a 48 horas (ocasionalmente pode durar até uma semana), diminuindo gradualmente à medida que um sistema bem coordenado de oferta e demanda é estabelecido.

Até lá, há alguns passos que você pode dar para aliviar seus seios doloridos para que o bebê possa mamar:

- Aplique calor brevemente para amaciar a aréola e estimular a ejeção no início de cada mamada. Para isso, coloque um pano embebido em água morna, e não quente, apenas na aréola, ou incline-se sobre uma tigela de água morna (sim, provavelmente é melhor só fazer isso quando estiver em casa). Ou use compressas para micro-ondas, desenhadas para serem colocadas no sutiã (elas também podem ser geladas após as mamadas a fim de aliviar a dor). Você também pode estimular o fluxo de leite massageando suavemente o seio que o bebê está sugando.

- Aplique frio após cada mamada. Você pode colocar bolsas de gelo no sutiã ou usar compressas geladas. E embora possa soar e parecer estranho, folhas de repolho geladas são surpreendentemente calmantes. (Lave, seque e resfrie folhas grandes, faça uma abertura no centro para os mamilos e posicione uma folha em cada seio.)

- Use um sutiã de amamentação bem ajustado (com alças largas e sem forro de plástico) o tempo todo. A pressão contra os seios doloridos e ingurgitados pode ser dolorosa, então não aperte demais o sutiã. E use roupas largas que não causem atrito contra seus seios supersensíveis.

- Lembre-se das regras do ingurgitamento: quanto mais frequentemente você amamentar, menos ingurgitamento terá e mais rapidamente poderá amamentar sem dor. Quanto menos frequentemente amamentar, mais ingurgitamento terá e mais tempo se passará até que possa amamentar sem dor. Portanto, não fique tentada (por mais compreensível que seja) a pular ou abreviar as mamadas porque elas doem. Se o bebê não mamar com vigor suficiente para aliviar o ingurgitamento em ambos os seios a cada mamada, use uma bomba para fazer isso. Mas não bombeie demais, apenas o suficiente para aliviar o ingurgitamento. Caso contrário, seus seios produzirão mais leite do que o bebê está ingerindo, levando a um sistema de oferta e demanda desequilibrado e a mais ingurgitamento.

- Delicadamente, retire um pouco de leite de cada seio antes de amamentar, a fim de aliviar o ingurgitamento. Isso fará com que o leite flua e amacie o mamilo, para que o bebê possa segurá-lo melhor. Também significará menos dor para você durante a amamentação.
- Altere a posição do bebê de uma mamada para outra (tente usar a posição invertida em uma mamada e a posição berço na seguinte; p. 114). Isso fará com que todos os dutos de leite sejam esvaziados e pode diminuir a dor do ingurgitamento.
- Para dor intensa, tome paracetamol (Tylenol), ibuprofeno (Advil ou Motrin) ou outro analgésico leve prescrito pelo médico (pergunte se ele deve ser tomado logo após amamentar).

"Acabei de ter meu segundo filho. Meus seios estão muito menos ingurgitados que com o primeiro. Isso significa que vou ter menos leite?"

Na verdade, menos ingurgitamento não significa menos leite, mas sim menos dor e dificuldades com a amamentação, e esse definitivamente é um caso de "menos é mais". E um caso que vale para a maioria das mães que amamentam pela segunda vez. Talvez seja porque seus seios são mais experientes: tendo passado por isso antes, eles estão mais preparados para o leite que chega. Talvez seja porque você é mais experiente: reconhece uma boa pega, é profissional do posicionamento e aperfeiçoou as primeiras mamadas em pouco tempo, com menos dificuldades e menos estresse.

Mesmo as iniciantes podem se safar do ingurgitamento, muitas vezes porque tiveram um início bom e precoce (e não porque têm pouco leite). Muito raramente, a falta de ingurgitamento — combinada à falta de ejeção — está relacionada à produção inadequada de leite, mas apenas em mães de primeira viagem. Mas não há motivo para se preocupar com isso, a menos que o bebê não esteja crescendo como deveria (p. 260).

Ejeção
"Sempre que começo a alimentar o bebê, sinto alfinetadas nos seios quando o leite começa a sair. É quase doloroso — isso é normal?"

A sensação que você está descrevendo é conhecida no ramo da amamentação como "ejeção". Ela não só é normal, como é parte necessária do processo, um sinal de que o leite está sendo liberado dos dutos que o produzem. A ejeção pode ser experimentada como formigamento, alfinetadas (às vezes desconfortáveis) e, muitas vezes, como sensação de ter os seios cheios ou quentes. Ela geralmente é mais intensa nos primeiros meses (e no início de cada mamada, embora várias ejeções possam ocorrer a cada vez que você amamenta) e pode ser um pouco menos perceptível à medida que o bebê cresce. Ela também pode ocorrer em um seio quando o bebê está sugando o outro, em antecipação à mamada e, às vezes, quando sequer está na hora de amamentar (p. 127).

A ejeção pode demorar alguns minutos (da primeira sucção ao primeiro gotejamento) nas primeiras semanas, mas apenas alguns segundos depois que os seios e o bebê se entendem. Mais tarde, à medida que a produção de leite diminuir (quando você introduzir sólidos ou complementar com fórmula, por exemplo), a ejeção pode ser mais demorada novamente.

Estresse, ansiedade, fadiga, doença ou distração podem inibir o reflexo de ejeção, assim como grandes quantidades de álcool. Se você acha que seu reflexo de ejeção não é ideal ou está demorando demais para começar, tente algumas técnicas de relaxamento antes de amamentar, escolha um local tranquilo e se limite a um único drinque ocasional. Manipular gentilmente os seios antes de amamentar também pode estimular o fluxo. Mas não se preocupe com a ejeção. Os problemas reais relacionados a ela são extremamente raros.

Uma dor profunda e lancinante nos seios logo após a mamada é um sinal de que eles estão se enchendo novamente. De modo geral, essas dores não continuam além das primeiras semanas.

DOR DURANTE A AMAMENTAÇÃO

A dor logo antes de amamentar provavelmente se deve à ejeção. A dor logo após amamentar provavelmente é sinal de que seus seios estão se preparando (se enchendo) para a próxima mamada. De modo geral, a maioria dessas dores é passageira e diminui após as primeiras semanas. O mais importante: elas são normais.

O que não é normal é a dor aguda com sensação de ardência durante a amamentação, que pode estar relacionada ao sapinho (uma infecção por fungos transmitida da boca do bebê para os mamilos da mãe; p. 220). Outra causa comum: pega incorreta (veja na p. 113 como corrigir a pega).

PARA OS PAIS: SÃO PRECISOS TRÊS

Vocês achavam que a amamentação era algo somente entre a mãe e o bebê? Na verdade, os pais fazem muita diferença. Pesquisas mostram que, quando os pais são solidários, as mães se sentem muito mais propensas a amamentar e continuar amamentando. Em outras palavras, embora sejam necessários somente dois para amamentar, três podem tornar a amamentação ainda mais bem-sucedida.

Leite em excesso

"Embora meus seios já não estejam ingurgitados, tenho tanto leite que minha bebê se engasga toda vez que mama. Será que tenho leite demais?"

Pode parecer que você tem leite para alimentar o bairro inteiro — ou ao menos uma pequena creche —, mas, em breve, você terá a quantidade certa para alimentar uma única bebê faminta: a sua.

Como você, muitas mães acham que há leite demais nas primeiras semanas. Às vezes tanto que os bebês têm dificuldade para acompanhar, arquejando, engasgando e sufocando enquanto tentam engolir tudo que jorra. Esse excesso também pode causar vazamentos e borrifos, o que pode ser desconfortável e constrangedor (es-pecialmente quando as comportas se abrem em público).

Pode ser que você esteja produzindo mais leite do que a bebê precisa ou o entregando mais rapidamente do que sua ainda inexperiente lactente consegue beber. De qualquer forma, seu sistema de fornecimento e entrega provavelmente superará esses problemas gradualmente ao longo do próximo mês, ficando mais sincronizado com as demandas da bebê e eliminando o excesso. Até lá, mantenha uma fraldinha à mão para secar o leite que você e a bebê derramarão durante as mamadas e tente as seguintes técnicas para diminuir o fluxo:

- Se a bebê engole freneticamente e se engasga assim que começa a ejeção, tente retirá-la do peito por um momento enquanto o excesso é eliminado. Quando a enchente diminuir para um fluxo constante que ela consiga controlar, coloque-a de volta.
- Ofereça apenas um seio a cada mamada. Dessa forma, ele será drenado mais completamente e a bebê será inundada com o intenso fluxo de leite apenas uma vez a cada mamada, em vez de duas.
- Pressione gentilmente a aréola durante a amamentação, a fim de conter o fluxo de leite durante a ejeção.
- Reposicione ligeiramente a bebê, a fim de que ela fique mais sentada. Assim, o excesso poderá escorrer pelo canto da boca enquanto ela se alimenta (o que será uma bagunça,

mas o que não é uma bagunça em sua vida atualmente?).

- Tente amamentar contra a gravidade inclinando-se ligeiramente para trás ou amamentando na posição deitada (reclinada com a bebê sobre seu peito).
- Bombeie antes de cada mamada até que o intenso fluxo inicial diminua. Então você pode amamentar sabendo que a bebê não se engasgará.
- Não fique tentada a diminuir sua ingestão de líquidos. Beber menos não diminuirá a produção de leite (assim como aumentar a ingestão não aumentará a produção).

Algumas mulheres continuam produzindo alto volume de leite. Se você achar que esse é seu caso, não se preocupe. À medida que a bebê ficar maior, mais faminta e mais eficiente, é provável que ela aprenda a acompanhar o fluxo.

Vazamentos e borrifos
"É normal o leite vazar o tempo todo?"

Não há competição quando se trata de camisetas molhadas (e suéteres, sutiãs e até mesmo lençóis e travesseiros molhados): as novas lactantes sempre ganham. As primeiras semanas são quase sempre muito úmidas, com leite vazando, pingando ou mesmo espirrando com frequência e inesperadamente. Os vazamentos surgem a qualquer hora, em qualquer lugar e geralmente sem aviso. De re-

pente, você sente aquele formigamento revelador da ejeção e, antes que possa pegar um absorvente para conter o fluxo ou uma fralda ou suéter para se cobrir, olhará para baixo e verá mais um círculo molhado em um ou ambos os seios.

Como a ejeção é um processo físico com uma poderosa conexão mental, os vazamentos são mais prováveis quando você estiver pensando no bebê, falando sobre ele ou o ouvindo chorar. Às vezes, banhos quentes também estimulam o gotejamento. Mas também podem ocorrer vazamentos espontâneos em momentos aparentemente aleatórios, momentos nos quais o bebê é a última coisa em sua mente (como quando você está dormindo ou pagando a parcela do carro) e momentos que não poderiam ser mais públicos ou menos convenientes (como quando você está prestes a realizar uma apresentação no trabalho ou fazendo amor). O leite pode pingar quando você está atrasada para uma mamada ou em antecipação a ela (especialmente se o bebê se acostumou a mamar em horários regulares), ou pode vazar de um seio enquanto você amamenta com o outro.

Viver com os seios vazando definitivamente não é divertido, e pode ser desconfortável, desagradável e infinitamente constrangedor. Mas esse efeito colateral comum da amamentação é normal, principalmente no início. Com o tempo, à medida que a demanda por leite começa a corresponder à oferta e a amamentação se torna mais regular, os seios vazam consideravelmente menos. Enquanto espera por esses dias mais secos, experimente estas dicas:

- Mantenha um estoque de absorventes. Eles podem salvar sua vida (ou ao menos suas blusas). Guarde-os na bolsa de fraldas, em sua bolsa e ao lado da cama, e troque-os sempre que ficarem molhados, o que pode acontecer na mesma frequência com que você amamenta ou mais. Não use absorventes com forros de plástico ou à prova de água. Eles retêm a umidade, em vez de absorvê-la, e podem irritar os mamilos. Escolha a variedade que funcionar para você: descartáveis ou reutilizáveis de algodão.
- Recolha o leite derramado. Se você vazar entre as mamadas ou quando estiver amamentando, pode usar conchas para coleta em seu sutiã. Não os use por mais de algumas horas sem deixar os seios respirarem.
- Não molhe a cama. Se você vazar muito à noite, forre o sutiã com absorventes extras antes de ir para a cama ou durma sobre uma toalha grande (ou um forro impermeável ou capa para colchão).
- Opte pelas estampas, especialmente as escuras. Você logo descobrirá que esse tipo de roupa camufla melhor as manchas de leite. E, se estava procurando mais um motivo para usar roupas que possam ser lavadas na máquina, acabou de encontrar.

- Não bombeie para evitar vazamentos. O bombeamento não só não os conterá, como poderá estimulá-los. Afinal, quanto mais seus seios são estimulados, mais leite eles produzem.
- Aplique pressão. Quando a amamentação estiver estabelecida e sua produção estabilizada (mas não antes), você pode tentar conter um vazamento iminente pressionando os mamilos (provavelmente não é uma boa ideia fazer isso em público) ou cruzando os braços firmemente contra os seios. Mas não faça isso frequentemente nas primeiras semanas, pois pode inibir a ejeção e levar a dutos entupidos.

Não está vazando ou vazando só um pouquinho? Isso é igualmente normal. Na verdade, se você é mãe pela segunda vez, notará que seus seios vazam menos que da primeira. Atribua isso a seus seios experientes.

Amamentação em cluster

"Meu bebê de 2 semanas vinha mamando com regularidade, a cada duas ou três horas. Mas, subitamente, começou a exigir ser alimentado de hora em hora. Isso significa que ele não está recebendo leite suficiente?"

Parece que você tem um garoto faminto nas mãos — e nos seios. Ele pode estar passando por um pico de crescimento (mais comum na terceira e na sexta semanas) ou simplesmente precisar de mais alimento para se sentir satisfeito. De qualquer forma, o que ele está fazendo para receber esse alimento é chamado de "amamentação em cluster" ou amamentação agrupada. Os instintos dizem a ele que mamar por vinte minutos a cada hora é uma maneira mais eficiente de persuadir seus seios a produzirem o leite extra de que ele necessita que mamar por trinta minutos a cada duas ou três horas. Então ele a trata como uma lanchonete, em vez de um restaurante. Assim que termina uma refeição, ele se agita novamente, procurando mais alguma coisa para comer. Coloque-o no seio novamente e ele mamará mais uma vez.

Essas maratonas são extenuantes para você, física e emocionalmente. Felizmente, a alimentação em cluster geralmente dura apenas um ou dois dias. Assim que seu suprimento de leite atender à demanda crescente do bebê, é provável que ele retorne a um padrão mais consistente — e civilizado. Até lá, alimente seu pocinho sem fundo sempre que ele desejar.

Mamilos doloridos
"Sempre quis amamentar. Mas meus mamilos estão tão doloridos que não sei se vou conseguir continuar."

Está pronta para a amamentação se tornar o prazer que você sempre imaginou, em vez da dor que nunca esperou? Claro que sim, assim como seus pobres e doloridos mamilos. Felizmente, a maioria das mães descobre que os mamilos engrossam rapidamente, em geral nas primeiras semanas. Mas algumas (especialmente as que têm um bebê "barracuda", que suga muito vigorosamente) sofrem mais ou por mais tempo. Se é isso que você está enfrentando, a dor, as rachaduras e até mesmo o sangramento podem fazer com que tenha medo de cada mamada, em vez de esperar ansiosamente por elas.

Para encontrar algum alívio enquanto seus mamilos se ajustam às demandas da amamentação (e eles se ajustarão!), tente estas dicas:

- Certifique-se de que o bebê esteja posicionado corretamente, de frente para o seio, com a aréola (e não apenas o mamilo) na boca e uma pega profunda. Se ele sugar somente o mamilo, você ficará dolorida e ele frustrado, pois não haverá muito leite. Se o ingurgitamento estiver dificultando a pega da aréola, retire um pouco de leite antes de amamentar, manualmente ou com a bomba, a fim de reduzir o ingurgitamento e facilitar a pega.
- Varie a posição de amamentação para que uma parte diferente do mamilo seja comprimida a cada mamada, mas sempre mantenha o bebê de frente para seus seios.
- Tente não favorecer um seio porque ele está menos dolorido ou o mamilo não está rachado. Tente oferecer os dois seios em todas as mamadas, mas ofereça o menos

dolorido primeiro, pois o bebê sugará mais vigorosamente quando estiver com mais fome. Se ambos os mamilos estiverem igualmente doloridos (ou não estiverem), ofereça primeiro o seio que ofereceu por último e não drenou completamente da última vez.

- Exponha brevemente os mamilos doloridos ou rachados após cada mamada. Entre as mamadas, você pode protegê-los do atrito com a roupa e mantê-los cercados de ar usando protetores macios e ventilados, projetados para mamilos doloridos. Troque os absorventes com frequência para que o vazamento não os mantenha úmidos e propensos a irritações. Além disso, certifique-se de que não tenham forro plástico, que reterá mais umidade e causará mais irritação. Se seus mamilos estiverem extremamente doloridos, considere envolvê-los em uma almofada de ar usando conchas (e não protetores).

- Um pouco de calor seco será útil se você viver em clima úmido: use um secador de cabelo sobre os seios, em temperatura morna e a 20 cm de distância, por dois ou três minutos. Em clima seco, a umidade do leite será mais útil: após as mamadas, deixe os resíduos secarem sozinhos. Ou esprema algumas gotas de leite (geralmente o melhor remédio) ao fim de cada mamada e as esfregue nos mamilos — mas se certifique de que eles estejam secos antes de recolocar o sutiã.

MAMILOS INVERTIDOS

Se você tem mamilos invertidos (que se retraem para o tecido mamário, em vez de ficarem salientes quando você está com frio ou comprime a borda da aréola com os dedos), não se preocupe. Quando a amamentação é iniciada, a maioria dos mamilos invertidos faz seu trabalho tão bem quanto a variedade padrão. Você pode esticar os mamilos antes de cada mamada bombeando um pouco (não bombeie demais, pois a ideia não é retirar leite, e sim puxar os mamilos). Ou pode tentar um dispositivo de sucção para alongá-los antes de cada mamada. Entre elas, experimente conchas projetadas para mamilos invertidos ou planos: discos ocos e ventilados que gradualmente puxam os mamilos exercendo leve pressão, evitando que fiquem doloridos.

- Lave os mamilos somente com água, estejam doloridos ou não. Nunca use sabonete, álcool ou desinfetante para as mãos. O bebê já está protegido de germes e seu leite é limpo.

- Aplique lanolina natural nos mamilos conforme necessário, após cada mamada, a fim de evitar e/ou curar rachaduras. Você provavelmente precisará fazer isso apenas quando estiver dolorida, já que os mamilos são naturalmente protegidos e lubrificados pelas glândulas sudoríparas e pelos óleos da pele. Evite derivados de petróleo, geleia de petróleo (vaselina) e outros produtos oleosos.

- Molhe saquinhos de chá comuns com água fria e coloque-os sobre os mamilos doloridos. As propriedades do chá ajudarão a acalmá-los e curá-los.
- Relaxe por quinze minutos ou mais antes das mamadas. O relaxamento aumentará a ejeção (o que significa que o bebê não terá que sugar com tanta força e você terá menos dor), ao passo que o estresse pode suprimi-la.

- Se a dor for intensa, pergunte ao médico se você pode tomar um analgésico para aliviá-la.

Às vezes, germes podem entrar em um duto através de uma rachadura no mamilo. Portanto, se seus mamilos estiverem rachados, fique especialmente atenta aos sinais de infecção mamária. A dor no mamilo também pode ser resultado de uma infecção por fungos. Consulte as p. 139, 140 e 220 para obter informações sobre dutos entupidos, mastite e candidíase mamária (infecção por fungos).

OBSTÁCULOS NA ESTRADA PARA O SUCESSO?

É provável que você tenha tido apoio para o aleitamento no hospital ou casa de parto logo após o nascimento, recebendo ajuda nas primeiras mamadas. Talvez tenha tido a sorte de ter uma consultora de lactação de plantão durante toda sua estada, a apenas uma campainha de distância. O problema é que a maioria dos problemas de amamentação surge uma ou duas semanas após o parto, muito depois da alta da mãe, deixando a campainha e o apoio para trás.

Há muitos obstáculos inesperados que as mães podem encontrar no caminho da amamentação bem-sucedida — de mamilos seriamente doloridos a problemas de pega —, mas a maioria pode ser solucionada rapidamente com um pouco de ajuda profissional. Assim, antes que os problemas a façam se perguntar se esse é o fim do caminho para você e seu bebê, peça ajuda. E não espere até que um problema pequeno (como o posicionamento) se transforme em um problema grande (como o bebê não se alimentar o suficiente). Seja uma conversa telefônica com uma voluntária da La Leche League, uma ou duas visitas domiciliares de uma consultora de lactação ou conselhos de uma especialista no consultório do pediatra, é provável que você supere esses obstáculos e retorne ao caminho correto rapidamente.

Tempo passado amamentando

"Parece que o bebê está amarrado a meus seios ultimamente e, embora goste de amamentá-lo, também sinto que não tenho tempo para mais nada."

Amamentar um recém-nascido pode parecer um trabalho em tempo integral — com muitas horas extras. A amamentação é imensamente satisfatória depois que você pega o jeito, mas consome todo o seu tempo (assim como o bebê consome tudo o que você tem, o tempo todo).

Será que você e seus seios terão um descanso? É claro que sim. Quando o bebê ficar mais eficiente em termos de alimentação, você gastará menos tempo nessa tarefa. O número de mamadas e a duração de cada uma se tornarão mais administráveis e você deixará de sentir que está servindo leite 24/7. Quando o bebê começar a dormir a noite toda, ele provavelmente fará cinco ou seis mamadas, em um razoável total de três ou quatro horas do seu dia.

Até lá, use essas muitas horas de amamentação para descansar, relaxar e recuperar o fôlego enquanto vive alguns dos momentos mais especiais que passará com seu filho. É provável que, quando as mamadas chegarem ao fim, você olhe para trás e pense no quanto sente falta daquelas muitas horas de amamentação (e como elas eram fáceis se comparadas a cozinhar para uma criança enjoada).

A mãe adormece durante a amamentação

"Ando tão cansada que às vezes não consigo manter os olhos abertos enquanto estou amamentando. Tudo bem se eu dormir?"

Bebês que mamam são bebês sonolentos — mas, adivinhe, mães que amamentam também. Isso porque os mesmos hormônios que relaxam o bebê durante a amamentação — ocitocina e prolactina — também relaxam você. Esse estupor induzido pelos hormônios do bem-estar, especialmente quando combinado aos desafios físicos e emocionais e às demandas de ser mãe, culminando na inevitável privação de sono da vida com o bebê, pode definitivamente levá-la a cochilar no meio da mamada. Estar confortavelmente aconchegada a um bebê quentinho e cheiroso também pode ter efeito calmante. E, se você amamenta reclinada ou deitada, é certo que vá cochilar ao menos algumas vezes.

Eis a boa notícia: não há problema em tirar uma soneca enquanto amamenta. Apenas não inicie a mamada em uma posição precária (vocês dois devem estar confortavelmente apoiados) ou segurando uma bebida quente (algo que, de qualquer maneira, você não deve fazer com o bebê no colo). Tenha em mente também que você provavelmente acordará tão facilmente quanto cochilou, já que as novas mães tendem a dormir muito levemente ao lado de seus filhos — provavelmente a maneira que a natureza encontrou de manter seu radar de mãe em alerta máximo. É provável que,

conforme seu bebê se torne mais alerta enquanto mama, o mesmo aconteça com você.

LEITE MATERNO: NÃO SE TRATA SOMENTE DO CAFÉ DA MANHÃ

Claramente, o leite materno é o alimento-maravilha da natureza, mas você sabia que ele também pode ser o melhor remédio? Claro, o leite da mãe é feito sob medida para as necessidades nutricionais do bebê, mas há muitos outros usos elogiados (embora talvez não clinicamente comprovados) para ele. Você já aprendeu que pode curar mamilos doloridos, mas pode haver muito mais magia de cura em seu leite. O bebê está com o canal lacrimal entupido? Pingue algumas gotas no canto do olho para acelerar a cicatrização. O bebê tem crosta láctea? Es-

fregue um pouco desse superfluido em seu couro cabeludo. O rosto do fofinho está cheio de espinhas? O leite também pode ajudar (ele será o primeiro creme contra espinhas do bebê). Graças a suas propriedades antimicrobianas, o leite materno pode ajudar na congestão nasal (esprema algumas gotas no nariz do bebê), assaduras, eczema, erupções cutâneas e picadas de mosquito, para citar somente alguns usos. O melhor de tudo é que ele é gratuito e está sempre à mão (sem vasculhar o armário de remédios às três da manhã ou correr para a farmácia).

AMAMENTAÇÃO E COVID-19

Chamado de "ouro líquido" por seus muitos benefícios para o sistema imunológico, o leite materno pode ter recebido um upgrade para o status de platina — isto é, quando se trata de lactantes que foram vacinadas contra (e/ou foram infectadas pela) a Covid-19. É que os anticorpos contra o vírus desenvolvidos pela vacinação (e/ou infecção) são passados pelo leite

materno, acrescentando uma camada significativa de proteção até que o bebê tenha idade o suficiente para ser vacinado. Um bom motivo para subir a manga da blusa e completar o seu ciclo vacinal, caso ainda não tenha feito isso. E como a vacina é segura durante a amamentação, não é preciso nenhum período de resguardo entre tomar a vacina e amamentar.

O que vestir

"Quando estava grávida, eu mal podia esperar para retornar a minhas roupas regulares. Mas não percebi o quanto amamentar minha filha limitaria o que posso vestir."

Vestir-se para amamentar provavelmente não é tão complicado quanto vestir-se durante a gravidez (ao menos, quando volta a usar jeans, você consegue fechar o zíper), mas apresenta alguns desafios únicos, como manter um vazamento de última hora em segredo quando você está prestes a iniciar uma entrevista de emprego.

Claro, você terá que fazer algumas concessões em nome do fácil acesso a seus seios e outras considerações práticas, mas, com alguns ajustes, poderá satisfazer o apetite de sua bebê e seu próprio apetite por estilo com as mesmas roupas.

O sutiã certo. Sem surpresa, o item mais importante de seu guarda-roupa é um que poucas pessoas verão: um bom sutiã de amamentação — ou, mais provavelmente, vários.

Existem muitos estilos disponíveis — com ou sem aros, sem frescuras nem babados ou cheios de rendinhas, com bojos que se abrem com colchetes ou zíperes ou se soltam nos ombros ou no meio e aqueles que simplesmente são empurrados para o lado, assim como sutiãs projetados para bombear sem usar as mãos. Experimente vários, tendo o conforto e a conveniência como principais prioridades — e ten-

do em mente que você abrirá o sutiã com uma mão enquanto segura um bebê chorando e faminto com a outra. Seja qual for o estilo, certifique-se de que o sutiã seja feito de algodão forte e respirável e possa crescer com seus seios (para ter uma ideia mais clara, experimente quando seus seios estiverem cheios, não recentemente drenados). Um sutiã muito apertado pode causar dutos entupidos, sem mencionar o desconforto quando os seios estiverem ingurgitados e os mamilos doloridos. Outra opção: transforme qualquer sutiã de bom caimento em sutiã de amamentação (você pode encontrar instruções on-line ou pedir que uma costureira faça as alterações para você).

Trajes de duas peças. Usar combinações de duas peças é o ideal quando você está amamentando, especialmente quando é possível afastar a parte superior do traje para amamentar. Camisas e vestidos que abotoam ou se fecham na frente também podem funcionar. Você também pode procurar vestidos e tops com abas ocultas para facilitar a amamentação discreta e fornecer fácil acesso para o bombeamento. As roupas de amamentação também são projetadas para acomodar o busto maior das lactantes, o que é uma grande vantagem.

Fique longe das cores sólidas se seus seios vazam. Cores sólidas, branco e qualquer coisa transparente derramarão seus segredos leitosos de forma mais óbvia que padrões escuros, que oferecem um disfarce melhor não somente para os vazamentos, mas também para o inchaço dos seios.

Use roupas que possam ser lavadas em casa. Entre o vazamento de leite e a regurgitação do bebê, sua lavanderia local ficará tão feliz quanto você por haver um novo bebê em sua casa — a menos que você use roupas que possa colocar na lavadora e secadora. E, após alguns incidentes envolvendo suas blusas de seda, é provável que você só use roupas que possam ser lavadas assim.

Forre seu sutiã. O acessório mais importante da mãe que amamenta é o absorvente de amamentação. Não importa o que esteja vestindo, sempre coloque um ou dois dentro do sutiã.

Amamentando em público

"Estou planejando amamentar meu bebê por ao menos seis meses e sei que não posso ficar em casa todo esse tempo. Mas não sei se me sinto segura para amamentar em público."

O s seios são celebrados em telas, capas de revista, outdoors e praias — mas, ironicamente, ainda podem ser difíceis de aceitar quando são usados para alimentar um bebê em público. Embora a amamentação pública seja amplamente aceita — e protegida por lei —, ela ainda atrai muito mais atenção que a mamadeira. E infelizmente (e injustamente), nem sempre se trata de uma atenção do tipo "Ah, que fofo".

É provável que você se livre rapidamente de qualquer problema que possa ter sobre amamentar seu bebê em público, especialmente quando perceber que bebês famintos não esperam por nenhuma mãe, ao menos não silenciosamente. Além disso, com um pouco de prática (e você terá muita prática muito rápido), você aprenderá a amamentar tão discretamente no meio da multidão que somente você e seu pequeno comensal saberão que ele está almoçando. Enquanto isso, aqui estão algumas dicas para tornar a amamentação pública mais privada:

- Vista-se de acordo. Com a roupa certa (veja a pergunta anterior), você pode amamentar sem expor 1 cm de pele. Desabotoe a blusa por baixo ou levante-a levemente. A cabeça do bebê cobrirá qualquer parte de seu seio que possa estar exposta.

- Treine em casa. Pratique na frente do espelho e você verá como o posicionamento estratégico fornece muita proteção. Ou peça que seu cônjuge (ou uma amiga) a observe nas primeiras vezes que amamentar em público, a fim de alertá-la para qualquer problema com seu traje.

- Coloque uma manta, xale ou capa de amamentação sobre o ombro (veja a ilustração a seguir) para cobrir o bebê. Para garantir que ele tenha espaço para se alimentar e respirar facilmente (e não ficar superaquecido), certifique-se de que a "tenda" esteja bem ventilada. Quando você e o bebê estiverem comendo juntos, um guardanapo grande pode servir de cobertura.

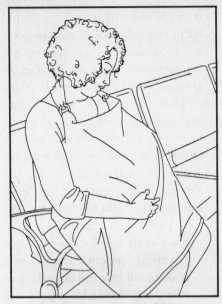
Amamentando em público

- Use o *sling* quando sair para almoçar. Ou ir ao cinema. Ou ao shopping. Ou para um passeio no parque. O *sling* torna a amamentação pública extremamente discreta (as pessoas acharão que o bebê está cochilando) e incrivelmente conveniente.
- Crie sua própria zona de privacidade. Encontre um banco sob uma árvore, escolha um canto com uma cadeira espaçosa em uma livraria ou sente-se a uma mesa em um restaurante. Dê as costas às pessoas enquanto o bebê inicia a pega e vire-se novamente quando ele estiver posicionado.
- Procure acomodações especiais. Muitas lojas grandes, shopping centers, aeroportos e parques de diversões têm salas reservadas para a amamentação, com cadeiras confortáveis e trocadores. Ou procure um banheiro com uma área de estar separada para dar o jantar do bebê. Se nenhuma dessas opções estiver disponível e você preferir amamentar sem uma multidão observando, amamente no carro antes de sair para seu destino, se a temperatura permitir.
- Antecipe-se ao frenesi. Não espere que o bebê fique frenético de fome para pensar em amamentar. Um bebê gritando e sacudindo os braços só atrai a atenção que você provavelmente não quer quando amamenta em público. Em vez disso, observe os sinais de fome e, sempre que possível, evite o choro com uma refeição.
- Conheça seus direitos — e sinta-se livre para exercê-los. A legislação nos Estados Unidos, em todos os cinquenta estados, dá às mulheres o direito de amamentar em público, declarando que expor o seio para amamentar não é indecente nem criminoso. Em 1999, uma lei federal norte-americana garantiu o direito das mulheres de amamentarem em qualquer propriedade federal. Mesmo que esteja em um estado norte-americano que ainda não tenha aprovado essa legislação, você tem o direito de alimentar seu bebê quando ele estiver com fome — amamentar não é ilegal em nenhum lugar (exceto em um carro em movimento, onde até mesmo um bebê faminto deve estar pre-

so a uma cadeirinha veicular). No Brasil, a Comissão dos Direitos da Mulher da Câmara dos Deputados aprovou, em junho de 2021, o Projeto de Lei 1.654/19, determinando que o aleitamento materno é direito das mães e das crianças, exercido livremente em espaços públicos e privados de uso coletivo, sendo vedado qualquer tipo de constrangimento, repressão ou restrição ao seu exercício.

- Faça o que for natural para você. Se alimentar seu bebê em público parece certo, vá em frente. Se não se sentir bem, mesmo depois de alguma prática, opte pela privacidade sempre que puder.

EU VOU QUERER O MESMO QUE ELE

Seu filho mais velho está curioso (e talvez meio invejoso) sobre a maneira como o irmãozinho se alimenta? Então não se surpreenda se ele, desmamado há muito, de repente pedir para se alimentar como o bebê: irmãos mais velhos (mas ainda jovens) costumam fazer isso. Acha estranho? Não ache: trata-se de uma atitude que não é realmente diferente de pedir para ser embalado como o bebê, e definitivamente criada pelo mesmo impulso ("Eu quero o que ele tem").

Sente-se à vontade para oferecer uma mamada rápida, na esperança de arrancar a curiosidade pela raiz? Vá em frente. É provável que baste para que seu filho mais velho perceba que a grama não é mais verde no terreno do irmãozinho — e que o leite (se é que ele vai conseguir extrair algum) não tem um gosto assim tão bom. Não se sente à vontade para atender o pedido? Distraia seu pequeno com um lanche ou uma atividade "somente para crianças grandes".

Se ele continuar a demonstrar interesse na amamentação ou se opuser à amamentação do bebê, provavelmente não é o leite materno que deseja, mas o colo da mãe e a atenção extra que o bebê recebe.

Para dar a seu filho mais velho aquilo que ele realmente deseja, torne a amamentação mais inclusiva. Aproveite a tranquilidade oferecida pelas mamadas para ler uma história, ajudar com um quebra-cabeça ou ouvir música com ele. Permita que ele se aconchegue a você nesses momentos. E dê também a seu primogênito muito carinho quando você não estiver alimentando o bebê.

Amamentando em tandem

"Amamentei meu filho durante toda a gravidez e não estou pronta para desmamá-lo. Posso continuar a amamentá-lo quando minha garotinha nascer e também começar a mamar? Terei leite suficiente para os dois?"

A amamentação em tandem, como é conhecida no jargão de amamentação, é a maneira de uma mãe que amamentou durante toda a gravidez continuar satisfazendo as necessidades do filho mais velho, ao mesmo tempo que atende às demandas do recém-nascido. Nem sempre é fácil para a mãe — especialmente durante as primeiras semanas, quando os desafios são abundantes (como fazer malabarismos com dois bebês famintos e suas necessidades e estilos de amamentação) —, mas, quando você pega o jeito (com muita dedicação de sua parte e apoio e encorajamento daqueles a seu redor), pode ser, e geralmente é, uma experiência extremamente agradável e gratificante para o trio (mãe, recém-nascido e criança mais velha). Um bônus adicional: a maioria das mães que amamentam em tandem descobre que isso aproxima os irmãos, permitindo que a criança mais velha se sinta mais conectada ao novo bebê, sem se sentir deixada de lado pela mãe.

Mas e quanto às coisas práticas? Primeiro, não há necessidade de se estressar com a possibilidade de não ter leite suficiente. Pesquisas mostram que as mães podem produzir leite suficiente para mais de um filho (basta per-guntar às mães de gêmeos!) e, quando se trata de amamentação em tandem, muitas descobrem que o problema é o excesso, e não a falta. De fato, seus seios farão um maravilhoso trabalho de adaptação às necessidades tanto do recém-nascido quanto do bebê mais velho (que, não se esqueça, mamará com muito menos frequência que o irmãozinho). No entanto, alimente o recém-nascido primeiro, especialmente nos primeiros dias após o parto, quando seu corpo estará produzindo colostro. Afinal, o recém-nascido precisa de todos os anticorpos e glóbulos brancos encontrados no colostro para estimular a produção de anticorpos em seu próprio sistema imunológico. Quando seu leite voltar a jorrar (abundantemente), o recém-nascido nem sempre precisará ser o primeiro. Você pode achar mais fácil amamentar os dois ao mesmo tempo, embora tenha que experimentar posições diferentes até encontrar uma que funcione tanto para o bebê quanto para o mais velho (posição de berço dupla, por exemplo, na qual as pernas do recém-nascido repousam sobre o irmão mais velho, ou invertida dupla, com o recém-nascido deitado sobre uma almofada e o mais velho sentado a seu lado com os joelhos virados para o outro lado). Sempre deixe o recém-nascido pegar o mamilo primeiro, e depois o mais velho (ou deixe que ele se acomode confortavelmente em sua posição favorita), e tente dar ao recém-nascido o seio mais cheio (tendo em mente que ele depende integralmente do leite para obter nutrição, ao passo que o mais velho a recebe principalmente de alimentos sólidos e outras bebidas). Não fique chocada se o bebê mais velho tiver um pouco de diarreia explosiva: é por causa do leite para recém-nascidos. E lembre-se de aguentar as pontas. A amamentação em tandem pode ser difícil (e duplamente desgastante), mas você terá sua recompensa quando dois pares de olhos a contemplarem em puro êxtase enquanto se nutrem ao mesmo tempo. Claro, se o dever materno duplo estiver cobrando seu preço e desmamar o mais velho parecer a única opção, não se sinta culpada (encontre na p. 669 dicas para o desmame).

Um nódulo no seio

"Descobri um nódulo em meu seio. Ele é sensível e meio avermelhado, e estou um pouco preocupada."

Como sabe qualquer mulher que já descobriu um, é impossível sentir um caroço no seio sem sentir também um nó na garganta. E mesmo que saiba que provavelmente não há nada com que se preocupar, isso não a impedirá de se preocupar mesmo assim. Felizmente, o caroço que você descreve provavelmente é um duto que entupiu, fazendo com que o leite retornasse. A área entupida geralmente surge como um nódulo vermelho e macio. Embora um duto entupido em si não seja sério, ele pode levar a uma infecção na mama e, por isso, não deve

ser ignorado. O melhor tratamento é manter o leite fluindo:

- Aqueça. Coloque compressas mornas ou uma bolsa de água quente no duto entupido antes de cada mamada. Massageie suavemente o duto antes e durante a amamentação.

- Drene. Drene completamente o seio afetado a cada mamada. Ofereça-o primeiro (supondo que o bebê se alimente de ambos os seios em cada refeição) e encoraje o bebê a mamar o máximo possível. Se ainda houver uma quantidade significativa de leite após a amamentação (se você conseguir extrair um jato, em vez de apenas algumas gotas), retire o leite restante manualmente ou com uma bomba.

- Remova a pressão. Certifique-se de que seu sutiã e suas roupas não estejam muito apertados sobre o duto entupido. Modifique as posições de amamentação para pressionar diferentes dutos a cada mamada.

- Massageie. Posicione o queixo do bebê de modo que ele massageie o duto entupido para ajudar a limpá-lo. Ou massageie o nódulo você mesma com as mãos, um massageador (ou vibrador) ou uma escova de dentes elétrica (use a parte de trás, que é plana).

- Alimentação inclinada. Tente amamentar inclinada sobre o bebê (coloque o bebê na cama e incline-se sobre ele). Pode não ser a posição mais confortável, mas a gravidade pode ajudar a desentupir o duto.

- Às vezes, o leite que fica no mamilo após uma mamada pode secar e formar crostas, fazendo com que a saída do duto fique entupida. Se o leite não puder fluir pelo duto porque ele está bloqueado por leite seco, o próprio duto pode entupir, causando um nódulo vermelho. Lavar o mamilo com água morna pode limpar a crosta e evitar o entupimento.
- Não pare de amamentar. Como se trata de drenar um duto entupido, agora definitivamente não é hora de desmamar o bebê ou reduzir as mamadas — isso só piorará o problema.

Ocasionalmente, a despeito dos melhores esforços, uma infecção pode se desenvolver. Se a área sensível se tornar cada vez mais dolorida, enrijecida e avermelhada e/ou você tiver febre, telefone para o médico (veja a pergunta seguinte). Se quiser mais garantias de que o nódulo é somente um duto entupido, mostre-o a seu ginecologista.

Mastite

"Meu baixinho é um mordedor, mas, mesmo com os mamilos rachados e doloridos, a amamentação estava indo muito bem. Até agora: subitamente, um de meus seios está sensível e dolorido, pior do que quando meu leite desceu. E eu tenho calafrios."

Parece que você está com mastite, uma infecção mamária que pode ocorrer a qualquer momento durante a lactação, mas é mais comum entre a segunda e a sexta semanas pós-parto. E, embora ele definitivamente não tivesse nenhuma má intenção, é provável que os hábitos alimentares agressivos de seu bebê barracuda sejam ao menos parcialmente responsáveis por essa inflamação dolorosa.

A mastite geralmente começa quando germes (muitas vezes da boca do bebê) entram em um duto de leite através de uma rachadura na pele do mamilo. Assim como mamilos rachados são mais comuns entre mães que amamentam pela primeira vez — obviamente, já que seus mamilos são mais sensíveis —, a mastite também é.

Os sintomas incluem dor severa, enrijecimento, vermelhidão, calor e inchaço no duto afetado, com calafrios generalizados e febre entre 38ºC e 39ºC, embora ocasionalmente os únicos sintomas sejam febre e fadiga. Como é importante obter atendimento imediato, ligue para o médico se notar esses sintomas, mesmo que não tenha certeza da causa. Você provavelmente receberá antibióticos seguros para lactantes, repouso, analgésicos (especialmente antes das mamadas) e aplicações de calor. É sempre aconselhável tomar probióticos durante o tratamento com antibióticos, a fim de evitar o desenvolvimento de infecções por fungos (mas só tome probióticos duas horas depois de tomar os antibióticos).

Oferecer o seio infectado pode ser extremamente doloroso, mas não só

O BÁSICO DA AMAMENTAÇÃO   141

é seguro para o bebê (os germes provavelmente eram dele, para começar), mas manter o leite fluindo evitará entupimentos e outros problemas. Se o bebê não fizer um bom trabalho de drenagem a cada mamada, esvazie o seio manualmente ou com uma bomba.

A demora no tratamento pode levar ao desenvolvimento de um abscesso mamário, cujos sintomas são dor excruciante e latejante; inchaço, sensibilidade e calor na área do abscesso; e temperatura oscilando entre 38ºC e 40ºC. O tratamento geralmente inclui antibióticos e, frequentemente, drenagem cirúrgica com anestesia local. Se você desenvolver um abscesso, a alimentação desse lado terá que ser temporariamente suspensa, embora você deva esvaziar o seio com uma bomba até que a cicatrização esteja completa e a amamentação possa ser retomada. Enquanto isso, o bebê pode continuar mamando no seio não afetado.

Favorecendo um seio

"Minha bebê quase nunca quer o seio direito; ela parece só querer o esquerdo, por alguma razão. E agora meus seios parecem totalmente assimétricos."

Alguns bebês têm favoritos. Pode ser que sua bebê se sinta mais confortável no braço em que você se sente mais confortável, então tenha desenvolvido preferência pelo seio desse lado. Ou pode ser que você tenha adquirido o hábito de começar com o seio esquerdo para que sua mão direita ficasse livre para comer, enviar mensagens de texto ou fazer mais uma lista de tarefas (ou o inverso, se você for canhota). De qualquer modo, o seio menos drenado logo diminui de tamanho e produção, o que significa que há menos leite para a bebê, que então desfavorece esse seio ainda mais. E parece que esse é o ciclo em que seus seios e sua bebê estão presos.

Qualquer que seja o motivo, se a bebê tiver um favorito, um de seus seios provavelmente ficará menor, o que significa que você terá uma aparência assimétrica. Embora você possa tentar aumentar a produção no lado menos favorecido bombeando diariamente e/ou iniciando todas as mamadas desse lado, não é provável que a bebê morda a isca: normalmente, uma vez favorito, sempre favorito. A assimetria entre os seios desaparecerá após o desmame, embora uma diferença um pouco maior que a normal possa continuar para sempre.

Amamentando quando você está doente

"Acho que peguei uma virose. Ainda posso amamentar a bebê sem que ela adoeça?"

Um bebê não apenas não pega viroses através do leite materno como, na verdade, é menos provável que tenha viroses graças a ele. O leite materno não carrega germes, mas é repleto de anticorpos poderosos que ajudam sua filha a defender seu novo sistema imunológico contra germes de todas as variedades.

O restante de você, no entanto, é outra história. Você pode transmitir germes para a bebê através de outro tipo de contato, o que é uma boa razão para ser ainda mais exigente com a higiene. Lave as mãos antes de tocar na bebê ou nas coisinhas dela, bem como antes das mamadas — e não se esqueça de cobrir espirros e tossidas com um lenço de papel (e não com a mão). E não beije aquela boquinha doce nem as mãozinhas que logo chegarão a ela. Se ela acabar adoecendo apesar de seus esforços, veja as dicas de tratamento que começam na p. 751.

CONTROLE DE NATALIDADE E AMAMENTAÇÃO

Mulheres que amamentam possuem muitas opções de controle de natalidade: da "minipílula" (uma versão da pílula anticoncepcional que contém somente progestina) e das injeções de progestina ao DIU e aos métodos de barreira. Converse com seu médico e, para conhecer mais opções de controle de natalidade no pós-parto e durante a amamentação, acesse WhatToExpect.com.

Para acelerar sua própria recuperação e manter a produção de leite e suas forças enquanto estiver resfriada ou com outra virose, beba muitos líquidos, continue tomando suas vitaminas pré-natais, coma o melhor que puder e aproveite qualquer oportunidade para descansar um pouco. Converse com seu médico antes de tomar qualquer medicação, mesmo remédios vendidos livremente ou herbais.

Amamentação e menstruação

"Tive minha primeira menstruação pós-parto, embora meu filho tenha nascido há somente três meses. Menstruar tão cedo terá qualquer efeito sobre meu leite ou sua produção?"

Muitas lactantes passam por uma pausa mais longa, às vezes um ano ou mais. Mas quase um terço delas tem uma interrupção tão breve quanto três meses antes de seus ciclos recomeçarem, e isso é igualmente normal.

O reinício da menstruação não significa o fim da amamentação, nem mesmo o início do fim. A amamentação continuará praticamente como de costume, mesmo enquanto você estiver menstruada. Embora você possa notar uma queda temporária na produção durante o período menstrual, continuar amamentando com frequência, principalmente no início do ciclo, dará o empurrão necessário à produção. Caso contrário, ela voltará ao normal assim que seus níveis hormonais também voltarem.

ESTÁ NA HORA DE COMPRAR TAMPÕES?

Embora seja impossível dizer com certeza quando suas férias menstruais chegarão ao fim, algumas médias devem ser consideradas. O mais cedo que uma mãe que amamenta com exclusividade pode esperar sua menstruação é seis semanas após o parto, embora isso seja raro. Até 30% têm a primeira menstruação até três meses após o parto e pouco mais de 50% na marca dos seis meses (e mães que não amamentam com exclusividade podem ter um retorno mais precoce). Outras só comprarão tampões perto do fim do primeiro ano, e algumas só menstruarão no segundo ano.

Em média, mulheres que não amamentam voltam a ter ciclos regulares mais cedo. A primeira menstruação pode ocorrer quatro semanas após o parto (embora, novamente, isso seja menos comum); 40% retomarão seu ciclo menstrual seis semanas após o parto, 65% em doze semanas e 90% em vinte e quatro semanas.

Embora algumas mães tenham um primeiro ciclo estéril (sem que um óvulo seja liberado), quanto mais a primeira menstruação for adiada, maior a probabilidade de ela ser fértil (um bom motivo para usar métodos contraceptivos confiáveis se você ainda não estiver pronta para outro bebê).

Alguns bebês extremamente exigentes não gostam da ligeira mudança de sabor que o leite pode sofrer quando a mãe está menstruada, e podem mamar um pouco menos durante alguns dias. Eles podem mamar com menos frequência ou entusiasmo, rejeitar um seio ou ambos ou se mostrarem mais agitados que o normal, mas não é nada com que se estressar. Outros bebês continuam a mamar normalmente durante o ciclo menstrual da mãe. Outra maneira pela qual o ciclo menstrual afeta a amamentação: seus mamilos podem ficar mais sensíveis durante a ovulação, nos dias anteriores à menstruação ou em ambos os momentos.

Exercícios e amamentação

"Meu bebê está com 6 semanas e eu gostaria de voltar a me exercitar. Mas ouvi dizer que isso pode dar um gosto azedo ao leite."

O que você ouviu é notícia velha. A notícia nova e melhorada? Exercícios de intensidade moderada a alta (como exercícios aeróbicos quatro ou cinco vezes por semana) não azedam o leite nem afetam sua composição ou produção.

Então vá em frente e retorne à pista de corrida, à academia ou à piscina. Apenas cuide para não exagerar, pois se exercitar até a exaustão pode aumentar os níveis de ácido lático o suficiente para azedar o leite. Para ter certeza, tente agendar o treino para imediatamente após a mamada, a fim de que, no caso muito improvável de os níveis de ácido lático atingirem esses níveis, eles não afetem a próxima refeição do bebê. Outra vantagem de se exercitar logo após uma mamada: seus seios não ficarão tão desconfortavelmente cheios. Se, por algum motivo, você não conseguir amamentar antes de um treino, tente bombear e armazenar o leite com antecedência e, em seguida, ofereça esse leite em uma mamadeira quando o bebê estiver com fome. E, como leite salgado é tão ruim quanto leite azedo, se amamentar depois do treino, tome banho primeiro (ou, ao menos, lave o suor salgado de seus seios).

Se você fizer exercícios pesados com regularidade, pode ter problemas para manter a produção de leite. Isso pode ter mais a ver com o movimento persistente dos seios e com o atrito excessivo das roupas contra os mamilos que com o esforço real dos exercícios. Portanto, use um sutiã esportivo firme, feito de algodão, sempre que se exercitar. Além disso, como exercícios extenuantes de braço podem causar dutos de leite entupidos em algumas mulheres, seja cuidadosa ao fazer musculação.

Finalmente, lembre-se de beber água (ou outros líquidos) antes e depois do treino para repor qualquer líquido perdido durante os exercícios, especialmente em tempo quente.

Combinando peito e mamadeira

"Eu conheço os benefícios da amamentação, mas não tenho certeza de que quero amamentar minha filha com exclusividade. É possível combinar o leite materno com a fórmula?"

Amamentar com exclusividade pode ser melhor para o bebê, mas nem sempre é uma ideia realista — ou possível — para a mãe. Às vezes, é a logística (uma agenda de trabalho lotada, viagens de negócios frequentes ou outras obrigações) que torna a amamentação exclusiva um grande desafio. Às vezes, são as condições físicas, sejam da mãe (múltiplas infecções mamárias, mamilos cronicamente rachados ou problemas de produção) ou da bebê (talvez ela não esteja se desenvolvendo, apesar dos melhores esforços da mãe, e o médico tenha prescrito fórmula complementar). E, às vezes, a amamentação com exclusividade não é um compromisso que a mãe se sinta confortável em assumir.

De qualquer forma, há boas notícias. A amamentação não é um tudo ou nada, o que significa que a mãe que quer amamentar, mas não pode ou não quer amamentar com exclusividade, pode usar uma combinação. Combinar leite materno e fórmula não apenas é possível como, para algumas mães e bebês, fornece o melhor dos dois métodos — e é definitivamente melhor que desistir completamente da amamentação.

QUANTIDADES DA COMBINAÇÃO

Quer saber quanta fórmula e quanto leite materno serão necessários para alimentar seu fofinho se estiver fazendo combinação? Adapte as diretrizes básicas do capítulo de cada mês, levando em conta quanto leite ou fórmula está oferecendo. Você também pode pedir conselhos sobre as quantidades ao pediatra.

Mas há coisas importantes a serem lembradas se você for usar a combinação:

Adie. Adie o uso da mamadeira até que a amamentação no peito esteja estabelecida — ao menos duas ou três semanas. Dessa forma, sua produção de leite terá aumentado e o bebê estará acostumado a mamar no peito (que exige mais esforço) antes que a mamadeira (que exige menos esforço) seja introduzida. Mas, se o bebê não estiver se desenvolvendo e a suplementação com fórmula for medicamente necessária, adiar a introdução da mamadeira não é prudente.

Vá devagar. Não introduza a combinação abruptamente. Em vez disso, faça a transição lentamente. Introduza a primeira mamadeira com fórmula uma ou duas horas depois de uma mamada (quando o bebê estará com fome, mas não muita). Aumente gradualmente as mamadeiras e diminua as mamadas no peito, de preferência permitindo alguns dias entre cada nova adição de mamadeira, até oferecer mamadeira e peito alternadamente (ou na frequência que você escolher). Espaçar as mamadas no peito lentamente pode evitar dutos entupidos e infecção mamária.

ESTÁ CONFUSA COM A CONFUSÃO DE BICOS?

Talvez você queira experimentar a combinação entre peito e mamadeira. Ou talvez queira introduzir a mamadeira para ter essa opção de vez em quando. Mas ouviu dizer que introduzir a mamadeira cedo demais ou da maneira errada pode causar "confusão de bicos", e agora está confusa sobre como proceder. Embora algumas consultoras de lactação alertem que iniciar a mamadeira antes que a amamentação no peito esteja bem estabelecida possa ser problemático, outras acreditam que não existe risco — nem confusão de bicos. E, de fato, a maioria dos bebês parece concordar, alternando sem esforço entre o peito e a mamadeira se a combinação for iniciada na hora certa.

O *timing* é fundamental na introdução da mamadeira. Se ela for introduzida cedo demais, o bebê pode ficar viciado em sua facilidade e rejeitar o peito, que é mais difícil. Se for introduzida muito tarde, o bebê pode estar apegado demais aos mamilos da mãe para sequer considerar a variedade feita em fábricas. A personalidade também desempenha um papel na escolha do peito ou da mamadeira: alguns bebês são mais flexíveis quando se trata de alimentação (desde que sejam alimentados), outros são criaturas de hábitos imutáveis. O mais importante é a perseverança. Embora inicialmente o bebê que mama no peito possa ficar intrigado com esse desconhecido dispensador de leite — e rejeitá-lo repetidamente —, é provável que ele acabe mordendo a isca da mamadeira. Para mais informações sobre a introdução da mamadeira, consulte a p. 335.

Fique de olho na produção. Quando você começa a suplementar, a diminuição da demanda pode resultar rapidamente em diminuição da oferta. Você precisa ter certeza de oferecer o peito vezes suficientes para que a produção não caia demais. (Para a maioria das mulheres, seis mamadas completas em um período de 24 horas são suficientes para manter a quantidade de leite necessária para um recém-nascido.) Você também pode precisar bombear ocasionalmente, a fim de manter a produção. Se o bebê não mamar o suficiente (e você não bombear para compensar as mamadas perdidas), você pode descobrir que não tem leite suficiente para continuar amamentando, e a combinação pode ser um tiro pela culatra.

Escolha o bico certo. Você tem os bicos certos para amamentar, agora escolha o bico certo para a mamadeira.

Escolha um que se assemelhe aos feitos pela natureza, com base larga e fluxo lento. Esse formato imitando o mamilo permite que o bebê forme uma vedação firme ao redor da base, em vez de sugar somente a ponta. E o fluxo lento garante que ele tenha que se esforçar para obter o leite, tanto quanto faria no peito. Tenha em mente que alguns bebês são muito exigentes, e você pode ter que experimentar até encontrar um bico que ele aceite.

Escolha a fórmula certa. Pergunte ao pediatra com qual fórmula você deve complementar. Há muitos tipos diferentes (p. 188), incluindo os projetados especificamente para complementação. Elas contêm nutrientes importantes encontrados no leite materno e mais prebióticos que as outras fórmulas, a fim de manter as fezes do bebê moles e granulosas, como as de um bebê que mama no peito.

QUANDO A FÓRMULA É NECESSÁRIA

Você está comprometida com a amamentação exclusiva, mas ela não está funcionando como planejado (você tem pouco leite por causa de um desequilíbrio hormonal, por exemplo, ou o bebê não suga de forma eficaz) e o médico disse que a fórmula é necessária para nutrir adequadamente o bebê. Mas você está relutante. Afinal, ouviu dizer várias vezes que o peito é melhor — e, claro, você quer o melhor para seu bebê. Que amamentar nem sempre é fácil e leva tempo para resolver todos os problemas — então, claro, você quer esperar mais um pouco. E que a suplementação com fórmula sabota as chances de sucesso da amamentação — e, claro, você deseja que a amamentação seja bem-sucedida.

Totalmente compreensível: você se sente assim pelas razões certas. No entanto, às vezes há boas razões para reconsiderar a abordagem exclusiva (temporária ou de longo prazo) ou repensar inteiramente a amamentação. A verdade é que o peito só é melhor quando pode nutrir o bebê da maneira ideal (e da maneira que um recém-nascido precisa). Quando não é, a fórmula, suplementar ou exclusiva, pode ser necessária para que ele possa se desenvolver (e, em alguns casos extremos, até sobreviver).

Se o pediatra (ou a equipe do hospital) disse que a suplementação é necessária para proteger o bem-estar do bebê, pergunte por que e se existem alternativas (como bombear para aumentar sua produção ou obter ajuda intensiva de uma consultora de lactação). Em alguns casos, uma política de rotina pode estar na raiz da recomendação. Por exemplo, a fórmula pode ser prescrita quando o bebê tem hipoglicemia, embora muitos especialistas concordem que a amamentação pode ajudar a regular o açúcar no sangue do bebê (exceto quando a condição é grave). Se esse parece ser o caso, pense em pedir uma segunda opinião.

Mas se suplementar ou mudar para a fórmula for necessário, não hesite — e definitivamente não demore para seguir as ordens médicas. Recusar a fórmula necessária por motivos médicos pode colocar o bebê em risco.

Tenha em mente que, só porque você está dando fórmula medicamente necessária a seu recém-nascido, não terá que desistir completamente da amamentação. É muito possível que ainda consiga amamentar, com combinação (p. 144) ou relactação (página seguinte). Lembre-se também de que não há nada mais importante que a saúde e o bem-estar do bebê, não importando de onde venha sua primeira refeição.

BANCOS DE LEITE

Você está determinada a dar a seu filho o melhor da natureza: seu próprio leite. Mas o que acontece se não puder, por qualquer motivo? O leite de outra pessoa seria a melhor solução?

Pode ser. Pesquisas mostram que o leite doado pode nutrir bebês tão bem quanto o leite de suas mães. E com a mesma segurança? Depende. Embora você possa obter leite através de doações particulares (de amigos ou familiares) ou de coletivos de compartilhamento, estudos mostram que ele pode não ser seguro para o bebê, em alguns casos sendo portador de doenças infecciosas ou de bactérias nocivas devido à coleta, ao armazenamento e ao transporte irregulares. Bancos de leite credenciados e nacionalmente reconhecidos examinam todas as doadoras e pasteurizam o leite antes de congelar e enviar para hospitais e famílias, garantindo sua segurança.

A Rede Brasileira de Bancos de Leite Humano (rBLH-BR) é hoje uma referência mundial. Configura-se como ação estratégica da Política Nacional de Aleitamento Materno e, além de coletar, processar e distribuir leite humano a bebês prematuros e de baixo peso, realiza atendimento de orientação e apoio à amamentação. Veja em: www.rblh.fiocruz.br.

Relactação/Aumento da produção

"Tenho alimentado meu bebê de 10 dias com fórmula e leite materno desde o nascimento, mas agora quero amamentar com exclusividade. É possível?"

Não será fácil — mesmo esse curto período de suplementação reduziu sua produção —, mas definitivamente é possível. A chave para retirar a fórmula é produzir leite suficiente para compensar a diferença. Veja como aumentar a produção e fazer uma transição bem-sucedida para a amamentação exclusiva:

- Esvazie. Como a drenagem frequente é fundamental para a produção de leite (quanto mais você usar, mais produzirá), você precisará drenar seus seios (amamentando ou bombeando) ao menos a cada duas horas e meia durante o dia e a cada três ou quatro horas durante a noite ou mais, sob demanda.
- Complete com a bomba. Termine cada mamada com cinco a dez minutos de bombeamento para garantir que seus seios sejam completamente drenados, estimulando a produção. Congele o leite bombeado para uso posterior (p. 255) ou dê ao bebê jun-

O BÁSICO DA AMAMENTAÇÃO

to com a fórmula suplementar (você pode misturar os dois).

- Bombeie. O bombeamento enérgico aumenta a produção ao imitar a alimentação de um bebê durante um surto de crescimento, quando ele mama com mais frequência que o normal, sinalizando a seu corpo para produzir mais leite. Encontre uma hora ininterrupta do dia para bombear em um padrão de liga/desliga. A programação pode ser mais ou menos assim: bombear por vinte minutos, descansar por dez, bombear por dez, descansar por dez e, finalmente, bombear por dez minutos para completar a hora. Bombeie ou amamente como de costume durante o restante do dia. Levará alguns dias para que a produção de leite responda a esse aumento de demanda (algumas mães notam aumento em três dias, enquanto outras precisam de uma semana para ver resultados).
- Diminua gradualmente. Não abandone a fórmula de supetão. Até que sua produção de leite seja restabe-

lecida, o bebê precisará de alimentação suplementar, mas ofereça a mamadeira somente depois de ele mamar no peito. À medida que sua produção aumentar, gradualmente coloque menos fórmula em cada mamadeira. Você verá a lenta diminuição da quantidade de fórmula que o bebê toma diariamente conforme sua produção de leite aumentar.

- Pense em suplementar. Usar um sistema de nutrição suplementar (SNS) como o Medela, por exemplo, pode tornar mais suave a transição da combinação mamadeira-seio para a amamentação exclusiva. Embora não funcione para todas as equipes mãe-bebê (e possa exigir muita prática), o SNS é projetado para ajudá-la a alimentar o bebê com fórmula enquanto ele suga o peito (p. 263). Dessa forma, os seios recebem a estimulação necessária e o bebê recebe todo o alimento de que precisa. Tente obter a ajuda de uma consultora de lactação para começar a usar o SNS.

AMAMENTANDO UM BEBÊ ADOTADO

Depois que o bebê nasce, não há praticamente nada que a mãe biológica possa fazer que a mãe adotiva não possa. E, até certo ponto, isso vale também para a amamentação. Embora a maioria das mães

adotivas não produza leite suficiente para amamentar exclusivamente, algumas conseguem amamentar ao menos parcialmente.

A amamentação só será possível se o bebê que você está adotando for recém-nascido e ainda não tiver aderido à mamadeira e você não tiver nenhuma condição médica (como cirurgia de mama) que a impeça de produzir leite. Mesmo com tudo isso, no entanto, é importante considerar também o seguinte: estabelecer a lactação será extremamente desafiador e, mesmo que você leve os desafios a sério e se esforce ao máximo, pode não alcançar seu objetivo.

- Mantenha a realidade em mente, mas, se está determinada a fazer tudo que for preciso para amamentar seu bebê, você definitivamente deve tentar. Os seguintes passos aumentarão suas chances de sucesso:
- Vá ao médico. Consulte o ginecologista para discutir seu plano e ter certeza de que não apresenta nenhuma doença (ou toma qualquer medicação) que torne a amamentação especialmente difícil ou mesmo impossível. Se seu médico não estiver familiarizado com a indução da lactação, peça para ser encaminhada a alguém que esteja. Também converse com um pediatra.
- Inicie a medicação. Uma vitamina ou suplemento pré-natal projetado para lactação pode melhorar seu estado nutricional e deixar seu corpo mais preparado.
- Obtenha ajuda. Entre em contato com a La Leche League para obter conselhos e recomendações de conselheiras de lactação que possam se juntar a sua equipe de suporte. Pense em contratar um

acupunturista ou outro praticante de medicina complementar e alternativa que tenha experiência em questões de amamentação.
- Comece antes. Se sabe aproximadamente quando o bebê vai chegar, comece a preparar seus seios para esse dia importante. Com cerca de um mês de antecedência, comece a estimular a lactação com a bomba, de preferência uma potente bomba dupla elétrica. Tente bombear a cada duas ou três horas durante o dia e duas vezes à noite (se não se importar em interromper seu sono mesmo antes de o bebê chegar). Se produzir leite antes da chegada do bebê, reserve e congele para uso futuro. Consulte a p. 247 para obter informações sobre extração de leite.
- Amamente com frequência. Quando o bebê chegar, amamente-o de acordo com a idade (ao menos a cada duas horas e meia durante o dia e a cada três ou quatro horas à noite, no caso de um recém-nascido), complementando com fórmula para que ele receba toda a nutrição de que precisa.
- Estimule a produção. Um sistema de nutrição suplementar (SNS, p. 263) permitirá que o bebê estimule a produção de leite através da sucção e, ao mesmo tempo, obtenha a nutrição de que necessita através da fórmula suplementar. Mesmo que ele chegue inesperadamente e você não tenha tido a chance de bombear seu leite, um SNS pode ajudá-

O BÁSICO DA AMAMENTAÇÃO

-la a recuperar o atraso, sem diminuir os nutrientes para seu filho. E, se você não produzir leite suficiente para atender completamente as necessidades dele, pode continuar a suplementar com o SNS (se o bebê cooperar — nem todos o fazem) enquanto amamenta.

- Incentive a ejeção. Se está tendo problemas com a ejeção (ou seja, há leite em seus seios, mas ele precisa de ajuda hormonal para sair), pergunte ao médico se uma prescrição de spray nasal de ocitocina pode ser útil. Apenas saiba que o uso de ocitocina para aumentar a ejeção é controverso: estudos mostram que nem sempre é eficaz, e alguns especialistas acreditam que mais pesquisas devem ser feitas antes que possa ser recomendada com segurança.
- Relaxe. Descanse e durma bastante. Mesmo uma mulher que acabou de dar à luz não pode produzir leite suficiente se estiver estressada e exausta. O estresse também pode interferir na ejeção, então tente fazer relaxamento profundo antes de cada mamada ou bombeamento.
- Não desista cedo demais. O corpo de uma mulher grávida geralmente tem nove meses para se preparar para a lactação; dê ao seu ao menos dois ou três meses para começar.

Você saberá que seu corpo está produzindo leite ao senti-lo descer por seus seios. Mas a única maneira de saber se está produzindo leite suficiente é o bebê apresentar sinais de ingestão adequada (contentamento após mamar, fraldas molhadas, evacuações frequentes). Se parecer que você não está atendendo a todas as necessidades de seu filho, continue usando o SNS.

Se, a despeito de todo esse trabalho duro, você não produzir leite ou não produzir o suficiente para ser a única fonte de nutrição do bebê (algumas mães biológicas também não são), você pode parar, sabendo que você e ele compartilharam importantes benefícios da amamentação. Ou pode continuar amamentando em função de todas as vantagens e prazeres não nutritivos que a amamentação oferece. Basta complementar a ingestão de leite materno com fórmula, seja através do SNS, mamadeira ou uma combinação de ambos.

- Conte as fraldas. Lembre-se de registrar as fraldas molhadas e sujas para se assegurar de que o bebê está comendo o suficiente (p. 261). Também consulte frequentemente o pediatra para acompanhar o ganho de peso e garantir que o bebê esteja recebendo nutrição suficiente durante a transição.
- Possivelmente, tente medicação. Há opções de ervas (algumas consultoras de lactação recomendam fe-

no-grego em pequenas quantidades ou chás que combinam ervas) e até mesmo medicamentos que podem estimular a produção de leite. Mas, como no caso de todas as ervas e medicamentos, não tome nada sem conversar com seu médico, o pediatra e/ou uma consultora de lactação certificada e familiarizada com sua situação.

- Considere a medicina complementar e alternativa. Terapias como a acupuntura podem ajudar a aumentar a produção. Peça a sua consultora de lactação ou ao pediatra para encaminhá-la a um profissional que tenha experiência no tratamento de mães com problemas de suprimento de leite.

- Seja paciente e procure apoio. A relactação é um processo demorado, e você vai precisar de toda paciência e de toda ajuda que puder conseguir. Recrute familiares e amigos para ajudar nas tarefas domésticas

e outras obrigações, a fim de que você possa concentrar seu tempo e energia na campanha de relactação. Uma consultora de lactação ou conselheira voluntária da La Leche League também poderá fornecer o apoio de que você precisará.

A relactação exige um esforço ininterrupto por ao menos algumas semanas, mas é provável que esse trabalho duro seja recompensado. De vez em quando, no entanto, mesmo com os melhores esforços, a relactação não funciona e a mãe não é capaz de produzir leite suficiente para amamentar de maneira exclusiva. Se esse for seu caso e você tiver que alimentar o bebê parcial ou completamente com mamadeira, não se sinta culpada. Seus esforços para amamentar devem deixá-la orgulhosa. E lembre-se de que qualquer amamentação — por mais breve que seja — beneficia imensamente o bebê.

TUDO SOBRE:
Manter seu leite saudável e seguro

Está cansada de cuidar da dieta como um falcão atento? Então ficará feliz em saber que, comparada à gravidez, a amamentação exige muito pouco em termos de dieta (uma boa razão para comemorar se você deseja consumir presunto, sushi ou uma garrafa de Chardonnay). Mesmo assim, enquanto estiver amamentando, você precisará prestar certa atenção ao que consome, para ter certeza de que tudo o que seu bebê ingere seja saudável e seguro.

O que você come

Você pode ser o que come, mas seu leite, nem tanto. Na verdade, a composição básica gordura-proteínas-carboidratos do leite humano não depende diretamente do que a mãe come: mesmo mulheres malnutridas podem alimentar bem seus bebês. Isso porque, se a mãe não consumir nutrientes suficientes para produzir leite, seu corpo explorará suas próprias reservas para abastecer a produção — até que essas reservas se esgotem.

Mas só porque você pode produzir leite com uma dieta menos adequada não significa que deva fazer isso. Claramente, não importando quantos nutrientes seu corpo possa ter armazenado, o objetivo ao amamentar nunca deve ser esgotar essas reservas — seria uma proposta muito arriscada para a saúde, no curto e no longo prazo. Usar atalhos nutricionais também diminuirá a energia necessária para acompanhar as demandas da maternidade. O outro lado da moeda: você terá mais vitalidade se tiver combustível de alta octanagem (proteínas magras, laticínios com baixo teor de gordura, frutas e vegetais frescos, grãos integrais, oleaginosas e sementes — após nove meses de gravidez, você sabe o que fazer). Então coma — não importando o quanto esteja ansiosa para perder peso —, e coma bem.

AMAMENTAÇÃO E OSSOS

A amamentação pode ser um dreno, especialmente quando se trata dos ossos. Estudos mostram que mães que amamentam podem perder de 3 a 5% de massa óssea graças à produção de leite, que extrai de suas reservas o cálcio do qual o bebê em crescimento necessita. Parece um bom negócio para o bebê, mas um péssimo negócio para seus ossos. A boa notícia é que aquilo que é perdido durante a amamentação geralmente é recuperado em até seis meses após o desmame — e você pode dar uma força aumentando a ingestão de cálcio. Os especialistas recomendam que as lactantes recebam um mínimo de 1.000 mg diários de cálcio, como parte de uma dieta balanceada. Mas como esse é o mínimo, é inteligente mirar mais alto: 1.500 mg por dia, o equivalente a cinco porções (uma porção a mais que as quatro da gravidez). Quer seu cálcio venha do leite e de outros laticínios, de sucos fortificados, fontes não lácteas (leite de soja fortificado ou leite de amêndoa, tofu, amêndoas, vegetais verdes, salmão enlatado com ossos) e/ou suplementos, você estará dando aos ossos do bebê um excelente impulso inicial enquanto mantém seus próprios ossos mais saudáveis para o resto da vida. Para uma melhor recuperação óssea, ingira também vitamina D e magnésio.

Falando em dieta balanceada, não se esqueça de que ela deve incluir muitos alimentos ricos em DHA, a fim de promover o crescimento do cérebro do bebê. Você pode encontrar essa gordura fabulosa em oleaginosas, óleo de linhaça e ovos enriquecidos com ômega 3, mas os especialistas recomendam que lactantes também comam peixe, um mínimo de 250 g por semana (veja na p. 162 uma lista de peixes e frutos do mar com baixo teor de mercúrio). Não é fã de peixe? Você também pode obter essas gorduras em um suplemento projetado para a gravidez ou a amamentação.

Quanto aos suplementos, continue tomando as vitaminas pré-natais ou vitaminas para a lactação. Está contando calorias? A amamentação queima bastante: 500 ou mais ao dia. Apenas tenha em mente que você pode precisar aumentar a ingestão calórica à medida que o bebê cresce e fica com mais fome, ou reduzi-la se suplementar a amamentação com fórmula e/ou sólidos ou tiver reservas consideráveis de gordura que gostaria de queimar.

Eis outra razão para consumir petiscos nutritivos: suas preferências alimentares podem afetar as preferências do bebê mais tarde. O que você come "tempera" seu leite (como fez com o líquido amniótico durante a gravidez), afetando o sabor e o cheiro e acostumando o bebê ao que quer que esteja no cardápio — o que significa que as cenouras que você mastiga hoje podem fazer com que ele goste de cenouras amanhã. E isso vale também para o curry do qual você está com vontade, para a salsa que saboreia e para a comida tailandesa que experimenta, o que é um bom argumento para escolher uma variedade maior de alimentos quando estiver amamentando, expandindo os horizontes culinários de seu filho bem antes da primeira porção de sólidos e talvez até mesmo minimizando a probabilidade de ele ser enjoado para comer. Parece exagero? Muitas pesquisas comprovam os benefícios de uma dieta variada para a mãe enquanto ela está amamentando.

Os sabores fortes sempre agradam? Depende do bebê. Embora a maioria aceite o leite materno não importando com o que tenha sido temperado e alguns até o apreciem mais se a mãe comer pesto e camarão no alho, há outros cujos paladares são exigentes desde o início. Eles detectam e rejeitam o menor vestígio de alho ou pimenta. Você saberá rapidamente em qual categoria seu bebê se encaixa e poderá modificar o cardápio de acordo.

ALIMENTOS PODEM PRODUZIR LEITE?

Toda mãe que amamenta já ouviu falar de ao menos um alimento, bebida ou poção com o suposto poder de aumentar a produção de leite. Eles compõem um cardápio bastante incomum: do leite à cerveja, dos chamados chás de leite (feitos de erva-doce, cardo-mariano, feno-grego, anis, coentro, alcaravia, urtiga e alfafa) ao caldo de galinha com gengibre, da levedura de cerveja ao alcaçuz, do grão-de-bico a batatas, azeitonas, cenouras e nabos. Embora algumas lactantes, consultoras de lactação e praticantes de terapias alternativas relatem aumento do leite com esses remédios caseiros, a pesquisa ainda não respaldou suas alegações. A maioria dos especialistas sustenta que os efeitos de tais "fabricantes de leite" são em grande parte psicológicos. Se a mãe acredita que o que come ou bebe produzirá leite, ela fica relaxada. Se fica relaxada, tem boa ejeção. Se seu reflexo de ejeção é bom, ela acha que tem mais leite e que a poção fez sua mágica. Na maioria dos casos, os remédios não causam danos (e, no caso de alimentos com alto teor nutritivo, como cenouras e outras raízes, podem fazer muito bem a um corpo que acabou de passar pelo parto). Mas o resumo da amamentação é o seguinte: a melhor maneira de aumentar a produção de leite é amamentar com mais frequência.

Embora tampouco seja comum (e na verdade não tenha sido comprovado por estudos científicos), algumas mães afirmam que certos alimentos (especialmente os que produzem gases, como repolho, brócolis, cebola, couve-flor e couve-de-bruxelas) desequilibram a barriga dos pequeninos. Outras mães acham que sua dieta está ligada à cólica dos filhos e que cortar laticínios, cafeína, cebola, repolho ou feijão do cardápio minimiza a agitação do bebê. Uma dieta materna rica em melões, pêssegos e outras frutas pode causar diarreia em bebês sensíveis, e pimenta vermelha pode causar erupções cutâneas em outros. E muito poucos bebês são realmente alérgicos a alimentos na dieta das mães, com os agressores mais comuns sendo leite de vaca, ovos, frutas cítricas, oleaginosas e trigo (encontre na p. 282 mais informações sobre alergias em bebês que mamam no peito). Não presuma, porém, que seu bebê terá uma reação ao que você come, e tenha em mente que o que parece ser uma reação (agitação, gases) talvez seja costumeiro em recém-nascidos: gases ocorrem muito nos primeiros meses, assim como agitação.

Às vezes, o que você come pode mudar a cor de seu leite e até a cor do xixi do bebê, e essas mudanças talvez sejam chocantes. Se você beber refrigerante de laranja, é capaz de o seu leite sair com um tom rosa-alaranjado e a urina do bebê com uma cor rosa brilhante, o que vai deixar você em pânico. Consuma algas marinhas *in natura* ou em suplementos e seu leite poderá ficar verde.

Demora entre duas a seis horas para que determinado alimento afete o sabor e o aroma do leite. Então, se achar que o bebê está com gases, babando muito, rejeitando o seio ou ficando agitado algumas horas depois de comer algo, tente eliminar esse alimento de sua dieta por alguns dias e veja se os sintomas ou a relutância em mamar desaparecem. Se não, adicione-o novamente à dieta.

O que você bebe

Quanto você tem que beber para garantir que o bebê beba o suficiente? Para a lactante, manter-se hidratada requer, em média, quatro litros de fluidos ao dia. Divida isso em copos de 250 ml (dezesseis copos) e parece muito. Mas esse número inclui todas as fontes de fluidos; não somente a água (e outros líquidos), mas também todos os alimentos com alto teor de água (frutas, saladas, vegetais). A necessidade de líquidos também varia muito de mãe para mãe, dependendo do nível de atividade, estilo de vida, local de residência, IMC e muito mais. E pode mudar de um dia para o outro.

Como saber se sua ingestão de líquidos é adequada? Como regra geral, esperar até estar com sede significa que você esperou demais, então crie o hábito de beber antes que a sede apareça. Outra boa maneira de garantir que os fluidos estão fluindo? Beber quando o bebê bebe: um copo a cada mamada (especialmente no início, quando as mamadas são frequentes) ajudará bastante em sua cota. Preencha o restante bebendo água entre as refeições e comendo muitos alimentos ricos em água. Tenha em mente que seu suprimento de leite não dirá se sua ingestão de líquidos está baixa (ele diminuirá somente se você estiver seriamente desidratada, em mais um exemplo de como o corpo da mãe coloca as necessidades do bebê em primeiro lugar), mas sua urina dirá (ela ficará mais escura e escassa se você não estiver bebendo o suficiente).

Obter fluidos suficientes, esteja você amamentando ou não, é particularmente importante enquanto você se recupera do nascimento de seu bebê (a mulher perde líquidos muito rapidamente durante o parto). Não beber o suficiente também pode aumentar o risco de uma variedade de problemas de saúde com os quais você definitivamente não quer lidar, incluindo infecção do trato urinário e constipação. E estar mesmo levemente desidratada pode aumentar a fadiga.

Há algumas bebidas cuja ingestão você deve limitar enquanto estiver amamentando. Consulte a p. 158 para obter mais informações.

Sua medicação

A maioria dos medicamentos — tanto prescritos quanto de venda livre — não afeta a quantidade de leite que a mãe produz ou o bem-estar do bebê. Embora seja verdade que o que entra em seu corpo geralmente entra no leite, a quantidade que chega ao bebê geralmente é uma pequena fração do que você ingere. A maioria das drogas, em doses típicas, parece não ter nenhum efeito no bebê sendo amamentado, outras têm efeito leve e temporário e muito poucas podem ser significativamente prejudiciais. Mas como não se sabe o suficiente sobre os efeitos a longo prazo dos medicamentos nos lactentes, é melhor escolher o caminho mais seguro quando pensar em tomar medicamentos enquanto estiver amamentando.

DE VOLTA AO CARDÁPIO

Você ficou triste sem seu sushi? Soltando fumaça após nove meses de sanduíches de peru cozido no vapor? Enjoada dos hambúrgueres muito passados? Pronta para seu queijo mexicano, que fez tanta falta? Bem, você está com sorte. As regras alimentares são muito mais relaxadas durante a amamentação que durante a gestação — o que significa que você pode pedir novamente:

- Sushi, sashimi, crudo, ceviche, ostras e todos os outros alimentos crus que vinha evitando, assim como salmão malpassado e vieiras grelhadas. Basta escolher o peixe de forma seletiva, uma vez que as diretrizes sobre o mercúrio ainda se aplicam (p. 162).

- Queijo macio não pasteurizado (feta, queijo branco, queijo fresco, brie, camembert, queijos azuis, queijo panela).
- Frios realmente frios. Nada mais de sanduíches de peru cozidos no vapor ou presuntos aquecidos. Os frios estão de volta ao cardápio, assim como carnes e peixes defumados sem aquecer.
- Carne ao ponto, e até mesmo malpassada. Não é fã do cinza, ao menos não quando se trata de bifes e hambúrgueres? Chegou a hora de comer carne do seu jeito — mesmo que seja sangrando (ou crua, como um bife tártaro).
- Uma bebida alcoólica ocasional. Saúde! Veja a página seguinte para saber mais.

Como saber se o medicamento que você está prestes a tomar é seguro para o bebê? Praticamente todos os medicamentos e suplementos prescritos ou vendidos sem receita trazem o aviso (no rótulo, na embalagem ou em ambos) de consultar um médico antes de usá-los se estiver amamentando — mas muitos são realmente seguros para uso ocasional, conforme necessário, e acredita-se que outros sejam seguros se usados como prescrito. Para saber mais sobre a segurança dos medicamentos durante a lactação, a melhor fonte de informação é o pediatra ou o médico que acompanhou seu pré-natal, que poderá lhe dar uma pequena lista de medicamentos rotineiros compatíveis com a amamentação (e que você pode tomar quando necessário, sem consultá-lo a cada vez), bem como verificar se medicamentos ou suplementos prescritos ou tomados regularmente (para uma condição crônica, digamos) precisam ser ajustados até que seu filho pare de mamar. Você também pode acessar, por exemplo, https://bvsms.saude.gov.br/bvs/publicacoes/amamentacao_uso_medicamentos_2ed.pdf, https://www.sbp.com.br/fileadmin/user_upload/Aleitamento_-__Uso_Medicam_durante_Amament.pdf ou http://biblioteca.cofen.gov.br/amamentacao-e-uso-de-medicamentos. Informe qualquer médico, dentista ou profissional de saúde que lhe prescreva um medicamento que você está amamentando.

As pesquisas mais recentes indicam que a maioria dos medicamentos (incluindo paracetamol, ibuprofeno, a maioria dos sedativos, anti-histamínicos e descongestionantes, alguns antibióticos, anti-hipertensivos, antitireoidianos e alguns antidepressivos) pode ser usada com segurança durante o aleitamento — mas, novamente, fale com o pediatra para obter as informações mais atuais. Alguns remédios, incluindo anticancerígenos, lítio e cravagem (usado para tratar enxaquecas) são claramente prejudiciais, e ainda não há consenso sobre outros, tornando-os arriscados. Em alguns casos, um medicamento menos seguro pode ser descontinuado enquanto a mãe amamenta e, em outros, é possível encontrar um substituto mais seguro. Quando uma medicação incompatível com a amamentação for necessária a curto prazo, a amamentação pode ser temporariamente interrompida (com os seios sendo bombeados e o leite sendo descartado). Ou a dosagem pode ser programada para depois de cada mamada ou antes do período de sono mais longo do bebê. Como sempre, só tome medicamentos, incluindo ervas e suplementos, com aprovação do médico.

O que você deve evitar

Pronta para abrir um vinho, tomar um café mais forte ou pedir um hambúrguer malpassado após nove meses de trabalho bem-feito? Vá em frente, você merece. Mas lembre-se de que, embora mães que amamentam definitivamente tenham mais espaço de ma-

O BÁSICO DA AMAMENTAÇÃO

nobra quando se trata de dieta e estilo de vida, ainda existem substâncias que é inteligente evitar ou reduzir durante a amamentação. Felizmente, muitas são as mesmas que você provavelmente já abandonou em preparação para ou durante a gravidez, então não terá novos maus hábitos dos quais se livrar.

Nicotina. Muitas das substâncias tóxicas do tabaco entram na corrente sanguínea e, finalmente, no leite. Fumar muito (mais de um maço por dia) diminui a produção de leite e pode causar vômito, diarreia, batimentos cardíacos acelerados e inquietação no bebê. Embora os efeitos de longo prazo da nicotina sobre o bebê não sejam conhecidos com certeza, é seguro especular que não são positivos. Sabe-se também que o fumo passivo (mesmo que a mãe não esteja amamentando) pode causar vários problemas de saúde nos filhos, incluindo cólica, infecções respiratórias e aumento do risco de SMSI (ver p. 377). Pergunte ao médico sobre terapia de reposição de nicotina (adesivos ou chicletes, por exemplo) se você tiver problemas para parar (você receberá uma dose menor de nicotina). Se não consegue parar de fumar, seu bebê ainda está melhor sendo amamentado que sendo alimentado com fórmula. No entanto, tente reduzir o número de cigarros que você fuma todos os dias e não fume antes de amamentar.

Maconha. Qualquer maconha que você fume ou coma chegará a seu leite (e ficará lá por seis dias) e a seu bebê. E pode haver efeitos negativos a longo prazo para ele. Até agora, as pesquisas mostraram que a maconha pode levar a baixo ganho de peso e desenvolvimento mais lento. Também há aumento do risco de SMSI e diminuição da produção de leite. E, como a maconha pode permanecer em seu organismo por muito tempo, bombear e jogar fora o leite não ajudará a mantê-la longe do bebê. Sua melhor aposta é evitar a maconha enquanto estiver amamentando.

Álcool. O álcool chega ao leite materno, embora a quantidade que o bebê recebe seja consideravelmente menor que a quantidade bebida pela mãe. Embora provavelmente não faça mal tomar algumas doses por semana (embora não mais que uma ao dia), é inteligente limitar o consumo de bebidas alcoólicas em geral enquanto estiver amamentando.

Beber muito traz alguns riscos sérios quando você está amamentando. Em doses altas, o álcool pode deixar o bebê sonolento, lento, catatônico e incapaz de mamar direito. Em doses muito altas, pode interferir na respiração. Bebidas demais também podem prejudicar seu próprio funcionamento (esteja você amamentando ou não), tornando-a menos capaz de cuidar, proteger e nutrir seu filho, e torná-la mais suscetível a depressão, fadiga e lapsos de julgamento. Além disso, o excesso de álcool pode enfraquecer seu reflexo de ejeção.

Se você optar por uma bebida ocasional, beba logo depois de amamentar, e não antes, a fim de ter algumas horas para metabolizar o álcool. Se não tiver certeza de que seu corpo metabolizou o álcool no momento da mamada seguinte, você pode testar seu leite usando Milkscreen: basta mergulhar a tira plástica que vem com o kit no leite extraído, aguardar dois minutos e verificar se a extremidade da tira muda de cor. Se mudar, ainda há álcool presente (o que significa que você deve pegar um pouco do leite armazenado no freezer).

Cafeína. Uma ou duas xícaras de café, chá ou refrigerante com cafeína ao dia não afetarão o bebê ou você — e, durante as primeiras semanas de privação de sono no pós-parto, o empurrão fornecido pelo café pode ser exatamente o que você precisa para continuar em pé. Mais cafeína que isso provavelmente não é boa ideia, porque muitas xícaras podem deixar um de vocês ou ambos nervosos, irritáveis e sem dormir (preciso dizer mais?). A cafeína também tem sido associada a refluxo e cólica em alguns bebês. Lembre-se de que, como os bebês não conseguem se livrar da cafeína com a mesma eficiência que os adultos, ela pode se acumular em seus organismos. Portanto, limite-a enquanto estiver amamentando ou mude para bebidas sem cafeína.

Medicamentos à base de plantas. Embora as ervas sejam naturais, nem sempre são seguras. E podem ser tão poderosas — e, em alguns casos, tão tóxicas — quanto algumas drogas. Assim como acontece com as drogas, os ingredientes químicos das ervas chegam ao leite materno. O problema é que poucos estudos foram feitos para analisar sua segurança, e pouco se sabe sobre como afetam o bebê. Para aumentar a confusão, não há regras para a distribuição de ervas e elas não são regulamentadas pela FDA. Mesmo ervas como o feno-grego (usado há séculos para aumentar a produção de leite materno e às vezes recomendado em pequenas quantidades por consultoras de lactação) podem ter efeitos colaterais. Então, para não correr riscos (sempre uma boa política ao amamentar seu filho), pergunte ao médico antes de tomar qualquer remédio herbal. Pense duas vezes antes de tomar chá de ervas ou misturas para produzir leite, sobre as quais a FDA pediu cautela até que se saiba mais. Por enquanto, atenha-se a chás de marcas confiáveis, que sejam considerados seguros durante a lactação (como camomila, laranja com canela, hortelã-pimenta, framboesa, rooibos e quadril-de-rosa, entre outros), leia os rótulos com atenção para se certificar de que outras ervas não foram adicionadas e consuma com moderação.

Produtos químicos. Ninguém se esforça para adicionar produtos químicos à dieta — e, na verdade, não é preciso ir muito longe para encontrá-los (aditivos, conservantes, cores e sabores artificiais, pesticidas e outros resíduos nos vegetais, hormônios em aves, carnes e laticínios... é uma selva química lá fora). Felizmente, está mais fácil que nunca ficar longe dos aditivos e resíduos químicos, porque os fabricantes cada vez mais oferecem produtos quase ou totalmente livres deles. Como os produtos químicos adicionados à sua dieta também são adicionados à dieta do bebê que você amamenta, faz sentido evitá-los o máximo possível, algo que você pode fazer exercitando um pouco de prudência — e muita leitura de rótulos. Como regra geral, evite alimentos processados que contenham longas listas de aditivos e tente as seguintes dicas para uma alimentação mais segura:

- Adoce com segurança. Se você deseja poupar calorias sem poupar na doçura, há várias opções. Stevia, por exemplo, é considerado um adoçante seguro durante a lactação (embora seja melhor evitar inteiramente se você ou o bebê tiverem fenilcetonúria). O agave pode ser usado durante a lactação, mas em pequenas quantidades. O único adoçante que não é doce quando se amamenta é a sacarina.

- Seja orgânica. Frutas e vegetais orgânicos estão amplamente disponíveis, assim como laticínios, aves, carnes e ovos orgânicos e produtos feitos com grãos orgânicos (como cereais e pães). Escolha-os sempre que puder (e puder pagar o preço geralmente mais alto) e minimizará o número de produtos químicos aos quais o bebê será exposto através do leite. Mas tenha consciência de que

certa quantidade de pesticidas e de outros produtos químicos questionáveis provavelmente acabará em sua dieta e, portanto, na dieta do bebê, apesar de seus melhores esforços — e essas pequenas quantidades não devem estressá-la. Em outras palavras, não é necessário ficar maluca (ou dirigir por toda a cidade e estourar o orçamento) para encher o carrinho de produtos orgânicos. Quando o orgânico não estiver disponível ou você não puder arcar com o custo extra, descasque ou esfregue bem as frutas e as cascas dos legumes (use produtos específicos para lavar vegetais, a fim de obter proteção extra). Tenha em mente que os vegetais produzidos localmente geralmente contêm níveis mais baixos de pesticidas e conservantes que os que precisam percorrer longas distâncias — uma boa razão para visitar a feira ou iniciar sua própria horta.

- Reduza o teor de gordura. Como fez durante a gravidez, é inteligente escolher laticínios com baixo teor de gordura, bem como carnes magras e aves sem pele, por dois motivos. Primeiro, isso tornará mais fácil perder o peso ganho na gravidez (algo que você provavelmente está ansiosa para fazer). Segundo, pesticidas e outros produtos químicos ingeridos pelos animais são armazenados em sua gordura (e em órgãos como fígado, rins e cérebro, razão pela qual você só deve consumi-los raramente enquanto estiver amamentando). Comer pouca gordura significa que você evitará esses produtos. Como aves, carnes e laticínios orgânicos não apresentam o mesmo risco potencial, selecione-os quando puder, especialmente quando estiver buscando uma variedade com teor de gordura mais alto.

- Pesque seletivamente. As mesmas diretrizes da vigilância sanitária sobre a segurança dos peixes que se aplicam às mulheres grávidas se aplicam às lactantes. Portanto, para minimizar sua exposição (e a do bebê) ao mercúrio, evite comer tubarão, peixe-espada, cavala-verdadeira e pirá e limite a 170 g por semana seu consumo de atum (o atum light contém menos mercúrio que filés de atum e albacora enlatado, embora o atum enlatado seja mais seguro que o fresco) e a 340 g por semana seu consumo de salmão (selvagem é melhor), robalo, linguado, solha, hadoque, halibute, perca, peixes brancos, escamudo, bacalhau, pâmpano-manteiga, bagre, caranguejo, mexilhões, vieiras, lulas e trutas criadas em fazenda. Anchovas, mariscos, tilápias, sardinhas e camarões contêm pouco mercúrio e podem ser consumidos durante a amamentação. Quer saber se ficar sem peixe pode ser mais saudável para você e o bebê? As diretrizes recomendam que as lactantes consumam um mínimo de 170 g por semana de peixe com baixo teor de mercúrio, uma vez que os nutrientes encontrados nos frutos do mar (especialmente peixes gordurosos como salmão e sardinha) aumentam a capacidade cerebral do bebê.

Quer uma notícia realmente boa? Sashimi, ostras cruas e salmão cru podem ser consumidos novamente.

Capítulo 4
O cronograma do primeiro ano

Visão geral do primeiro ano

O desenvolvimento pré-natal (de ovo microscópico a recém-nascido fofinho) pode ser difícil de seguir, mas os primeiros doze meses de desenvolvimento do bebê (de bolha minúscula a criança agitada e interessada) serão bastante impressionantes. Ou melhor, alucinantes: algo difícil de acreditar e incrível de assistir. As habilidades motoras amplas progredirão em ritmo surpreendente: primeiro o controle da cabeça e depois o controle progressivo do corpo (rolando! sentando! dando os primeiros passinhos!). As habilidades sensoriais e de raciocínio (o poder cerebral do bebê) aumentarão: no início, o bebê se virará na direção de um som ou para observar o rosto de alguém, mas, ao final de um ano, copiará sons e ações. Os gaguejos evoluirão para balbucios e depois para palavras reais. Habilidades motoras finas serão aprimoradas: primeiro, segurar o chocalho com o punho fechado, e, mais tarde, segurar um pedacinho de comida entre o polegar gorducho e o indicador minúsculo.

No primeiro ano, esses marcos seguem aproximadamente o mesmo cronograma para a maioria dos bebês, mas o ritmo e o padrão de desenvolvimento estão longe de ser uniformes. Alguns bebês de 5 meses conseguem se sentar sozinhos (e sem apoio), enquanto outros ainda nem começaram a rolar. Alguns bebês de 10 meses podem já andar e falar bem, ao passo que outros sequer começaram. Alguns podem ser mais rápidos na maioria dos marcos, enquanto outros começam mais tarde, finalmente alcançando ou até ultrapassando os primeiros. Alguns são relativamente consistentes em seu ritmo de desenvolvimento, ao passo que outros se desenvolvem aos saltos. Uma doença ou uma grande mudança na vida do bebê pode atrapalhar temporariamente seu desenvolvimento. Mas, na maioria das vezes, o que é normal no desenvolvimento é o que é normal para seu bebê único.

Se os bebês têm ritmos diferentes de desenvolvimento, por que se preocupar em mapeá-lo? As normas são úteis para comparar seu bebê com uma ampla gama de bebês normais, a fim de avaliar seu progresso e garantir que seu desenvolvimento esteja dentro do esperado. Ou para comparar a taxa de desenvolvimento de um mês para o outro e ver se ele está se mantendo firme, ficando um pouco para trás ou disparado na frente. O médico também procurará certos marcos em cada consulta, para ter certeza de que o desenvolvimento do bebê se encaixa em uma (muito) ampla faixa de normalidade para sua idade.

VOCÊ CONHECE SEU BEBÊ MELHOR QUE QUALQUER UM

Talvez você não tenha diploma em desenvolvimento infantil, mas, quando se trata do seu filho, até os especialistas concordam que você é a especialista. Ao contrário do pediatra, que geralmente o vê apenas uma vez por mês ou menos — e centenas de outros bebês nesse meio-tempo —, você o vê todos os dias. Você passa mais tempo interagindo com ele que qualquer outra pessoa. E provavelmente percebe nuances de desenvolvimento que outros podem não notar.

Sempre que tiver uma preocupação com o desenvolvimento do bebê — seja porque ele está atrasado em algumas áreas, porque uma habilidade dominada parece ter sido esquecida ou apenas porque você tem a incômoda sensação de que algo está errado —, não guarde para você. Especialistas em desenvolvimento infantil acreditam que os pais não somente são os melhores defensores de seus filhos, como também podem ser fundamentais no diagnóstico precoce de distúrbios como o au-

tismo. O diagnóstico precoce pode levar ao tipo de intervenção precoce que pode fazer enorme diferença no desenvolvimento de longo prazo de uma criança com autismo ou outro transtorno.

Para auxiliar os pais a ajudarem seus filhos, os médicos identificaram uma série de bandeiras vermelhas a serem observadas já aos 9 meses. O pediatra também avaliará esses sinais de alerta durante as consultas. Mas, se você perceber que seu filho de quase 1 ano não tenta reproduzir seus sons, não sorri ou gesticula, não consegue estabelecer nem manter contato visual, não aponta ou usa outros gestos para satisfazer suas necessidades, não gosta de jogos sociais como esconde-esconde ou bate-palminha, não responde quando você o chama pelo nome ou não olha quando você aponta para algo, informe ao médico. Pode ser que nada esteja errado. Mas uma avaliação mais aprofundada e talvez o encaminhamento a um especialista podem ajudar a determinar se há motivo para preocupação.

Seu bebê, como todo bebê, é único — incomparável, na verdade. É por isso que compará-lo ao bebê do vizinho ou ao irmão mais velho pode ser enganoso e, às vezes, desnecessariamente estressante. Assim como a obsessão por cronogramas de desenvolvimento. Desde que o bebê esteja atingindo a maioria dos marcos, seu desenvolvimento está no ritmo certo, o que significa que você pode se maravilhar com essas incríveis conquistas, em vez de analisá-las. Se, em contrapartida, você perceber que o bebê perde marcos de modo constante ou está ficando significativamente para trás — ou tem aquela sensação de que algo está errado —, consulte o médico. Provavelmente não há problema algum (alguns bebês apenas avançam em um ritmo mais lento que a média), e você terá as garantias que procura. Se um atraso for identificado, a intervenção certa ajudará a maximizar o potencial de desenvolvimento de seu filhote.

Não está interessada em ver a posição do bebê na linha de tempo do desenvolvimento? Sem problema. Os cronogramas não são obrigatórios, especialmente se seu filho for avaliado regularmente nas consultas com o pediatra. Deixe que o bebê se desenvolva e que o médico avalie esse desenvolvimento.

Para mais informações sobre marcos de desenvolvimento, acesse WhatToExpect.com.

Marcos de desenvolvimento no primeiro ano

Recém-nascido

A maioria dos recém-nascidos provavelmente será capaz de...

- Levantar a cabeça brevemente quando estiver de bruços
- Mover braços e pernas igualmente bem de ambos os lados do corpo
- Concentrar-se em objetos a uma distância de 20 a 40 cm (especialmente seu rosto!)

Recém-nascido a 1 mês

A maioria dos bebês provavelmente será capaz de...

- Levantar a cabeça brevemente quando do estiver de bruços (o tempo que o bebê passar de bruços deve ser supervisionado)
- Focar em um rosto
- Colocar as mãos no próprio rosto
- Sugar

Metade dos bebês será capaz de...

- Responder de alguma forma a um som alto, como assustar-se, chorar, ficar em silêncio

Alguns bebês serão capazes de...

- Erguer a cabeça 45° quando estiverem de bruços
- Vocalizar de outras maneiras além de chorar (como aqueles adoráveis balbucios)

166 O QUE ESPERAR DO PRIMEIRO ANO

- Sorrir em resposta a um sorriso (um sorriso "social")

Poucos bebês serão capazes de...
- Erguer a cabeça 90º quando estiverem de bruços
- Manter a cabeça firme quando estiverem na posição vertical
- Unir as mãos
- Sorrir espontaneamente

1 a 2 meses
A maioria dos bebês provavelmente será capaz de...
- Sorrir em resposta a um sorriso
- Observar as próprias mãos
- Responder de alguma forma a um som alto, como assustar-se, chorar, ficar em silêncio
- Agarrar e sacudir pequenos brinquedos

Metade dos bebês será capaz de...
- Vocalizar de outras maneiras além de chorar (balbuciando, por exemplo)
- Erguer a cabeça 45º quando estiver de bruços

Alguns bebês serão capazes de...
- Manter a cabeça firme quando estiverem na posição vertical
- Erguer o peito, apoiados nos braços, quando estiverem de bruços
- Rolar (da posição de bruços para a posição de costas geralmente vem primeiro)
- Prestar atenção a um objeto tão pequeno quanto uma uva-passa (por-

tanto mantenha tais objetos fora de alcance)
- Alcançar um objeto pendurado

Poucos bebês serão capazes de...
- Erguer a cabeça 90º quando estiverem de bruços
- Unir as mãos
- Sorrir espontaneamente
- Rir alto
- Dar gritinhos de prazer
- Seguir o tempo todo um objeto a aproximadamente 15 cm de seu rosto e fazendo um movimento de 180º (de um lado para o outro)

2 a 3 meses
A maioria dos bebês provavelmente será capaz de...
- Erguer a cabeça 45º quando estiver de bruços — supondo-se que o bebê tenha ficado tempo suficiente de bruços para praticar
- Chutar energicamente e esticar as pernas quando estiver de costas
- Levar as mãos à boca

Metade dos bebês será capaz de...
- Erguer a cabeça 90º quando estiver de bruços
- Sorrir espontaneamente
- Rir alto
- Seguir o tempo todo um objeto a aproximadamente 15 cm de seu rosto e fazendo um movimento de 180º (de um lado para o outro)
- Manter a cabeça firme quando estiver na posição vertical

- Quando estiver de bruços, erguer o peito, apoiado nos braços
- Alcançar um objeto pendurado
- Prestar atenção a um objeto tão pequeno quanto uma uva-passa (portanto mantenha tais objetos fora de alcance)

É CUMULATIVO

Os bebês adquirem muitas habilidades todos os meses, mas geralmente mantêm as conquistas dos meses anteriores. Assim, presuma que o conjunto de habilidades de seu bebê incorporará itens "prováveis" dos meses anteriores, além dos novos itens adquiridos este mês.

Alguns bebês serão capazes de...
- Rolar (da posição de bruços para a posição de costas geralmente vem primeiro)
- Dar gritinhos de prazer
- Unir as mãos
- Alcançar um objeto
- Virar-se na direção de uma voz, principalmente da mãe ou do pai

Poucos bebês serão capazes de...
- Suportar algum peso nas pernas quando mantidos em pé
- Manter a cabeça nivelada ao corpo quando pressionados a sentar
- Produzir um som vibrante e molhado
- Dizer "gugu-dada" ou uma combinação semelhante de vogais e consoantes

TIMING DOS PREMATUROS

Bebês prematuros geralmente atingem os marcos mais tarde que bebês que nasceram na mesma data, muitas vezes atingindo-os mais perto da idade ajustada (a idade que teriam se tivessem nascido a termo) e, às vezes, mais tarde.

3 a 4 meses

A maioria dos bebês provavelmente será capaz de...
- Erguer a cabeça 90º quando estiver de bruços e virar a cabeça de um lado para o outro — supondo-se que o bebê tenha ficado tempo suficiente de bruços para praticar
- Erguer a cabeça quando estiver no colo, deixando de apoiá-la no ombro da mãe
- Antecipar ser pego no colo
- Rir alto
- Seguir o tempo todo um objeto a aproximadamente 15 cm de seu rosto e fazendo um movimento de 180º graus (de um lado para o outro)

Metade dos bebês será capaz de...
- Acalmar-se ao som de uma voz suave ou quando pego no colo
- Quando estiver de bruços, erguer o peito, apoiado nos braços
- Manter a cabeça nivelada ao corpo quando pressionado a sentar

- Rolar (da posição de bruços para a posição de costas geralmente vem primeiro)
- Prestar atenção a um objeto tão pequeno quanto uma uva-passa (portanto mantenha tais objetos fora de alcance)
- Alcançar um objeto
- Dar gritinhos de prazer
- Virar-se na direção de uma voz, principalmente da mãe ou do pai

Alguns bebês serão capazes de...
- Dizer "gugu-dada" ou uma combinação semelhante de vogais e consoantes
- Produzir um som vibrante e molhado

Poucos bebês serão capazes de...
- Suportar algum peso nas pernas quando mantidos em pé
- Sentar-se sem apoio
- Objetar se alguém tentar retirar seu brinquedo

4 a 5 meses
A maioria dos bebês provavelmente será capaz de...
- Manter a cabeça firme quando estiver na posição vertical
- Quando estiver de bruços, erguer o peito, apoiado nos braços
- Manter a cabeça nivelada ao corpo quando pressionado a sentar
- Rolar (da posição de bruços para a posição de costas geralmente vem primeiro). Os bebês que passam pouco tempo de bruços quando es-

tão acordados podem atingir esse marco mais tarde, e isso não é motivo de preocupação.
- Dar gritinhos de prazer
- Sorrir espontaneamente
- Alcançar um objeto
- Ver algo do outro lado do cômodo

Metade dos bebês será capaz de...
- Suportar algum peso nas pernas quando mantido em pé
- Dizer "gugu-dada" ou uma combinação semelhante de vogais e consoantes
- Produzir um som vibrante e molhado
- Brincar com os dedos dos pés quando do estiver de costas

Alguns bebês serão capazes de...
- Passar um cubo ou outro objeto de uma mão para a outra

Poucos bebês serão capazes de...
- Sentar-se sem apoio
- Passar para a posição em pé a partir da posição sentada
- Ficar em pé segurando-se em alguém
- Objetar se alguém tentar retirar seu brinquedo
- Esforçar-se para chegar até um brinquedo fora de alcance
- Procurar por um objeto derrubado
- Usar os dedos como rastelo para trazer para perto um objeto minúsculo e segurá-lo com o punho fechado (portanto mantenha todos os objetos perigosos fora de alcance)
- Balbuciar, combinando vogais e consoantes como "gagaga", "bababa", "mamama", "dadada"

5 a 6 meses

A maioria dos bebês provavelmente será capaz de...

- Brincar com os dedos dos pés
- Rolar
- Ajudar a segurar a mamadeira durante as mamadas
- Dizer "gugu-dada" ou uma combinação semelhante de vogais e consoantes

Metade dos bebês será capaz de...

- Suportar algum peso nas pernas quando mantido em pé
- Sentar-se sem apoio
- Arrulhar ou balbuciar quando estiver feliz
- Produzir um som vibrante e molhado

Alguns bebês serão capazes de...

- Ficar em pé segurando-se em alguém ou algo
- Objetar se alguém tentar retirar seu brinquedo
- Esforçar-se para chegar até um brinquedo fora de alcance
- Passar um brinquedo ou outro objeto de uma mão para a outra
- Procurar por um objeto derrubado
- Usar os dedos como rastelo para trazer para perto um objeto minúsculo e segurá-lo com o punho fechado (portanto mantenha todos os objetos perigosos fora de alcance)
- Balbuciar, combinando vogais e consoantes como "gagaga", "bababa", "mamama", "dadada"
- Reconhecer livros e os versinhos nesses livros

Poucos bebês serão capazes de...

- Arrastar-se ou engatinhar (isso será mais provável se o bebê tiver passado muito tempo de bruços, mas engatinhar não é um marco "obrigatório")
- Passar para a posição em pé a partir da posição sentada
- Passar para a posição sentada a partir da posição de bruços
- Pegar um objeto minúsculo fazendo uma pinça com o polegar e os outros dedos (portanto, mantenha todos os objetos perigosos fora de alcance)
- Dizer "mama" ou "papa", mas sem significado

6 a 7 meses

A maioria dos bebês provavelmente será capaz de...

- Sentar-se em uma cadeira alta
- Abrir a boca para receber a colher
- Produzir um som vibrante e molhado
- Arrulhar ou balbuciar quando estiver feliz
- Sorrir frequentemente ao interagir com você
- Explorar objetos com a boca
- Virar-se na direção de uma voz
- Suportar o peso nas pernas (e possivelmente até pular) quando mantido em pé

Metade dos bebês será capaz de...

- Sentar-se sem apoio
- Objetar se alguém tentar retirar seu brinquedo

- Esforçar-se para chegar até um brinquedo fora de alcance
- Procurar por um objeto derrubado
- Usar os dedos como rastelo para trazer para perto um objeto minúsculo e segurá-lo com o punho fechado (portanto mantenha todos os objetos perigosos fora de alcance)
- Passar um brinquedo ou outro objeto de uma mão para a outra
- Balbuciar, combinando vogais e consoantes como "gagaga", "bababa", "mamama", "dadada"
- Brincar de esconde-esconde
- Reconhecer livros e os versinhos nesses livros

Alguns bebês serão capazes de...
- Arrastar-se ou engatinhar (embora bebês que passam pouco tempo de bruços quando acordados possam atingir esse marco mais tarde ou passar diretamente para os primeiros passinhos — e isso não é motivo de preocupação)
- Passar para a posição em pé a partir da posição sentada
- Passar para a posição sentada a partir da posição de bruços
- Ficar em pé segurando-se em alguém ou algo

Poucos bebês serão capazes de...
- Bater palmas ou dar tchauzinho
- Pegar um objeto minúsculo fazendo uma pinça com o polegar e os outros dedos (portanto mantenha todos os objetos perigosos fora de alcance)

- Comer sozinho um biscoito ou outro petisco
- Dar alguns passos segurando-se nos móveis
- Dizer "mama" ou "papa", mas sem significado

7 a 8 meses

A maioria dos bebês provavelmente será capaz de...
- Suportar o peso nas pernas (e possivelmente até pular) quando mantido em pé
- Rolar da posição de bruços para a posição de costas e vice-versa
- Estender a mãozinha para o utensílio ao ser alimentado
- Comer sozinho um biscoito ou outro petisco
- Encontrar um objeto parcialmente oculto
- Usar os dedos como rastelo para trazer para perto um objeto minúsculo e segurá-lo com o punho fechado (portanto mantenha todos os objetos perigosos fora de alcance)
- Procurar por um objeto derrubado

Metade dos bebês será capaz de...
- Ficar em pé segurando-se em alguém ou algo
- Passar para a posição sentada a partir da posição de bruços
- Passar um cubo ou outro objeto de uma mão para a outra
- Objetar se alguém tentar retirar seu brinquedo
- Esforçar-se para chegar até um brinquedo fora de alcance

- Participar de um jogo de esconde--esconde

Alguns bebês serão capazes de...
- Arrastar-se ou engatinhar (embora bebês que passam pouco tempo de bruços quando acordados possam atingir esse marco mais tarde ou passar diretamente para os primeiros passinhos — e isso não é motivo de preocupação)
- Passar para a posição em pé a partir da posição sentada
- Pegar um objeto minúsculo fazendo uma pinça com o polegar e os outros dedos (portanto mantenha todos os objetos perigosos fora de alcance)
- Dizer "mama" ou "papa", mas sem significado

Poucos bebês serão capazes de...
- Bater palmas ou dar tchauzinho
- Dar alguns passos segurando-se nos móveis
- Ficar em pé sozinhos por um momento
- Entender o "não" (mas nem sempre obedecer)

8 a 9 meses
A maioria dos bebês provavelmente será capaz de...
- Passar para a posição sentada a partir da posição de bruços
- Esforçar-se para chegar até um brinquedo fora de alcance

- Responder ao próprio nome
- Sorrir para si mesmo no espelho (embora sem saber que aquela é sua imagem)
- Seguir seu olhar quando você desviar os olhos

Metade dos bebês será capaz de...
- Passar para a posição em pé a partir da posição sentada
- Arrastar-se ou engatinhar (embora bebês que passam pouco tempo de bruços quando acordados possam atingir esse marco mais tarde ou passar diretamente para os primeiros passinhos — e isso não é motivo de preocupação)
- Ficar em pé segurando-se em alguém ou algo
- Objetar se alguém tentar retirar seu brinquedo
- Pegar um objeto minúsculo fazendo uma pinça com o polegar e os outros dedos (portanto mantenha todos os objetos perigosos fora de alcance)
- Dizer "mama" ou "papa", mas sem significado
- Brincar de esconde-esconde

Alguns bebês serão capazes de...
- Dar alguns passos segurando-se nos móveis
- Ficar em pé sozinhos por um momento
- Bater palmas ou dar tchauzinho
- Entender o "não" (mas nem sempre obedecer)

Poucos bebês serão capazes de...
- Ficar e manter-se em pé sozinhos
- Jogar bola (rolar a bola de volta para você)
- Beber de um copo de maneira independente
- Dizer "mama" ou "papa" com significado
- Dizer uma palavra diferente de "mama" ou "papa"
- Responder a um comando único acompanhado de gestos ("Por favor, me dá a bola", dito com a mão estendida)

9 a 10 meses

A maioria dos bebês provavelmente será capaz de...
- Ficar em pé segurando-se em alguém ou algo
- Passar para a posição em pé a partir da posição sentada
- Objetar se alguém tentar retirar seu brinquedo
- Dizer "mama" ou "papa", mas sem significado
- Participar do jogo de esconde-esconde e de outros jogos de antecipação
- Fazer gestos e emitir sons em resposta aos seus

Metade dos bebês será capaz de...
- Dar alguns passos segurando-se nos móveis
- Bater palmas ou dar tchauzinho
- Pegar um objeto minúsculo fazendo uma pinça com o polegar e os outros

dedos (portanto mantenha todos os objetos perigosos fora de alcance)
- Entender o "não" (mas nem sempre obedecer)

Alguns bebês serão capazes de...
- Ficar em pé sozinhos por um momento
- Ficar e manter-se em pé sozinhos
- Dizer "mama" ou "papa" com significado
- Dizer uma palavra diferente de "mama" ou "papa"
- Apontar para algo a fim de satisfazer suas necessidades

Poucos bebês serão capazes de...
- Indicar desejos de outras maneiras que não o choro
- Beber de um copo de maneira independente
- Jogar bola (rolar a bola de volta para você)
- Pegar um objeto minúsculo fazendo uma pinça com o polegar e os outros dedos (portanto mantenha todos os objetos perigosos fora de alcance)
- Usar jargões imaturos (sons sem sentido que fazem parecer que ele está falando uma língua estrangeira ou inventada)
- Responder a um comando único acompanhado de gestos ("Por favor, me dá a boneca", dito com a mão estendida)
- Andar bem

10 a 11 meses

A maioria dos bebês provavelmente será capaz de...

- Pegar um objeto minúsculo fazendo uma pinça com o polegar e os outros dedos (portanto mantenha todos os objetos perigosos fora de alcance)
- Entender o "não" (mas nem sempre obedecer)
- Olhar para o que você está apontando e depois olhar para você com uma reação

Metade dos bebês será capaz de...

- Dar alguns passos segurando-se nos móveis
- Apontar para algo ou gesticular a fim de satisfazer suas necessidades
- Bater palmas ou dar tchauzinho
- Beber de um copo de maneira independente

Alguns bebês serão capazes de...

- Ficar em pé sozinhos por um momento
- Dizer "mama" ou "papa" com significado
- Dizer uma palavra diferente de "mama" ou "papa"
- Responder a um comando único não acompanhado de gestos ("Por favor, me dá o copo", dito sem estender a mão)

Poucos bebês serão capazes de...

- Ficar e manter-se em pé sozinhos
- Andar bem
- Jogar bola (rolar a bola de volta para você)

- Usar jargões imaturos (sons sem sentido que fazem parecer que ele está falando uma língua estrangeira ou inventada)
- Dizer três ou mais palavras além de "mama" ou "papa"

11 a 12 meses

A maioria dos bebês provavelmente será capaz de...

- Dar alguns passos segurando-se nos móveis
- Usar gestos para satisfazer suas necessidades: apontar, mostrar, estender a mão, acenar
- Responder ao próprio nome
- Beber de um copo com ajuda
- Bater dois blocos ou dois brinquedos um no outro
- Cooperar com o vestir-se oferecendo o pé ou o braço
- Levantar os braços para ser pego no colo

Metade dos bebês será capaz de...

- Bater palmas ou dar tchauzinho (a maioria das crianças realiza essas façanhas aos 13 meses)
- Beber de um copo de maneira independente (supondo-se que o bebê tenha tido oportunidade de praticar)
- Pegar um objeto minúsculo, cuidadosamente, com as pontas do polegar e do indicador (muitos bebês só conseguem fazer isso aos 15 meses — continue mantendo

todos os objetos perigosos fora de alcance)
- Ficar em pé sozinhos por um momento (muitos só conseguem isso aos 13 meses)
- Dizer "mama" ou "papa" com significado (a maioria dirá ao menos um desses aos 14 meses)
- Dizer uma palavra diferente de "mama" ou "papa" (muitos só dizem sua primeira palavra aos 14 meses ou mais)
- Copiar os sons e gestos que você faz

Alguns bebês serão capazes de...
- Jogar bola (rolar a bola de volta para você, embora muitos só realizem essa façanha aos 16 meses)
- Ficar e manter-se em pé sozinhos (muitos só atingem esse ponto aos 14 meses)
- Usar jargões imaturos, que soam como uma língua estrangeira (metade de todos os bebês só começa a usar jargões depois do primeiro aniversário, e muitos depois dos 15 meses)
- Andar bem (três em cada quatro bebês só andam bem aos 13,5 meses, e muitos bem mais tarde. Os bons engatinhadores podem levar mais tempo para começar a andar e, quando o restante do desenvolvimento é normal, isso raramente é motivo de preocupação)
- Responder às músicas com movimentos do corpo

Poucos bebês serão capazes de...
- Dizer três ou mais palavras além de "mama" ou "papa" (metade dos bebês só atingirá esse estágio aos 13 meses e muitos aos 16 meses)
- Responder a um comando único não acompanhado de gestos ("Por favor, me dá o livro", dito sem estender a mão; a maioria das crianças só atinge esse estágio depois do primeiro aniversário, muitas somente após os 16 meses)
- Responder ao aborrecimento de outra pessoa ficando aborrecido (início da empatia)
- Demonstrar carinho, principalmente pela mãe e pelo pai
- Demonstrar ansiedade de separação e/ou perante estranhos (algumas crianças jamais o fazem)

Gráficos de crescimento

Como está o crescimento do bebê? Ao plotar comprimento, peso e circunferência da cabeça em cada consulta, o médico vê como seu bebê se compara, em termos percentuais, a outros bebês da mesma idade e sexo.

Ainda mais importante, acompanhar o crescimento permite que o médico compare seu bebê a ele mesmo e acompanhe suas tendências de crescimento ao longo do tempo — algo muito mais importante que o percentil específico em que ele se enquadra em determinado momento. Por exemplo, se seu filhote está no 15º percentil mês após mês, ele pode estar destinado a ser pequeno (ou a ter um surto de crescimento dramático mais tarde). Em contrapartida, se ficar no 60º percentil durante meses e depois cair abruptamente para o 15º percentil, esse desvio repentino do padrão de crescimento pode suscitar questões: o bebê está doente? Comendo o suficiente? Existe alguma razão médica subjacente para a desaceleração repentina do crescimento?

Avaliar como o bebê cresce não é simplesmente um jogo numérico. Para obter uma imagem realmente clara do crescimento, o médico também considera a relação entre peso e comprimento. Embora os percentis não precisem ser exatamente iguais, eles devem estar em uma faixa de 10 a 20% um do outro. Se o comprimento está no 85º percentil, mas o peso está no 15º, seu bebê pode estar abaixo do peso. No caso inverso? Pode estar superalimentado. Descobrir se seu filhote está acima do peso, abaixo do peso ou, o que é mais provável, no peso certo fica mais fácil quando você plota seu progresso nos gráficos de comprimento/peso usados pela maioria dos pediatras. Os gráficos das

p. 177ss., provenientes da Organização Mundial da Saúde (OMS), são baseados no crescimento de quase 19 mil bebês amamentados no peito (em cinco cidades de cinco países diferentes e que cresceram em condições ótimas). Tanto os CDC quanto a AAP recomendam que os médicos usem os gráficos da OMS para bebês menores de 2 anos.

Hoje em dia, mais e mais bebês ficam acima ou abaixo das faixas padrão de comprimento e peso. Em outras palavras, eles estão "fora do gráfico" ou muito perto de suas extremidades. Especialistas dizem que o número de bebês extragrandes se deve ao aumento da obesidade (mães obesas ou com sobrepeso são mais propensas a ter bebês considerados acima do peso), ao passo que o número de bebês muito pequenos é resultado do aumento dos prematuros que sobrevivem. Bebês alimentados com fórmula também são mais propensos a estarem acima do peso.

Você pode traçar o progresso de seu bebê nesses gráficos. Note que um dos conjuntos de gráficos calcula a relação entre peso e comprimento (e registra a circunferência da cabeça) e o outro acompanha peso e comprimento separadamente. Há também gráficos separados para meninos e meninas. Isso porque, mesmo nessa idade, os meninos tendem a ser mais altos e mais pesados e a crescerem mais rapidamente que as meninas.

DESENVOLVIMENTO DURANTE UMA PANDEMIA

Os bebês aprendem as coisas vivendo, e aprendem melhor assistindo àqueles com quem vivem: mães, pais, irmãos, e, se tiverem sorte, avós, todos muito amorosos e atenciosos. Mesmo assim, você deve ter ouvido falar de — e se preocupado com — um pequeno estudo indicando que houve uma leve redução no desenvolvimento de habilidades sociais e motoras em bebês de 6 meses de idade durante o auge da pandemia de Covid-19. E talvez esteja se perguntando se essa descoberta terá um impacto mais duradouro mesmo depois que a vida voltar ao "normal", ou se se repetirá durante outra onda de Covid-19 — ou de outra epidemia ou pandemia.

Pesquisando mais a fundo, é possível que o intenso estresse dos pais e o apoio reduzido durante a gravidez e nos primeiros meses da vida com um bebê tenham influenciado esse resultado. Mas cientistas também propõem que a redução da interação entre o bebê e pessoas de fora de casa tenha contribuído — especialmente as interações com pessoas sem máscara (os admiradores falando gracinhas que geralmente seguem os bebês onde eles estiverem, os funcionários de creches e escolinhas que fariam seu trabalho com sorrisos sem máscara). Menos visitantes atenciosos, menos encontros e festinhas de família, menos visitas ao mercado, ainda menos visitas ao parque. Definitivamente, mais Zoom e menos pessoas na sala.

Você deve se preocupar com essa hipótese da ciência sobre o cérebro do bebê? De forma alguma. Os pesquisadores acreditam que os bebês cujo desenvolvimento foi temporariamente desacelerado pelos protocolos de controle de infecção (ou por qualquer outra coisa que possa diminuir esse aprendizado, como a doença de um dos pais ou uma mudança estressante) ainda têm bastante tempo para recuperar o tempo perdido e alcançar — ou superar! — o potencial de desenvolvimento. Então vá em frente (tanto quanto as restrições permitirem) e faça seu filho feliz. Leve-o ao zoológico ou para explorar um museu — e até mesmo para o shopping. Pare para brincar com os animais no caminho ou para conversar com um vizinho. E, como sempre, lembre-se de que não há nada mais fascinante para o bebê do que o seu rosto, não há música mais encantadora do que a sua voz, e não há melhor pessoa com quem aprender habilidades sociais e de fala do que com você. E apesar de ainda existir muito espaço para fazer uma chamada de vídeo com parentes e amigos a distância, nada supera a sua companhia.

O CRONOGRAMA DO PRIMEIRO ANO

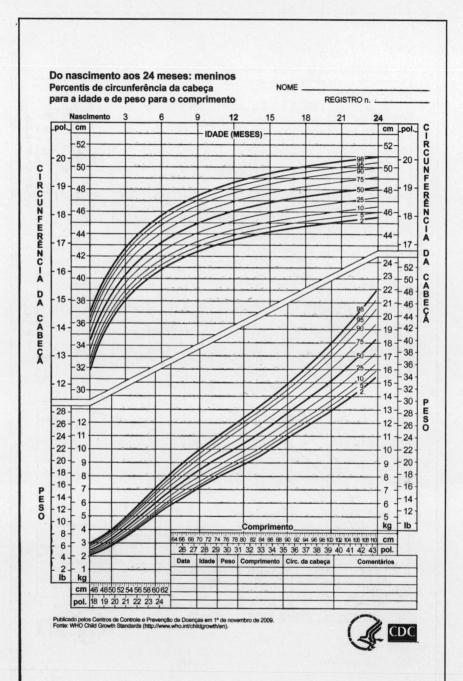

178 O QUE ESPERAR DO PRIMEIRO ANO

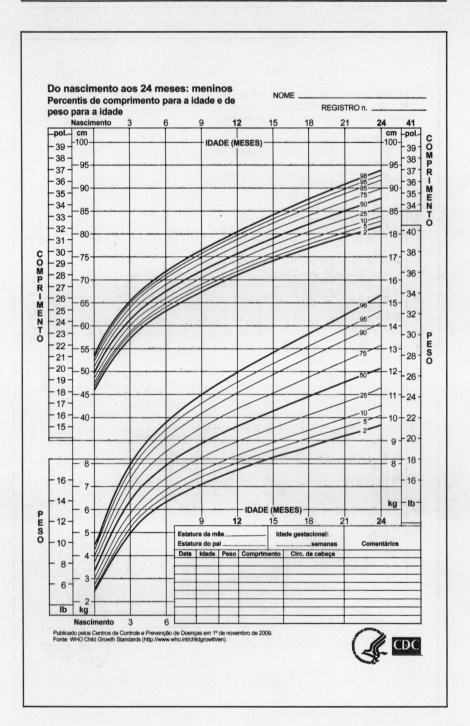

O CRONOGRAMA DO PRIMEIRO ANO

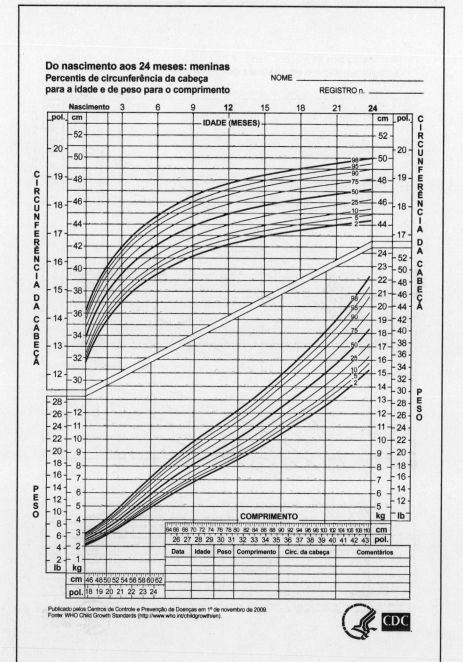

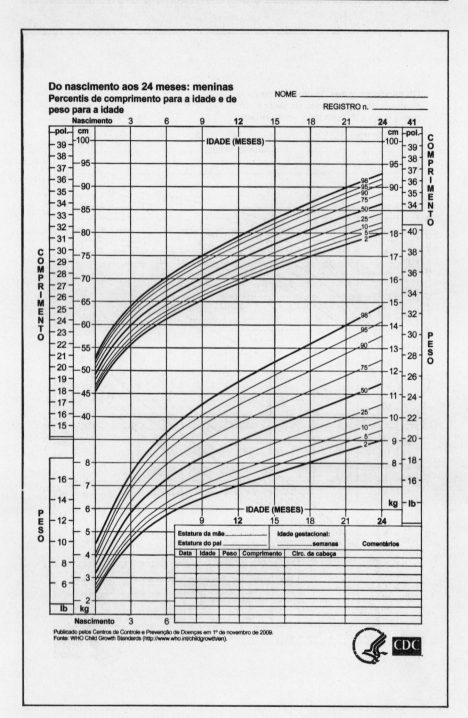

Capítulo 5
O recém-nascido

A longa espera acabou. Seu bebê — a pessoinha que você esperou ansiosamente durante nove meses — finalmente chegou. Ao segurar esse pacotinho quentinho e cheiroso pela primeira vez, você será assaltada por mil emoções, da empolgação extrema ao nervosismo exacerbado. E, especialmente se for mãe de primeira viagem, por ao menos mil perguntas, indo de... bom, todas. Por que a cabeça dela tem um formato tão estranho? Por que ele já tem acne? Por que não consigo fazê-la ficar acordada tempo suficiente para mamar? Por que ele não para de chorar?

Enquanto procura pelo manual de instruções (os bebês não vêm com um?), eis algo que precisa saber: sim, você tem muito a aprender (afinal, ninguém nasce sabendo dar banho em um bebê escorregadio ou massagear um duto lacrimal entupido), mas dê a si mesma uma chance e ficará surpresa com o quanto da maternidade lhe ocorrerá naturalmente (incluindo a instrução operacional mais importante de todas: ame seu bebê). Portanto, encontre respostas para suas perguntas nos capítulos a seguir, mas, ao fazer isso, não se esqueça de explorar seu recurso mais valioso: seus próprios instintos.

Os primeiros momentos do bebê

Você passou pelo trabalho de parto e fez toda aquela força e, finalmente, está encontrando seu filhotinho cara a cara. Quando o encontro inicial terminar, o bebê precisará ser examinado. Você pode esperar que um médico, parteira ou enfermeira:

- Limpe as vias aéreas aspirando o nariz (o que pode ser feito assim que a cabeça aparecer ou após o nascimento de todo o corpinho).
- Faça o clampeamento do cordão umbilical em dois lugares e corte

entre os dois grampos — embora o pai possa fazer as honras. (Pode-se aplicar uma pomada antibiótica ou um antisséptico no coto umbilical, e o grampo geralmente é deixado por ao menos 24 horas.)

- Atribua ao bebê um índice de Apgar (uma classificação da condição do bebê no primeiro e no quinto minutos após o nascimento; veja p. 184).
- Pingue colírio com antibiótico nos olhos do bebê (p. 201) para prevenir infecções.

- Pese o bebê (o peso médio é de 3,5 kg; 95% dos bebês a termo pesam entre 2,5 e 4 kg).
- Meça o bebê (o comprimento médio é de 51 cm; 95% dos recém-nascidos têm entre 45 e 55 cm).
- Meça a circunferência da cabeça (a média é de 35 cm; a faixa normal é de 32,5 a 37,5 cm).
- Conte os dedos das mãos e dos pés e observe se as partes do corpo e as feições parecem normais.
- Coloque o bebê de bruços sobre você, pele a pele (também conhecida como posição canguru; p. 196), para que você o conheça.
- Antes que o bebê saia da sala de parto, coloque faixas de identificação nele, em você e no pai. As pegadas do bebê e suas impressões digitais também podem ser obtidas para fins de identificação futura (a tinta é lavada dos pés do bebê e quaisquer manchas residuais serão temporárias).

CLAMPEAMENTO TARDIO DO CORDÃO UMBILICAL

Cortar o cordão é um momento importante para os novos pais, mas provavelmente é melhor esperar ao menos alguns momentos. Estudos mostram que o momento ideal para clampear (e depois cortar) o cordão é quando ele para de pulsar — de um a três minutos após o nascimento —, em vez de clampear e cortar imediatamente, como antes era rotina (e, em alguns lugares, ainda é). Parece não haver desvantagens, mas sim muitos benefícios potenciais em retardar o clampeamento do cordão, uma boa razão para considerar a adição desse protocolo a seu plano de nascimento.

Está planejando armazenar o sangue do cordão umbilical? A coleta pode ser feita depois que o cordão parar de pulsar, o que significa que ela não necessariamente interfere com o clampeamento tardio. Mas, para garantir que seu médico esteja em sintonia com você, converse sobre esse plano bem antes da chegada do bebê.

O médico do bebê (ou um pediatra da equipe do hospital, se o médico escolhido não for afiliado ao hospital onde você deu à luz) fará um exame mais completo em algum momento durante as próximas 24 horas. Tente acompanhar esse exame; é um bom momento para começar a fazer as muitas perguntas que você certamente terá. O médico verificará o seguinte:
- Peso (que provavelmente terá diminuído desde o nascimento e diminuirá um pouco mais nos próximos dias), circunferência da cabeça (pode

ser maior que no início, pois qualquer achatamento da cabeça começa a arredondar) e comprimento (que na verdade não mudou, mas pode parecer que sim porque medir um bebê se contorcendo não é exatamente um procedimento exato)
- Sons cardíacos e respiração

- Órgãos internos, como rins, fígado e baço, examinados externamente por palpação
- Reflexos do recém-nascido (p. 214)
- Rotação do quadril
- Mãos, pés, braços, pernas, genitais
- O coto umbilical

TESTANDO SEU BEBÊ

Algumas gotas de sangue podem render muito. Essas gotas, tiradas rotineiramente do calcanhar dos bebês antes da alta, são usadas para testar muitos distúrbios genéticos, metabólicos, hormonais e funcionais graves, incluindo fenilcetonúria, hipotireoidismo, hiperplasia adrenal congênita, deficiência de biotinidase (DB), leucinose (doença da urina do xarope de bordo), galactosemia, homocistinúria, deficiência de acetil-coenzima A desidrogenase de cadeia média e anemia falciforme. Embora a maioria dessas condições seja muito rara, elas podem ser fatais se não forem detectadas e tratadas. O teste para esses e outros distúrbios metabólicos é barato e, no caso muito improvável de seu bebê testar positivo para qualquer um deles, o pediatra pode reconferir os resultados e iniciar o tratamento imediatamente — o que pode fazer imensa diferença no prognóstico.

O Programa Nacional de Triagem Neonatal é uma agenda transversal às políticas, coordenações e áreas técnicas (Sangue e Hemoderivados, Saúde da Criança, e Saúde da Pessoa com Deficiência) e às Redes Temáticas do SUS (Rede Cegonha e Rede de Cuidados à Pessoa com Deficiência). Verifique com seu médico ou com o departamento de saúde estadual quais testes são feitos em seu estado. Você também pode consultar os requisitos de seu estado no site https://www.gov.br/saude/pt-br/composicao/saes/sangue/programa-nacional-da-triagem-neonatal. Se seu hospital não fornecer automaticamente todos os testes, você pode combinar com seu médico para que eles sejam feitos. Para obter mais informações sobre a triagem neonatal, entre em contato com a Coordenação Geral de Sangue e Hemoderivados (CGSH/DAET/SAS/MS): SAF SUL - Trecho 2 - Bloco F - Ala B - Torre 2 - Sala 202 – Ed. Premium; CEP: 70.070-600 – Brasília/DF; tel.: (61) 3315-6149; e-mails: sangue@antigo.

saude.gov.br e triagemneonatal@antigo.saude.gov.br

O Ministério da Saúde também recomenda, e a maioria dos estados exige, testes de triagem para cardiopatia congênita logo após o nascimento. Essa condição, que afeta um em cada cem bebês, pode levar à incapacidade ou à morte se não for detectada e tratada precocemente (felizmente, o tratamento precoce reduz significativamente — na maioria dos casos, completamente — esses riscos). A triagem é simples e indolor: um sensor é colocado na pele do bebê para medir o pulso e a quantidade de oxigênio no sangue. Se os resultados forem questionáveis, os médicos podem fazer outros exames (como ecocardiograma, que é um ultrassom do coração) para determinar se algo está errado. Se o hospital não realizar o teste rotineiramente, pergunte ao médico se ele pode ser administrado ao bebê mesmo assim.

Para informação geral sobre exames em recém-nascidos, visite o portal da saúde em portal.saude.gov.br.

Durante sua estada no hospital, as enfermeiras e/ou os médicos irão:

- Analisar o primeiro xixi e o primeiro cocô do recém-nascido, a fim de descartar quaisquer problemas no departamento de eliminação.
- Administrar uma injeção de vitamina K, para aumentar a capacidade de coagulação do sangue.
- Tirar sangue do calcanhar do bebê (com uma lanceta) para verificar a presença de fenilcetonúria e outros distúrbios.
- Realizar uma triagem para cardiopatia congênita usando oximetria de pulso.
- Administrar a primeira dose da vacina contra hepatite B nas 24 horas após o nascimento.
- Dar um banho no bebê entre 8 e 24 horas (ou mais) após o nascimento.
- Realizar um teste auditivo (ver quadro da p. 186).

Teste de Apgar

O primeiro teste que a maioria dos bebês faz — e passa com boas notas — é o de Apgar. Os escores, registrados um minuto e cinco minutos após o nascimento, refletem o estado geral do recém-nascido e são baseados em observações divididas em cinco categorias. Os bebês com pontuação entre 7 e 10 estão em condições boas a excelentes e geralmente requerem apenas cuidados rotineiros; aqueles com pontuação entre 4 e 6 estão em condições razoáveis e podem exigir algumas medidas de ressuscitação; e aqueles com pontuação inferior a 4 estão em más condições e requerem atenção imediata. Embora o teste possa dizer muito sobre a condição do bebê minutos após o nascimento, ele pouco diz sobre o longo prazo. De fato, mesmo bebês cujas pontuações permanecem baixas aos cinco minutos geralmente se revelam completamente saudáveis.

ESCALA DE APGAR

SINAL	PONTOS		
	0	1	2
Aparência (cor)	Pálida ou azulada	Corpo rosado, extremidades azuis	Rosada
Pulso (frequência cardíaca)	Não detectável	Abaixo de 100	Acima de 100
Careta (reflexo de irritabilidade)	Sem resposta ao estímulo	Careta	Choro vigoroso
Atividade (tônus muscular)	Flácido (atividade fraca ou nenhuma atividade)	Algum movimento nas extremidades	Muita atividade
Respiração	Nenhuma	Lenta, irregular	Boa (chorando)

Para bebês nascidos em casa

Você terá mais controle sobre o parto, um ambiente confortável, alimentação muito melhor, nenhum limite para o número de amigos e familiares que receberão seu filhotinho junto com você e nenhuma mala para fazer, mas muito mais dever de casa para mais tarde. Alguns procedimentos que são rotineiros em hospitais e casas de parto podem ser apenas burocracia que você pode facilmente ignorar. Outros, no entanto, são necessários para a saúde e o futuro bem-estar do bebê, e alguns são exigidos por lei. Se der à luz em um hospital, os seguintes procedimentos serão automáticos, mas, se der à luz em casa, você precisará:

• Planejar testes e vacinas de rotina. Todos os bebês nascidos em hospital recebem sua primeira dose de vacina contra hepatite B e uma injeção de vitamina K (para evitar sangramentos graves) logo após o parto. Seu calcanhar também é lancetado para detectar fenilcetonúria, hipotireoidismo e uma variedade de outras condições (veja o quadro da p. 183). Pergunte ao pediatra quando esses procedimentos podem ser realizados. Pergunte também sobre a triagem auditiva (veja o quadro nesta página) e de cardiopatia congênita, normalmente administradas a recém-nascidos antes de saírem do hospital (p. 183). O teste de cardiopatia congênita deve ser feito preferencialmente no primeiro ou segundo dias de vida, a fim de detectar condições que podem deixar o bebê muito doente no terceiro ou quarto dias.

- Cuidar da burocracia. O registro da certidão de nascimento deverá ser feito em um cartório de registro civil. Para mais informações, consulte https://registrocivil.org. br/faq.
- Agendar a primeira consulta médica do bebê. Certifique-se de entrar em contato com o pediatra imediatamente após o nascimento para marcar uma consulta o mais rapidamente possível.

TRIAGEM AUDITIVA NEONATAL

Os bebês aprendem tudo sobre o ambiente a partir de seus sentidos: a visão do rosto sorridente do papai, a sensação da pele quente dos braços que o embalam, o cheiro familiar da mamãe e o som de sua voz quando ela responde a seus balbucios. Mas, para entre 2 e 4 em cada 1.000 bebês nascidos nos Estados Unidos, o sentido da audição — tão essencial para o desenvolvimento das habilidades da fala e da linguagem — é prejudicado. Como o déficit auditivo pode afetar muitos aspectos do desenvolvimento de uma criança de colo, o diagnóstico precoce e o tratamento são fundamentais. É por isso que o Ministério da Saúde exige a triagem universal de recém-nascidos antes de saírem do hospital. Não tem certeza se seu bebê foi testado e, em caso afirmativo, quais foram os resultados? Pergunte antes de receber alta. Deu à luz em casa ou em uma instituição que não oferece triagem auditiva neonatal? Faça a triagem de seu recém-nascido o mais rapidamente possível.

Os testes de triagem auditiva neonatal são altamente eficazes. Um deles, chamado de teste de emissão otoacústica, mede a resposta ao som usando uma pequena sonda inserida no canal auditivo do bebê. Em bebês com audição normal, um microfone dentro da sonda registra ruídos fracos vindos do ouvido em resposta a um ruído produzido pela sonda. Esse teste pode ser feito enquanto o bebê está dormindo, é concluído em poucos minutos e não causa dor nem desconforto. Um segundo método de triagem, chamado de resposta auditiva do tronco cerebral, usa eletrodos colocados no couro cabeludo do bebê para detectar atividade na região auditiva do tronco cerebral em resposta a "cliques" produzidos perto dos ouvidos. Essa triagem exige que o bebê esteja acordado e em silêncio, mas também é rápida e indolor. Se seu bebê não passar na triagem inicial, o teste será repetido para evitar falsos positivos.

NÃO SE ESQUEÇA DE COBRIR O BEBÊ

Estamos falando da cobertura do plano. Um dos muitos telefonemas que você precisará dar após o nascimento será para seu plano de saúde, a fim de que o bebê possa ser incluído, algo que não ocorre automaticamente. (A lei dá um prazo de trinta dias após o nascimento para serem notificados.) Incluir o bebê no plano garantirá que as visitas ao médico sejam cobertas desde o início.

Alimentando o bebê: introdução à alimentação com fórmula

Não há muito que você precise aprender sobre como alimentar seu bebê com mamadeira — e tampouco há muito que seu bebê precise aprender (recém-nascidos têm pouca dificuldade para descobrir como sugar um bico artificial). Mas, ao passo que o leite materno está sempre disponível e pronto para servir, a fórmula tem que ser escolhida, comprada, às vezes preparada e frequentemente armazenada, e isso significa que você precisará de muito conhecimento antes de oferecer a primeira mamadeira. Se vai usar fórmula exclusivamente ou somente como complemento, eis o que você precisa saber para começar. (Consulte a p. 80 para obter dicas sobre como escolher bicos e mamadeiras para seu bebê alimentado com fórmula.)

PRECISA DE UMA AJUDA?

Se estiver amamentando no peito — seja exclusivamente ou em combinação com a mamadeira —, você encontrará tudo o que precisa saber no capítulo 3, a partir da p. 107.

Selecionando uma fórmula

A fórmula não pode replicar precisamente a receita da natureza para o leite materno (por exemplo, ela não pode transmitir os anticorpos da mãe), mas chega bem perto. As fórmulas atuais são feitas com tipos e proporções de proteínas, gorduras, carboidratos, sódio, vitaminas, minerais, água e outros nutrientes semelhantes aos do leite materno, e devem atender aos padrões estabelecidos pelo Ministério da Saúde. Portanto, praticamente qualquer fórmula contendo ferro será nutricionalmente saudável. Ainda assim, a imensa variedade nas prateleiras pode deixá-la meio tonta — e muito confusa. Antes de escolher, considere o seguinte:

- O pediatra sabe uma ou duas coisas sobre fórmulas. Na busca pela fórmula perfeita para seu precioso filhote — seja como suplemento a seu leite ou como alimentação exclusiva —, comece com a recomendação dele. Mas, a fim de obter os melhores resultados, observe seu bebê. Fórmulas diferentes funcionam bem para bebês diferentes em momentos diferentes. Juntamente com o conselho do pediatra, a reação do bebê à fórmula ajudará a avaliar qual é a melhor.

- A fórmula com leite de vaca é a melhor para a maioria dos bebês. A maioria das fórmulas é feita com leite de vaca que foi modificado para atender às necessidades nutricionais e digestivas dos bebês humanos (o leite de vaca normal é proibido até o primeiro aniversário). Fórmulas orgânicas feitas de produtos lácteos sem hormônios de crescimento, antibióticos ou pesticidas estão facilmente disponíveis, embora a um preço bem salgado.

AS FÓRMULAS DA FÓRMULA

Com tantos tipos de fórmula no mercado, escolher a certa para seu filho pode ser confuso, quer você esteja alimentando exclusivamente com fórmula, quer a esteja usando como parte da combinação peito-mamadeira. Eis um resumo das variedades que você encontrará nas prateleiras e em lojas on-line. Se está pensando em experimentar uma fórmula especial (digamos, à base de soja), pergunte ao médico antes de comprar:

Fórmulas à base de leite. A grande maioria dos bebês se dá bem com as fórmulas à base de leite, e isso vale até mesmo para os bebês de paladar exigente (a maioria) ou que têm cólica. Na maioria das vezes, a fórmula com leite de vaca não pode ser responsabilizada por esses sintomas. Ainda assim, alguns bebês com leves problemas digestivos parecem se dar melhor com fórmulas à base de leite de vaca projetadas para bebês sensíveis à lactose, nas quais as proteínas do leite são mais fáceis de digerir. Pergunte ao médico sobre a mudança para uma fórmula para bebês sensíveis se o seu tiver muitos gases com a fórmula padrão, mas lembre-se de que o preço muito mais alto pode ser difícil de engolir (essas fórmulas são bem mais caras).

Fórmulas à base de soja. A fórmula feita com proteínas de soja é à base de plantas e não contém lactose (o açúcar encontrado no leite). É a alternativa para famílias veganas e pode ser recomendada para bebês que apresentam certos distúrbios metabólicos, como galactosemia ou deficiência congênita de lactase. Se seu bebê tiver alergia verdadeira ao leite de vaca, é improvável que o médico recomende uma fórmula à base de soja, porque muitos bebês que são alérgicos ao leite de vaca também são alérgicos ao leite de soja. Fórmulas hidrolisadas (veja a seguir) serão uma aposta melhor.

Fórmulas à base de proteínas hidrolisadas. Nelas, a proteína é dividida em pequenas partes que se tornam mais fáceis de digerir (é por isso que essas fórmulas frequentemente são chamadas de "pré-digeridas"). Essas fórmulas hipoalergênicas são recomendadas para bebês com alergia à proteína do leite de vaca e, possivelmente, para aqueles com erupções cutâneas (como eczema) ou chiados causados por alergias, mas

não as adote sem falar com o médico. Prematuros também podem precisar de uma fórmula hidrolisada se tiverem problemas de absorção de nutrientes (se uma fórmula especializada para prematuros não for recomendada). Essas fórmulas são mais caras que as lácteas. As fórmulas à base de proteínas hidrolisadas também têm sabor e cheiro diferentes, que muitos bebês (e pais) acham desagradáveis, dificultando a troca no caso de bebês exigentes (embora alguns não tenham problema).

Fórmulas elementares. Essas fórmulas à base de aminoácidos são para bebês que não toleram fórmulas hidrolisadas. As fórmulas elementares não contêm leite e consistem em aminoácidos não alergênicos (os blocos de construção das proteínas). Como a reação alérgica típica ocorre em resposta a uma proteína, é muito improvável que um bebê tenha reação alérgica a uma fórmula elementar, tornando-a a melhor escolha para bebês com alergia a leite e soja.

Fórmulas sem lactose. Se seu bebê é intolerante à lactose ou tem galactosemia ou deficiência congênita de lactase, o pediatra pode recomendar uma fórmula sem lactose em vez de fórmulas à base de soja, hidrolisadas ou elementares. Trata-se de fórmulas à base de leite de vaca que são completamente livres de lactose.

Fórmulas contra refluxo. As fórmulas para bebês com refluxo são pré-espessadas com amido de arroz e geralmente recomendadas para bebês com refluxo que não estão ganhando peso. Às vezes, o pediatra também recomenda essa fórmula para bebês cujo refluxo está causando sintomas muito desconfortáveis (e não apenas regurgitação).

Fórmulas para prematuros. Os bebês que nasceram cedo e/ou com baixo peso às vezes precisam de mais calorias, proteínas e minerais do que as fórmulas regulares podem fornecer. O pediatra também pode recomendar um tipo especial de fórmula para prematuros, muitas das quais contêm um tipo de gordura mais facilmente absorvido, o triglicerídeo de cadeia média, para bebês muito pequenos.

Fórmulas de suplementação. Está fazendo a combinação (amamentação e suplementação)? Existem fórmulas projetadas especificamente para complementar a alimentação de bebês que mamam no peito. Elas contêm nutrientes importantes encontrados no leite materno e mais prebióticos que as outras fórmulas, a fim de manter as fezes do bebê moles e granulosas, como as dos que se alimentam de leite materno.

Existem também fórmulas especialmente desenvolvidas para bebês com doenças cardíacas, síndrome de má absorção e problemas para digerir gordura ou processar determinados aminoácidos.

- As fortificadas com ferro são sempre melhores. Há fórmulas com baixo teor de ferro, mas elas não são consideradas uma opção saudável. A AAP e a maioria dos pediatras recomendam que os bebês recebam fórmulas fortificadas com ferro desde o nascimento até 1 ano, a fim de evitar anemia (ver p. 501).
- Fórmulas especiais são melhores para alguns bebês. Pais veganos podem selecionar fórmulas à base de soja. Existem também fórmulas para bebês prematuros, que têm dificuldade para digerir fórmulas regulares, que são alérgicos a leite de vaca e/ou soja, que são intolerantes à lactose, que têm cólicas ou apresentam distúrbios metabólicos, como fenilcetonúria. Para alguns

bebês, essas fórmulas são mais fáceis de digerir que as convencionais, mas, claro, elas são muito mais caras. Veja o quadro anterior.
- As fórmulas de seguimento nem sempre são as melhores. Elas são projetadas para bebês com mais de 4 meses que também consomem alimentos sólidos. A maioria dos médicos não as recomenda, pois fórmulas regulares aliadas a uma dieta saudável (depois que os sólidos são introduzidos) fornecem todos os nutrientes de que seu filhote necessita até ter 1 ano, quando você pode passar para o leite de vaca (nenhuma "fórmula de primeira infância" é necessária). Converse com o pediatra antes de usar fórmula de seguimento.

QUANTA FÓRMULA?

De quanta fórmula seu bebê precisa? Comece lentamente. Durante a primeira semana, o bebê provavelmente tomará de 30 a 60 ml a cada mamada (a cada três ou quatro horas ou sob demanda). Aumente gradualmente os mililitros à medida que a demanda aumentar, mas nunca force o bebê a tomar mais do que ele quer. Afinal, forçar pode levar à superalimentação, o que, ao final de algum tempo, levará ao excesso de peso. Também pode levar ao transbordamento na forma de regurgitação excessiva. O estômago do bebê é do tamanho do punho dele (não do seu) — coloque líquido demais lá dentro e é provável que ele retorne. Para obter um guia de quanta fórmula usar à medida que o bebê cresce, consulte o capítulo de cada mês e a p. 417. Para acompanhar todas as necessidades alimentares do seu bebê, use o controle de alimentação do aplicativo What to Expect.

Depois de restringir sua seleção a um tipo geral, você precisará escolher entre:

Pronta para beber. A fórmula pré--misturada vem em mamadeiras de 60, 120, 180 e 240 ml e está pronta para beber com a simples adição de um bico. Não há como ser mais fácil e conveniente que isso — especialmente porque as mamadeiras fechadas não precisam ser guardadas na geladeira —, mas essa definitivamente é a opção mais cara.

Pronta para servir. Disponível em latas ou potes plásticos de vários tamanhos, a fórmula líquida só precisa ser despejada na mamadeira. É mais barata que as porções individuais, mas a fórmula deixada no recipiente precisa ser armazenada adequadamente e usada dentro de 48 horas. Você também pagará mais pela conveniência do que pagaria por fórmulas que precisam ser misturadas.

Líquida concentrada. Menos cara que a pronta para servir, mas um pouco mais demorada para preparar, a fórmula líquida concentrada é diluída em partes iguais de água para preparar o alimento final.

Em pó. Opção mais barata, embora um pouco mais demorada, a fórmula em pó é reconstituída com uma quantidade específica de água. Está disponível em latas, potes plásticos ou pacotes de porção única. Além do baixo custo, outra razão convincente para optar pelo pó (ao menos quando você estiver fora de casa com o bebê) é que não precisa ser refrigerado até ser misturado. Procure mamadeiras que permitam manter a água fresca e o pó da fórmula separados até a hora de misturá-los.

Usando a mamadeira com segurança

Para preparar e servir a fórmula da maneira mais segura:

- Sempre verifique a data de validade, não apenas quando comprar, mas também quando preparar. Não compre ou use fórmula vencida. E evite latas ou outros recipientes amassados, com vazamentos ou danificados.
- Lave bem as mãos antes de preparar a fórmula.
- Se necessário, use um abridor limpo para abrir a lata de fórmula líquida, fazendo furos em lados opostos a fim de facilitar o escoamento. Lave o abridor após cada uso. A maioria das latas de fórmula em pó vem com uma tampa especial que dispensa o uso de abridor. Se estiver usando uma mamadeira de dose única, certifique-se de ouvir um "estampido" ao abri-la.
- Não é necessário ferver a água usada para preparar a fórmula a fim de esterilizá-la. Se não tiver certeza sobre a segurança da água de sua torneira ou usar água de poço que não foi purificada, teste seu suprimento e, caso necessário, purifique-o. Ou use água filtrada. Também pergunte ao pediatra se os níveis de flúor na água da torneira são apropriados para o bebê.
- Eis outra etapa que você pode pular: mamadeiras e bicos não precisam ser esterilizados com equipamentos especiais. O lava-louça (ou detergente e água quente se usar a pia) é suficiente. Se o pediatra recomendar a esterilização por algum motivo, basta submergir mamadeiras e bicos em uma panela de água fervente durante cinco minutos e deixá-los secar ao ar.
- Mas eis um passo que você nunca deve pular: siga precisamente as instruções do fabricante ao misturar a fórmula. Sempre leia o rótulo para ver se a fórmula precisa ser diluída. Diluir uma fórmula que não deve ser diluída ou não diluir uma fórmula que deve ser diluída pode ser perigoso. Fórmulas muito fracas podem atrapalhar o crescimento. Fórmulas muito fortes podem levar a um desequilíbrio eletrolítico (também conhecido como intoxicação por sal).
- O aquecimento da mamadeira é uma questão de gosto do bebê. Em termos de saúde, não há absolutamente nenhuma razão para aquecer a fórmula antes de servi-la, mas bebês que se acostumaram a ingerir fórmula morna muitas vezes esperam que ela seja servida assim. É por isso que talvez você deva começar servindo a fórmula misturada à água em temperatura ambiente ou mesmo oferecendo a mamadeira retirada diretamente da geladeira, a fim de que o bebê se acostume. Assim, você pode economizar o tempo e o incômodo de aquecer as mamadeiras — algo pelo que será grata, especialmente no meio da noite ou quando o bebê estiver frenético para mamar. Se planeja servir mamadeiras quentes, use um aquecedor específico, coloque a ma-

madeira em uma panela ou tigela de água quente ou despeje água quente sobre ela. Verifique a temperatura com frequência pingando algumas gotas na parte interna do punho — ela estará pronta quando não estiver fria ao toque (mas não deve estar muito quente, apenas na temperatura corporal). Depois de aquecida, use a fórmula imediatamente, pois bactérias se multiplicam rapidamente no calor. Nunca aqueça a fórmula no forno de micro-ondas, pois o líquido pode aquecer de forma desigual ou o recipiente pode permanecer frio enquanto a fórmula fica quente o bastante para queimar a boca ou a garganta do bebê.

SUPLEMENTOS SÃO NECESSÁRIOS?

Cada vez mais, são adicionados às fórmulas ingredientes que o leite materno contém naturalmente. Entre eles, estão o ácido docosaexaenoico (DHA), o ácido araquidônico e a luteína, nutrientes que melhoram o desenvolvimento mental e visual em bebês, e probióticos e/ou prebióticos, que estimulam a digestão e o sistema imunológico. Converse com o pediatra sobre quais suplementos oferecer a seu filhote.

- Jogue fora qualquer fórmula que tenha ficado na mamadeira por mais de uma hora após o início da alimentação. Depois que o bebê se alimenta, bactérias podem crescer na mamadeira, mesmo que ela esteja refrigerada. Portanto, por mais tentador que seja, não reutilize a fórmula restante.

- Tampe bem os frascos de fórmula líquida já abertos e guarde na geladeira somente pelo tempo especificado no rótulo, geralmente 48 horas (marque o dia e a hora em que abriu para não perder o controle). Latas de fórmula em pó já abertas devem ser tampadas e armazenadas em local fresco e seco e usadas dentro de um mês.

- Armazene latas ou garrafas de fórmula líquida ainda fechadas entre 13ºC e 24ºC. Não use fórmula líquida fechada que tenha sido mantida por longos períodos a menos de 0ºC ou mais de 35ºC. Além disso, não congele a fórmula ou use fórmula que tenha sido congelada ou apresente manchas ou listras brancas mesmo após agitar.

- Mantenha as mamadeiras refrigeradas até a hora de usar. Se for viajar, guarde as mamadeiras previamente preparadas em um recipiente com isolamento térmico ou em um saco plástico bem fechado com uma pequena bolsa de gelo ou uma dúzia de cubos de gelo (a fórmula permanecerá fresca enquanto a maior parte dos cubos permanecer congelada). Não use fórmula pré-misturada que não esteja fria ao toque (ela terá que ser jogada fora). Opções mais fáceis em trânsito: leve mamadeiras de fórmula pronta para beber, mamadeiras de água e pacotinhos com dose única de fórmula para misturar a elas ou mamadeiras com compartimentos para manter o pó e a água separados até você estar pronta para misturá-los e alimentar o bebê.

Princípios básicos da alimentação com mamadeira

Precisa aprender a usar a mamadeira? Esteja você alimentando exclusivamente com fórmula, combinando-a com seu leite ou usando mamadeiras para servir seu leite bombeado, essas dicas devem ajudar:

Avise. Avise ao bebê que "há leite" acariciando sua bochecha com o dedo ou a ponta do bico. Isso encorajará nele o "reflexo de busca", ou seja, de se virar na direção do movimento. Em seguida, coloque o bico da mamadeira suavemente entre os lábios do bebê e, com sorte, ele começará a sugar. Se mesmo assim ele não entender, uma gota de fórmula naqueles doces lábios deve orientá-lo.

O ar é seu inimigo. Incline a mamadeira para que a fórmula encha o bico completamente. Se não fizer isso e o ar preencher parte do bico, o bebê engolirá ar juntamente com a fórmula — uma receita para gases, o que deixará vocês dois infelizes. Essas precauções não serão necessárias se você usar forros de mamadeira descartáveis, que desinflam automaticamente (eliminando as bolhas de ar), ou mamadeiras especialmente projetadas que mantêm a fórmula concentrada perto do bico. Manter o bebê apoiado em seus braços em vez de deitado na horizontal também ajuda.

Comece devagar. Bebês recém-nascidos têm necessidades nutricionais mínimas nos primeiros dias de vida — o que é bom, porque eles também têm pouco apetite (geralmente estão mais ansiosos para dormir que para se alimentar). É por isso que o sistema de entrega da natureza faz tanto sentido (apenas uma colher de chá de colostro é servida em cada mamada até a chegada do leite materno) e é por isso que, se as primeiras mamadas forem via mamadeira, você pode esperar que seu recém-nascido ingira apenas uma pequena quantidade. O hospital provavelmente fornecerá mamadeiras de 60 ml, mas é improvável que seu filhote as esvazie nas primeiras vezes.

Tome cuidado com as bolhas. Um bebê que adormece após beber somente 15 ml provavelmente está dizendo: "Já bebi o suficiente." Em contrapartida, se ele não adormecer, mas se afastar da mamadeira após apenas alguns minutos, é mais provável que seja uma questão de gases. Nesse caso, não desista. Se depois de um bom arroto (ver p. 234), ele ainda não quiser a mamadeira, tome isso como sinal de que a refeição acabou. (Consulte a p. 417 para obter mais detalhes sobre quanta fórmula oferecer.)

Controle a velocidade. Certifique-se de que a fórmula não esteja passando pelo bico rápida ou lentamente demais. Os bicos estão disponíveis em diferentes tamanhos para bebês de diferentes tamanhos e idades. O bico para recém-nascidos libera o leite mais lentamente, o que geralmente é perfeito para um bebê que ainda está aprendendo a sugar (e cujo apetite ainda é muito leve). Idem para bicos projetados para imitar o aleitamento materno: eles também têm fluxo mais lento. Você pode verificar a velocidade do bico que está usando virando a mamadeira de cabeça para baixo e sacudindo algumas vezes. Se o leite derramar ou jorrar, ela está fluindo rapidamente demais; se apenas uma ou duas gotas escaparem, lentamente demais. Se houver um esguicho e depois algumas gotas, o fluxo está quase certo. Mas a melhor maneira de testá-lo é observar a boquinha para a qual o leite está fluindo. Se houver muitas goladas e engasgadas e o leite estiver sempre escorrendo pelos cantos da boca, o fluxo está rápido demais. Se o bebê se esforçar muito para sugar e depois parecer frustrado (possivelmente soltando o bico para reclamar), o fluxo está muito lento. Às vezes, o problema tem menos a ver com o tamanho do bico que com a forma como a tampa é fixada. Uma tampa muito apertada inibe o fluxo ao criar vácuo parcial. Afrouxá-la pode fazer a fórmula fluir mais livremente.

Considere a alimentação compassada. Esse método imita a amamentação no peito e pode reduzir a superalimentação. Consulte a p. 338 para obter mais informações.

Deixe o bebê dizer quando parar. Quando se trata da alimentação, o bebê é o chefe. Se você notar que somente 30 ml foram consumidos quando a refeição habitual é de 60 ml, não fique tentada a empurrar o restante. Um bebê saudável sabe quando continuar se alimentando e quando parar. E é esse empurrão que muitas vezes leva os bebês alimentados com mamadeira a ficarem gordinhos com muito mais frequência que os bebês amamentados no peito, que naturalmente comem quando sentem fome.

Minimize o incômodo da meia-noite. Se puder pagar, pense em usar mamadeiras prontas para servir à noite (mantenha-as ao lado da cama junto com bicos limpos) para não ter que prepará-las à meia-noite. Ou use uma mamadeira que armazene água e fórmula em pó separadamente. Ou invista em um suporte para mamadeira ao lado da cama, que a mantém seguramente refrigerada até a hora de ser servida e então a aquece em minutos.

Mamadeira com amor

Quer tenha escolhido alimentar o bebê exclusivamente com fórmula ou misturar fórmula e leite materno, o ingrediente mais importante de qualquer sessão de alimentação é o amor. O tipo de contato pele a pele e olho no olho que está ligado ao desenvolvimento ideal do cérebro e ao vínculo com o recém-nascido é uma característica inerente à amamentação. Mas pode ser facilmente adicionado à mamadeira. Para garantir o contato com o bebê enquanto estiver dando mamadeira:

A FÓRMULA PARA UM BEBÊ FELIZ

Quer você esteja alimentando exclusivamente com fórmula ou combinando mamadeira e peito, tenha optado pela fórmula desde o início ou se voltado para ela após um início difícil com a amamentação (para você ou para o bebê), sinta-se bem usando fórmula. Lembre-se: o peito é melhor, mas, preenchida com a fórmula certa e da maneira certa, a mamadeira fornece boa nutrição e muito amor — definitivamente a fórmula para um bebê saudável e feliz.

Não apoie a mamadeira. Pode ser mais fácil apoiar a mamadeira para pagar as contas ou acompanhar o Facebook, mas definitivamente não é uma boa ideia. Apoiar a mamadeira não apenas significa que você e o bebê perderão esse momento de carinho, como também aumenta os riscos de asfixia (mesmo que ele esteja em uma cadeira alta ou assento infantil reclinável), infecções de ouvido e, quando os dentinhos chegarem, cáries.

Propicie o contato pele a pele, quando puder. Há pilhas de pesquisas mostrando os muitos benefícios do contato pele a pele com recém-nascidos, incluindo o fato de que a chamada "posição canguru" eleva os níveis de ocitocina (também conhecida como hormônio do amor), que desempenha papel importante na ligação mãe-bebê. Mas você não precisa de cientistas para provar aquilo que descobrirá na primeira vez que tiver contato pele a pele com seu bebê: é quente, aconchegante e incrível para vocês dois. Então, sempre que puder, abra a camisa e aninhe o bebê enquanto dá de mamar. Para aconchegar seu fofinho ainda mais confortavelmente, coloque-o sob sua camiseta ou blusa de moletom (existem até mesmo blusas canguru feitas especificamente para o contato pele a pele). Isso vale também para o pai: o bebê vai adorar colocar o rosto em seu peito (sim, mesmo com os pelos).

Troque de braço. A amamentação também lança mão desse recurso (alternar os seios significa alternar os braços), mas, com a mamadeira, você terá que se lembrar de fazer isso. A alimentação alternada serve a dois propósitos: primeiro, dá ao bebê a chance de ver o mundo de diferentes perspectivas. Segundo, dá a você a chance de aliviar as dores que podem surgir ao ficar tanto tempo na mesma posição.

Não tenha pressa. O bebê pode continuar mamando por muito tempo depois de o seio ter sido drenado, apenas para obter conforto e a satisfação da sucção. O bebê alimentado com mamadeira não pode fazer o mesmo com uma mamadeira vazia, mas existem maneiras de fornecer satisfação semelhante. Estenda o prazer do momento conversando, cantando ou balbuciando para seu bebê depois que a mamadeira acabar — supondo-se que ele não tenha caído em um sono induzido pelo leite. O som de sua voz é como música para os ouvidos dele e torna o momento ainda mais especial. Se ele não parecer satisfeito com a quantidade de sucção que cada mamada oferece, tente usar bicos com orifícios menores (ou fluxo mais lento), o que garantirá que ele sugue por mais tempo para obter a mesma refeição. Ou encerre as mamadas oferecendo uma chupeta. Se o bebê parecer querer mais ao fim da refeição, verifique se está oferecendo fórmula suficiente. Aumente as mamadeiras em 30 ou 60 ml para ver se realmente é a fome que está deixando seu bebê agitado.

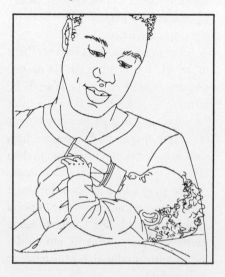

Dar mamadeira com leite bombeado ou fórmula pode dar ao pai e a outros membros da família a chance de se aproximar do bebê para alguns excelentes momentos de carinho.

O que você pode estar se perguntando

Peso ao nascer
"Todas as minhas amigas parecem ter bebês que pesam 3,5 ou 4 kg ao nascer. Minha bebê pesava 2,9 kg, e nasceu a termo. Ela é saudável, mas é tão pequena..."

Assim como adultos saudáveis, bebês saudáveis vêm em todo tipo de embalagem: compridos e esguios, grandes e volumosos, pequenos e esbeltos. E, na maioria das vezes, podem agradecer aos adultos em sua vida suas estatísticas de nascimento — e suas estatísticas futuras. Afinal, as leis da genética ditam que pais grandes geralmente têm bebês grandes que se tornam adultos grandes, ao passo que pais pequenos geralmente têm bebês pequenos que se tornam adultos pequenos. Quando o pai é grande e a mãe é pequena (ou vice-versa), os bebês podem ser pequenos, grandes ou algo intermediário.

O peso ao nascer da mãe também influencia o dos filhos (se ela nasceu pequena, é mais provável que seu bebê também nasça). Outro fator é o sexo: meninas tendem a ser menores e mais leves que meninos. E, embora haja uma lista de outros fatores que podem afetar o tamanho ao nascer — como quanto peso a mãe ganhou durante a gravidez —, o único fator que importa agora é que sua bebê é completamente saudável... provavelmente tão saudável quanto qualquer recém-nascido rechonchudo.

Também saiba que alguns bebês que nascem pequenos rapidamente superam seus pares nas tabelas de crescimento à medida que atingem seu potencial genético. Até lá, aproveite sua filhota enquanto ela ainda é uma carga relativamente leve. Não demorará muito para que ouvir "Quero colo" de sua robusta garotinha faça com que suas costas já comecem a doer.

Seu bebê nasceu pequeno para a idade gestacional? Confira o capítulo 21 para obter mais informações sobre bebês com baixo peso ao nascer.

Perda de peso
"Eu esperava que meu bebê perdesse algum peso no hospital, mas ele caiu de 3,4 para pouco mais de 3 kg. Não é demais?"

Não se preocupe. Quase todos os recém-nascidos saem do hospital pesando consideravelmente menos do que quando entraram. Na verdade, graças à perda normal de líquido no pós-parto, os bebês perdem uma média de 5 a 10% de peso nos primeiros cinco dias de vida. Essa perda (essencialmente "peso de água") não é imediatamente recuperada, já que recém-nascidos ingerem muito pouco alimento. Bebês que mamam no peito e consomem somente colherinhas de chá de colostro nos primeiros dias podem perder ainda mais peso que bebês alimentados com fórmula e demorar mais para recuperá-lo (o que, novamente, não é motivo para preocupação). Felizmente, é provável que seu recém-nascido pare de perder peso no quinto dia e recupere ou ultrapasse seu peso de nascimento entre dez e quatorze dias — momento no qual você poderá começar a postar aqueles boletins de ganho de peso.

Aparência do bebê
"As pessoas me perguntam se o bebê se parece comigo ou com o pai. Não sei o que dizer, já que nenhum de nós tem cabeça pontuda, olhos inchados, orelhas dobradas para a frente e nariz achatado."

Se você já se perguntou por que bebês de 2 e 3 meses interpretam recém-nascidos na TV, acabou de descobrir um motivo importante: a maioria deles não nasce exatamente fotogênica. Bonitos para seus pais, claro, mas nem de longe prontos para close-ups. Em vez disso, os recém-nascidos — especialmente os que nascem por via vaginal (bebês de cesariana definitivamente têm uma vantagem no quesito aparência) — têm rugas e inchaços para superar.

Como você provavelmente já adivinhou, as características que você está descrevendo não foram herdadas de algum parente distante de cabeça pontuda, olhos inchados e orelhas de abano. Elas foram adquiridas durante a estada do bebê nas acomodações constritas de seu útero cheio de água e durante a passagem apertada pelos ossos de sua pelve e pelo canal de parto durante o nascimento.

Vamos detalhar essas características, começando com a cabeça inesperadamente pontiaguda de seu precioso filhote. Acredite ou não, a natureza está cuidando dele — embora não de sua aparência — no design milagroso da cabeça. Como os ossos do crânio ainda não estão totalmente formados, a cabeça do bebê pode ser empurrada e achatada enquanto ele desce e atravessa a saída, permitindo o parto vaginal na maioria dos casos, algo que não seria possível se o crânio fosse rígido. Essa é a vantagem. A desvantagem, muito temporária? Ter cabeça de cone por alguns dias — depois ela retorna

ao formato arredondado de um querubim. Ainda bem que os gorros de bebê fazem parte do conjunto hospitalar, certo?

O inchaço dos olhos também se deve, ao menos em parte, ao caminho árduo que ele percorreu em sua fantástica viagem para chegar ao mundo. Outro fator pode ser o colírio antibiótico colocado em seus preciosos olhinhos no momento do nascimento. E aqui vai mais uma ideia: alguns especialistas especulam que esse inchaço sirva como proteção natural para os recém-nascidos, cujos olhos são expostos à luz pela primeira vez. Não importando qual seja a causa, o inchaço também é temporário, durando apenas alguns dias. Enquanto isso, não tema que possa interferir na capacidade do bebê de ver a mamãe e o papai. Embora ele ainda não consiga distingui-los, o recém-nascido vê rostos borrados ao nascer — mesmo através de suas pálpebras inchadas.

As orelhas dobradas provavelmente também são cortesia das condições aconchegantes, mas apertadas, que o bebê experimentou em sua casa uterina. À medida que o feto cresce e se aloja mais confortavelmente no saco amniótico da mãe, uma orelha dobrada para a frente pode permanecer assim mesmo após o nascimento. Mais uma vez, é apenas temporário — e não interfere na capacidade dele de ouvir (e reconhecer) a doce música da voz dos pais.

O nariz achatado que pode fazê-lo se parecer com um boxeador mirim provavelmente também é resultado da longa jornada pelo estreito canal de parto. Ele também deve retornar a seu design genético. Apenas lembre-se de que narizes são obras em andamento. Mesmo quando o nariz de seu filhote voltar ao normal, a ponte pode ser larga, quase inexistente, e a forma muitas vezes indefinida, tornando-o muito diferente do nariz que ostentará quando adulto... o que significa que pode demorar um pouco até você saber de quem ele puxou o nariz.

PARA OS PAIS: REUNIÃO, SAUDAÇÃO E VÍNCULOS

Recém-nascidos não somente vêm equipados com todos os sentidos, como chegam prontos para usá-los: olhar nos olhos do papai, ouvir a voz já familiar da mamãe e identificar seu cheiro único, sentir aquele aconchego amoroso, saborear o primeiro gole de leite do peito ou da mamadeira. Eles também ficam extremamente alertas na primeira hora após o nascimento, o que a torna um momento especialmente bom para o primeiro encontro oficial com os pais: o primeiro abraço, a primeira amamentação, o primeiro contato pele a pele e a primeira interação visual. Para os pais, após nove meses de espera, esse primeiro encontro é a chance ansiosamente esperada de conhecer seu filho: absorver tudo — a enxurrada de emoções, sensações, realizações e expectativas — e começar a se relacionar com o mais novo membro da família.

Mas o que acontece se esses primeiros momentos forem um borrão, porque o trabalho de parto foi longo e doloroso, o nascimento foi difícil, o bebê teve de ser removido rapidamente para receber cuidados extras ou você simplesmente não sentiu o que achava que sentiria? Perder esses momentos — ou não ser capaz de aproveitá-los ao máximo, ou não os apreciar tanto quanto esperava — importa?

Absolutamente não. Tenha em mente que conhecer e saudar o bebê — seja logo após o nascimento ou horas depois — pode ser importante, mas é apenas um dos muitos momentos que vocês passarão se conhecendo. Sim, é importante, mas não mais importante que os momentos, horas, semanas, dias e anos que estão por vir. Um novo começo, com certeza — mas na verdade, apenas o começo.

Colírio antibiótico

"Por que meu recém-nascido precisa de colírio antibiótico nos olhos e por quanto tempo ele embaçará sua visão?"

Há muitos fatores entre um recém-nascido e a visão clara de seus arredores. Seus olhos estão inchados desde o parto, ainda se ajustando às luzes brilhantes do mundo exterior após passar nove meses em um útero escuro, naturalmente míopes e, como você notou, pegajosos por causa do colírio antibiótico. Mas ele serve a um propósito importante que faz esse embaçamento extra valer a pena: para prevenir infecção gonocócica ou clamídica. Antes uma das principais causas de cegueira, essas infecções foram praticamente eliminadas por esse tratamento preventivo. O colírio antibiótico, geralmente de eritromicina, é suave e não tão potencialmente irritante para os olhos quanto as gotas de nitrato de prata que já foram o tratamento de escolha.

O leve inchaço e o embaçamento dos olhos do recém-nascido durarão apenas um ou dois dias. Lacrimejamento, inchaço ou infecção que ocorram depois disso podem ser causados por um duto lacrimal bloqueado (p. 327).

RETRATO DE UM RECÉM-NASCIDO

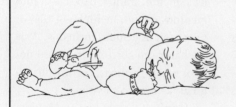
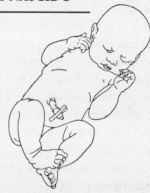

Eles podem agradar a multidão — especialmente a multidão de excitados familiares e amigos —, mas a maioria dos recém-nascidos não é exatamente o pacotinho de fofura rechonchudinho, com covinhas e narizinho de botão que a maioria dos pais espera receber.

Começando de cima para baixo, os bebês chegam com a cabeça parecendo grande demais para o corpo (ela equivale a cerca de um quarto do comprimento total). Se a viagem pelo canal do parto foi particularmente apertada, a cabeça pode ter sido achatada, às vezes a ponto de ficar pontiaguda ou em formato de "cone". Um hematoma também pode ter surgido no couro cabeludo durante o parto.

O cabelo pode se limitar a uma penugem ou ser tão espesso que parece precisar de um corte. Pode ficar assentado ou todo arrepiado. Quando o cabelo é escasso, os vasos sanguíneos podem ser vistos como linhas azuis em um mapa no couro cabeludo do bebê, e o pulso pode ser visível na moleira, ou fontanela, no topo da cabeça.

Muitos recém-nascidos parecem ter passado alguns rounds em um ringue de boxe após o parto vaginal. Os olhos parecem vesgos por causa das dobras nos cantos internos, do inchaço do parto e, possivelmente, do colírio antibiótico. Também podem estar vermelhos devido à pressão do trabalho de parto. O nariz pode ser achatado, e o queixo, assimétrico, ou também achatado por ter sido espremido pela pelve, intensificando a aparência de boxeador. Os bebês que nascem por cesariana, retirados cuidadosamente do útero, muitas vezes têm uma vantagem temporária no quesito aparência, especialmente se não passaram pela compressão do trabalho de parto.

Como a pele do recém-nascido é fina, geralmente tem um tom rosado (mesmo em bebês não caucasianos) em função dos vasos sanguíneos sob ela. Logo após o parto, na maioria das vezes a pele está coberta pelos restos do vérnix caseoso, um revestimento com aparência de queijo fresco que protege o feto durante a imersão no líquido amniótico (quanto mais cedo nasce o bebê, mais vérnix fica na pele). Os bebês pós-termo podem ter a pele enrugada ou descamada (porque tinham pouco ou nenhum vérnix para protegê-la). Bebês nascidos mais tarde também são menos propensos que os prematuros a estarem cobertos de lanugo, uma fina penugem pré-natal que pode surgir nos ombros, costas, testa e bochechas e que desaparece nas primeiras semanas de vida.

As pernas e os braços do bebê podem parecer mais esqueléticos que gordinhos. E, finalmente, por causa de uma infusão de hormônios femininos da placenta pouco antes do nascimento, muitos bebês — tanto meninos quanto meninas — têm os seios e/ou os genitais inchados. Pode até haver um corrimento leitoso nos seios e, nas meninas, corrimento vaginal (às vezes com sangue).

Certifique-se de capturar rapidamente essas características do recém-nascido para o álbum ou aplicativo do bebê (como se você precisasse ser instruída a tirar fotos!), porque todas elas são fugazes. A maioria se vai nos primeiros dias, o restante, dentro de algumas semanas, deixando nada além de uma fofura cheia de covinhas em seu lugar.

Olhos vermelhos

"Por que os olhos do bebê parecem injetados de sangue?"

Não é ficar acordado até tarde que dá aos olhos de um recém-nascido aquele aspecto injetado de sangue (é por isso que *seus* olhos ficarão vermelhos nos próximos meses). Trata-se de uma condição inofensiva que ocorre quando há trauma no globo ocular — geralmente na forma de vasos sanguíneos rompidos — durante o parto. Como uma contusão na pele, o avermelhado desaparece em poucos dias e não indica danos aos olhos do bebê.

A propósito, o mesmo pode ser dito das mães que fazem muita força e acabam ostentando temporariamente vasos sanguíneos rompidos nos olhos e ao redor deles.

Cor dos olhos

"Eu esperava que meu bebê tivesse olhos verdes como os do pai, mas seus olhos parecem ser cinza-escuros. Existe alguma chance de mudarem de cor?"

Serão azuis? Castanhos? Verdes? Cor de avelã? Definitivamente, é muito cedo para dizer. A maioria dos bebês caucasianos nasce com olhos azul-escuros ou cor de ardósia, enquanto a maioria dos bebês de pele escura chega com olhos escuros, geralmente castanhos. Os olhos dos bebês de pele escura geralmente permanecem escuros, mas os dos bebês caucasianos podem passar por várias mudanças de cor (mantendo os pais na expectativa) antes de se fixarem entre os 3 e os 6 meses, ou até mais tarde. Como a pigmentação da íris pode aumentar durante todo o primeiro ano, a profundidade da cor só será conhecida no primeiro aniversário do bebê.

Sonolência

"Minha bebê parecia muito alerta quando nasceu, mas desde então tem dormido tão profundamente que mal consigo acordá-la para mamar, muito menos para brincar com ela."

Nove longos meses de espera para conhecer sua bebê... e agora que ela está aqui, tudo o que faz é dormir? Por mais frustrante que seja para pais ansiosos para se envolverem com seus filhos, a sonolência crônica é completamente normal para os recém-nascidos — não sendo um reflexo das habilidades de socialização dos pais, mas apenas um sinal de que o bebê está fazendo o que lhe ocorre naturalmente. Uma primeira hora alerta após o nascimento, seguida por um período de sonolência pronunciada (de até 24 horas, embora não ininterruptas) é o padrão previsível para recém-nascidos — um padrão provavelmente projetado para dar aos bebês uma chance de se recuperarem do difícil trabalho de nascer e a suas mães uma chance de se recuperarem do difícil trabalho de dar à luz. (No entanto, você precisará se certificar de encaixar mamadas entre as horas de sono da bebê. Veja na p. 206 algumas técnicas para acordá-la.)

Não espere que sua recém-nascida se torne uma companhia muito mais estimulante depois que as 24 horas de sonolência acabarem. Eis, aproximadamente, o que você pode esperar: nas primeiras semanas, períodos de sono de duas a quatro horas serão interrompidos abruptamente pelo choro. Ela passará para um estado semiacordado para se alimentar, provavelmente cochilando enquanto mama (agitar o mamilo em sua boca fará com que ela sugue novamente se adormecer no meio da refeição). Quando estiver satisfeita, ela adormecerá mais profundamente, pronta para mais uma soneca.

No início, a dorminhoca só ficará realmente alerta por uns três minutos a cada hora durante o dia e menos ainda (com sorte) durante a noite, uma agenda que permitirá cerca de uma hora diária de socialização ativa. Talvez não seja suficiente para você (afinal, o quanto você esperou para testar sua habilidade no esconde-esconde?), mas

é o que a mãe natureza determinou. A bebê não é madura o suficiente para se beneficiar de períodos mais longos de alerta, e esses períodos de sono — particularmente de sono REM (período dos sonhos) — a ajudam a crescer e se desenvolver.

Gradualmente, os períodos de vigília aumentarão. Ao fim do primeiro mês, ela provavelmente estará alerta de duas a três horas por dia, a maior parte em um único período relativamente longo, geralmente no fim da tarde. Em vez de ser um ciclo ininterrupto, uma parte maior do sono se concentrará nos "cochilos" noturnos, que começarão a durar mais tempo — em vez de duas ou três horas, alguns podem durar até seis horas e meia.

Enquanto isso, em vez de ficar de pé sobre o moisés esperando que ela acorde para brincar, tente tirar suas próprias sonecas. Use o tempo que ela dorme para dormir também: você precisará dessas horas de sono nos dias (e noites) à frente, quando ela provavelmente ficará acordada por mais tempo do que você gostaria.

PARA OS PAIS: ALOJAMENTO CONJUNTO

O alojamento conjunto em tempo integral, padrão em quase todos os hospitais e centros de parto, dá aos novos pais a chance de conhecerem seu recém-nascido e terem a experiência prática de cuidar dele. Também torna mais fácil para as mães amamentarem sob demanda, contribuindo para o sucesso da amamentação, reduzindo o choro e aumentando o tempo de sono do recém-nascido.

As mães têm escolha quando se trata de alojamento conjunto? Muitas vezes, não. Muitos hospitais eliminaram os berçários, tornando o alojamento conjunto obrigatório. E, para a maioria dos pais, ansiosos pelo tão esperado encontro, tudo bem. Mas o que acontece se o que parecia um sonho (bebê aconchegado em seus braços por horas a fio) se transformar em pesadelo (bebê chorando incessantemente e vocês exaustos)? Alguns hospitais ainda têm berçários e oferecem a opção de retirar os recém-nascidos entre as mamadas, outros têm políticas não oficiais de ajudar as mães sonolentas por curtos períodos se a equipe de enfermagem não estiver muito ocupada. Se você precisar de uma pausa, uma ou duas horas de sono ininterrupto ou uma chance de descansar do parto, aperte a campainha e pergunte se a enfermeira pode tirar o recém-nascido de suas mãos cansadas. Você conquistou esse direito, você o merece e — espero — vai consegui-lo. Apenas se certifique de que o bebê seja trazido para mamar a cada duas ou três horas e não receba mamadeiras suplementares se você estiver amamentando.

O alojamento conjunto 24 horas por dia é sua única opção? Felizmente, os hospitais também oferecem alojamento conjunto para os pais, para que vocês possam compartilhar os cuidados com o bebê (e se revezarem na hora de dormir) desde o início. O pai não está disponível ou está em casa com os outros filhos? Recrute outro membro da família ou uma amiga para dormir com você, se puder.

Engasgando-se

"Meu bebê se engasgou e depois regurgitou algo líquido — aparentemente do nada, já que não o amamentei recentemente. O que pode ser isso?"

Seu bebê passou os últimos nove meses vivendo em um ambiente líquido, no qual não respirava ar, mas inalava muito fluido. Embora suas vias aéreas provavelmente tenham sido aspiradas momentos após o parto, ainda pode haver muco e fluidos em seus pulmões (especialmente se ele nasceu por cesariana e a passagem apertada pelo canal de parto não ajudou a extrair o muco). O engasgo é somente a maneira de o bebê se livrar do restante desses fluidos. Em outras palavras, é perfeitamente normal e absolutamente nada com que se estressar.

Seios vazios?

"Dei à luz há dois dias e nada sai de meus seios quando os aperto. Minha filha está mamando bem, mas temo que esteja morrendo de fome."

Sua bebê não só não está morrendo de fome como ainda nem sente fome. Bebês não nascem com apetite nem necessidades nutricionais imediatas. E quando ela começar a ficar com fome de um seio cheio de leite, geralmente por volta do terceiro ou quarto dia após o parto, você provavelmente poderá atendê-la.

O que não significa que seus seios estejam vazios agora. Eles estão produzindo colostro, um pré-leite bastante notável feito sob medida para recém--nascidos. O colostro não apenas dá à bebê toda a nutrição de que ela precisa (e deseja) no momento, como também fornece anticorpos importantes que o corpo dela ainda não consegue produzir... e tudo isso enquanto ajuda a esvaziar o sistema digestivo de mecônio e excesso de muco. Mas parte da genialidade do colostro é sua concentração, fornecendo todos esses incríveis benefícios em pequenas quantidades. Em média, as primeiras mamadas equivalem a menos de meia colher de chá e, no terceiro dia, atingem o máximo de três colheres de sopa por mamada. Além disso, o colostro não é tão fácil de extrair manualmente — na verdade, mesmo uma bebê de um dia, sem experiência anterior, está mais bem equipada para extraí-lo que você.

Dormindo durante as refeições

"O pediatra diz que devo alimentar meu bebê a cada duas ou três horas, mas, às vezes, ele dorme por cinco ou seis horas seguidas. Devo acordá-lo para comer?"

Alguns bebês ficam perfeitamente satisfeitos em dormir durante as refeições, principalmente nos primeiros dias de vida, quando sentem mais sono que fome. Mas deixar o bebê dormir durante as mamadas significa que ele não terá o suficiente para comer e, se você estiver amamentando, sua produção de leite não receberá o impulso necessário. Se seu bebê é sonolento, experimente as seguintes técnicas na hora das refeições:

- Escolha o momento certo para acordá-lo. O bebê despertará muito mais facilmente durante o sono ativo ou REM. Você saberá que ele está nesse ciclo leve (que ocupa cerca de 50% do tempo de sono) quando ele começar a mover braços e pernas, modificar as expressões faciais e agitar as pálpebras.
- Desenrole o cueiro. Às vezes, apenas desenrolar o bebê já serve para acordá-lo. Se isso não acontecer, deixe-o só de fralda (se a temperatura ambiente permitir) e tente contato pele a pele.
- Troque a fralda. Mesmo que ela não esteja molhada, a troca pode ser o choque de que ele precisa para acordar e comer.
- Diminua as luzes. Embora possa parecer que acender as lâmpadas de alta tensão seja a melhor maneira de acordar o bebê, pode ter o efeito oposto. Os olhos do recém-nascido são sensíveis à luz e, se o quarto estiver muito claro, ele pode ficar mais confortável mantendo os olhos fechados. Mas não apague as luzes completamente. Um quarto muito

escuro irá levá-lo de volta para a terra dos sonhos.

- Experimente a técnica dos "olhos de boneca". Segurar o bebê na posição vertical geralmente fará com que seus olhos se abram (como os de uma boneca). Gentilmente levante o bebê até uma posição ereta ou sentada e dê um tapinha leve nas costas dele. Tenha cuidado para não o machucar (dobrá-lo para a frente).
- Seja sociável. Cante uma música animada. Converse com o bebê e, assim que ele abrir os olhos, faça contato visual. Um pouco de estímulo social pode convencê-lo a ficar acordado.
- Estimule-o da maneira certa. Acaricie as palmas das mãos e as solas dos pés e massageie braços, costas e ombros. Ou faça um pouco de aeróbica para bebês: mova os braços e as pernas dele em movimento de bicicleta (um ótimo truque que também serve para liberar gases).
- Se o dorminhoco ainda não se mostrar disposto a comer, coloque uma toalha fresca (não fria) na testa dele ou esfregue o rostinho suavemente com ela.

O ESTADO DE ESPÍRITO DO RECÉM-NASCIDO

Pode parecer ao observador casual — ou aos novos pais — que os bebês têm apenas três coisas em mente: comer, dormir e chorar (não necessariamente nessa ordem). Mas os pesquisadores mostraram que, na verdade, o comportamento infantil é ao menos duas vezes mais complexo e pode ser organizado em seis estados de consciência. Observe com atenção e você verá o que está na mente de seu recém-nascido:

Alerta silencioso. Esse é o estado de espírito de agente secreto. Quando os bebês estão no modo de alerta silencioso, sua atividade motora é suprimida e eles raramente se movem. Em vez disso, gastam toda a sua energia observando (com os olhos bem abertos, geralmente olhando diretamente para alguém) e ouvindo atentamente. Esse comportamento torna o alerta silencioso o momento perfeito para a socialização individual. No fim do primeiro mês, os recém-nascidos normalmente passam duas horas e meia por dia em alerta silencioso.

Alerta ativo. O motor está funcionando à toda quando os bebês estão em alerta ativo, com os braços se movendo e as pernas chutando. Eles podem até produzir alguns sons. Embora olhem muito ao redor, é mais provável que se concentrem mais em objetos que em pessoas — uma sugestão de que estão mais interessados no quadro geral que em qualquer socialização séria. Os bebês ficam mais frequentemente nesse estado de espírito antes de comer ou quando estão ficando agitados. Você pode ser capaz de evitar a agitação ao fim de um período de alerta ativo alimentando o bebê ou o embalando de modo relaxante.

Choro. Esse, claro, é o estado pelo qual os recém-nascidos são conhecidos. O choro ocorre quando eles estão com fome, com gases, desconfortáveis, entediados (não recebendo atenção suficiente) ou simplesmente infelizes. Enquanto choram, os bebês contorcem o rosto, movem os braços e as pernas vigorosamente e fecham os olhos com força.

Sonolência. Os bebês estão nesse estado, naturalmente, quando estão acordando ou se preparando para dormir. Bebês sonolentos fazem alguns movimentos (como se esticar ao acordar) e produzem uma variedade de expressões faciais adoráveis, mas aparentemente incongruentes (que podem variar de carrancudo a surpreso ou exultante), com as pálpebras caídas e os olhos desinteressados, vidrados e desfocados.

Sono tranquilo. No sono tranquilo (que se alterna a cada trinta minutos com o sono ativo), o rosto do bebê está relaxado, e as pálpebras, fechadas e imóveis. Os movimentos do corpo são raros, com apenas sobressaltos ocasionais ou movimentos da boca, e a respiração é muito regular.

Sono ativo. A outra metade do tempo é gasto em sono ativo. Nesse estado inquieto (que é muito mais repousante do que parece), os olhos se movem sob as pálpebras fechadas — e é por isso que o sono ativo é conhecido como REM, ou sono dos movimentos rápidos dos olhos. Braços e pernas também podem se movimentar muito, assim como a boquinha, que pode fazer movimentos de sucção ou mastigação ou (prepare-se para se derreter) até sorrir. A respiração não é tão regular durante o sono ativo. Muito desenvolvimento cerebral está ocorrendo: há um aumento na fabricação de proteínas nervosas e vias neurais, e os especialistas acreditam que o cérebro usa esse tempo para aprender e processar informações adquiridas enquanto estava acordado. Curiosamente, os prematuros passam mais tempo no sono REM, possivelmente porque seus cérebros precisam de mais desenvolvimento que os de bebês a termo. Quer saber se seu filhotinho está tendo doces sonhos durante o sono REM? É possível, mas difícil saber com certeza. Alguns especialistas dizem que é improvável que os bebês sonhem devido a seu conjunto limitado de experiências e cérebros imaturos. Outros dizem que eles provavelmente sonham com o que experimentaram até agora: o gosto do leite da mamãe, o toque das mãos do papai, o som do cachorro latindo, os rostos que viu.

Claro, acordar o bebê não significa que você será capaz de mantê-lo acordado, especialmente após alguns goles de leite indutor do sono. Um bebê ainda sonolento pode pegar o mamilo, mamar brevemente e voltar a dormir muito antes de conseguir fazer uma refeição. Quando isso acontecer, tente:

- Um arroto: quer o bebê precise arrotar ou não, o movimento pode despertá-lo novamente.
- Uma mudança de posição. Esteja você amamentando ou dando mamadeira, mude da posição do berço para a posição invertida (na qual os bebês estão menos propensos a dormir).
- Um gotejamento: um pouco de leite materno ou fórmula nos lábios do bebê pode aguçar seu apetite para o segundo prato.
- Uma sacudidela: sacudir o seio ou a mamadeira na boca ou acariciar a bochecha do bebê pode fazer com que a sucção volte a funcionar, mesmo que ele esteja fazendo isso durante o sono (bebês costumam fazer isso).

- E repita: alguns bebês alternam sugar e cochilar do início ao fim da refeição. Se esse for o caso, talvez você tenha que fazê-lo arrotar, trocar a fralda, gotejar leite na boquinha dele e sacudir o seio ou a mamadeira várias vezes até que ele faça uma refeição completa.

Não há problema em ocasionalmente deixar o bebê dormir quando ele for para a terra dos sonhos depois de apenas um breve aperitivo e todos os esforços para fazê-lo continuar falharem. Mas, por enquanto, não o deixe passar mais de três horas sem uma refeição completa se estiver amamentando ou quatro horas se estiver usando fórmula. Também não é boa ideia deixar o bebê mamar e cochilar em intervalos de quinze a trinta minutos durante todo o dia. Se essa parece ser a tendência, seja implacável em suas tentativas de acordá-lo quando ele cochilar durante a mamada.

Se a sonolência crônica interferir tanto com a alimentação que seu bebê não esteja se desenvolvendo (veja os sinais na p. 261), consulte o médico.

PARA OS PAIS: VOCÊ JÁ OUVIU DIZER...

Vocês são pais há menos de 48 horas e já receberam tantos conselhos conflitantes (sobre tudo, desde cuidados com o coto umbilical até a alimentação) que estão em parafuso. A equipe do hospital diz uma coisa (ou talvez duas, se contarmos a enfermeira diurna e a noturna), sua irmã (veterana de dois filhos) tem uma visão completamente diferente, ambas colidem com o que disse o pediatra e vocês leram na internet —

e nem vamos mencionar a mãe e a sogra. Então, o que novos e confusos pais devem fazer e no que acreditar?

O fato é que os cuidados com o bebê — ao menos os mais atualizados — não são fáceis de entender, especialmente quando todo mundo diz algo diferente. A melhor aposta quando todos esses conselhos contraditórios os deixarem em dúvida sobre a melhor maneira de cuidar de seu recém-nascido (ou quando vocês precisarem de um voto decisivo): fiquem com a opinião do médico.

Mas, ao darem ouvidos aos outros (até mesmo ao pediatra), não esqueçam de que vocês têm outro recurso valioso no qual podem confiar: seus próprios instintos. Muitas vezes os pais, mesmo os mais inexperientes, sabem o que é melhor — geralmente muito mais do que pensam.

Alimentação ininterrupta

"Tenho medo de que minha bebê se transforme em um balãozinho. Quase imediatamente depois que eu a deito no berço, ela chora para ser alimentada novamente."

Alimente sua recém-nascida toda vez que ela chorar e um balãozinho definitivamente estará no horizonte. Afinal, bebês choram por muitas razões além da fome, e pode ser que você esteja interpretando errado os sinais ao alimentá-la toda vez que ela se agita (veja o quadro da p. 212). Às vezes, chorar é a maneira de o bebê relaxar por alguns minutos antes de adormecer. Coloque-a de volta no peito ou na mamadeira e você pode estar não apenas superalimentando a bebê, como também interrompendo seus esforços para dormir. Às vezes, chorar depois da mamada pode ser um pedido de companhia, um sinal de que ela está com vontade de socializar, não de outra refeição. Às vezes, o choro indica que ela deseja mais sucção do que a fornecida pela refeição, o que significa que uma chupeta pode acalmá-la — ou que ela está tendo problemas para se acalmar; nesse caso, um embalo e algumas cantigas de ninar suaves podem ser exatamente o que ela está querendo. E, às vezes, é uma simples questão de gases (e mais alimentação só fará piorar). Colocá-la para arrotar pode fornecer o contentamento que ela deseja.

Se você descartou todos os cenários mencionados — e fez uma verificação rápida para descartar uma fralda suja ou desconfortavelmente molhada — e sua bebê ainda está chorando, considere que ela talvez não tenha comido o suficiente. Talvez ela tenha estabelecido o hábito do lanche alternado com sonecas, adormecendo antes de encher completamente a barriga e depois acordando rapidamente para uma segunda porção. Nesse caso, o truque será mantê-la acordada até que termine a mamada. Ou talvez um surto de crescimento tenha temporariamente acelerado seu apetite, e ela esteja informando suas novas necessidades (bebês saudáveis, afinal, geralmente sabem exatamente de quanto alimento precisam, mesmo que seus pais nem sempre saibam).

Bebês amamentados no peito também podem se alimentar com mais frequência quando estão tentando aumentar a produção de leite materno — o que geralmente conseguem em poucos dias. Mas, se sua bebê está mamando, parece cronicamente faminta, mas não ganha peso na velocidade adequada nem suja as fraldas como deveria, você pode não estar produzindo leite suficiente (veja p. 261).

DICAS PARA UMA ALIMENTAÇÃO BEM-SUCEDIDA

Seja o seio ou a mamadeira a passagem de seu recém-nascido para uma barriguinha cheia, as orientações a seguir ajudarão a tornar a viagem mais tranquila:

Foque no zen. Enquanto estão aprendendo o básico, você e seu bebê terão que se concentrar na alimentação. Quanto menos distrações, melhor. Desligue a TV (música suave é boa), deixe os telefonemas caírem na caixa postal e silencie mensagens de texto e tuítes. Se tem outros filhos, é provável que você já seja bastante proficiente na alimentação — o desafio será manter os mais velhos e o mais novo felizes ao mesmo tempo. Tente distrair os irmãos mais velhos com alguma atividade tranquila, como colorir, permitindo que eles se acomodem a seu lado, ou aproveite a oportunidade para ler uma história.

Troque a fralda. Se seu bebê estiver relativamente calmo, você terá tempo para uma troca. A fralda limpa proporcionará uma refeição mais confortável e menos necessidade de trocá-la logo em seguida; definitivamente uma vantagem se o bebê cochilar. Mas não troque antes das mamadas da noite se a fralda estiver apenas úmida (encharcada é outra história), já que esse estímulo tornará mais difícil voltar a dormir, especialmente para bebês que estão trocando o dia pela noite. Seu dorminhoco mal consegue ficar acordado durante toda a refeição? Trocar a fralda no meio da mamada fornecerá o choque de que ele precisa para terminar de comer.

Lave as mãos. Mesmo que você não esteja comendo, suas mãos devem ser lavadas com água e sabão antes das refeições do bebê.

Fique confortável. Dores são um risco ocupacional para pais usando músculos não acostumados a carregar bebês em crescimento. Alimentar o bebê em uma posição desconfortável só agravará o problema. Portanto, antes de colocar o bebê no peito ou na mamadeira, instale-se confortavelmente, com apoio adequado para as costas, o pescoço e o braço sob o bebê.

Desenrole. Se seu bebê estiver enrolado no cueiro ou manta, desenrole seu pacotinho para que possa abraçá-lo (de preferência pele a pele) enquanto ele se alimenta.

Acalme um bebê excitado. Um bebê que já está excitado terá problemas para se concentrar na alimentação e ainda mais para digerir. Tente uma música relaxante ou embale-o primeiro.

Acorde o dorminhoco. Alguns bebês ficam sonolentos na hora das refeições, especialmente nos primeiros dias. Se seu filhote sempre dorme durante o jantar, experimente as técnicas da p. 206.

Pausa para um arroto. No meio de cada sessão de alimentação, faça uma pausa para o bebê arrotar. Faça o mesmo sempre que ele parar de mamar cedo demais ou quiser largar o mamilo: podem ser gases, e não comida, enchendo aquela barriguinha. Coloque-o para arrotar e você estará de volta à corrida.

Fazer contato. Abrace e acaricie seu bebê com as mãos, os olhos e a voz. Lembre-se de que as refeições devem suprir as necessidades diárias de seu bebê não apenas em termos de nutrientes, mas também de amor e atenção.

DESVENDANDO O CÓDIGO DO CHORO

Claro, chorar é a única forma de comunicação do bebê, mas isso não significa que você sempre saberá exatamente o que ele está tentando dizer. Não se preocupe. Essas dicas podem ajudá-la a descobrir o que os gemidos, lamentos e gritos realmente significam:

"Estou com fome." Um choro curto e baixo que aumenta e diminui ritmicamente e tem uma qualidade suplicante (como em "Por favor, por favor, me alimente!") geralmente significa que o bebê está querendo uma refeição. Esse choro muitas vezes é precedido por sinais de fome, como estalar os lábios, procurar o mamilo ou chupar os dedos. Siga as dicas e poderá evitar as lágrimas.

"Estou com dor." Esse choro começa repentinamente (geralmente em resposta a algo inesperadamente doloroso, como a picada da agulha na hora da vacina) e é alto (realmente perfurante), apavorado e longo (com cada gemido durando alguns segundos), deixando o bebê sem fôlego. É seguido por uma longa pausa (na qual o bebê recupera o fôlego) e, em seguida, gritos repetidos, longos e agudos.

"Estou entediado." Esse choro começa com gaguejos (quando o bebê tenta iniciar uma boa interação), transforma-se em agitação (quando ele não obtém a atenção que deseja) e depois se transforma em explosões de choro indignado ("Por que você está me ignorando?"), alternadas com gemidos ("O que um bebê tem que fazer para receber um carinho por aqui?"). O choro de tédio para assim que o bebê é pego no colo ou recebe atenção.

"Estou cansado ou desconfortável." Um choro nasal e contínuo que aumenta de intensidade geralmente é sinal de que o bebê já teve o suficiente (como em "Cochilo, por favor!", "Troque minha fralda imediatamente" ou "Você não vê que já cansei desse assento infantil?").

"Estou doente." Esse choro geralmente é fraco e anasalado, com um tom mais baixo que o choro de "Estou com dor" ou "Estou cansado", como se o bebê simplesmente não tivesse energia para aumentar o volume. Muitas vezes é acompanhado por outros sinais de doença e mudanças de comportamento (apatia, recusa em comer, febre e/ou diarreia). Não há choro mais triste no repertório do bebê ou que abale mais intensamente o coração dos pais que o choro "doente".

Queixinho trêmulo

"Às vezes, especialmente quando ele está chorando, o queixo do meu bebê treme."

Embora o queixo trêmulo do bebê possa parecer apenas mais um truque para parecer fofo, na verdade é um sinal de que seu sistema nervoso é imaturo para a idade. À medida que ele amadurece, o tremor no queixo desaparecerá, mas tudo bem, já que ele encontrará muitas outras maneiras adoráveis de fazer você se derreter.

Sobressalto

"Temo que haja algo errado com o sistema nervoso da minha bebê. Mesmo quando está dormindo, ela de repente parece dar um salto."

É um susto para os pais, mas o sobressalto é segunda natureza para os recém-nascidos — um dos muitos reflexos normais (embora aparentemente peculiares) com os quais eles nascem (veja o quadro da p. 214). Também conhecido como reflexo de Moro, o sobressalto ocorre com mais frequência em alguns bebês que em outros, às vezes sem motivo aparente, mas, na maioria das vezes, em resposta a um ruído alto, uma sacudidela ou a sensação de queda, como quando o recém-nascido é pego no colo ou colocado no berço sem apoio. Como muitos outros reflexos, o de Moro é provavelmente um mecanismo de sobrevivência projetado para proteger os recém-nascidos — nesse caso, uma tentativa primitiva de recuperar a suposta perda de equilíbrio. No reflexo de Moro, o bebê normalmente enrijece o corpo, arremessa os braços para cima e para fora de maneira simétrica, abre bem os punhos normalmente cerrados, levanta os joelhos e, finalmente, traz os braços, com os punhos novamente cerrados, para perto do corpo, como se estivesse se abraçando — tudo em questão de segundos. Ele também pode gritar.

Embora a visão de um bebê assustado muitas vezes assuste os pais, o médico está mais propenso a se preocupar se o bebê não apresentar esse reflexo. Recém-nascidos são rotineiramente testados para o reflexo de sobressalto, cuja presença é um reconfortante sinal de que o sistema neurológico dele está funcionando bem. A bebê se sobressaltará com menos frequência e menos dramaticamente e o reflexo desaparecerá completamente em algum momento entre o quarto e o sexto meses. (É claro que sua bebê pode se assustar em qualquer idade — assim como os adultos —, mas não com o mesmo padrão de reação.)

PARA OS PAIS: VOCÊS ACABARAM DE PASSAR PELO PARTO?

Claro, tudo que vocês querem agora é cuidar do bebê, mas é provável que tenham o mesmo número de perguntas sobre como cuidar da mamãe. Para obter respostas sobre tudo o que podem estar se perguntando (e se preocupando) durante o período de recuperação de seis semanas — corrimento sanguinolento, hemorroidas, perda de cabelo, suores noturnos, exaustão, depressão, primeira evacuação, primeira consulta pós-parto e primeira menstruação pós-parto —, confiram os capítulos 17 e 18 em *O que esperar quando você está esperando*.

REFLEXOS DO RECÉM-NASCIDO

A mãe natureza não economiza quando se trata dos recém-nascidos, fornecendo a eles um conjunto de reflexos projetados para proteger essas criaturas vulneráveis e assegurar seu cuidado (mesmo que os instintos parentais ainda não tenham se manifestado).

Alguns desses comportamentos primitivos são espontâneos, ao passo que outros são respostas a certas ações. Alguns parecem destinados a proteger o bebê de ferimentos (como quando ele bate em algo que cobre seu rosto, um reflexo que visa evitar a asfixia). Outros parecem garantir que o bebê será alimentado (como quando o recém-nascido faminto busca o mamilo). E, embora muitos tenham valor óbvio como mecanismos de sobrevivência, as intenções da natureza são mais sutis em outros. Veja o reflexo do esgrimista (reflexo tônico-cervical assimétrico). Embora poucos recém-nascidos sejam desafiados para duelos, teoriza-se que assumam essa postura desafiadora quando estão de costas a fim de não rolarem para longe de suas mães.

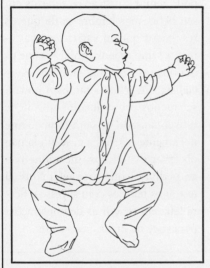

Reflexo do esgrimista

Os reflexos do recém-nascido incluem:

Reflexo da busca. Um recém-nascido cuja bochecha é acariciada suavemente se virará na direção do estímulo, com a boca aberta e pronto para se alimentar. Esse reflexo ajuda o bebê a localizar o seio ou a mamadeira e garantir uma refeição, como um GPS alimentar. O bebê fará isso por três a quatro meses, embora a busca possa persistir muito depois disso durante o sono.

Reflexo de sucção. Um recém-nascido sugará reflexivamente quando algo (como um mamilo) tocar o céu de sua boca. Esse reflexo está presente no nascimento e dura até os 2 a 4 meses, quando a sucção voluntária assume o controle. Mais uma vez, essa é a maneira de a natureza garantir que o bebê obtenha a alimentação necessária.

Reflexo do sobressalto ou reflexo de Moro. Quando assustado por um barulho repentino ou alto ou pela sensação de queda, o reflexo de Moro fará com que o bebê estenda as pernas, os braços e os dedos, arqueie as costas, incline a cabeça para trás e então recolha os braços no peito, com os punhos cerrados. Espera-se que esse reflexo dure entre quatro e seis meses.

Reflexo de preensão palmar. Toque a palma da mão do bebê e os dedos minúsculos se fecharão em torno de seu dedo (ou qualquer objeto). Uma curiosidade interessante sobre os bebês: o punho fechado de um recém-nascido pode ser poderoso o suficiente para suportar todo o seu peso corporal (mas não há necessidade de testar isso). Mais uma curiosidade: esse reflexo também curva os pés e os dedos dos pés quando tocados. Você notará esse aperto firme durante três a seis meses.

Reflexo plantar ou reflexo de Babinski. Quando a sola do pé do bebê é acariciada suavemente do calcanhar até os dedos, eles se estendem para cima e o pé se curva para dentro. Esse reflexo dura entre seis meses e dois anos, e depois os dedos se curvam para baixo.

Reflexo da marcha. Mantido na vertical sobre uma mesa ou outra superfície plana e apoiado sob os braços, o recém-nascido pode levantar uma perna e depois a outra, dando o que parecem ser "passos". Esse reflexo de "tentar andar" funciona melhor após o quarto dia de vida e geralmente dura cerca de dois meses. É infinitamente divertido de assistir, mas, antes de postar os feitos de seu aparente prodígio, lembre-se de que esse reflexo não significa que ele começará a andar precocemente.

Reflexo tônico-cervical assimétrico ou reflexo do esgrimista. Colocado de costas, um bebê pequeno assumirá a "posição de esgrimista", com a cabeça para um lado, o braço do mesmo lado estendido e os membros opostos flexionados (veja ilustração da p. 215). Esse reflexo de *en garde* (talvez um jeito de o bebê estar "em guarda" quando está de costas) pode estar presente no nascimento ou não aparecer por ao menos dois meses, geralmente desaparecendo entre os 4 e os 6 meses de idade (embora varie muito).

Por diversão ou curiosidade, você pode tentar verificar os reflexos em seu bebê, mas lembre-se de que os resultados podem variar e provavelmente serão menos confiáveis que os obtidos pelo médico ou outro especialista. Os reflexos também podem ser menos pronunciados se o bebê estiver cansado ou com fome. Tente novamente outro dia e, se ainda não observar os reflexos, mencione isso ao pediatra, que provavelmente já testou os reflexos com sucesso e ficará feliz em repetir as demonstrações para você na próxima consulta.

Marcas de nascença

"Acabei de notar uma mancha vermelha brilhante na barriga da minha filha. Isso é uma marca de nascença? Será que um dia ela desaparecerá?"

Elas vêm em todas as formas, tamanhos, texturas e cores, e nem sempre estão presentes no nascimento (às vezes surgindo nas primeiras semanas de vida), mas as marcas de nascença são praticamente um problema padrão para os recém-nascidos, com mais de 80% das crianças apresentando ao menos uma. Embora algumas durem a vida inteira, a maioria desaparece rapidamente, e outras, com o tempo. Às vezes, a marca cresce um pouco antes de começar a regredir.

Por quanto tempo a marca de nascença permanecerá? Quando começará a desbotar ou encolher? É difícil prever. Uma coisa é certa: mesmo uma marca de nascença destinada a desaparecer não o fará da noite para o dia. Na verdade, provavelmente desaparecerá ou encolherá tão gradualmente que será difícil perceber. Por esse motivo, muitos médicos documentam as alterações fotografando e medindo as marcas de nascença periodicamente. Se o pediatra não fizer isso, você mesma pode fazer, a fim de acompanhar sua evolução (ou apenas ter uma lembrança).

Marcas de nascença geralmente se encaixam em uma das seguintes categorias:

Hemangioma. Essa marca de nascença macia, em relevo e vermelha como um morango, pequena como uma sarda ou grande como um porta-copos, é composta de veias e capilares imaturos que se separaram do sistema circulatório durante o desenvolvimento fetal. Ela pode ser visível no nascimento, mas geralmente surge de repente durante as primeiras semanas de vida, e é tão comum que um em cada dez bebês provavelmente terá uma. Os hemangiomas crescem por um tempo, mas então começam a desbotar para um cinza-perolado e quase sempre desaparecem completamente em algum momento entre os 5 e os 10 anos. Ocasionalmente, podem sangrar, espontaneamente ou porque foram arranhados ou golpeados. Se isso acontecer, basta aplicar pressão para conter o fluxo de sangue.

Geralmente é melhor deixar os hemangiomas sem tratamento (mesmo que você esteja ansiosa para que a marca desapareça), a menos que continuem a crescer, sangrem repetidamente, estejam infectados ou interfiram em uma função, como a visão. O tratamento (de compressas e massagem a esteroides, cirurgia, terapia a laser, crioterapia, injeções ou medicamentos orais) às vezes pode levar a mais complicações que a abordagem mais conservadora de deixar que se resolva por conta própria.

Muito menos comuns são os hemangiomas cavernosos (ou venosos) — apenas 1 ou 2 em cada 100 bebês apresentam esse tipo. Muitas vezes combinadas ao hemangioma cor de morango, essas marcas de nascença tendem a ser mais profundas e maiores, de cor azulada, de clara a profunda. Elas regridem mais lentamente e menos completamente que os hemangiomas comuns, e estão mais propensas a exigir tratamento (mas geralmente não até que a criança seja mais velha).

Manchas salmão ou *nevus simplex* ("bicada de cegonha" ou "picada de anjo"). Essas manchas cor de salmão podem aparecer na testa, nas pálpebras superiores e ao redor do nariz e da boca, mas são mais frequentemente vistas na nuca (por onde a lendária cegonha carrega o bebê, dando origem ao nome "bicada de cegonha"). Invariavelmente, tornam-se mais leves durante os primeiros dois anos de vida, tornando-se perceptíveis apenas quando a criança chora ou faz esforço. Como mais de 95% das lesões no rosto desaparecem completamente, em termos cosméticos causam menos preocupação que outras marcas de nascença. Aquelas no pescoço que não desbotarem acabarão cobertas pelo cabelo do bebê à medida que crescer.

OS NEGÓCIOS DO BEBÊ

É difícil acreditar que um bebê recém-nascido tenha algum negócio para cuidar (para além de comer, dormir, chorar e crescer). Mas há dois documentos muito importantes dos quais seu bebê precisará periodicamente ao longo da vida, e ambos devem ser obtidos agora.

O primeiro é a certidão de nascimento, que será necessária como prova de nascimento e cidadania quando (e tudo isso acontecerá mais cedo do que você imagina) ele se matricular na escola e solicitar carteira de motorista, passaporte, certidão de casamento (sim, certidão de casamento!) ou benefícios da previdência social. Normalmente, o registro do nascimento do bebê é feito pelo hospital e você vai a um cartório de pessoas físicas para emitir a certidão de nascimento. Quando receber a certidão, examine-a cuidadosamente para ter certeza de que está correta — às vezes, erros são cometidos. Se houver erros ou você não tiver definido um nome para o bebê antes de sair do hospital e precisar adicioná-lo, ligue para o departamento de saúde para obter instruções sobre como fazer as correções ou acréscimos. Depois de ter a certidão de nascimento correta, faça cópias e arquive-as em um local seguro.

O segundo documento de que seu bebê precisará é de um número no cadastro de pessoa física. Embora não seja provável que seu recém-nascido tenha um emprego tão cedo, você precisará do número por outros motivos, como abrir uma conta bancária, investir os presentes em dinheiro que ele receber, obter cobertura médica. A principal razão para obter o número do cadastro de pessoa física, no entanto, é apresentar o bebê como seu dependente na declaração de imposto de renda.

A solicitação do número de cadastro de pessoa física pode ser feita nos bancos públicos ou nos correios. Os números no cadastro de pessoa física estão disponíveis gratuitamente, portanto, nunca pague a ninguém para obter.

Manchas vinho do Porto ou *nevus flammeus*. Essas marcas de nascença vermelho-arroxeadas, que podem surgir em qualquer parte do corpo, são compostas de capilares maduros dilatados. Elas normalmente estão presentes no nascimento como lesões planas ou pouco elevadas de cor rosada ou purpúrea. Embora possam mudar ligeiramente de cor, não desbotam consideravelmente com o tempo e podem ser consideradas permanentes, embora o tratamento com laser de corante pulsado a qualquer momento, da infância à idade adulta, possa melhorar a aparência.

Manchas café com leite. Essas manchas planas na pele, que podem variar do castanho-claro (café com muito leite) ao marrom-claro (café com pouco leite) podem surgir em qualquer parte do corpo. São bastante comuns, aparecendo no nascimento ou nos primeiros anos de vida, e não desaparecem. Se seu filho tiver grande número de manchas (seis ou mais), indique isso ao médico.

Melanocitose dérmica congênita (manchas mongólicas). Essas manchas sem forma definida, que vão do azul ao cinza-ardósia, têm formato irregular e aparecem na maior parte das crianças com ascendência nativo--americana, asiática, indiana e africana, mas também podem aparecer em bebês de ascendência mediterrânea. Costumam estar presentes no nascimento e desaparecem no primeiro ou segundo ano, e apesar do nome técnico assustador (e um nome popular que caiu em desuso por sua conotação racista), são totalmente inofensivas. Apesar de lembrarem hematomas, é importante apontar que não são.

Nevos melanocíticos congênitos. Essas pintas variam de cor, do marrom--claro ao preto, e podem ser peludas. As pequenas são muito comuns. As maiores, os "nevos melanocíticos gigantes", são raras, mas têm maior potencial de se tornarem malignas mais tarde. Geralmente se recomenda que as pintas grandes — e as menores, porém suspeitas — sejam removidas (depois que o bebê completar 6 meses) se a remoção puder ser realizada facilmente, e que as não removidas sejam cuidadosamente monitoradas por um dermatologista.

Pele manchada

"Há pintas vermelhas com centros brancos no rosto e no corpo de meu bebê. Isso é algo com que me preocupar?"

Elas podem não ser bonitas, mas também não são nada com que se preocupar — apenas mais uma das muitas erupções cutâneas surpreendentemente feias que os recém-nascidos podem desenvolver (e falam tanto da tal "pele de bebê"). Essas pintas são muito comuns e, embora tenham um nome assustador (eritema tóxico) e uma aparência ainda mais assustadora (áreas avermelhadas, de formato irregular e com centros pálidos, como uma coleção de picadas de insetos), essas pintas felizmente são inofensivas e de curta duração. Elas desaparecerão dentro de algumas semanas, sem tratamento. Evite a tentação de esfregá-las.

O bebê tem outras manchas na pele, cravos brancos ou espinhas? Consulte a p. 320 para obter informações sobre esses problemas de pele.

Cistos ou manchas na boca

"Quando minha bebê estava chorando, notei algumas bolinhas brancas em suas gengivas. Os dentes dela podem estar nascendo?"

Não alerte as redes sociais ainda. Embora muito ocasionalmente um bebê possa apresentar incisivos centrais inferiores seis meses ou mais antes do cronograma, pequenas protuberâncias brancas nas gengivas têm muito mais probabilidade de serem pápulas cheias de líquido, também chamadas de cistos. Esses cistos inofensivos são comuns em recém-nascidos e logo desaparecerão, deixando as gengivas limpas a tempo de dar aquele primeiro sorriso desdentado.

Alguns bebês também podem ter manchas branco-amareladas no céu da boca ao nascer. Como os cistos, elas são bastante comuns e completamente inócuas. Apelidadas de "pérolas de Epstein", essas manchas desaparecem sem tratamento.

Dentes precoces

"Fiquei chocada ao descobrir que meu bebê nasceu com dois dentes da frente. O médico diz que eles terão de ser removidos. Por quê?"

De vez em quando, um bebê nasce com um ou dois dentes. E, embora esses dentinhos possam ser fofos — e divertidos de mostrar no Instagram —, talvez seja necessário removê-los se eles não estiverem bem ancorados nas gengivas, a fim de que o bebê não se engasgue nem os engula. Esses dentes precoces podem ser pré-dentes ou dentes extras que, uma vez removidos, serão substituídos por dentes decíduos no momento usual. Mas, na maioria das vezes, eles são dentes de leite e, se precisarem ser extraídos, dentaduras temporárias (ajustadas assim que os outros dentes de leite nascerem) podem ser necessárias para substituir os dentes perdidos até que cheguem os dentes permanentes.

Sapinho

"Meu bebê tem manchas brancas e espessas no interior das bochechas. Achei que era leite, mas, quando tentei limpar, a boquinha dele começou a sangrar."

Parece que há um fungo entre vocês. Embora a infecção por fungos conhecida como sapinho esteja causando problemas na boca do bebê, ela provavelmente começou no canal de parto como uma infecção fúngica, e foi aí que o bebê a pegou. O fungo, chamado *Candida albicans*, é um organismo que normalmente reside na boca e na vagina e é controlado por outros micro-organismos. Mas, se você ficar doente, tomar antibióticos ou sofrer alterações hormonais (como na gravidez), o equilíbrio pode ser perturbado, permitindo que o fungo cresça e cause sintomas de infecção.

Como o sapinho geralmente é detectado no nascimento, é mais comum em recém-nascidos e bebês com menos de 2 meses. Bebês mais velhos também podem desenvolver sapinho se tomarem antibióticos, tiverem um sistema imunológico deprimido ou o fungo continuar sendo transmitido da mãe para o bebê durante a amamentação.

Como saber se seu bebê tem sapinho? Procure manchas brancas em relevo, parecidas com coalhada, no interior das bochechas e, às vezes, nas gengivas, língua, céu da boca e até mesmo na parte de trás da garganta, e toque suavemente com um dedo enrolado em gaze. Se for sapinho, a mancha branca não sairá com muita facilidade e, se sair, você encontrará uma mancha vermelha e em carne viva por baixo. A agitação durante a alimentação ou ao chupar chupeta (o bebê começa a sugar e depois se afasta por causa da dor) pode ser outro sinal de sapinho, embora alguns bebês pareçam não sentir desconforto.

Se suspeitar de sapinho, entre em contato com o médico, que provavelmente prescreverá um medicamento antifúngico (como Nistatina), a ser aplicado topicamente no interior da boca e da língua (passe em todas as manchas brancas na boca), várias vezes ao dia, durante dez dias. Em casos difíceis, Diflucan, um medicamento oral administrado por conta-gotas, pode ser prescrito. Alguns bebês com sapinho também desenvolvem uma infecção fúngica na região da fralda, caracterizada por uma erupção cutânea vermelha e irritada. Ela pode ser tratada com um medicamento antifúngico prescrito especificamente para essa área.

Você está amamentando? Então é provável que seu bebê não seja o único em quem esse fungo nojento está se banqueteando. As infecções fúngicas são passadas da boca do bebê para o mamilo da mãe (e retornam vezes sem conta se ambos os membros da equipe de amamentação não forem tratados ao mesmo tempo). Os sintomas de candidíase nos mamilos incluem dor extrema e queimação, juntamente com uma aparência rosada, brilhante, com coceira, escamosa e/ou com crostas. Também pode haver dores agudas no peito durante ou após as mamadas.

LÍNGUA LEITOSA

Já se perguntou por que a língua do bebê fica branca após uma mamada... ou já temeu que fosse sapinho? Se a língua branca é o único sintoma, a dieta exclusiva de leite provavelmente é a causa. Os resíduos do leite ficam sobre a língua do bebê após a alimentação, mas geralmente se dissolvem em uma hora. Quer ter certeza? Tente limpar esse filme branco usando um pano macio e úmido. Se a língua estiver rosada e saudável após a limpeza, é apenas leite. Ligue para o médico se suspeitar de candidíase ou não tiver certeza.

Se suspeitar que pode ter candidíase nos mamilos (independentemente de encontrar ou não sapinho na boca do bebê), entre em contato com o médico. A amamentação não precisa ser interrompida se um ou ambos foram diagnosticados com candidíase, mas a condição pode tornar a alimentação excruciante para você — outra razão pela qual é necessário tratamento imediato para ambos. Você provavelmente receberá um creme antifúngico para aplicar nos mamilos. Se for prático (por exemplo, se você tiver privacidade e o clima cooperar), você também pode tentar expor os mamilos à luz solar por alguns minutos todos os dias, já que fungos odeiam o sol. Os probióticos podem acelerar a recuperação e manter os fungos afastados, e são seguros enquanto você amamenta. Existem também probióticos infantis que o médico pode prescrever para o bebê.

Para evitar futuras infecções (e prevenir a reinfecção), limpe e esterilize regularmente chupetas, mamadeiras e peças da bomba de leite que toquem seus mamilos (usar uma bolsa esterilizadora de micro-ondas facilita). Também é útil permitir que os mamilos sequem completamente entre as mamadas, trocar os absorventes após cada uma, usar sutiãs de algodão que não retenham umidade e lavá-los diariamente em água quente (secá-los ao sol pode fornecer proteção extra). Como os antibióticos podem desencadear uma infecção fúngica, devem ser usados somente quando necessário — e isso vale tanto para você quanto para o bebê.

Icterícia

"O médico diz que meu bebê está com icterícia e precisa tomar banhos de luz antes de ir para casa. Ele disse que não é sério, mas qualquer coisa que mantenha um bebê no hospital parece sério para mim."

A pele de mais da metade dos bebês começa a amarelar no segundo ou terceiro dia — não por causa da idade, mas por causa da icterícia do recém-nascido, causada pelo excesso de bilirrubina no sangue. O amarelamento, que começa na cabeça e desce até os dedos dos pés, tinge a pele e até a parte branca dos olhos de recém-nascidos de pele clara. O processo é o mesmo em bebês de pele negra e parda, mas o amarelamento é visível apenas nas palmas das mãos, nas solas dos pés e nos olhos. A icterícia é mais comum em bebês de ascendência mediterrânea ou do leste asiático, embora sua pele mais escura, verde-oliva ou amarelada, possa dificultar a detecção.

A bilirrubina, uma substância química formada durante a ruptura normal dos glóbulos vermelhos, geralmente é removida do sangue pelo fígado. Mas os recém-nascidos produzem mais bilirrubina do que seus fígados imaturos conseguem suportar. Como resultado, ela se acumula no sangue, causando a coloração amarelada e o que é conhecido como icterícia fisiológica (normal) do recém-nascido.

Na icterícia fisiológica, o amarelamento começa no segundo ou terceiro dia de vida, atinge o pico no quinto dia e diminui substancialmente quando o bebê tem entre 7 e 10 dias de idade. Aparece um pouco mais tarde (por volta do terceiro ou quarto dia) e dura mais (geralmente catorze dias ou mais) em bebês prematuros, por causa de seus fígados extremamente imaturos. A icterícia é mais provável em bebês que perdem muito peso logo após o parto, em bebês que têm mães diabéticas e em bebês que chegam ao mundo por trabalho de parto induzido.

A icterícia fisiológica leve a moderada não requer tratamento. Normalmente, o médico mantém o bebê com icterícia fisiológica alta no hospital por alguns dias para observá-lo e fazer um tratamento de fototerapia com luz fluorescente. A luz altera a bilirrubina, tornando mais fácil para o fígado do bebê se livrar dela. Durante o tratamento, os bebês ficam nus, com exceção das fraldas, e seus olhos são cobertos. Eles também recebem fluidos extras para compensar a perda de água através da pele. Unidades independentes, cobertores de fibra ótica ou almofadas especializadas para tratamento de icterícia (alguns baseados em LED) permitem mais flexibilidade, muitas vezes não exigindo que o bebê fique no hospital.

Em quase todos os casos, os níveis de bilirrubina (determinados por meio de exames de sangue) diminuem gradualmente no bebê tratado, e ele volta para casa com um atestado de saúde.

Raramente, a bilirrubina aumenta mais ou mais rapidamente que o esperado, sugerindo que a icterícia pode não ser fisiológica (não ser normal). Esse tipo de icterícia geralmente começa mais cedo ou mais tarde que a fisiológica, e os níveis de bilirrubina são mais elevados. O tratamento para reduzir os níveis anormalmente altos de bilirrubina é importante para evitar o acúmulo da substância no cérebro, uma condição conhecida como kernicterus. Os sinais de kernicterus são choro fraco, reflexos lentos e má sucção em um bebê com icterícia (um bebê que está sendo tratado com luzes de bilirrubina também pode parecer lento, mas é por estar quente e subestimulado, não por kernicterus). Não tratado, o kernicterus pode levar a danos cerebrais permanentes e mesmo à morte.

Muitos hospitais monitoram o nível de bilirrubina dos bebês por meio de exames de sangue ou com um dispositivo de medição especial (um bilirrubinômetro) e consultas de acompanhamento para garantir que esses casos extremamente raros de kernicterus não sejam esquecidos. O pediatra também verificará a cor do bebê na primeira consulta para detectar icterícia não fisiológica (o que será especialmente importante se a mãe e o bebê tiverem saído do hospital mais cedo ou o bebê tiver nascido em casa). O tratamento da icterícia não fisiológica dependerá da causa, mas pode incluir fototerapia, transfusões de sangue ou cirurgia. Qualquer icterícia visível que persista até as 3 semanas de idade deve ser verificada pelo pediatra.

"Ouvi dizer que amamentar causa icterícia. Meu bebê está um pouco ictérico. Devo parar de amamentar?"

Os níveis de bilirrubina no sangue são, em média, mais altos em bebês amamentados no peito que em bebês alimentados com mamadeira, e podem permanecer elevados por mais tempo (até seis semanas). Não só essa icterícia fisiológica exagerada (normal) não é nada com que se preocupar, como também não é razão para desistir da amamentação. De fato, interromper a amamentação não diminui os níveis de bilirrubina, podendo interferir no estabelecimento da lactação. Além disso, foi sugerido que a amamentação na primeira hora após o nascimento pode reduzir os níveis de bilirrubina em lactentes.

Suspeita-se de verdadeira icterícia do leite materno quando os níveis de bilirrubina aumentam rapidamente no fim da primeira semana de vida e a icterícia não fisiológica é descartada. Acredita-se que ela seja causada por uma substância no leite de algumas mulheres que interfere na quebra da bilirrubina, e estima-se que ocorra em cerca de 2% dos bebês que mamam no peito. Na maioria dos casos, ela desaparece por conta própria em algumas semanas, sem qualquer tratamento e sem que seja necessário interromper a amamentação. Se o problema não for resolvido em três semanas, volte a falar com o pediatra.

Cor das fezes

"Quando troquei a fralda do bebê pela primeira vez, o cocô dele era preto-esverdeado. Isso é normal?"

Essa é apenas a primeira de muitas descobertas que você fará nas fraldas de seu bebê durante o próximo ano. E, na maioria das vezes, o que descobrirá, embora ocasionalmente inquietante, será completamente normal. O que você descobriu dessa vez foi o mecônio, a substância preto-esverdeada que gradualmente encheu os intestinos do bebê durante sua permanência no útero. Que o mecônio esteja na fralda em vez de nos intestinos é bom sinal — agora você sabe que os intestinos dele estão fazendo seu trabalho.

Em algum momento após as primeiras 24 horas, quando todo o mecônio tiver sido eliminado, você verá fezes de transição, amarelo-esverdeadas, escuras e soltas, às vezes com textura "desidratada" (principalmente em bebês amamentados no peito) e que podem ocasionalmente conter muco. Pode até haver vestígios de sangue nelas, provavelmente resultado de o bebê engolir um pouco do sangue da mãe durante o parto (para ter certeza, guarde qualquer fralda contendo sangue para mostrar a uma enfermeira ou médico).

Após três ou quatro dias de fezes de transição, o que seu bebê começará a expelir dependerá do que está ingerindo. Se for leite materno, as fezes geralmente serão da cor e da consistência da mostarda, às vezes aguadas, às vezes encaroçadas, moles ou com aparência de coalhada. Se for fórmula, as fezes geralmente serão pastosas, mas mais firmes que as de um bebê que mama no peito, e com cores que variam do amarelo-claro ao marrom-claro, amarelado ou esverdeado. O ferro na dieta do bebê (seja da fórmula ou das gotinhas de vitaminas) também pode dar uma tonalidade preta ou verde-escura às fezes.

Seja como for, não compare as fezes de seu bebê com as do bebê no moisés ao lado. Assim como as impressões digitais, não há fezes exatamente iguais. E, ao contrário das impressões digitais, elas são diferentes não apenas de bebê para bebê, mas também de dia para dia (e até de evacuação para evacuação) em qualquer bebê. As mudanças, como você verá quando o bebê passar para os sólidos, se tornarão mais pronunciadas à medida que sua dieta se tornar mais variada.

O COCÔ DO RECÉM-NASCIDO

Você acha que quem já viu uma fralda suja viu todas? Longe disso. Embora o que entra em seu bebê nesse momento seja definitivamente uma de duas coisas (leite materno ou fórmula), o que sai pode ser uma de muitas. Na verdade, a cor e a textura do cocô podem mudar de um dia para o outro — e de uma evacuação para outra —, fazendo com que até mesmo pais experientes cocem a cabeça. Aqui está um resumo sobre o que o conteúdo da fralda de seu bebê pode significar:

Fezes pegajosas, parecidas com alcatrão, pretas ou verde-escuras. Mecônio, as primeiras fezes de um recém-nascido

Fezes granuladas, amarelo-esverdeadas ou marrons. Fezes transitórias, que começam a aparecer no terceiro ou quarto dia após o nascimento

Fezes encaroçadas, com aparência de coalhada, cremosas ou grumosas, amarelas, cor de mostarda ou verde-brilhantes. Fezes normais do leite materno

Fezes macias, castanho-claras, amarelo-brilhantes ou verde-escuras. Fezes normais de fórmula

Fezes frequentes e aguadas, de cor mais verde que o normal. Diarreia

Fezes duras, parecidas com uma pelota, com muco ou estrias de sangue. Prisão de ventre

Fezes pretas. Suplementação de ferro

Fezes estriadas de vermelho. Alergia ao leite ou fissura retal (uma fissura ao redor do reto, geralmente devido à constipação)

Fezes mucosas, verdes ou amarelo-claras. Um vírus, como resfriado ou gastroenterite

Uso de chupeta

"Minha bebê ficará viciada em chupeta se usar uma no hospital?"

Os bebês são sugadores natos, o que torna as chupetas bastante populares no hospital — tanto entre os pacientes recém-nascidos quanto entre aqueles que cuidam deles. Mas sua bebê não ficará viciada em chupeta por usá-la por um ou dois dias. Desde que também receba sua porção completa de mamadas, desfrutar desse calmante entre as refeições não será um problema. De fato, há benefícios em seu uso: a AAP sugere que os pais considerem oferecer chupeta durante o sono para proteger contra SMSI, uma boa razão para que a bebê comece a usá-la cedo (espere muito tempo para introduzir a chupeta e sua filhota pode resistir). As mães que amamentam também podem lançar mão da chupeta, sem medo de estarem causando confusão de bicos ou interferindo na amamentação — não há consenso de que isso seja verdade.

No entanto, se você estiver preocupada com o fato de a chupeta estar satisfazendo as necessidades de sucção da bebê (especialmente se estiver amamentando e, principalmente, se ela ainda não estiver se alimentando bem), você pode decidir que prefere que a equipe não ofereça chupeta enquanto ela estiver no hospital. Não seja tímida em informar que prefere alimentá-la quando ela chorar ou, se ela acabou de comer, usar outras medidas de conforto. Se a bebê parecer precisar de mais sucção entre as refeições quando você estiver em casa e você considerar oferecer uma chupeta, consulte a p. 310.

INDO PARA CASA

Na década de 1930, recém-nascidos saudáveis e suas mães voltavam para casa após longos dez dias, na década de 1950, após quatro dias e na década de 1980, após dois dias. Então, na década de 1990, os planos de saúde, em um esforço para cortar custos, começaram a limitar as internações hospitalares a apenas algumas horas. Para evitar os chamados partos *drive-through*, em 1996 o governo federal norte-americano aprovou a Lei de Proteção à Saúde dos Recém-Nascidos e das Mães. A lei americana exige que os planos de saúde paguem por uma internação de 48 horas após parto vaginal e 96 horas após cesariana, embora alguns médicos e mães possam optar por uma estada mais curta se o bebê estiver saudável e a mãe estiver pronta para ir para casa mais cedo.

No Brasil, não existe uma definição oficial sobre o tempo de permanência hospitalar pós-parto, estando vigente a Portaria 1.016 do Ministério da Saúde, publicada no Diário Oficial da União 167, de 1º de setembro de 1993: "As altas não deverão ser dadas antes de 48 horas, considerando o alto teor educativo inerente ao sistema de Alojamento Conjunto e ser este período importante na detecção de patologias neonatais."

Está ansiosa por sua própria cama e faminta por comida de verdade? A decisão de ir embora mais cedo deve ser tomada caso a caso, levando-se em consideração a opinião do médico. A alta precoce é mais segura quando o bebê nasceu a termo, com peso adequado, começou a se alimentar bem, vai para casa com uma mãe (ou pai) que conhece o básico e está bem o suficiente para prestar cuidados, e será visto por um profissional (médico ou enfermeira) em até dois dias após a alta.

Se você e o bebê receberem alta precocemente (ou se você deu à luz em casa), agende a primeira consulta nas próximas 48 horas. Enquanto isso, observe atentamente sinais de problemas que requeiram atenção médica imediata, como recusa em comer, desidratação (menos de seis fraldas molhadas em 24 horas ou urina amarelo-escura), choro constante, gemidos em vez de choro ou nenhum choro, febre ou pontos vermelhos ou roxos em qualquer parte da pele. Fique atenta também para os sinais de icterícia, que incluem amarelamento dos olhos e da pele em bebês de pele clara e amarelamento dos olhos, das palmas das mãos e das solas dos pés em bebês de pele escura. Para verificar se há icterícia em seu recém-nascido, pressione a coxa ou o braço dele com o polegar: se a pele ficar amarelada em vez de branca, ele pode estar com icterícia. Em bebês de pele escura ou asiáticos, o teste de branqueamento é feito na bochecha, no lábio interno, nas palmas das mãos ou nas solas dos pés.

INDO PARA CASA COM SEGURANÇA

Começando com a ida para casa — e todos os passeios depois disso —, seu bebê terá que ser devidamente preso a uma cadeirinha veicular instalada corretamente. Isso porque assentos de segurança, assim como cintos de segurança, são exigidos por lei. Sem mencionar que um bebê que não está preso é um bebê inseguro. Acidentes de carro são uma das principais causas de lesões e morte entre crianças. Portanto, mesmo que seu destino esteja literalmente a apenas alguns quarteirões de distância (a maioria dos acidentes ocorre a 40 km de casa e não, como muitas vezes se acredita, em rodovias); você esteja dirigindo devagar (um acidente a 40 km/h cria tanta força quanto a queda de uma janela do terceiro andar); você esteja usando cinto de segurança e segurando seu bebê firmemente (em um acidente, o bebê pode ser esmagado pelo seu corpo ou arrancado de seus braços); esteja dirigindo com muito cuidado (na verdade, você não precisa bater para causar ferimentos graves: muitos ocorrem quando um carro para ou desvia para evitar um acidente) e esteja somente indo de uma vaga para outra no estacionamento, o bebê precisa estar preso com segurança.

Acostumar o bebê ao assento de segurança desde o primeiro passeio tornará a aceitação posterior quase automática. E crianças que usam restrições de segurança regularmente não apenas estão mais seguras, como se comportam melhor durante as viagens — algo que você apreciará quando estiver andando de carro com uma criança de colo.

Além de verificar se a cadeirinha veicular atende aos padrões de segurança federais, certifique-se de que seja apropriada para a idade e o peso do bebê e de que você a instalou e está usando corretamente:

• Siga as instruções do fabricante para a instalação da cadeirinha e a fixação do bebê. Verifique antes de cada viagem se a cadeiri-

nha está bem presa e se os cintos de segurança ou o sistema Latch (p. 99) que a prendem estão bem apertados. A cadeirinha veicular não deve balançar, girar, deslizar de um lado para o outro, tombar ou se mover mais de 3 cm quando você a empurrar para a frente e para trás ou de um lado para o outro. Quando instalada corretamente, ela deve ficar quase imóvel. (Você saberá que a cadeirinha virada para trás está instalada com firmeza suficiente se, ao segurar a borda superior e tentar empurrá-la para baixo, a parte de trás permanecer firmemente no mesmo ângulo.) Procure se certificar de que instalou a cadeirinha veicular corretamente. Veja, por exemplo, https://criancasegura.org.br/tudo-sobre-cadeirinha/#como-instalar.

• Bebês devem viajar em uma cadeirinha veicular virada para trás (reclinada em um ângulo de 45º) até atingirem a altura ou o peso máximos permitidos (geralmente até os 2 anos ou mais). Os especialistas dizem que a cadeirinha veicular virada para trás faz um trabalho muito melhor protegendo um bebê em um acidente de carro (bebês e crianças de colo têm 75% menos probabilidade de sofrerem ferimentos graves ou fatais em um acidente se estiverem virados para a traseira do veículo). Isso porque, em uma cadeirinha virada para trás, a cabeça, o pescoço e a coluna da criança têm mais apoio, tornando o risco de lesões graves muito menor. A maioria das crianças não atinge o peso máximo para a cadeirinha veicular até depois dos 2 anos, mas algumas podem ser grandes o suficiente para serem viradas para a frente antes disso. Quando seu filho ficar grande demais para o assento infantil, use uma cadeirinha conversível, que pode acomodar bebês maiores na posição virada para trás.

- Se possível, coloque a cadeirinha veicular no meio do banco traseiro (se houver sistema Latch; se não, use os assentos de janela, prendendo com o cinto ou com isofix). Nunca coloque um assento infantil virado para trás no banco da frente de um carro equipado com airbag do lado do passageiro — se o airbag inflar (o que pode acontecer mesmo em baixa velocidade durante uma batida leve), sua força pode ferir gravemente ou matar o bebê. Na verdade, o lugar mais seguro para todas as crianças com menos de 13 anos é no banco de trás — as mais velhas devem andar no banco da frente somente quando for absolutamente necessário e quando elas estiverem seguras e sentadas o mais longe possível do airbag do lado do passageiro.
- Ajuste as alças de ombro do arnês para seu bebê. As alças de ombro do arnês em uma cadeirinha veicular virada para trás devem ficar

na altura ou abaixo dos ombros do bebê, e a presilha para o peito deve ficar no nível das axilas. As alças devem ficar planas e sem torção, e apertadas o suficiente para que você não consiga passar mais de dois dedos entre elas e a clavícula do bebê. Verifique as instruções para ver como a alça de transporte deve ser posicionada durante a viagem, se aplicável.

- Vista o bebê com roupas que permitam que as alças passem entre as pernas. Em climas frios, coloque cobertores em cima do bebê já preso à cadeirinha veicular (depois de ajustar bem as alças do arnês), em vez de vesti-lo com roupa de neve. Uma roupa de neve pesada pode evitar que o arnês seja adequadamente fixado. Consulte a p. 98 para obter mais informações.
- A maioria das cadeirinhas para recém-nascidos vem com inserções acolchoadas especiais para evitar que a cabeça de um bebê muito pequeno se mova de um lado para o outro. Caso contrário, cubra as laterais da cadeirinha e a área ao redor da cabeça e do pescoço com um cobertor enrolado — mas nunca coloque o cobertor sob o bebê. E nunca use inserções que não vieram junto com a cadeirinha veicular. Isso não somente anulará a garantia, como comprometerá a segurança do bebê. Veja p. 98.
- Para bebês mais velhos, prenda brinquedos macios na cadei-

rinha veicular usando velcro ou prendedores de plástico (nunca use cordões com mais de 15 cm). Brinquedos soltos tendem a ser jogados ou caírem, irritando o bebê e distraindo o motorista. Ou use brinquedos projetados especificamente para uso em cadeirinhas veiculares.

- Muitas cadeirinhas podem ser presas em carrinhos de compras, algo que certamente será conveniente, mas também potencialmente perigoso. O peso somado do bebê e da cadeirinha torna o carrinho de compras mais pesado e propenso a tombar. Portanto, seja extremamente vigilante ao colocar a cadeirinha no carrinho ou, conforme recomendado pela AAP, para maior segurança use um *sling*, canguru ou carrinho de bebê ao fazer compras.

- A Administração Federal de Aviação (FAA, na sigla em inglês) recomenda o uso da cadeirinha veicular durante os voos (presa com o cinto de segurança do avião) até os 4 anos de idade. A maioria das cadeirinhas veiculares, tanto as conversíveis quanto as viradas para a frente, é certificada para uso em aviões (consulte a p. 710 para saber mais).

- Consulte o capítulo 2 para obter mais informações sobre como escolher a cadeirinha veicular, os tipos de arnês disponíveis e outras informações. Para obter orientações específicas sobre a instalação da cadeirinha, saber se sua cadeirinha sofreu *recall* e outras informações de segurança, consulte o Departamento Nacional de Segurança no Trânsito dos Estados Unidos (NHTSA, National Highway Traffic Safety Administration) em nhtsa.gov/Safety/CPS.

- A regra mais importante para a cadeirinha veicular é: nunca faça exceções. Sempre que o carro estiver em movimento, todos devem estar adequadamente presos pelos cintos de segurança.

TUDO SOBRE:
Os cuidados básicos com o bebê

Colocou a fralda ao contrário? Levou cinco minutos para posicionar o bebê para arrotar? Esqueceu de lavar as axilas na hora do banho? Não faz mal. Os bebês não apenas perdoam quando se trata de pequenos contratempos, como geralmente nem percebem. Ainda assim, como toda nova mãe, você quer fazer o melhor possível cuidando de seu recém-nascido, mesmo que esse recorde pessoal esteja longe de ser um exemplo de perfeição parental. Essas noções de cuidados com o bebê ajudarão a guiá-la até esse objetivo. Mas lembre-se de que essas são apenas sugestões — você provavelmente tropeçará (às vezes literalmente) em estratégias que funcionam melhor para vocês dois. Desde que seja um caminho seguro, vá em frente.

Trocando a fralda

Especialmente nos primeiros meses, a hora de trocar a fralda pode chegar com muita frequência — às vezes de hora em hora durante a vigília do bebê, às vezes (especialmente para o recém-nascido que mama no peito) com mais frequência. Mas, embora possa não ser a melhor parte de seu novo trabalho (que é o aconchego), é uma parte necessária, e trocas frequentes (no mínimo antes ou depois de cada mamada diurna se o bebê estiver molhado e sempre que ele fizer cocô) são a melhor maneira de manter essa bundinha fofa, mas sensível, livre de irritações e assaduras.

Você não terá que brincar de detetive para descobrir quando é hora de trocar. Você saberá quando o bebê fizer cocô: os grunhidos lhe darão uma pista e, se você não as entender, sentirá o cheiro rapidamente. No que diz respeito a saber se seu filhote fez xixi, é bastante elementar: fraldas de pano parecerão molhadas, fraldas descartáveis com uma faixa sensível a líquidos mudarão de cor e, no caso de fraldas descartáveis tradicionais, um olhar rápido (e uma cheirada) lhe dirá o que você precisa saber.

Acordar um bebê dormindo para trocar a fralda quase nunca é necessário e, a menos que o bebê esteja muito molhado e desconfortável ou tenha feito cocô, você não precisa trocar a fralda nas mamadas noturnas, quando a atividade e a luz podem impedir que ele volte a dormir.

Para garantir uma mudança para melhor sempre que trocar a fralda:

1. Antes de trocar, certifique-se de que tudo de que você vai precisar esteja à mão, seja no trocador ou, se estiver fora de casa, na bolsa de fraldas. Caso contrário, você pode acabar removendo a fralda suja apenas para descobrir que não tem nada com que limpar a sujeira. Você vai precisar de todos ou alguns dos seguintes itens:

- Uma fralda limpa
- Bolas de algodão e água morna ou lenços umedecidos somente com água para bebês menores de 1 mês (ou aqueles com assaduras) e uma pequena toalha ou pano para secar; lenços umedecidos para outros bebês
- Uma muda de roupa se a fralda tiver vazado (isso acontece com as melhores fraldas); uma fralda limpa

ou calça enxuta se estiver usando fraldas de pano
- Pomada ou creme para assaduras, se necessário; não há necessidade de loções, óleo de bebê ou talco

2. Se possível, lave e seque as mãos antes de começar ou use um lenço umedecido.

3. Tenha à mão uma distração para o bebê. Shows ao vivo são os favoritos (balbucios, caretas, músicas), seguidos por outras distrações, como um móbile pendurado sobre o trocador, um ou dois bichos de pelúcia no campo de visão (e mais tarde, ao alcance) do bebê, uma caixa de música, um brinquedo mecânico, qualquer coisa que prenda o interesse por tempo suficiente para que você tire uma fralda e coloque outra.

4. Use uma fralda de pano ou um forro se estiver trocando o bebê em qualquer lugar que não seja o trocador. Onde quer que você faça a troca, cuide para não deixar o bebê desacompanhado nem por um momento, mesmo que ele ainda não saiba rolar. Mesmo preso ao trocador, seu bebê não deve estar fora do alcance de seus braços.

5. Abra a fralda, mas não a remova. Primeiro examine a cena. Se houver cocô, use a fralda para limpar a maior parte. Agora dobre a fralda sob o bebê com o lado limpo para cima para atuar como superfície protetora e limpe bem a parte da frente do bebê com água morna ou um lenço, passando por todas as dobrinhas. Em seguida, levante as duas perninhas, limpe as nádegas, retire a fralda suja e insira uma fralda limpa antes de soltá-las. Seque o bebê se você usou água. Certifique-se de que o bumbum esteja completamente seco antes de colocar a fralda limpa (ou qualquer pomada ou creme). Se notar qualquer irritação ou erupção cutânea, consulte a p. 391 para obter dicas de tratamento. Se o coto umbilical ainda estiver preso,

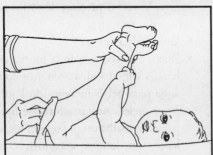

Limpe o bumbum do bebê cuidadosamente, adentrando todas as dobrinhas

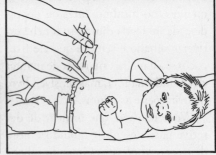

Quando aquela bundinha macia estiver completamente seca, deixe a fralda limpa bem justa, a fim de evitar vazamentos

dobre a fralda para baixo para expor a área ao ar e evitar que se molhe, ou use fraldas para recém-nascidos que contenham um entalhe especial na parte superior. E aperte bem a fralda para minimizar vazamentos, mas não com tanta força que cause irritação (marcas reveladoras avisarão que a fralda está muito apertada).

Tem um menino? Se conseguir, mantenha uma fralda limpa sobre o pênis durante todo o processo, como forma de autodefesa. Além disso, não se surpreenda com as ereções: elas ocorrem frequentemente durante as trocas e são completamente normais. Não tenha medo de limpar embaixo e ao redor dos testículos e do pênis — apenas seja gentil, é claro. Antes de fechar a fralda, tente apontar o pênis para baixo, o que evitará que a umidade suba e encharque as roupas.

6. Descarte as fraldas de forma higiênica. Fraldas descartáveis usadas podem ser dobradas, fechadas e colocadas em um balde de fraldas ou na lata de lixo. As fraldas de pano usadas devem ser mantidas em um cesto coberto até o dia da lavagem ou coleta, embora você provavelmente deva eliminar qualquer coisa sólida primeiro (uma boa razão para considerar um forro que possa ser jogado no vaso sanitário). Se estiver longe de casa, elas podem ser mantidas em um saco plástico até você voltar.

7. Troque a roupa e/ou o lençol do bebê se necessário.

8. Lave as mãos com água e sabão, quando possível, ou limpe-as cuidadosamente com lenços umedecidos, lenços antibacterianos ou desinfetante para as mãos.

Fazendo arrotar

Leite não é tudo que o bebê engole durante a mamada. Junto com o fluido nutritivo vem o ar não nutritivo, que pode fazer com que ele se sinta desconfortavelmente cheio antes que a refeição termine. Para remover o excesso de ar, o médico pode recomendar que você coloque o bebê para arrotar antes de oferecer o segundo seio ou na metade da mamadeira (ou a cada 30 ml, dependendo do bebê). Pesquisas mostram que arrotar nem sempre é necessário, não diminui a cólica e pode aumentar a regurgitação em alguns bebês, que se saem melhor quando arrotam sozinhos quando necessário. Ainda assim, arrotar pode ajudar um bebê cheio de gases a obter alívio (assim como pais que procuram uma solução).

Há três maneiras básicas de fazer um bebê arrotar — no ombro, de bruços ou sentado —, e é uma boa ideia experimentar todas para ver qual funciona melhor para seu filhote. Embora dar tapinhas ou esfregar suavemente as costas possa fazer com que a maioria dos bebês arrote, alguns precisam de uma mão um pouco mais firme.

Em seu ombro. Segure o bebê firmemente contra seu ombro, apoiando as nádegas com uma mão e acariciando ou esfregando as costas (focando no lado esquerdo do corpo, que é onde está o estômago) com a outra.

De bruços em seu colo. Coloque o bebê de bruços em seu colo, com a barriga sobre uma perna e a cabeça apoiada na outra. Segurando-o firmemente com uma mão, dê tapinhas ou esfregue com a outra.

Sentado. Sente o bebê em seu colo, com a cabeça inclinada para a frente e o peito apoiado em seu braço enquanto você o segura sob o queixo. Dê tapinhas ou esfregue as costas, sem deixar a cabeça do bebê cair para trás.

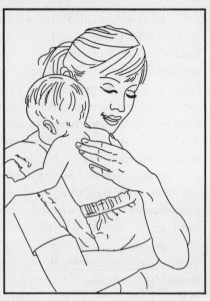

Segurar o bebê contra o ombro oferece os melhores resultados em muitos casos, mas não se esqueça de proteger suas roupas.

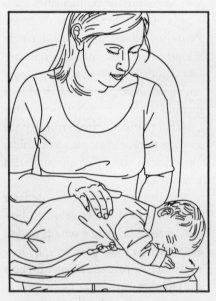

Deitar o bebê de bruços em seu colo dá conta do recado, com um benefício adicional: pode aliviar a cólica.

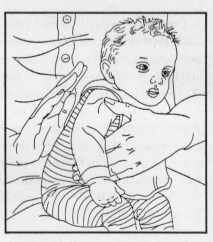

Mesmo um recém-nascido pode ser sentado para arrotar, mas apoie a cabeça ainda sem sustentação.

Dando banho

Até que o bebê comece a engatinhar, o banho diário definitivamente não é necessário. Desde que a limpeza adequada seja feita durante as trocas de fralda e após as mamadas, o banho duas ou três vezes por semana nos meses pré-móveis manterá o bebê com um cheirinho gostoso e boa aparência — notícias bem-vindas se ele não for fã dos mergulhos na banheira. O banho de esponja pode ser dado entre os banhos de banheira conforme necessário. Seu patinho adora a banheira? Não há mal nenhum em banhos diários, a menos que ele tenha pele seca.

Embora o banho possa ser dado praticamente a qualquer hora do dia, antes de dormir faz mais sentido — afinal, a água morna relaxa, acalma e induz à sonolência. Além disso, quando o bebê começar a se sujar, os banhos noturnos serão mais inteligentes, além de serem uma parte preciosa do ritual da hora de dormir. Evite banhos imediatamente antes ou depois das refeições, pois a regurgitação pode ser o resultado de tanto movimento com a barriga cheia, e o bebê pode não cooperar com a barriga vazia. Reserve bastante tempo para o banho, para que ele não seja apressado e você não fique tentada a deixar o bebê sozinho por alguns segundos para cuidar de outra coisa.

O trocador, o balcão da cozinha, sua cama ou o berço do bebê (se o colchão for alto o suficiente) — ou, na verdade, qualquer superfície que possa ser coberta com uma almofada impermeável ou uma toalha grossa — são locais adequados para o banho de esponja. Quando o bebê passar da esponja para a imersão, você pode optar pela pia da cozinha ou do banheiro ou uma banheira portátil colocada sobre um balcão ou dentro da banheira grande (embora a manobra envolvida em dar banho em um bebê pequeno enquanto você se curva e se estica sobre a banheira adulta possa ser complicada). Sua superfície de trabalho deve ser confortável e espaçosa o suficiente para conter todos os suprimentos de banho.

Um cômodo quentinho e sem correntes de ar será mais confortável para o bebê, especialmente durante os primeiros meses. Pense em algo entre 23º e 26ºC (o banheiro pode ser aquecido rapidamente com o vapor do chuveiro) e desligue todos os ventiladores e condicionadores de ar até que o banho termine.

Tenha os seguintes itens prontos antes de despir o bebê:

- Água morna, se não houver uma torneira ao alcance
- Sabonete e xampu infantis, se você for usá-los
- Dois panos (um será suficiente se você usar as mãos para fazer espuma)
- Bolas de algodão para limpar os olhos
- Toalha, de preferência com capuz
- Fralda limpa, pomada ou creme para prevenir assaduras (se você usar) e roupas

O banho de esponja. Até que o cordão umbilical e o local da circuncisão (se houver) estejam cicatrizados — algumas semanas, mais ou menos —, os banhos de banheira serão tabu, e uma toalhinha será a única maneira de limpar o bebê. Para um banho de esponja bem-feito, siga os seguintes passos:

1. Prepare o bebê. Se o quarto estiver quente, você pode remover todas as roupas do bebê antes de começar, cobrindo-o com uma toalha enquanto trabalha (a maioria dos bebês não gosta de ficar totalmente nua). Se o quarto estiver mais fresco, dispa cada parte do corpo quando estiver pronta para lavá-la. Qualquer que seja a temperatura ambiente, não tire a fralda até a hora de lavar o bumbum — um bebê sem fralda (especialmente menino) deve sempre ser considerado armado e perigoso.

2. Comece a lavar, partindo das áreas mais limpas e indo em direção às mais sujas, para que o pano e a água que você está usando permaneçam limpos. Faça espuma conforme necessário, usando as mãos ou um pano, mas use um pano limpo para enxaguar. A seguinte ordem geralmente funciona bem:

- Cabeça. Uma ou duas vezes por semana, use sabonete líquido ou xampu para bebês, enxaguando bem. No resto do tempo, você pode usar apenas água. Segurar com cuidado (veja ilustração na p. 239) na borda da pia pode ser a maneira mais fácil e confortável de enxaguar a cabeça do bebê. Seque o cabelo gentilmente com uma toalha (na maioria dos bebês, isso leva apenas alguns segundos) antes de prosseguir. Crosta láctea? Veja p. 354.

- Rosto. Primeiro, usando uma bola de algodão umedecida em água morna, limpe os olhos, enxugando suavemente do canto interno para fora. Use uma nova bola para cada olho. Não é necessário lavar o rosto. Limpe ao redor das orelhas, mas não seu interior. Seque suavemente todas as partes do rosto.

- Pescoço, tórax e abdômen. Não é necessário fazer espuma, a menos que o bebê esteja muito suado ou sujo. Limpe as dobras e vincos, que são abundantes e nos quais a sujeira tende a se acumular. Limpe cuidadosamente ao redor do coto umbilical. Não há problema em limpar suavemente qualquer crosta que se acumule ao redor do coto. Seque.

- Braços. Estique os bracinhos para limpar as dobras dos cotovelos e pressione as palmas para abrir os punhos fechados. As mãos precisarão de um pouco de sabonete líquido, mas enxague-as bem antes de elas voltarem à boquinha do bebê. Seque.

- Costas. Vire o bebê de bruços com a cabeça para o lado e lave as costas, lavando também as dobras do pescoço. Como essa não é uma área suja, a espuma provavelmente não será necessária. Seque e vista a parte superior do corpo antes de continuar, se o cômodo estiver frio.

- **Pernas.** Estique as perninhas para alcançar a parte de trás dos joelhos, embora o bebê provavelmente vá resistir. Seque.
- **Área da fralda.** Siga as instruções para cuidar do pênis circuncidado ou não circuncidado (p. 241). Lave as meninas da frente para trás, abrindo os lábios e limpando com sabonete e água. O corrimento vaginal branco é normal, então não tente limpá-lo. Use uma parte limpa do pano e água limpa ou água limpa derramada de um vasilhame para enxaguar a vagina. Lave os meninos com cuidado, limpando todos os vincos e fendas com sabonete e água, mas não tente retrair o prepúcio em um bebê não circuncidado. Seque bem a área e aplique pomada ou creme antiassaduras, se necessário.

3. Coloque uma fralda limpa e vista o bebê.

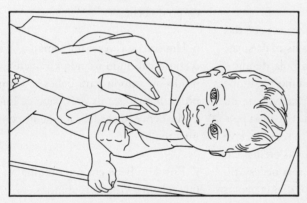

Até que o coto umbilical caia, o banho de esponja ajudará a manter seu filhotinho limpo.

Banho de banheira. O bebê estará pronto para o banho de banheira assim que o coto umbilical e a circuncisão, se houver, estiverem cicatrizados. Se o bebê parecer que não gosta de estar na água, retorne aos banhos de esponja por alguns dias e tente novamente. Aqui estão as etapas a serem seguidas ao dar banho de banheira em um bebê:

1. Encha a banheira o suficiente para que a água cubra o bebê até o peito.

Teste a temperatura da água com o cotovelo para ter certeza de que está confortavelmente quente. Nunca deixe a água correr com o bebê dentro da banheira, pois pode ocorrer uma mudança repentina de temperatura. Não adicione sabonete líquido ou espuma de banho à água, pois podem ressecar a pele do bebê e aumentar as chances de uma infecção do trato urinário e outras irritações.

2. Dispa o bebê completamente.

3. Coloque o bebê gradualmente na banheira, falando em tons suaves e tranquilizadores e segurando-o com firmeza para evitar o reflexo de sobressalto. Apoie o pescoço e a cabeça com uma das mãos, a menos que a banheira tenha suporte embutido ou, se seu bebê preferir seus braços ao apoio da banheira, até que ele desenvolva bom controle da cabeça. Segure-o com firmeza em uma posição semirreclinada, para que ele não submerja subitamente e fique assustado.

4. Com a mão livre, lave o bebê das áreas mais limpas para as mais sujas. Primeiro, usando uma bola de algodão umedecida em água morna, limpe os olhos, enxugando suavemente do canto interno para fora. Use uma bola nova para cada olho. Em seguida, lave o rosto, a parte externa das orelhas e o pescoço. Embora não seja necessário aplicar sabonete todos os dias (a menos que o bebê esteja todo sujo de cocô), use-o diariamente nas mãos e na área da fralda. Use-o a cada dois dias nos braços, pescoço, pernas e barriga, desde que a pele do bebê não pareça seca. Se parecer, diminua a frequência. Aplique o sabonete com a mão ou um pano. Depois de cuidar das partes da frente, vire o bebê sobre seu braço para lavar as costas e as nádegas.

5. Enxágue com um pano limpo ou derramando água suavemente sobre o corpo do bebê.

6. Uma ou duas vezes por semana, lave o couro cabeludo usando sabonete líquido ou xampu para bebês (ou um produto que faça os dois papéis). Enxágue bem e seque delicadamente com uma toalha.

7. Enrole o bebê em uma toalha, seque-o bem e vista as roupinhas.

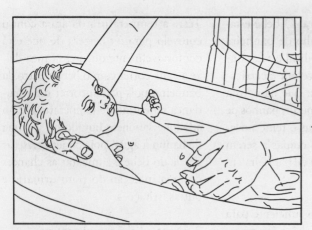

Segure o bebê com firmeza na banheira. Bebês molhados são bebês escorregadios.

Lavando o cabelo

Esse geralmente é um processo simples com um bebê pequeno. Mas, para evitar futuras fobias, evite que o xampu, mesmo o do tipo sem lágrimas, caia nos olhos. Lave o cabelo apenas uma ou duas vezes por semana, a menos que a crosta láctea ou um couro cabeludo particularmente oleoso exijam limpezas mais frequentes. Quando o bebê é muito jovem e ainda está tomando banho de esponja, você pode usar a pia. Depois que ele passar para a banheira, você pode usar o xampu no fim do banho — diretamente na banheira.

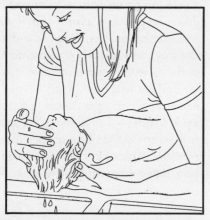

O apoio cuidadoso na borda da pia pode tornar mais fácil lavar o cabelo de um bebê que ainda não começou a usar a banheira.

1. Molhe o cabelo do bebê com um jato suave de água ou derramando um pouco de água de um copo. Adicione apenas uma gota de xampu ou sabonete líquido (mais que isso dificultará o enxágue) e esfregue levemente para produzir espuma. Um produto que já vem em forma de espuma pode ser mais fácil de controlar.

2. Segure a cabeça do bebê (bem apoiada) e enxágue bem com um jato suave ou dois ou três copos de água limpa. Certifique-se de manter a cabeça do bebê levemente inclinada, a fim de que a água escorra para trás, e não sobre o rostinho dele.

Cuidados com as orelhas

As orelhas do bebê praticamente não exigem cuidados. Elas não só não precisam, como também não devem ser limpas — seja com os dedos, cotonetes ou toalhinhas. Quando lava o rosto do bebê, você pode limpar a área externa das orelhas, mas não se aventure pelo interior. Preocupada com a cera? Não fique. Ela não é fofa, mas é protetora, evitando que sujeira e detritos entrem no canal auditivo (entre outros benefícios). Não limpe nem mesmo a cera visível e, se estiver preocupada com o acúmulo excessivo, converse com o pediatra, que pode removê-la com segurança, se necessário.

Cuidados com o nariz

Assim como a parte interna das orelhas, a parte interna do nariz é autolimpante e não precisa de cuidados especiais. Se houver muco visível, limpe a parte externa com cuidado, mas não use cotonetes, lenços de papel torcidos ou as unhas para remover muco ou crostas do interior das narinas — você acabará empurrando o material mais para dentro do nariz ou arranhando as delicadas membranas. Se o bebê tiver muito muco devido a um resfriado, use um aspirador nasal infantil (p. 752).

Corte das unhas

Embora aparar as unhas minúsculas de um recém-nascido cause inquietação na maioria dos novos pais, é um trabalho que precisa ser feito. Mãozinhas com pouco controle e unhas compridas podem causar muitos danos, geralmente na forma de arranhões naquele rostinho adorável.

As unhas do bebê geralmente estão muito compridas ao nascer (especialmente se ele chegou tarde) e são tão macias que cortá-las é quase tão fácil quanto cortar papel. O desafio é fazer com que o bebê fique quieto durante o procedimento. Cortar as unhas durante o sono pode funcionar se ele estiver dormindo profundamente ou você não se importar de acordá-lo inadvertidamente. Use tesouras especiais com pontas arredondadas (para não cutucar acidentalmente o bebê se ele se assustar enquanto você estiver trabalhando) ou um aparador para bebês (alguns têm lupa para melhorar a visão). Você também pode tentar uma

lixa infantil ou um aparador de unhas elétrico especial para bebês. Ainda está com medo? Chame um ajudante: um de vocês segura as mãos do bebê (e o distrai com uma musiquinha) enquanto o outro apara. Quer tornar o corte ainda mais fácil (e quem não quer)? Procure aparar após o banho, quando as unhas estarão mais macias e, portanto, mais fáceis de cortar. Mas não tente fazer isso enquanto o bebê ainda estiver molhado e escorregadio.

Ao cortar, segure o dedo do bebê, pressionando a ponta para baixo e para longe da unha. Corte suavemente seguindo a curvatura natural da unha e tomando cuidado para não beliscar a pele. Ao passar para os minúsculos dedos dos pés, corte as unhas em linha reta. Tenha em mente que as unhas dos pés crescem mais lentamente e, portanto, exigem menos manutenção.

Embora você vá se sentir horrível, tente não se preocupar demais se cortar a pele do bebê — isso acontece com toda mãe ou pai em sua bem-intencionada manicure. Aplique leve pressão com um pano limpo e sem fiapos ou uma gaze e o sangramento logo irá parar.

Cuidados com o coto umbilical

Pense nisso como uma última lembrança da permanência uterina do bebê: o coto umbilical. Ele fica preto alguns dias após o nascimento e espera-se que caia entre uma e quatro semanas depois. Como a cicatrização acontecerá mais rápido se você mantiver a área seca e exposta ao ar, dobre as fraldas para que não rocem na cicatriz e, por enquanto, use camisetas *wrap* em vez de macaquinhos (ou use um macaquinho com um recorte especial para o coto). Não esfregue o coto com álcool (pode irritar a pele sensível e não é necessário para a cicatrização), mas atenha-se aos banhos de esponja até que o coto tenha caído. Se notar sinais de infecção (pus ou pele avermelhada na base do coto; ver p. 311) ou o coto parecer dolorido ao toque, telefone para o pediatra.

Cuidados com o pênis

Se seu filho for circuncidado, mantenha a incisão limpa e aplique vaselina ou Aquaphor a cada troca de fralda para evitar o atrito. Depois que a incisão cicatrizar, continue lavando com sabonete e água na hora do banho. Para mais informações sobre os cuidados durante a recuperação, consulte a p. 313.

Nenhum cuidado especial é necessário para um pênis não circuncidado. Em outras palavras, não retraia o prepúcio para limpar por baixo. Ele se separará totalmente da glande após alguns anos, quando poderá ser empurrado para trás para limpeza.

Vestindo o bebê

Com braços molinhos, pernas teimosamente curvadas, uma cabeça que invariavelmente parece maior que a abertura da maioria das roupas e ativa aversão por ficar nu, um bebê pode ser um desafio para vestir e despir. Para vesti-lo (e despi-lo) com sucesso:

1. Selecione roupas fáceis de vestir e despir. Aberturas largas no pescoço ou colchetes de pressão são os melhores. Colchetes de pressão ou zíperes na virilha facilitam a troca de roupas e fraldas. As mangas devem ser bem soltas e um mínimo de fixação (principalmente nas costas) deve ser necessário. Roupas flexíveis (feitas de tecidos macios e elásticos) geralmente são mais fáceis de colocar e tirar.

2. Use proteção. Para limitar as mudanças de guarda-roupa, use babador durante e após as mamadas. Tarde demais? Tente limpar levemente os pontos de regurgitamento com um lenço em vez de trocar a roupa.

3. Vista o bebê em uma superfície plana, como o trocador ou uma cama.

4. Fale. Considere o momento de vestir também um momento de socialização. Comente continuamente o que está fazendo e pontue com beijos barulhentos (um beijo em cada mão e pé adorável que aparece na manga ou na perna da calça).

5. Estique a abertura do pescoço com as mãos antes de tentar passá-la pela cabeça do bebê. Coloque e tire as camisetinhas aos poucos, sem puxar, mantendo a abertura do pescoço o mais esticada possível para não prender as orelhas ou o nariz (mas não se estresse se fizer isso, porque às vezes será inevitável). Transforme a fração de segundo em que a cabeça do bebê estará coberta, o que pode ser assustador ou desconfortável, em um jogo de esconde-esconde ("Cadê a mamãe? Achou!" e "Cadê a Mia? Achou!").

6. Em vez de tentar enfiar os braços molinhos nas mangas, alcance-os a partir do punho (enrolando o tecido se for uma camiseta de manga comprida): segure a mão do filhote e, em seguida, puxe gentilmente, desenrolando o tecido, se necessário, enquanto passa o bracinho pela manga. Será mais divertido se você tiver um truque na manga ("Cadê a mãozinha do Bruno? Achou!").

7. Ao levantar ou baixar o zíper, puxe a roupa para longe do corpo do bebê, a fim de não beliscar a pele sensível.

Pegando e carregando o bebê

Nos últimos nove meses, seu filhote foi carregado em um casulo uterino confortável e seguro, movendo-se suavemente dentro de limites aconchegantes. Assim, ser erguido, flutuar e então cair pode ser perturbador, especialmente se a cabeça e o pescoço não estiverem bem apoiados. Por isso, tente pegar e carregar o bebê de uma maneira que não somente seja segura, como também forneça sensação de segurança. Não consegue deixar de pensar que seu recém-nascido vai quebrar quando você o pegar? Não se preocupe. Antes que você perceba, carregar sua trouxinha se tornará uma experiência completamente natural. Enquanto isso, as seguintes dicas farão com que vocês dois sintam que ele está em boas mãos:

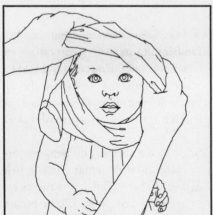

Estique a abertura do pescoço da camiseta antes de colocá-la sobre a cabeça do bebê.

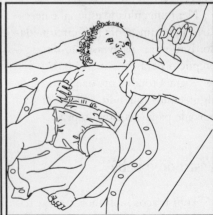

Coloque a mão no punho da manga para pegar os braços molinhos do bebê.

Pegando o bebê. Antes mesmo de tocar no bebê, deixe-o saber que você está prestes a fazer isso, mantendo contato visual e dizendo algumas palavras tranquilizadoras (sem se aproximar). Em seguida, deslize uma mão sob a cabeça e o pescoço e a outra sob o bumbum e as mantenha lá por alguns momentos, para que ele possa se ajustar. Por fim, deslize a mão sob a cabeça para que seu braço atue como suporte para as costas e o pescoço e sua mão apoie o bumbum. Use a outra mão para apoiar as pernas e erga o bebê suavemente em direção a seu corpo, acariciando-o enquanto faz isso. Ao se curvar para aproximar seu corpo, você limitará a distância que o bebê terá que percorrer no ar — e a sensação de incerteza que vem com ela.

Segurando o bebê confortavelmente. Um bebê pequeno pode ser carregado confortavelmente em apenas um braço (com a mão no bumbum e o antebraço apoiando as costas, o pescoço e a cabeça), se você se sentir segura dessa maneira.

Com um bebê maior, vocês dois ficarão mais confortáveis se você mantiver uma mão sob as pernas e o bumbum e a outra apoiando as costas, o pescoço e a cabeça (com sua mão envolvendo o braço do bebê e seu pulso sob a cabeça dele).

Alguns bebês preferem ser carregados contra o ombro, o tempo todo ou algumas vezes. É fácil fazer isso suavemente com uma mão sob o bumbum e a outra sob a cabeça e o pescoço. Até que o bebê consiga sustentar a cabeça, você terá que fornecer o apoio. Mas isso pode ser feito com apenas uma mão se você apoiar o bumbum na dobra de seu cotovelo e passar o braço pelas costas dele, com a mão apoiando a cabeça e o pescoço.

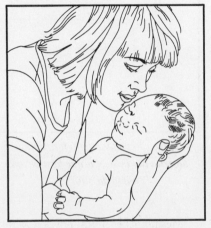

Apoie cuidadosamente o pescoço e as costas do bebê com seu braço ao erguê-lo.

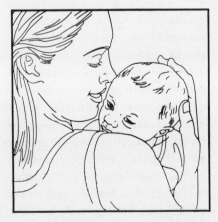

Ao aconchegar o bebê a seu ombro, mantenha uma mão de apoio na cabeça ainda sem sustentação.

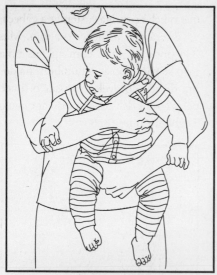 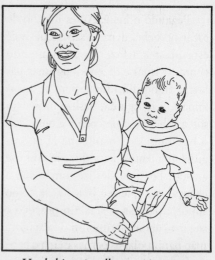

A posição voltada para fora é uma favorita dos bebês, porque fornece uma visão do mundo.

Um bebê mais velho que já sustente seu próprio peso é um bom candidato à posição apoiada no quadril, que libera uma das mãos da mãe ou do pai.

Mesmo bebês muito novos gostam de ser carregados virados para fora, para verem o que acontece a sua volta, e muitos bebês mais velhos preferem essa posição. Vire o bebê para fora, mantendo uma mão no peito dele e a outra apoiando o bumbum.

Apoiar um bebê mais velho no quadril dá a você a liberdade de usar uma das mãos para outras tarefas. Segure o bebê contra seu corpo, com um dos braços mantendo o bumbum apoiado em seu quadril. Evite essa posição se você tiver problemas na região lombar.

Colocando o bebê de volta no berço. Segure o bebê perto de seu corpo enquanto se inclina para colocá-lo no berço (novamente, para limitar o tempo que ele passará suspenso no ar), com uma mão sob o bumbum e a outra apoiando as costas, o pescoço e a cabeça. Mantenha as mãos no lugar por alguns momentos até que o bebê sinta o conforto e a segurança da superfície em que você o está colocando e, em seguida, retire-as. Termine a transição com tapinhas leves e algumas palavras tranquilizadoras se o bebê estiver acordado. (Para dicas sobre como colocar um bebê no berço sem acordá-lo, veja a p. 294.)

Enrolando o bebê

Lembra daqueles primeiros dias no hospital, quando a equipe de enfermagem regularmente transformava seu bebê em um rolinho, com apenas a cabecinha aparecendo, como se fosse um burrito? As enfermeiras faziam isso porque conhecem um dos segredos para um bebê calmo e feliz: enrolar. Essa antiga técnica tem muitos benefícios. Por um lado, pode ajudar o bebê a se sentir seguro durante a transição para a vida fora do útero e a dormir confortavelmente de costas. Por outro, enrolar também impede que o bebê seja acordado por seu próprio reflexo de sobressalto e o mantém quentinho até que seu termostato interno entre em ação.

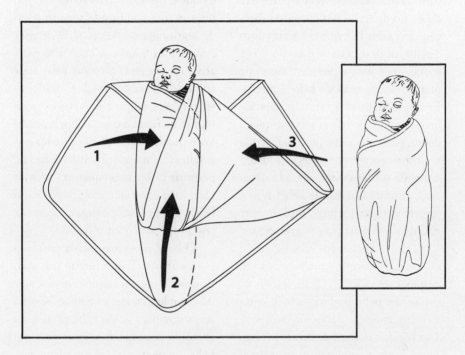

CUIDADOS COM O RECÉM-NASCIDO: ALIMENTAÇÃO E... LEITURA?

Mal pode esperar para que chegue a hora da história com seu filhote? Não precisa esperar. De fato, a AAP recomenda leituras diárias desde o nascimento. Você se relaciona com seu bebê, estimula o desenvolvimento do cérebro dele e cria um ritual que certamente se tornará o favorito da família. Para mais informações sobre como ler para o bebê, consulte a p. 579.

Então como enrolar como uma profissional? Primeiro, estenda a manta ou cueiro com um dos cantos apontando para cima, em formato de diamante. Dobre 15 cm do canto superior para baixo. É aqui que vai a cabeça do bebê, com o pescoço sobre a parte reta do canto dobrado e o corpo na direção do canto inferior. Puxe o canto direito sobre o braço e o corpo. Erga o braço esquerdo e prenda o canto da manta sob as costas, do lado esquerdo. Em seguida, puxe o canto inferior sobre o corpo e prenda-o sob a primeira dobra, passando sob o queixo. Estenda o último canto sobre o braço esquerdo e prenda sob as costas, do lado direito. E pronto: burrito de bebê! Não é mestre do burrito ou simplesmente não tem paciência para se aperfeiçoar? Opte por mantas com abas de velcro ou sacos de dormir semelhantes a um casulo, com zíper.

Se seu bebê preferir movimentar as mãos, enrole a manta sob os braços. Um bônus adicional de deixar as mãos livres é que o bebê poderá se acalmar chupando os dedinhos. A única posição segura para um bebê enrolado é de costas. Nunca coloque um bebê enrolado de bruços ou de lado: é muito arriscado. Como estar enrolado pode interferir no desenvolvimento à medida que o bebê fica mais velho, e como uma manta solta pode ser um risco de segurança no berço, pare de usar essa técnica quando o bebê ficar mais ativo ou começar a tentar rolar (por volta dos 3 ou 4 meses). Certifique-se também de que a manta não esteja muito apertada e que joelhos, cotovelos e quadris estejam flexionados naturalmente, na posição usual, a fim de permitir o desenvolvimento articular ideal (não os estique antes de enrolar o bebê). Por fim, sempre siga as regras de segurança para dormir (p. 285).

O bebê não gosta de ser enrolado para dormir? Experimente um saco de dormir ou um casulo. Ou abandone completamente a técnica. Não há regra que diga que o bebê precisa ser enrolado e, se não funcionar para seu bebê (ou para você), não se preocupe.

Capítulo 6
O primeiro mês

Você trouxe seu bebê para casa e está dando tudo o que tem no quesito maternidade. No entanto, não pode deixar de se perguntar: tudo o que tem é suficiente? Afinal, sua agenda (e sua vida, como você se lembra vagamente dela) está de cabeça para baixo, você ainda se atrapalha com as mamadas e não consegue se lembrar da última vez que tomou banho... ou dormiu mais de duas horas seguidas.

À medida que seu bebê passar de recém-nascido adorável, mas em grande parte irresponsivo, para um bebê fofinho, suas noites sem dormir e seus dias agitados provavelmente serão preenchidos não somente com pura alegria, mas também com exaustão — sem mencionar novas perguntas e preocupações. O bebê está comendo o suficiente? Por que ele regurgita tanto? Essas crises de choro são por causa da cólica? Será que ele (e nós) dormirá a noite toda? Quantas vezes ao dia posso ligar para o pediatra? Não se preocupe. Acredite ou não, no fim do mês você terá estabelecido uma rotina confortável, que ainda será cansativa, mas muito mais administrável. Você também começará a se sentir uma profissional experiente (ao menos em comparação com a maneira como se sente hoje), alimentando, colocando para arrotar, dando banho e cuidando do bebê com relativa facilidade.

Alimentando o bebê: bombeando o leite

No início da amamentação, seus seios e seu bebê provavelmente não passarão muito tempo separados, e é assim que deve ser. Mas provavelmente chegará um dia (ou noite) em que você precisará (ou desejará) ficar longe dele no horário da mamada — seja porque está trabalhando, assistindo a uma aula, viajando ou apenas saindo para jantar —, e levará seus seios junto. Como você pode conseguir uma pausa da amamentação e ao mesmo tempo garantir que seu bebê receba a melhor alimentação? Fácil: bombeie seu leite.

VISÃO GERAL DO BEBÊ: PRIMEIRO MÊS

Dormindo. Um recém-nascido não segue um padrão de sono. O bebê vai dormir entre catorze e dezoito horas por dia.

Comendo. Nessa idade, o bebê recebe apenas leite materno ou fórmula:

- Leite materno. O bebê mamará de oito a doze vezes a cada 24 horas, ingerindo entre 350 e 950 ml de leite materno ao dia. Isso significa uma mamada a cada duas ou três horas, contando do início de uma ao início da seguinte. Alimente-o sob demanda, e não pelo relógio.
- Fórmula. Comece com 30 ml de cada vez, oito a doze vezes ao dia, durante a primeira semana (para um total de 350 ml). Ao fim do primeiro mês, o bebê provavelmente estará ingerindo entre 60 e 90 ml por mamada, em um total de 470 a 950 ml ao dia. Como a fórmula leva mais tempo para ser digerida que o leite materno, você pode ser capaz de espaçar as refeições a cada três ou quatro horas. Mesmo recém-nascidos que ingerem fórmula devem ser alimentados sob demanda e de acordo com seu apetite, e não seguindo uma programação.

Brincando. Um recém-nascido não precisa realmente de brinquedos (carinhos são os melhores brinquedos para ele), mas, como consegue ver objetos entre 20 e 30 cm de distância (a distância até seu rosto enquanto você o segura no colo), um móbile ou centro de atividades é uma boa opção para estimulá-lo quando você não puder ficar com ele. Os bebês adoram olhar para padrões fortes e rostos, então, se você conseguir encontrar um móbile que combine os dois, melhor ainda.

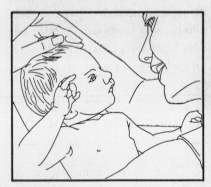

Por que bombear?

Não é tanto uma lei da física, mas uma lei da maternidade ocupada: nem sempre seu bebê e seus seios estarão no mesmo lugar ao mesmo tempo. Há uma maneira, no entanto, de alimentá-lo com leite materno (e manter seu suprimento de leite) mesmo que você e ele estejam a quilômetros de distância: bombear (ou extrair) leite.

Quer saber por que você precisa ou deve bombear? Aqui estão alguns motivos comuns:

- Aliviar o ingurgitamento quando o leite descer
- Coletar leite para alimentar o bebê enquanto você estiver trabalhando
- Ter mamadeiras de reserva quando você estiver fora de casa
- Aumentar ou manter a produção de leite
- Aumentar a produção se o leite estiver descendo devagar
- Armazenar o leite no freezer para emergências
- Prevenir o ingurgitamento e manter a produção de leite quando a amamentação for temporariamente interrompida devido a uma doença (sua ou do bebê) ou você estiver tomando um medicamento incompatível com a amamentação
- Fornecer leite materno para seu bebê doente ou prematuro no hospital
- Estimular a relactação se você mudar de ideia sobre a alimentação com fórmula
- Induzir a lactação se você estiver adotando um recém-nascido

Escolhendo uma bomba

Claro, você pode extrair o leite à mão, se tiver muito tempo, não precisar de muito leite e não se importar com muita dor. Mas por que fazer isso quando o bombeamento torna tudo muito mais fácil, confortável e produtivo? Com tantas bombas no mercado — desde modelos manuais simples que custam alguns reais até os elétricos, mais caros, que podem ser comprados ou alugados —, há uma (ou mais) para atender às suas necessidades e encher as mamadeiras suplementares do bebê com o melhor alimento disponível.

Antes de decidir que tipo de bomba se adapta a seu estilo, você precisará fazer algum dever de casa:

- Considere suas necessidades. Você vai bombear regularmente porque vai voltar a trabalhar ou estudar em tempo integral? Bombeará apenas de vez em quando para encher as mamadeiras noturnas (ou aliviar seus seios ingurgitados)? Ou bombeará 24 horas por dia para fornecer nutrição a seu bebê doente ou prematuro, que pode ficar no hospital por semanas ou meses?
- Analise suas opções. Se for bombear várias vezes ao dia por um longo período (se trabalhar em período integral ou tiver que alimentar um bebê prematuro, por exemplo), uma bomba elétrica dupla provavelmente será a melhor aposta. Se for bombear apenas ocasionalmente, uma única bomba elétrica, a bateria ou manual atenderá às suas necessidades (e encherá aquelas poucas mamadeiras). Se planeja bombear

apenas quando estiver com os seios ingurgitados ou para uma mamadeira ocasional, uma bomba manual barata pode fazer mais sentido.
- **Investigue.** Nem todas as bombas são iguais, nem mesmo aquelas pertencentes à mesma categoria geral. Algumas bombas elétricas podem ser desconfortáveis, e algumas bombas manuais podem ser dolorosamente lentas (ou simplesmente dolorosas) para extrair grandes quantidades. Verifique sites e lojas que ofereçam grande variedade de bombas, considerando recursos e acessibilidade. Pergunte a amigas ou confira posts e comentários on-line para ver quais bombas estão deixando as outras mães entusiasmadas... e quais sequer merecem menção. Ou discuta as opções com uma consultora de lactação ou o pediatra.

Todas as bombas usam um copo ou funil (conhecido como flange) centrado sobre o mamilo e a aréola. Quer você esteja usando uma bomba elétrica ou manual, a sucção é criada quando o bombeamento é iniciado, imitando a sucção do bebê (algumas com mais eficiência que outras). Dependendo da bomba (e o quanto a descida do leite é rápida), pode levar de dez a quarenta e cinco minutos para bombear os dois seios — naturalmente, bombas mais caras produzem resultados mais rápidos. Aqui estão os tipos gerais de bombas no mercado:

Bomba elétrica. Poderosa, rápida e geralmente fácil de usar, a bomba elétrica automática imita a sucção rítmica de um bebê mamando. Muitas bombas elétricas permitem o bombeamento duplo — um ótimo recurso se você bombear com frequência. Bombear os dois seios

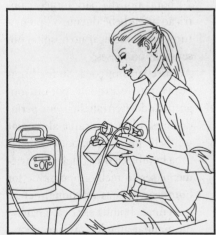

A bomba elétrica dupla reduz o tempo de bombeamento pela metade.

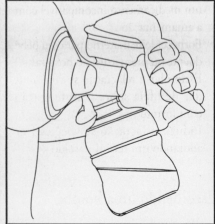

O gatilho de uma bomba manual cria sucção cada vez que você o pressiona.

simultaneamente não apenas reduz o tempo de bombeamento pela metade, como também estimula o aumento da prolactina, o que significa que você produzirá mais leite, mais rapidamente. As bombas elétricas podem custar algumas centenas de reais, mas, se você bombear com frequência, o investimento pode valer a pena. (Além disso, comparada ao custo da fórmula, a bomba provavelmente será mais barata.)

A maioria das bombas elétricas é portátil e vem com discretos estojos de transporte, e há muitos modelos para escolher: com fio ou baterias (recarregáveis ou não); ventosas de plástico ou macias; sucção a ar ou a água (que supostamente se parece mais com um bebê que com uma máquina); e bombas que se encaixam perfeitamente ao sutiã para que você possa bombear mantendo as mãos livres (alguns modelos sequer têm fios ou tubos). Atualmente, a maioria das bombas elétricas é habilitada para Bluetooth e se conecta a um aplicativo para rastrear as sessões de extração e a produção de leite. E, felizmente, os modelos mais novos são mais silenciosos que as versões mais antigas.

Precisa de uma bomba que seja realmente potente (porque, por exemplo, está bombeando em tempo integral para seu prematuro ou tentando a relactação)? Existem bombas elétricas de nível hospitalar que você pode comprar (muito caras) ou alugar (mais econômicas), geralmente no hospital em que deu à luz ou em um centro de lactação. Uma consultora de lactação, a La Leche League ou uma pesquisa on-line podem ajudá-la a se conectar a uma locadora respeitável.

Bomba manual. Essas bombas operadas manualmente são bastante simples de usar, têm preço moderado, são portáteis e geralmente fáceis de limpar. O estilo mais popular é a bomba acionada por gatilho, que cria sucção a cada vez que você o pressiona.

Preparando-se para bombear

Sempre que bombear (não importando que tipo de bomba esteja usando), há etapas básicas de preparação que você precisa seguir para garantir uma sessão fácil e segura:

- O momento certo. Escolha uma hora na qual seus seios estejam normalmente cheios. Se está bombeando porque está longe do bebê, tente fazê-lo nos mesmos horários em que o amamentaria, cerca de uma vez a cada três horas. Se estiver em casa e quiser abastecer o freezer com leite para mamadeiras emergenciais ou noturnas, bombeie uma hora após a primeira mamada matinal, pois é provável que você tenha mais leite no início do dia. (O fim da tarde ou início da noite, quando sua produção de leite provavelmente está mais baixa devido à exaustão e ao estresse, geralmente é um momento improdutivo para bombear.) Ou bombeie de um seio enquanto amamenta com o outro: o fluxo natural que seu corpo produz para o bebê ajudará a estimular o fluxo no seio bombeado. (Mas espere até ser habilidosa tanto na amamentação quanto na extração, pois essa pode ser uma manobra complicada para as novatas.) Ainda tem leite depois das mamadas? Bombeie aquilo que o bebê não ingeriu e guarde para mais tarde.

• A limpeza. Lave as mãos e certifique-se de que todo o equipamento de bombeamento esteja limpo. Lavar as peças da bomba com água quente e sabão imediatamente após o uso facilitará o trabalho de mantê-la limpa. O lava-louça também funciona bem. Se usar a bomba fora de casa, leve junto uma escova e um detergente para mamadeiras e toalhas de papel.

O BOMBEAMENTO NÃO DEVE DOER

Simplificando, bombear não deve doer. Se isso acontecer, certifique-se de que está bombeando corretamente, não está ultrapassando os limites de tempo recomendados e está tratando qualquer dor ou rachadura (ou outras fontes de dor, como infecção) que possa estar tendo.

Eliminou esses três fatores e ainda está achando o bombeamento doloroso? O problema pode estar na bomba (nesse caso, pode ser hora de trocá-la, se for financeiramente viável), mas é mais provável que seja uma questão de flange muito pequeno (ou menos frequentemente, muito grande), um erro muito comum que pode ser facilmente corrigido. Com o flange do tamanho certo, o mamilo se moverá livremente no funil durante o bombeamento e somente uma pequena parte da aréola será sugada. Verifique seu flange na próxima vez que bombear e, em caso de dúvida, tente aumentar ou diminuir o tamanho para ver se o bombeamento se torna menos doloroso (ao menos fisicamente).

• Cuide do ambiente. Ache um local tranquilo e confortável, onde você não seja interrompida por telefonemas ou campainhas e tenha alguma privacidade. Escolha uma cadeira que lhe permita relaxar com relativo conforto. No trabalho, um escritório particular, uma sala de reuniões desocupada ou a sala de enfermagem podem servir como sede. O banheiro do escritório definitivamente não é ideal. Se estiver em casa, espere até a hora da soneca ou quando o bebê estiver ocupado de outra forma — em uma cadeirinha de balanço ou assento infantil —, a fim de poder se concentrar na extração (a menos que esteja bombeando enquanto amamenta).

- Relaxe. Quanto mais relaxada você estiver, mais produtivo será o bombeamento. Prepare-se por alguns minutos: faça visualização, meditação ou outra técnica de relaxamento, ouça música, use um aplicativo que produza ruído branco ou faça qualquer outra coisa que a ajude a relaxar.
- Hidrate-se. Tome um pouco de água antes de começar a bombear.
- Incentive a ejeção. Pense no bebê, olhe para uma foto dele e/ou se imagine amamentando a fim de estimular a ejeção. Se estiver em casa, dar um abraço rápido no bebê antes de começar a bombear pode funcionar, ou você pode bombear com ele sentado a seu lado em um assento infantil ou cadeirinha de balanço. Se estiver usando uma bomba que deixa as mãos livres, você pode até mesmo segurar o bebê enquanto bombeia, embora muitos não fiquem felizes por estarem tão perto e ao mesmo tempo tão longe de sua fonte de alimento. Aplicar compressas quentes nos mamilos e seios por cinco a dez minutos (claramente não tão prático no trabalho), tomar um banho quente (idem), fazer massagem nos seios ou se inclinar e sacudi-los são formas de melhorar a ejeção. Uma alternativa conveniente em casa ou no trabalho: bolsas quentes/frias, que você pode resfriar no freezer quando quiser que fiquem geladas ou colocar no micro-ondas por alguns segundos quando quiser que fiquem quentes (como quando quiser encorajar a ejeção).

A PRÁTICA LEVA À PERFEIÇÃO

Independentemente do método escolhido, pode ser difícil extrair muito leite nas primeiras vezes. Considere essas sessões iniciais como prática: seu objetivo é descobrir como usar a bomba, não necessariamente obter grandes quantidades de leite. O leite provavelmente não fluirá em grande quantidade durante as primeiras sessões, por dois motivos: primeiro, você ainda não produzirá muito leite se seu bebê tiver menos de 1 ou 2 meses. Segundo, uma bomba (especialmente quando usada por uma iniciante) é muito menos eficaz na extração que um bebê. Mas, com perseverança (e prática, prática, prática), você se tornará profissional em pouco tempo.

Como extrair leite materno

Embora o princípio básico da extração seja o mesmo, não importando como você faça isso (a estimulação e a compressão da aréola extraem o leite dos dutos pelos mamilos), existem diferenças sutis nas técnicas.

Extrair leite com as mãos. Para começar, coloque a mão em um seio, com o polegar e o indicador em lados opostos ao redor da borda da aréola. Pressione a mão em direção ao peito, juntando suavemente o polegar e o indicador enquanto puxa um pouco para a frente. (Não deixe os dedos escorregarem no mamilo.) Repita ritmicamente para que o leite comece a fluir, girando a mão para chegar a todos os dutos. Repita com o outro seio, massageando entre as extrações conforme necessário. Extraia novamente do primeiro seio e então retorne ao segundo.

Se quiser coletar o leite extraído, use um copo limpo de boca larga sob o seio em que está trabalhando. Você pode coletar o que escorrer do outro seio colocando uma concha de coleta sobre ele dentro do sutiã. O leite coletado deve ser colocado em garrafas ou sacos de armazenamento e refrigerado o mais rapidamente possível (p. 255).

Extrair leite com uma bomba manual. Siga as instruções da bomba que estiver usando. Umedecer a borda externa do flange com água ou leite materno garantirá uma boa sucção, mas não é uma etapa necessária. O flange deve ser centralizado e circundar o mamilo e a aréola, contendo todo o mamilo e parte da aréola. Use movimentos rápidos e curtos no início da sessão, a fim de imitar a sucção do bebê. Quando o leite descer, você pode alternar para movimentos longos e constantes. Se quiser usar uma bomba manual em um seio enquanto amamenta o bebê no outro, erga o bebê até seu seio usando um travesseiro (certificando-se de que ele não caia de seu colo). Você também pode usar uma bomba manual para preparar os seios para a extração elétrica, embora isso signifique o dobro do equipamento e mais trabalho para você. Não há necessidade de fazer isso, a menos que você tenha muita dificuldade em começar com a bomba elétrica.

CUIDANDO DO OUTRO LADO

Se você não estiver usando uma bomba dupla, o seio que não está sendo bombeado entrará em ação antes do tempo... e provavelmente começará a vazar. Para evitar a bagunça, proteja o seio que está sendo ignorado com absorventes (especialmente se você for voltar para sua mesa de trabalho após a extração) ou aproveite cada gota usando uma concha de coleta ou recolhendo o gotejamento em um copo ou garrafa limpos.

Extrair leite com uma bomba elétrica. Siga as instruções da bomba que estiver usando — a extração dupla é ideal porque economiza tempo e aumenta o volume de leite. Se achar que ajuda, você pode umedecer a borda do flange com água ou leite materno para garantir boa vedação. Comece com a sucção mínima e, se necessário, aumente à medida que o leite começar a fluir. Se seus mamilos estiverem doloridos, mantenha a bomba na configuração mais baixa. Você pode descobrir que obtém mais leite de um seio que do outro. Isso é normal, porque cada seio funciona de maneira independente.

PARA ONDE VAI O LEITE?

Muitas bombas vêm com recipientes que podem ser usados como mamadeiras tanto de coleta quanto de alimentação, e outras permitem que você use mamadeiras padrão para coletar o leite. Está querendo estocar o freezer? Os sacos especiais de armazenamento são convenientes para congelar o leite materno e menos propensos a rasgar que os forros descartáveis para mamadeira, feitos de um plástico mais fino. Algumas bombas permitem que você colete o leite diretamente nos sacos de armazenamento, a fim de que possa pular a etapa extra de transferir o leite da mamadeira para o saco antes de armazená-lo — e evitar o risco de derramar qualquer gota desse precioso fluido. Se for transferir, lave todos os recipientes ou mamadeiras usados com água quente e sabão ou no lava-louça quando terminar de transferir o leite dos recipientes de coleta para os recipientes de armazenamento.

Armazenando o leite materno

Mantenha o leite extraído fresco e seguro com estas diretrizes de armazenamento:

- Refrigere o leite extraído assim que puder. Se não for possível, ele permanecerá fresco à temperatura ambiente (mas longe de aquecedores, sol ou outras fontes de calor) por até 6 horas e em uma bolsa térmica (com bolsas de gelo) por até 24 horas.
- Armazene o leite por até quatro dias (96 horas) na parte de trás da geladeira, onde as temperaturas são mais baixas (embora o ideal seja usá-lo em dois ou três dias). Se planeja congelá-lo, primeiro deixe es-

friar por 30 minutos na geladeira e depois congele.

- O leite permanecerá fresco por uma a duas semanas em um freezer de uma porta; por três meses em um modelo frost-free de duas portas que mantenha os alimentos congelados em estado sólido; e por seis meses em um freezer com temperatura interna de −18ºC.

DICA RÁPIDA

Encha os recipientes ou sacos de armazenamento de leite materno para freezer em apenas três quartos, a fim de permitir sua expansão, e acrescente uma etiqueta com a data (sempre use primeiro o leite mais antigo).

BOMBEAMENTO EXCLUSIVO

Está determinada a alimentar o bebê com seu leite, mas as circunstâncias (problemas com a pega, por exemplo) tornaram a amamentação difícil ou mesmo impossível? Ainda há uma maneira de dar ao bebê o melhor alimento: o bombeamento exclusivo. É definitivamente mais difícil para as mães do que amamentar (os bebês geralmente são mais eficientes que a bomba em extrair o leite da fonte), mas bombear todas as refeições de seu filho é possível, se você for persistente. Aqui estão algumas dicas a serem seguidas se você decidir bombear com exclusividade:

- Consiga uma boa bomba dupla. Como você passará muito tempo com a bomba, precisará de uma que seja eficiente — e que funcione por duas. Dobrar o bombeamento com uma bomba elétrica dupla reduzirá o tempo gasto na extração e aumentará a produção de leite.

- Bombeie com frequência. Bombeie com a frequência na qual o bebê mamaria (a cada duas ou três horas nos primeiros meses) para garantir uma boa produção. Isso inclui bombear ao menos uma ou duas vezes durante a noite.

- Bombeie por tempo suficiente. Para ter certeza de que está estimulando seus seios o suficiente para que continuem a produzir leite (e aumentar a quantidade que produzem), bombeie por quinze a vinte minutos (por seio, se não estiver usando bomba dupla) ou até que o leite pare de gotejar (o que pode demorar mais de vinte minutos para algumas mães). Não exceda o limite de tempo recomendado na esperança de obter mais leite — é provável que só consiga mamilos doloridos.

- Não desista da bomba até que sua produção esteja bem estabelecida. Pode levar de seis a doze semanas. Depois disso, você pode começar a diminuir as sessões de extração, mas, se perceber que a produção está diminuindo, aumente a frequência do bombeamento até voltar ao ponto desejado.
- Registre... ou não. Alguns especialistas sugerem que as mães registrem a quantidade de leite que bombeiam por sessão. Outros reconhecem que manter um registro (ou planilha) consome tempo e pode intensificar a preocupação. Se você está lutando contra o baixo volume de leite, por exemplo, manter registros a deixará estressada e possivelmente diminuirá ainda mais a produção. Faça o que for melhor para você.
- Suplemente, se necessário. Claro, seu objetivo é alimentar o bebê apenas com leite materno, mas, se sua produção for muito baixa, você estiver muito cansada para bombear ou decidir, por qualquer motivo, que simplesmente não pode se comprometer com o bombeamento, não se sinta culpada. Alimente seu filho com o máximo de leite materno que puder e complemente com fórmula conforme necessário (você pode até misturar leite materno e fórmula na mesma mamadeira). Lembre-se, cada gota de leite materno conta!

VISÃO GERAL DO LEITE MATERNO

É normal que o leite materno seja azulado ou amarelado. Às vezes, ele parece transparente, provavelmente porque você extraiu somente o leite anterior (o leite posterior geralmente é mais espesso e cremoso). Portanto, se o leite bombeado parecer fino e aguado, pode ser que você não esteja bombeando por tempo suficiente — ou os sacos ou garrafas em que está bombeando não sejam grandes o suficiente — para obter o leite posterior. Além disso, o leite extraído às vezes se separa em leite e creme. Isso também é normal. Apenas gire suavemente a mamadeira para misturar antes de oferecer ao bebê (tente não agitar, pois isso pode causar a quebra de alguns componentes valiosos do leite).

- Congele o leite em pequenas quantidades, 90 a 120 ml por vez, para minimizar o desperdício e permitir um descongelamento mais fácil.
- Para descongelar o leite, agite a mamadeira ou saco sob água morna da torneira. Use em meia hora. Ou descongele na geladeira e use em 24 horas. Não descongele em forno de micro-ondas, no fogão ou em temperatura ambiente — e não congele novamente.
- Quando o bebê terminar de mamar, jogue fora o leite que sobrou na mamadeira. Também jogue qualquer leite armazenado por mais tempo que o recomendado.

O que você pode estar se perguntando

"Quebrando" o bebê

"Eu sei que é clichê, mas realmente tenho medo de quebrar o bebê: ele parece tão pequeno e frágil."

Na verdade, os recém-nascidos são muito mais resistentes do que parecem ser para pais novatos e nervosos. A verdade é que — e isso deve evitar que você comece a tremer toda vez que se preparar para pegar seu bebezinho no colo — não se pode quebrar um recém-nascido. Aquele bebê de aparência delicada e vulnerável é na verdade um ser incrivelmente resiliente e flexível, construído para resistir aos mais desajeitados cuidados de seus novos pais.

Eis outra verdade feliz: quando o bebê completar 3 meses, ele terá ganho peso e adquirido controle sobre a cabeça e os membros. Essas duas coisas farão com que pareça menos molinho e frágil... e você terá adquirido uma experiência que lhe dará total confiança para carregá-lo e cuidar dele.

As fontanelas

"A região macia da cabeça de meu bebê parece tão... macia. E às vezes parece pulsar, o que me deixa muito nervosa."

Essa "região macia" — na verdade, são duas, chamadas de fontanelas — é mais dura do que parece. A membrana resistente que cobre as fontanelas é capaz de proteger o recém-nascido dos dedos dos irmãos curiosos (embora definitivamente não seja algo que você deva encorajar) e, certamente, dos cuidados diários.

Essas aberturas no crânio, onde os ossos ainda não se juntaram, não existem para deixar os novos pais nervosos (embora esse seja o resultado), mas sim por duas razões muito importantes. Durante o parto, elas permitem que a cabeça do feto se achate para caber no canal do parto, algo que um crânio solidamente fundido não poderia fazer. Mais tarde, elas permitem o tremendo crescimento do cérebro durante o primeiro ano.

A maior das duas aberturas, a fontanela anterior, em forma de diamante, está localizada no topo da cabeça e pode ter até 5 cm. Ela começa a se fechar quando o bebê tem 6 meses e geralmente fecha totalmente aos 18.

Essa fontanela normalmente parece plana, embora possa inchar um pouco quando o bebê chora e, se o cabelo dele for claro e ralinho, o pulso cerebral possa ser visível (o que é completamente normal e absolutamente nada com que se preocupar). Uma fontanela anterior que parece significativamente funda geralmente é sinal de desidratação, um aviso de que o bebê precisa receber líquidos imediatamente. (Ligue para o pediatra assim que notar.) Uma fontanela que se projeta de modo persistente (em oposição a ficar meio saliente no momento do choro) pode indicar aumento da pressão dentro da cabeça e também requer atenção médica imediata.

A fontanela posterior, uma abertura triangular menor na parte de trás da cabeça, com menos de 1,5 cm de diâmetro, é muito menos perceptível e pode ser difícil de localizar (e não há necessidade de tentar). Ela geralmente se fecha completamente no terceiro mês, mas pode se fechar no momento do nascimento ou logo depois. Fontanelas que se fecham prematuramente (raramente o fazem) podem resultar em uma cabeça deformada e exigir atenção médica.

AFINAL, EM QUE MÊS ESTAMOS?

Tentando descobrir em que mês está o bebê — e que capítulo você deveria estar lendo? Veja como funciona: o capítulo "Primeiro mês" cobre o progresso do bebê desde o nascimento até o aniversário de 1 mês, o capítulo "Segundo mês" mostra tudo sobre o bebê de 1 mês até ele completar 2 meses e assim por diante. O passo a passo do primeiro ano termina quando o bebê soprar as velas do primeiro aniversário.

Leite suficiente

"Quando meu leite desceu, meus seios estavam transbordando. Agora que o ingurgitamento passou, não estou mais vazando. Isso significa que não estou produzindo leite suficiente?"

Como as laterais de seus seios não têm marcação de mililitros (ainda bem!), é praticamente impossível dizer, somente de relance, como está sua produção de leite. Em vez disso, você terá que olhar para o bebê. Se ele parece estar feliz, saudável e ganhando peso, você está produzindo leite suficiente — o que é o caso da grande maioria das mães. Vazar como uma torneira ou esguichar como uma fonte são mais comuns no início, quando a oferta costuma exceder a demanda (embora algumas mães continuem a vazar e esguichar e isso também seja normal). Agora que o bebê acompanha seu fluxo, o único leite que conta é aquele que ele ingere.

Verdadeiros problemas acontecem, mas são bastante incomuns. Se, a qualquer momento, o bebê parecer não estar recebendo leite suficiente, uma amamentação mais frequente e as dicas da p. 128 devem ajudar. Caso contrário, fale com o médico.

"Minha bebê mamava a cada duas ou três horas e parecia estar indo muito bem. Agora, de repente, ela parece querer mamar toda hora. Pode ter acontecido alguma coisa com meu suprimento de leite?"

Ao contrário de um poço, o leite raramente seca se for solicitado regularmente. Na verdade, o inverso é verdadeiro: quanto mais a bebê mamar, mais leite seus seios produzirão. E é com isso que sua garotinha faminta — que provavelmente está passando por um surto de crescimento que estimula seu apetite — está contando. Os surtos de crescimento ocorrem mais comumente às 3 semanas, 6 semanas e 3 meses, mas podem ocorrer a qualquer momento durante o desenvolvimento da bebê. Às vezes, até mesmo um bebê que sempre dormiu a noite toda começa a acordar para mamar no meio da noite durante um surto de crescimento. Simplificando, o apetite ativo de sua bebê provavel-

mente é uma maneira de fazer com que seus seios aumentem a produção de leite para atender as novas necessidades de crescimento dela. (Consulte a p. 128 para obter mais informações sobre a chamada amamentação em cluster.)

Apenas relaxe e mantenha os seios à disposição até que o surto de crescimento termine. Não fique tentada a dar fórmula (e definitivamente não pense em adicionar sólidos) para apaziguar o apetite dela, porque a diminuição na frequência da amamentação reduzirá sua produção, o que é o oposto do que ela está pedindo. Esse padrão — o bebê quer mamar mais, o que leva a mãe a duvidar de sua produção e oferecer suplementação, o que diminui a produção de leite — é uma das principais causas do abandono precoce da amamentação.

Às vezes, um bebê exige mais mamadas durante o dia quando começa a dormir durante a noite, mas isso também passa com o tempo. Se, no entanto, sua bebê continuar querendo mamar de hora em hora (ou quase) por mais de uma semana, verifique o ganho de peso (e veja o item a seguir). Isso pode significar que ela não está comendo o suficiente.

Bebê recebendo leite materno suficiente

"Como posso ter certeza de que meu filho amamentado no peito está comendo o suficiente?"

Quando se trata da mamadeira, a prova de que o bebê está comendo o suficiente está na mamadeira vazia. Quando se trata do aleitamento materno, descobrir se o bebê está bem alimentado exige um pouco mais de investigação... e uma olhada nas fraldas. Felizmente, existem vários sinais que você pode procurar a fim de se certificar de que seu bebê está recebendo alimentação suficiente (e acompanhar o controle da alimentação no aplicativo What to Expect):

Ele está produzindo fezes grandes, granulosas e cor de mostarda ao menos cinco vezes ao dia. Menos de cinco cocôs por dia nas primeiras semanas podem significar que ele não está comendo o suficiente (embora mais tarde, entre as 6 semanas e os 3 meses, a taxa possa diminuir para uma evacuação ao dia ou mesmo uma evacuação a cada dois ou três dias).

A fralda sempre está molhada quando ele é trocado antes de cada mamada. Um bebê que faz xixi entre oito e dez vezes ao dia está recebendo líquidos suficientes.

A urina dele é incolor. Um bebê que não está recebendo líquidos suficientes apresenta urina amarela, possivelmente com cheiro de peixe e/ou contendo cristais de urato (eles se parecem com pó de tijolo, dão à fralda molhada um tom vermelho-rosado e são normais antes da chegada do leite materno, mas não depois).

ENGORDANDO

A maioria dos bebês começa a engordar por volta das 3 semanas, parecendo menos com galinhas esqueléticas e mais com bebês suavemente arredondados. Na maioria dos casos, pode-se esperar que um bebê amamentado no peito recupere seu peso ao nascer em duas semanas e depois ganhe de 170 a 230 g por semana nos meses seguintes. Bebês alimentados com fórmula geralmente ganham peso mais rapidamente no começo.

Com medo de que seu bebê não esteja engordando na velocidade adequada? Lembre-se de que seus olhos não são necessariamente um indicador confiável — afinal, você o vê todos os dias, então é menos provável que perceba seu crescimento do que aqueles que o veem com menos frequência. Ainda tem dúvidas? Ligue para o consultório do pediatra e pergunte se pode levá-lo para uma pesagem rápida. Não tente pesá-lo na balança doméstica, nem mesmo fazendo a manobra de se pesar sozinha e depois com ele no colo. As balanças domésticas não são sensíveis o suficiente para detectar aqueles poucos gramas tão importantes no peso de um recém-nascido.

Você ouve muitos sons de engolir (e nenhum estalo) enquanto o bebê mama. Se isso não acontecer, ele pode não estar tendo muito o que engolir. Mas, se ele estiver ganhando peso na velocidade correta, não se preocupe com a alimentação relativamente silenciosa.

Ele parece feliz e contente após a maioria das mamadas. Muito choro e agitação ou sucção frenética do dedo após uma mamada completa podem significar que o bebê ainda está com fome. É claro que nem toda agitação está relacionada à fome. Depois de comer, ela também pode estar relacionada a gases, tentativa de fazer cocô, acalmar-se para tirar uma soneca ou desejo de atenção. Ou seu bebê pode estar agitado por causa da cólica (p. 297). Mas tenha em mente que, em um recém-nascido, não chorar ou chorar muito pouco podem ser uma bandeira vermelha, um possível sinal de que ele não está se desenvolvendo como deveria (bebês devem chorar). Consulte a p. 295 para mais informações.

Você teve ingurgitamento e seus seios parecem cheios pela manhã. O ingurgitamento é um sinal de que você consegue produzir leite. E seios pesados quando você se levanta pela manhã e mais cheios depois de três ou quatro horas sem amamentar que logo após uma mamada indicam que eles estão se enchendo regularmente — e que seu bebê os está drenando. No entanto, a falta de ingurgitamento perceptível não deve preocupá-la se o bebê estiver ganhando peso.

Você sente a ejeção e/ou tem vazamentos de leite. Mulheres diferentes experimentam a ejeção de formas diferentes (p. 124), mas senti-la quando você começa a amamentar indica que o leite está descendo dos dutos de armazenamento para os mamilos, pronto para ser desfrutado pelo bebê. Nem toda mulher percebe a ejeção, mas sua ausência quando o bebê não está ganhando peso é uma bandeira vermelha.

Você não menstrua durante os primeiros três meses após o parto. Se está amamentando exclusivamente, você provavelmente não menstruará, principalmente nos primeiros três meses. Se menstruar, é possível que não esteja produzindo leite suficiente.

"Achei que a amamentação estava indo bem, mas o médico disse que minha filha não está ganhando peso rapidamente o bastante. Qual pode ser o problema?"

Em geral, bebês que mamam no peito não engordam tão rapidamente quanto seus amigos alimentados com fórmula e, usualmente, isso não é problema. Essa foi a razão pela qual os gráficos que usavam bebês alimentados com fórmula para medir o crescimento médio caíram em desuso. É uma boa ideia se certificar de que o gráfico que seu pediatra está usando é baseado nas médias de aleitamento materno (como os gráficos da Organização Mundial da Saúde). Ocasionalmente, no entanto, um bebê realmente não consegue ganhar peso apenas com leite materno, ao menos não no início, e há várias razões possíveis para isso. Identifique o que está atrapalhando o ganho de peso de sua filha e é provável que você consiga encontrar uma solução para o problema, a fim de que ela possa continuar mamando no peito e comece a ganhar peso mais rapidamente.

SISTEMA DE NUTRIÇÃO SUPLEMENTAR

Veja como o SNS funciona: uma mamadeira cheia de leite bombeado ou de fórmula é pendurada em seu pescoço. Tubos estreitos e flexíveis que saem da mamadeira são delicadamente colados a seus seios, passando um pouquinho dos mamilos. À medida que seu filhote mama, ele recebe o suplemento através do tubo, juntamente com o leite que sai do mamilo. É um ganha-ganha, pois o bebê recebe a nutrição de que precisa e seus seios recebem a estimulação de que precisam.

Quer dizer, quando as coisas saem como o planejado. Algumas mães acham que seus bebês se incomodam ou até rejeitam o seio no qual há um tubinho pendurado (ele pode tornar a pega desconfortável ou difícil para alguns bebês). Se você achar que seu bebê está com dificuldades para mamar com o SNS, peça a uma consultora de lactação que observe sua técnica e ofereça conselhos e dicas sobre como tornar seu uso melhor e mais fácil.

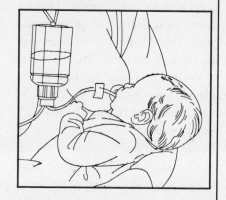

Possível problema: você não está alimentando o bebê com frequência suficiente.

Solução: aumente as mamadas para oito a dez vezes a cada 24 horas e tente nunca passar mais de três horas durante o dia ou quatro horas durante a noite sem amamentar. Isso significa acordar a bebê para que ela não perca o jantar ou alimentá-la novamente mesmo que ela tenha mamado apenas uma hora antes. Se sua bebê está "tentando morrer de fome" (alguns recém-nascidos inicialmente fazem isso) e nunca exige alimento, significa que você precisa tomar a iniciativa e estabelecer uma agenda alimentar bem lotada. As mamadas frequentes não apenas ajudarão a encher a barriga da bebê (e fazê-la ganhar peso), mas também estimularão sua produção de leite.

Possível problema: a bebê não está drenando ao menos um seio a cada mamada ou você está trocando de seio muito cedo. O resultado: ela não recebe o leite posterior, rico e com alto teor calórico, destinado a alimentá-la (e engordá-la), e não ganha peso suficiente.

Solução: certifique-se de que a bebê termine um seio (dez ou quinze minutos, no mínimo, devem ser suficientes) antes de oferecer o segundo. Dessa forma, ela poderá saciar a sede com o leite anterior, mas lucrar com as calorias do leite posterior. Deixe-a mamar pelo tempo que quiser no segundo seio e lembre-se de alternar o seio inicial a cada mamada.

Possível problema: sua bebê é considerada uma sugadora lenta ou ineficaz (chamado de lactente "preguiçosa" pelos especialistas). Isso pode acontecer porque ela foi prematura, está doente ou tem um desenvolvimento anormal na boca (como fenda palatina ou língua ou lábio presos; ver p. 33 e 267). Quanto menos eficaz for a sucção, menos leite será produzido, levando a bebê a ter problemas de crescimento.

Solução: até que seja uma sugadora forte, ela precisará de ajuda para estimular seus seios a fornecerem leite. Isso pode ser feito com um extrator, que você pode usar para esvaziar os seios

após cada mamada (guarde o leite coletado para uso futuro em mamadeiras). Até que a produção seja suficiente, o médico provavelmente recomendará mamadeiras suplementares de fórmula (dadas após cada mamada) ou o uso de um sistema suplementar ou SNS (ver quadro na página anterior). O SNS tem a vantagem de estimular sua produção de leite enquanto complementa a alimentação da bebê.

Se a bebê se cansa facilmente durante a mamada, você pode ser aconselhada a amamentar somente por um curto período em cada seio (bombeie o restante a fim de extrair o leite posterior e manter a produção) e, em seguida, oferecer um suplemento de leite bombeado (que conterá o importante leite posterior, rico em calorias) ou fórmula, oferecidos por mamadeira ou sistema de nutrição suplementar, que exigem menos esforço.

Possível problema: sua bebê ainda não aprendeu a coordenar os músculos da mandíbula para sugar.

Solução: uma bebê que ainda não dominou a arte da sucção também precisará da ajuda de uma bomba extratora para estimular os seios da mãe a produzirem maiores quantidades de leite. Além disso, ela precisará de aulas para melhorar sua técnica de sucção — o médico pode recomendar que você obtenha ajuda de uma consultora de lactação e, possivelmente, de um terapeuta ocupacional ou fonoaudiólogo pediátrico. Enquanto a bebê está aprendendo a técnica, ela pode precisar de alimentação suplementar (ver quadro anterior). Para mais sugestões sobre como melhorar a técnica de amamentação, entre em contato com a La Leche League local.

Possível problema: seus mamilos estão doloridos ou você tem uma infecção no seio. A dor pode interferir no desejo de amamentar, reduzindo a frequência da amamentação e a produção de leite, e também inibir a ejeção — especialmente se você estiver tensa.

Solução: tome medidas para curar mamilos doloridos ou mastite (p. 129 e 140).

Possível problema: seus mamilos são achatados ou invertidos. Às vezes, é difícil para um bebê segurar firmemente mamilos assim. Essa situação configura o ciclo negativo de sucção insuficiente, que leva a leite insuficiente, que leva a sucção ainda mais tênue e, por fim, a menos leite.

Solução: ajude a bebê a melhorar a pega durante a amamentação, segurando a parte externa da aréola entre o polegar e o indicador e comprimindo toda a área para ela sugar. Ou use um dispositivo de sucção (como o Latch-Assist) pouco antes da mamada ou conchas para preparar os mamilos.

Possível problema: algum outro fator está interferindo na descida do leite. A ejeção é uma função física que pode ser inibida ou estimulada por seu estado de espírito. Se você está estressada com a amamentação (ou em geral), não somente a ejeção pode ser prejudicada

como o volume e a contagem de calorias de seu leite podem diminuir.

Solução: tente desestressar antes e durante as mamadas tocando música suave, diminuindo as luzes, usando técnicas de relaxamento ou meditando. Massagear os seios ou aplicar compressas quentes também estimula a ejeção, assim como abrir a blusa e aconchegar a bebê pele a pele durante a amamentação.

Possível problema: a bebê fica frustrada devido a problemas do lado dela ou do seu. A frustração leva à agitação, que deixa você tensa, que faz com que ela fique ainda mais frustrada e agitada, e assim começa um ciclo que sabota a amamentação.

Solução: se possível, procure a ajuda de uma consultora de lactação para resolver qualquer problema de pega, posicionamento ou outros, a fim de que você e a bebê fiquem calmas e concentradas na tarefa. Tente relaxar o máximo possível antes das mamadas (veja a dica acima) e sempre comece a amamentar antes que a bebê dê sinais de fome (e tenda a se mostrar frenética pelo peito).

Possível problema: sua bebê está obtendo a satisfação de sugar de uma chupeta. Os bebês nascem para sugar, mas sugar demais uma chupeta não nutritiva pode sabotar o interesse da bebê pela amamentação.

Solução: guarde a chupeta apenas para quando a bebê dormir (ou deixe-a de lado por enquanto) e a amamente quando parecer que ela quer sugar.

TIMING É TUDO

Lembrete: assim como as contrações de parto, os intervalos entre as mamadas são cronometrados do início de uma até o início da seguinte. Assim, um bebê que mama por quarenta minutos e dorme uma hora e vinte minutos antes de comer novamente está em um cronograma de duas horas, e não de uma hora e vinte minutos.

Possível problema: o apetite de sua bebê é diminuído pela água.

Solução: dar ao bebê que mama no peito uma mamadeira suplementar de água não é permitido antes dos 6 meses, pois ela fornece sucção não nutritiva, pode diminuir o apetite e, em excesso, dilui perigosamente os níveis de sódio no sangue. Consulte a p. 275 para obter mais informações sobre água suplementar.

Possível problema: você não está fazendo a bebê arrotar quando troca de seio. Um bebê que engoliu ar pode parar de comer antes de obter toda a nutrição necessária porque se sente desconfortavelmente cheio.

Solução: fazer com que a bebê arrote criará espaço para mais leite. Faça isso quando trocar de seio (ou mesmo antes de terminar o primeiro seio, se ela mama devagar), quer ela pareça precisar ou não — e mais frequentemente se ela se agitar muito durante a mamada.

Possível problema: sua bebê está dormindo a noite toda. Uma noite de sono ininterrupta é ótima para você, mas não necessariamente para sua produção de leite. Se a bebê ficar sete ou oito horas por noite sem mamar, seu leite pode diminuir e a suplementação pode ser necessária.

Solução: para garantir que isso não aconteça, você terá que acordar sua dorminhoca (e você mesma) ao menos uma vez no meio da noite. Durante o primeiro mês, ela não deve ficar mais de quatro horas sem mamar à noite.

Possível problema: você está dormindo sobre o estômago. Sim, você conquistou esse direito depois de tantos meses dormindo de lado. Mas, quando dorme de bruços, você também dorme sobre os seios, e essa pressão pode reduzir a produção de leite.

Solução: vire-se, ao menos parcialmente, para remover a pressão das glândulas mamárias.

Possível problema: você voltou a trabalhar. Retornar ao trabalho — e passar oito a dez horas sem amamentar ou extrair leite durante o dia — definitivamente diminui a produção de leite.

Solução: uma maneira de evitar isso é extrair leite no trabalho ao menos uma vez a cada quatro horas que você estiver longe da bebê (mesmo que não esteja usando o leite para alimentá-la).

Possível problema: você está fazendo coisas demais, cedo demais. A produção de leite requer muita energia. Se você está gastando a sua de outras maneiras e não está descansando o suficiente, sua produção de leite pode diminuir.

Solução: tente fazer um dia de repouso quase completo, seguido de três ou quatro dias de baixa atividade, e veja se a bebê não fica mais satisfeita (você também se sentirá melhor).

Possível problema: restam pedaços de placenta em seu útero. Seu corpo só aceitará o fato de que você realmente deu à luz quando todos os subprodutos da gravidez forem eliminados, e isso inclui a placenta. Se fragmentos permanecerem, seu organismo pode não produzir níveis adequados de prolactina, o hormônio que estimula a produção de leite.

Solução: se tiver algum sangramento anormal ou outros sinais de fragmentos de placenta retidos, entre em contato com seu médico imediatamente. Uma dilatação seguida de curetagem pode colocar você e a bebê no caminho certo para uma amamentação bem-sucedida, evitando o perigo que a placenta retida representa para sua própria saúde.

Possível problema: seus hormônios estão fora de sintonia. Em algumas mulheres, os níveis de prolactina são baixos demais para produzir quantidades adequadas de leite. Outras mulheres têm níveis desbalanceados de hormônio da tireoide, causando baixa produção. E em outras ainda o nível desregulado de insulina pode ser a causa da baixa oferta.

Solução: fale com seu ginecologista ou endocrinologista. Testes podem determinar o problema, e medicamentos e outros tratamentos podem ajudá-la a se recuperar e regularizar seus níveis hormonais, com sorte aumentando a produção de leite, embora o processo provavelmente leve tempo e a suplementação com fórmula possa ser necessária, ao menos no curto prazo.

Ocasionalmente, mesmo com os melhores esforços, nas melhores condições e com todo apoio e aconselhamento profissionais, uma mãe não consegue fornecer todo o leite de que seu bebê necessita. Uma pequena porcentagem de mulheres simplesmente não consegue amamentar exclusivamente, e algumas não conseguem amamentar de modo algum. A razão pode ser física, como deficiência de prolactina, tecido glandular mamário insuficiente, seios marcadamente assimétricos ou danos nos nervos que seguem para o mamilo, causados por cirurgia (é mais provável que esse seja o caso se você fez redução, e não aumento, de seios). Ou talvez se deva ao estresse excessivo, que inibe a ejeção. Às vezes, o problema simplesmente não dá para ser identificado.

LÍNGUA PRESA

Já ouviu o termo "língua presa"? Muitas vezes ele é usado para se referir a alguém que é muito tímido ou está agitado ou envergonhado demais para falar. Mas, na verdade, a língua presa é uma condição médica hereditária muito real que afeta entre 2% e 4% dos bebês e, em alguns casos, pode afetar sua capacidade de mamar com sucesso.

Conhecida na linguagem médica como anquiloglossia, essa condição congênita difícil de pronunciar significa que o frênulo — a faixa de tecido que conecta a parte inferior da língua ao assoalho da boca — é muito curto e apertado. O resultado? Os movimentos da língua são restritos e o bebê pode ter dificuldade para sugar.

Como saber se seu filhote tem a língua presa? Se ele não conseguir esticar a língua completamente ou ela tiver formato de coração, pode significar que ela está "amarrada". Outra pista: quando o bebê chupa seu dedo, a língua não se estende sobre a linha da gengiva como deveria.

A maioria dos bebês com língua presa — geralmente aqueles cujo frênulo está preso mais atrás na boca — não tem problemas para mamar. Mas, se seu bebê não consegue usar a língua com eficiência para sugar fortemente seu mamilo e aréola, ele pode não receber leite suficiente, e isso pode resultar em ganho de peso lento e agitação. Além disso, se o frênulo for tão curto que a língua não possa se estender sobre a gengiva inferior, o bebê pode acabar comprimindo o mamilo com as gengivas, em vez da língua, causando dor nos mamilos, dutos entupidos e uma série de outros problemas para você. Você saberá que a língua presa está causando problemas de amamenta-

ção se ouvir um estalo quando ele mamar ou se ele perder o mamilo repetidamente durante uma mamada, o que acontece porque ele não consegue estender a língua o suficiente para conseguir uma boa pega.

Se você acha que a língua presa pode ser a causa dos problemas de amamentação do bebê — ou mesmo se não tiver certeza e apenas suspeitar que esse pode ser o problema —, leve-o ao pediatra ou a uma consultora de lactação. Se a língua presa realmente estiver causando problemas, o médico pode cortar o frênulo para soltá-lo e permitir que a língua se mova livremente. Chamado de frenotomia, o corte é um procedimento extremamente rápido, que é feito no consultório e causa pouca dor, embora nem todos os pediatras o realizem e você vai precisar de um especialista. Exercícios especiais após o procedimento podem ser recomendados.

A língua presa do bebê não está causando problemas de alimentação? Não há necessidade de se preocupar. Na maioria dos casos, o frênulo regride por conta própria durante o primeiro ano e não causa problemas de longo prazo para a alimentação ou a fala.

Semelhante à língua presa é o menos comum lábio preso, que envolve o lábio superior e a gengiva. O lábio superior também tem um anexo de tecido conjuntivo chamado freio labial maxilar (você pode senti-lo se passar a língua entre o lábio superior e a gengiva) e, se esse tecido for curto e apertado ou se encaixar mais abaixo na gengiva ou mesmo onde os dentes da frente do bebê algum dia estarão, ele pode causar problemas para a amamentação. Isso porque, em alguns casos, o freio labial restringe os movimentos do lábio superior, dificultando a pega. Para saber se o bebê tem o lábio preso, erga seu lábio superior. Se ele se erguer bastante, é normal. Se estiver preso na gengiva e você tiver problemas para amamentar (mas não necessariamente), consulte uma consultora de lactação para lhe mostrar técnicas posicionais específicas que facilitarão a amamentação ou aconselhá-la sobre um procedimento para tratar o lábio preso.

Se sua bebê não está ganhando peso, e a menos que o problema possa ser resolvido em poucos dias, é quase certo que o médico prescreverá uma fórmula projetada para suplementação. Não se estresse com isso. O mais importante é nutrir adequadamente sua filhota, não se você oferece o peito ou a mamadeira. Na maioria dos casos, ao suplementar, você pode ter os benefícios do contato direto mãe-bebê que a amamentação proporciona ao deixá-la mamar no peito por prazer (dela e seu) depois que ela terminar a mamadeira ou ao usar um sistema de nutrição suplementar. Muitas vezes, um bebê pode retornar à amamentação exclusiva (ou à combinação; veja p. 144) após um período de suplementação — uma meta que definitivamente vale a pena tentar atingir.

Quando o bebê que não está se saindo bem na amamentação recebe fórmula temporariamente, ele quase invariavelmente ganha peso. Nos raros casos em que não o faz, é necessário voltar ao médico para ver o que está interferindo no ganho de peso adequado.

Bolhas de amamentação

"Por que meu bebê tem uma bolha no lábio superior? Ele está sugando com força demais?"

Para um bebê com grande apetite, não existe sugar com força demais — embora seus mamilos sensíveis possam discordar. As bolhas de amamentação, que se desenvolvem no centro do lábio superior de muitos recém-nascidos, alimentados seja no peito, seja com mamadeira, vêm da sucção vigorosa, mas não são motivo de preocupação. Elas não têm significado médico, não causam desconforto ao bebê e desaparecem sem tratamento em algumas semanas ou meses. Às vezes, parecem até desaparecer entre uma mamada e outra.

Cronograma de alimentação

"Parece que estou amamentando minha filha o tempo todo. Devo pensar em montar um cronograma?"

Um dia, sua pequena estará pronta para comer na hora certa. Mas, por enquanto, o único horário que importa é aquele que a barriga define para ela: "Estou vazia, me enche. Estou vazia de novo, me enche de novo." É um cronograma sob demanda — não em intervalos programados — e é a melhor maneira de alimentar um bebê. Embora os recém-nascidos alimentados com mamadeira possam se dar bem em um esquema de três ou quatro horas (em outras palavras, como a fórmula é tão saciante, eles geralmente só exigem outra refeição após três ou quatro horas), os bebês que mamam no peito precisam comer mais vezes. Isso porque o leite materno é digerido mais rapidamente que a fórmula, fazendo com que o bebê sinta fome mais cedo. A amamentação sob demanda também garante que a produção de leite acompanhe o apetite crescente do bebê, que responde a seu corpo em crescimento — e nutre uma relação de amamentação bem-sucedida.

Portanto, amamente com a frequência que sua pequena máquina de comer exigir durante essas primeiras semanas. Mas mantenha três coisas em mente ao fazer isso. Primeira, bebês novinhos tendem a cochilar antes de encherem o tanque. Fazer um esforço conjunto para manter a bebê acordada até que ela tenha feito uma refeição completa impedirá que ela acorde com fome uma hora depois. Segunda, bebês choram por razões que não a fome. Conhecer o choro (p. 212) a ajudará a descobrir se ela está pedindo uma refeição, um abraço, um embalo ou uma soneca, e isso reduzirá as refeições das quais ela não tem necessidade. E terceira, de vez em quando as mamadas frequentes de um bebê — especialmente os que nunca parecem satisfeitos, não ganham peso ou dão outros sinais de não estarem se desenvolvendo como deveriam — podem significar que ele não está comendo o suficiente (p. 261). Se você achar que esse é o caso, consulte o médico.

O DOBRO DOS PROBLEMAS, O DOBRO DA DIVERSÃO

Está com as mãos e os braços cheios de gêmeos? Embora você provavelmente tenha tido muitos meses para se preparar para essa dupla bênção, a realidade da vida com dois bebês pode atingi-la como uma tonelada de tijolos (e de fraldas sujas). A menos que você saiba como conter o caos — e como lidar com esse momento duplamente desafiador:

Faça em dobro. Faça o máximo possível para seus bebês em conjunto. Isso significa acordá-los ao mesmo tempo para que possam ser alimentados juntos, carregar ambos no *sling*, passear com os dois no carrinho. Faça os dois arrotarem no colo ou um no colo e o outro no ombro. Quando não puder duplicar, alterne. Inicialmente, banhos diários não são necessários, então dê banho em noites alternadas. Ou dê banho a cada duas ou três noites, intercalados com banhos de esponja. Colocá-los um de cada lado (a cabeça de um ao lado dos pés do outro) ou enrolados lado a lado no mesmo berço durante as primeiras semanas pode ajudá-los a dormir melhor. Mas verifique com o pediatra, pois alguns especialistas alertam que o sono prolongado em tandem pode aumentar o risco de SMSI quando os gêmeos conseguirem rolar.

Divida (o trabalho). Quando ambos os pais estiverem por perto, divida as tarefas domésticas (cozinhar, limpar, lavar roupa, fazer compras) e os bebês (você fica com um, seu cônjuge com o outro). Certifique-se de alternar os bebês para que ambos possam se relacionar com ambos os pais. E, claro, aceite toda a ajuda que puder obter, de qualquer fonte que a ofereça.

Experimente a amamentação dupla. Amamentar gêmeos pode ser fisicamente desafiador, mas elimina a confusão de dezenas de mamadeiras e infinitos quilos de fórmula — além disso, dá uma folga para seu orçamento duplamente apertado (alimentar dois bebês com fórmula pode custar uma pequena fortuna). Como tentar amamentar apenas um bebê de cada vez pode se transformar em uma maratona de amamentação 24/7, tente alimentá-los simultaneamente (que bom que os seios vêm em pares!). Você pode apoiar sua dupla em um travesseiro de alimentação de gêmeos na posição de jogador de futebol americano, com os pezinhos atrás de você (p. 114) ou os corpos cruzados na sua frente. Alterne o seio que cada bebê recebe a cada mamada para não criar seios favoritos ou acabar com seios desiguais, caso um bebê se torne mais guloso que o outro, ou para evitar que um bebê coma menos se um seio for menos produtivo. Se achar muito difícil amamentar os gêmeos exclusivamente, você pode amamentar um enquanto dá mamadeira ao outro — novamente alternando entre uma mamada e outra.

Planeje ter mãos extras à mão se usar mamadeira. Gêmeos que mamam na mamadeira requerem um par extra de mãos ou grande engenhosidade. Se tiver dois bebês e apenas duas mãos na hora de alimentá-los, você pode se sentar em um sofá entre eles (apoie-os em travesseiros ou em um travesseiro de alimentação de gêmeos), com os pezinhos virados para você, e segurar uma mamadeira para cada um. Ou segure os dois em seus braços com as mamadeiras em suportes, colocadas a uma altura confortável por travesseiros. Ocasionalmente, você pode apoiar a mamadeira para um deles em um assento infantil (mas nunca deitado) enquanto alimenta o outro da maneira tradicional ou colocar os dois lado a lado, em seus assentos infantis, e alimentá-los ao mesmo tempo. Alimentar um após o outro é uma possibilidade, mas você gastará o dobro do tempo fazendo isso — e terá metade do tempo para fazer todo o restante. Alimentar um depois do outro também colocará os bebês em cronogramas diferentes caso eles costumem dormir após comer — o que pode ser bom, se você quiser algum tempo a sós com cada um deles; ou ruim, se você depende do sono em tandem para descansar ou realizar outras tarefas.

Não divida o sono. O sono será necessariamente escasso nos primeiros meses, mas ainda mais escasso se os bebês acordarem em horários diferentes durante a noite. Quando o primeiro chorar, acorde o segundo (se ele ainda não estiver acordado) e alimente os dois. Sempre que os membros de sua querida dupla estiverem cochilando durante o dia, cochile também — ou, ao menos, tente colocar os pés para cima.

Duplique o equipamento. Quando não tiver outro par de mãos para ajudar, utilize conveniências como carregadores de bebês (você pode usar um *sling* grande para gêmeos, dois *slings* ou carregar um bebê no canguru e outro no colo), cadeirinhas de balanço e assentos infantis. Um cercadinho é um playground seguro para

os gêmeos à medida que crescem e, como terão um ao outro como companhia, eles estarão dispostos a ficar no cercadinho com mais frequência e por mais tempo que um bebê sozinho. Selecione um carrinho duplo para atender às suas necessidades e não se esqueça de que você precisará de duas cadeirinhas veiculares. Coloque os dois no banco de trás do carro.

Mantenha o dobro de registros. Quem tomou o que em qual mamada, quem tomou banho ontem, quem está marcado para hoje? A menos que mantenha um registro ou use um aplicativo, como o app What to Expect, para acompanhar as atividades, você certamente se esquecerá. Cuide também da carteirinha de vacinas, do registro de doenças e assim por diante. Embora, na maioria das vezes, os dois bebês sejam infectados ao mesmo tempo pelo vírus em circulação, ocasionalmente apenas um será — e você pode não se lembrar de qual.

Dê atenção individual. Embora não seja fácil (ao menos no começo), existem maneiras de encontrar um momento especial para cada bebê durante o dia. Quando você estiver mais descansada, alterne a hora da soneca — coloque um bebê no berço quinze minutos antes do outro — para poder dedicar atenção individualizada ao que está acordado. Ou leve apenas um para passear e deixe o outro com a babá. Mesmo os cuidados diários — trocar fraldas ou vestir — podem ser uma chance de se relacionar com cada um de seus gêmeos individualmente.

Esteja duplamente alerta quando seus gêmeos forem móveis. Você descobrirá, à medida que os bebês começarem a engatinhar e se segurar nos móveis, que a façanha que um deles não fizer, o outro fará. Portanto, eles precisarão ser observados com duas vezes mais atenção.

Dobre o suporte. Outros pais de gêmeos serão sua melhor fonte de insights e dicas, então não deixe de aproveitá-los. Não conhece ninguém no mesmo barco duplo? Co-mece a frequentar fóruns de pais de gêmeos (confira WhatToExpect.com).

Espere que as coisas fiquem duas vezes melhores. Os primeiros quatro meses com gêmeos são os mais desafiadores. Depois que dominar a logística, você entrará em um ritmo mais fácil. Lembre-se também de que os gêmeos costumam ser a melhor companhia um do outro. Muitos têm uma maneira de se manterem ocupados que os pais de unigênitos exigentes invejam — e isso liberará cada vez mais de seu tempo nos meses e anos à frente.

Quando sua produção de leite estiver bem estabelecida, geralmente por volta da terceira semana, você pode começar a esticar o tempo entre as mamadas. Quando sua filhota acordar chorando uma hora depois de mamar, não corra para alimentá-la. Se ela ainda parecer sonolenta, tente fazê-la voltar a dormir. Se parecer alerta, tente um pouco de socialização. Ou uma massagem. Ou uma mudança de posição ou ponto de vista. Se ela estiver agitada, tente colocá-la no *sling*, pegá-la no colo, caminhar com ela ou oferecer a chupeta. Se ficar claro que ela está com fome, vá em frente e alimente-a — novamente, certifique-se de que ela faça uma refeição completa, em vez de somente um lanchinho.

Com o tempo, essas mamadas ininterruptas se tornarão uma coisa de seu passado privado de sono, e as refeições começarão a ocorrer a intervalos mais razoáveis — de duas a três horas e, por fim, quatro horas ou mais. Ainda obedecendo às demandas dela, mas exigindo muito menos de você.

Mudando de ideia sobre a amamentação

"Estou amamentando meu filho há três semanas e não estou gostando. Eu gostaria de mudar para a mamadeira, mas me sinto muito culpada."

Ainda não está se divertindo com a amamentação? Isso é bastante comum, dado o começo acidentado experimentado por tantas equipes de amamentação (mamilos doloridos... problemas de pega... ou ambos e mais). Normalmente, mesmo a estrada mais acidentada leva a um caminho tranquilo no meio do segundo mês, ponto em que a amamentação se torna um agradável passeio no parque. Assim, pode fazer sentido adiar a decisão até que seu bebê tenha 6 ou 8 semanas. Se, a essa altura, você ainda achar que amamentar é uma chatice, pode parar ou oferecer alimentação combinada (suplementar com fórmula em vez de amamentar exclusivamente). Seu bebê terá recebido muitos dos benefícios da amamentação e você terá dado o melhor de si para amamentá-lo. O que significa que não precisará se sentir culpada quando desmamar. Outra opção que algumas mães preferem: bombear as refeições do bebê e oferecê-las na mamadeira (também conhecida como bombeamento exclusivo).

Decidiu que não quer esperar? Prepare uma mamadeira de fórmula e vá em frente. Para dicas sobre como dar mamadeira com amor, veja a p. 195.

Fórmula demais

"Meu bebê adora a mamadeira. Se dependesse dele, mamaria o dia todo. Como posso saber quando dar mais fórmula e quando parar?"

Como sua ingestão é regulada tanto pelo apetite quanto por um engenhoso sistema de oferta e demanda, bebês que mamam no peito raramente comem demais. Bebês alimentados com mamadeira, cuja ingestão é regulada pelos pais, às vezes fazem isso. Desde que seu bebê esteja saudável, feliz, molhando as fraldas regular-

mente e ganhando peso de maneira adequada, ele está recebendo fórmula suficiente. Em outras palavras, se seu filho está comendo de acordo com seu próprio apetite (mesmo que esse apetite seja enorme), não há com o que se preocupar. Mas, se a mamadeira se tornar o equivalente líquido de um bufê à vontade — reabastecido mesmo quando o bebê está saciado —, ele pode facilmente comer demais.

Fórmula demais pode levar a um bebê muito gordinho (o que, segundo as pesquisas, pode levar a uma criança muito gordinha e a um adulto muito gordinho). Mas também pode levar a outros problemas. Se o bebê está ganhando peso muito rapidamente ou regurgitando demais (mais que o normal, veja a p. 280), ele pode estar ingerindo mais mililitros do que sua barriguinha consegue conter. O pediatra poderá dizer qual deve ser a taxa de ganho de peso e quanta fórmula (aproximadamente) ele deve receber em cada mamada (consulte a p. 417 para obter mais orientações sobre quanta fórmula oferecer). Se ele estiver mamando demais, tente oferecer mamadeiras menores e parar quando ele parecer satisfeito, sem forçá-lo a beber tudo. Se ele ficar agitado depois de mamar, pode precisar somente de um arroto, e não de uma segunda porção. Ou ofereça a ele conforto e entretenimento (os bebês choram por outros motivos que não a fome; consulte a p. 212 para decodificar o choro do bebê). Também tenha em mente que ele pode desejar somente a sucção (e não a fórmula que vem com ela). Se seu bebê for um sugador nato (ou estiver sugando — e bebendo — porque alivia o refluxo ácido), considere oferecer a ele uma chupeta ou seus próprios dedinhos depois que ele se saciar de fórmula.

Água suplementar
"Estou me perguntando se devo dar uma mamadeira de água a meu filho."

Quando se trata de alimentação, os recém-nascidos — e seus pais — têm apenas duas opções: leite materno ou fórmula. Nos primeiros seis meses, um ou outro (ou uma combinação dos dois) fornecerá ao bebê todos os nutrientes e líquidos de que ele precisa, sem necessidade de água. Aliás, adicionar água à dieta totalmente líquida do bebê não somente é desnecessário como, em excesso, pode ser perigoso, diluindo o sangue e causando sérios desequilíbrios químicos (assim como adicionar água demais ao preparar fórmula em pó). Se o bebê mama no peito, a água também pode satisfazer seu apetite e sua necessidade de sugar, possivelmente sabotando a amamentação e o ganho de peso.

Quando seu docinho começar a ingerir sólidos, será bom oferecer golinhos de água em um copo (bebês não conseguem tomar água demais de um copo, somente na mamadeira). Essa será uma boa prática para o dia em que todas as bebidas virão de um copo, e não dos seios da mãe ou de uma mamadeira. Se o tempo estiver muito quente, alguns pediatras aceitam que goles de água sejam oferecidos a um bebê alimentado com fórmula mesmo antes de os sólidos serem iniciados, mas converse com ele primeiro.

Suplementos vitamínicos
"Ouvimos muitas opiniões diferentes sobre suplementos vitamínicos. Devemos dar suplementos a nosso bebê, e de que tipo?"

Quando se trata de decidir se você deve ou não dar ao bebê um suplemento vitamínico (e de qual tipo), é a opinião do pediatra que importa. Isso porque o médico do bebê levará em consideração não apenas as pesquisas em constante evolução sobre suplementos vitamínicos, mas também as necessidades exclusivas de seu filho.

PARA OS PAIS: DANDO CONTA DE TUDO

Pegue a responsabilidade de cuidar de um recém-nascido pela primeira vez. Adicione dias e noites que parecem se fundir em uma alimentação sem fim, visitas em excesso, uma generosa porção de distúrbios hormonais pós-parto para a mãe (e alguns para o pai) e, possivelmente, uma boa quantidade de desordem doméstica acumulada durante a estada no hospital ou nos últimos dias de gravidez, quando a mãe mal podia se mover, que dirá limpar. Acrescente a inevitável montanha de presentes, caixas, papel de embrulho e cartões para responder e agradecer. É natural sentir que, à medida que começa sua nova vida com o bebê, sua antiga vida — ordenada e limpa — desmorona a seu redor.

Por mais difícil que seja acreditar nisso agora, sua incapacidade de dar conta do novo bebê e da casa durante as primeiras semanas ou meses de forma alguma é um prognóstico do tipo de êxito que vocês terão no malabarismo chamado paternidade e maternidade. As coisas tendem a melhorar à medida que vocês dormem mais, tornam-se mais hábeis nos cuidados com o bebê e aprendem a ser um pouco mais flexíveis. Também ajudará se vocês:

Obtiverem ajuda. Se ainda não providenciaram ajuda — remunerada ou não — e tomaram medidas para simplificar as tarefas domésticas e culinárias, agora é a hora. Façam também uma divisão justa do trabalho (para cuidar tanto do bebê quanto da casa) entre vocês dois, se forem dois.

Redefinirem suas prioridades. É mais importante passar o aspirador enquanto o bebê dorme ou colocar os pés para cima e relaxar? É realmente essencial limpar a geladeira ou passear com o bebê seria um uso melhor do tempo? Tenham em mente que fazer demais cedo demais pode roubar a energia necessária para fazer qualquer coisa bem e que, embora sua casa um dia vá estar limpa novamente, seu bebê nunca mais terá 2 dias, 2 semanas ou 2 meses novamente. Em outras palavras, parem de limpar e vão dar uma namoradinha no bebê.

Organizarem-se. Tem 1 milhão de coisas a fazer flutuando em suas mentes privadas de sono? Anotem. A primeira coisa que deve ser feita todas as manhãs (ou antes de caírem mortos todas as noites) é uma lista do que precisa ser feito. Dividam as prioridades em três categorias: tarefas que devem ser resolvidas o mais rapidamente possível, aquelas que podem esperar até mais tarde e as que podem ser adiadas para amanhã, a próxima semana ou indefinidamente. Atribuam durações aproximadas para cada uma delas, levando em consideração seus relógios biológicos pessoais (um de vocês é inútil logo pela manhã ao passo que o outro faz seu melhor trabalho ao raiar do dia?) e o relógio biológico do bebê (tanto quanto for possível determiná-lo nesse momento).

Embora organizar o dia com listas nem sempre signifique que tudo será feito dentro do cronograma (na verdade, isso raramente acontece com novos pais), dará a vocês uma sensação de controle sobre o que pode parecer uma situação totalmente descontrolada. Vocês podem até descobrir, depois de fazerem suas listas, que na verdade têm menos a fazer do que achavam. Não se esqueçam de riscar ou excluir as tarefas concluídas para obterem uma satisfatória sensação de realização. E não se preocupem com o que ainda não foi feito: simplesmente coloquem esses itens na lista do dia seguinte.

Outro bom truque organizacional no ramo de novos pais: mantenham uma lista dos presentes para o bebê e de quem os deu, à medida que são recebidos. Vocês acham que lembrarão que a prima Jessica enviou um lindo macaquinho azul e amarelo, mas, depois que o décimo sétimo macaquinho chegar, as memórias podem ficar confusas. E marquem cada presente da lista à medida que a nota de agradecimento for enviada, para não enviarem duas notas para a tia Karen e o tio Marvin e nenhuma para seu chefe.

Simplificarem. Usem todos os atalhos que encontrarem. Façam amizade com entradas saudáveis e vegetais congelados, o bufê de saladas local, o entregador de pizza, o supermercado on-line e a farmácia que entrega fraldas.

Adiantarem o que for possível antes de dormir. Depois de colocarem o bebê na cama e antes de desmaiarem, reúnam forças para cuidar de algumas tarefas a fim de terem uma vantagem na manhã seguinte. Reabasteçam a sacola de fraldas.

Coloquem o pó de café na cafeteira. Separem as roupas para lavar. Preparem o que vocês e o bebê vestirão no dia seguinte. Em dez minutos ou mais, vocês farão o que levariam ao menos três vezes mais tempo com o bebê acordado. E poderão dormir melhor (quando o filhote permitir) sabendo que terão menos coisas para fazer pela manhã.

Saírem. Planejem um passeio diário com seu filho, mesmo que seja apenas uma voltinha no shopping. A mudança de ritmo e de espaço permitirá que vocês retornem à Casa Caos um pouco mais energizados.

Esperarem o inesperado. Os planos mais bem elaborados dos pais muitas vezes (na verdade, muito frequentemente) dão errado. O bebê está prontinho para o passeio, a bolsa de fraldas está arrumada, vocês já vestiram o casaco e, de repente, os ruídos distintos de um cocô explosivo são ouvidos. Saem o casaco, o porta-bebês térmico, a fralda — dez minutos perdidos de uma agenda já apertada. Para acomodar o inesperado, tentem programar um tempo extra para tudo que fizerem.

Rirem da situação. Se vocês conseguirem rir, é menos provável que chorem. Portanto, mantenham o senso de humor, mesmo diante da desordem total. Isso os ajudará a manter a sanidade.

Habituarem-se. Na maioria das vezes, viver com um bebê significa viver com certa quantidade de caos.

E, à medida que o bebê cresce, o desafio de manter o caos sob controle também aumenta. Assim que vocês guardarem os blocos de montar na lata, o bebê os despejará novamente. Tão rapidamente quanto conseguirem limpar o purê de ervilhas da parede atrás da cadeira alta, ele a redecorará com papinha de pêssego. Vocês colocarão travas de segurança nos armários da cozinha e a máquina de demolição que chamam de filho descobrirá como abri-las, cobrindo o chão de panelas e frigideiras.

E lembrem que, quando seu último filho finalmente entrar na faculdade, a casa ficará em ordem novamente — e tão vazia e silenciosa que vocês estarão prontos para dar boas-vindas ao pandemônio (e até à roupa suja) que eles trarão para casa nas férias.

Se seu filho for amamentado exclusiva ou parcialmente, ele receberá a maioria das vitaminas e minerais de que necessita do leite materno (presumindo-se que você esteja seguindo uma boa dieta e tomando diariamente vitaminas pré-natais ou para lactantes). Mas ele definitivamente terá um déficit de vitamina D, e é por isso que os pediatras recomendam que bebês que mamam no peito recebam um suplemento diário de 400 UI de vitamina D (provavelmente combinado a vitaminas A e C) desde os primeiros dias de vida. E, embora ele vá conseguir ferro suficiente do leite materno nos primeiros quatro meses, os níveis podem cair depois disso, e é por isso que o pediatra provavelmente acrescentará ferro ao complexo vitamínico (1 mg de ferro por quilo do bebê ao dia, provavelmente adicionado a vitaminas A, C e D), a menos até que sólidos ricos em ferro (como cereais fortificados, carne e vegetais verdes) sejam introduzidos. Como precaução adicional, o pediatra pode sugerir que o bebê tome um suplemento de ferro durante todo o primeiro ano. O benefício de combinar ferro e vitamina C (em forma de suplementos ou alimentos) é que a vitamina C ajuda na absorção do ferro.

Se seu filhote é alimentado exclusivamente com mamadeira, é provável que esteja recebendo a maioria dos nutrientes necessários da fórmula, embora possa apresentar déficit de vitamina D até estar ingerindo o necessário para atingir sua cota diária (ele teria que ingerir um mínimo de 950 ml, algo que provavelmente não consegue fazer ainda). Para preencher a lacuna, o pediatra pode recomendar um suplemento de vitaminas A, C e D (provavelmente em gotas), ao menos no curto prazo. Mais tarde, quando o bebê começar a ingerir sólidos e beber menos fórmula, o médico poderá sugerir a adição de ferro, provavelmente também associado a vitaminas A, C e D.

ROUPAS BRANCAS, ROUPAS COLORIDAS E ROUPAS DO BEBÊ?

Está cansada de separar a roupa do bebê (especialmente porque as quantidades, assim como as roupas, são muito pequenas para encher a máquina)? Eis um fato que a deixará feliz: a maioria dos bebês não precisa que suas roupas sejam lavadas separadamente das roupas do restante da família com um sabão especial. Mesmo os produtos de alta potência que realmente limpam as roupas, eliminando a maioria das manchas e odores (do tipo que os bebês são muito bons em gerar), não são irritantes para a maioria dos bebês, desde que as roupas sejam bem enxaguadas. (O enxágue é mais completo e os poderes de combate a manchas são mais eficazes com sabão líquido.)

Para testar a sensibilidade do bebê a seu sabão favorito, coloque na máquina um item que será usado perto da pele (como uma camiseta) na próxima vez que lavar a roupa da família, tendo o cuidado de não exagerar no sabão ou no amaciante. Se a pele macia do bebê não mostrar irritação nem erupções, vá em frente e lave as roupas dele juntamente com as suas. Se surgir uma erupção cutânea, experimente outro sabão, de preferência sem corantes ou fragrâncias, antes de decidir que deve adotar um sabão especial para roupas de bebê.

Adora o cheiro do sabão infantil? Vá em frente e deixe a roupa da família inteira com cheiro de bebê.

Pergunte ao pediatra de que suplementos seu bebê precisa (se algum) e quando. Felizmente, a maioria das vitaminas em gotas é saborosa, e muitos bebês (não todos) as tomam sem problemas. Pode ser mais fácil dar as gotinhas pouco antes da mamada, quando ele estará apto a engoli-las (por causa da fome), ou ele pode ser mais receptivo depois de mamar. As gotas podem ser substituídas por um suplemento em pó sem gosto se o bebê usar mamadeira (você as mistura diretamente na fórmula ou no leite materno, mas certifique-se de que ele beba a mamadeira inteira para obter a dose completa). O pó também pode ser misturado aos sólidos quando ele começar a ingeri-los (mas, novamente, apenas se você tiver certeza de que o bebê comerá toda a tigela).

Se seu bebê tiver problemas de saúde, for prematuro ou você estiver amamentando e achar que podem estar faltando vitaminas e minerais importantes em sua dieta (digamos, se você for vegana e não estiver ingerindo suficiente vitamina B12, zinco ou cálcio), o médico pode recomendar suplementos adicionais para o bebê. Bebês prematuros que mamam no peito provavelmente receberão um suplemento de ferro de 2 mg/kg diários, começando com 1 mês de idade e continuando até que sua ingestão de alimentos ricos em ferro preencha os requerimentos desse mineral essencial.

E quanto ao flúor? Bebês com menos de 6 meses não precisam de suplementação de flúor, e bebês mais velhos só precisam se não houver flúor suficiente na água ou eles não beberem água da torneira (água mineral não contém flúor). Peça recomendações específicas ao pediatra. Tenha em mente que, com o flúor, assim como com a maioria das coisas boas, muito pode ser ruim. A ingestão excessiva enquanto os dentes estão se desenvolvendo nas gengivas, como pode ocorrer quando um bebê bebe água fluoretada (simples ou misturada com fórmula) e toma um suplemento, pode causar fluorose ou manchas ("marcas de giz" nos dentes). A ingestão excessiva também pode ocorrer se forem usadas quantidades excessivas de creme dental fluoretado. Consulte a p. 499 para obter mais informações.

Regurgitação

"Minha bebê regurgita tanto que estou com medo de que ela não esteja comendo o suficiente."

Embora pareça que sua filha está literalmente devolvendo o almoço (e o café da manhã, o jantar e os lanches), ela provavelmente não está. O que parece ser muita regurgitação provavelmente não passa de uma ou duas colheres de sopa de leite misturado com saliva e muco — certamente não o suficiente para interferir na nutrição da bebê. Se ela está crescendo bem, fazendo xixi e cocô e ganhando peso, não há necessidade de chorar sobre o leite regurgitado ou se preocupar com ele.

Os médicos gostam de dizer que a regurgitação é um problema de lavanderia, não de saúde. Ela é fedorenta e faz bagunça, mas é normal e muito comum. A maioria dos bebês regurgita ao menos ocasionalmente, e muitos, em toda mamada. A razão para esse caos malcheiroso? Os recém-nascidos têm um esfíncter imaturo entre o esôfago e o estômago, o que permite que os alimentos retornem — ainda mais facilmente porque bebês passam a maior parte do tempo deitados de costas ou reclinados. Eles também têm excesso de muco e saliva que precisam ser eliminados, e para cima e para fora é o caminho mais eficaz para essa gosma. Muitas vezes, os bebês regurgitam porque comeram demais (especialmente se são alimentados com mamadeira e a mamãe ou o papai forçam mais mililitros do que a barriguinha consegue suportar), porque estão ingerindo muitas bolhas de ar com o leite (particularmente se estavam chorando antes de mamar) ou, ocasionalmente, porque arrotam com muita frequência. Mais tarde, no início da dentição, eles se engasgam e vomitam graças a toda a saliva que estão produzindo.

DICA RÁPIDA

Mantenha à mão uma pequena garrafa plástica de água misturada a um pouco de bicarbonato de sódio para limpar tecidos sujos de vômito. Esfregar um pano umedecido com a mistura nas manchas evitará que elas endureçam e eliminará a maior parte do odor. Ou use um removedor de manchas. Ou lenços de papel. E definitivamente adquira o hábito de fazer uma pré-lavagem nas manchas antes de colocar as roupas na máquina.

A maioria dos bebês para de regurgitar quando começa a se sentar, geralmente por volta dos 6 meses. A introdução de sólidos (também por volta dos 6 meses) também ajuda — afinal, é mais fácil regurgitar uma dieta totalmente líquida. Até lá, não há maneira segura de solucionar o problema (embora um babador para a bebê e uma fraldinha para proteger você quando ela arrotar evitem um pouco da bagunça), mas você pode reduzir a frequência:

- Diminua as bolhas ao minimizar a ingestão de ar durante as refeições (não a alimente quando ela estiver chorando e tente acalmá-la antes das mamadas).

- Use a gravidade a seu favor alimentando-a com a parte superior do corpo elevada e ereta ou amamentando na posição deitada.

- Incline as mamadeiras para que o líquido (e não o ar) encha o bico ou use mamadeiras que não permitam entrada de ar no bico.

- Evite sacudi-la enquanto ela está comendo ou logo depois. Você terá menos probabilidade de que ela vomite em você se a mantiver relativamente quieta.

- Faça pausas para arrotar com bastante frequência — ao menos uma vez, na metade da mamada, e com mais frequência se ela comer devagar ou parecer muito inquieta. Mas tenha em mente que alguns bebês regurgitam mais quando arrotam com mais frequência, e menos arrotos podem levar a menos regurgitação.

- Mantenha-a na posição vertical o máximo possível após as refeições, mas não eleve o colchão do berço. Isso não é seguro e não diminui a regurgitação.

Quase todos os bebês são "vomitadores felizes" — em outras palavras, regurgitar não os incomoda nem um pouco (embora o mesmo provavelmente não possa ser dito de seus pais) e não afeta ganho de peso ou crescimento. Alguns bebês sentem desconforto (têm gases ou ficam agitados) ou apresentam refluxo silencioso (dor e agitação sem regurgitar). Nesses casos, o médico pode diagnosticar doença do refluxo gastroesofágico (p. 771).

Se a regurgitação da bebê for acompanhada de engasgos e tosse prolongados, estiver associada a pouco ganho de peso, parecer grave, for marrom ou verde ou expelida com força (vômito em projétil), ligue para o médico. Esses sintomas podem indicar um problema médico, como obstrução intestinal ou estenose pilórica (p. 771).

Sangue na regurgitação

"Quando minha filha de 2 semanas regurgitou hoje depois que eu a amamentei, havia algumas estrias avermelhadas que pareciam sangue com leite coalhado. Agora estou realmente preocupada."

Qualquer sangue que pareça estar vindo de sua recém-nascida, principalmente encontrado na saliva, deve preocupá-la. Mas, antes de entrar em pânico, tente determinar de quem é o sangue. Se seus mamilos estiverem rachados, mesmo que só um pouco, provavelmente se trata do seu sangue, que a bebê está sugando (e depois regurgitando) junto com o leite toda vez que mama.

Se seus mamilos não forem a causa óbvia (podem ser, mesmo que você não consiga ver as pequenas rachaduras) ou você não estiver amamentando, ligue para o pediatra para descobrir a origem do sangue.

Alergia ao leite

"Meu bebê está chorando muito. Ele pode ser alérgico ao leite em sua fórmula?"

Por mais ansiosa que você esteja para descobrir uma causa (e uma cura fácil) para o choro do bebê, não é provável que o leite seja o culpado. A alergia ao leite é a alergia alimentar mais comum em bebês, mas é muito menos comum do que a maioria das pessoas imagina (apenas cerca de 2 a 3 em cada 100 bebês desenvolvem alergia verdadeira ao leite, a chamada APLV ou alergia à proteína do leite de vaca). E bebês alérgicos ao leite têm outros sintomas acompanhando o choro.

Um bebê que está tendo uma resposta alérgica grave ao leite geralmente vomita com frequência e tem fezes moles e aquosas, possivelmente tingidas de sangue. Reações menos graves podem incluir vômitos ocasionais e fezes moles e mucosas. Alguns bebês alérgicos ao leite também podem ter eczema, urticária, chiado no peito e/ou secreção nasal ou congestão quando expostos à proteína do leite.

Infelizmente, não há como testar para APLV, exceto por tentativa e erro, mas não tente nada (incluindo mudança de fórmula) sem falar com o médico. Se não houver histórico de alergia em sua família e o bebê não apresentar outros sintomas além de chorar, o pediatra provavelmente sugerirá que você trate as crises de choro como cólica comum (p. 297).

Se houver histórico familiar de alergia ou seu bebê apresentar sintomas para além do choro, o médico pode recomendar uma mudança experimental, passando da fórmula de leite de vaca para a fórmula hidrolisada (na qual a proteína é parcialmente quebrada ou pré-digerida) ou a fórmula elementar. Se os sintomas desaparecerem, é provável que seu bebê seja alérgico (embora às vezes possa ser apenas coincidência) e você será instruída a usar fórmula hidrolisada por enquanto. Felizmente, a alergia ao leite acaba sendo superada e, em algum momento, o pediatra recomendará a reintrodução da fórmula de leite de vaca ou, após um ano, o leite integral. Se os sintomas não retornarem, o bebê não era realmente alérgico ou superou a alergia (momento em que você pode introduzir produtos lácteos sem se preocupar).

A mudança para a fórmula de leite de soja geralmente não é recomendada quando há suspeita de alergia verdadeira ao leite, pois um bebê alérgico ao leite geralmente também é alérgico à soja.

Muito raramente o problema é uma deficiência enzimática na qual a criança é incapaz de produzir lactase, a enzima necessária para digerir a lactose do açúcar do leite. Os sintomas de intolerância congênita à lactose incluem gases, diarreia, estômago inchado e ausência de ganho de peso. Uma fórmula contendo pouca ou nenhuma lactose geralmente resolve o problema.

Se o problema não for causado por alergia ou intolerância ao leite, provavelmente é melhor ficar com — ou voltar para — uma fórmula de leite de vaca, já que ela é o melhor substituto para o leite materno (embora o médico possa sugerir uma fórmula para estômagos sensíveis).

Sensibilidade em bebês amamentados

"Estou amamentando com exclusividade e, quando troquei a fralda do bebê hoje, notei algumas estrias de sangue em suas fezes. Isso significa que ele é alérgico a meu leite?"

Os bebês praticamente nunca são alérgicos ao leite da mãe, mas, em raros casos, podem ser alérgicos a algo na dieta da mãe que passou para o leite — geralmente proteínas do leite de vaca. E parece que esse pode ser o caso de seu bebê muito sensível.

Os sintomas de tal alergia, conhecida como colite alérgica, podem incluir sangue nas fezes, agitação extrema, ausência de (ou mínimo) ganho de peso e vômitos e/ou diarreia. O bebê pode ter um ou todos esses sintomas. Os pesquisadores suspeitam que alguns bebês podem se tornar sensíveis a certos alimentos que a mãe consumiu enquanto eles ainda estavam no útero, causando alergia após o nascimento.

Embora o leite de vaca e outros produtos lácteos sejam suspeitos comuns nessas reações, não são os únicos. Outros incluem soja, oleaginosas, trigo e amendoim. Uma verificação rápida com o pediatra provavelmente a levará ao seguinte curso de ação: para determinar o que em sua dieta está causando alergia no bebê, tente eliminar um alimento potencialmente problemático por duas a três semanas. Os sintomas do bebê podem diminuir já na primeira semana, mas, para ter certeza, espere entre duas ou três semanas para confirmar que você encontrou o culpado.

Ocasionalmente, nenhuma correlação entre alimentos e sintomas alérgicos é encontrada. Nesse caso, o bebê pode ter tido um vírus gastrointestinal que causou as estrias de sangue nas fezes. Ou pode haver pequenas rachaduras ou fissuras em seu ânus causando o sangramento. Outra possibilidade: o bebê pode ter engolido seu sangue se seus mamilos estiverem rachados, e esse sangue pode ser regurgitado ou eliminado pelas fezes (às vezes, o sangue pode dar um tom escuro, quase preto, ao cocô). O acompanhamento do pediatra deve resolver o mistério.

Evacuações

"Eu esperava uma, talvez duas evacuações ao dia de minha bebê amamentada. Mas parece que ela evacua todas as vezes que troco a fralda, às vezes até dez ao dia. E as fezes são muito moles. Ela pode estar com diarreia?"

A maioria dos bebês amamentados parece empenhada em bater o recorde mundial de fraldas sujas. Mas um padrão prolífico de evacuação não é mau sinal em um recém-nascido amamentado — aliás, é um sinal muito bom. Como a quantidade que sai está relacionada à quantidade que entra, muitas evacuações por dia nas primeiras seis semanas significam que sua bebê está recebendo bastante nutrição do leite materno.

Nos primeiros dias, bebês que mamam no peito evacuam em média (e "média" é a palavra-chave aqui) uma vez por dia de vida. Em outras palavras, em seu primeiro dia de vida, ele fará cocô uma vez e, no segundo, duas vezes. Felizmente, esse padrão não continua após o quinto dia. Do quinto dia em diante, o recém-nascido amamentado fará cerca de cinco evacuações ao dia. O que conta como evacuação? Qualquer cocô maior que uma moeda pode ser adicionado à contagem (se você estiver contando). Alguns bebês — como a sua — fazem cocô com mais frequência (às vezes toda vez que mamam), outros com menos (embora evacuações consistentemente infrequentes nas primeiras semanas possam significar que o bebê não está comendo o suficiente). Com 6 semanas, o padrão de evacuação dos bebês amamentados começa a mudar, e você poderá notar que sua bebê pula um dia (ou dois... ou até três) entre as evacuações. Ou não. Alguns bebês continuam a fazer muito cocô, enchendo as fraldas várias vezes ao dia durante o primeiro ano. Não é necessário continuar contando após a sexta semana, desde que a bebê esteja feliz e ganhando peso. O número pode variar de um dia para o outro, e é perfeitamente normal.

É igualmente normal que bebês amamentados tenham fezes muito macias, às vezes até aquosas. Mas a diarreia — fezes frequentes que são líquidas, malcheirosas e podem conter muco, muitas vezes acompanhadas de febre e/ou perda de peso — é menos comum entre bebês que mamam somente no peito. Quando têm diarreia, eles evacuam menos que bebês alimentados com mamadeira e se recuperam mais rapidamente, provavelmente por causa das propriedades de combate à infecção do leite materno.

Evacuações explosivas

"As fezes de meu filho saem com tanta força e fazem um som tão explosivo que começo a pensar que há algo errado com meu leite."

Um recém-nascido que mama no peito raramente é discreto quando se trata de fazer cocô. Mas o som de metralhadora produzido quando seu filhote enche a fralda é completamente normal. Embora cause risos (nos pais) e às vezes algum constrangimento (em público), essas evacuações e a surpreendente variedade de sons produzida por elas são apenas resultado dos gases sendo expelidos com força de um sistema digestivo imaturo. As coisas devem se acalmar em um mês ou dois.

A MELHOR MANEIRA DE DORMIR

Com todos os benefícios significativos de saúde e segurança do movimento Safe to Sleep ["Dormir com segurança", anteriormente conhecido como Back to Sleep, "Dormir de costas"; no Brasil, a ONG Criança Segura lançou a campanha "Dormir seguro"], existem algumas pequenas desvantagens. Uma delas — o fato de que recém-nascidos dormem menos confortavelmente de costas — pode ser minimizada enrolando o bebê na manta ou cueiro, o que o manterá confortável e seguro nessa posição. Outra — o fato de bebês que dormem de costas estarem mais propensos a desenvolver áreas achatadas ou calvas por ficarem sempre na mesma posição — pode ser evitada com a alternância. Alterne a posição do bebê para dormir (cabeça em uma extremidade do berço uma noite e na outra extremidade na noite seguinte). Como os bebês tendem a olhar para um mesmo lugar em um cômodo (digamos, uma janela) quando estão deitados de costas, alternar as posições garantirá que um lado da cabeça não receba toda a pressão, e isso fará com que o achatamento ou calvície nesse lado seja menos provável. Se, apesar de seus esforços, a cabeça do bebê ficar achatada (plagiocefalia) ou desenvolver uma área calva, não se preocupe: é provável que esses problemas desapareçam por conta própria. Raramente, uma faixa especial ou capacete será prescrito para corrigir o problema.

Colocar o bebê de bruços para brincar quando está acordado (e sendo observado) minimizará o achatamento, permitindo que ele desenvolva seus músculos e pratique habilidades motoras amplas.

Soltando gases

"Minha bebê solta gases o dia todo — e muito alto. Ela pode estar com problemas digestivos?"

As exclamações digestivas que frequentemente explodem do bumbum minúsculo de um recém-nascido (também conhecidas como puns) são, como as evacuações explosivas, perfeitamente normais. Pense nisso como um novo encanamento, o que é essencialmente o caso. Assim que o sistema digestivo de sua recém-nascida se desenvolver completamente, os gases serão eliminados mais silenciosamente e com menos frequência, embora não com menos pungência.

Constipação (prisão de ventre)

"Estou me perguntando se meu bebê alimentado com fórmula está com prisão de ventre. Em média, ele evacua apenas a cada dois ou três dias."

Quando se trata de constipação, não é a frequência que conta, mas a consistência. Bebês alimentados com fórmula só são considerados constipados se suas fezes forem firmes, tiverem o formato de pelotas duras ou causarem dor ou sangramento (de uma fissura ou rachadura no ânus como resultado de empurrar o cocô mais duro). Se as evacuações do bebê são suaves e sem esforço (mesmo que ocorram apenas uma vez a cada três ou quatro dias), ele não está com prisão de ventre. Também não há necessidade de tirar conclusões precipitadas sobre a constipação se ele grunhir, gemer e fizer força ao evacuar. Essa é a prática padrão para os bebês, mesmo quando fazem cocô mole, provavelmente porque seus ânus não são fortes ou coordenados o suficiente para uma eliminação mais fácil. Além disso, bebês pequenos, que geralmente fazem cocô deitados, não recebem ajuda da gravidade.

Se seu bebê realmente parece estar constipado, verifique com o médico para obter confirmação e um plano de tratamento, se necessário. Não use nenhum remédio caseiro sem orientação médica.

Para bebês que mamam no peito, a constipação é rara, mas evacuações pouco frequentes nas primeiras semanas podem ser um sinal de que ele não está comendo o suficiente (p. 261).

DORMIR COM SEGURANÇA

Não há o que discutir: a maneira mais segura de um bebê dormir é de costas. Bebês colocados para dormir de bruços ou de lado correm maior risco de SMSI. Mas o sono seguro é uma questão não apenas de posição, mas de condições. Sempre coloque o bebê para dormir em um colchão firme, sem travesseiros, edredons, cobertores, protetores ou bichos de pelúcia. A localização também importa. O lugar mais seguro para o bebê dormir é em um moisés ou berço ao lado da sua cama. Não o deixe dormir na cadeirinha de descanso, *bouncer* ou cadeirinha de balanço. Eles não somente não atendem às diretrizes de segurança, como dormir em uma posição reclinada pode obstruir as vias aéreas do bebê, causar rigidez nos músculos do pescoço (torcicolo) e aumentar o risco de achatamento da cabeça. Também extremamente inseguros para dormir são pufes, colchões de água, cadeiras de balanço, cadeiras reclináveis, sofás e poltronas. Consulte a p. 377 para mais informações.

Posição de dormir

"Sei que minha bebê deveria dormir de costas, mas ela parece muito desconfortável. Ela não dormiria melhor de bruços ou de lado?"

Isso é inegociável: dormir de costas é obrigatório para a segurança da bebê. As pesquisas mostram que, em comparação com os que dormem de bruços, bebês que dormem de costas têm menos febre, menos problemas de congestão nasal e menos infecções de ouvido — e não são mais propensos que os que dormem de bruços a regurgitar (e se engasgar) durante a noite. Mas, de longe, a razão mais importante pela qual dormir de costas é crucial é que colocar os bebês para dormir nessa posição reduz drasticamente o risco de morte no berço (síndrome da morte súbita infantil ou SMSI).

Faça com que sua bebê, mesmo que seja prematura, durma de costas (sem nenhum posicionador ou cunha, ambos considerados inseguros) já de saída, para que ela se acostume e se sinta confortável nessa posição desde o início. No começo, alguns bebês ficam mais agitados quando estão de costas. Isso pode acontecer porque eles se sentem menos confortáveis e seguros, já que não podem se aconchegar ao colchão. Eles também podem se sobressaltar mais dormindo de costas, levando a despertares mais frequentes (consulte a p. 213 para saber mais sobre o sobressalto). Enrolar sua filhota para dormir (ou usar um saco de dormir) ajudará a aliviar os sobressaltos e a deixá-la mais confortável — e contente — de costas.

A incidência de SMSI é mais alta nos primeiros seis meses, embora a recomendação de dormir de costas se aplique a todo o primeiro ano (independentemente de quem a coloca para dormir, portanto, certifique-se de que quem cuida da bebê siga essa recomendação).

Porém, quando a bebê começar a rolar, ela pode decidir que prefere dormir de bruços. Ainda assim, continue colocando-a de costas e deixe-a decidir sobre a virada.

E não se esqueça da contrapartida de dormir de costas: ficar de bruços para brincar. Consulte a p. 331 para obter mais informações.

O SILÊNCIO É DE OURO QUANDO O BEBÊ ESTÁ DORMINDO?

O silêncio deve governar quando o bebê estiver dormindo? Você deve andar na ponta dos pés pela casa quando ele estiver cochilando? Colocar seu telefone para vibrar quando ele estiver tirando uma soneca? Pedir às visitas para baterem na porta em vez de usarem a campainha? Agir como uma bibliotecária, calando o cachorro e qualquer um que tente falar acima de um sussurro?

Talvez não. Essas técnicas típicas para manter um bebê dormindo podem funcionar no curto prazo, mas sairão pela culatra no longo prazo, quando você descobrir que seu filho não consegue dormir no mundo real, um mundo no qual telefones e campainhas tocam e cachorros latem. Além disso, pode não ser necessário — ou mesmo produtivo — fazer isso.

A quantidade e o tipo de ruído com que um recém-nascido pode dormir dependem em parte dos sons aos quais ele se acostumou antes de nascer (digamos, o cachorro latindo) e em parte de seu temperamento individual. Alguns bebês são muito sensíveis a estímulos, ao passo que outros não conseguem dormir sem um ruído de fundo (afinal, o útero ao qual seu filhote está acostumado era um lugar muito barulhento). Portanto, siga as dicas dadas pelo bebê para descobrir até onde você deve protegê-lo do barulho durante as sonecas diurnas e à noite. Se o bebê for especialmente sensível ao barulho durante o sono, provavelmente é aconselhável silenciar o telefone, mudar a campainha para um toque menos estridente e diminuir o volume pela casa. Mas evite essas táticas se ele continuar a dormir em meio a tudo isso.

Sem padrão de sono

"Minha bebê acorda várias vezes à noite para mamar e eu estou exausta. Ela não deveria estar entrando em um padrão regular de sono a essa altura?"

Por mais que você e seu corpo dolorido (e olheiras fundas) adorem uma noite inteira de sono, você terá que esperar mais um pouco antes de poder dormir. Não se espera que bebês durmam a noite toda no primeiro mês, por algumas razões. Uma, com tanto para crescer — e um tanque tão pequeno para abastecer —, a maioria ainda precisa de ao menos uma (e geralmente mais de uma) refeição para passar a noite. Isso vale especialmente para os recém-nascidos que mamam no peito, que precisam de mamadas frequentes mesmo à noite, tornando impossível o sonho de dormir oito horas seguidas durante os primeiros três meses. O peso também desempenha um papel: um bebê pequeno precisa se alimentar com mais frequência que um grande, e continuará precisando de mamadas durante a noite até alcançar o peso ideal. Tentar iniciar um cronograma de sono cedo demais pode não somente interferir na produção de leite da mãe, como também afetar o crescimento do bebê. Outra razão para atender às ligações da meia-noite (e das três da manhã) da bebê, esteja ela mamando no peito ou tomando mamadeira, seja pequena ou grande: ela está começando a aprender sobre o mundo, que é um lugar novo e um pouco assustador. A lição mais importante que precisa aprender agora não é como dormir em um horário programado, mas que, quando chorar, você estará lá para consolá-la — mesmo que seja no meio da noite, quando você está compreensivelmente exausta, e mesmo que aquela seja a quarta vez que ela chora em um período de seis horas.

Embora possa ser difícil de acreditar agora, um dia sua filha dormirá a noite toda — e você também.

UM SONO MELHOR PARA O BEBÊ

Qualquer sono parece bom para você (de preferência à noite)? Você pode otimizar o potencial de sono do bebê (e, portanto, o seu) com algumas estratégias calmantes, muitas das quais recriam confortos do lar uterino:

Mantenha o ambiente aconchegante. Os amplos espaços abertos do berço podem ser um cenário inquietante, fazendo com que o recém-nascido se sinta isolado, vulnerável e distante do útero aconchegante da mamãe. Portanto, considere colocá-lo para dormir em um espaço mais confortável e que se aproxime melhor do lar uterino que acabou de deixar para trás: um bercinho de balanço, moisés ou cercadinho com moisés no topo. Para aumentar o aconchego, enrole o bebê ou use um saco de dormir.

Controle a temperatura. Após nove meses de controle climático perfeito, um ambiente muito quente ou muito frio pode atrapalhar o sono do bebê (e o superaquecimento pode ser um fator de risco para SMSI). Portanto, mantenha a temperatura do bebê e do ambiente na medida certa (toque na nuca do bebê para verificar se ele está confortável).

Nana nenê. No útero, o bebê ficava mais ativo quando você estava descansando. Quando você estava em pé e em movimento, ele desacelerava, embalado pelo movimento. Fora do útero, o movimento ainda tem efeito calmante. Embalar, ninar e dar tapinhas ajudará seu bebê a dormir. Uma almofada vibratória que possa ser colocada sob o colchão pode continuar o movimento de balanço quando você o colocar no berço.

Faça barulho. O útero é um lugar mais barulhento do que você imagina. Durante meses, seu bebê dormiu ao som de seus batimentos cardíacos, dos gorgolejos de sua barriga e do som de sua voz, o que pode tornar complicado dormir sem nenhum ruído de fundo. Experimente o zumbido de um ventilador ou de uma máquina de ruído branco, os acordes suaves das músicas para bebês em um celular ou aplicativo musical ou uma daquelas chupetas que imitam sons do útero ou batimentos cardíacos.

Não se incomode tanto com os choramingos. Pesquisas sugerem que a proximidade dos pais durante o sono do bebê pode reduzir o risco de SMSI, e é por isso que os especialistas recomendam que ele durma em seu quarto nos primeiros seis a doze meses. A única desvantagem desse arranjo: é mais provável que você pegue o bebê no colo ao menor movimento. Para dormir melhor perto dele, ignore os choramingos iniciais e só o pegue quando estiver claro que ele está acordado e pronto para ser alimentado ou receber atenção.

Crie uma rotina para dormir. Como, na maior parte das vezes, o recém-nascido adormece enquanto mama, isso pode parecer desnecessário. Mas nunca é cedo demais para formar uma rotina para a hora de dormir e, já que estamos nisso, para a hora da soneca. Mais tarde, essa rotina pode se tornar mais complicada (e incluir um banho noturno, o que ainda não é necessário), mas, por enquanto, pode se resumir a uma série de etapas previsíveis projetadas para relaxar seu filhote: diminua as luzes, fale em voz baixa, toque música suave, nine-o em silêncio, faça uma massagem, leia uma história. O peito ou a mamadeira podem ser o último item da agenda para bebês que ainda adormecem dessa maneira, mas vir mais cedo para aqueles que já aprenderam a cochilar sozinhos.

Não elimine as sonecas. Alguns pais tentam resolver o problema do sono noturno mantendo seus bebês acordados durante o dia, mesmo que eles queiram dormir. O problema com essa estratégia é que bebês muito cansados têm um sono mais irregular que bebês descansados. Não há problema em limitar a duração das sonecas diurnas se seu filhote ainda misturar dias e noites, mas não elimine as tão necessárias sonecas.

Veja a luz do dia. Bebês expostos à luz solar da parte da tarde tendem a ter uma noite de sono melhor, então tente dar um passeio após o almoço.

Saiba quando abandonar as muletas psicológicas. Por enquanto, à medida que seu recém-nascido se ajusta a dormir do lado de fora (em vez de aconchegado em seu útero), um pouco de conforto extra — na forma de movimentos suaves, ruído branco ou música — ajuda bastante a incentivar um sono melhor. Mas esteja pronta para remover esse sistema de apoio antes do primeiro ano (geralmente por volta dos 6 meses).

Sono inquieto

"Nosso bebê parece muito inquieto e barulhento quando dorme. Existe uma maneira de fazê-lo dormir mais profundamente?"

Dormir "como um bebê" parece bastante tranquilo, mas a verdade é que o sono do bebê raramente é. Embora os recém-nascidos durmam muito (em média dezesseis horas por dia), eles também acordam muito no processo. Isso porque grande parte de seu sono é REM, uma fase de sono leve e ativa com sonhos, muitos movimentos inquietos e, às vezes, sobressaltos — e, no caso dos bebês, muito barulho. Quando você ouve o bebê se mexer ou choramingar à noite, provavelmente é porque ele está terminando um período de sono REM. À medida que ele cresce, seus padrões de sono amadurecem. Ele terá menos sono REM e períodos mais longos de "sono tranquilo", muito mais profundo, do qual será mais difícil acordá-lo. Ele continuará a se mexer e choramingar periodicamente, mas com menos frequência.

Até lá, se o dorminhoco barulhento estiver dormindo em seu quarto (como recomendado pela AAP para prevenção de SMSI), lembre-se de que pegá-lo no colo a cada meia hora, murmurando, interromperá o sono dele (e o seu). Em vez disso, espere até ter certeza de que ele está acordado e pronto para se alimentar ou ser reconfortado — o choro constante a informará de que o momento chegou.

Misturando o dia e a noite

"Minha filha de 3 semanas dorme a maior parte do dia e quer ficar acordada a noite toda. Como posso fazê-la

inverter sua agenda para que todos possamos descansar um pouco?"

Tem um bebê vampiro em casa, festejando a noite toda e dormindo o dia inteiro? Isso não é surpresa, já que, há apenas três semanas, sua bebê vivia no escuro 24 horas por dia. Foi também em seu útero que ela se acostumou a cochilar o dia todo (já que era quando você estava ativa, embalando-a com seus movimentos) e sacudir as perninhas à noite, quando você estava deitada, tentando descansar. Felizmente, esses hábitos são apenas temporários e, quando ela se ajustar à vida do lado de fora, deixará de misturar dias e noites — provavelmente sozinha e nas próximas semanas, se não antes.

Se quiser ajudá-la a perceber que a noite é a hora preferida para dormir (e não para fazer festa), um pouco de persuasão pode resolver. Comece limitando os cochilos diurnos a não mais que três ou quatro horas cada. Embora acordar um bebê adormecido possa ser complicado, geralmente é possível. Tente trocar a fralda, segurá-la na posição vertical, fazê-la arrotar, esfregar sob o queixo ou massagear os pés. Quando ela estiver mais alerta, recorra a um pouco de interação para estimulá-la: converse com ela, cante músicas animadas ou balance um brinquedo em seu campo de visão, que é de 20 a 30 centímetros. (Para outras dicas sobre como manter a bebê acordada, veja a p. 206.) No entanto, não tente impedi-la de cochilar durante o dia com a esperança de que durma à noite. Um bebê exausto e superestimulado provavelmente não dormirá bem.

Fazer uma distinção clara entre o dia e a noite também pode ajudar. Onde quer que ela cochile, evite escurecer o cômodo ou diminuir o nível de ruído. Quando ela acordar, inicie atividades estimulantes. À noite, faça o contrário. Quando a colocar na cama, deixe o quarto escuro (use blecautes nas janelas) e em relativo silêncio e inatividade. Por mais tentador que seja, não brinque com ela ou socialize quando ela acordar durante a noite, não acenda as luzes ou ligue a TV quando a alimentar, evite trocas desnecessárias de fraldas e limite as comunicações a sussurros ou cantigas de ninar suaves.

A respiração do bebê

"Toda vez que vejo minha recém-nascida dormir, sua respiração parece irregular, seu peito se move de maneira engraçada e, francamente, isso me assusta. Há algo de errado com a respiração dela?"

Esse tipo de respiração durante o sono é normal, assim como é normal você se preocupar com isso (é o que os novos pais fazem).

A taxa normal de um recém-nascido é de cerca de quarenta respirações por minuto durante as horas de vigília, mas, quando sua bonequinha dorme, ela pode diminuir para apenas vinte respirações por minuto. O padrão durante o sono também é irregular, e é normal (por mais que a deixe estressada). A bebê pode respirar rapidamente, com inspirações rápidas e superficiais que duram entre quinze e vinte segundos e são seguidas de uma pausa (ou seja, ela para de respirar, e é aí que as coisas ficam realmente assustadoras). Após essa breve pausa, geralmente de menos de dez segundos (embora pareça uma eternidade para você), ela respira novamente (e você também pode voltar a respirar). Esse padrão, chamado de respiração periódica, é normal durante o sono dos bebês e se deve à imaturidade de seu centro de controle respiratório (imaturo, mas apropriado para seu nível de desenvolvimento).

Você também pode notar o peito da bebê se movendo para cima e para baixo enquanto ela dorme. Os bebês normalmente usam seus diafragmas (o grande músculo abaixo dos pulmões) para respirar. Contanto que sua bebê não pareça estar se esforçando demais, não tenha os lábios azulados e retome a respiração normal e superficial sem qualquer intervenção, não há nada com que se preocupar.

Metade do sono de um recém-nascido é passado em REM, um período em que ele respira irregularmente, grunhe, bufa e se contorce muito — você pode até ver os olhos se movendo sob as pálpebras. O restante do sono é tranquilo, ele respira profunda e silenciosamente e fica muito quieto, exceto por movimentos ocasionais de sucção ou sobressaltos. À medida que envelhece, sua bebê experimentará menos

sono REM, e o sono tranquilo se tornará mais parecido com o sono profundo dos adultos.

Em outras palavras, o que você está descrevendo é a respiração normal de um bebê. Se, no entanto, a bebê respirar mais de sessenta vezes por minuto, dilatar as narinas, grunhir, parecer azul ou contrair os músculos entre as costelas a cada respiração, deixando-as salientes, telefone para o médico imediatamente.

"Todo mundo sempre faz piada sobre pais e mães que ficam em pé ao lado do berço do bebê para ver se ele está respirando. Bom, agora me vejo fazendo exatamente isso, mesmo no meio da noite."

Uma nova mãe de pé sobre o berço do bebê e verificando sua respiração parece bom material para comédia — até a nova mãe ser você. Então não é mais motivo de riso. Você acorda suando frio para contemplar o silêncio depois de ter colocado o bebê na cama cinco horas antes. Algo pode estar errado? Por que ele não acordou? Ou você passa pelo berço e o bebê parece tão silencioso e imóvel que você tem que cutucá-lo com cuidado para ter certeza de que está bem. Ou ele está respirando com tanta dificuldade que você tem certeza de que está com problemas. Você... e todas as outras novas mães.

Suas preocupações são normais, assim como os padrões variados de respiração do bebê quando dorme. Provavelmente vai demorar um pouco, mas em algum momento você perderá o medo de que ele não acorde pela manhã e se sentirá mais confortável com vocês dois dormindo oito horas seguidas.

Ainda assim, talvez você nunca consiga abandonar totalmente o hábito de checar a respiração de seu filho (ao menos de vez em quando) até que ele vá para a faculdade e já não durma em casa — fora de vista, mas não de sua mente.

Imaginando se os monitores de respiração — que são presos à fralda, à roupa ou ao redor do pezinho ou deslizam para baixo do colchão e, em seguida, monitoram os movimentos, a frequência cardíaca e a respiração do bebê (dependendo do modelo) — trarão a tranquilidade que você procura? Pode ser que sim: muitos pais conseguem dormir mais profundamente graças à segurança de saber que a respiração de seu doce dorminhoco está sendo monitorada. Mas, antes de gastar dinheiro com esses dispositivos, lembre-se de que o número de falsos alarmes pode causar ainda mais ansiedade, e muitos pais, fartos deles, acabam desligando completamente os aparelhos. Além disso, não há evidências de que esses monitores evitem SMSI, e as agências de saúde e segurança pública recomendam não usá-los.

Colocando um bebê adormecido no berço

"Toda vez que tento colocar minha bebê adormecida no berço, ela acorda."

Ela finalmente está dormindo depois do que pareceram horas mamando em seios doloridos, sendo embalada em braços doloridos, ouvindo você cantar em uma voz cada vez mais rouca. Você se aproxima cautelosamente do berço, prendendo a respiração e movendo apenas os músculos absolutamente necessários. Então, com uma oração silenciosa, mas fervorosa, você a ergue sobre a lateral do berço e começa a perigosa descida até o colchão. Finalmente, você a solta, mas uma fração de segundo cedo demais. Ela está dormindo — e então está acordada. Virando a cabeça de um lado para o outro, fungando e choramingando baixinho, depois soluçando alto. Pronta para chorar, você a pega no colo e começa tudo de novo.

Se está tendo problemas para manter a bebê adormecida, espere dez minutos até que ela esteja em um sono mais profundo em seus braços, então tente:

Um colchão alto. Você achará muito mais fácil colocar a bebê no berço se o colchão estiver no nível mais alto possível (ao menos 10 cm do topo da grade). Apenas abaixe-o quando ela tiver idade suficiente para se sentar sozinha. Ou comece usando um moisés, bercinho de balanço ou cercadinho com moisés no topo, nos quais pode ser mais fácil movê-la.

Proximidade. Quanto maior for a distância entre o local onde a bebê adormece e o local onde dormirá, mais oportunidades para ela acordar no caminho. Portanto, alimente-a ou embale-a o mais próximo possível do bercinho de balanço ou berço.

Um assento do qual você possa sair com facilidade. Sempre alimente ou nine a bebê em uma cadeira ou poltrona da qual você possa se levantar suavemente, sem perturbá-la.

O lado certo. Alimente ou embale a bebê em qualquer braço que permita colocá-la no berço com mais facilidade. Se ela adormecer prematuramente no braço errado, troque suavemente de lado e embale ou alimente um pouco mais antes de tentar colocá-la no berço.

Contato constante. Quando a bebê está confortável e segura em seus braços, ser largada subitamente no espaço aberto do colchão pode ser assustador — e resultar em um rude despertar. Então, mantenha sua filhota aninhada até chegar ao colchão e retire a mão pouco antes de deitá-la de costas. Mantenha as mãos perto dela por mais alguns momentos, acariciando-a suavemente se ela começar a se mexer.

Uma canção de ninar. Hipnotize sua bebê com uma canção de ninar tradicional (ela não objetará se você desafinar ou não souber toda a letra), uma canção improvisada com melodia monótona ou algumas rodadas de "xiii". Cante enquanto a carrega até o berço e a coloca no colchão e continue por mais alguns momentos.

Se ela começar a se mexer, cante um pouco mais, até que ela esteja totalmente imóvel.

Embale até ela entrar na terra dos sonhos. Um dos benefícios do bercinho de balanço e do moisés é que você pode continuar esse embalo reconfortante quando ela estiver dormindo. Outra opção: um tapete vibratório projetado para ser colocado sob o colchão do berço, e cujas vibrações duram mais ou menos meia hora — com sorte, tempo suficiente para que sua doce filhota adormeça profundamente.

BEBÊS DEVEM CHORAR

Alguns mais que outros, mas todos os recém-nascidos choram — e devem chorar. Afinal, é assim que garantem que suas necessidades sejam atendidas (pense nisso como a sobrevivência do mais barulhento). Desse modo, um bebê que não chora muito — que parece satisfeito a maior parte do tempo, quer suas necessidades sejam atendidas ou não — pode estar dizendo algo completamente diferente: que não é forte ou saudável o suficiente para chorar. Se seu bebê chorar muito pouco após os primeiros dias de vida, especialmente se não exigir a satisfação de sua necessidade mais básica, as mamadas regulares, consulte o médico sem demora. Você pode ter um bebê muito descontraído (e, nesse caso, terá que cuidar das necessidades dele mesmo que ele não exija) ou ele pode não estar se desenvolvendo como deveria e, nesse caso, obter a atenção médica correta é vital.

COLOCANDO O CHORO NA ESPERA

É um credo para os pais de recém-nascidos: quando o bebê chora, você vem correndo. Mas e se o bebê chorar quando você estiver lavando o cabelo? Escorrendo a água fervente da panela de macarrão? Desentupindo o vaso sanitário prestes a transbordar? Terminando um texto para seu chefe ou... hum, um negocinho com seu marido no quarto? Você precisa largar tudo para pegar o bebê no colo? É claro que não. Deixar um bebê chorar por um, dois ou mesmo cinco minutos de vez em quando não é prejudicial, desde que ele não se machuque esperando por você, e especialmente se seu tempo de resposta habitual for curto.

Até mesmo uma pausa de dez a quinze minutos durante uma maratona de choro particularmente difícil é permitida, e pode ajudar vocês dois a passarem por essa fase desafiadora da infância. Aliás, alguns especialistas sugerem fazer pausas em casos particularmente difíceis de cólica: você deixa o bebê chorar por curtos intervalos em um local seguro como o berço e então o pega no colo para tentar confortá-lo por outros quinze minutos, depois coloca-o no berço novamente e reinicia o ciclo. Mas, claro, não tente fazer isso se parecer piorar a cólica ou for algo que você simplesmente não se sente confortável fazendo.

Choro

"Eu sei que bebês devem chorar, mas desde que chegamos do hospital com nossa bebê, ela está chorando. Muito."

A maioria dos pais comemora no hospital, certos de que conseguiram o único bebê do quarteirão que quase não chora. Mas isso acontece porque poucos bebês choram muito nas primeiras horas de vida, quando ainda estão descansando e se recuperando do parto. Avance alguns dias — geralmente na hora em que os pais trazem

sua trouxinha de alegria para casa — e o bebê muda de tom. E isso é natural. Afinal, chorar é a única maneira que eles têm de comunicar suas necessidades e sentimentos. Chorar é sua primeira conversa. Seu bebê não pode dizer que está se sentindo sozinho, com fome, molhado, cansado, desconfortável, muito quente, muito frio ou frustrado de alguma outra forma. E, embora agora pareça impossível, em breve você será capaz (ao menos parte do tempo) de decodificar os diferentes choros e saber por que ele está chorando (p. 212).

Alguns choros, no entanto, parecem não ter nenhuma relação com necessidades básicas. Na verdade, 80 a 90% de todos os bebês têm sessões diárias de choro de quinze minutos a uma hora que não são facilmente explicadas ou decodificadas. Essas crises periódicas de choro, como as associadas à cólica, uma forma mais grave e persistente de choro inexplicável, ocorrem mais frequentemente à noite. Pode ser que essa seja a hora mais agitada e estressante do dia: todo mundo está cansado, todo mundo está com fome (e o suprimento de leite da mãe pode estar em seu nível mais baixo) e todo mundo está muito, muito irritado, inclusive a bebê. Ou pode ser que, depois de um dia atarefado absorvendo e processando todas as visões, sons, cheiros e outros estímulos em seu ambiente, ela só precise relaxar com um bom choro. Chorar por alguns minutos pode até ajudá-la a adormecer.

Mantenha a calma. À medida que sua bebê se tornar uma comunicadora mais eficaz — e você se tornar mais proficiente em entendê-la —, ela chorará com menos frequência, por períodos mais curtos e será mais facilmente consolada quando chorar. Enquanto isso, mesmo que o choro não pareça atingir as proporções da cólica (e cruze os dedos para que isso não aconteça), as mesmas estratégias que ajudam com a cólica podem ajudar a restaurar a calma. Veja a pergunta seguinte.

É IMPOSSÍVEL MIMAR UM RECÉM-NASCIDO

Está com medo de estragar seu recém-nascido respondendo sempre rapidamente aos gritos dele? Não tenha: não é possível mimar um bebê nos primeiros seis meses. Responder prontamente ao choro não tornará seu bebê mais exigente. Na verdade, é exatamente o oposto. Quanto mais rápido as necessidades de seu recém-nascido forem atendidas, maior a probabilidade de ele se tornar uma criança mais segura e menos agitada.

Cólica

"Estou quase com medo de concluir que nosso bebê está com cólica, mas, com todo esse choro, não consigo imaginar o que mais pode ser. Como posso ter certeza de que esse é o problema?"

Chame de cólica, chame de choro extremo... chame de sofrimento. E chame de comum também, porque se é verdade que o sofrimento adora companhia, os pais de bebês com cólicas podem dar uma festa. Estima-se que 1 em cada 5 bebês tenha crises de choro, geralmente começando no fim da tarde e às vezes durando até a hora de dormir, que são graves o suficiente para serem rotuladas de cólica. A cólica difere do choro comum (veja a pergunta anterior) porque o bebê parece inconsolável, o choro se transforma em gritos e a provação dura por volta de horas, geralmente no final do dia ou durante a noite.

A cólica é identificada com base na "regra de três": ao menos três horas de choro por ao menos três dias da semana durante ao menos três semanas — mas é claro que alguns bebês são superdotados, chorando muito mais horas, dias e semanas. Esses episódios também são conhecidos como choro PURPLE (que não é uma referência à cor púrpura da pele do bebê quando chora, mas ao acrônimo que em inglês significa "pico de choro, inesperado, resistente ao consolo, rosto contraído de dor, de longa duração e durante a noite"). O bebê com um caso clássico de cólica puxa os joelhos para cima, cerra os punhos e geralmente move mais as pernas e os braços. Ele fecha os olhos com força ou os arregala, franze a testa e pode até mesmo prender a respiração brevemente. A atividade intestinal aumenta e ele libera gases. Comer e dormir são interrompidos pelo choro. O bebê busca freneticamente o mamilo apenas para rejeitá-lo ao começar a sucção ou cochila por alguns momentos apenas para acordar gritando. Mas poucos bebês seguem exatamente essa descrição: bebês diferentes têm cólica de maneiras diferentes e, às vezes, os mesmos bebês têm cólica de maneiras diferentes em dias diferentes.

A cólica geralmente começa durante a segunda ou terceira semana de vida (mais tarde em bebês prematuros) e chega ao auge na sexta semana. Embora possa parecer que nunca vai acabar, ela normalmente começa a diminuir em dez a doze semanas (luz no fim do túnel!). Aos 3 meses (mais tarde em bebês prematuros), a maioria dos bebês com cólica parece estar curada, com apenas alguns continuando a chorar até o quarto ou quinto mês ou (Deus nos livre) além disso. A cólica pode parar de repente ou terminar gradualmente, com alguns dias bons e outros ruins, até que todos sejam bons.

Embora essas sessões diárias de gritos, longas ou mais curtas, sejam geralmente chamadas de "cólica", a palavra é apenas um termo genérico para o choro problemático. O problema é que não há solução para isso além da passagem do tempo. Não há uma definição clara de exatamente o que é a cólica ou como (e se) ela difere de outros tipos de choro extremo. Mas definições e diferenças realmente importam quando seu bebê chora por horas a fio e você é incapaz de acalmá-lo? Realisticamente, não muito.

O que pode ajudar — pelo menos um pouco — é saber que a cólica não é culpa sua. Embora as causas exatas permaneçam um mistério, o que os especialistas sabem é que ela não é resultado de nada que aconteceu durante a gravidez ou parto e não se deve às habilidades parentais (ou falta delas). Aqui estão algumas teorias sobre o que está por trás de todo esse choro:

Sobrecarga. Os recém-nascidos têm um mecanismo embutido para ignorar imagens e sons a seu redor, o que lhes permite comer e dormir sem serem perturbados pelo ambiente. Perto do fim do primeiro mês, esse mecanismo desaparece, deixando os bebês (e seus novos sentidos) mais vulneráveis aos estímulos. Com tantas novas sensações, alguns ficam sobrecarregados, muitas vezes (naturalmente) no fim do dia. Para liberar o estresse, eles choram... e choram e choram. A cólica termina quando o bebê aprende a filtrar seletivamente os estímulos ambientais e, ao fazê-lo, evita a sobrecarga sensorial. Se você acha que essa pode ser a causa, a abordagem de tentar de tudo (balançar, pular, dirigir, embalar, cantar) pode piorar as coisas. Em vez disso, observe como ele responde a certos estímulos e evite os agressores (se o bebê chora mais quando você o acaricia ou massageia, limite esse tipo de toque durante a cólica; em vez disso, tente colocá-lo no *sling* ou na cadeirinha de balanço, quando ele tiver idade suficiente).

Talvez apoiando a teoria da sobrecarga, uma pesquisa mostra ligação entre a predisposição da mãe para a enxaqueca e a maior chance de seu filho ter cólica. Pode ser que os bebês que herdam os genes da enxaqueca das mães sejam mais sensíveis aos estímulos. A diminuição das luzes e a redução dos níveis de som podem reduzir a sobrecarga sensorial para eles.

Digestão imatura. Digerir alimentos é uma tarefa bastante exigente para o novo sistema gastrointestinal do bebê. Como resultado, os alimentos podem passar muito rapidamente e não se decompor por completo, resultando em dor quando o bebê solta gases. Se os gases parecem estar apertando o gatilho da cólica, há medicamentos que podem ajudar (veja o quadro da p. 302). Se a fórmula for a culpada, a mudança (após uma consulta com o pediatra) para uma mais facilmente tolerada ou digerida pode ser necessária. Muito menos provável, algo na dieta da mãe que amamenta pode estar provocando a cólica. Para descobrir se esse é o caso, tente eliminar os agressores comuns (cafeína, laticínios, repolho, brócolis) e veja se faz diferença em algumas semanas.

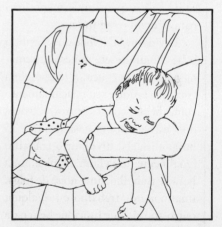

Segurar o bebê nessa posição (a "posição da cólica") coloca uma pressão reconfortante sobre a barriguinha cheia de gases de um recém-nascido.

PARA OS PAIS: SOBREVIVENDO À CÓLICA

Não há dúvida de que os pais ficam com a pior parte da cólica. Embora se possa dizer com segurança que mesmo horas e horas de choro diário não pareçam machucar o bebê, as cólicas certamente deixam sua marca na mãe e no pai. Ouvir os gritos de um bebê é irritante e provoca ansiedade (sim, mesmo quando você ama o bebê de todo coração). Estudos objetivos mostram que ouvir esse tipo de choro está ligado ao aumento da pressão arterial, à aceleração dos batimentos cardíacos e às mudanças no fluxo sanguíneo para a pele — em outras palavras, pode causar danos físicos e emocionais. Para lidar com o choro de cólica que simplesmente não para, tentem o seguinte:

Dividam. Se é você que segura o bebê chorando sete noites por semana na hora da cólica, a tensão afeta você, sua saúde e seu relacionamento com o bebê e com os outros. Se vocês dois estiverem em casa durante as horas difíceis, dividam o trabalho igualmente (uma hora de folga, uma hora de trabalho, uma noite de folga, uma noite de trabalho ou qualquer outro arranjo que funcione bem para vocês). Um novo colo (e um ritmo diferente de embalo e uma voz diferente para cantar) às vezes acalma um bebê chorando, o que pode fazer com que mudar frequentemente de braços seja a melhor aposta.

Em seguida, tentem fazer uma pausa ocasional juntos. Se conseguirem encontrar uma babá ou um membro da família que seja paciente e experiente com bebês chorando, saiam para jantar (mesmo que a mãe esteja amamentando, vocês devem ser capazes de espremer uma refeição no cronograma), vão à academia ou apenas deem uma longa e tranquila caminhada.

Se você for a única responsável em casa, o tempo todo ou parte do tempo, precisará pedir ajuda com mais frequência. Lidar com um bebê chorando por horas todos os dias é demais para qualquer pessoa. Não há nenhuma ajuda à vista? Continue lendo.

Dê um tempo. Claro, é importante responder ao choro, que é a única forma de comunicação do bebê. Mas, de vez em quando, não faz mal dar a você mesma uma folga do bebê e ao bebê uma folga de você. Experimente a estratégia descrita no quadro da p. 296 e use esses dez ou quinze minutos (com o bebê em um lugar seguro) para fazer algo relativamente relaxante: tentar algumas poses de ioga, assistir a um pouco de TV, ouvir música. Com sorte, você estará um pouco menos esgotada e um pouco mais revigorada quando pegar o bebê novamente para a segunda rodada (ou terceira ou quarta), e isso fará bem a ambos.

Desligue. Para diminuir o efeito dos gritos do bebê, use tampões ou fones de ouvido com cancelamento de ruído. Eles não bloquearão o som completamente, mas o embotarão para que não seja tão desgastante. Ou use o iTunes: a música não apenas a acalmará (e, se você tiver sorte, também o bebê), como também lhe dará um ritmo para se mover.

Mexa-se. O exercício é uma ótima maneira de aliviar a tensão, algo que um bebê chorando causará bastante. Exercite-se em casa com o bebê no início do dia, vá para uma academia com serviço de babá ou leve o bebê para uma caminhada rápida ao ar livre quando chegar a hora do barulho: isso pode acalmar vocês dois. E mantenha sempre uma bola antiestresse por perto, para os momentos em que precisar esganar algo.

Fale a respeito. Chore um pouco você também, em qualquer ombro disposto a ouvir: seu cônjuge, o pediatra, um membro da família, uma amiga. Ou desabafe nas redes sociais. Falar sobre a cólica não vai curá-la, mas você pode se sentir um pouco melhor depois de compartilhar o problema, especialmente se compartilhar com outras pessoas no mesmo barco (ou que já estiveram no mesmo barco e resistiram à tempestade). Apenas saber que você não

está sozinha no mundo dos bebês inconsoláveis pode fazer um mundo de diferença.

Se você se sentir realmente violenta, procure ajuda. Quase todo mundo acha difícil suportar, e às vezes até amar, um bebê que chora constantemente, e isso é completamente normal (você é apenas humana, assim como seu bebê). Mas, para alguns, o choro sem fim se torna insuportável. O resultado, às vezes, é o abuso infantil. Você pode estar ainda mais propensa a cruzar essa linha se sofrer de depressão pós-parto não tratada (e possivelmente não diagnosticada). Se seus pensamentos de machucar o bebê forem mais que fugazes, se sentir que está prestes a ceder à tentação de bater nele, sacudi-lo ou machucá-lo de alguma forma, procure ajuda imediatamente. Coloque o bebê em um lugar seguro e ligue para seu cônjuge, um amigo ou familiar, o médico ou outra pessoa que possa ajudá-la. Ou leve o bebê para a casa de um vizinho e peça ajuda. Mesmo que esses sentimentos poderosos não levem ao abuso infantil, eles podem corroer seu relacionamento com o bebê e sua confiança em si mesma como mãe, a menos que você receba aconselhamento (e, se estiver sofrendo de depressão ou psicose pós-parto, tratamento adequado) rapidamente. Não espere: obtenha a ajuda de que precisa agora.

Doença do refluxo gastroesofágico (DRGE). Há algumas evidências de que a DRGE às vezes desencadeia choro excessivo. Isso porque ela irrita o esôfago (de modo muito parecido com o refluxo ácido em um adulto), causando desconforto e choro. Se essa parece ser a causa da cólica, as dicas de tratamento da p. 773 podem ajudar.

Exposição ao tabagismo. Vários estudos mostram que mães que fumam durante ou após a gravidez são mais propensas a terem bebês com cólica. O fumo passivo também pode ser o culpado. Embora a ligação exista, não está claro como a fumaça do cigarro causa cólica. (Por essa e muitas outras razões de saúde mais significativas, não fume nem deixe ninguém fumar perto do bebê.)

O reconfortante a respeito da cólica (além de saber que não dura para sempre) é que bebês que têm essas crises de choro não parecem sofrer desgaste... embora o mesmo nem sempre possa ser dito de seus pais. Bebês com cólica ganham peso, geralmente se saindo tão bem ou melhor que bebês que choram pouco, e não são mais propensos a terem problemas comportamentais mais tarde. Eles costumam ser mais alertas quando bebês (o que provavelmente é parte de seu problema, já que absorvem mais do tipo de estímulo que acaba os deixando sobrecarregados) e melhores solucionadores de problemas quando crianças. Procurando uma solução para esse problema? Ele não existe — para além da passagem do tempo —, mas confira estratégias para lidar com a cólica a seguir.

PRESCRIÇÕES PARA A CÓLICA

Procurando algo com que você possa contar enquanto conta os dias até que seu pequeno chorão cruze o limite dos 3 meses e, com sorte, deixe a cólica para trás? Infelizmente, não há receitas ou poções — tradicionais, homeopáticas, complementares ou alternativas — que garantam o fim do choro. Há, no entanto, algumas terapias que os médicos às vezes sugerem, nem que seja apenas para oferecer algo aos pais

desesperados por "qualquer coisa". Na maioria dos casos, há pouca evidência de que funcionem e, se os pais notam melhora, é mais provável que os bebês tenham melhorado sozinhos após alguns meses. Aqui estão alguns tratamentos com muitas evidências anedóticas, mas não muita ciência, para apoiá-los:

Gotas antigas. Bebês com cólica costumam ter mais gases (se estão com gases porque choram ou choram porque estão com gases — ou ambos —, não está claro), e estudos mostram que reduzir os gases pode reduzir o desconforto (e o choro). Assim, gotas de simeticona, o mesmo antigo ingrediente encontrado em muitos preparados para adultos (formulados para bebês), são frequentemente recomendadas. Todavia, dois estudos comparando a duração do choro não encontraram diferença entre bebês tratados e não tratados com gotas de simeticona. Pergunte ao médico se essas gotas podem aliviar os sintomas.

Probióticos. Outra coisa para perguntar ao médico: gotas de probióticos, que podem reduzir o choro em alguns bebês com cólica, provavelmente porque aliviam problemas digestivos. Mais uma vez, a pesquisa não respaldou esse uso de forma consistente.

Gripe water. Na categoria de "poucas provas, muitas evidências anedóticas", a *gripe water*, uma combinação de ervas e bicarbonato de sódio em gotas, é elogiada por seus efeitos calmantes em bebês. Curiosamente, muitos pais juram que ela funciona, mas nenhum estudo confiável mostrou sua eficácia na redução dos sintomas da cólica. Converse com o pediatra para obter uma recomendação.

Quiropraxia. A teoria por trás desse tratamento é que, quando a coluna do bebê está desalinhada, leva a problemas digestivos e desconforto. Supõe-se que a manipulação suave da coluna resolva isso, embora as evidências clínicas não confirmem. Além disso, alguns médicos dizem que a quiropraxia em bebês não é segura. Definitivamente procure o conselho do pediatra (e encaminhamento para um profissional qualificado) antes de recorrer a esse tipo de tratamento.

Ervas. Remédios à base de plantas, como extrato de erva-doce ou chá de ervas (camomila, alcaçuz, erva-doce, hortelã e assim por diante), administrados por conta-gotas, podem ser levemente eficazes no alívio dos sintomas de bebês com cólica, mas, de acordo com os estudos, não significativamente. Verifique com o pediatra antes de usar qualquer remédio herbal.

Mas, por mais desesperada que você esteja por uma panaceia que solucione o problema do choro, não dê a seu bebê nenhum medicamento, seja à base de plantas ou de qualquer outro tipo, sem primeiro falar com o médico. Na verdade, a melhor receita para a cólica não é tratar o bebê, mas sim tratar os pais, encontrando maneiras de aliviar o estresse causado pelo choro (veja o quadro da p. 300) e lembrando que a cólica não é prejudicial à saúde do bebê — e vai passar (eu juro!).

Lidando com o choro

"Minha bebê não para de chorar... e preciso de ajuda para ajudá-la (e a mim)."

Não há nada mais frustrante que tentar consolar um bebê inconsolável, especialmente quando você tenta, tenta, tenta... e o bebê ainda chora, chora, chora. A verdade é que nem todas as estratégias calmantes funcionam para todos os bebês, e poucas funcionam em todos os bebês todas as vezes, mas é provável que você encontre na lista a seguir ao menos alguns truques que funcionarão com sua bebê algumas vezes. Dê uma chance a cada um deles antes de mudar para o próximo (e não tente muitos ao mesmo tempo ou sobrecarregará os circuitos da bebê e aumentará o choro que está tentando parar):

Responda. Você sabe que responder ao choro da bebê é importante, mas coloque-se no lugarzinho dela por um momento e verá o quanto é importante. Chorar é a única maneira que ela tem de comunicar suas necessidades, mas também a única maneira de exercer controle sobre um ambiente novo, vasto e desconcertante: ela chora e você vem correndo — é algo poderoso para alguém que, de outro modo, é completamente impotente. Embora às vezes sua presença possa parecer inútil no curto prazo (você vem, mas ela continua chorando), estudos mostram que responder prontamente ao choro o reduz no longo prazo. De fato, crianças cujos pais responderam regu-

lar e prontamente quando eles eram bebês choram menos. Além disso, o choro que se intensifica por mais de alguns minutos se torna mais difícil de interpretar: o bebê fica tão chateado que nem mesmo ele se lembra do que começou todo o barulho. E, muitas vezes, quanto mais o bebê chora, mais tempo leva para parar de chorar.

Avalie a situação. Mesmo um bebê com cólica que chora inexplicavelmente também pode chorar por outro motivo. Portanto, sempre verifique se há uma causa simples e corrigível. Os suspeitos habituais: a bebê está com fome, cansada, entediada, molhada ou suja de cocô, com calor ou com frio ou precisa de comida, de uma soneca, de ser embalada, de alguma atenção, de uma mudança de posição ou de ser enrolada na manta.

Verifique a dieta. Certifique-se de que a bebê não esteja sempre chorando porque está sempre com fome. A falta de ganho de peso adequado ou falhas no crescimento podem dar uma pista. Aumentar a ingestão de nutrientes (aumentando a oferta de leite, se você estiver amamentando) pode eliminar o choro excessivo. Se a bebê for alimentada com mamadeira, pergunte ao médico se o choro se deve a uma alergia à fórmula (embora isso não seja muito provável, a menos que o choro seja acompanhado por outros sinais de alergia). Se você estiver amamentando, verifique sua própria dieta, pois existe a possibilidade (muito pequena) de o choro ser desencadeado pela sensibilidade da bebê a algo que você come.

Teste os culpados mais comuns, como laticínios, cafeína ou vegetais produtores de gases, como repolho, removendo-os da dieta um de cada vez e vendo se há melhora nos sintomas. Você pode acrescentá-los novamente a sua dieta quando descobrir o responsável, se é que haverá algum.

Chegue mais perto. Nas sociedades nas quais bebês são carregados em *slings* ou cangurus, não há tanto choro ou agitação. Essa sabedoria tradicional também parece se traduzir bem em nosso mundo. Pesquisas mostraram que bebês carregados no *sling* por ao menos três horas todos os dias choram menos que os que não são carregados com tanta frequência. Carregar a bebê dessa maneira não somente dará a ela o prazer da proximidade física com você (e, após nove meses de proximidade constante, pode ser exatamente por isso que ela está chorando), como também ajudará você a ficar mais sintonizada com as necessidades dela.

Enrole. Estar bem enrolado é muito reconfortante para muitos recém-nascidos, especialmente durante os períodos agitados, pois oferece a mesma segurança quente e confortável com a qual eles se acostumaram no útero. Alguns, no entanto, não gostam muito de panos. A única maneira de saber o que vale para sua bebê é tentar enrolá-la da próxima vez que a cólica começar (p. 245).

Aprenda com os cangurus. Assim como enrolar, a posição de canguru — colocar a bebê em seu peito, encasulada sob sua camisa ou fechada sob seu moletom, pele a pele, coração a coração — dá a muitos bebês uma sensação de reconfortante segurança. Apenas tenha em mente que, assim como no enrolamento, alguns bebês preferem mais liberdade de movimento e resistem a ser segurados dessa forma.

Embale com ritmo. A maioria dos bebês encontra conforto (e calma) ao ser embalada, seja em seus braços, um carrinho, um assento infantil com vibração, uma cadeirinha de balanço (quando ela tiver idade suficiente) ou então ficando no *sling* enquanto você anda ou se balança. Alguns bebês respondem melhor ao embalo rápido que ao lento, mas não balance ou sacuda sua bebê com força, pois isso pode causar ferimentos graves no pescoço. Para alguns bebês, o balanço de um lado para o outro tende a estimular, e para a frente e para trás, a acalmar. Teste a resposta de sua bebê a diferentes tipos de embalo.

Um banho de água morna. O banho pode acalmar alguns bebês, embora os que odeiam banho possam gritar ainda mais alto quando atingem a água.

Sons calmantes. Mesmo que sua voz ao cantar tenha o efeito de unhas riscando um quadro-negro, sua bebê provavelmente vai adorar... e se deixar embalar por ela. Saiba se sua filhota se acalma ouvindo cantigas de ninar suaves, rimas alegres, baladas de rock ou música pop e se uma voz baixa, aguda ou profunda é o segredo para a calma. Mas não pare de cantar. Muitos bebês também se acalmam com por outros sons: o zumbido de um ventilador, o aspirador de pó (você pode colocar a bebê no *sling* enquanto aspira a casa, combinando movimento e som e limpando o chão ao mesmo tempo) ou a secadora de roupas (tente apoiar as costas contra a secadora enquanto carrega a bebê no *sling* para obter uma boa vibração juntamente com o ronronar da máquina). Também são calmantes: um repetido "xiii" ou "aa, aa", uma máquina de ruído branco ou um aplicativo que reproduza sons da natureza, como o vento soprando nas árvores ou as ondas quebrando na praia.

Massagem. Para bebês que gostam de ser acariciados — e muitos gostam —, a massagem pode ser muito calmante, especialmente se você a fizer deitada de costas e com a bebê sobre o peito. (Consulte a p. 351 para obter dicas sobre massagem para bebês.) Experimente movimentos leves e firmes para ter certeza de que a está massageando da maneira certa. Ela não está gostando? Não force: alguns pequeninos são avessos ao toque quando estão agitados.

Adicione um pouco de pressão. Na barriga da bebê, claro. A "posição da cólica" (ver ilustração da p. 299) ou qualquer outra que faça leve pressão sobre o abdômen (como em seu colo, com a barriga em um joelho e a cabeça no outro) pode aliviar o desconforto que talvez esteja contribuindo para o choro. Alguns bebês preferem ficar de pé, apoiados no ombro, mas, novamente, com pressão sendo exercida sobre a barriga enquanto as costas são acariciadas ou esfregadas. Ou tente

este alívio para os gases: empurre suavemente os joelhos da bebê até a barriga e segure por dez segundos, solte e endireite-os suavemente. Repita várias vezes. Alternativamente, você pode fazer suaves movimentos de pedalada com as perninhas dela para aliviar qualquer dor causada por gases.

Ofereça satisfação pela sucção. A sucção nem sempre precisa vir acompanhada de uma refeição — e, de fato, recém-nascidos às vezes precisam sugar apenas por sugar. Usar o peito ou a mamadeira para satisfazer a necessidade de sucção extra da bebê pode levar a um ciclo de muita alimentação, muitos gases e muito choro. Quando sua bebê estiver agitada, mas não com fome, experimente uma chupeta ou seu dedo mindinho. Ou ajude sua filhota a encontrar o próprio punho para sugar.

Conforto com consistência. Mesmo bebês que são muito novos para um cronograma podem ser acalmados pela consistência: ouvir a mesma música, ser enrolada na mesma direção, balançar na mesma velocidade, escutar os mesmos ruídos brancos. É provável que a consistência também valha a pena com técnicas calmantes. Depois de encontrar o que funciona, repita na maior parte do tempo e tente não mudar muito de uma estratégia para outra durante a mesma crise de choro.

Saia de casa. Às vezes, apenas sair ao ar livre muda magicamente o humor de um bebê. Adicione movimento e você terá uma poção calmante realmente poderosa. Portanto, leve sua bebê para passear no carrinho ou no *sling* ou a prenda na cadeirinha veicular para uma voltinha motorizada (mas volte para casa se o choro continuar no carro, caso contrário, você pode ficar distraída no trânsito).

Controle o ar. Grande parte do desconforto do recém-nascido é causado pela ingestão de ar durante as mamadas. O desconforto leva ao choro e o choro leva a mais ar engolido, um ciclo que você definitivamente quer romper assim que possível. Os bebês engolem menos ar durante as mamadas se a pega estiver correta durante a amamentação ou eles estiverem levemente eretos ao usar a mamadeira. O tamanho certo para o orifício do bico da mamadeira também reduz a entrada de ar. Certifique-se de que ele não seja muito grande (o que promove a ingestão de ar) ou muito pequeno (a luta para sugar a fórmula também aumenta a ingestão de ar). Segure a mamadeira para que nenhum ar entre no bico (ou escolha uma que controle a entrada de ar) e coloque a bebê para arrotar com frequência durante as mamadas, a fim de expelir o ar engolido. Às vezes, uma troca de bico ou mamadeira pode reduzir significativamente o choro.

Revigore-se. Por mais nova que sua recém-nascida seja, ela é muito sábia quando se trata de captar seus sentimentos. Se lutar por horas para acalmá-la, você ficará estressada. Ela sentirá isso e ficará estressada também. O resultado? Mais choro, claro. Se puder, entregue-a periodicamente a outro par de braços amorosos para que ambas possam fazer uma pausa do estresse. Não tem ninguém para ajudar? Tente colocar a bebê em um lugar seguro por alguns minutos (veja o quadro da p. 296).

Acabe com a excitação. Ter uma nova bebê para exibir pode ser divertido: todo mundo quer vê-la e você quer levá-la a todos os lugares para ser vista. Também quer expô-la a novas experiências em ambientes estimulantes. Isso é bom para alguns bebês, mas excessivo para outros (particularmente os muito novinhos). Se sua bebê estiver com cólica, limite a excitação, as visitas e os estímulos, especialmente no fim da tarde e início da noite.

Converse com o médico. Embora seja provável que as sessões diárias de choro da bebê são normais ou relacionadas à cólica, é uma boa ideia conversar sobre a situação com o médico, mesmo que somente para ficar mais tranquila e talvez conhecer algumas estratégias extras para acalmá-la. Descrever o choro (duração, intensidade, padrão, qualquer variação da norma e quaisquer sintomas que o acompanhem) também ajudará o médico a descartar alguma condição médica subjacente (como DRGE ou alergia ao leite) que possa estar provocando a situação.

Espere. Às vezes, nada alivia a cólica a não ser a passagem do tempo. E, embora esse tempo pareça se estender para sempre (especialmente se a cólica for uma luta diária), o que pode lhe ajudar é lembrar-se (repetidamente) de que isso também passará — provavelmente quando a bebê fizer 3 meses.

PARA OS PAIS: AJUDANDO IRMÃOS A VIVEREM COM A CÓLICA

Vamos recapitular as últimas semanas através dos olhos de seu filho mais velho (mas ainda muito novo). Primeiro, a mamãe desapareceu por alguns dias e voltou (cansada e dolorida) com um pacotinho estranho que é pequeno demais para brincar, mas, aparentemente, não pequeno demais para ocupar o colo e a atenção de todos... ou ganhar um fluxo constante de brinquedos. O bebê chora muito e, quando parece impossível chorar mais ou mais alto, essa criatura de rosto vermelho ultrapassa todos os limites. Gritando, berrando, uivando por horas a fio, sem mencionar as horas que sempre foram as favoritas do mais velho: jantar com a mamãe e o papai, hora do banho e da história, carinho. Tudo isso parece ter saído pela janela (e o irmão mais velho provavelmente agora deseja, não tão secretamente, que o bebê também saia). Em vez de ser um momento para comer, conversar e brincar tranquilamente, o início da noite se transformou em um momento de refeições interrompidas, ritmos frenéticos e pais distraídos e irritáveis.

Você não pode facilitar a situação para seu filho mais velho, assim como não pode facilitá-la para si mesmo (na verdade, deve ser um pouco mais difícil para ele, já que seu primogênito não entende que a cólica é uma "fase").

Mas você pode aliviar o preço que a cólica do irmãozinho cobra dele se:

Explicar. Explique, no nível de entendimento de seu filho mais velho, o que é a cólica: a maneira de o bebê se acostumar a estar em um mundo novo, estranho e que pode ser assustador no início. Assegure que a maior parte do choro irá parar quando o bebê aprender mais sobre o mundo e descobrir outras maneiras de dizer "Estou com fome", "Estou cansado", "Minha barriga dói", "Preciso de um abraço" e "Estou com medo". Mostre ao irmão mais velho uma foto dele mesmo chorando quando era recém-nascido e, em seguida, como bebê mais velho e criança sorridente. Isso pode ajudar a ilustrar que há esperança para o recém-nascido.

Garanta que não é culpa dele. Crianças pequenas tendem a se culpar por tudo que dá errado em casa, desde as brigas da mãe e do pai até o choro do novo bebê. Explique que todo esse choro não é culpa de ninguém, que todos os bebês choram assim quando são pequenos.

Exagere no amor. Lidar com um bebê com cólica pode ser tão perturbador — especialmente no contexto de um dia já ocupado — que você pode se esquecer de fazer aquelas coisinhas especiais que mostram a uma criança, seja mais nova ou mais velha, que você se importa com ela. Mesmo no pior da tempestade, dê uma pausa em todo o embalar e ninar para dar um abraço reconfortante em seu filho mais velho. Se o bebê se acalma com caminhadas ao ar livre, coloque o chorão no carrinho e dê um passeio com o mais velho ou vá a um parquinho (você pode empurrar o balanço usando um *sling*). O novo bebê será embalado e seu filho mais velho se sentirá amado.

Divida o bebê para vencer a rivalidade fraterna. Quando ambos os pais estiverem em casa, tentem se revezar embalando o bebê durante as maratonas de cólica, para que o filho mais velho tenha a atenção de ao menos um dos pais. Outra opção: um de vocês pode levar o bebê para passear no carrinho ou no carro (o movimento geralmente diminui a cólica) enquanto o outro passa um tempo tranquilo em casa com o mais velho. Ou um de vocês pode levar o mais velho para jantar (para comer uma pizza e ter um pouco de paz e sossego) ou, se ainda estiver claro, uma volta pelo parquinho enquanto o outro dá duro em casa com O Gritador.

Tire o volume do bebê. Ok, você não pode silenciar o bebê, mas pode abafar seus gritos para que o irmão mais velho tenha uma pausa do choro constante. Presenteie seu filho mais velho com protetores de ouvido à prova de som e um livro ilustrado, giz de cera para desenhar ou argila para modelar. Ou compre um audiolivro para ele ouvir com fones de ouvido, em baixo volume. Ou deixe que ele ouça música nos fones em outro cômodo (mais uma vez, em baixo volume para não prejudicar os ouvidos) a fim de abafar os gritos do bebê.

Preserve os rituais. As rotinas são reconfortantes para as crianças pequenas, e sua interrupção pode ser extremamente perturbadora, especialmente nos momentos em que a vida está mais instável que o normal (como quando há um bebê novo chorando pela casa). Faça o possível para garantir que os rituais favoritos de seu filho mais velho não sejam vítimas da cólica. Se a hora de dormir sempre significou um banho tranquilo (com bolhas e respingos), muito carinho e duas histórias, esforce-se para oferecer um banho tranquilo, muito carinho e duas histórias todas as noites, mesmo quando as cólicas estiverem a todo vapor. Esperançosamente, dividir a tarefa de cuidar da cólica tornará essas rotinas possíveis com mais frequência.

Fique só com ele. Mesmo que **apenas meia hora por dia** — talvez **durante a melhor** soneca diurna do **recém-nascido**, provavelmente antes **de a cólica diária** começar —, tente **agendar um** tempo especial para passar **com seu** filho mais velho, sem o irmão **gritando** ao lado. Brinque de piquenique com os ursinhos de pelúcia, asse bolinhos, pinte um mural (em um pedaço de papel extragrande), monte um quebra-cabeça, comece um jardim com caixas de ovos. Tem outras coisas para fazer quando tem uma chance? As chances são de que não exista nada mais importante.

Chupeta

"Meu bebê tem crises de choro à tarde. Devo oferecer a chupeta para confortá-lo?"

É fácil, é rápido e, para muitos bebês, liga o conforto e desliga as lágrimas de forma mais confiável que uma dúzia de refrões roucos de "Nana neném". Não há como negar que a chupeta pode funcionar muito bem para confortar o bebê e acalmar seu choro (especialmente se ele tiver forte necessidade de sugar, mas ainda não descobriu como colocar os dedos na boca). Mas você deve colocar esse bico na boquinha dele ao primeiro gemido? Veja alguns prós e contras da chupeta:

Prós

- A chupeta pode salvar a vida do bebê. Isso sim é um dispositivo poderoso: uma pesquisa vinculou seu uso à diminuição do risco de SMSI. Especialistas acreditam que bebês que usam chupeta podem não dormir tão profundamente e acordar mais facilmente que bebês que não usam, tornando-os menos suscetíveis à SMSI. Outra teoria é que a chupeta abre o espaço aéreo ao redor da boca e do nariz, o que garante que o bebê receba oxigênio suficiente. Por causa do risco reduzido de SMSI, a AAP sugere que chupetas sejam usadas por bebês com menos de 1 ano na hora da soneca e na hora de dormir (supondo-se que o bebê a aceite — nem todos aceitam).

- A chupeta está sob o controle dos pais. Pode ser uma coisa boa quando nada além dela acalma o bebê. Além disso, ao contrário do polegar, que está sob controle do bebê, é você quem decide quando é hora de parar de usar (se seu filhote vai aceitar é outra questão).

Contras

- Se o bebê se apegar à chupeta, o hábito pode ser difícil de romper, especialmente quando o bebê se transformar em uma criança mais inflexível (quando o uso contínuo de chupetas está ligado a infecções recorrentes de ouvido e, mais tarde, ao desalinhamento dos dentes).

- A chupeta pode se tornar uma muleta para os pais. Colocar a chupeta na boca do bebê pode se tornar fácil demais e muito mais conveniente que tentar descobrir o motivo da agitação ou se pode haver outras maneiras de acalmá-lo. O resultado pode ser um bebê que só se sente feliz com algo na boca e que é incapaz de se consolar de outra forma.

- Ser dependente da chupeta pode significar menos sono para todos, porque bebês que aprendem a dormir com ela podem não conseguir adormecer sozinhos e talvez resmungar se a chupeta se perder no meio da noite (exigindo que a mãe ou o pai cansados se levantem e a coloquem de volta toda vez que o bebê acordar). Claro, embora inconveniente, esse é um contratempo muito pequeno se comparado à significativa vantagem de um sono mais seguro para recém-nascidos que usam chupeta.

E quanto à confusão de bicos ou à possibilidade de a chupeta interferir na amamentação? Ao contrário da crença popular, há poucas evidências de que chupetas causem confusão de bicos. E os dados tampouco confirmam que ela atrapalhe a amamentação no longo prazo. Aliás, algumas pesquisas mostram que limitar a chupeta para recém-nascidos diminui a taxa de aleitamento materno exclusivo. Ainda assim, não há dúvida de que a produção de leite depende da sucção, o que significa que se o bebê passar muito tempo com a chupeta talvez ele passe menos tempo sugando seus seios, o que pode resultar em pouca estimulação para a produção de leite.

Em resumo: transforme a moderação em lema. Considere usar a chupeta nas horas de sono (como recomendado) e nos momentos agitados (quando o bebê realmente parecer precisar de alívio... e você também). Experimente também se seu filhote tiver uma necessidade tão forte de sugar que seus mamilos se tornaram chupetas humanas ou se ele estiver tomando fórmula demais porque não se sente feliz sem um bico na boca. Mas não abuse, especialmente se o tempo de chupeta estiver reduzindo o tempo de alimentação ou socialização. Lembre-se, é difícil balbuciar ou sorrir quando você está sugando. E tente não a usar como substituta para a atenção ou conforto fornecidos pelos pais.

E, o mais importante, use a chupeta com segurança. Nunca a prenda no berço, no cercadinho ou no carrinho nem a pendure no pescoço ou no pulso do bebê com fita, barbante ou cordão de qualquer tipo — bebês podem ser estrangulados dessa maneira. Redimensione a chupeta à medida que o bebê cresce (e abandone a chupeta macia do hospital), a fim de que ela não se torne um risco de asfixia. E esboce um plano para abandonar a chupeta no futuro, quando o bebê se aproximar do primeiro aniversário, momento em que os prós começarão a ser superados pelos contras — e seu filhote ficará melhor tentando descobrir como se acalmar de outras maneiras.

Cicatrização do cordão umbilical

"O cordão ainda não caiu do umbigo do meu bebê e parece realmente horrível. Pode estar infectado?"

Umbigos em cicatrização quase sempre parecem piores do que realmente são, mesmo quando cicatrizam normalmente. Não surpreende, quando se considera o que é um coto umbilical: os restos do cordão gelatinoso e cheio de vasos sanguíneos que passou meses nutrindo seu bebê, mas agora está nojento, repulsivo e, sem dúvida, demorando demais para cair — sem mencionar que está evitando o tão esperado surgimento daquele umbigo adorável. (É desnecessário dizer que não há nada adorável em um coto umbilical.)

O coto do cordão, que é brilhante e úmido ao nascer, geralmente muda de verde-amarelado para preto, começa a murchar e secar e finalmente cai em uma ou duas semanas, mas o grande evento pode ocorrer mais cedo ou mesmo muito mais tarde (alguns bebês parecem não querer desistir dele). Até que caia, mantenha o local seco (sem banhos de banheira) e exposto ao ar (dobre as fraldas para evitar o atrito). Quando ele cair, você poderá notar uma pequena área em carne viva ou uma pequena quantidade de fluido tingido de sangue. É normal e, a menos que não seque completamente em alguns dias, não há necessidade de preocupação.

Por mais feio que o coto do cordão seja, é improvável que esteja infectado, especialmente se você estiver tomando o cuidado de mantê-lo seco. Mas fique de olho na cicatrização se seu bebê nasceu prematuro ou com baixo peso ou se o coto cair cedo demais, pois pesquisas sugerem que isso pode aumentar o risco de infecção no umbigo.

Se você notar pus ou um nódulo cheio de líquido no coto umbilical ou próximo a ele e um tom avermelhado ao redor, consulte o pediatra para descartar infecção, que é rara. Os sintomas de infecção também incluem inchaço abdominal, secreção fétida da região infectada, febre, sangramento ao redor do coto, irritabilidade, letar-

gia e diminuição da atividade. Se houver infecção, antibióticos podem ser prescritos para eliminá-la.

Hérnia umbilical

"Toda vez que ela chora, o umbigo da minha bebê parece saltar. O que isso significa?"

Provavelmente significa que sua bebê tem uma hérnia umbilical, o que (antes que você comece a se preocupar) não é nada de mais.

Antes de nascer, todos os bebês têm uma abertura na parede abdominal através da qual os vasos sanguíneos se estendem até o cordão umbilical. Em alguns casos (em bebês negros com mais frequência que em brancos), a abertura não se fecha completamente ao nascer. Quando esses bebês choram, tossem ou fazem força, uma pequena espiral de intestino se projeta através da abertura, elevando o umbigo e, muitas vezes, a área ao redor, causando um caroço cujo tamanho varia da ponta de um dedo a um limão. Embora o nódulo pareça assustador (e soe ainda mais assustador quando você ouve que é uma hérnia), é provável que se resolva por conta própria, sem qualquer intervenção. As aberturas pequenas geralmente se fecham ou se tornam imperceptíveis em alguns meses, as grandes, aos 2 anos de idade. Enquanto isso, o melhor tratamento para a hérnia umbilical geralmente é nenhum tratamento. Assim, não dê ouvidos aos alunos da velha escola que lhe dizem para colocar fita crepe ou amarrar a hérnia.

Cuidados com a circuncisão

"Meu filho foi circuncidado ontem, e hoje a área parece estar escorrendo. É normal?"

Não apenas é normal como um sinal de que os fluidos de cura do corpo estão indo para o local a fim de iniciarem seu importante trabalho. Dor e, às vezes, uma pequena quantidade de sangramento também são comuns após a circuncisão e nada com que se preocupar. Ligue para o médico se a cabeça do pênis ficar azul-escura ou preta, se estiver muito inchada ou se o bebê não conseguir fazer xixi. Ligue também se o anel de plástico (se foi usado) não cair após duas semanas.

O uso de fraldas duplas no primeiro dia após o procedimento ajuda a amortecer o pênis do bebê e evitar que as coxas o pressionem. Normalmente, o pênis será envolto em gaze. Verifique com o médico sobre os cuidados: alguns recomendam colocar no pênis uma gaze nova umedecida com vaselina, Aquaphor ou outra pomada a cada troca de fralda, enquanto outros não acham necessário, desde que você mantenha a área limpa. Também evite molhar o pênis durante o banho (você provavelmente ainda não vai submergir o bebê, porque é quase certo que o cordão umbilical ainda não caiu) até que a cicatrização esteja completa.

Claramente, ele ficará molhado quando o bebê fizer xixi, e isso não é problema, desde que você troque as fraldas sempre que necessário.

Escroto inchado

"O escroto de nosso filho parece desproporcionalmente grande. Devemos nos preocupar?"

É quase certo que não. Os testículos — como você provavelmente sabe — vêm envoltos em uma bolsa protetora chamada escroto, que é preenchida com um pouco de fluido para fornecer amortecimento. E, graças à exposição aos hormônios da mãe no útero e ao inchaço genital normal do parto, os testículos de um recém-nascido podem parecer bem grandes, especialmente próximos ao pênis pequenino. Em alguns bebês, o inchaço não diminui alguns dias após o nascimento, provavelmente como resultado de uma quantidade excessiva de líquido no saco escrotal. Chamada de hidrocele, essa condição não é motivo de preocupação e irá se resolver durante o primeiro ano, geralmente sem qualquer tratamento.

Pergunte sobre as partes de seu homenzinho na próxima visita ao médico, só para ter certeza de que não se trata de uma hérnia inguinal (p. 356), que pode se assemelhar a uma hidrocele ou ocorrer junto com ela. Um exame pode determinar rapidamente se o inchaço se deve ao excesso de líquido ou se há uma hérnia envolvida — ou ambos. Se você notar inchaço que pareça doloroso, sensibilidade, vermelhidão ou descoloração, entre em contato com o médico imediatamente.

Hipospádia

"Acabam de nos dizer que a abertura do pênis de nosso filho está no meio, e não no fim. O que isso significa?"

De vez em quando, algo dá um pouco errado durante o desenvolvimento pré-natal da uretra e do pênis. No caso de seu filho, a uretra, o tubo que transporta a urina (e após a puberdade, o sêmen), não vai até a ponta do pênis, mas se abre em outro lugar. Essa condição é chamada de hipospádia e é encontrada em cerca de 1 a 3 em cada 1.000 meninos nascidos nos Estados Unidos. A hipospádia de primeiro grau, na qual a abertura uretral está na extremidade do pênis, mas não exatamente no lugar certo, é considerada um problema menor e não requer tratamento. A hipospádia de segundo grau, na qual a abertura fica ao longo da parte inferior do corpo do pênis, e a hipospádia de terceiro grau, na qual a abertura fica próxima ao escroto, podem ser corrigidas com cirurgia.

Como o prepúcio pode ser usado para a reconstrução, a circuncisão (mesmo a circuncisão ritual) não é realizada em um bebê com hipospádia que precisará de cirurgia.

Ocasionalmente, uma menina nasce com a abertura da uretra no lugar errado, às vezes na vagina. Isso também é geralmente corrigível com cirurgia.

Cueiro

"Eu tenho tentado manter minha bebê enrolada, como me mostraram no hospital. Mas ela continua chutando a manta e se soltando. Devo parar de tentar?"

Só porque enrolar é um procedimento padrão no hospital não significa que deva ser um procedimento padrão em sua casa, especialmente se a bebê não gostar. A maioria dos recém-nascidos adora a sensação de estar embrulhada em um pacotinho apertado e dorme melhor de costas quando enrolada — especialmente porque se sobressalta menos (nunca coloque um bebê enrolado para dormir de bruços). Enrolar também ajuda a aliviar a cólica em muitos bebês. Mas, mesmo com todas essas vantagens potenciais, alguns bebês simplesmente não gostam. Para eles, estar enrolado é muito restritivo, e eles lutam contra isso o tempo todo. Uma boa regra: se estar enrolada parecer ser agradável para sua recém-nascida, faça. Se não parecer, não faça. Mas, antes que você desista de enrolar a bebê, veja se usar um cueiro com velcro pode impedi-la de chutá-lo ou opte por um cueiro com zíper ou saco de dormir (também existem híbridos, cueiros com abas de velcro em cima e um saco embaixo). Ou tente deixar os braços desenrolados para ver se isso dá à bebê a liberdade de movimentos (e acesso aos dedos) que ela parece desejar, ao mesmo tempo fornecendo estabilidade extra para as costas durante o sono.

Quando os bebês se tornam mais ativos, eles geralmente começam a chutar ou se contorcer para fora de seus cueiros, não importa o tipo. É o sinal para parar de enrolar, especialmente durante o sono, já que um cueiro solto representa risco de asfixia. O enrolamento contínuo também pode impedir que a bebê pratique suas habilidades motoras — então, quando ela começar a tentar rolar (geralmente em torno dos 3 a 4 meses), é hora de desenrolar seu burrito.

PASSEIOS COM O BEBÊ

Nunca mais você poderá sair de casa de mãos vazias, ao menos não quando o bebê estiver junto. E, embora nem sempre precise de todos esses itens quando sair com seu filhote, é uma boa ideia levar os essenciais em sua bolsa de fraldas quando estiver fora de casa:

Um trocador portátil. Se sua bolsa de fraldas não tiver um, leve um trocador à prova de água. Você pode usar uma toalha ou fralda de pano em uma emergência, mas eles não protegerão adequadamente tapetes, camas ou móveis quando você estiver trocando o bebê.

Fraldas. Quantas dependerá de quanto tempo você passará fora. Sempre leve ao menos uma a mais do que acha que vai precisar — você provavelmente precisará se não levar.

Lenços umedecidos. Um pacote pequeno é mais fácil de transportar que o recipiente de tamanho normal, e especialmente conveniente se você puder recarregá-lo. Ou você pode usar um saco hermético para levar um pequeno suprimento. A propósito, os lenços umedecidos não são somente para as nádegas: use-os para lavar suas mãos antes de alimentar o bebê e antes e depois de trocar a fralda, bem como para limpar manchas de vômito e comida de roupas, móveis ou do bebê (e de você mesma).

Sacos plásticos. Você precisará deles para as fraldas descartáveis sujas, principalmente quando não houver lata de lixo disponível, bem como para levar as roupas molhadas e sujas do bebê para casa.

Fórmula, se estiver alimentando com mamadeira. Se você estará fora de casa na hora da próxima mamada, terá que levar a refeição. Nenhuma refrigeração será necessária se você levar uma mamadeira descartável com fórmula pronta para uso, uma mamadeira de água à qual você adicionará a fórmula em pó ou uma mamadeira que separa fórmula e água até você agitar e servir. Se, no entanto, você levar fórmula que preparou em casa, terá que armazená-la em um recipiente térmico juntamente com uma pequena bolsa ou cubos de gelo.

Paninho de ombro para arrotar. Como qualquer mãe veterana sabe, esse paninho pode poupar você (e outros que segurem o bebê) de ombros fedorentos.

Uma muda de roupa para o bebê. A roupa do bebê é perfeita e você está em um lugar especial. Você chega, levanta seu pacote de fofura da cadeirinha veicular e descobre que uma piscina de fezes moles e cor de mostarda acrescentaram um "toque final" ao traje. Essa é uma das razões pelas quais é aconselhável levar um ou dois conjuntos extras de roupa. E, já que estamos falando em roupas, leve um bonezinho quando o sol estiver brilhando e um gorro quando o tempo exigir.

Um cobertor ou casaquinho extra. Está na meia-estação? Quando as temperaturas flutuam de forma imprevisível, uma camada adicional é útil.

Chupeta, se o bebê usar. Leve-a em um saco plástico limpo ou use uma que tenha tampa. Pense em levar também uma chupeta reserva, bem como lenços umedecidos para limpá-las quando caírem (elas vão cair) no chão.

Brinquedos. Para um bebê muito pequeno, leve algo para olhar na cadeirinha veicular ou no carrinho (espelhos podem ser mágicos). Para bebês mais velhos, brinquedos leves para bater, cutucar e colocar na boca.

Protetor solar. Se não houver sombra disponível, use uma pequena quantidade de protetor solar seguro para bebês no rosto, nas mãos e no corpo de seu filhote (recomendado mesmo para bebês com menos de 6 meses) durante todo o ano. Mesmo no inverno, o brilho da neve e os raios do sol podem se combinar para causar queimaduras graves.

Um lanche (ou dois, ou três) para o bebê. Depois que os sólidos forem introduzidos, leve papinha (não é necessário refrigerar antes de abrir nem aquecer antes de servir) se for ficar fora durante o horário de almoço. Inclua uma colher em um saco plástico (guarde o saco para levar a colher suja para casa), um babador e muitas toalhas de papel. Mais tarde, você pode levar uma seleção de petiscos, como bolinhos ou biscoitos de arroz, para oferecer quando necessário. E leve um lanche para você também, especialmente se estiver amamentando.

Outros itens essenciais. Dependendo das necessidades do bebê, você pode levar pomada ou creme para assaduras, curativos (especialmente quando o bebê começar a engatinhar ou andar) e qualquer medicação que ele deva tomar enquanto você estiver fora (se refrigeração for necessária, embale com uma bolsa de gelo em um recipiente térmico).

Mantendo o bebê na temperatura correta

"Não tenho certeza de quantas camadas preciso colocar no bebê quando saio com ele."

Uma vez que o termostato natural do bebê esteja devidamente ajustado (já nos primeiros dias de vida), ele não precisa vestir mais roupas que você. Então, em geral (a menos que você seja o tipo de pessoa que está sempre com mais calor ou mais frio que todo mundo), escolha para ele roupas que sejam menores e mais fofas, mas não mais pesadas que as suas. Se você estiver confortável de camiseta, o bebê também estará. Se você estiver sentindo frio suficiente para usar um suéter, o bebê também precisará de um. Jaqueta para você? Jaqueta para o bebê.

Ainda não tem certeza de que empacotou seu pacotinho corretamente? Não verifique as mãos dele para confirmar. As mãos e os pés de um bebê geralmente são mais frios que o restante do corpo, por causa de seu sistema circulatório ainda imaturo. Você terá uma leitura mais precisa verificando a nuca, os braços ou o tronco (o que for mais fácil de alcançar sob a roupa) com as costas da mão. Ele está muito frio? Adicione uma camada. Muito quente? Retire uma. Se ele parecer extremamente frio ao toque ou perigosamente superaquecido, veja a p. 789.

Não tome o fato de seu bebê ter espirrado algumas vezes como sinal de que ele está com frio: ele pode espirrar em reação à luz do sol ou porque precisa limpar o nariz. Mas ouça o que ele diz. Os bebês geralmente dizem que estão com muito frio (da mesma forma que dizem a você quase tudo) ficando agitados ou chorando. Quando receber essa mensagem (ou não tiver certeza de que o vestiu adequadamente), verifique a temperatura dele com as mãos e ajuste conforme necessário.

A única parte do bebê que precisa de proteção extra em todos os climas é a cabeça — em parte porque muito calor é perdido com a cabeça descoberta (especialmente a cabeça de um bebê, que é desproporcionalmente grande para seu corpo) e em parte porque muitos bebês não podem contar com a proteção do cabelo. Mesmo em dias ligeiramente frios, um gorro é uma boa ideia para um bebê com menos de 1 ano. Em climas quentes e ensolarados, um chapéu com aba protege a cabeça, o rosto e os olhos — mas, mesmo com essa proteção (e protetor solar), a exposição direta ao sol deve ser breve.

Um bebê novinho também precisa de proteção extra contra a perda de calor quando está dormindo. Em sono profundo, seu mecanismo de produção de calor diminui, então, em climas mais frios, leve um cobertor extra para o cochilo diurno no carrinho. Se ele dorme em um quarto fresco à noite, um macaquinho quentinho ou um saco de dormir o ajudarão a ficar aquecido (colchas e edredons não são seguros para um bebê dormindo). No entanto, não ponha gorro no bebê ao colocá-lo para dormir dentro de casa, pois isso pode levar ao superaquecimento. O mesmo vale para roupas em excesso, principalmente quando ele estiver dormindo (verifique a nuca novamente).

Ao vestir o bebê no frio, o visual em camadas não é apenas moda, mas bom senso. Várias camadas leves de roupas retêm o calor corporal com mais eficiência que uma única camada pesada, e as camadas externas podem ser retiradas conforme necessário quando você entrar em uma loja superaquecida, embarcar em um ônibus abafado ou o tempo esquentar repentinamente.

SAINDO COM O BEBÊ

Um bebê a termo saudável é resistente o suficiente para sair de casa muitas vezes — de um passeio no parque a uma passada no mercado —, especialmente se você consegue manter o distanciamento social. Melhor ainda, use *slings* para manter o seu neném em um pacotinho seguro perto de você quando estiver por aí.

É recomendado proteger o seu recém-nascido de temperaturas extremas (fique em casa o máximo que puder se estiver muito frio ou muito calor), e sempre leve uma peça extra de roupa ou uma manta se a temperatura cair. Evite mais que alguns minutos de exposição solar direta. E pode parecer óbvio, mas sempre vale a pena reforçar: se o passeio com o bebê for de carro (seu ou de outra pessoa), assegure-se de que seu bebê está instalado de forma correta e segura na cadeirinha.

Nas primeiras seis a oito semanas, quando o sistema imunológico do bebê — como tudo sobre ele ou ela — é novinho, os especialistas recomendam ficar longe das multidões. Em particular durante a temporada de gripes e infecções respiratórias, e com certeza durante um surto de Covid-19, evite grandes grupos reunidos em espaços fechados, incluindo aqueles com amigos e família que podem estar animados para jogar o jogo favorito de todos: Passe o Bebê. E não pense duas vezes antes de pedir até mesmo a familiares que lavem as mãos e usem máscara — um pedido perfeitamente razoável, especialmente quando os abraços são a recompensa.

ERUPÇÕES DE VERÃO

É o que muitos bebês vestem no verão: erupções cutâneas. Também conhecidas como brotoeja, essas pequenas manchas vermelhas no rosto, pescoço, axilas e parte superior do tronco surgem quando a transpiração se acumula porque os dutos das glândulas sudoríparas estão entupidos. Embora a brotoeja geralmente desapareça sozinha em uma semana, você pode tratar o bebê com um banho frio, mas evite pós ou loções que possam bloquear ainda mais o fluxo de suor. Ligue para o médico se houver pústulas, aumento do inchaço ou vermelhidão.

O toque de estranhos

"Todo mundo quer tocar nosso filho: o caixa da farmácia, estranhos no elevador, pessoas aleatórias na fila do caixa eletrônico. Estou sempre preocupado com germes."

Não há nada que clame mais para ser agarrado que um bebê novinho. Bochechas, dedos, queixo, dedinhos dos pés — são todos irresistíveis. Mas resistir é exatamente o que você gostaria que os outros (especialmente estranhos) fizessem quando se trata de seu recém-nascido.

Compreensivelmente, você não gosta de todos esses toques não solicitados, e fica legitimamente preocupada com o fato de o bebê ser exposto a germes — especialmente à Covid-19. Afinal, um bebê muito novo é mais suscetível a infecções, já que seu sistema imunológico é relativamente imaturo e ele não teve a chance de construir imunidades. Então, ao menos por enquanto, peça educadamente aos estranhos que olhem, mas não toquem — principalmente as mãos do bebê, que geralmente terminam na boca. Você sempre pode culpar o médico: "O pediatra disse para não deixar ninguém de fora da família tocar nele ainda." Usar o bebê em um *sling* ou canguru é outra boa maneira de manter as mãos alheias afastadas. Peça a amigos e familiares que lavem as mãos antes de pegá-lo no colo, ao menos durante o primeiro mês (mantenha o álcool à vista para que eles possam usá-lo antes de pegar o bebê). Qualquer pessoa com espirros ou tosse deve ficar longe. E o contato pele a pele obviamente deve ser evitado com qualquer pessoa que tenha erupções cutâneas ou feridas abertas.

Não importando o que você faça ou diga, de vez em quando seu bebê terá contato físico com estranhos. Portanto, se um vizinho simpático der o dedo para seu filhote apertar antes de você conseguir impedir, basta retirar um lenço umedecido da caixa e limpar discretamente as mãos do bebê. E lave suas próprias mãos depois de passar algum tempo ao ar livre e antes de pegar o bebê. Germes de estranhos (e de maçanetas ou carrinhos de compras) podem se espalhar facilmente de suas mãos para as dele.

À medida que seu bebê crescer, erguer essa redoma de higiene será não somente seguro, mas também inteligente. Seu filhote precisará ser exposto a uma variedade de germes para começar a construir imunidade àqueles que são comuns em sua comunidade. Portanto, após as primeiras seis a oito semanas, relaxe um pouco e deixe os germes chegarem.

Milium

"Meu bebê parece ter pequenas espinhas em todo o rosto. Esfregar ajudará a removê-las?"

Embora você possa ficar surpresa — e meio chateada — ao encontrar espinhas no rosto do seu amorzinho, onde você esperava encontrar pele macia de bebê, essas bolinhas, chamadas de milium, são muito comuns (afetam cerca de metade de todos os recém-nascidos), temporárias e definitivamente não são um sinal de futuros problemas com acne. O milium, que ocorre quando flocos de pele morta ficam presos em pequenos bolsos na superfície da pele do bebê, tende a se acumular ao redor do nariz e do queixo, mas ocasionalmente aparece no tronco, braços, pernas e até no pênis. O melhor tratamento? Absolutamente nenhum. Por mais tentador que seja apertar, esfregar ou tratar, não faça isso. As bolinhas desaparecerão espon-

taneamente, muitas vezes dentro de algumas semanas, mas às vezes depois de alguns meses ou mais, deixando a pele de seu filhote clara e lisinha — a menos que ele se depare com outro problema de pele comum nos bebês: a acne neonatal (veja a pergunta seguinte).

COR DA PELE DO BEBÊ

Querendo saber quando seu bebê interracial ou negro vai adquirir a cor que deveria ter? Os bebês destinados a ter pele escura geralmente nascem com pele clara, quase sempre um ou dois tons mais claros que a cor final. Pode levar semanas ou meses — ou, em alguns casos, anos — para que seu fofinho mostre suas verdadeiras cores. Procurando um sinal de quanto a pele dele será pigmentada? Alguns pais juram que as orelhas dão uma pista: confira o topo das orelhinhas minúsculas e notará que elas são mais escuras que o restante do corpo. Há uma boa chance de que a pele dele acabe ficando próxima dessa cor.

"Eu achava que bebês tinham pele bonita. Mas minha filha de 2 semanas parece estar tendo um terrível caso de acne."

Sua bebê tem mais espinhas que um pré-adolescente? Justamente quando ela parecia pronta para um *close-up* — cabeça finalmente arredondada, olhos menos inchados —, surge a acne neonatal. Essa prévia espinhosa da puberdade afeta cerca de 40% dos recém-nascidos por volta da segunda ou terceira semanas (bem quando você pretendia marcar aquela primeira sessão de fotos) e pode durar até os 4 a 6 meses. E, acredite ou não, como na acne adolescente, acredita-se que os hormônios sejam os principais culpados.

No caso de recém-nascidos, no entanto, não são seus próprios hormônios que causam o problema, mas os hormônios da mãe que ainda circulam em seus organismos. Os hormônios maternos estimulam as glândulas sebáceas do bebê, fazendo com que as espinhas apareçam. Outra razão para a acne infantil é que os poros dos recém-nascidos não estão completamente desenvolvidos, tornando-se alvos fáceis para a infiltração de sujeira e o surgimento de manchas.

Acne neonatal não é o mesmo que milium neonatal. A acne é composta de espinhas vermelhas, ao passo que milium são pequenos cravos brancos. Ambos, no entanto, exigem o mesmo tratamento: absolutamente nenhum além da paciência (embora alguns sugiram que enxaguar a área afetada com leite materno ajude a acelerar o processo de cicatrização — e não há razão para não tentar isso em casa, se você estiver amamentando). Não aperte, cutuque, lave com sabonete, aplique loções ou trate a acne de sua recém-nascida de qualquer outra maneira. Basta lavar com água duas ou

três vezes ao dia e secar suavemente e ela acabará desaparecendo, sem deixar marcas duradouras e permitindo o surgimento daquela linda pele de bebê que você estava esperando. E, caso já esteja preocupada com as fotos do álbum escolar de sua filha, saiba que a acne infantil não significa futuros problemas com espinhas.

Mudanças na cor da pele
"Minha bebê de repente ficou bicolor: azul-avermelhada da cintura para baixo e pálida da cintura para cima. O que há de errado com ela?"

O bservar sua bebê mudar de cor pode ser perturbador, para dizer o mínimo. Mas não há nada com que se preocupar quando um recém-nascido de repente assume uma aparência bicolor. Como resultado de seu sistema circulatório imaturo, o sangue simplesmente se acumulou em uma das metades do corpo. Vire-a muito suavemente de cabeça para baixo (se a diferença de cor for entre o torso e os membros inferiores) ou para o outro lado (se a diferença de cor for entre o lado direito e o esquerdo) por alguns instantes e a cor normal será restaurada.

Você também pode notar que as mãos e os pés da bebê parecem azulados, mesmo que o restante do corpo esteja rosado. Isso também se deve à circulação imatura e geralmente desaparece no fim da primeira semana de vida.

"Às vezes, quando estou trocando meu recém-nascido, percebo que sua pele parece manchada. Por quê?"

Manchas arroxeadas (às vezes mais vermelhas, às vezes mais azuis, dependendo da cor da pele) não são incomuns em um bebê pequeno quando ele está com frio ou chorando — ou mesmo, em alguns casos, o tempo todo. Essas mudanças transitórias são mais um sinal de um sistema circulatório imaturo, visível através da pele ainda muito fina do bebê. Ele deve superar esse fenômeno colorido em alguns meses. Até lá, quando isso ocorrer, verifique a nuca ou a barriga para ver se ele está muito frio. Se estiver, adicione uma camada de roupa ou aumente a temperatura do cômodo. Se não, apenas relaxe e espere que a mancha desapareça, como provavelmente acontecerá em alguns minutos.

QUÃO ALTO É MUITO ALTO?

A maioria dos bebês adora música, mas isso não significa que você deva aumentar o volume, especialmente quando estiver em uma área fechada, como o carro. Um bebê pode chorar quando a música (ou outro barulho) estiver muito alta, mas não espere pelas reclamações para decidir abaixar o som. Os ouvidos de um bebê não precisam ser "incomodados" para serem prejudicados.

De acordo com a Occupational Safety and Health Administration (OSHA), mais de quinze minutos de exposição a 100 decibéis (dB) não são seguros para um adulto. E o ruído que é perigoso para um adulto é ainda mais perigoso para um bebê, por causa do crânio mais fino e do canal auditivo menor, o que aumenta a pressão sonora que entra no ouvido.

Na verdade, um bebê pode perceber um som como 20 dB mais alto que um adulto ou uma criança mais velha, tornando os 90 dB emitidos por um brinquedo mais parecidos com 110 dB — o mesmo ruído de um cortador de grama, uma motosserra ou um trem do metrô. O limite: o som estará alto demais se você não conseguir se fazer ouvir facilmente. Diminua o volume ou rapidamente leve o bebê para um lugar mais tranquilo.

Mesmo as máquinas de ruído branco destinadas a acalmar o bebê podem ser prejudiciais para os pequenos ouvidos se estiverem em volume muito alto ou posicionadas muito próximas. Para garantir, coloque qualquer mecanismo de ruído branco longe do berço do bebê e mantenha o volume baixo.

Audição

"Minha bebê não parece reagir muito ao barulho. Ela continua dormindo mesmo quando o cachorro late ou meu filho mais velho faz um escândalo. A audição dela pode estar prejudicada?"

Provavelmente, o caso aqui não é que a bebê não ouça o cachorro latindo ou o irmão gritando, mas sim que esteja acostumada a esses sons. Embora tenha visto o mundo pela primeira vez quando saiu do útero, essa não foi a primeira vez que ela o ouviu. Muitos sons — a música que você tocava, buzinas e sirenes estridentes na rua, até o zumbido do liquidificador, se você era fã de vitaminas — penetravam as paredes de seu pacífico lar uterino, e ela se acostumou a eles.

A maioria dos bebês reage a barulhos altos — logo ao nascer, com sobressaltos; por volta dos 3 meses, piscando; aos 4 meses, virando-se para a fonte do som. Mas os sons que já se tornaram parte do pano de fundo da existência do bebê podem não provocar resposta, ou uma resposta tão sutil que você sequer percebe, como uma mudança de posição ou atividade.

MANTENDO O BEBÊ SEGURO

Os bebês parecem frágeis, mas, na verdade, são bem resistentes. Eles não "quebram" quando você os pega no colo, os pescoços deles não se partem ao meio quando você se esquece de apoiar suas cabeças e eles resistem à maioria das quedas menores sem grandes ferimentos.

Ainda assim, bebês podem ser vulneráveis — e de maneiras surpreendentes. Mesmo um recém-nascido aparentemente pequeno demais para se meter em problemas às vezes o faz, rolando do trocador ou da cama muito antes de conseguir se mover sozinho. Para proteger seu bebê de lesões que não precisam acontecer, siga estas dicas de segurança o tempo todo:

• No carro, sempre prenda o bebê a uma cadeirinha veicular virada para trás, não importando quão longe você esteja indo ou quão rápido ou devagar esteja dirigindo — ou o quanto o bebê esteja chorando. Use cinto de segurança e certifique-se de que quem está dirigindo também use: ninguém está seguro a menos que o motorista esteja. E nunca beba e dirija (ou dirija quando estiver muito cansada ou tomando medicamentos que a deixem sonolenta), envie mensagens de texto enquanto estiver dirigindo ou fale em um telefone que não esteja no viva-voz enquanto estiver ao volante. Também não deixe o bebê passear de carro com ninguém que faça isso. (Consulte a p. 227 para obter mais informações sobre a segurança da cadeirinha veicular.)

- Na hora do banho, sempre mantenha uma mão no bebê enquanto faz espuma e enxagua com a outra. Se você der banho em uma banheira grande, coloque uma toalha ou pano no fundo para evitar que ele deslize.
- Nunca deixe o bebê sozinho no trocador, cama, cadeira ou sofá, nem por um segundo. Mesmo um recém-nascido que não consegue rolar pode esticar o corpo de repente e cair. Se o trocador não tiver alças de segurança, mantenha sempre uma mão no bebê.
- Nunca coloque um bebê que está em uma cadeirinha veicular ou assento para bebês sobre uma mesa, balcão, secadora ou qualquer outra superfície elevada nem o deixe desacompanhado em um assento sobre qualquer superfície, inclusive no chão ou no meio da cama ou do sofá (onde há risco de sufocamento caso ele tombe).
- Nunca deixe o bebê sozinho com um animal de estimação, por mais bem-comportado que seja.
- Nunca deixe o bebê dormir em um assento infantil, cadeirinha de descanso ou de "dormir" inclinados.
- Nunca deixe o bebê sozinho com um irmão que tenha menos de 5 anos. Uma afetuosa brincadeira de esconde-esconde pode resultar na trágica asfixia do bebê. Um abraço de urso amoroso, mas excessivamente entusiasmado, pode quebrar uma costela.
- Não deixe o bebê sozinho com uma babá que você não conheça bem ou cujas referências não tenha verificado. Todos os acompanhantes devem ser treinados em segurança infantil e RCP (assim como todos os familiares que cuidarão do bebê, incluindo você).
- Nunca balance ou sacuda vigorosamente o bebê (mesmo que de brincadeira) ou o jogue para cima.
- Nunca deixe o bebê sozinho, nem mesmo para receber o correio, mover o carro na garagem ou colocar a roupa na máquina. Leva apenas alguns segundos para um acidente acontecer.
- Nunca deixe um bebê ou uma criança sozinhos no carro, nem por um momento. Em clima quente (ou mesmo ameno), manter as janelas abertas pode não impedir que o bebê sucumba à insolação. No inverno, a neve pode bloquear o cano de escapamento, e ligar o aquecimento pode fazer com que o monóxido de carbono retorne para dentro do carro. Um bebê deixado sozinho no carro em tempo frio também corre o risco de hipotermia. Em qualquer clima, um bebê sem vigilância pode ser rapidamente sequestrado.
- Nunca tire os olhos do bebê quando estiver fazendo compras, caminhando ou no parquinho. Um bebê em seu carrinho ou no carrinho de compras é um alvo fácil para sequestro.

O PRIMEIRO MÊS

- Remova quaisquer faixas, cordões ou fitas com mais de 15 cm de vestidos, moletons e outras roupas do bebê.
- Evite qualquer tipo de corrente ou cordão no bebê e em qualquer um de seus brinquedos ou pertences. Isso significa não usar colares, cordões para chupetas ou chocalhos, medalhas religiosas em correntinhas ou fitas com mais de 15 cm no bercinho de balanço, no berço ou em qualquer outro lugar. Certifique-se também de que o berço, o cercadinho e o trocador não estejam ao alcance de cabos elétricos (que apresentam duplo perigo), cabos de telefones ou carregadores ou puxadores de persianas e cortinas. Todos esses itens podem causar estrangulamento acidental.
- Não coloque plásticos finos, como sacolas de lavanderia ou outras sacolas, em colchões, no chão ou em qualquer lugar onde o bebê possa alcançá-los.
- Nunca deixe o bebê desacompanhado ao alcance de travesseiros, bichos de pelúcia ou itens de plush, nem deixe que ele durma sobre pele de carneiro, colchões com capa de plush, pufes, colchões de água ou camas encostadas na parede. Sempre remova babadores e quaisquer fivelas ou presilhas de cabelo antes de colocar o bebê para dormir.
- Considere manter um ventilador ligado no quarto do bebê durante o sono. Pesquisas sugerem que o ar circulante pode reduzir o risco de SMSI.
- Retire centros de atividades e móbiles do berço quando o bebê conseguir se levantar sobre as mãos e os joelhos (4 a 6 meses de idade).
- Não coloque o bebê em nenhuma superfície próxima a uma janela desprotegida, mesmo que por apenas um segundo e mesmo que o bebê esteja dormindo.
- Use detectores de fumaça e de monóxido de carbono em sua casa e instale-os de acordo com as recomendações do corpo de bombeiros.

Ainda está preocupada com a audição da bebê? Tente este pequeno teste: bata palmas atrás da cabeça dela e veja se ela se sobressalta. Se sim, você sabe que ela consegue ouvir. Se não, tente novamente mais tarde: as crianças (mesmo as recém-nascidas) têm uma maravilhosa maneira de ignorar ou bloquear seu ambiente à vontade, e ela pode estar fazendo exatamente isso. Um teste repetido pode desencadear a resposta que você está procurando. Se não acontecer, observe outras maneiras pelas quais sua bebê pode reagir ao som: ela se acalma ou responde ao som suave de sua voz, mesmo quando não está olhando diretamente para você? Ela responde ao canto ou à música de alguma forma? Ela se assusta quando exposta a um barulho alto e desconhecido? Se ela parecer nunca responder aos sons, consulte o pediatra. A maioria dos recém-nascidos é examinada rotineiramente para problemas de audição antes de sair do hospital (p. 186), então é provável que a sua também tenha sido e esteja bem, mas é melhor perguntar se você não tiver certeza de que ela foi examinada ou não souber quais foram os resultados. Quanto mais cedo o déficit auditivo for diagnosticado e tratado, melhor será o resultado a longo prazo.

Visão

"Coloquei um móbile sobre o berço do bebê na esperança de que as cores fossem estimulantes. Mas ele nem parece notar. Pode haver algo errado com sua visão?"

É mais provável que haja algo errado com o móbile — ou, ao menos, com sua localização. Um recém-nascido se concentra melhor em objetos que estão entre 20 e 30 cm de seus olhos, uma faixa que parece ter sido selecionada pela natureza não aleatoriamente, mas por design: essa é a distância da qual o bebê amamentado vê o rosto da mãe. Objetos próximos ou distantes de um bebê deitado no berço são somente borrões, embora ele fixe o olhar em algo brilhante ou em movimento mesmo à distância, se não houver nada que valha a pena olhar em seu raio de visão. Nos primeiros meses, seu bebê também

passará a maior parte do tempo olhando para a direita ou para a esquerda, raramente se concentrando naquilo que está à frente ou acima. Portanto, um móbile diretamente acima dele no berço provavelmente não chamará sua atenção, ao passo que um pendurado de um dos lados pode chamar. Mas mesmo um móbile pendurado no lugar certo pode não atrair o bebê, ao menos não imediatamente. A maioria dos bebês não presta atenção a móbiles até que esteja mais perto das 3 ou 4 semanas e até mais, e outros sempre encontrarão algo melhor para olhar.

Mesmo que a visão de seu recém-nascido seja uma obra em andamento (levará vários meses para seu foco amadurecer e ele só será capaz de perceber profundidade aos 9 meses), ele gosta de olhar. E contemplar é uma das melhores maneiras que ele tem de aprender sobre o mundo. Assim, o que você deve oferecer além da visão favorita do bebê — você? A maioria gosta de estudar rostos, mesmo os desenhados grosseiramente, e especialmente os próprios rostos nos espelhos do berço (embora eles só passem a se reconhecer bem depois do primeiro aniversário). Qualquer coisa com alto contraste, como padrões de preto e branco ou vermelho e amarelo, atrai mais atenção que objetos sutis, e objetos simples mais que objetos complexos. A luz é hipnotizadora para os bebês, seja de um lustre, uma lâmpada ou uma janela (especialmente uma através da qual a luz seja filtrada pelas persianas).

Os testes de visão farão parte dos exames regulares do bebê. Mas, se você acha que ele não está se concentrando em objetos ou rostos bem localizados ou não se volta para a luz, mencione isso ao médico na próxima consulta.

Estrabismo

"O inchaço está diminuindo ao redor dos olhos de minha bebê. Mas agora ela parece vesga."

O que parece estrabismo provavelmente são apenas dobras extras de pele nos cantos internos desses preciosos olhinhos. Se for o caso, o que é comum em recém-nascidos, a pele se retrairá à medida que a bebê crescer, e seus olhos parecerão mais uniformes. Durante os primeiros meses, você também poderá notar que os olhos dela não funcionam em perfeita harmonia o tempo todo. Esses movimentos aleatórios significam que ela ainda está aprendendo a usar os olhos e fortalecendo os músculos oculares. Aos 3 meses, a coordenação ocular estará muito melhor.

Converse com o pediatra se não notar nenhuma melhora na coordenação dos olhos ou eles sempre parecem fora de sincronia. Se houver a possibilidade de real estrabismo, no qual a bebê usa apenas um dos olhos para focar naquilo que está olhando e o outro parece direcionado para outro lugar, a consulta com um oftalmologista pediátrico será necessária. O tratamento precoce é importante, porque tudo o que a criança aprende, ela aprende com os olhos, e ignorar olhos estrábicos pode levar ao olho "preguiçoso" ou ambliopia (na qual o olho que não está sendo usado fica preguiçoso e, consequentemente, mais fraco em função do desuso).

Olhos lacrimejantes

"No começo, não havia lágrimas quando minha bebê chorava. Agora seus olhos parecem cheios de lágrimas, mesmo quando ela não está chorando. E, às vezes, as lágrimas transbordam."

Lágrimas minúsculas só começam a fluir dos olhos minúsculos dos recém-nascidos perto do fim do primeiro mês. É quando o fluido que banha os olhos (também conhecido como lágrima) é produzido em quantidade suficiente pelas glândulas sobre os globos oculares. O fluido normalmente é drenado por pequenos dutos localizados no canto interno de cada olho e no nariz (e é por isso que chorar demais pode fazer o nariz escorrer). Os dutos são particularmente pequenos em bebês e, em cerca de 1% deles — inclusive a sua —, um ou ambos estão bloqueados ao nascer.

Como um duto lacrimal bloqueado não drena adequadamente, as lágrimas enchem os olhos e muitas vezes transbordam, produzindo a eterna aparência de "olhos lacrimejantes" mesmo em bebês felizes. Mas os dutos entupidos não são nada com que se preocupar. A maioria se cura por conta própria, sem tratamento, até o fim do primeiro ano, embora o pediatra possa lhe mostrar como massagear suavemente os dutos para acelerar o processo ou sugerir que você jogue um pouco de leite materno nos olhos dela para limpar o entupimento. (Sempre lave bem as mãos antes de fazer a massagem. Se os olhos da bebê ficarem inchados ou vermelhos, pare de massagear e informe ao médico.)

Às vezes, há um pequeno acúmulo de muco branco-amarelado no canto interno do olho cujo duto lacrimal está entupido, e as pálpebras podem estar grudadas quando a bebê acordar pela manhã. Muco e crosta podem ser lavados com água e bolas de algodão. Uma secreção mais pesada e de um amarelo mais escuro e/ou vermelhidão dos olhos, no entanto, podem indicar infecção ou outra condição. O médico pode prescrever pomadas ou gotas antibióticas e, se o duto ficar cronicamente infectado, encaminhar a bebê a um oftalmologista pediátrico. Ligue para o médico se o olho lacrimejante for sensível à luz ou parecer diferente do outro em forma ou tamanho.

Espirros

"Meu bebê espirra o tempo todo. Ele não parece doente, mas temo que tenha pegado um resfriado."

Novos bebês têm muitos motivos para espirrar além de resfriados.

Por um lado, espirrar é um reflexo protetor que permite que o bebê elimine o líquido amniótico e o excesso de muco que podem estar presos em suas vias respiratórias. Espirros frequentes (e tossir, outro reflexo protetor) também o ajudam a se livrar de partículas estranhas que chegam ao nariz vindas do ambiente — da mesma forma que cheirar pimenta faz muitos adultos espirrarem. O bebê também pode espirrar quando exposto à luz, especialmente à luz solar.

Primeiros sorrisos

"Todo mundo diz que os sorrisos da minha bebê são 'apenas gases', mas ela parece tão feliz quando sorri. Eles podem ser reais?"

Nenhum novo pai quer acreditar que os primeiros sorrisos do bebê são obra de bolhas de gás passageiras, e não uma onda de amor destinada especialmente à mamãe ou ao papai. Mas as evidências científicas até agora parecem apoiar essa crença antiga e desanimadora: a maioria dos bebês não sorri, no verdadeiro sentido social, antes de 4 a 6 semanas de idade. Isso não significa que um sorriso é sempre "apenas gases". Também pode ser um sinal de conforto e contentamento — muitos bebês sorriem enquanto adormecem, quando fazem xixi ou quando suas bochechas são acariciadas.

Quando a bebê revelar seu primeiro sorriso de verdade, você saberá (todo o rosto estará envolvido no sorriso, e não somente a boca), e se derreterá de acordo. Enquanto isso, aproveite os vislumbres de sorrisos que estão por vir, inegavelmente adoráveis, não importa qual seja a causa.

Soluços

"Meu bebê tem soluços o tempo todo. Eles o incomodam tanto quanto a mim?"

Alguns bebês não apenas nascem com soluços, mas já soluçavam antes de nascer. E é provável que, se seu bebê soluçou muito dentro do útero, também soluçará muito nos primeiros meses do lado de fora. O que causa os soluços? Uma teoria é que eles sejam mais um reflexo no repertório do bebê. Outra é que os bebês soluçam quando bebem a fórmula ou o leite materno rapidamente demais, enchendo a barriga de ar. Mais tarde, risadinhas podem dar soluço. Seja qual for o gatilho, os soluços não incomodam o bebê. Se incomodarem você, deixe-o mamar no peito ou na mamadeira ou chupar chupeta, o que pode reprimir o ataque.

TUDO SOBRE:
Desenvolvimento do bebê

Primeiros sorrisos, primeiros balbucios, primeira vez que rola ou se senta sem ajuda, primeira tentativa de engatinhar, primeiros passos. O primeiro ano do seu filho é um livro de marcos importantes esperando para acontecer. Mas quando ele alcançará esses marcos? Será que o primeiro sorriso acontecerá na impressionantemente precoce quarta semana? Ou ele a fará esperar até a sétima? Seu bebê vai rolar à frente quando se tratar de rolar ou vai ficar para trás? Demorar para engatinhar? Ou correr em círculos em torno dos bebês na vizinhança antes mesmo de eles ficarem em pé sozinhos? E há algo que você deva ou possa fazer para acelerar o progresso do bebê no caminho à frente?

A verdade é que, embora todo bebê nasça minúsculo e fofinho, cada um se desenvolve de maneira diferente, em um ritmo que parece menos influenciado pela criação que pela natureza. Cada pequenino vem programado com um cronograma de desenvolvimento que especifica a ocorrência de muitas habilidades e conquistas importantes. E, embora os pais definitivamente possam incentivar aquilo que a natureza já estabeleceu (ou impedir o bebê de atingir esses marcos ao não fornecer incentivo), muitas lacunas nesse livro de desenvolvimento infantil foram preenchidas antes mesmo de o bebê nascer.

O PADRÃO DE DESENVOLVIMENTO

Como seu bebê crescerá e se desenvolverá fisicamente? Apenas o DNA dele sabe com certeza, e não vai contar para ninguém por enquanto. Mas eis algo com o que você pode contar enquanto espera para saber. Embora cada bebê se desenvolva fisicamente em um ritmo diferente, o desenvolvimento de toda criança — desde que não seja prejudicado por fatores ambientais ou físicos — segue os mesmos padrões básicos. Primeiro, o bebê se desenvolve de cima para baixo, da cabeça para os pés. Os bebês levantam a cabeça antes de conseguirem manter as costas eretas para se sentar e levantam as costas para se sentar antes de conseguirem ficar em pé. Segundo, eles se desenvolvem do tronco para os membros. As crianças usam os braços antes de usarem as mãos, e as mãos antes de usarem os dedos. O desenvolvimento físico também progride, naturalmente, do simples para o complexo.

O desenvolvimento infantil geralmente é dividido em quatro áreas:

Social. Os bebês chegam todos meio parecidos, mas, felizmente, não permanecem assim por muito tempo. Com seis semanas, a maioria expressa sua primeira habilidade verdadeiramente social: sorrir. Mas, mesmo antes disso, eles estão se preparando para uma vida de engajamento e interação com outros seres humanos (começando com a mamãe e o papai): fazendo contato visual, estudando rostos e sintonizando vozes. Alguns bebês são mais socialmente extrovertidos desde o início, enquanto outros são naturalmente sérios e reservados — esses traços de personalidade são cortesia de seus genes. Mesmo assim, quanto mais estímulo social o bebê receber, mais rapidamente suas habilidades sociais se desenvolverão. Um grande atraso no desenvolvimento social, que vá além das diferenças individuais de personalidade, pode indicar um problema de visão ou audição ou outro problema de desenvolvimento que pode precisar de atenção. Também pode ser produto do ambiente: ele pode não estar recebendo em quantidade suficiente o contato visual, os sorrisos, as conversas e os abraços que são necessários para que se desenvolva socialmente.

Linguagem. Um bebê que desenvolve um grande vocabulário desde cedo ou fala em sentenças e frases muito antes de seus colegas provavelmente terá jeito com as palavras. Mas o que prefere apontar para mostrar o que quer ou resmungar para pedir algo até o segundo ano de vida pode alcançá-lo e se sair tão bem ou até melhor que ele. Uma vez que o desenvolvimento da linguagem receptiva (o quanto o bebê entende bem o que é dito) é um indicador melhor de progresso que o desenvolvimento da linguagem expressiva (o quanto o bebê realmente fala bem), aquele que fala pouco, mas entende, muito provavelmente não experimenta atraso em seu desenvolvimento. Novamente, o desenvolvimento muito lento nessa área ocasionalmente indica um problema de visão ou audição e deve ser avaliado.

Desenvolvimento motor amplo. Alguns bebês parecem fisicamente ativos (perpetuamente em movimento) desde os primeiros chutes no útero. Depois que nascem, eles continuam ativos: levantando a cabeça já ao nascer, engatinhando aos 6 meses, andando aos 9. Mas muitos que começam lentamente fazem progressos rápidos mais tarde, alcançando e até superando os que começaram antes. Os que demoram demais para começar, no entanto, devem ser avaliados para verificar se não há obstáculos físicos ou de saúde a seu desenvolvimento normal (que a intervenção precoce muitas vezes pode superar rapidamente).

Desenvolvimento motor fino. Alcançar, agarrar e manipular objetos — tudo que seu bebê faz com aqueles adoráveis dedinhos e mãozinhas — é considerado desenvolvimento motor fino, é não é uma tarefa simples. Coordenar os movimentos iniciais entre os olhos e as mãos não é fácil para os bebês, o que significa que seu filhote vai olhar muito para aquele chocalho antes de conseguir pegá-lo com as mãozinhas (e, finalmente, descobrir como agitá-lo). A coordenação olho-mão precoce pode prever que seu bebê será bom com as mãos, mas um bebê que leva mais tempo para ajustar o desenvolvimento motor fino não será necessariamente "desajeitado" mais tarde.

PASSANDO TEMPO DE BRUÇOS

Manter seu bebê seguro significa nunca se esquecer de fazê-lo dormir de costas. Mas manter seu bebê atingindo os marcos de desenvolvimento significa se lembrar do outro lado dessa regra: ficar de bruços para brincar. A AAP recomenda que você coloque o bebê de bruços duas a três vezes ao dia, por cerca de três a cinco minutos de cada vez (embora você possa ter que começar com menos tempo e possa descobrir que terá que estendê-lo mais tarde). Tapetes especialmente projetados podem tornar esses momentos mais divertidos, mas um cobertor e (se você quiser) uma toalha macia enrolada sob o peito do bebê também funcionam. O melhor — e mais aconchegante — lugar para o bebê ficar de bruços desde o início? Sua barriga ou seu peito. Lembre-se: de costas para dormir, de bruços para brincar.

O bebê odeia ficar de bruços? Consulte a p. 350 para obter dicas sobre como tornar essa posição mais agradável para seu filhote.

E quanto à inteligência? Não pense demais (ou sequer pense) nisso em uma idade tão tenra. A maioria dos indicadores de desenvolvimento intelectual (criatividade, senso de humor e habilidade de resolução de problemas, por exemplo) sequer entra em jogo — ou nas brincadeiras de seu filho — até ao menos o fim do primeiro ano. Pense neles como presentes intelectuais esperando para serem abertos. Embora o DNA signifique que seu bebê chegou com certos pontos fortes, nutrir todos os aspectos dele significa que você o ajudará a alcançar (ou exceder) esse potencial intelectual embutido. E algumas das melhores maneiras de nutrir o poder cerebral de seu recém-nascido são simples e intuitivas: fazer contato visual, falar, cantar e ler para ele cedo (desde o nascimento) e frequentemente (transformando isso em um ritual diário e precioso desde o início).

Outra coisa a ter em mente enquanto seu bebê está ocupado atingindo marcos: a taxa de desenvolvimento em diferentes áreas geralmente é bastante desigual. Assim como alguns adultos são borboletas sociais e outros são abelhas ocupadas, bebês diferentes também têm pontos fortes diferentes, e podem avançar em uma área (sorrindo com 6 semanas ou falando muito com 1 ano), mas ficar para trás em outras (não pegar um brinquedo até os 6 meses ou não andar até 1 ano e 6 meses).

Outra coisa para se lembrar: os bebês tendem a se concentrar em uma habilidade de cada vez e, enquanto a aprendem, focam totalmente nela, o que quase sempre significa que as habilidades que já dominam ou aquelas que ainda estão experimentando são temporariamente deixadas de lado. Um bebê pode parar de balbuciar quando está tentando ficar em pé sozinho. Ou pode deixar de se sentar sozinho quando fica totalmente concentrado em engatinhar. Uma vez que uma habilidade seja dominada, outra se move para o centro do palco, e o bebê pode parecer se esquecer da última habilidade que dominou enquanto avança para a seguinte. Um dia, seu filho será capaz de integrar todas elas — as antigas, as novas e as que ainda precisam ser conquistadas — e usar cada uma de forma espontânea e apropriada. Mesmo assim, algumas serão deixadas para trás, porque... bem, seu bebê seguiu em frente.

Não importando qual seja o ritmo de desenvolvimento de seu filho — não importando a rapidez com que as lacunas no livro (ou aplicativo) do bebê sejam preenchidas e em que ordem —, o que é realizado no primeiro ano é nada menos que incrível. Nunca mais ele aprenderá tanto tão rapidamente.

Com ênfase na rapidez, já que o primeiro ano terminará muito mais rápido do que você provavelmente imagina. Fique de olho no desenvolvimento do bebê, mas não permita que observar esse cronograma (ou o cronograma do bebê da sua melhor amiga) a impeça de aproveitar os incríveis dias, semanas, meses e anos de crescimento e desenvolvimento que estão por vir. E não se esqueça: seu bebê é único. Para uma linha do tempo do desenvolvimento, consulte a p. 165.

OS BEBÊS MAIS LENTOS DE HOJE

Algo que você definitivamente deve ter em mente quando ceder à compulsão de comparar (e cederá): em algumas das principais categorias de habilidades motoras amplas, os bebês de hoje se desenvolvem mais tarde que os bebês de antes. Não porque sejam naturalmente menos precoces, mas porque passam menos tempo de barriga para baixo. Colocar os bebês para dormir de costas reduz drasticamente o risco de SMSI, mas também retarda temporariamente o desenvolvimento motor de alguns bebês. Com pouca oportunidade de praticar as habilidades que os bebês costumavam praticar de bruços (como engatinhar), mais bebês as dominam mais tarde. Muitos até mesmo pulam totalmente o estágio de engatinhar (o que não é um problema, já que esse estágio não é considerado obrigatório para o desenvolvimento).

Capítulo 7
O segundo mês

É provável que tenha havido muitas mudanças em sua casa no último mês, sem contar todas as trocas de fralda (demais para contar). Mudanças em seu bebê, que progride constantemente de fofo, mas irresponsivo, para ativo e alerta, que dorme um pouco menos e interage um pouco mais. E mudanças em você, que evolui de novata desajeitada para mãe semiprofissional. Afinal, com apenas algumas semanas em seu novo cargo, você provavelmente já é veterana em trocar fraldas só com uma mão, fazer o bebê arrotar e conseguir uma pega perfeita mesmo quando está dormindo... o que já fez muitas vezes.

Mas, embora a vida com o bebê possa estar se estabelecendo em uma rotina um pouco mais previsível (embora ainda exaustiva), haverá muitas coisas para mantê-la em dúvida (e ligando frequentemente para o pediatra), como crises de choro, crosta láctea e conteúdo das fraldas, para citar algumas. Assim, os desafios de cuidar de um recém-nascido continuam, mas, felizmente, as vantagens de ser mãe logo se multiplicarão. Este mês, você receberá uma recompensa por todas aquelas noites sem dormir andando de um lado para o outro: o primeiro sorriso verdadeiramente social de seu bebê!

Alimentando o bebê: introduzindo a mamadeira suplementar

Claro, amamentar é o ideal, a melhor maneira de alimentar o bebê. Mas, por mais fácil e prático que seja, a amamentação tem limitações logísticas, a mais significativa delas é que você não pode amamentar seu bebê a menos que esteja com ele. E é aí que a mamadeira costuma entrar.

Está pensando em não dar mamadeira? Algumas mães que amamentam exclusivamente fazem isso, em última análise salvando a si mesmas e a seus bebês de um passo extra no processo de desmame (sem dúvida o mais difícil: desistir da mamadeira). Mas pular a mamadeira depende inteiramente de ficar ao alcance do bebê para todas as mamadas do primeiro ano, uma façanha organizacional que muitas mães não conseguem gerenciar. Está planejando (ou querendo) ficar longe do bebê durante ao menos algumas mamadas durante o primeiro ano, seja para uma semana de trabalho de quarenta horas ou um jantar de três horas duas vezes ao mês? Ou quer manter suas opções em aberto, a fim de ter alguma flexibilidade? Então planeje a introdução da mamadeira, se ainda não o fez.

VISÃO GERAL DO BEBÊ: SEGUNDO MÊS

Dormindo. Seu bebê lentamente começa a entender a diferença entre dia e noite, o que significa que dormirá mais quando estiver escuro lá fora. Ainda assim, ele passará muito tempo cochilando, e as horas totais de sono não mudarão muito em relação ao mês passado. Espere que o bebê durma de catorze a dezoito horas por dia, sendo oito ou nove durante a noite e sete a nove durante o dia (em três a cinco sonecas).

Comendo. A dieta de seu filhote continua totalmente líquida:

- Leite materno. O bebê mamará de oito a doze vezes por dia, ingerindo um total de 350 a 1.100 ml de leite. Os intervalos alimentares podem ser mais longos, a cada três ou quatro horas, embora a alimentação por demanda ainda seja o caminho a percorrer, especialmente no caso da amamentação.
- Fórmula. O bebê deve ingerir de 90 a 180 ml de fórmula seis a oito vezes ao dia, em um total aproximado de 530 a 950 ml. Quer uma estimativa melhor? Multiplique o peso do bebê em kg por 175. A resposta lhe dará uma ideia aproximada de quantos mililitros, que fica geralmente entre 150 e 200 ml por kg do peso de fórmula em um período de 24 horas.

Brincando. Este mês, o bebê começará a sorrir (viva!) e demonstrar entusiasmo quando houver pessoas por perto. Móbiles e centros de atividades ainda serão os brinquedos favoritos, mas você pode adicionar pequenos bichos de pelúcia e chocalhos. Enrole os dedos minúsculos do bebê ao redor do chocalho e ele provavelmente manterá um aperto firme por um minuto ou mais. Balance suavemente a mãozinha para que o chocalho faça barulho. Outro novo brinquedo este mês: um espelho com moldura macia para bebês. Seu filhote não terá ideia de para quem está olhando, mas ficará fascinado com aquele rosto adorável olhando (e sorrindo) de volta.

O que tem na mamadeira?

Leite materno. Encher a mamadeira com leite materno geralmente é descomplicado (uma vez que você é profissional de bombeamento) e permite que você alimente somente com leite materno mesmo quando seus seios e seu bebê não estiverem no mesmo lugar ao mesmo tempo.

Fórmula. Suplementar com fórmula é tão fácil quanto abrir uma mamadeira descartável ou uma lata, e muitas mães descobrem que podem combinar com sucesso a amamentação e a alimentação com fórmula (há até fórmulas especialmente projetadas para suplementar o leite materno). Mas oferecer fórmula muito cedo, antes que a amamentação esteja estabelecida (geralmente por volta das 6 semanas), pode criar problemas para a produção de leite e, por isso, é melhor adiar a fórmula complementar até então, a menos que ela seja medicamente necessária. Algumas mães optam por não introduzir a fórmula, seja porque estão determinadas a amamentar por um ano ou mais (estudos mostram uma ligação entre a suplementação com fórmula e o desmame precoce) ou para evitar alergia à fórmula com leite de vaca quando há histórico familiar de alergias.

Convencendo o bebê

Pronta para oferecer a primeira mamadeira? Se você tiver sorte, o bebê vai aceitá-la como se fosse uma velha amiga, ingerindo avidamente o conteúdo. Ou talvez, de forma mais realista, o fã de seus seios possa demorar um pouco para aceitar essa fonte desconhecida de alimento. Manter as seguintes dicas em mente a ajudará a convencê-lo:

- Ofereça na hora certa. Espere até que o bebê esteja com fome (mas não faminto) e de bom humor.
- Terceirize. É mais provável que o bebê aceite as primeiras mamadeiras se outra pessoa as oferecer, de preferência quando você e seu leite não estiverem próximos o suficiente para ele sentir o cheiro.

SEM MAMADEIRA

Pensando em não dar mamadeira? Contanto que você possa organizar sua vida e seu estilo de vida, não há necessidade de introduzi-la (ou forçá-la, se o bebê inicialmente não a quiser). Dito isso, é sempre bom ter um plano reserva — e uma reserva de leite materno em caso de imprevistos (você precisa sair inesperadamente da cidade, por exemplo, ou está tomando uma medicação temporária que não é segura para o bebê). Portanto, considere bombear e congelar um pequeno estoque de leite para emergências (talvez seja necessário substituir a reserva de emergência quando o leite expirar; consulte a p. 255 para saber os limites de tempo de congelamento do leite materno).

- Cubra-se. Se você estiver oferecendo a mamadeira, mantenha os seios cobertos.
- Escolha o bico certo. Alguns bebês que mamam no peito aceitam qualquer formato de bico. Outros recusam a forma e a textura desconhecidas, muito diferentes dos seios da mamãe. Se o bebê resistir a um bico específico após várias tentativas, tente um diferente (por exemplo, um que imite a forma e a flexibilidade dos seios e mamilos humanos). Se o bebê usar chupeta, um bico com formato e textura semelhantes pode funcionar.
- Pingue algumas gotas. Para ajudar o bebê a descobrir o que há na mamadeira, deixe que algumas gotas caiam no bico antes de oferecê-la.
- Aqueça. Seus mamilos já vêm aquecidos; o bico da mamadeira, não. Experimente mergulhar o bico em água morna antes de oferecê-lo. Aquecer o conteúdo da mamadeira (quer ela contenha fórmula ou leite bombeado) também pode ajudar — embora não seja necessário se o bebê estiver feliz com a mamadeira em temperatura ambiente ou mesmo saída diretamente da geladeira.
- Experimente ritmar a mamada. Esse método imita a amamentação. Sente o bebê na posição vertical e mantenha a mamadeira na horizontal, para que apenas uma pequena quantidade de leite entre no bico. Após vinte a trinta segundos de alimentação, incline a mamadeira para baixo para interromper o fluxo. Isso permite que o bebê se esforce para tirar o leite da mamadeira, como faz com o seio. Leve o tempo que for necessário para alimentá-lo e troque de lado no meio da mamada.
- Seja furtiva. Se continuar encontrando resistência à mamadeira, ofereça-a ao bebê ao fim de uma soneca, antes que seu pequeno sonhador esteja totalmente acordado. Depois de conquistar uma aceitação sonolenta, você pode tentar novamente quando ele estiver alerta.

MITOS DA SUPLEMENTAÇÃO

Mito: suplementar com fórmula (ou adicionar cereais a uma mamadeira) ajuda o bebê a dormir a noite inteira.

Realidade: os bebês dormem a noite toda quando, em termos de desenvolvimento, estão prontos para isso. Oferecer mamadeiras de fórmula ou introduzir cereais prematuramente não fará com que aquele dia brilhante (aquele no qual você acordará e perceberá que teve uma noite inteira de sono) chegue mais cedo.

Mito: o leite materno não é suficiente para o bebê.

Realidade: o aleitamento materno exclusivo por seis meses fornece ao bebê todos os nutrientes de que ele precisa. Após seis meses, uma combinação de leite materno e sólidos pode continuar nutrindo muito bem seu bebê em crescimento, sem a adição de fórmula.

Mito: dar fórmula ao bebê não diminuirá minha produção de leite.

Realidade: se você optar pela combinação (p. 144), vá em frente. Mas, se espera amamentar exclusivamente (ou mesmo principalmente), é importante lembrar que sempre que alimentar o bebê com algo que não seja seu leite (fórmula ou alimentos sólidos), sua produção diminuirá. É um cálculo simples de oferta e demanda: quanto menos leite o bebê tomar, menos seus seios produzirão. Mas esperar até que a amamentação esteja bem estabelecida pode minimizar o efeito dos retornos decrescentes das mamadeiras suplementares.

Mito: amamentar é uma questão de tudo ou nada.

Realidade: você quer amamentar, mas não tem certeza se está disposta (ou apta) a amamentar com exclusividade. Combinar leite materno e fórmula não apenas é possível como, para algumas mães e bebês, é o melhor de dois mundos e, definitivamente, muito melhor que desistir da amamentação. Portanto, sinta-se livre para optar pela combinação, amamentando o suficiente para que sua produção não caia demais e lembrando que qualquer quantidade de leite materno que seu bebê receba é um bônus.

Introduzindo a mamadeira

Quando começar. Alguns bebês não têm dificuldade em mudar do peito para a mamadeira e vice-versa, mas a maioria se sai melhor com ambos se a mamadeira só for introduzida após a segunda ou terceira semana. Antes disso, a mamadeira pode interferir no estabelecimento bem--sucedido da amamentação (não tanto por causa da chamada "confusão de bicos", mas porque seus seios não serão estimulados o suficiente para aumentar a produção). Espere muito mais que isso e o bebê pode rejeitar os bicos de borracha em favor dos mamilos macios, quentes e familiares da mamãe.

MISTURE

Não tem leite bombeado suficiente para uma mamadeira completa? Não há necessidade de jogar todo o seu trabalho duro pelo ralo. Em vez disso, misture fórmula ao leite bombeado para encher a mamadeira. Assim há menos desperdício e seu bebê receberá enzimas do leite materno que ajudarão a digerir melhor a fórmula.

Quanto leite materno ou fórmula usar. A amamentação controla automaticamente a ingestão, permitindo que o bebê coma de acordo com seu apetite, e não com um número específico de mililitros. Ao usar mamadeira, é fácil sucumbir ao jogo dos números. Resista. Dê ao bebê apenas o suficiente para saciar a fome, sem estimulá-lo a ingerir qualquer quantidade específica. Lembre-se de que não há absolutos quando se trata de quanta fórmula ou leite materno oferecer em cada refeição. Um bebê de 4 kg pode ingerir até 180 ml em uma mamada, ou menos de 60 ml. Querendo mais orientação? Uma regra geral muito grosseira é multiplicar o peso do bebê por 175: esse é o número total de mililitros que você deve oferecer a ele ao longo de um período de 24 horas. Consulte a p. 417 para mais informações.

SUPLEMENTANDO QUANDO O BEBÊ NÃO ESTÁ GANHANDO PESO

Na maioria das vezes, o leite materno fornece toda a nutrição de que um corpo minúsculo precisa para crescer e prosperar. Mas, de vez em quando, a produção de leite da mãe simplesmente não consegue suprir todas as necessidades do bebê, não importando como ela tente bombeá-lo. Se o médico recomendar fórmula complementar porque seu bebê não está se saindo bem apenas com leite materno, seguir esse conselho provavelmente fará com que ele se recupere em breve. Mas como aumentar a produção de leite enquanto reforça a alimentação com fórmula, a fim de, em algum momento, ser capaz de suprir todas as necessidades nutricionais do bebê, sem suplementação? A melhor solução pode ser um sistema de nutrição suplementar (SNS), mostrado na p. 263, que fornece ao bebê a fórmula de que ele precisa para ganhar peso e, ao mesmo tempo, estimula os seios da mãe a produzirem mais leite. O SNS não está funcionando para você? Confira outras dicas para aumentar a produção de leite na p. 148.

Acostumando o bebê à mamadeira. Se sua agenda exigir que você falte regularmente a duas mamadas durante o dia, mude para a mamadeira uma mamada de cada vez, começando ao menos duas semanas antes da data planejada para voltar a trabalhar ou estudar. Dê ao bebê uma semana inteira para se acostumar a uma única mamadeira antes de passar para duas. Isso permitirá o ajuste gradual não somente do bebê, mas também de seus seios, se você estiver suplementando com fórmula em vez de bombear. O engenhoso mecanismo de oferta e demanda que controla a produção de leite reduzirá paulatinamente a quantidade produzida, deixando-a mais confortável quando voltar ao trabalho ou às aulas.

Mantendo-se confortável. Se você planeja usar mamadeira apenas ocasionalmente — digamos, para seu programa de sábado à noite ou uma aula semanal —, dar de mamar (ou extrair o leite) até que ambos os seios sejam drenados minimizará o desconforto e os vazamentos. Não alimente o bebê muito perto de seu retorno (menos de duas horas provavelmente é perto demais), a fim de que você possa amamentar assim que chegar em casa... e antes de estourar. Mesmo que esteja suplementando com fórmula, lembre-se de que provavelmente precisará bombear seu leite se ficar longe do bebê por mais de cinco ou seis horas, a fim de evitar o entupimento dos dutos, os vazamentos e a diminuição da oferta. O leite pode ser coletado e guardado para futuras mamadas ou jogado fora.

O que você pode estar se perguntando

Sorrindo

"Meu filho tem 5 semanas e eu pensei que ele estaria sorrindo de verdade agora, mas ele não parece estar."

Anime-se e... sorria. Mesmo alguns dos bebês mais felizes só começam a dar sorrisos verdadeiramente sociais com 6 ou 7 semanas. E, quando começam a sorrir, alguns são naturalmente mais sorridentes que outros. Como você será capaz de distinguir um sorriso social daqueles primeiros, atribuídos aos gases (ou dos sorrisos "Eu acabei de fazer xixi e me sinto muito bem")? Fácil: pela maneira como o bebê usará todo o rosto para sorrir, e não apenas a boca — e pela maneira como aquele sorriso hesitante e banguela instantaneamente derreterá seu coração.

Vale a pena esperar por esse primeiro sorriso (e por todos os que se seguirão). Mas lembre-se de que, embora os bebês só sorriam quando estão prontos, eles ficam prontos mais rapidamente quando conversam, brincam, beijam, abraçam e sorriem... muito. Quanto mais você sorrir para seu bebê, mais rapidamente ele a imitará, sorriso por sorriso.

Balbuciando

"Minha bebê de 6 semanas faz muitos sons vocálicos ofegantes, mas nenhum som de consoante. Ela está no caminho certo em termos de fala?"

Sim. Bebês pequenos produzem primeiro os sons das vogais, em algum momento entre as primeiras semanas e o fim do segundo mês. A princípio, os balbucios ofegantes, melódicos e insanamente fofos e os gorgolejos guturais parecem totalmente aleatórios. Mas então você começa a perceber que a bebê os direciona a você quando fala com ela, a um bicho de pelúcia que compartilha seu espaço de jogos, a um celular que chamou sua atenção ou a seu próprio reflexo no espelho do berço. Esses exercícios vocais geralmente causam tanto prazer a ela quanto a você — bebês parecem adorar o som da própria voz. E, enquanto faz isso, sua doce tagarela também conduz uma série de experimentos verbais, descobrindo quais combinações de ações da garganta, da língua e da boca produzem quais sons.

Para você, esse adorável balbuciar é um avanço bem-vindo em relação ao choro na escada da comunicação — e o primeiro degrau de muitos. Por volta dos 3 ou 4 meses, a bebê começará a adicionar gargalhadas, guinchos e algumas consoantes a seu repertório. O alcance das vocalizações consonantais é muito amplo: certos bebês produzem sons consonantais aos 3 meses, e outros, aos 5 ou 6 meses, embora 4 meses seja a média.

COMO FALAR COM O BEBÊ?

O bebê é uma esponja da língua materna (e paterna), absorvendo cada sílaba falada a seu redor. Isso dito (e repetido), a fala de seu filho se desenvolverá melhor e mais rapidamente se você a estimular. Aqui estão algumas maneiras de convencer seu bebê a falar:

Faça narrativas detalhadas. Não faça nenhum movimento perto do bebê sem descrevê-lo. Narre o processo de trocar a fralda: "Agora estou colocando a fralda... aqui vai a camiseta sobre sua cabeça... agora estou vestindo sua calça." Na cozinha, dê um toque especial ao preparo da salada, e não se esqueça de descrevê-lo para o bebê. Durante o banho, fale sobre o sabonete e explique que o xampu deixa o cabelo brilhante e limpo. O bebê vai entender? Claro que não, mas esse não é o ponto. Descrições passo a passo ajudam você a falar com ele, ouvi-lo e, finalmente, entendê-lo.

Pergunte muito. Não espere até que o bebê tenha respostas para começar a fazer perguntas. Elas podem ser tão variadas quanto seu dia: "Você quer usar a calça vermelha ou a verde?" "O céu não está lindo hoje?" "Devo comprar vagens ou brócolis para o jantar?" Faça uma pausa para esperar pela resposta (um dia, seu bebê irá surpreendê-la com uma) e então responda você mesma, em voz alta ("Brócolis? Boa ideia").

Dê uma chance ao bebê. Estudos mostram que bebês cujos pais conversam com eles, em vez de simplesmente falarem sem parar, aprendem a falar mais cedo. Dê a seu bebê a chance de dar um balbucio, um gorgolejo ou uma risadinha. Quando falar com ele, faça pausas para que ele possa responder.

Mantenha as coisas simples — parte do tempo. Não há problema em recitar o discurso de Gettysburg, se você quiser (o bebê vai adorar ouvir qualquer coisa), mas, à medida que ele ficar mais velho, facilite a compreensão de palavras individuais. Então, em ao menos parte do tempo, faça um esforço consciente para usar expressões e frases simples: "Olhe a luz", "Tchau-tchau", "Dedinhos da mão, dedinhos do pé", "Cachorrinho bonzinho".

Deixe de lado os pronomes. É difícil para um bebê entender que "eu", "mim" ou "você" podem se referir à mamãe, ao papai, à vovó ou até mesmo ao bebê, dependendo de quem está falando. Então, na maioria das vezes, refira-se a si mesma como mamãe ou papai e ao bebê pelo nome: "Agora papai vai trocar a fralda do Marcelo."

Eleve o tom. A maioria dos bebês prefere vozes agudas, o que pode ser o motivo pelo qual as vozes femininas em geral são naturalmente mais agudas que as masculinas — e porque a maioria das vozes sobe instintivamente uma ou duas oitavas quando pais e mães falam com seus recém-nascidos. Experimente elevar o tom ao falar diretamente com o bebê e observe a reação. (Alguns bebês preferem um tom mais baixo, então experimente para ver qual agrada ao seu.)

Use fala de bebê... ou não. Se as expressões bobas ("Quem é o coelhinho-inho lindinho da mamãe?") lhe ocorrem naturalmente, use fala de bebê — afinal, eles adoram. Se preferir manter a conversa simples, mas digna, tudo bem também. Mesmo que goste muito de fala de bebê, tente não a usar exclusivamente. Adicione um pouco de português adulto (mas simples) em seus bate-papos com o bebê, para que seu filho não cresça achando que todas as palavras terminam em "inho".

Mantenha-se no (tempo) presente. À medida que a compreensão de seu filhote se desenvolve, atenha-se mais ao aqui e agora, ao que ele pode ver ou experimentar no momento. Bebês pequenos não têm memória do passado ou conceito de futuro, e a mudança de tempo verbal não fará sentido pelos próximos meses.

Imite seu macaquinho. Os bebês adoram o elogio implícito na imitação, então seja uma mamãe mímica. Quando o bebê balbuciar, balbucie de volta. Responda àquele "a" ofegante com um "a" igualmente ofegante. Você não apenas estará participando do que em breve será o jogo favorito dele, como também estará incentivando as primeiras tentativas de fala, e isso o levará a falar mais... e melhor.

Cante. Não se preocupe se não souber cantar. Os bebês não sabem distinguir sustenidos de bemóis e não se importam muito com isso. Seu bebê vai adorar seu modo de cantar, seja ele perfeito ou desafinado, rock ou rap, tecno ou R&B ou um híbrido horrível de tudo isso. Ainda se lembra de algumas cantigas de ninar do seu tempo? Até mesmo crianças pequenas ficam entretidas com a Mamãe Gansa. (Não se lembra de nenhuma? Deixe o Google refrescar sua memória ou invente algumas músicas bobas, com muitos gestos para duplicar a diversão.) Crie uma playlist: em breve, você saberá quais músicas mais divertem seu bebê. E as cantará de novo e de novo e de novo...

Leia em voz alta. Nunca é cedo demais para ler livros simples em voz alta. Na verdade, a AAP recomenda a leitura diária desde o nascimento. Desejando material de leitura adulto? Compartilhe seu amor pela literatura (ou receitas, fofocas ou política) com seu filho lendo o que gosta em voz alta. O conteúdo não será compreendido, mas as palavras irão direto para os ouvidos (e o cérebro) do bebê.

Siga as dicas. Todo mundo precisa de um tempo de silêncio, inclusive os recém-nascidos. Quando o bebê se desligar, se afastar ou ficar irritado, é sinal de que seu ponto de saturação verbal foi atingido e é hora de dar um descanso a sua voz (e aos ouvidos dele).

"Nosso bebê não parece fazer o mesmo tipo de balbucio que seu irmão mais velho fazia com 6 semanas. Devemos nos preocupar?"

Não há comparação quando se trata de bebês ou, ao menos, não deveria haver. Isso porque dois bebês não compartilham o mesmo cronograma de desenvolvimento, mesmo quando compartilham o mesmo par de pais — e mesmo quando se trata de algo aparentemente tão simples quanto balbuciar. Cerca de 10% dos bebês produzem seus primeiros balbucios antes do fim do primeiro mês e outros 10% um pouco antes dos 3 meses, enquanto o restante começa a balbuciar em algum ponto intermediário. De qualquer forma, seu bebê ainda está dentro da norma, mesmo que esteja um pouco atrasado em relação ao irmão.

E, falando em irmãos, pode ser que você esteja tão ocupada em sua casa agora mais cheia que não esteja realmente notando as conquistas verbais do novo bebê — ou não esteja empregando tanto tempo para cultivar os balbucios quanto empregou na primeira vez (como acontece frequentemente com os segundos filhos). Ou que entre seu filho mais velho e o restante da família fazendo tanto barulho, seu filho mais novo não consiga participar (também comum quando a família tem quatro membros ou mais). Reserve um pouco mais de tempo para incluir o novo bebê na conversa e você pode ser recompensada com o balbucio que estava esperando.

Se nos próximos meses parecer que, apesar do incentivo extra, o bebê está consistentemente atrás dos marcos mensais no cronograma do primeiro ano (p. 165), converse com o médico sobre suas preocupações. Uma avaliação da audição ou outros testes podem ser necessários para descartar um atraso no desenvolvimento.

ENTENDENDO O BEBÊ

Provavelmente levará quase um ano até que seu bebê diga a primeira palavra reconhecível, dois anos ou mais antes que as palavras sejam encadeadas em expressões e frases e mais ainda antes que a maioria das frases seja facilmente compreensível. Mas muito antes de se comunicar verbalmente, ele se comunicará de várias outras maneiras. Na verdade, olhe e ouça atentamente agora mesmo e você verá que seu bebê já tenta falar com você — não com palavras, mas com comportamentos, gestos e expressões faciais.

Não existe um dicionário para traduzir o que seu bebê está dizendo (embora existam aplicativos que afirmem fazer isso). Para realmente entender, você precisará observar. A observação falará mais alto que as palavras, e dirá muito sobre a personalidade, as preferências, as necessidades e os desejos de seu filho meses antes de a primeira palavra ser dita.

Observe: sua bebê se mexe e se agita desconfortavelmente quando é despida antes do banho? Talvez seja o ar frio em seu corpo nu que a esteja fazendo se contorcer, ou talvez seja apenas a sensação de estar nua. Mantê-la coberta o máximo possível antes de colocá-la na banheira pode aliviar seu desconforto.

Ou seu bebê sempre faz sons de tosse na hora em que está pronto para uma soneca? A tosse pode ser o bebê alertando que está ficando sonolento: um aviso antecipado antes que a fadiga precoce se transforme em mau humor.

Ou sua bebê enfia o punho na boca freneticamente na hora de mamar, antes de começar a chorar alto? Essa pode ser a sugestão de fome, a primeira mensagem de que ela está pronta para comer (a segunda mensagem, o choro, tornará a alimentação muito mais difícil para vocês duas). Ao observar os comportamentos e a linguagem corporal, você notará padrões que começarão a fazer sentido e a ajudarão a entender o que a bebê está dizendo.

Reservar um tempo para observar, ouvir e discernir dicas não verbais facilitará não somente seu trabalho de cuidar do bebê, como também o trabalho dele de enfrentar o mundo. Saber que o que ele tem a dizer é importante incentivará o desenvolvimento da linguagem e aumentará sua confiança, sensação de segurança e maturidade emocional, não apenas agora, mas também na vida que está por vir.

Uma segunda língua

"Minha esposa quer falar espanhol (sua língua nativa) com nosso bebê, para que ele aprenda desde cedo. Eu adoraria que ele aprendesse uma segunda língua, mas não seria menos confuso aprender uma de cada vez?"

Se os bebês podem ser considerados esponjas de linguagem, bebês de lares bilíngues são esponjas extra-absorventes. Então deixe a imersão começar. A maioria dos especialistas concorda que falar duas línguas com o bebê desde o início permite que ele "adquira" a segunda língua juntamente com a primeira, em vez de apenas "aprendê-la", como seria o caso se fosse introduzida mais tarde. Essa é uma distinção poderosa, pois é a diferença entre ser falante nativo de dois idiomas e ser fluente em um segundo. Além do mais, ensinar espanhol a seu filho agora capitaliza a vantagem bilíngue que ele recebeu no útero (a partir do sexto mês de gravidez, seu filho estava ouvindo todas as vezes que sua esposa falou espanhol).

Alguns sugerem que aprender duas línguas ao mesmo tempo pode atrasar a criança em ambas, mas, se isso acontecer, será apenas um pequenino obstáculo em seu desenvolvimento verbal (equilibrado pelos benefícios significativos de ser bilíngue e ter uma afinidade natural para aprender línguas que provavelmente durará a vida toda).

De qualquer forma, não há necessidade de ir atrás da Pedra de Roseta. Existem algumas abordagens simples para ajudar o bebê a aprender dois idiomas no momento em que a maioria aprende um só. Provavelmente o mais eficaz: com o bebê, você fala exclusivamente em português e a mãe fala exclusivamente em espanhol. Uma abordagem um pouco menos eficaz: um dos avós, a babá ou uma *au pair* podem falar espanhol enquanto vocês dois falam português. E provavelmente a abordagem menos prática (e que talvez diminuirá consideravelmente as habilidades dele em português): vocês dois falam espanhol (supondo que você seja fluente — qualquer pessoa que fale com o bebê em espanhol deve ser fluente), e seu bebê aprende português na creche, na pré-escola ou com a babá.

Quanto ao currículo, mantenha-o natural. Ensine a segunda língua ao bebê da mesma forma que ensina a primeira: falando, recitando versinhos e cantando; lendo, jogando e vendo filmes; visitando amigos e familiares que falam o segundo idioma; e, se possível, visitando lugares onde esse idioma é nativo (especialmente se for a terra natal de sua esposa, pois você estará transmitindo um senso de legado juntamente com as habilidades linguísticas). Mais tarde, você pode considerar um programa pré-escolar bilíngue ou brincadeiras com crianças bilíngues para reforçar as habilidades linguísticas adquiridas.

No início, seu bebê passará por alguns períodos de mistura das duas línguas (ambas igualmente novas) — e isso será incrivelmente fofo, mas não preocupante. Finalmente, seu filho (e *hijo*) será capaz de manter seus dois idiomas em níveis iguais... mas separados.

O bebê não dorme de costas

"Sei que deveria colocar meu bebê para dormir de costas para protegê-lo da SMSI, mas ele dorme terrivelmente mal assim. Uma vez, quando o coloquei de bruços para brincar, ele adormeceu e tirou a soneca mais longa de sua vida. É seguro trocar?"

M uitas vezes os bebês sabem o que é melhor para eles. Mas, infelizmente, geralmente não acertam quando se trata da posição para dormir. A maioria dos bebês naturalmente prefere dormir de bruços: é mais confortável, mais aconchegante e os deixa menos propensos a se assustarem e acordarem. Tudo isso contribui para uma noite de sono mais profunda e uma soneca mais longa e repousante.

Mas, claramente, dormir de bruços não é o melhor para o bebê. Essa posição está ligada a uma incidência muito maior de SMSI, principalmente em bebês que não estão acostumados a ficar de bruços (porque, como o seu, dormem de costas desde que nasceram). A maioria dos bebês se acostuma a dormir de costas rapidamente, especialmente se sempre dormiram assim, outros continuam a se mexer um pouco, e alguns, como o seu, parecem não conseguir se acomodar para uma boa noite de sono quando estão de barriga para cima. Quase todos os bebês dormiriam mais profundamente se estivessem de bruços, o que é uma das possíveis razões pelas quais os especialistas sugerem que a SMSI é mais provável em bebês que dormem nessa posição. Como dormem mais profundamente, suas respostas de excitação são silenciadas, possivelmente impedindo-os de acordar durante os episódios de apneia do sono e retomarem os padrões respiratórios normais. É por isso que você precisará fazê-lo dormir de costas.

APROVEITANDO AO MÁXIMO OS PRIMEIROS TRÊS ANOS

S eu bebê não se lembrará muito de seus primeiros três anos, mas, de acordo com os pesquisadores, eles terão grande impacto no restante de sua vida — de certa forma, mais que qualquer um dos anos seguintes.

O que torna esses primeiros três anos — preenchidos principalmente por comer, dormir, chorar e brincar — tão vitais para o sucesso de seu filho na escola, na carreira e nos relacionamentos? Como um período no qual ele claramente ainda não está formado pode influenciar a formação do ser humano que se tornará? A resposta é fascinante, complexa e ainda em evolução, mas definitivamente algo em que os novos pais devem pensar.

As pesquisas mostram que o cérebro de uma criança cresce para 90% de sua capacidade adulta durante os primeiros três anos. É verdade que isso é inteligência demais para alguém que ainda não consegue amarrar os sapatos. Durante esses três anos fenomenais, ocorre a "ligação" do cérebro, quando são feitas conexões cruciais entre as células cerebrais. No terceiro aniversário (provavelmente antes que seu filho consiga ler a primeira palavra), cerca de mil trilhões de conexões terão sido feitas.

Mas, mesmo com toda essa atividade, o cérebro de uma criança é uma obra em andamento aos 3 anos. Mais conexões são feitas até os 10 ou 11 anos, mas, a essa altura, o cérebro já começou a se especializar em nome da eficiência, eliminando conexões que são usadas só raramente (esse padrão continuará ao longo da vida, razão pela qual os adultos acabam com cerca de somente me-

tade das conexões cerebrais apresentadas por uma criança de 3 anos). As mudanças continuam a ocorrer bem depois da puberdade, com partes importantes do cérebro ainda mudando ao longo da vida.

Embora o futuro do bebê (assim como o cérebro) não esteja totalmente moldado aos 3 anos, muita moldagem terá ocorrido, em grande parte graças aos cuidados fornecidos por você. Pesquisas mostram que o tipo de cuidado que a criança recebe durante os três primeiros anos de vida ajuda a determinar o quanto as conexões cerebrais serão bem-feitas, o quanto o cérebro se desenvolverá e o quanto a criança será satisfeita, confiante e capaz de lidar com os desafios da vida. E é aí que você (e seus braços amorosos) entra.

Sentindo-se sobrecarregada pela responsabilidade que lhe foi entregue em um pacotinho limpo, doce e todo enroladinho? Não fique. A maior parte do que qualquer mãe amorosa faz intuitivamente (sem treinamento e sem a adição de cartões de memorização ou aplicativos educacionais) é exatamente do que seu filho — e o cérebro dele — precisa para desenvolver todo o seu potencial. Em outras palavras, não é preciso ciência de foguetes para ajudar o bebê de hoje a se tornar o cientista de foguetes de amanhã (ou professor de Ciências... ou médico... ou empresário da internet). É muito mais simples que isso. Considere o seguinte:

- Cada cuidado que você oferece — cada toque, colo, carinho, abraço e resposta; cada leitura, conversa, canto, contato visual e sonoro — ajuda a desenvolver o poder cerebral do bebê e a aumentar suas habilidades sociais e emocionais. E, para a maioria dos pais, esse cuidado é segunda natureza.
- Toda vez que você atender às necessidades básicas de seu filho agora e nos próximos anos (alimentá-lo quando ele estiver com fome, trocá-lo quando estiver molhado, pegá-lo no colo após um sobressalto), você o estará ajudando a desenvolver confiança, empatia e autoconfiança, os ingredientes-chave para um futuro emocional e social mais saudável. Crianças que sabem que são amadas e cuidadas têm menos problemas comportamentais e relacionamentos mais fortes.
- Crianças mais saudáveis são mais felizes e inteligentes. Cuidados médicos regulares garantem que seu filho seja examinado em busca de quaisquer problemas médicos ou de desenvolvimento que possam retardar seu crescimento intelectual, social ou emocional (a intervenção precoce pode fazer toda a diferença). O exercício regular também aumenta a capacidade cerebral, assim como dormir o suficiente (os bebês se desenvolvem muito enquanto dormem). E comer regularmente (e bem) alimenta todo o crescimento e desenvolvimento que ocorre nesses primeiros anos.
- Você está ajudando a moldar, não tentando manipular. É fácil cruzar a linha e transformar incentivo em pressão, mas, em caso de dúvida, converse com o bebê. Ele sempre deve ter a última palavra (mesmo antes de dizer sua primeira palavra) sobre quanto estímulo é suficiente e quanto é demais. Siga as dicas dadas por ele. Quando se trata de conseguir o que precisa, ele pode ser sábio além de seus anos. Observe e ouça com atenção, e você quase sempre saberá o que é melhor para seu bebê.

A primeira coisa que você deve fazer é discutir o problema com o pediatra. Ele pode querer investigar por que seu bebê não gosta dessa posição. É raro, mas ocasionalmente o bebê tem uma razão física ou anatômica que faz com que ficar de costas seja incomumente desconfortável. Muito mais provavelmente, ele não gosta da maneira como se sente. Se for o caso, tente algumas das seguintes dicas para mantê-lo feliz nessa posição:

- Enrole para dormir. Pesquisas mostram que bebês que são enrolados antes de serem colocados de costas choram menos e dormem melhor. Embrulhados em um pacotinho apertado, eles também se mostram menos propensos a se sobressaltarem e serem acordados por esses movimentos bruscos (porém normais). Mas não enrole seu bebê se ele já for ativo o suficiente para arrancar a manta (roupas de cama soltas no berço representam um risco à segurança) ou rolar. Alguns bebês conseguem se desvencilhar da manta já no segundo mês, mas, enquanto seu filhote ficar paradinho, você pode continuar a enrolá-lo. Sacos de dormir (ou um híbrido de manta e saco de dormir) não podem ser desenrolados, então são considerados mais seguros por mais tempo. Certifique-se também de que o quarto esteja frio o suficiente quando você enrolar o bebê (e que não o tenha vestido com roupas demais quando ele estiver usando a manta ou saco de dormir), já que o superaquecimento é outro fator de risco para SMSI. E nunca deixe um bebê enrolado dormir de bruços.

• Não use posicionadores. Se está pensando em usar um posicionador ou cunha (ou cobertores enrolados) para manter o bebê de costas ou de lado, pense novamente. Os especialistas concordam que qualquer tipo de posicionador ou cunha não é seguro e nunca deve ser usado. Não só eles não evitam a SMSI (como afirmam os fabricantes), como também representam um sério risco de asfixia. Também é inseguro elevar a cabeceira do colchão (digamos, com um travesseiro ou toalha dobrada).

• Mantenha sua posição. Lentamente, treine o bebê para ficar mais confortável dormindo de costas. Se adormecer nessa posição for difícil para ele, tente embalá-lo antes de transferi-lo para o berço quando ele estiver dormindo (de costas).

• Insista. A consistência quase sempre compensa quando se trata de bebês. Em algum momento, ele provavelmente se acostumará a dormir de costas.

Uma vez que seu bebê consiga rolar sozinho, é provável que ele volte para sua posição de dormir preferida mesmo quando você o deitar de costas, e tudo bem (p. 493).

Problemas para ficar de bruços
"Meu bebê odeia ficar de bruços. Como faço para que ele goste?"

Você pode fazer um bebê ficar de bruços, mas, muitas vezes, é difícil fazê-lo ficar feliz com isso. Para muitos pequeninos, ficar de bruços pode parecer tortura, principalmente antes de desenvolverem os músculos necessários para levantar a cabeça nessa posição estranha. Ainda assim, poucos minutos (sempre) supervisionados algumas vezes ao dia darão ao bebê a oportunidade de flexionar um conjunto diferente de músculos do que ele usa quando está de costas — músculos que serão necessários para dominar uma variedade de habilidades, incluindo sentar-se. Para tornar a posição de bruços menos torturante e mais divertida, experimente estes truques:

- Coloque-o de bruços em seu peito enquanto você faz abdominais. Adicione algumas caras engraçadas e ruídos bobos a cada repetição. De vez em quando, levante-o no estilo aviãozinho antes de depositá-lo novamente sobre seu peito. Ou deixe que ele fique de bruços em seu colo.
- Deite-se de bruços, ao lado do bebê ou de frente para ele, em uma superfície confortável — mas não tão confortável que o bebê não consiga levantar o corpo facilmente. Em seguida, dividam um brinquedo especial ou apenas balbuciem um para o outro.
- Experimente um travesseiro para ficar de bruços ou um tapete de atividades para uma perspectiva mais interessante — ou dê uma ajuda colocando uma toalha enrolada macia ou um cobertor sob a parte superior do peito, de axila a axila.
- Adicione uma imagem espelhada. Um espelho de chão seguro para bebês fornecerá a ele uma imagem de si mesmo que certamente capturará sua atenção. Varie a posição: na frente dele, depois de ambos os lados.
- Varie os locais e a vista que o bebê tem de bruços. Experimente a sala de estar pela manhã e seu quarto à tarde. E, toda vez que trocar a fralda, role suavemente o bebê por alguns minutos no trocador — ele ficará de bruços muitas vezes ao dia.

- Se ele gosta de massagem, tente massageá-lo enquanto ele está de bruços. Talvez ele relaxe o suficiente para passar um bom tempo nessa posição.
- Peça a outra pessoa para passar algum tempo de bruços com ele. Acredite ou não, ele pode já estar sentindo muita pressão vinda de você.
- Se ele não morder a isca, faça uma pausa e tente novamente mais tarde. Não existe uma boa razão para forçá-lo a ficar de bruços quando ele está gritando para sair dessa posição, e existe uma razão muito boa para não fazer isso: ele resistirá mais da próxima vez. Um minuto ou dois (ou qualquer que seja o limite dele) são suficientes para começar, com o objetivo de aumentar gradualmente até chegar a cinco minutos por sessão.
- Entre as sessões de bruços, certifique-se de que ele tenha muitas outras oportunidades para trabalhar seus músculos. Muito tempo no carrinho, na cadeirinha veicular ou no *bouncer* podem impedi-lo de progredir.

Massagem para bebês

"Ouvi dizer que massagear a bebê é bom para ela, mas não tenho ideia de como fazer isso."

Todo mundo anseia por uma massagem relaxante de vez em quando, e a maioria dos bebês não é exceção. A massagem suave é prazerosa para os recém-nascidos e faz bem a seus pequenos corpos. Dos cinco sentidos, o tato é o mais desenvolvido ao nascer, e as pesquisas sugerem que estimulá-lo por meio da massagem traz enormes benefícios.

Que tipo de benefício? É sabido que prematuros massageados regularmente crescem mais rapidamente, dormem e respiram melhor e são mais alertas. Mas a massagem também parece ajudar bebês a termo, possivelmente fortalecendo o sistema imunológico, melhorando o desenvolvimento muscular, estimulando o crescimento, aliviando cólicas, problemas digestivos e dores da dentição, promovendo melhores padrões de sono, estimulando os sistemas circulatório e respiratório e diminuindo os hormônios do estresse (sim, os bebês também os têm). E, assim como o afago, a massagem aumenta o vínculo entre pais e bebês. Além disso, a massagem não é relaxante apenas para a bebê: massageá-la pode ajudar você a encontrar seu próprio zen (e quem pode argumentar com isso?).

Veja como massagear sua filhota da maneira certa:

Escolha um momento relaxante para você. A massagem não terá o efeito calmante que você procura se seu celular estiver tocando, o jantar queimando no fogão e a roupa esperando para ser colocada na máquina. Escolha um horário em que você não tenha pressa e não seja interrompida.

Escolha um momento relaxante para a bebê. Não a massageie quando ela estiver com fome (ela não vai querer massagem em uma barriga vazia) ou com o estômago muito cheio (ela

pode vomitar). Logo após o banho é um momento perfeito, quando ela já começou a relaxar (a menos que a hora do banho seja um momento de alto estresse). Antes de brincar é outra possibilidade, já que os bebês se mostram mais focados e atentos após uma massagem.

Crie um ambiente relaxante. O cômodo que você selecionar para a massagem deve ser silencioso e quente, com temperatura ambiente de ao menos 24ºC (já que a bebê ficará somente de fralda). Diminua as luzes para reduzir a estimulação e aumentar o relaxamento e adicione música suave, se desejar. Você pode se sentar no chão ou na cama e deitar a bebê em seu colo ou entre suas pernas abertas, sobre uma toalha, um cobertor ou um travesseiro coberto por uma toalha ou cobertor. Enquanto trabalha, fale ou cante baixinho.

Lubrifique, se quiser. Claro, você não precisa de óleo para massagear a bebê da maneira certa, mas será mais agradável para ambas se suas mãos deslizarem facilmente sobre o corpo dela. Use um óleo natural de massagem para bebês ou óleo de coco, canola, milho, semente de uva, damasco, abacate ou cártamo. Esses óleos são facilmente absorvidos pela pele — e facilmente digeridos quando a bebê sugar as mãos ou os dedos. Use apenas um pouco e fique longe de óleo de bebê ou óleo mineral, pois eles entopem os poros. Aqueça o óleo ou loção entre as mãos antes de começar a massagear. Alguns especialistas recomendam não usar óleos em bebês com menos de 3 meses.

PARA OS PAIS: UM TOQUE DE PAI

Vocês acham que só a mamãe tem aquele toque especial quando o assunto é o bebê? Não é assim. As pesquisas mostram que o toque paterno tem um efeito igualmente positivo na saúde, no bem-estar e no desenvolvimento dos bebês (a massagem tem sido associada a menos problemas de sono e melhor digestão, entre muitas outras vantagens físicas e emocionais). E o bebê não é o único a ganhar com o toque do papai. Pais que aprendem a acalmar seus bebês com massagens veem seus próprios níveis de estresse diminuírem, aumentam sua autoestima como pais e desenvolvem com seus recém-nascidos laços profundos que continuam até a infância. A prova está nos hormônios: os pais liberam tanta ocitocina quanto as mães ao se aproximarem de seus bebês através do toque.

Experimente técnicas. Em geral, bebês preferem um toque suave, mas geralmente não tão leve que cause cócegas. Enquanto trabalha, mantenha sempre uma mão na bebê. Aqui estão algumas ideias para começar:

- Coloque as mãos de cada lado da cabeça da bebê e segure por alguns segundos. Em seguida, acaricie as laterais do rosto, continuando pelas laterais do corpo até os dedos dos pés.
- Faça pequenos círculos com os dedos na cabeça. Alise a testa, pressionando suavemente as duas mãos do centro para fora.
- Acaricie o peito do centro para fora.
- Acaricie a barriga de cima para baixo, usando a borda externa de uma mão e depois da outra, em movimentos circulares. Em seguida, deixe os dedos caminharem pela barriga.
- Gire suavemente os braços e as pernas entre as mãos ou use movimentos mais firmes e profundos para "ordenhar" esses doces membros. Abra as mãos e massageie os dedinhos.
- Esfregue as pernas para cima e para baixo, alternando as mãos. Quando chegar aos pés, massageie-os, abrindo e acariciando os dedos dos pés.
- Vire a bebê de bruços e acaricie suas costas de um lado para o outro, depois para cima e para baixo.

Outra dica inteligente do manual de massagem infantil: massagear no sentido contrário ao do coração (do ombro ao pulso, por exemplo) é relaxante e, portanto, mais adequado para massagens antes da soneca ou antes de dormir. Massagear no sentido do coração (do pulso ao ombro) é mais estimulante e mais adequado para quando sua bebê estiver acordada e ativa.

Siga as dicas. Ninguém gosta de ser massageado quando não está com vontade, e isso também vale para os bebês. Se a bebê se virar ou chorar quando você colocar as mãos nela, deixe a sessão para mais tarde. E lembre-se, você não precisa fazer uma massagem de corpo inteiro todas as vezes. Se sua bebê decidir que é o suficiente depois que você massageou apenas as pernas e os pés, tudo bem.

Crosta láctea

"Lavo o cabelo da minha filha todos os dias, mas não consigo me livrar dos flocos no couro cabeludo."

Definitivamente, não há nada de fofo nesses flocos, mas, felizmente, também não há nada de permanente. A crosta láctea, uma dermatite seborreica do couro cabeludo que é muito comum em lactentes, geralmente começa nos primeiros 3 meses e pode durar até 1 ano (embora, com mais frequência, encerre seu curso escamoso aos 6 meses), mas não prevê uma vida inteira de caspa. A crosta láctea suave, na qual surgem escamas gordurosas na superfície do couro cabeludo, geralmente responde bem a uma lavagem com xampu suave para bebês e uma escova macia para massagear o couro cabeludo e soltar as escamas. Uma massagem rápida com óleo mineral ou vaselina para soltar as escamas, seguida de uma lavagem completa, também pode funcionar. Há também xampus naturais e tratamentos criados especialmente para a crosta láctea — e produtos diferentes funcionam para bebês diferentes. Aquele produto natural maravilhoso, o leite materno, também pode diminuir os flocos. Verifique com o médico se o caso de sua bebê não responde a nenhum desses tratamentos (com descamação intensa e/ou manchas acastanhadas e crostas amarelas) e pode se beneficiar do uso diário de um xampu anticaspa sem ácido salicílico (existem algumas marcas sem lágrimas). Como a crosta láctea geralmente piora quando o couro cabeludo transpira, mantê-lo fresco e seco também ajuda, então evite chapéus, a menos que o dia esteja ensolarado ou frio, e remova-o quando estiver dentro de casa ou em um carro aquecido.

Às vezes, a crosta láctea desaparece e depois retorna. Nesse caso, trazer de volta o mesmo tratamento deve trazer de volta o couro cabeludo macio e sem escamas. Quando a crosta láctea é grave, a erupção seborreica pode se espalhar para o rosto, pescoço ou nádegas. Se isso acontecer, o médico provavelmente prescreverá um creme ou pomada de cortisona.

Pés tortos

"Os pés de nosso filho parecem se dobrar para dentro. Eles vão se endireitar por conta própria?"

Os pés de seu filho não chamariam atenção em uma multidão de recém-nascidos. A maioria dos bebês parece ter pernas tortas e dedos de pombo, e por um bom motivo: primeiro, a acomodação apertada no útero geralmente força um ou ambos os pés a posições estranhas, resultando em uma curva rotacional nas pernas. Quando o bebê emerge durante o parto, depois de passar vários meses naquela posição, os pés ainda estão dobrados ou parecem virados para dentro. Nos próximos meses, à medida que aqueles pezinhos desfrutarem da liberdade do lado de fora — e à medida que o bebê aprender a erguer o corpo, engatinhar e andar —, eles começarão a se endireitar.

O médico provavelmente já verificou os pés do bebê para ter certeza de que está tudo bem, mas outra verificação para aliviar sua preocupação não vai doer, então peça isso na próxima consulta. Lembre-se também de que é rotina para o médico ficar de olho no progresso dos pés de um bebê para se certificar de que se endireitam à medida que ele cresce — o que provavelmente acontecerá sem nenhum tratamento.

Testículos não descidos

"Meu filho nasceu com testículos não descidos. O médico disse que eles provavelmente desceriam do abdômen quando ele tivesse 1 ou 2 meses, mas isso ainda não aconteceu."

O abdômen pode parecer um local estranho para os testículos, mas não é. Os testículos nos machos e os ovários nas fêmeas se desenvolvem no abdômen fetal a partir do mesmo tecido embrionário. Os ovários, é claro, ficam parados. Os testículos estão programados para descer pelos canais inguinais da virilha até o saco escrotal na base do pênis por volta do oitavo mês de gestação. Mas em 3 a 4% dos meninos a termo e cerca de um terço dos meninos prematuros, eles não fazem a viagem antes do parto. Resultado: testículos não descidos.

Por causa dos hábitos migratórios dos testículos, nem sempre é fácil determinar que um não desceu. Normalmente, eles ficam afastados do corpo quando correm o risco de superaquecimento (protegendo o mecanismo de produção de esperma de temperaturas muito altas). Mas deslizam de volta para o corpo quando são resfriados (protegendo o mecanismo de produção de esperma de temperaturas muito baixas) ou quando são manuseados (novamente como proteção, a fim de evitar lesões). Em alguns meninos, os testículos são particularmente sensíveis e passam muito tempo abrigados no corpo. Na maioria, o testículo esquerdo fica mais baixo que o direito, possivelmente fazendo com que o direito pareça não ter descido. Por essa razão, o diagnóstico de testículo ou testículos não descidos é feito apenas quando um ou ambos nunca foram observados no escroto, nem mesmo durante um banho quente.

Um testículo não descido não causa dor ou dificuldade de urinar e, como seu médico lhe garantiu, geralmente desce sozinho. Com 1 ano de idade, apenas 3 ou 4 meninos em cada 1.000 ainda têm testículos não descidos, momento em que a cirurgia (um procedimento menor) pode facilmente colocá-los em seu devido lugar.

Adesão peniana

"Meu bebê foi circuncidado e o médico disse que ele desenvolveu uma adesão peniana. O que isso significa?"

Sempre que tecidos do corpo são cortados, as bordas grudam no tecido circundante enquanto ele cicatriza. Quando o prepúcio é removido durante a circuncisão, a borda circular remanescente tende a grudar no pênis. Se uma quantidade significativa de prepúcio permanecer após a circuncisão, ele também pode grudar, fazendo com que o prepúcio se fixe novamente. Essa adesão peniana não é problema, desde que seja retraída periodicamente para evitar que fique presa de modo permanente. Pergunte ao médico se precisa fazer isso e como fazer. Quando meninos, mesmo bebês, têm ereções (o que acontece o tempo todo), as superfícies grudadas da pele são puxadas, ajudando a mantê-las separadas sem qualquer intervenção.

Em raros casos, a ponte de pele se fixa permanentemente, e um urologista talvez precise separar a pele e remover o pedaço restante de prepúcio para evitar que o problema se repita.

Hérnia inguinal

"O pediatra disse que meus gêmeos têm hérnias inguinais e terão que passar por cirurgia. Isso é sério?"

Hérnias não são incomuns em recém-nascidos, em especial meninos, principalmente prematuros (como gêmeos costumam ser). Em uma hérnia inguinal, uma parte do intestino desliza através de um dos canais inguinais (os mesmos canais pelos quais os testículos descem para o escroto) e se projeta para a virilha. A hérnia geralmente é notada pela primeira vez como um nódulo em uma das dobras onde a coxa se junta ao abdômen, geralmente quando o bebê está chorando ou muito ativo (ela muitas vezes se retrai quando ele está calmo). Quando a seção do intestino desliza até o escroto, ela pode ser vista como um aumento ou inchaço no escroto e ser chamada de hérnia escrotal. Se você notar um caroço na virilha do bebê, informe o médico assim que possível.

A hérnia geralmente não causa desconforto e, embora deva ser tratada com cirurgia, não é considerada grave ou emergencial (o que significa que você pode relaxar). Os médicos geralmente recomendam o reparo assim que ela é diagnosticada, supondo que o bebê seja forte e saudável o suficiente para ser submetido à intervenção. A cirurgia geralmente é simples e bem-sucedida, com uma hospitalização muito curta (às vezes um dia). Apenas muito raramente uma hérnia inguinal reaparece após a cirurgia, embora, em alguns bebês, outra hérnia surja no lado oposto mais tarde.

Se a hérnia inguinal não for tratada, ela pode fazer com que a seção herniada fique "estrangulada", ou seja, comprimida pelo revestimento muscular do canal inguinal, obstruindo o fluxo sanguíneo e a digestão no intestino. Telefone para o médico imediatamente se notar algum sintoma de estrangulamento (choro de dor, vômito, ausência de evacuação e possível choque). Se não conseguir falar com o médico, leve o bebê (ou bebês) ao pronto-socorro mais próximo. Elevar levemente o bumbum e aplicar uma bolsa de gelo enquanto estiver a caminho do pronto-socorro pode ajudar o intestino a se retrair, mas não tente empurrá-lo de volta com a mão.

TUDO SOBRE:
Estimular os sentidos do bebê

Bem-vindo ao mundo, bebê. Um mundo de visões, sons, cheiros, sabores, toques e texturas, alguns reconfortantes, alguns confusos, todos estimulantes para seu novo conjunto de sentidos. Como você pode ajudar seu filho a entender esses sentidos e nosso mundo vasto e às vezes assustador? É provável que já esteja ajudando, mesmo sem tentar (ou sem saber; afinal, você também é nova nisso). A maioria dos cuidados ocorre naturalmente, o que significa que, por instinto, você dá aos sentidos do bebê o treinamento de que eles necessitam para se desenvolver de acordo com seu potencial. Apenas lembre-se de que isso é um processo que ainda está no início e jamais deve ser apressado. Aqui estão algumas maneiras de estimular os novos sentidos de seu bebê novinho em folha. (Ver também "Aproveitando ao máximo os primeiros três anos", p. 347.)

O sentido do paladar. Nesse momento, você não precisa fazer nenhum esforço para estimular esse sentido. As papilas gustativas do bebê vibram a cada refeição no peito ou na mamadeira. Mas, à medida que ele crescer, "degustar" se tornará uma maneira de explorar, e tudo ao alcance dele (às vezes comestível... mais frequentemente, não) será colocado na boca. Resista à tentação de desencorajar esse hábito — exceto, é claro, quando o que entrar na boca do bebê for tóxico, afiado, sujo ou pequeno o suficiente para causar engasgo.

O sentido do olfato. Na maioria dos ambientes, o olfato apurado de uma criança recebe muito treinamento. Há leite materno ou fórmula, creme de barbear do papai, o cachorro correndo por perto, as flores no parque, o pão na torradeira. A menos que o bebê dê sinais de ser supersensível a odores, pense em todos esses aromas como mais uma oportunidade de aprender sobre o meio ambiente.

O sentido da visão. Os bebês podem ver desde o momento em que nascem — ainda que de modo meio embaçado — e são capazes de aprender com o sentido da visão desde o início. Através dos olhos, eles aprendem muito rapidamente a diferenciar entre objetos e seres humanos (e entre um objeto ou ser humano e outro); a interpretar expressões faciais (o sorriso da mamãe!), linguagem corporal (os braços abertos do papai!) e outras pistas não verbais; e a entender um pouco mais a cada dia sobre o mundo a seu redor.

O que é visualmente estimulante para seu recém-nascido (além de seu rosto)? Em geral, contrastes nítidos e formas arrojadas e brilhantes chamam mais a atenção de uma criança que os suaves, delicados ou matizados. Preto e branco e outros contrastes de cores fortes são favorecidos nas primeiras seis semanas, enquanto pastel e outras cores se tornam atraentes mais tarde.

Muitos objetos, incluindo brinquedos, podem ser visualmente estimulantes. Mas tenha em mente que mais não é mais: ele pode ficar sobrecarregado e superestimulado se houver muitos brinquedos ou objetos competindo por sua atenção visual:

- Móbiles. Pendure-os a não mais de 30 cm (a distância na qual recém-nascidos enxergam melhor) do rosto do bebê, de um lado ou outro da linha de visão, em vez de diretamente acima (a maioria dos bebês prefere olhar para a direita, mas determine a preferência do seu). Os móbiles musicais estimulam dois sentidos ao mesmo tempo.
- Coisas móveis. Você pode movimentar um chocalho, bicho de pelúcia, fantoche de dedo ou qualquer brinquedo brilhante pela linha de visão do bebê a fim de estimular o rastreamento de objetos em movimento. Posicione o bebê na frente de um tanque de peixes (ou aquário de berço ou apanhador de sonhos balançado pela brisa). Ou sopre bolhas para ele.
- Objetos estacionários. Bebês passam muito tempo apenas olhando para as coisas, e esse é um tempo bem gasto. Padrões geométricos ou rostos simples em preto e branco, desenhados à mão ou comprados em lojas, são os primeiros favoritos, mas ele também ficará fascinado por objetos cotidianos para os quais você não olharia duas vezes (como um vaso de vidro lapidado brilhando à luz do sol).
- Espelhos. Os espelhos dão aos bebês uma visão em constante mudança, e eles geralmente adoram se olhar no espelho e socializar com aquela gracinha olhando para eles, mesmo que ainda não façam ideia de quem ela é. Use espelhos inquebráveis e seguros para bebês e pendure-os no berço, no carrinho, ao lado do trocador e no carro. Ou coloque seu bebê na frente de um espelho (ou ao lado dele) para ele ter com que se divertir enquanto passa alguns minutos de bruços.
- Pessoas. Bebês adoram olhar para os rostos de perto (especialmente naquela faixa mágica de 20 a 30 cm), então passe muito tempo com

seu rosto próximo ao dele. Mais tarde, você também pode mostrar fotos da família, indicando com o dedo quem é quem.

- Livros. Mostre fotos simples de bebês, crianças, animais ou brinquedos e identifique-os. Os desenhos devem ser claros e definidos, sem muitos detalhes adicionais (para um bebê). Livros ilustrados com cores fortes são perfeitos para isso.
- O mundo. Muito em breve, seu bebê desejará ver algo além daquele narizinho de botão. Ofereça a ele muitas oportunidades de ver o mundo, seja no carrinho, na cadeirinha veicular ou em seu colo, com o corpo virado para fora (depois que ele tiver bom controle da cabeça). Adicione comentários, apontando carros, árvores, pessoas e assim por diante. O bebê começou a ignorá-la? Está na hora de desligar o modo guia turístico.

O sentido da audição. Será através da audição que o bebê aprenderá sua língua e sobre cadência e ritmo, sentimentos (incluindo empatia), perigo e muito mais que acontece no mundo a seu redor. Deixe que ele ouça tudo das seguintes fontes:

- A voz humana. Esse é obviamente o som mais significativo na vida de um bebê, então use muito a voz: converse, cante e balbucie. Tente cantigas de ninar, versinhos, músicas bobas inventadas na hora. Imite animais, especialmente aqueles que seu bebê

ouve regularmente, como o latido de um cachorro e o miado de um gato. Ainda mais importante, repita os sons que o bebê faz, a fim de estimular esses esforços verbais. E leia para ele cedo e com frequência.

- Os sons da casa. Eles não são novidade para você (que provavelmente costuma ignorá-los), mas os sons domésticos podem ser cativantes para um bebê pequeno: o zumbido do aspirador de pó ou da secadora, o assobio da chaleira, o esguicho da água corrente, o amassar do papel ou o tilintar de um sino ou carrilhão de vento. Um som que é melhor o bebê não ouvir em casa: a TV. Tente mantê-la desligada quando ele estiver acordado.
- Chocalhos e outros brinquedos que emitam sons suaves. Você não precisa esperar até que o bebê seja capaz de sacudir o chocalho. Nos primeiros meses, sacuda-o você mesma enquanto o bebê observa e ouve, coloque o chocalho na mão dele e o ajude a sacudir ou use um chocalho de pulso. A coordenação entre visão e audição se desenvolverá à medida que o bebê aprender a se virar para o som. Um centro de atividades no qual ele possa bater ou chutar e ativar sons (embora ainda não intencionalmente) também pode ser divertido para os ouvidos dele.
- Brinquedos musicais. A música é agradável para os ouvidos infantis, não importando qual seja a fonte: uma caixinha de música, um ursi-

nho de pelúcia musical, um centro de atividades para o berço, um tapete de atividades que emita sons. Brinquedos com tripla função (tocar música, fornecer estímulo visual e oferecer prática das habilidades motoras finas), que tenham cores vivas e emitam sons ao serem apertados ou empurrados são três vezes mais divertidos, embora, por enquanto, o bebê precise de ajuda para apertar e empurrar. Evite brinquedos com barulhos tão altos que possam prejudicar a audição e não coloque mesmo os moderadamente barulhentos ao lado dos ouvidos do bebê. Certifique-se também de que os brinquedos sejam seguros (sem cordas ou baterias que possam sair do brinquedo e ser colocadas na boca).

- Música ambiente. A vida é uma trilha sonora incessante para os ouvidos ávidos do bebê, mas por que não adicionar também uma música de fundo? Toque uma mistura de estilos — música clássica, rock, country, R&B, reggae, tango, tecno — e fique com aqueles aos quais o bebê responde melhor. Tente também músicas infantis: quanto mais repetidos forem os refrões (e mais boba a letra), melhor. E, enquanto estimula a audição do bebê, proteja-a também, mantendo o volume baixo (se estiver muito alto para falar, está alto demais).

APRENDIZADO PRECOCE SIMPLIFICADO

São as coisas simples na nova vida do bebê que têm maior significância e impacto em seu desenvolvimento. Aqui está tudo o que você precisa saber para ajudá-lo a aprender tudo o que precisa saber sobre o mundo nesse momento (é muito mais fácil do que você imagina).

Ame seu bebê. Aqui está algo simples e capaz de aumentar o poder cerebral de seu filho: nada ajuda tanto um bebê a crescer e se desenvolver quanto ser amado incondicionalmente. Você pode nem sempre amar o comportamento dele (digamos, quando uma crise de cólica de quatro horas, uma série de noites sem dormir ou uma greve de alimentação a levam ao limite), mas sempre o amará, não importando o que aconteça — e é isso que o fará se sentir seguro e protegido em qualquer circunstância.

Relacione-se com seu bebê. Sim, seu bebê é... bom, um bebê, e você é adulta. Mas isso não significa que vocês não possam se relacionar. Aproveite todas as oportunidades para conversar, cantar ou balbuciar com ele: enquanto estiver trocando fraldas, dando banho, fazendo compras ou dirigindo. Essas trocas casuais, mas estimulantes, servem não para instruir (ele é jovem demais para isso), mas para interagir. Alguns versinhos da Mamãe Gansa serão muito mais eficientes para tornar seu filho uma criança brilhante que qualquer brinquedo ou programa educacional. E, por falar em brinquedos, não se esqueça do brinquedo favorito dele, aquele que dará o maior impulso a seu desenvolvimento: você.

Conheça seu bebê. Aprenda o que o deixa feliz ou infeliz, animado ou entediado, calmo ou estimulado (ou superestimulado), prestando mais atenção a esse feedback que aos conselhos de qualquer livro, site, aplicativo ou especialista (lembre-se, seu bebê é o especialista quando se trata de obter o que precisa). Adapte os estímulos a seu bebê único. Se ser barulhenta e estridente não funciona, divirta-se com sons suaves e brincadeiras gentis. Se pegar leve na hora da brincadeira o deixa com sono, anime a festa com um pouco mais de ação apropriada para bebês.

Dê espaço ao bebê. É claro que ele precisa de atenção, e muita. Mas lembre-se de que é possível ter demais de uma coisa boa. Quando a atenção estimulante é excessiva, o bebê perde oportunidades de ignorar o Canal dos Pais (cheio de brincadeiras de esconde-esconde) e sintonizar outras visões e sons interessantes em seu ambiente: a aparência amistosa da lagarta felpuda na barra de brinquedos do assento infantil, o padrão de luz e sombra criado pelas persia-

nas, seus próprios dedos das mãos e dos pés, um avião, um carro de bombeiros na rua, o cachorro latindo na porta ao lado. Estimule seu filho, mas não em um loop infinito. Às vezes, apenas para uma mudança de ritmo e um gostinho de independência, basta juntar bebê e brinquedo e observar os dois interagirem sem sua interferência.

Siga o mestre. Certifique-se de que o bebê, e não você, esteja na liderança. Se ele está de olho no celular, não há necessidade de mobilizar o espelho do berço. Se ela está contente em bater as mãozinhas no centro de atividades, não há razão para trazer o chocalho. É claro que o bebê não se divertirá com a mesma coisa para sempre (realisticamente, atingirá o nível máximo em apenas alguns minutos), o que significa que você dirigirá a maioria das atividades por enquanto, mas não se esqueça de quem é o responsável pela hora das brincadeiras.... e do aprendizado.

Também deixe o bebê assumir a liderança na hora de decidir quando encerrar a brincadeira, mesmo que seja antes do chocalho. O bebê dirá "Não quero mais isso" se virando, ficando agitado ou chorando. Esse é o sinal para desligar a estimulação.

Cuide do *timing*. Um bebê está sempre em um dos seis estados de consciência: sono profundo (ou tranquilo), sono leve (ou ativo), sonolência, vigília silenciosa, vigília ativa ou agitação e choro. É durante a vigília ativa que você pode incentivar mais eficazmente as proezas físicas, e durante a silenciosa que pode incentivar outros tipos de aprendizado (p. 363-365). Lembre-se também de que os bebês têm limiares de atenção muito curtos, então, se seu filhote rapidamente perder o interesse pela rotina de "vamos mugir como a vaquinha", é apenas porque ele perdeu a concentração.

Comemore o progresso do bebê. Nada motiva tanto quanto o reforço positivo. Portanto, não reprima aplausos, celebrações, abraços e sorisos quando ele praticar ou dominar uma nova habilidade. Não há necessidade de derrubar a casa. Só deixe o bebê saber que você o acha incrível.

Não faça pressão. Eis algo que nunca é demais repetir: a pressão não tem lugar no aprendizado, especialmente tão cedo. Não se prenda aos marcos de desenvolvimento. Em vez disso, preste atenção naquele sorriso doce e naqueles balbucios ofegantes dirigidos a você. Relaxe, aproveite e pense no tempo que você passa estimulando seu bebê como diversão, em primeiro e único lugar.

O sentido do tato. A visão e a audição podem receber toda a atenção, mas o tato é um dos sentidos mais indispensáveis para um bebê, inestimável para explorar e aprender sobre o mundo. É através do toque que um bebê descobre a maciez do rosto da mamãe e a relativa aspereza do rosto do papai, que a orelha do cachorro e a barriga do ursinho parecem aveludadas, que o ar soprando de um ventilador faz cócegas, que a água é quente e úmida, que nada é melhor que um carinho e que aqueles que se importam com ele são amorosos (essa é a mensagem que você envia com cada toque carinhoso).

Você pode proporcionar experiências de tato mais variadas para seu bebê com:

- Uma mão amorosa. Tente aprender como seu bebê gosta de ser tocado: com firmeza ou suavidade, rapidamente ou devagar. A maioria dos bebês adora ser acariciada e beijada, que os lábios dos pais façam cócegas em suas barrigas e que eles soprem suavemente seus dedos das mãos ou dos pés. Eles adoram a diferença entre o toque da mamãe e o do papai, o jeito brincalhão com que o irmão os abraça, o embalo experiente da vovó. E o contato pele a pele (posição de canguru) está sempre em alta.

- Massagem. Prematuros que são massageados por ao menos vinte minutos diários ganham peso mais rapidamente e se saem melhor de modo geral que aqueles que não são. Mas seu bebê não precisa chegar cedo para se beneficiar do toque amoroso — todos os bebês se beneficiam dele. Descubra o tipo de carícia de que ele mais gosta e evite as que parecem incomodar (consulte a p. 351 para obter dicas).

- Diversão com tecidos. Experimente tocar a pele do bebê com diferentes tecidos (cetim, seda, felpa, veludo, lã, pele sintética, algodão) para que ele saiba qual é a sensação de cada um deles. Coloque-o de bruços (com supervisão) sobre superfícies com diferentes texturas: o carpete da sala de estar, uma toalha, o suéter do pai, a camiseta da mamãe, o chão de madeira — as possibilidades são ilimitadas.
- Brinquedos com textura. Ofereça brinquedos com texturas interessantes: um ursinho macio e um cachorrinho de pelo grosso; alguns blocos duros de madeira, outros blocos macios de pelúcia; uma tigela áspera de madeira e uma tigela lisa de metal; um travesseiro acetinado e outro felpudo.

DESENVOLVENDO-SE DE MANEIRA DIVERTIDA

Você não tem como não ajudar seu bebê a se desenvolver — é o que os pais fazem intuitivamente (com todas as conversas, cantos, abraços, carinhos e, claro, todos os jogos de bate-palminha e pés-fedidos). Aqui está um resumo do desenvolvimento infantil e de como incentivar o progresso de seu filho de maneira divertida — o que, para os bebês, é a única maneira:

Desenvolvimento social. Seu bebê se torna um ser social muito antes de entrar no parquinho ou participar de um grupo de brincadeiras, principalmente graças a você, a primeira, mais importante e mais querida colega de brincadeiras da vida dele. É interagindo com você (e vendo você interagir com outros) que ele aprende a dar e receber, cuidar e compartilhar, tratar os outros como quer ser tratado e todas as outras regras de engajamento social (incluindo usar as palavras mágicas e ter bons modos). Não acredita que o bebê já esteja prestando atenção? Só espere: daqui a alguns anos, você ouvirá seu exemplo ecoando naquela vozinha enquanto seu filho brinca com amigos ou conversa com adultos.

Os brinquedos que ajudam os bebês no desenvolvimento social incluem bichos de pelúcia, móbiles de animais e bonecas: observe seu bebê balbuciando para os animais que decoram o tapete de atividades ou giram em um móbile e você verá como.

Desenvolvimento motor fino. No momento, os movimentos manuais do bebê são totalmente aleatórios, mas, em alguns meses, as mãozinhas se moverão com mais propósito e controle. Você pode ajudar a desenvolver esses movimentos intencionais dando bastante liberdade às mãos: nem sempre as mantenha enfiadas no cobertor, enroladas no cueiro ou cobertas com luvas. Procure brinquedos que não exijam muita destreza e que seu filhote possa manipular ao acaso (balançando um chocalho de pulso ou batendo em um centro de atividades) e, em algum momento, agarrar e segurar (coloque os brinquedos ao lado dele, já que bebês pequenos geralmente não alcançam objetos diretamente à sua frente). Dê ao bebê ampla oportunidade de experimentar "na prática" os seguintes itens:

- Chocalhos que se adaptem confortavelmente a mãos pequenas. Comece com chocalhos de pulso e depois passe para aqueles com duas alças ou superfícies para agarrar, que um dia permitirão que ele os passe de uma mão para a outra, uma habilidade importante. Chocalhos que o bebê possa levar à boca darão a ele algum alívio quando a dentição começar.
- Centros ou barras de atividades (que se encaixam no carrinho, cercadinho ou berço), com uma variedade de peças para o bebê agarrar, girar, puxar e cutucar. Evite, no entanto, as que contêm cordões com mais de 15 cm de comprimento e retire todas assim que seu bebê conseguir se sentar sozinho.
- Pranchas de atividades que exigem ampla variedade de movimentos manuais. O bebê ainda não é capaz de operá-las intencio-

nalmente, mas, às vezes, pode colocá-las em movimento por acaso. Além das habilidades de girar, discar, empurrar e pressionar que esses brinquedos estimulam, eles também ensinam o conceito de causa e efeito. Luzes, sons e movimentos cativarão seu filhote.

Desenvolvimento motor amplo. Para bebês, progredir depende da liberdade de movimentos: afinal, se estiver sempre confinado à cadeirinha de balanço, assento infantil, *jumper* ou carrinho, enrolado em uma manta ou preso no porta-bebê térmico, ele terá poucas chances de flexionar seus músculos minúsculos e praticar movimentos motores amplos. Mude a posição do bebê com frequência durante o dia (sentado, de bruços ou de costas) para maximizar as oportunidades para diferentes atividades físicas. À medida que as habilidades motoras (e o controle da cabeça) aumentarem, torne o movimento interativo: puxe-o suavemente para uma posição sentada (e dê um beijo quando ele chegar), "voe" com ele em seus braços para encorajar braços e pernas a se mexerem ou dê uma carona deitando-se de costas, colocando-o de bruços longitudinalmente sobre seus tornozelos e levantando e abaixando lentamente as pernas (com os joelhos dobrados). À medida que o bebê se aproximar da fase de rolar (3 a 4 meses), dê um impulso ao rolar — e um pouco de motivação — colocando um brinquedo favorito ou objeto atraente ao lado dele. É provável que seu rolador se vire um pouco para o lado, e então você pode dar uma ajudinha empurrando-o gentilmente pelo restante do caminho (doce sucesso!).

Desenvolvimento intelectual. Tudo o que sua doce esponjinha absorve através dos sentidos em desenvolvimento aumenta o poder do cérebro, mas seu bebê aprenderá mais com você e, como já foi dito, com interações que ocorrem naturalmente. Converse muito com ele, desde o início. Nomeie os objetos, animais e pessoas que ele vê. Identifique seus olhos, nariz e boca (e as mãos, pés e dedos dele). Detalhe os produtos que está tirando da prateleira e colocando no carrinho de supermercado. Leia contos de fadas e histórias simples, mostrando as ilustrações à medida que avança. Exponha seu filho a uma variedade de ambientes (lojas, museus, parques). Mesmo em casa, varie o ponto de vista: segure-o perto de uma janela ou na frente de um espelho, coloque-o no tapete da sala para observar a ação, no meio da cama (supervisionado) para ver você dobrar a roupa ou na cadeirinha de balanço na cozinha enquanto você prepara um lanche.

Capítulo 8
O terceiro mês

Este mês, o bebê finalmente começará a descobrir que há muito mais na vida que comer, dormir e chorar. Isso não significa que bebês dessa idade não façam muito de tudo isso (bebês com cólica geralmente continuam chorando no fim da tarde e início da noite até o fim do mês), apenas que expandiram seus horizontes para outros interesses. Como as próprias mãos, que, no que lhes diz respeito, são os brinquedos mais fascinantes do mundo. Como ficar acordado por períodos mais longos durante o dia (e, com sorte, dormir por períodos mais longos durante a noite). Como manter a mamãe e o papai entretidos com adoráveis sorrisos, gorgolejos, guinchos e balbucios que fazem a paternidade valer o preço do ingresso. Portanto, aproveite o show!

Alimentando o bebê: amamentação e trabalho

Você está pronta para voltar ao trabalho, mas talvez não esteja pronta para parar de amamentar. Afinal, os benefícios da amamentação continuada — do físico (melhor saúde para o bebê) ao emocional (contato próximo com o bebê antes e depois do trabalho) — podem valer a pena qualquer esforço extra que você precise fazer para amamentar depois que voltar a trabalhar. Felizmente, quando pegar o jeito de bombear no trabalho, você perceberá que ser uma mãe que amamenta e trabalha fora pode não ser um trabalho assim tão árduo, afinal.

Você definitivamente ficará ocupada se preparando para o retorno ao trabalho, e não apenas com o bebê. Há muito a ser feito antes que seu plano de amamentação e extração esteja pronto para ser implementado. Aqui está o que você precisa saber para amamentar e trabalhar:

Use mamadeira. Se ainda não o fez, comece a usar mamadeira, mesmo que não vá voltar a trabalhar por mais algum tempo. Normalmente, quanto mais velhos e sábios ficam os bebês, menos abertos eles se tornam à mamadeira. Depois de fazer a introdução, acostume o bebê a tomar ao menos uma por dia, de preferência durante o que em breve será seu horário de trabalho.

VISÃO GERAL DO BEBÊ: TERCEIRO MÊS

Dormindo. Embora seu fofinho esteja cada vez mais alerta, dormir ainda é o principal trabalho dele. As sonecas continuam a ocupar parte considerável do dia, em um total de quatro a oito horas, geralmente divididas entre três ou quatro sonecas diurnas. Adicione de oito a dez horas de sono durante a noite (não necessariamente contínuas, claro) e você pode esperar que seu bebê durma de catorze a dezesseis horas por dia, embora alguns bebês durmam mais, alguns menos.

Comendo. É tudo líquido quando se trata do cardápio do bebê. Lembre-se de que bebês maiores tendem a beber mais que bebês menores, embora bebês menores tendam a se alimentar com mais frequência.

Leite materno. Espere amamentar seu filhotinho de oito a dez vezes a cada 24 horas, embora alguns bebês possam mamar com mais frequência — e não há nenhum problema nisso. A demanda ainda governa o dia e a noite. Embora não seja possível medir a quantidade ingerida (a menos que esteja bombeando), seu bebê deve beber algo entre 450 e 950 ml de leite materno ao dia.

Fórmula. Seu bebedor de mamadeira provavelmente consumirá de 120 a 180 ml por refeição. Quantas refeições? Cerca de seis, em um total de 710 a 1.100 ml de fórmula por dia.

Brincando. Bebês de 3 meses ainda são cativados por padrões de alto contraste e em cores brilhantes, então escolha cores vivas para os brinquedos do cercadinho, centros de atividades, móbiles e qualquer outra coisa que ele possa usar. Um chocalho macio no tornozelo ou no pulso permite que ele experimente sons que pode produzir sozinho. Também é hora de adicionar um espelho (seguro para bebês) ao espaço de recreação, se ainda não o fez. Embora os bebês dessa idade não percebam que estão se olhando no espelho, eles acham seus próprios reflexos fascinantes e podem até sorrir para aquela gracinha olhando para eles!

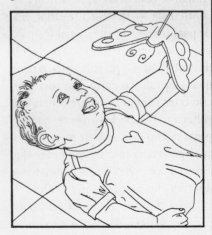

Comece a bombear. Seu primeiro dia de volta ao trabalho será estressante o suficiente (mesmo que você consiga encontrar seus sapatos e suas chaves) sem adicionar o esforço de descobrir como usar uma bomba extratora de leite materno. Portanto, comece a bombear algumas semanas antes. Dessa forma, você não apenas será uma bombeadora mais confiante, mas também terá um estoque de leite congelado quando começar a receber os contracheques. Não conseguiu começar antes? Não deixe que isso a impeça de seguir em frente com seu plano: você pode recuperar o atraso bombeando com mais frequência.

Faça alguns ensaios. Com a creche providenciada (se for viável), treine para o dia de trabalho, fazendo tudo que faria se realmente fosse trabalhar (incluindo extrair leite fora de casa), mas saindo por algumas horas da primeira vez e por um pouco mais de tempo da vez seguinte. Descobrir agora os problemas que podem surgir é muito melhor que os descobrir na manhã em que deve voltar ao trabalho, e isso lhe dará tempo para encontrar soluções.

Comece devagar. Se estiver voltando para um emprego em período integral, tente retornar em uma quinta ou sexta-feira para ter a chance de começar, ver como vão as coisas e reavaliar conforme necessário durante o fim de semana. Começar com uma semana curta também será um pouco menos cansativo que começar com cinco dias pela frente.

Trabalhe meio período. Se conseguir um horário de meio período, ao menos no início, você poderá gastar mais tempo fortalecendo os vínculos de amamentação. Trabalhar quatro ou cinco meios períodos é mais prático que dois ou três dias completos por vários motivos. Com meio dia, talvez você não precise perder nenhuma mamada e, certamente, não mais que uma por dia. Você terá poucos problemas com vazamentos (suas roupas agradecerão) e provavelmente não precisará bombear no trabalho (o que significa que poderá realmente tomar café no intervalo para o café). O melhor de tudo, você passará a maior parte do dia com o bebê. Trabalhar à noite é outra opção que interfere muito pouco na amamentação, principalmente quando o bebê dorme a noite toda, mas pode interferir seriamente em duas outras coisas muito importantes: descanso e romance.

Analise seu local de trabalho. Quando você voltar a trabalhar, encontrar a hora e o local para bombear pode ser um desafio, dependendo de seu local de trabalho. A logística será mais fácil se você trabalhar em uma empresa que seja esclarecida o suficiente para acomodar mães que continuam amamentando. Veja o quadro na p. 370ss. para obter mais informações.

Saber das seguintes dicas pode ajudá-la:

- Vista-se para o sucesso (do bombeamento). Use roupas convenientes para bombear ou projetadas para mães que amamentam. Certifique-se de que suas blusas possam ser levantadas ou abertas facilmente para bombear e não fiquem esticadas ou enrugadas ao serem puxadas para cima ou abertas. Independentemente do que vestir, forre o sutiã de amamentação com absorventes para proteger a roupa e leve um suprimento de absorventes na bolsa para substituir os usados.

- Busque privacidade. Se conseguir bombear em seu escritório, com a porta fechada, ótimo. Problema de privacidade resolvido. Caso contrário, procure um escritório ou sala de conferências não utilizado ou um canto limpo no banheiro.
- Seja consistente. Se sua agenda permitir, tente bombear nos mesmos horários todos os dias, o mais próximo possível dos horários em que alimentaria o bebê se estivesse em casa. Dessa forma, seus seios anteciparão o bombeamento (como antecipariam a amamentação) e se encherão de leite como um relógio.
- Planeje o armazenamento. Guarde o leite recém-bombeado na geladeira, claramente marcado com seu nome, ou em uma caixa térmica trazida de casa, forrada de bolsas de gelo. Ou use o refrigerador que acompanha sua bomba. Consulte a

p. 255 para mais informações sobre como armazenar leite materno.

- Use rapidamente. Quando chegar em casa, refrigere o leite bombeado e peça a quem cuida do bebê para alimentá-lo com ele no dia seguinte. Dessa forma, você sempre terá suprimento para um dia inteiro na geladeira.
- Programe a amamentação. Amamentar dentro do cronograma ajudará a manter sua produção de leite, além de proporcionar a você e ao bebê aquele momento especial juntos. Amamente antes de ir para o trabalho pela manhã e assim que chegar em casa à tarde ou à noite. Para se certificar de que ele estará à procura de seus seios quando você retornar, peça à babá que não o alimente na última hora do dia de trabalho ou alimente apenas o suficiente para diminuir a fome.
- Dê folga à mamadeira nos fins de semana. Para aumentar a produção de leite, amamente exclusivamente nos fins de semana e feriados. Tente ficar sem mamadeira o máximo possível nesses períodos ou em qualquer outro dia em que estiver em casa.

TORNANDO O LOCAL DE TRABALHO PROPÍCIO PARA A AMAMENTAÇÃO

Os dias de se esgueirar pelos corredores para levar a bomba até o banheiro feminino e esconder as bolsas de leite onde não seriam servidas acidentalmente no café de alguém pertencem ao passado — ao menos em muitos locais de trabalho que são amigos das mães. À medida que as empresas percebem que políticas que deixam as mães felizes geralmente as tornam mais produtivas, mais e mais programas corporativos de lactação começam a surgir em todo o país. As empresas que participam desses programas disponibilizam salas de lactação para suas funcionárias, com cadeiras confortáveis, bombas, geladeiras e até mesmo acesso a uma consultora de lactação, facilitando a mistura dos negócios com a alimentação do bebê. Esses programas beneficiam não apenas a mãe (porque ela fica menos estressada) e o bebê (por causa dos benefícios do leite materno para a saúde), mas também a empresa. Não é preciso um MBA para fazer as contas: uma mãe feliz e um bebê saudável equivalem a mais produtividade... e a resultados melhores para todos.

Nos Estados Unidos, mesmo que a empresa não tenha entrado em um programa corporativo de lactação, o governo pode compensar, ao menos parcialmente. A lei federal norte-americana exige que qualquer empresa com mais de cinquenta funcionários conceda às mães que amamentam tempo suficiente, durante a jornada de trabalho, para bombear leite para seus bebês de até 1 ano. O empregador também deve fornecer um local privado, que não o banheiro, para que elas possam fazer a extração.

- **Programe-se de modo inteligente.** Organize sua agenda para maximizar o número de mamadas. Amamente duas vezes antes de ir para o trabalho, se possível, e duas ou três vezes à noite. Se trabalhar perto de casa e puder retornar na hora do almoço ou pedir que a babá a encontre em algum lugar para que você amamente (mesmo em seu local de trabalho, se puder), vá em frente. Se o bebê estiver na creche, amamente quando chegar lá de manhã, ou no carro antes de entrar, se funcionar melhor. Tente amamentar também quando pegar o bebê na creche, em vez de esperar até chegar em casa.

- **Fique perto de casa.** Se seu trabalho envolve viagens, tente evitar as que a levem para longe por mais de um dia, ao menos nos primeiros meses. Se não tiver opção, tente bombear e congelar um estoque suficiente para durar enquanto você estiver fora (com bolsas extras de backup) ou acostume o bebê à fórmula antes de planejar a viagem. Para seu próprio conforto (você não vai querer seios ingurgitados e vazando em aeroportos e reuniões com clientes) e para manter a produção, leve uma bomba e extraia leite a cada três ou quatro horas. Ao chegar em casa, sua produção pode estar um pouco diminuída, mas mamadas mais frequentes, juntamente com um pouco de descanso extra, devem aumentá-la novamente.

- Trabalhe de casa, se puder. Se tiver a sorte de ter um emprego flexível que lhe permita trabalhar em casa por meio período, um empregador prestativo e uma babá para cuidar do bebê (ou um bebê de baixa manutenção que facilite as multitarefas), você será capaz de amamentar sempre que necessário nesses dias de home office.
- Priorize as coisas certas. Você não será capaz de fazer tudo, nem de fazer tudo direito. Mantenha seu bebê e o relacionamento com seu cônjuge (e quaisquer outros filhos que tenha) no topo da lista. Seu trabalho — especialmente se significa muito para você, seja financeira, emocional ou profissionalmente — provavelmente também terá que estar no topo da lista, mas seja implacável ao fazer cortes para eco-

nomizar energia em todos os outros setores.

- Mantenha-se flexível. Uma mãe (relativamente) calma e feliz é mais valiosa para o bem-estar do bebê que ser amamentado exclusivamente. Embora seja perfeitamente possível que você continue fornecendo todo o leite (como muitas mães que trabalham), também é possível que não consiga. Às vezes, o estresse físico e emocional de misturar trabalho e amamentação prejudica a produção. Se seu bebê não estiver crescendo apenas com seu leite, tente amamentar com mais frequência quando estiver em casa e bombear com mais frequência quando estiver no trabalho. Se achar que não consegue dar conta do trabalho e da extração (ou estiver muito cansada), pode ser melhor complementar seu leite com fórmula (você pode escolher uma projetada para suplementação).

O que você pode estar se perguntando

Está na hora do cronograma?
"Não tenho ideia de como planejar meu dia porque a alimentação e o sono do bebê são imprevisíveis. Devo colocá-lo em um cronograma?"

Olhe um pouco mais de perto para o dia de seu bebê: é provável que ele seja mais previsível do que você imagina. Como muitos bebês de

2 meses típicos, pode ser algo assim: ele acorda mais ou menos no mesmo horário todas as manhãs (com uns quinze minutos de diferença), come, talvez fique acordado por um curto período, cochila, acorda novamente para o almoço, tira outro cochilo, come e então tem um período bastante longo de vigília no fim da tarde, seguido por uma refeição e um cochilo no início

da noite. Essa última soneca passa de sua própria hora de dormir? Você pode acordá-lo para uma refeição noturna, talvez por volta das 23 horas (ou tão tarde quanto uma mãe exausta como você conseguir manter os olhos abertos). E então, com sorte, o bebê voltará a dormir até de manhã, já que alguns bebês dessa idade dormem seis horas seguidas ou mais.

Ou talvez a agenda dele pareça um pouco mais errática, mas ainda (estranhamente) consistente. Digamos que ele acorde às 6 horas, se alimente e volte a dormir por uma ou duas horas. Uma vez acordado, ele pode se contentar em brincar um pouco antes de mamar, mas, quando começar, vai querer continuar mamando a intervalos pelas próximas três horas. Depois de um cochilo de vinte minutos (tempo suficiente para você se ensaboar no chuveiro... com sorte, tempo suficiente para se enxaguar), ele acorda novamente por horas, com apenas um período de amamentação e outro cochilo de cinco minutos. Ele mama novamente por volta das 18 horas e, às 19 horas, está dormindo profundamente, ficando assim até você despertá-lo para uma mamada completa antes de ir se deitar. Ele não segue o cronograma tradicional de três ou quatro horas, mas ainda há um padrão consistente de sono--vigília-alimentação no dia dele.

PREFERE NÃO SEGUIR NENHUM CRONOGRAMA?

Não gosta de cronogramas? Se seu filho está se saindo bem (ele parece perfeitamente satisfeito, ativo e interessado durante o dia e dorme bem à noite) e você também (você não se importa de colocar as necessidades dele em primeiro lugar, mesmo quando isso significa que outras áreas de sua vida ficam em segundo plano), então o sistema sob demanda em tempo integral pode funcionar. A parentalidade com apego (veja o quadro da p. 375) diz que responder a todas as necessidades do bebê, sempre que surgirem, permite que você o entenda melhor e promova a tão importante confiança: a base da boa comunicação entre pais e filhos. E que amamentá-lo sempre que ele chorar por comida (mesmo que tenha acabado de comer), deixá-lo dormir (ou ficar acordado) sempre que quiser e levá-lo no *sling* ou canguru o máximo possível durante o dia (ou sob demanda) permite que ele se sinta seguro e valorizado como ser humano, com o bônus adicional de menos agitação e choro. Portanto, não há necessidade de um conjunto de rotinas ou um horário flexível se isso não se encaixar na maneira como você deseja ser mãe. Lembre--se, se não funcionar para *você*, não funciona. Cuide de seu bebê da maneira que achar que funciona melhor para ele e para o restante da família (desde que seja seguro e saudável), e você estará fazendo o que é melhor.

Algumas coisas a serem lembradas se você planeja ser mãe sob demanda, sem cronograma. Primeira, alguns bebês anseiam por horários desde o início. Eles ficam irritadiços quando as mamadas atrasam ou se cansam demais quando passam da hora de dormir. Se seu bebê reage de maneira infeliz a dias e noites não programados, pode ser que ele precise de um pouco mais de estrutura, mesmo que você não precise. Segunda, lembre-se de que cada criança é diferente, e algumas acabam sendo bem diferentes dos pais. Sempre existe a possibilidade de que uma criança criada sem cronograma acabe criando um para atender a suas necessidades, e que uma criança criada pelo relógio acabe sendo aquela que nunca se habitua aos horários. Finalmente, se você optar por ser mãe sob demanda, certifique-se de que ambos os pais (se houver dois) estejam felizes em ser um grupo de três sem cronograma.

A rotina do bebê parece ainda mais aleatória? Acredite ou não, ele provavelmente está seguindo um relógio interno mais organizado e consistente do que parece, você só precisa observar um pouco mais para encontrá-lo. Manter um diário — ou fazer anotações no celular, por exemplo — pode ajudá-la a descobrir pistas.

Seja qual for o padrão em que seu filho se encaixe (e há quase tantos padrões quanto bebês), ele provavelmente tem um ritmo e um cronograma próprios. Siga-os da melhor maneira possível e poderá criar uma espécie de cronograma para seu próprio dia. Pronta para um cronograma mais firme, e sente que o bebê também está? Mesmo nessa tenra idade, é possível começar a modificar o relógio interno já rítmico do bebê para atender às necessidades dele dentro da estrutura de uma rotina diária: um horário flexível (não rígido) baseado nos padrões naturais de alimentação e sono, sua personalidade inata (alguns parecem precisar naturalmente de mais estrutura, outros menos) e, claro, o que parecer certo para você. Bom para você, claramente (para que possa planejar seu dia... embora não de maneira muito exata), e bom para o bebê (já que, para a maioria das crianças, previsibilidade gera conforto).

Não sabe como introduzir estrutura na vida do bebê? Comece a organizar o dia com a hora de dormir. Uma rotina previsível na hora de dormir é fácil de estabelecer, acalmando ambos os lados e, o melhor de tudo, possuindo um enorme potencial de retorno no longo prazo: um bebê que finalmente aprende a adormecer como um relógio. (Para ler mais sobre rotinas de dormir, veja a p. 488.) Incorpore padrões consistentes também em outras partes do dia: ritual de despertar com carinhos na cama, amamentação na poltrona reclinável e depois um passeio no carrinho.

No meio da manhã, é hora de ficar de bruços no tapete, balbuciar no *bouncer* no meio da tarde, fazer massagem no início da noite e ouvir Mozart, além de uma leitura suave de *Boa noite, Lua*, uma rodada de este-porquinho a cada troca de fralda e um coro de "Patinho de borracha" em cada banho.

Não importando como você incorpore estrutura (ou quanta estrutura incorpore), lembre-se de que qualquer rotina precisará evoluir continuamente para atender às necessidades do bebê à medida que cresce. Lembre-se também de que você terá que se manter flexível... e realista. Afinal, a vida com um bebê — mesmo com um cronograma — dificilmente é previsível.

Bebê adormecendo durante a alimentação

"Eu sei que deveria manter minha bebê acordada para que ela aprenda a adormecer sozinha, mas como isso é possível se ela sempre adormece mamando?"

É uma ideia que soa bem em teoria: coloque a bebê na cama quando ela ainda estiver acordada, para que desenvolva, desde o início, o mais essencial dos hábitos saudáveis de sono: ser capaz de adormecer sozinha. Na prática, a ideia não é exatamente compatível com a realidade. Há muito pouco que você possa fazer para manter acordada uma bebê que quer dormir. E, se pudesse acordá-la, você realmente gostaria de fazer isso?

Ensinar sua bebê a dormir sem ajuda da amamentação (ou da mamadeira) pode esperar até que ela seja mais velha — entre 6 e 9 meses — e mame com menos frequência. E, se o hábito persistir, ele definitivamente pode ser eliminado depois que a bebê for desmamada.

Quando você tiver a chance (sua filha fica grogue durante uma mamada, mas não desmaia totalmente), considere colocá-la para tirar uma soneca ou dormir enquanto ela ainda está acordada: não tão acordada que seja difícil adormecer, mas em um estado de prontidão sonolenta. Embalar, amamentar ou cantar geralmente levam um bebê a esse estado, mas tente não continuar a ação reconfortante até o ponto do sono profundo.

APEGADO À PARENTALIDADE COM APEGO... OU APEGADO SEM ELA?

Você carrega seu bebê no *sling* durante o dia e se aconchega ao lado dele à noite? Acredita que não existe "perto demais" e que o conforto vem da proximidade? Planeja deixar o bebê liderar na hora de dormir e amamentar até que ele esteja pronto para desistir (mesmo que isso signifique amamentar uma criança em idade pré-escolar)? Sente que não existe boa razão — ou tempo razoável — para deixar o bebê chorar ou até mesmo fazer algum barulho? Que atender de forma consistente e imediata às necessidades de seu filho atende melhor suas próprias necessidades? Então, a parentalidade com apego — destinada a construir o elo mais forte possível entre mãe, pai e bebê e preparar o terreno para relacionamentos seguros mais tarde na vida — pode ser a abordagem parental perfeita para você.

Ou talvez você esteja apegada a certos aspectos da parentalidade com apego, mas não a outros. Talvez alguns princípios não combinem confortavelmente com seu estilo de vida, sua personalidade, as realidades de seu dia de trabalho ou até mesmo seu bebê. Felizmente, a filosofia por trás da parentalidade com apego (a de que que os bebês prosperam emocionalmente quando recebem cuidados de qualidade de maneira consistente) é bastante intuitiva e facilmente adaptável para se adequar a qualquer família. Em outras palavras, os bebês se sentem amados menos em função de uma técnica parental que do amor incondicional dos pais. Com essa premissa básica como base para tudo o que faz, realmente não importa se você troca o *sling* pelo carrinho, o peito pela mamadeira, a cama compartilhada ou berço ao lado da cama por um berço no quarto do bebê. Se você se conectou totalmente à parentalidade com apego desde o início, teste primeiro antes de adotar todos os preceitos (ou a maior parte) ou escolha (e adapte) entre vários estilos parentais para criar o seu. Aquele que funcionar melhor para você, seu bebê e sua família será sempre o melhor.

Acordar para mamadas noturnas

"Muitos dos meus amigos on-line têm bebês que dormem a noite toda desde que tinham 6 semanas, mas o meu ainda acorda e come com a mesma frequência de quando nasceu."

Seus amigos podem ter sorte, mas não são típicos. Embora alguns bebês não precisem mais de mamadas noturnas no terceiro mês (e às vezes mais cedo), a maioria dos bebês de 2 ou 3 meses, principalmente os que mamam no peito, ainda precisa encher a barriga uma ou duas vezes durante a noite.

Três ou quatro (ou mais) mamadas no meio da noite, por outro lado, são tipicamente excessivas nesse momento e, para a maioria dos bebês, desnecessárias. Reduzir gradualmente o número de mamadas tardias não apenas ajudará você a descansar mais agora, como também será um primeiro passo importante para preparar o bebê para dormir a noite inteira, sem comer, mais tarde. Eis como:

• Aumente o tamanho da refeição na hora de dormir. Muitos bebês sonolentos cochilam antes de encherem totalmente o tanque. Tente despertar o seu colocando-o para arrotar, dando-lhe uma leve sacudidela ou socializando um pouco e continue a alimentá-lo até sentir que ele ingeriu o suficiente. Não fique tentada a adicionar sólidos à dieta (ou colocar cereais na mamadeira) antes que ele esteja pronto para isso, na esperança de ter horas extras de sono. Não só não funcionará (não há alimento nutricionalmente mais denso para um bebê dessa idade que o leite materno ou a fórmula), como dar sólidos geralmente não é recomendado até os 6 meses.

- Amamente antes de dormir. Despertar o bebê para uma refeição no fim da noite (também conhecida como refeição dos sonhos) pode satisfazê-lo por seis ou oito horas. Mesmo que esteja com sono demais para fazer uma refeição completa, ele pode ingerir o suficiente para dormir uma ou duas horas a mais do que dormiria sem um lanchinho. Claro, se ele começar a acordar com mais frequência depois que você iniciar essa estratégia, interrompa. Pode ser que ser acordado por você o torne mais propenso a acordar sozinho.

PREVENÇÃO DA SÍNDROME DA MORTE SÚBITA INFANTIL (SMSI)

Embora seja a principal causa de morte infantil, o risco de SMSI é realmente muito baixo para o bebê médio (cerca de 1 em quase 2 mil). E, graças às medidas preventivas que cada vez mais pais estão adotando (veja a seguir), esse risco está ficando ainda menor.

A SMSI ocorre mais frequentemente em bebês entre 1 e 4 meses, com a grande maioria das mortes ocorrendo antes dos 6 meses. Embora antes se acreditasse que as vítimas eram bebês "saudáveis" atingidos aleatoriamente, os pesquisadores agora estão convencidos de que bebês com SMSI só parecem saudáveis e, na verdade, têm algum problema

subjacente que os predispõe à morte súbita. Uma hipótese é que o controle no cérebro que geralmente é alertado quando as condições respiratórias são perigosas seja subdesenvolvido nesses bebês. Outra teoria: a SMSI pode ser causada por um defeito no coração ou um gene defeituoso envolvido no controle da respiração e da frequência cardíaca. O que se sabe com certeza é que a SMSI não é causada por vômito, asfixia ou doenças. Nem por imunizações.

Há um risco um pouco maior de SMSI em bebês prematuros ou com baixo peso ao nascer, bem como bebês de mulheres que tiveram um pré-natal precário e as que fumaram durante a gravidez. Mas muitos fatores de risco para SMSI também estão relacionados ao ambiente de um bebê suscetível. Eles incluem dormir de bruços ou de lado, dormir em cama macia, com roupas de cama soltas ou com travesseiros e brinquedos, superaquecimento durante o sono ou exposição à fumaça do tabaco. A boa notícia é que esses riscos podem ser evitados. De fato, houve uma diminuição de 50% no número de mortes por SMSI desde que a AAP e outras organizações iniciaram a campanha "Back to Sleep" ("Dormir de costas", agora chamada de "Safe to Sleep", "Dormir com segurança") em 1994.

Você pode reduzir significativamente o risco de SMSI para seu bebê com estas medidas:

- Use no berço um colchão firme e um lençol bem ajustado... e nada mais. Nada de roupas de cama soltas, travesseiros, cobertores, protetores, colchas fofinhas, peles de carneiro ou brinquedos macios. Não use dispositivos projetados para manter a posição de dormir (como cunhas) ou reduzir o risco de reinalação de ar — muitos não foram suficientemente testados no quesito segurança e nenhum (nem mesmo os monitores de movimento) demonstrou ser eficaz na redução do risco de SMSI.
- Coloque o bebê para dormir de costas. Todas as vezes. Instrua todos os cuidadores, incluindo babás, funcionários da creche e avós, a fazer isso.

- Se o bebê adormecer em uma cadeirinha veicular, carrinho, cadeirinha de balanço, cadeirinha de descanso, canguru ou *sling*, mova-o para uma superfície de descanso firme o mais rapidamente possível.
- Nunca permita que o bebê fique superaquecido. Não o vista com roupas muito quentes para dormir — sem chapéus, roupas em camadas ou cobertores (use um saco de dormir ou cueiro apropriado para a temperatura ambiente) — e não mantenha o quarto muito aquecido. Para verificar se há superaquecimento, toque a nuca ou a barriga do bebê: elas não devem estar quentes (mãos e pés normalmente parecem mais frios ao toque, então não são medidores confiáveis).
- Considere colocar um ventilador no quarto do bebê. O ar circulante pode reduzir o risco de SMSI.
- Ofereça chupeta na hora de dormir, mesmo que o bebê não a use durante o dia. (Não se preocupe se o bebê a cuspir durante a noite ou se recusar a usá-la.)
- Não permita que ninguém fume em sua casa ou perto do bebê.
- Continue a amamentar — os pesquisadores relataram risco reduzido de SMSI entre bebês que mamam no peito.
- Considere dividir o quarto com o bebê. Estudos mostram risco reduzido de SMSI entre bebês que dormem no mesmo quarto que os pais. Os bebês que comparti-

O TERCEIRO MÊS

lham a cama dos pais, no entanto (mesmo em um ninho ou moisés para cama compartilhada), correm maior risco de SMSI, asfixia e morte por aprisionamento. Assim, se você optar por dormir junto com ele, durma em condições seguras. Consulte a p. 382.

- Fique em dia com todas as vacinas do bebê. Há evidências que sugerem que a imunização reduz o risco de SMSI em 50%.

Se, mesmo após adotar essas medidas preventivas, você ainda estiver nervosa com o risco de SMSI, poderá se sentir mais segura se aprender técnicas de resgate infantil e RCP. Certifique-se também de que babás, avós e qualquer outra pessoa que passe algum tempo sozinha com o bebê conheçam essas técnicas salvadoras de vidas. Dessa forma, se ele parar de respirar por qualquer motivo, a reanimação poderá ser tentada imediatamente (p. 809).

- Certifique-se de que o bebê esteja comendo o suficiente durante o dia. Se não estiver, ele pode usar as refeições noturnas para recuperar calorias — afinal, está crescendo muito. Se achar que esse pode ser o caso, considere amamentar com mais frequência durante o dia, a fim de estimular a produção de leite (veja também as dicas da p. 148). Se seu bebê usar mamadeira, aumente a quantidade de fórmula em cada refeição. Mas nunca o force a se alimentar. E esteja ciente de que, para alguns bebês, comer a cada duas horas estabelece um padrão que continuará à noite. Se o bebê começar a seguir esse padrão, adote refeições mais longas e menos frequentes, presumindo-se que ele esteja crescendo bem.

- Espere um pouco mais entre as mamadas. Se ele está acordando e exigindo comida a cada duas ou três horas (necessário para um recém--nascido, mas geralmente não para

um bebê de 3 meses saudável), tente esticar o tempo entre as mamadas, adicionando meia hora a cada uma ou duas noites. Em vez de pular para pegá-lo ao primeiro gemido, dê a ele uma chance de dormir novamente por si mesmo — ele pode surpreendê-la. Se ele não dormir e a agitação continuar, tente acalmá-lo sem dar de mamar: dê tapinhas ou faça carinho nas costas, cante uma cantiga de ninar suave e monótona ou ligue um dispositivo musical ou aplicativo de ruído branco. Ele ainda está agitado ou a agitação se transformou em choro? Pegue-o e tente acalmá--lo o embalando, o balançando, o abraçando ou cantando. Se você está amamentando, as táticas calmantes têm mais chances de sucesso se o pai estiver de plantão, já que um bebê amamentado que vê, ouve ou cheira sua fonte de alimento não se distrai facilmente de comer. Mantenha o quarto escuro e evite muita conversa ou estimulação.

Se o bebê não voltar a dormir e continuar exigindo comida, alimente-o — mas, a essa altura, você provavelmente já terá aumentado o intervalo entre as mamadas em ao menos meia hora em relação ao patamar anterior. A esperança é que o bebê atinja um novo patamar nas próximas noites e durma meia hora a mais entre as mamadas. Gradualmente, tente estender o tempo entre as refeições até reduzi-las a uma única mamada noturna, da qual o bebê pode continuar precisando por mais alguns meses, especialmente se mamar no peito ou seu crescimento estiver lento.

- Reduza as quantidades nas mamadas noturnas que deseja eliminar. Reduza gradualmente o número de minutos que ele passa mamando no peito ou os mililitros na mamadeira. Continue cortando um pouco mais a cada noite ou a cada duas noites.
- Aumente a quantidade na refeição noturna que você provavelmente continuará a oferecer (por enquanto). Se o bebê está acordando para mamar à meia-noite, às duas e às quatro, por exemplo, você pode cortar a primeira e a última mamadas. Isso será mais fácil se você aumentar a quantidade que ele ingere na refeição intermediária, seja no peito ou na mamadeira. Alguns minutos no peito ou alguns mililitros na mamadeira provavelmente não o farão dormir por muito tempo. Veja as dicas para manter um bebê sonolento acordado por tempo suficiente para se alimentar na p. 206.
- Não troque fraldas durante a noite, a menos que o bebê tenha feito cocô ou esteja desconfortavelmente encharcado.
- Ouça antes de se levantar. Dormir no mesmo quarto proporciona um sono mais seguro, mas provavelmente não mais profundo. Os pais tendem a pegar seus bebês mais vezes quando estão por perto, correndo para alimentá-los quando realmente não há necessidade. Mantenha o bebê em seu quarto por questão de segurança, mas tente lembrar que um bebê agitado nem sempre é um bebê com fome.

Metabolicamente falando, bebês podem passar a noite sem mamar quando atingem os 5,5 kg, mas nem todos o fazem, especialmente aqueles que chegaram a esse número muito cedo. Mas, aos 4 meses (e ao menos 5,5 kg), você pode ter certeza de que seu filhote não precisa de nenhuma alimentação noturna. Se o hábito da vigília noturna continuar até o quinto ou sexto mês, você pode começar a suspeitar que ele está acordando não porque precisa, mas porque se acostumou a comer à noite. Veja na p. 481 dicas para fazer com que um bebê mais velho durma a noite toda.

Lapsos respiratórios
"Minha bebê prematura teve períodos ocasionais de apneia nas primeiras

semanas de vida, e estou preocupada com a possibilidade de isso colocá-la em risco de SMSI."

Lapsos respiratórios são muito comuns em bebês prematuros — na verdade, cerca de 50% dos nascidos antes da 32ª semana de gestação os experimentam (p. 849). Mas essa "apneia dos prematuros", que ocorre antes da data de nascimento prevista, é totalmente alheia à SMSI e não aumenta seu risco, nem o risco de apneia real mais tarde. Portanto, a menos que sua bebê tenha episódios graves após a data de nascimento prevista, não há motivo para preocupação, monitoramento ou acompanhamento. Mesmo em bebês nascidos a termo, breves lapsos respiratórios sem qualquer tom azulado na pele, corpo flácido, sofrimento ou necessidade de ressuscitação são normais. A maioria dos especialistas não acredita que eles sejam um previsor de risco de SMSI.

EMERGÊNCIAS RESPIRATÓRIAS

Embora períodos muito breves (menos de vinte segundos) de lapso respiratório sejam normais, períodos mais longos — ou períodos curtos nos quais o bebê fica pálido, azulado ou com o corpo flácido e batimentos cardíacos muito lentos — requerem atenção médica. Se você tiver que tomar medidas para reanimar seu bebê, ligue para o médico ou para o SAMU 192 imediatamente. Se não conseguir reanimá-lo o sacudindo suavemente, tente técnicas de resgate (p. 809) e ligue ou peça para outra pessoa ligar para o SAMU 192. Tente observar o seguinte, a fim de relatar ao médico:

- O lapso respiratório ocorreu quando o bebê estava dormindo ou acordado?
- O bebê estava dormindo, mamando, chorando, cuspindo, se engasgando ou tossindo quando o evento ocorreu?
- O bebê apresentou alguma mudança de cor, ficando com o rosto pálido, azulado ou vermelho?
- O bebê precisou de reanimação? Como você o reanimou e quanto tempo levou?
- Houve alguma mudança no choro (mais agudo, por exemplo) antes do lapso respiratório?
- O bebê parecia mole, parecia rígido ou se movia normalmente?
- O bebê costuma respirar ruidosamente? Ele ronca?

"Ontem à tarde fui ver meu bebê, que parecia estar tirando uma soneca muito longa. Ele estava deitado no berço, absolutamente imóvel e com uma cor azulada. Eu o agarrei e ele começou a respirar de novo, mas estou com medo de que isso se repita."

Seu bebê experimentou o que é chamado de "evento breve, resolvido e sem explicação" (BRUE em inglês), mas, por mais preocupante que pareça (e por mais compreensivelmente aterrorizante que a experiência tenha sido para você), não significa que ele esteja em perigo. Embora um único episódio de apneia prolongada (quando a respiração para por mais de vinte segundos) aumente um pouco o risco de SMSI, há 99% de chances de que o risco nunca se torne realidade.

Ainda assim, telefone para o pediatra e relate o que aconteceu. É provável que o médico queira avaliar, testar e monitorar seu bebê no hospital. A avaliação frequentemente revela uma causa para tal evento — DRGE (doença do refluxo gastroesofágico), uma infecção, um distúrbio convulsivo ou uma obstrução das vias aéreas —, que pode ser tratada, eliminando o risco de problemas futuros e deixando sua mente mais tranquila.

Se a causa não for determinada ou houver um problema cardíaco ou pulmonar subjacente, o médico pode recomendar um dispositivo que monitore a respiração e/ou os batimentos cardíacos. O monitor geralmente é preso ao bebê com eletrodos e inserido no colchão do berço, cercadinho ou moisés; usado ao redor do pé; ou embutido em um macaquinho. Você, e qualquer outra pessoa que cuide dele, será treinada para conectar o monitor, bem como para responder a uma emergência com RCP. Embora o monitor não dê ao bebê proteção absoluta contra uma recorrência, ele pode ajudar o médico a aprender mais sobre a condição, e você, a se sentir menos desamparada.

Compartilhamento da cama

"Ouvi muito sobre os benefícios de compartilhar a cama. E, com todas as vezes que nossa bebê acorda à noite, parece que fazer isso significaria mais sono para ela e para nós."

Para algumas famílias, a cama familiar (também conhecida como cama compartilhada) é uma alegria inequívoca e aconchegante. Para outras, é apenas uma conveniência (qualquer coisa para enfrentar a noite, certo?). Para outras ainda, é um fracasso total (bebês dormem em berços, adultos dormem na cama... fim da história).

Para alguns, não há debate — ou mesmo espaço para discussão. Aqueles que são contra o compartilhamento indicam uma variedade de razões, sendo a principal delas a segurança (a cama dos pais pode ser uma mina terrestre de travesseiros, *pillow tops*, forros de pena, cabeceiras e outros riscos de sufocamento e aprisionamento). Eles também indicam problemas com os hábitos de dormir (bebês que se acostumam a dormir entre a mãe e o pai podem ter problemas para dormir sozinhos mais tarde), sono menos profundo (para os pais, quando há um bebê na cama, para o bebê, quando os pais são muito rápidos em confortar seu sono normalmente inquieto) e possivelmente menos intimidade para os pais (carinhos adultos podem ser impossíveis para um casal cujo bebê literalmente se interpôs entre eles).

Os defensores do compartilhamento também têm opiniões fortes sobre a cama familiar, considerada um componente-chave da parentalidade com apego. Eles acreditam que ela cultiva laços emocionais, aumenta a sensação de segurança do bebê, facilita a amamentação e oferece conforto. Também afirmam que a cama compartilhada oferece um sono mais seguro (embora a AAP e outros especialistas em segurança citem pesquisas que mostram o contrário).

Embora não faltem teorias e opiniões sobre o assunto, a decisão de colocar o bebê para dormir na sua cama ou sozinho no bercinho de balanço ou berço padrão — como tantas decisões que você tomará em seu mandato como

mãe — é muito pessoal. E é uma escolha que deve ser feita quando você estiver bem acordada (leia-se: não às duas da manhã) e com os olhos bem abertos para as seguintes considerações:

A segurança do bebê. Nos Estados Unidos, onde as acomodações para dormir geralmente são muito confortáveis, manter o bebê seguro na cama da mamãe e do papai exige precauções extras. A Comissão de Segurança dos Produtos de Consumo [o equivalente ao Inmetro brasileiro] vinculou a cama familiar a inúmeras mortes infantis, e a AAP desencoraja o compartilhamento, citando um aumento de duas a três vezes no risco de SMSI mesmo entre bebês de baixo risco. Os defensores do compartilhamento, no entanto, afirmam que existe uma conexão inata entre a mãe e o bebê que dormem lado a lado, possivelmente porque a proximidade ativa uma resposta hormonal que torna a mãe mais consciente da presença, da respiração e da temperatura do bebê durante a noite, permitindo que ela responda rapidamente a quaisquer mudanças significativas. Sem surpresa, a resposta hormonal também é responsável pelo sono mais leve que as mães que compartilham a cama geralmente experimentam.

DO MOISÉS PARA O BERÇO

É provável que seu bebê tenha dormido primeiro em um moisés, já que ele é do tamanho perfeito para um corpo pequenino acostumado a um espaço apertado. E, como o moisés é menos volumoso que um berço, é mais fácil colocá-lo em seu quarto, o lugar mais seguro para um recém-nascido dormir, de acordo com a AAP. Mas quando o bebê será grande demais para seu aconchegante moisés?

Não há uma regra rígida sobre a transição do moisés para o berço e, desde que o bebê esteja dormindo bem, não há razão para trocar — a menos que ele tenha ultrapassado os limites do moisés. Verifique as limitações de peso: alguns moisés suportam apenas 4,5 kg, embora a maioria acomode uma criança de 9 kg. Não tem o manual à mão porque o moisés era de segunda mão? Peque pelo excesso de cautela e mova o bebê para um berço quando ele tiver 7 kg. Seu bebê é peso-pena? Deixando de lado as considerações sobre o peso, a maioria dos bebês tende a superar o tamanho do moisés aos 3 ou 4 meses... ou quando se tornam capazes de se movimentar bastante. A essa altura, o moisés provavelmente será muito apertado para seu pequeno agitador. Sem mencionar que todo esse movimento e agitação (virando-se, por exemplo, ou levantando-se nas mãos e joelhos) pode tornar o moisés menos seguro. O fato de ele ser raso o torna ainda mais perigoso quando o bebê consegue se sentar sozinho.

Seu filhotinho pode parecer perdido na primeira vez que você o largar (digo, depositar suavemente) no berço, mas, na velocidade em que está crescendo, ele rapidamente se sentirá em casa.

Se optar por dormir com o bebê, certifique-se de que sua cama e sua roupa de cama atendam os mesmos critérios de segurança que você procura em um berço. Um colchão firme (sem *pillow top* nem colchão de água) é obrigatório, assim como lençóis de elástico bem justos. Não use berço do tipo ninho, evite *pillow tops* e forros de penas, assegure-se de que o cobertor não cubra o bebê, mantenha os travesseiros fora do alcance do bebê (seja com as mãos e pés ou rolando) e verifique se há risco de aprisionamento (as grades da cabeceira não devem estar a uma distância maior que 6 cm e não deve haver espaço entre o colchão e a estrutura). Nunca coloque o bebê em uma cama próxima da parede (ele pode escorregar entre a cama e a parede e ficar preso), deixe-o em uma posição na qual possa rolar para fora da cama (isso pode acontecer muito antes de ele aprender a rolar) ou permita que durma com um dos pais que bebeu ou fumou, está sob a influência de drogas, tomando medicamentos que induzem ao sono ou tem sono muito profundo. Nunca deixe uma criança de colo ou em idade pré-escolar dormir diretamente ao lado do bebê. E nunca fume nem permita que qualquer outra pessoa fume na cama familiar, já que isso aumenta o risco de SMSI (e de incêndios).

PARA OS PAIS: TRABALHAR OU NÃO TRABALHAR?

Para muitos novos pais, não há escolha: devido a finanças apertadas ou uma carreira acelerada, o retorno ao trabalho é fato, não opção. Mas, mesmo que você tenha escolha, ela não é necessariamente clara, especialmente porque não há pesquisas mostrando benefícios ou riscos substanciais a longo prazo para crianças cujos pais trabalham fora, em comparação com aquelas que têm ao menos um dos pais em casa... ou vice-versa. Vocês devem ficar em casa ou voltar a trabalhar? Talvez encontrem a resposta nas seguintes perguntas:

Quais são suas prioridades? Considerem cuidadosamente o que é mais importante em suas vidas. Claramente o bebê e a família estão no topo da lista, mas e a segurança financeira? A trajetória profissional? Casa própria, férias e outras vantagens potenciais de ter duas rendas? Há espaço para todas essas prioridades agora ou terão que ceder em algo? Do que vocês podem desistir mais facilmente?

Que função em tempo integral se adapta melhor a suas personalidades? Vocês estão felizes como mamãe ou papai molusco, o dia todo em casa com o bebê? Assumir os cuidados com o bebê 24/7 acalma um de vocês ou ambos? Ou os deixa angustiados? Vocês sentem falta do trabalho, anseiam por uma conversa adulta, precisam de um pouco mais de estímulo do que as cantigas de ninar podem fornecer? Serão capazes de deixar as preocupações com o bebê em casa quando forem para o trabalho e deixar o trabalho no escritório quando estiverem em casa com o bebê? Ou a incapacidade de compartimentalizar os impedirá de fazerem seu melhor em qualquer situação?

Vocês estão confortáveis com suas opções de cuidados para o bebê? Ninguém pode tomar seu lugar, é claro, mas vocês conseguirão encontrar uma pessoa (ou grupo) com a qual se sintam confortáveis como figura substituta enquanto trabalham? Para saber mais sobre como escolher uma babá, consultem a p. 399.

Há o bastante de vocês e de sua energia para fazer tudo? Vocês precisarão de muita resistência emocional e física para se levantarem com o bebê, prepararem-se para o trabalho, dedicarem um dia inteiro ao trabalho e depois retornarem às demandas do bebê e da casa (embora também precisem de muita energia para serem um pai ou mãe que fica em casa). Em contrapartida, muitos novos pais, principalmente os que realmente amam seu trabalho, acham o tempo no escritório rejuvenescedor, uma pausa que lhes permite voltar a cada noite revigorados e prontos para enfrentar os desafios muito diferentes que são os cuidados com o bebê. Só não se esqueçam de levar em consideração o relacionamento (bebê mais trabalho equivale a pouco tempo para o casal — ou vocês conseguem encaixar os três?).

O quanto seu trabalho e seu bebê são estressantes? Se seu trabalho é de pouco estresse e seu bebê é tranquilo, pode ser relativamente fácil lidar com os dois. Se seu trabalho é de alta pressão e seu bebê também, manter o equilíbrio e a serenidade pode ser difícil.

Você terá ajuda suficiente? Seu cônjuge assumirá metade dos cuidados com o bebê, compras, limpeza, cozinha e lavanderia? Vocês serão capazes de pagar ajuda externa para compensar sua ausência ou reduzir a carga para ambos? Ou estão confiantes de que podem equilibrar as demandas do trabalho com as demandas da casa (digamos, não sendo tão exigentes consigo mesmos)?

Qual é sua situação financeira? Como trabalhar — ou não trabalhar — afetará as finanças da família? Existem maneiras de economizar para que a perda de um salário não doa tanto? Se vocês voltarem a trabalhar, quanta diferença os custos relacionados ao trabalho (roupas, deslocamento, creche) farão em sua renda? Vocês perderão benefícios necessários e essenciais se não trabalharem?

O quanto seu trabalho é flexível? Vocês podem tirar uma licença se o bebê ou a babá estiverem doentes?

Ou chegar tarde ou sair mais cedo se houver uma emergência em casa? Seu trabalho exige longas horas, fins de semana e/ou viagens — e como vocês se sentirão passando tanto tempo longe do bebê?

O quanto não retornar ao trabalho afetará suas carreiras? Colocar a carreira em espera indefinidamente pode prejudicar seu retorno ao mundo profissional e, em caso afirmativo, vocês estão dispostos a correr o risco? Existem maneiras de se manter em seu círculo profissional durante os anos em casa, sem se comprometer em tempo integral? Profissionalmente falando, um de vocês será menos afetado que o outro por passar um período em casa?

Existe uma posição de acordo? Trabalhar em tempo integral não funciona para vocês, mas ficar em casa também não? Talvez haja um acordo criativo que vocês possam aproveitar. Dependendo de seu local de trabalho, sua experiência e suas habilidades, as possibilidades podem incluir um período sabático do emprego atual, trabalho em meio período, compartilhamento de emprego, freelance, trabalhos baseados em projetos ou consultoria, teletrabalho, semana ou dia de trabalho reduzidos. Outra possibilidade: dois pais em tempo parcial podem cuidar do bebê em tempo integral.

E, em se tratando de acordo, é provável que haja algum em qualquer escolha que vocês façam — e, de forma realista, algumas dúvidas também... e até alguns arrependimentos. Afinal, não importa o quanto estejam comprometidos em ficar em casa, vocês sentirão uma pontada ou duas ao conversar com amigos que ainda investem em suas carreiras. Ou, por mais comprometidos que estejam em voltar ao trabalho, certamente sentirão um aperto no coração ao passarem por pais e bebês a caminho do parque enquanto estão a caminho do escritório. As dúvidas da mamãe e do papai são normais, e tão comuns que poucos escapam delas. Entrem em contato com amigos e colegas de mídia social que estão tentando equilibrar a vida da mesma forma que vocês e verão que todos passam por isso.

Isso dito, se as dúvidas continuarem a se multiplicar e levarem a um sério questionamento de suas decisões, pensem em reconsiderar. Nenhuma decisão é final — e nenhuma decisão certa para vocês é errada (ou vice-versa).

O consenso do casal. Certifique-se de que ambos estão de acordo sobre a cama familiar antes de trazer o bebê para ela e leve em consideração seus sentimentos e os sentimentos de seu parceiro. Perguntas-chave: ter um bebê entre vocês os atrapalhará como casal? O tempo de intimidade será tomado por carinhos no bebê? E quanto ao sexo? (Sim, vocês podem fazer sexo em outros locais além da cama, mas terão energia para isso, como novos pais?)

Sono, o seu e o do bebê. Para alguns pais, não ter que sair da cama para dar de mamar à meia-noite ou acalmar o bebê chorando é motivo suficiente para dividir a cama. Para as mães, poder amamentar sem estar totalmente acordada é uma vantagem real. A contrapartida: embora eles nunca precisem sair da cama, o sono daqueles que compartilham a cama com o bebê pode ser interrompido mais vezes e, embora seja emocionalmente mais satisfatório, ele é fisiologicamente menos repousante (pais e filhos tendem a dormir menos e não tão profundamente). Além disso, bebês que compartilham a cama acordam com mais frequência, dormem menos horas e podem ter problemas para adormecer sozinhos, uma habilidade da qual precisarão um dia.

Planeje para o futuro. Ao tomar a decisão sobre a cama familiar, considere por quanto tempo (idealmente) você gostaria que esse arranjo continuasse. Às vezes, quanto mais tempo ele dura, mais difícil é a transição para dormir sozinho. Mudar um bebê de 6 meses para o berço geralmente é fácil, mas mover um bebê que se aproxima do primeiro aniversário pode ser mais difícil — e uma criança de colo ou em idade pré-escolar, ainda mais difícil. Algumas crianças desocupam a cama compartilhada voluntariamente (ou com um mínimo de persuasão) por volta dos 3 anos, outras só se sentem prontas para seguir em frente ao começarem a ir para a escola (ou serem expulsas, o que ocorrer primeiro). Vai tocar de ouvido? Como sempre, o que funcionar melhor para sua família é o melhor.

Quer você decida ou não compartilhar a cama com o bebê à noite, você vai gostar de trazê-lo para as mamadas matinais ou carinhos. À medida que seu filho crescer, você poderá continuar a fazer da união familiar (se não da cama familiar) seu ritual favorito das manhãs de fim de semana.

Desmame precoce

"Vou voltar a trabalhar em tempo integral no fim do mês e estou pensando em desmamar minha bebê antes disso. Será difícil para ela?"

Uma bebê de 3 meses é bastante flexível e adaptável. Mesmo com sua personalidade incipiente, ela ainda está longe de ser a bebê mais velha e opinativa que se tornará. Ela também não está pronta, em termos de desenvolvimento, para usar seu cartão de memória: o que está aqui hoje pode desaparecer amanhã, sem que ela sinta muita falta... mesmo que sejam os seios adorados da mãe. Por mais que ela adore mamar, não vai se agarrar tanto a isso quanto faria daqui a um ano ou mais.

Portanto, o desmame provavelmente não será muito difícil para ela agora, ao menos não depois que ela se ajustar

à mamadeira e ao sabor da fórmula. Mas é melhor para ela? E para você? Existem inúmeros benefícios na amamentação continuada, desde menos infecções de ouvido, resfriados e problemas digestivos para ela até risco reduzido de câncer e diabetes tipo 2 para você (veja o quadro na página ao lado para saber mais). Além disso, a amamentação exclusiva não é a única opção, mesmo para mães que trabalham fora. A extração no trabalho se tornou mais viável, graças a bombas mais discretas e eficientes e ao entendimento de que os empregadores devem fornecer tempo e espaço para a extração durante o dia de trabalho. E o bombeamento não é uma questão de tudo ou nada. Você pode combiná-lo à amamentação e à fórmula: amamentar quando estiver com a bebê, bombear quantas mamadeiras quiser (ou puder) e preencher o restante com fórmula. Leia tudo sobre como fazer amamentação e trabalho funcionarem a partir da p. 367.

Não está convencida de que consegue, dadas as realidades de seu trabalho ou sua vida? Ou quer ter um plano B, caso não funcione? Ou está pronta para fazer o desmame definitivo agora? Primeiro — se ainda não o fez —, você precisa garantir que sua filha esteja acostumada a sua nova fonte de nutrição: a mamadeira. Provavelmente é melhor encher as mamadeiras com fórmula nesse momento, para que sua produção de leite comece a diminuir. Seja persistente ao oferecer a mamadeira, mas não force. Tente oferecê-la antes do peito a cada mamada e, se a bebê rejeitar na primeira vez, tente novamente na próxima. (Consulte a p. 355 para obter mais dicas sobre como introduzir a mamadeira, especialmente se estiver tendo problemas para fazer a bebê aceitar o bico.)

Continue tentando até que ela ingira ao menos entre 30 e 60 ml da mamadeira. Quando ela fizer isso, substitua a mamada do meio-dia por uma mamadeira de fórmula. Alguns dias depois, substitua outra mamada diurna pela fórmula, aumentando o número total de mililitros. Fazer a troca gradualmente, uma mamada de cada vez, dará a seus seios a chance de se ajustarem com um mínimo de ingurgitamento, que é bastante desconfortável. Eliminar as mamadas do início da manhã e do fim da noite por último lhe dará a opção de mantê-las pelo tempo que quiser, mesmo depois que voltar ao trabalho — supondo que sua produção de leite se mantenha e a bebê ainda esteja interessada. Essas são, afinal, as mamadas mais emocionalmente gratificantes do dia.

QUANTO MAIS TEMPO, MELHOR

Não é novidade que a amamentação é melhor para os bebês e que mesmo um pouco de leite materno ajuda bastante quando se trata de dar a ele o início de vida mais saudável. Afinal, seis semanas de amamentação podem oferecer benefícios substanciais. A — grande — novidade é a pesquisa que mostra que quanto mais tempo, melhor, e que esses benefícios substanciais aumentam substancialmente a cada mês adicional que o bebê é amamentado durante o primeiro ano. É por isso que a AAP recomenda que a amamentação continue, idealmente, ao menos até o primeiro ano de vida. Os muitos benefícios da amamentação mais longa incluem:

Menos batalhas contra a balança. Quanto mais tempo o bebê é amamentado, menor probabilidade de ele se juntar às crescentes fileiras de crianças, adolescentes e adultos com excesso de peso.

Menos problemas digestivos. Todo mundo sabe que o leite materno é mais facilmente digerido que a fórmula. Mas a pesquisa mostrou que bebês alimentados apenas com leite materno até os 6 meses apresentam menor risco de desenvolverem infecções gastrointestinais que bebês que recebem suplemento de fórmula a partir dos 3 ou 4 meses. Outra vantagem digestiva para bebês amamentados até mais tarde: os que estão sendo amamentados quando os sólidos são introduzidos se mostram menos propensos a desenvolver doença celíaca, um distúrbio digestivo que interfere na absorção normal de nutrientes dos alimentos.

Menos problemas de ouvido. Estudos descobriram que bebês amamentados exclusivamente por mais de 4 meses sofrem metade das infecções de ouvido que seus pares alimentados com fórmula.

Menos espirros. Bebês amamentados por 6 meses são muito menos propensos a ter alergias de todos os tipos.

Menor risco de SMSI. Quanto mais tempo os bebês são amamentados, menor o risco de SMSI.

Benefícios para a saúde da mãe. Quanto mais você amamentar, menor será o risco de câncer de mama, útero e ovário, diabetes tipo 2 e doenças cardíacas.

É claro que, embora os benefícios da amamentação continuada sejam atraentes, nem todas as mães escolherão ou poderão continuar amamentando pelo tempo recomendado. Portanto, é importante ter em mente que, embora mais possa ser melhor, alguma amamentação ainda é definitivamente melhor que nenhuma.

Presa pela amamentação

"Fiquei feliz com a decisão de não usar mamadeira... até que percebi que é quase impossível passar uma noite sem o bebê. E agora ele não aceita mamadeira, nem mesmo de leite bombeado."

A amamentação é, sem dúvida, a maneira mais fácil de alimentar o bebê — se você estiver com ele. Saia de casa por uma noite e a logística fica meio complicada. Afinal, é difícil jantar e assistir a um filme quando o bebê também tem que comer e seu encontro está programado para durar mais que a janela entre duas mamadas.

Você sempre pode tentar, tentar e tentar novamente com a mamadeira (sabendo que ele pode ser mais propenso a aceitar um substituto da mamãe quando a mamãe não estiver por perto). Se ainda assim não conseguir,

opte por filme *ou* jantar — ou peça o jantar em casa e assista à Netflix.

Uma vez que o bebê comece a dormir por mais tempo entre as mamadas e a encher a barriguinha com sólidos e bebidas servidas no copo (geralmente por volta do sexto mês), sair à noite não será mais um sonho impossível — supondo que você consiga uma babá. Enquanto isso, se tiver um evento especial do qual gostaria de participar e que a manterá longe de casa por mais de algumas horas, experimente estas dicas:

- Leve o bebê e a babá junto, se houver um lugar apropriado para eles ficarem enquanto esperam. Dessa forma, o bebê pode tirar uma soneca no carrinho enquanto você aproveita o evento, saindo para amamentar conforme necessário.
- Se o evento for fora da cidade, considere levar toda a família. Ou leve a

babá ou contrate uma no local onde ficará hospedada. Se o local for próximo o suficiente do evento, você pode voltar na hora da mamada.

- Ajuste a hora de dormir do bebê, se possível. Se geralmente ele não vai para a cama antes das 21 horas e você precisa sair às 19, tente diminuir o cochilo da tarde e o coloque na cama algumas horas mais cedo. Dê a ele uma mamada completa antes de sair e planeje amamentar novamente quando voltar para casa, se necessário.

- Deixe uma mamadeira de leite bombeado e torça pelo melhor. Se o bebê acordar e estiver com fome, ele pode aceitar a mamadeira. Se não aceitar, bom... é para isso que você paga tanto a uma boa babá. Apenas avise-a da possibilidade de um bebê agitado e esteja pronta para amamentar assim que chegar em casa. Mantenha o celular à mão e aceite que talvez precise interromper o jantar ainda nos aperitivos e correr para casa para alimentar o bebê.

Menos evacuações

"Temo que minha bebê esteja com prisão de ventre. Ela é alimentada exclusivamente com leite materno e sempre evacuou seis a oito vezes ao dia, mas, ultimamente, tem evacuado apenas uma, e às vezes até pula um dia."

Não fique preocupada, fique grata. Essa desaceleração não apenas é normal, como também a enviará ao trocador com menos frequência — definitivamente uma mudança para melhor.

Muitos bebês que mamam no peito começam a evacuar menos entre 1 e 3 meses de idade. Alguns até mesmo passam vários dias sem evacuar. Isso porque, à medida que crescem, seus intestinos também ficam maiores e mais longos, permitindo que os resíduos permaneçam mais tempo antes de serem eliminados. Além disso, os fluidos são mais bem absorvidos, resultando em fezes maiores e menos frequentes. Outros bebês continuarão sua produção prolífica de cocô enquanto estiverem mamando, e isso também é normal. O que é regular... é o que é regular para ela.

A prisão de ventre raramente é um problema para bebês que mamam no peito. Além disso, o principal sintoma de constipação não é a baixa frequência de evacuações, mas sim fezes duras e difíceis de evacuar (p. 762).

Assaduras

"Eu troco a fralda da bebê com frequência, mas, mesmo assim, ela tem assaduras, e eu tenho dificuldade para lidar com elas."

Assaduras são tipicamente desencadeadas por uma combinação de umidade (demasiada), ar (muito pouco), atrito (nas dobras macias da pele) e substâncias irritantes (tudo, desde urina e fezes até os ingredientes de fraldas descartáveis, lenços umedecidos, produtos de banho e sabão de roupa). E como isso resume muito bem aquilo a que o bumbum da bebê está exposto na maior parte do dia e da noite, não admira que ela (como um terço de seus companheiros de fralda) não esteja sentada sobre um bumbum bonito. As assaduras continuarão sendo um problema potencial enquanto ela usar fraldas, e não se surpreenda se as coisas piorarem antes de melhorar. Muitas vezes, quando uma dieta mais variada é introduzida, o que sai do outro lado é ainda mais irritante para a pele macia do bebê, levando à vermelhidão e à erupção cutânea. A limpeza agressiva e frequente dessa área exacerba as assaduras. Você também pode notar que elas são piores no local onde a urina se concentra na fralda, na parte inferior para as meninas e na frente para os meninos.

Existem tipos diferentes de assaduras, desde a mais comum, a dermatite por atrito (vermelhidão nas áreas de alta fricção), até dermatite por candidíase (erupção vermelho-brilhante no sulco entre o abdômen e as coxas), seborreica (erupção cutânea avermelhada com escamas amarelas), impetigo (bolhas grandes que exsudam um líquido amarelado antes de formarem crostas) e intertrigo (área avermelhada da pele que pode exsudar uma gosma branca a amarelada).

A melhor cura para a assadura comum é a prevenção (p. 231). Tarde demais? As seguintes dicas podem ajudar a eliminá-la, bem como evitar recorrência:

Menos umidade. Para reduzir a umidade na pele macia da bebê, troque a fralda com frequência, de preferência logo após ela fazer xixi ou cocô (ao menos por enquanto).

Mais ar. Depois de limpá-la, mas antes de colocar a fralda limpa, dê um tempo ao bumbum (mas cubra a superfície em que ela aproveitará a brisa com um tapete ou toalha absorvente, caso ela apresente um vazamento inesperado). Sem tempo para dar um tempo? Assopre o bumbum ou use a fralda limpa para abaná-lo. Além disso, tente deixar um pouco de espaço para respirar ao colocar a nova fralda. Você quer que ela seja justa o suficiente para evitar vazamentos, mas não tão justa que irrite a pele. Se a bebê usar fraldas de pano, use calça enxuta de tecido respirável.

Menos substâncias irritantes. Não há muito o que fazer sobre o xixi e o cocô que irritam a pele do bumbum (além de trocar a fralda com frequência), mas você pode evitar adicionar substâncias irritantes a essa mistura. Certifique-se de que todos os produtos que tocam a área sejam suaves e sem cheiro (isso também vale para os lenços umedecidos). Quando a pele estiver realmente irritada, use lenços umedecidos ou limpe o bumbum com água morna e bolas de algodão ou um pano macio.

Fraldas diferentes. Se a bebê tiver assaduras recorrentes, considere mudar para outro tipo de fralda (de pano para descartáveis ou vice-versa, de um tipo de descartável para outro) ou outra marca de lenços umedecidos, para ver se a mudança faz diferença.

Táticas de bloqueio. Espalhar uma espessa camada protetora de pomada ou creme no bumbum depois de limpá-lo impedirá que a urina piore as assaduras. Mas cuide para que a pele esteja completamente seca (a umidade retida sob o creme protetor só aumentará a probabilidade de assaduras ou piorará as já existentes).

Se as assaduras não desaparecerem ou, ao menos, começarem a melhorar em um ou dois dias, ou se aparecerem bolhas ou pústulas, consulte o médico, que pode prescrever uma pomada ou creme antifúngico, um creme esteroide ou, muito menos provável, um antibiótico oral.

Assadura no pênis
"Estou preocupado com uma área vermelha e irritada na ponta do pênis do bebê."

Achou que as assaduras só apareciam naquele doce bumbum? Nem sempre. Essa área vermelha no pênis do bebê provavelmente é apenas uma assadura localizada, o que é bastante comum. Mas só porque é comum não significa que você deve ignorá-la. Se não for tratada, ela pode causar inchaço e, em casos raros, esse inchaço pode dificultar a micção. Portanto, faça todo o possível para se livrar dela seguindo as dicas para tratar assaduras da resposta anterior. E, se estiver usando fraldas lavadas em casa, mude para fraldas descartáveis até que a erupção desapareça. Não melhora? Se dois ou três dias de tratamento não ajudarem, ligue para o médico.

Movimentos ainda descoordenados
"Quando meu filho tenta alcançar algo, ele só consegue golpear. E seus movimentos são tão aleatórios, descoordenados. É normal?"

Embora tenha percorrido um longo caminho desde os dias em que você sentia pequenos tremores em seu útero, o sistema nervoso do bebê é jovem e inexperiente e ainda não superou todas as dificuldades. Quando o braço dele se move na direção de um brinquedo, mas não chega perto do alvo, isso pode parecer aleatório, mas, na verdade, é um estágio normal do desenvolvimento motor infantil. Em breve ele ganhará mais controle, e as rebatidas desajeitadas serão substituídas por movimentos de alcance mais habilidosos e coordenados. Quando ele chegar ao estágio em que nada dentro de seu alcance estará seguro, você poderá olhar para trás e se lembrar com carinho da época em que ele olhava, olhava, mas não conseguia tocar.

CORRENDO COM O BEBÊ

Ansiosa para voltar a correr e querendo levar o bebê junto? É melhor pensar duas vezes antes de amarrar o tênis e colocar seu filhote no canguru. Embora correr seja ótimo para seu corpo, não é bom para o dele. Qualquer atividade que o sacuda com força (como correr com ele no canguru ou quando um adulto o joga para cima) pode resultar em ferimentos graves. Uma possibilidade perigosa é o efeito chicote (semelhante ao que ocorre em acidentes de carro). Como a cabeça do bebê é pesada em relação ao restante do corpo e os músculos do pescoço não estão totalmente desenvolvidos, o suporte da cabeça é ruim. Quando o bebê é sacudido bruscamente ou balançado energicamente para cima e para baixo, a cabeça oscilando para a frente e para trás pode fazer com que o cérebro se choque repetidamente contra o crânio. Contusões no cérebro podem causar inchaço, sangramento, pressão e danos neurológicos permanentes, resultando em deficiência mental ou física. Também pode haver trauma nos olhos delicados. Se ocorrer descolamento ou formação de cicatrizes na retina ou dano ao nervo ótico, o bebê pode ter problemas visuais duradouros, incluindo cegueira. Tais lesões são raras, mas o dano pode ser tão grave que o risco certamente não vale a pena.

Assim, corra empurrando o bebê no carrinho. Existem carrinhos de corrida especialmente projetados, com molas extras para diminuir o impacto dos movimentos (basta verificar a idade e o peso mínimos, a fim de ter certeza de que seu filhote é grande o bastante para aproveitar o passeio com segurança) — e essa é uma aposta melhor para recuperar a forma.

Deixando o bebê com uma baby-sitter

"Adoraríamos sair à noite, mas temos medo de deixar a bebê com uma baby-sitter tão jovem."

Saia... e faça isso em breve. Supondo que vocês queiram passar algum tempo juntos (ou sozinhos) durante os próximos anos, acostumar a bebê a ser cuidada por alguém diferente será parte importante do desenvolvimento. E é provável que o ajuste seja mais fácil quanto mais cedo começar. Bebês de 2 e 3 meses definitivamente reconhecem os pais, mas fora da vista geralmente significa fora da mente. E, desde que suas necessidades sejam atendidas, eles ficam felizes com qualquer pessoa atenta. Quando chegam aos 9 meses (e bem mais cedo em certos casos), muitos começam a experimentar a chamada ansiedade de separação ou ansiedade perante estranhos. Eles não apenas ficam infelizes ao serem separados da mãe ou do pai, como também são muito cautelosos com pessoas novas. Então agora é o momento perfeito para trazer uma baby-sitter para a vida do bebê — e um pouco de diversão somente para adultos para a sua.

No começo, você provavelmente fará somente passeios curtos, especialmente se estiver amamentando e tiver que espremer seu jantar entre as refeições da bebê. O que não deve ser curto é o tempo que gastará escolhendo e preparando a baby-sitter, para garantir que sua filhotinha seja bem cuidada. Na primeira noite, faça com que ela chegue ao menos meia hora mais cedo. Dessa forma, ela e a bebê podem se conhecer e você pode fornecer qualquer informação (como sua filha gosta de ser embalada, o que a acalma quando está agitada) que a faça se sentir mais confortável. (Consulte a p. 399 para obter dicas sobre como escolher cuidadoras.)

Não está pronta para sair? Alguns pais gostam de levar os filhos junto quando saem e, se sua bebê for tranquila, não há problema nenhum nisso. Veja a pergunta seguinte.

PARA OS PAIS: A NOVA FACE DA PATERNIDADE

Se você é como a maioria dos pais hoje em dia, sabe trocar uma fralda com os olhos fechados (e geralmente faz isso quando está de plantão às duas da manhã). É profissional da produção de arrotos (do bebê, não seus). E consegue embalar seu filho chorando com um braço enquanto verifica o resultado do jogo ou os preços das ações em seu smartphone com o outro. Você não apenas é mestre nessa coisa de ser pai, como — ao que parece — adora fazer isso. Tanto que está se perguntando se poderia transformar esse novo trabalho chamado paternidade em um emprego de tempo integral, especialmente se houver circunstâncias que o façam questionar se o retorno à força de trabalho faz sentido financeiro ou prático.

Talvez sua parceira tenha o salário maior ou o emprego mais estável. Talvez manter os dois salários não compense o custo da creche ou você se sinta mais confortável mantendo a creche na família. Ou talvez você simplesmente não consiga se imaginar sentado a uma mesa o dia inteiro quando seu coração está em casa com o bebê.

Pais que ficam em casa são uma tendência crescente: hoje, cerca de 2 milhões de pais são os principais cuidadores de seus filhos, seja em tempo integral ou em meio período. E, à medida que a visão de um pai aconchegando o filho em um carrinho de bebê enquanto empurra o carrinho de compras se torna mais comum, a sociedade — e até a mídia — se torna mais receptiva a essa nova realidade, até mesmo lhe dando boas-vindas. Ainda assim, essa mudança nos papéis tradicionais não é isenta de desafios, e você certamente enfrentará alguns obstáculos ao longo do caminho da paternidade em casa — alguns semelhantes aos enfrentados pelas mães, outros exclusivos para você e outros pais.

Aqui estão algumas estratégias para enfrentar esses desafios, a fim de que você possa tirar o máximo proveito de seu período como pai que fica em casa:

Encontre pais na mesma situação. Aquele que fica em casa para cuidar do bebê — seja a mãe ou o pai — muitas vezes se sente isolado. Afinal, a transição da interação com adultos (em frases completas) para a interação com um recém-nascido cujas habilidades de comunicação são limitadas a balbucios ofegantes ou lamentos agudos pode ser difícil: você tem alguém com quem falar, mas ninguém com quem conversar. Essa sensação de isolamento pode se estender a parquinhos e grupos de recreação, que tendem a ser mais voltados para as mães (ou mesmo exclusivos para elas), deixando os pais

que gostariam de se envolver fora do circuito. Em vez de ficar do lado de fora olhando para esses círculos sociais, tente ser mais proativo. Procure grupos de pais em sua área (ou crie um). Recorra a grupos on-line para obter conselhos, apoio e um lugar para desabafar com homens que também trocaram a pasta de documentos pela bolsa de fraldas. Mas não descarte as mães. A convivência com mães que ficam em casa — e lidam com muitos dos mesmos desafios que você — também pode fazer parte de seu sistema de apoio.

Confie em si mesmo. Se estiver assumindo o lugar da mãe após o término da licença-maternidade, você pode se perguntar o que ela faria em determinada situação, como lidaria com um problema de alimentação ou crise de choro. Claro, faz sentido aproveitar todas as lições que ela já aprendeu e passar para o cuidado paterno em tempo integral com um mínimo de mudanças na programação e no protocolo (bebês geralmente não são fãs de mudanças). Mas é igualmente importante que você crie sua própria identidade como cuidador, em vez de tentar adotar a personalidade dela. A mamãe pode ter aquele toque especial quando se trata de massagem, mas a "posição da cólica" perfeita é a sua, e tão epicamente eficaz que você poderia patenteá-la. Lembre-se de que a parentalidade nem sempre é natural para mães ou pais. Aprender a cuidar do bebê leva tempo, e quanto tempo leva não está relacionado ao sexo. É um trabalho que se aprende melhor fazendo. Ouça aquela vozinha interior (são os instintos; você também os tem!) e descobrirá tudo o que precisa saber, além de obter a segurança necessária para confiar em si mesmo.

Certifique-se de que você e a mãe estejam em sintonia. Estabelecer expectativas claras desde o início reduzirá o conflito e o potencial de ressentimento (como quando um dos pais sente que está carregando o fardo mais pesado). Então conversem sobre isso. Juntos, decidam quais tarefas cabem a quem, até mesmo mapeando-as no início para garantir que as responsabilidades sejam contabilizadas de forma equitativa. Um dos pais está fazendo as compras e o outro está cozinhando? Você lava as roupas do bebê e ela pega a roupa na lavanderia? O café da manhã e a hora do banho são esforços conjuntos? Quem cuida durante a noite e quem faz o que nos fins de semana? Seja específico, mas também esteja preparado para ser flexível quando as necessidades do bebê se transformarem, os horários mudarem ou os papéis evoluírem. A comunicação aberta e o compromisso são fundamentais para uma parceria parental bem-sucedida, especialmente quando os papéis estão sendo definidos (ou redefinidos). Também diga a sua parceira se achar que ela tende a microgerenciar demais, mesmo

quando deixa você em casa com a responsabilidade final (e mais fofa). Lembre-a gentilmente, mas sempre que necessário, que a opinião dela é bem-vinda, mas ela precisará interferir menos e confiar mais em você, permitindo que tome suas próprias decisões e (como qualquer pai) cometa seus próprios erros. Mas não se empolgue com a responsabilidade a ponto de sentir que comanda inteiramente o programa parental. Afinal, trata-se de uma parceria.

Encontre tempo para você. Ocasionalmente, todo mundo precisa de algum tempo para si mesmo a fim de evitar o esgotamento, e pais que ficam em casa não são exceção. Procure maneiras de fazer uma pausa mesmo enquanto cuida de seu filho, de aproveitar os serviços gratuitos de babá da academia para manter a forma, de iniciar um hobby ou um voluntariado que você possa fazer com o bebê ao lado.

Olhe para o futuro. Você é pai em tempo integral agora, mas isso não significa que não deva considerar como será o futuro. Continue a interagir com colegas e mantenha-se atualizado em sua área de especialização. Agora (enquanto o bebê ainda tira sonecas) também pode ser um bom momento para fazer um ou dois cursos on-line a fim de expandir seus futuros horizontes profissionais ou apenas manter suas habilidades.

Assuma. Mesmo com o número crescente de pais que ficam em casa, você ainda receberá muitos olhares curiosos no parquinho e comentários sem noção ("Que legal, cara, você está de folga todo dia!"). Não deixe que visões sociais desatualizadas e pouco esclarecidas (reforçadas pela ridícula imagem de pais irremediavelmente infelizes apresentada pela mídia) o derrubem. Não importa quais razões (financeiras ou não) o tenham levado à situação atual, você tomou uma decisão que funciona para você e sua família, e deve se orgulhar de ser um pai que fica em casa.

NUNCA SACUDA UM BEBÊ

Alguns pais supõem que sacudir o bebê seja mais seguro que bater como forma de desabafar quando estão frustrados ou com raiva (com o choro incessante, por exemplo) ou como forma de disciplina (como quando o bebê não dorme ou não para de chorar). Mas essa é uma suposição extremamente perigosa. Em primeiro lugar, bebês são jovens demais para serem disciplinados de forma eficaz. Em segundo, a disciplina física de qualquer tipo (incluindo surras) nunca é apropriada (consulte a p. 636 e *O que esperar do segundo ano* para conhecer formas apropriadas e eficazes de disciplinar uma criança). Mas, o mais importante de tudo, sacudir, empurrar ou balançar vigorosamente um bebê (seja com raiva ou por diversão) pode causar ferimentos graves ou morte. Nunca, jamais sacuda um bebê.

"Levamos a bebê conosco a todos os lugares, e realmente gostamos disso. Mas alguns comentários que recebemos nos fazem pensar se não a deixaremos muito dependente de nós."

Quando você é recém-nascido, não existe essa coisa de ser muito dependente, especialmente quando se trata das duas pessoas no mundo de quem você mais depende: sua mãe e seu pai. E é assim que deve ser: estar a curta distância de uma mãe ou pai amorosos faz o bebê se sentir amado.

Se você se sente à vontade levando a bebê junto aonde quer que vá, continue. Quanto aos comentários, lembre-se da regra que provavelmente usou em relação aos conselhos não solicitados sobre a gravidez: entra por um ouvido, sai pelo outro (sorrir e assentir com a cabeça são opcionais). Lembre-se também de que bebês — mesmo a doce e adorável bebê da qual você nunca se cansa — nem sempre são bem-vindos em certos ambientes ou ocasiões (restaurantes quatro estrelas, cinemas, recepções de casamento que especificam "sem crianças"). Por esse e outros motivos, pode ser inteligente acostumar a bebê a ficar ocasionalmente com uma babá, especialmente antes que a ansiedade de separação surja na segunda metade do primeiro ano.

"Nossa babá sempre chegou depois de o bebê dormir, porque nos parecia mais fácil 'fugir' assim. Mas agora estamos repensando essa decisão, especialmente porque às vezes queremos sair mais cedo."

Como os recém-nascidos basicamente nasceram ontem (ou alguns meses antes de ontem), é muito fácil fugir deles. Deixe seu bebê quando ele estiver dormindo e ele provavelmente não perceberá — e, mesmo que perceba ao acordar, um colo, uma mamadeira ou ambos provavelmente o acalmarão ("Por que era mesmo que eu estava chateado?"). Mas avance um pouco e você encontrará um cenário muito diferente. Ainda será fácil fugir dele, mas não tão fácil acalmá-lo se ele acordar e encontrar um estranho em seu lugar. Ele também pode começar a se sentir menos seguro sobre suas idas e vindas. À medida que a memória se desenvolver, ele pode passar a temer que você desapareça a qualquer momento (e grudar em você). E certamente desconfiará de qualquer um que tente substituí-la, seja durante o dia ou à noite.

Portanto, reconsiderar a estratégia agora — e ocasionalmente sair mais cedo e deixar o bebê ainda acordado com a babá cuidadosamente escolhida — definitivamente é uma decisão inteligente.

TUDO SOBRE:
Os cuidadores certos para o bebê

A ideia de deixar seu bebezinho doce, precioso e tão novinho aos cuidados de outra pessoa faz você se perguntar se algum dia sairá novamente de casa? Claro que sim, especialmente da primeira vez. Afinal, provavelmente levou semanas (talvez meses) para você — a pessoa que ama aquele pequenino mais que qualquer outra no mundo — descobrir como ele funciona: o que os choros significam, quais técnicas os fazem parar, o que acalma e o que estressa, a melhor maneira de arrotar. Como pode esperar que outra pessoa capte os sinais do bebê de forma tão sensível e intuitiva? Que seja tão cuidadosa, preocupada, atenta, receptiva e confiável? Tão focada (ok, talvez um pouco obcecada) em seu recém-nascido? Capaz de fornecer os estímulos que farão com que a capacidade cerebral e as habilidades musculares dele se desenvolvam? Disposta a admitir que a mãe e o pai sabem o que é melhor quando se trata da filosofia de cuidados infantis (mesmo que essa filosofia esteja em contradição direta com as praticadas pela cuidadora em relação a seus próprios bebês ou aos bebês de outras pessoas) ou, ao menos, aceitar que você é a última palavra sobre sono, alimentação, disciplina... e tudo o mais?

Separar-se do bebê — seja para trabalhar das nove às cinco ou para um jantar seguido de cinema no sábado à noite — nunca será fácil, especialmente nas primeiras vezes que você sair pela porta e deixá-lo para trás. Mas saber que você deixou seu bebezinho doce, precioso e tão novinho nas melhores mãos ajudará a aliviar sua mente, seu estresse... e talvez até um pouco de sua inevitável culpa.

Cuidados domiciliares

Ninguém pode tomar seu lugar com o bebê, nunca... nem de perto. O cuidado da mãe ou do pai é o melhor que existe. Mas a maioria dos especialistas concorda que a melhor coisa depois de ter um dos pais cuidando da criança é ter uma substituta (babá, baby-sitter, *au pair*) em casa para prestar esse cuidado.

As vantagens do atendimento domiciliar são muitas. O bebê fica em um ambiente familiar (com a consistência reconfortante de seu próprio berço, cadeira alta e brinquedos), não é exposto a outros germes e não precisa fazer nenhum deslocamento. Em vez de competir por atenção com uma sala cheia de outros bebês, recebe cuidados individuais e uma boa chance de construir um relacionamento forte com uma única cuidadora.

Mas existem algumas desvantagens potenciais. No topo da lista está o custo. O cuidado domiciliar geralmente é o mais caro, especialmente se você escolher uma babá profissional — custando um pouco menos no caso de uma *au pair*, uma estudante universitária ou alguém com experiência mínima. Se a cuidadora estiver doente, for incapaz de trabalhar por alguma razão (como um filho doente) ou se demitir repentinamente, não há sistema automático de reposição. Um laço maravilhosamente forte entre a babá e um bebê mais velho pode não ser tão maravilhoso se ela for embora de repente ou a mãe ou o pai ficarem com ciúmes. E, finalmente, alguns pais acham que ter outra pessoa em casa o dia todo atrapalha seu estilo de vida e interfere em sua privacidade, especialmente se essa pessoa morar com eles.

Iniciando a busca
Encontrar a cuidadora ideal pode ser um processo demorado. Se puder, reserve até dois meses para a busca. Há várias trilhas que você pode seguir:

On-line. Há muitos recursos on-line para impulsionar sua busca, de agências a bancos de dados. Obtenha recomendações de amigos ou colegas que usaram determinado recurso on-line antes de fazer o mesmo.

O pediatra. Provavelmente ninguém em seu círculo conhece tantos bebês — e pais — quanto o pediatra. Peça recomendações de babás e verifique o quadro de avisos do consultório em busca de anúncios de cuidadoras (alguns pediatras exigem que as referências sejam deixadas na recepção) ou para fazer seu próprio anúncio. Pergunte também na sala de espera.

Outros pais. Não passe por uma mãe ou pai — no parquinho, em uma aula de ginástica pós-parto, em coquetéis e reuniões de negócios, na fila do café — sem perguntar se eles conhecem uma boa cuidadora. Pergunte também em fóruns locais, como os do WhatTo Expect.com.

Seu centro comunitário, biblioteca, casa de culto, pré-escola. Anuncie e confira anúncios no quadro de avisos, bem como nos fóruns on-line.

Professores do jardim de infância e da pré-escola. Os professores da primeira infância podem estar dispostos a cuidar de bebês à noite e nos fins de semana ou conhecer cuidadoras experientes.

Agências. Cuidadoras e babás treinadas e licenciadas (e geralmente caras) estão disponíveis em agências, e selecionar uma dessa maneira geralmente elimina muitas suposições e muito trabalho braçal. (Mas sempre entreviste e verifique você mesma as referências e o histórico profissional.) Você pode ter que pagar uma taxa de associação e, às vezes, uma porcentagem para a agência.

Serviços de baby-sitter. Baby-sitters selecionadas estão disponíveis nesses serviços, muitos deles on-line, para trabalho em período integral, em meio período ou ocasional.

Um hospital local. Alguns hospitais oferecem serviços de referência para babás. Geralmente, todas as profissionais registradas fizeram um curso oferecido pelo hospital, que inclui RCP para bebês e outros primeiros socorros. Em alguns hospitais e escolas, estudantes de enfermagem ou medicina podem estar disponíveis para trabalhar como babás.

Jornal local. Verifique se há anúncios veiculados por cuidadoras que procuram emprego e/ou publique seu próprio anúncio procurando uma.

LISTA DE VERIFICAÇÃO PARA A BABÁ

Mesmo a babá mais bem-treinada e experiente precisa de instruções (afinal, cada bebê e cada família têm necessidades diferentes). Antes de deixar seu bebê aos cuidados de outra pessoa, certifique-se de que ela esteja familiarizada com o seguinte:

- Como o bebê se acalma mais facilmente (colo, música especial, móbile favorito, *sling*)

- Quais são os brinquedos favoritos dele
- Que o bebê deve dormir de costas, sem travesseiros, posicionadores, cobertores, brinquedos macios, protetores de berço ou edredons
- Qual é a melhor maneira de fazê-lo arrotar (no ombro, no colo, após ou durante a mamada)
- Como trocar fraldas e limpar o bebê (você usa lenços umedecidos ou bolas de algodão? Pomada para assaduras?) e onde fraldas e suprimentos são guardados
- Onde roupas, lençóis e toalhas extras para o bebê são guardados
- Como dar a mamadeira, se o bebê for alimentado assim ou estiver recebendo suplemento de fórmula ou leite bombeado
- O que seu bebê pode e não pode comer ou beber (deixando claro que nenhum alimento, bebida ou remédio deve ser dado sem seu consentimento ou do médico)
- A configuração da cozinha, do quarto do bebê e assim por diante, e quaisquer outros fatos pertinentes sobre sua casa ou apartamento (por exemplo, como funciona o sistema de segurança e onde estão localizadas as saídas de incêndio)
- Quaisquer hábitos ou características do bebê pelos quais a babá pode não esperar (ele regurgita muito, faz cocô com frequência, chora quando está molhado, adormece apenas com a luz acesa ou ao ser embalado)
- Os hábitos de qualquer animal de estimação que a babá deva conhecer e regras relativas ao bebê e aos animais de estimação
- Regras de segurança para o bebê (p. 323)
- Quem está autorizado a visitar quando você não estiver em casa e qual é sua política sobre visitas
- Onde o kit de primeiros socorros (ou itens individuais) está localizado
- Onde há uma lanterna
- O que fazer se o alarme de incêndio disparar, se ela observar fumaça ou fogo ou se alguém não autorizado tocar a campainha
- Você também deve deixar o seguinte para a babá:
- Números de telefone importantes (seu celular, o do pediatra, de um vizinho que estará em casa, de familiares que moram na mesma cidade, da emergência do hospital, do centro de controle de intoxicações, do síndico, de um encanador ou faz-tudo)
- O endereço do hospital mais próximo e a melhor maneira de chegar até lá
- Um formulário assinado autorizando cuidados médicos dentro de limites específicos, se você não puder ser contatada (isso deve ser discutido antecipadamente com o pediatra)

É útil combinar todas as informações necessárias para cuidar do bebê — por exemplo, números de telefone, dicas de segurança e saúde — em um só lugar, como um caderno, por exemplo.

Escritórios de emprego das faculdades. Ajuda em meio período ou período integral, durante todo o ano ou no verão, pode ser encontrada em faculdades locais. Estudantes de educação infantil ou enfermagem seriam candidatas ideais.

Organizações de terceira idade. Idosas animadas podem ser ótimas babás e vovós substitutas ao mesmo tempo. Apenas certifique-se de que elas receberam treinamento nas novas práticas de cuidados com bebês, primeiros socorros e segurança.

Organizações de *au pairs* ou babás. Esses serviços podem fornecer às famílias uma *au pair* (geralmente uma jovem de um país estrangeiro que quer visitar ou estudar no Brasil por um ano ou mais) ou uma babá bem treinada.

Fazendo a descrição do cargo

Será mais fácil encontrar a cuidadora certa se você souber o que está procurando. Portanto, antes de começar a selecionar candidatas, defina uma descrição do cargo. Seja o mais detalhada possível. O cuidado com o bebê será a função principal, é claro, mas você adicionará outras responsabilidades, como lavar roupa e fazer a limpeza mais leve? (Cuidado para não sobrecarregar a cuidadora com tarefas que possam tirar a atenção dela do bebê.) Decida também quantas horas por semana você precisará que ela trabalhe, se as horas terão que ser flexíveis e quanto você pagará — tanto o salário-base quanto as horas extras. Decida também se precisará que ela saiba dirigir ou tenha outras habilidades especializadas.

Analisando as possibilidades

Você não vai querer passar dias intermináveis entrevistando candidatas claramente não qualificadas, então analise-as primeiro por e-mail e telefone. Se não houver currículos, peça às candidatas nome completo, endereço, número de telefone, idade, nível educacional, treinamento e experiência (isso pode ser menos importante que algumas outras qualidades, como entusiasmo e habilidade natural). Converse também sobre os requisitos salariais e de benefícios. Detalhe a descrição do cargo e pergunte por que ela quer esse emprego. Marque uma entrevista pessoal com as que parecerem promissoras.

Entrevistando as finalistas

Mesmo o currículo mais completo não lhe dirá tudo o que precisa saber, nem tampouco conversas telefônicas, e-mails ou mensagens de texto. Para obter informações completas sobre as candidatas, você precisará fazer entrevistas pessoais, de preferência em casa. Faça perguntas que exijam mais que sim ou não como resposta (não significa muito quando você recebe um "sim" para "Você gosta de bebês?"). Por exemplo:

- Por que você quer esse emprego?
- Qual foi seu último emprego e por que você o deixou?
- Do que você acha que um bebê dessa idade mais precisa?

- Como você se vê passando o dia com um bebê dessa idade?
- Como você vê seu papel na vida do bebê?
- Você apoiará totalmente a amamentação continuada (ou seja, concordando em usar leite bombeado nas mamadeiras e cronometrando as mamadas para que não interfiram na amamentação após o trabalho)? Evidentemente, isso só é importante se você estiver amamentando e quiser continuar.
- Quando meu bebê ficar mais ativo e começar a se envolver em tudo, como você lidará com isso? Você acha que bebês e crianças de até 3 anos devem ser disciplinados? Como?
- Como você virá para o trabalho diariamente? E quando o tempo estiver ruim?
- Você tem carteira de motorista e um bom histórico de condução? Você tem carro?
- Quanto tempo você pretende permanecer no emprego?
- Você tem filhos? As necessidades deles interferem em seu trabalho? Você poderá vir trabalhar se eles ficarem em casa por estarem doentes ou porque não tiveram aula? Permitir que a cuidadora traga os filhos junto com ela tem alguns benefícios e alguns inconvenientes. Por um lado, dá a seu filho a chance de ser exposto diariamente à companhia de outras crianças. Por outro, dá a seu filho mais chances de ser exposto diariamente a muitos germes. Ter outras crianças para cuidar também pode afetar a qualidade e a quantidade de atenção que a cuidadora dará a seu bebê. E pode resultar em maior desgaste de seus móveis e sua casa em geral.
- Você concorda em cozinhar, fazer compras ou limpar a casa? Se algumas dessas tarefas forem assumidas por outra pessoa, você terá mais tempo para passar com o bebê quando estiver em casa. Mas, se a cuidadora passar muito tempo com essas tarefas, o bebê pode não receber a atenção e o estímulo de que necessita.
- Como está sua saúde? Peça um exame físico completo, vacinas em dia (incluindo vacina contra a gripe e reforço de dTpa) e um teste de tuberculose negativo e recente. Pergunte também sobre fumo (ela deve ser não fumante) e uso de álcool e drogas. Uma usuária de drogas ou álcool provavelmente não será franca a respeito, mas fique atenta a pistas, como inquietação, agitação, pupilas dilatadas, tremores, calafrios, sudorese, fala arrastada, baixa concentração e olhos injetados. É claro que muitos desses sintomas podem ser sinais de doença (mental ou física), e não de uso de drogas. Em ambos os casos, você deve ficar preocupada se estiverem presentes. E também deve evitar candidatas com uma condição médica que possa interferir na frequência regular ao trabalho ou na capacidade de realizá-lo.

- Você fez treinamento recente em RCP e primeiros socorros para bebês ou está disposta a fazê-lo?

Embora você faça as perguntas, a candidata não deve ser a única a respondê-las. Faça as seguintes perguntas a si mesma, com base em suas observações, e responda honestamente:

- A candidata chegou para a entrevista arrumada e bem-vestida? Embora você provavelmente não precise de um uniforme recém-engomado, cabelos, roupas e unhas sujas são sinal de falta de higiene.
- Ela fala português (ou qualquer que seja seu idioma)? Quão bem? Obviamente, você quer alguém capaz de se comunicar com você e o bebê (especialmente se você falar apenas português), mas há benefícios em uma babá que tenha uma compreensão prática do português, mas não seja falante nativa: ela pode ensinar ao bebê uma segunda língua quando ele estiver maduro para aprendê-la (p. 346).
- Ela parece ter um senso de ordem compatível com o seu? Se ela tiver que vasculhar a bolsa por cinco minutos até encontrar suas referências e você for uma defensora da organização, vocês podem entrar em conflito. Em contrapartida, se ela parecer compulsivamente organizada e você for compulsivamente bagunceira, também há a chance de vocês não se darem bem.
- Ela parece confiável? Se ela chegar atrasada à entrevista, cuidado. Ela pode se atrasar todas as vezes que vier trabalhar. Verifique isso com os empregadores anteriores.
- Ela é fisicamente capaz de fazer o trabalho? Ela precisará estar em forma o suficiente para carregar o bebê o dia todo e, quando ele for mais velho, correr atrás dele.
- Ela parece boa com o bebê? A entrevista não estará completa até que a candidata passe algum tempo com ele, a fim de que você possa observar a interação entre os dois. Ela parece engajada (fazendo contato visual e acariciando), paciente, gentil, interessada, muito atenta e sensível às necessidades do bebê? Carinhosa? Saiba mais sobre o estilo de cuidados dela com os empregadores anteriores.
- Ela parece inteligente? Você quer alguém que possa ensinar e entreter seu filho do jeito que você faria e que mostre bom senso em situações difíceis.
- Você se sente confortável com ela? Quase tão importante quanto o relacionamento que a candidata terá com o bebê é o relacionamento que ela terá com você. Para o bem do bebê, é preciso haver comunicação constante, aberta e confortável entre vocês duas. Esteja certa de que essa comunicação será não apenas possível, mas fácil.
- Houve algum sinal de alerta nos comentários e perguntas dela? Perguntar "O bebê chora muito?" pode refletir impaciência com o

comportamento infantil normal. O silêncio também pode dizer muito (a candidata que nunca diz gostar de bebês e nunca faz comentários sobre o seu pode estar lhe dizendo alguma coisa).

Se a primeira série de entrevistas não apresentar nenhuma candidata com quem você se sinta bem, não se acomode e tente novamente. Se houver várias candidatas, o passo seguinte para restringir a seleção é verificar as referências. Não acredite na palavra de amigos ou familiares sobre as habilidades e a confiabilidade da candidata. Peça nomes e informações de contato de empregadores anteriores, se houver, ou, se ela não tiver muita experiência profissional, de professores, clérigos ou outros juízes de caráter mais objetivos. Você também pode contratar uma empresa de triagem para fazer a verificação completa de antecedentes (algumas, mas não todas as agências fazem triagens completas). A permissão da potencial funcionária será necessária para isso.

Conhecendo-se melhor

Você ficaria feliz em passar o dia sozinha com uma estranha? Provavelmente não. E o mesmo pode ser dito sobre o bebê (menos intensamente nos primeiros meses, quando qualquer par de braços amorosos serve, mais intensamente quando o bebê passar a se centrar nos pais). Para facilitar a transição

para a nova cuidadora, certifique-se de que ela não seja uma estranha. Antes de deixá-los sozinhos pela primeira vez, apresente bebê e babá para que eles possam se conhecer.

Sua possível cuidadora deve passar ao menos um dia inteiro, remunerado, com você e o bebê. Isso servirá para que ela o conheça, bem como sua casa, seu estilo parental e sua rotina doméstica. Você terá a chance de fazer sugestões e ela terá a chance de fazer perguntas. Você também poderá vê-la em ação (e mudar de ideia se não gostar do que vê). Mas tome cuidado ao julgar a babá pela reação inicial do bebê — ao menos no início, quando, dependendo do estágio de desenvolvimento, é normal que ele tenha forte preferência por você (especialmente quando você estiver por perto). Em vez disso, observe a reação da babá à reação do bebê. (Ela é paciente, calma e persuasiva ao tentar conquistar a afeição dele ou parece estressada e assustada?) Também é boa ideia deixá-la sozinha com o bebê por um curto período nesse primeiro dia e, se sua agenda for flexível, por meio dia da próxima vez ou ao menos uma vez antes de ficar fora o dia inteiro.

O bebê provavelmente se ajustará à nova babá com mais facilidade se tiver menos de 6 meses, e pode demorar muito mais quando a ansiedade de separação entrar em cena (geralmente entre os 6 e os 9 meses; consulte a p. 603).

ELE É HOMEM O BASTANTE PARA O TRABALHO?

Se é verdade o que dizem (e é) — que não há nada que uma mãe possa fazer que um pai não possa fazer igualmente bem, se não melhor (além de amamentar) —, então também é verdade que não há nada que uma babá possa fazer que um cuidador não possa fazer igualmente bem, se não melhor. É por isso que mais e mais homens estão se oferecendo para cuidar de crianças e mais e mais pais os estão contratando como babás. Na verdade, essa nova geração de cuidadores infantis tem até um nome: *manny*, de *man* [homem] + *nanny* [babá]. Embora ainda sejam minoria no ramo, as fileiras de *manies* qualificados crescem rapidamente. Quem disse que um bom *manny* é difícil de encontrar?

Experimentando antes de contratar

É sempre inteligente contratar uma cuidadora em caráter experimental, para que você possa avaliar seu desempenho antes de se comprometer a longo prazo, e não manter essa decisão somente para si mesma. É mais justo para ambas deixar claro, com antecedência, que as primeiras duas semanas, dois meses ou qualquer período especificado serão provisórios. Durante esse tempo, observe o bebê. Ele parece feliz, limpo e alerta quando você chega em casa? Ou mais cansado e irritadiço que o normal? A fralda foi trocada recentemente? Também é importante prestar atenção ao estado de espírito da cuidadora ao fim do dia. Ela está relaxada e confortável? Ou tensa e irritável, obviamente ansiosa para devolver sua trouxinha? Ela é rápida em contar sobre o dia do bebê, relatando conquistas e quaisquer problemas que tenha notado ou rotineiramente diz apenas quanto tempo o bebê dormiu, quantos mililitros de mamadeira tomou ou, pior ainda, o quanto chorou? Ela parece saber que é do seu filho que está cuidando, respeita suas decisões e aceita seu feedback (e críticas construtivas, se houver)? Ou parece achar que está no comando agora? Ela ignora os protocolos básicos de segurança (você a instruiu a não colocar nada no berço, mas voltou para casa e encontrou um cobertor enrolado em cada lado do bebê... além de um brinquedo de pelúcia)?

Se você não estiver feliz com a nova cuidadora (ou ela claramente não estiver feliz com o emprego), comece uma nova busca. Se estiver insegura sobre sua avaliação, chegue em casa mais cedo e sem aviso para ver o que realmente acontece em sua ausência. Ou pergunte a amigos ou vizinhos que podem ver a babá no parque, no supermercado ou caminhando pela rua como ela parece estar se saindo. Se um vizinho relatar que seu bebê usualmente feliz chora muito quando você está fora, esse deve ser um sinal de alerta. Outra opção, considere vigilância de vídeo com uma câmera de monitoramento (veja quadro da p. 410).

Se tudo e todos parecerem bem, com exceção de você mesma (você fica ansiosa todas as vezes que sai, sente-se miserável quando está longe, procura defeitos em uma babá que está fazendo um bom trabalho), é possível que seja a situação que não está funcionando, não a cuidadora. Talvez você possa encontrar um local alternativo de trabalho ou de estudo que lhe permita ficar em casa com o bebê durante parte do dia ou todo ele — ou talvez uma creche seja mais adequada para você e seu bebê.

A BUROCRACIA DE CONTRATAR UMA BABÁ

Na hora de contratar uma babá, certifique-se de que esteja cumprindo a lei trabalhista, com pagamento de todos os encargos e direitos assegurados pela legislação. Dá trabalho, é verdade, mas há vantagens em cumprir a lei (além de evitar aborrecimentos com a Justiça e a Receita Federal). Se sua empresa oferecer uma conta de gastos flexíveis, verifique a possibilidade de obter uma redução de descontos referentes aos cuidados com seu filho.

Creche

Uma boa creche pode oferecer vantagens significativas. Nas melhores, pessoal treinado fornece um programa organizado e voltado especificamente para o desenvolvimento e o crescimento do bebê, bem como oportunidades para brincar e aprender com outros bebês e crianças. Como a creche não depende de uma única pessoa, como é o caso da babá, geralmente não há crise se uma cuidadora estiver doente ou pedir demissão, embora o bebê possa ter que se adaptar a uma nova. E, quando a creche é licenciada, pode haver monitoramento da segurança, da higiene e, em alguns casos, até do programa educacional. A creche geralmente é mais acessível que a babá, tornando-a não apenas a melhor, mas também a única opção para muitos pais.

Mas as desvantagens potenciais para o bebê também podem ser significativas. Em primeiro lugar, nem todas as creches são igualmente boas. Mesmo nas melhores, o cuidado é menos individualizado que em casa, há mais crianças por cuidadora e a rotatividade de cuidadoras pode ser alta. Há menos flexibilidade na programação que em um ambiente mais informal e, se a creche seguir o calendário escolar, pode fechar em feriados nos quais você terá que trabalhar. O custo, embora normalmente seja menor que o de uma boa babá, ainda assim é bastante alto, a menos que seja subsidiado pelo governo ou por fontes privadas (como é o caso das creches corporativas). Possivelmente, a maior desvantagem é a disseminação de germes. Uma vez que muitos pais não têm opção, eles mandam seus filhos para a creche mesmo quando estão resfriados ou com outros males menores, e é por isso que bebês que frequentam creches têm mais infecções de ouvido e outras doenças. Muitas vezes, a vantagem inesperada de toda essa exposição precoce a germes é um sistema imunológico fortalecido (e menos resfriados e infecções) mais tarde na infância.

Certamente há creches excelentes. O difícil pode ser achar uma em sua área que você possa pagar e que tenha vaga para seu bebê.

Onde procurar

Você pode conseguir os nomes de creches locais (que podem ser organizações sem fins lucrativos, cooperativas ou empresas) através da recomendação de amigos e colegas cujo estilo de parentalidade seja similar ao seu, pesquisando na internet ou perguntando no trabalho. Também pode pedir sugestões ao pediatra. Quando tiver algumas possibilidades, estará na hora de começar a avaliá-las.

O que levar em conta

As creches variam em qualidade, do topo da escada ao fundo do poço, com a maioria estando em algum lugar no meio. As avaliações on-line de outros pais podem lhe dar algumas dicas sobre a qualidade de uma creche em particular, mas você também deve cavar mais fundo. Para conhecer melhor a creche que está considerando, analise o seguinte:

Licenciamento. No Brasil, as creches necessitam de autorização para funcionar, com vistoria dos órgãos públicos, incluindo corpo de bombeiros, para dar total segurança com relação às condições de infraestrutura, higiene e contra incêndios. (Converse com a Secretaria de Saúde e o corpo de bombeiros de sua cidade se tiver quaisquer perguntas.)

Equipe treinada e experiente. Ao menos as principais cuidadoras devem ter formação em educação infantil, e toda a equipe deve ser treinada e experiente em cuidados para bebês, assim como primeiros socorros e técnicas de resgate (como RCP). O *turnover* da equipe deve ser baixo: se houver várias novas cuidadoras todos os anos, tome cuidado.

Equipe saudável e segura. Pergunte se (ou peça provas de que) todas as cuidadoras estão com as vacinas em dia e fizeram checkups médicos completos, incluindo teste de tuberculose, além de verificações rigorosas de antecedentes.

Uma boa proporção de bebês por cuidadora. Deve haver ao menos uma cuidadora para cada três bebês. Se houver menos, um bebê chorando pode ter que esperar até que alguém esteja livre para reconfortá-lo.

Tamanho moderado. Uma creche muito grande pode não ser tão bem supervisionada e operada quanto uma menor — embora haja exceções a essa regra. Além disso, quanto maior o número de crianças, maiores as chances de disseminação de doenças. Qualquer que seja o tamanho da creche, deve haver um espaço adequado para cada uma delas, sem lotação.

Separação em grupos etários. Bebês com menos de 1 ano não devem ficar junto com bebês entre 1 e 3 anos ou mais velhos, por questões de segurança, saúde, atenção e desenvolvimento.

Uma atmosfera amorosa. A equipe deve parecer gostar genuinamente das crianças e de cuidar delas. As crianças devem parecer felizes, alertas e limpas. Visite a creche sem aviso no meio ou no fim do dia, quando você terá uma imagem mais precisa de como ela é do que teria pela manhã. E cuidado com qualquer creche que não permita visitas dos pais sem aviso prévio.

Uma atmosfera estimulante. Mesmo um bebê de 2 meses pode se beneficiar de uma atmosfera estimulante, na qual haja muita interação — tanto verbal quanto física — com as cuidadores e brinquedos apropriados para sua idade. À medida que as crianças crescem e se desenvolvem, elas devem ter acesso a muitos brinquedos apropriados, bem como serem expostas a livros, músicas e atividades ao ar livre. As melhores creches incluem passeios ocasionais a parques, supermercados, quartéis do corpo de bombeiros, museus e outros lugares aonde os bebês costumam ir com os pais.

Envolvimento dos pais. Os pais são convidados a participar de alguma forma, e há um conselho de pais responsável pelas políticas da creche? Você será chamada a participar e, em caso afirmativo, terá tempo para isso?

DE OLHO NA BABÁ

Você já se perguntou o que realmente acontece quando não está em casa? A babá passa o dia cuidando do bebê com amor e carinho? Ou enviando mensagens de texto e vendo TV? Ela conversa, abraça e paparica seu bebê ou o deixa sentado no assento infantil ou chorando no berço? Ela segue suas instruções ao pé da letra ou as joga pela janela assim que você sai pela porta? Ela é a Mary Poppins que você esperava ter contratado ou uma babá de pesadelo — ou, mais provavelmente, algo intermediário?

Para ter certeza de que a babá que escolheram está próxima do que acham ser ou determinar se está longe disso (especialmente se houve algumas bandeiras vermelhas), mais e mais pais recorrem às câmeras de monitoramento: vigilância por vídeo oculta para olhar aquelas que olham seus filhos. Se está pensando em instalar um sistema desse tipo, considere o seguinte:

O equipamento. Você pode comprar ou alugar câmeras ou contratar um serviço que instalará um elaborado sistema de vigilância em sua casa (você também pode perguntar a sua empresa de segurança se eles fazem esse tipo de serviço). A opção mais barata — uma única câmera escondida no cômodo onde o bebê e a babá provavelmente passarão a maior parte do tempo — pode fornecer um vislumbre do que acontece enquanto você está fora, mas não lhe dará uma visão completa (abuso ou negligência podem estar ocorrendo em um cômodo diferente, por exemplo). Uma câmera sem fio escondida em um bicho de pelúcia é mais cara, mas também mais discreta e, como pode ser movida de cômodo em cômodo, você verá cômodos diferentes em dias diferentes. Um sistema que monitore toda a casa obviamente oferecerá a imagem mais clara dos cuidados com o bebê, mas será muito mais caro.

Também tenha em mente que o desempenho do sistema de vigilância depende do quanto você o opera bem. Você precisará gravar vários dias por semana (diariamente seria melhor) e assistir às gravações regularmente ou monitorar o bebê e a babá em tempo real em seu computador ou usando um aplicativo. Caso contrário, poderá só saber do abuso ou da negligência dias depois de ocorrerem.

Seus direitos — e os da babá. Caso suspeite de algo, é considerado legal gravar em vídeo uma profissional que está trabalhando em sua casa sem o conhecimento dela. As questões éticas são outras — e muito abertas ao debate. Alguns pais acreditam que a câmera de monitoramento é necessária para a segurança dos filhos e que isso supera quaisquer preocupações éticas. Outros acham que elas são uma invasão da privacidade da babá e que usá-las implica uma falta de confiança fundamental. Claro, você pode fazer da vigilância uma condição para o emprego e informar à babá com antecedência que seu sistema de segurança grava sua casa o tempo todo, então é provável que ela também seja vigiada. Dessa forma, se ela aceitar o emprego, também estará aceitando o monitoramento por vídeo.

Sua motivação. Se você está ansiosa por um pouco de paz de espírito, a câmera de monitoramento pode fornecê-la. Em contrapartida, se já está se sentindo tão desconfortável com a babá que contratou que é obrigada a espioná-la, talvez ela não devesse estar dentro de sua casa. Nesse caso, pode ser mais sábio confiar em seus instintos, economizar dinheiro e encontrar uma babá em quem confie.

Se você decidir instalar uma câmera de monitoramento, não a use como forma de avaliar possíveis babás. Qualquer babá deve ser cuidadosamente avaliada antes de você a deixar sozinha com o bebê.

Filosofia compatível. Você está confortável com a filosofia da creche, seja educacional, religiosa ou ideológica? Verifique a declaração de missão (se houver) para ter certeza.

Boas condições para as sonecas. A maioria dos bebês, na creche ou em casa, tira muitas sonecas. Deve haver uma área tranquila para cochilar em berços individuais, e os bebês devem poder cochilar de acordo com seus próprios horários, não os da creche.

Segurança. As portas da creche devem ser mantidas trancadas durante o horário de funcionamento, e outras medidas de segurança devem estar em vigor (como um registro de pais ou visitantes, com alguém monitorando a porta e solicitando identificação quando necessário). A creche também deve ter um sistema de proteção no qual somente as pessoas aprovadas por você possam pegar seu bebê na hora da saída.

Regras rígidas de saúde e saneamento. Em sua própria casa, há menos motivos para se preocupar com o fato de seu bebê morder tudo a seu alcance, mas, em uma creche cheia de outros bebês, cada um com seu próprio conjunto de germes, há muitos. As creches podem se tornar um foco de disseminação de muitas doenças intestinais e respiratórias. Para minimizar a propagação de germes e proteger a saúde das crianças, uma creche bem administrada deve ter um consultor médico e uma política escrita que inclua os seguintes itens:

- As cuidadoras devem lavar bem as mãos após trocar fraldas. As mãos também devem ser lavadas depois de ajudar as crianças a usarem o banheiro, ao limpar narizes escorrendo, lidar com crianças resfriadas e antes das refeições.
- As áreas de troca de fraldas e de preparação de alimentos devem ser totalmente separadas e ambas devem ser limpas após cada uso.
- Os utensílios de alimentação devem ser lavados no lava-louça ou serem descartáveis (as mamadeiras devem ser rotuladas com os nomes dos bebês, a fim de que não se misturem).
- Mamadeiras e alimentos devem ser preparados em boas condições de higiene.

- As fraldas devem ser descartadas em um recipiente coberto, fora do alcance das crianças.
- Os brinquedos devem ser lavados frequentemente com uma solução desinfetante ou guardados em uma caixa separada para cada criança.
- Bichos de pelúcia e outros brinquedos que possam ser lavados na máquina devem ser lavados com frequência.
- Mordedores, chupetas, panos, toalhas, escovas e pentes não devem ser compartilhados.
- As imunizações devem estar em dia para todos os bebês, bem como para as cuidadoras (incluindo vacinas contra a gripe sazonal e reforços).
- Crianças moderada ou gravemente doentes, principalmente com diar-reia, vômito, febre e certas erupções cutâneas, devem ser mantidas em casa (isso nem sempre é necessário com os resfriados, pois eles já são contagiosos mesmo antes que o narizinho de botão comece a escorrer) ou em uma seção especial destinada a elas. Quando um bebê tiver uma doença contagiosa grave, todos os pais devem ser notificados.
- Deve haver uma política sobre a administração de medicamentos às crianças.

Verifique também com a Secretaria de Saúde para ter certeza de que não há reclamações ou violações pendentes contra a creche.

COMO É A CRECHE? PERGUNTE A SEU FILHO

Não importa que creche você escolha, fique atenta a qualquer um dos seguintes sinais de alerta: novos problemas com a alimentação ou o sono, mudanças repentinas de personalidade ou de humor, bebê subitamente agarrado aos pais, agitação que não está ligada à dentição, doenças ou qualquer outra causa óbvia. Se o bebê parecer infeliz ou não estiver se saindo bem em termos físicos, emocionais ou de desenvolvimento, verifique a situação: pode ser necessário mudar de creche.

Regras rígidas de segurança. Ferimentos acidentais, quase sempre menores, não são incomuns em creches (afinal, também podem acontecer em casa). Mas, quanto mais seguras forem as instalações, mais seguro estará o bebê. Certifique-se de que a creche siga as mesmas regras de segurança e proteção que você segue em casa (p. 535). Certifique-se também de que os brinquedos sejam apropriados para a idade dele (e separados para diferentes idades) e que a creche permaneça atenta e cumpra os *recalls* de brinquedos, móveis e equipamentos.

Atenção redobrada à nutrição. Todas as refeições e lanches devem ser saudáveis, seguros e apropriados para a idade das crianças. As instruções dos pais sobre fórmula (ou leite materno), alimentos e horários de alimentação devem ser seguidas. Mamadeiras nunca devem ser apoiadas em suportes.

Creche domiciliar

Muitos pais se sentem mais à vontade deixando o bebê em uma situação familiar, em uma casa com poucas crianças, que em uma creche mais impessoal. Para aqueles que não podem pagar ou não conseguiram uma babá, a creche domiciliar costuma ser a melhor escolha.

Há muitas vantagens nessa situação. A creche familiar pode fornecer um ambiente acolhedor e familiar a um custo menor e, dependendo da cuidadora, também uma fonte de afeto. Como há menos crianças que em uma creche, há menos exposição a infecções e mais potencial para estimulação e cuidados individualizados (embora isso não seja garantido). O agendamento flexível — deixar o bebê mais cedo ou pegá-lo mais tarde, quando necessário — geralmente é possível.

As desvantagens variam de acordo com a situação. Uma vez que a maioria das creches domiciliares (mas não todas) não é licenciada, pode não haver supervisão dos protocolos de saúde e segurança (embora cuidadoras conscientes sigam o protocolo ideal mesmo sem supervisão). Algumas cuidadoras podem não ter treinamento em cuidados infantis, segurança ou RCP ou não ter experiência profissional. A substituição pode ser um problema considerável se a cuidadora (ou seus filhos) ficar doente. E, embora o risco possa ser menor que em uma creche maior, sempre há a possibilidade de os germes se espalharem de criança para criança, especialmente se a higiene for precária. Consulte a seção sobre creches, a partir da p. 408, para dicas sobre o que procurar e observar ao procurar uma creche domiciliar.

SONO SEGURO E BABÁS

Se você deixar o bebê aos cuidados de outra pessoa — seja baby-sitter, avó, amiga ou babá —, certifique-se de que ela está ciente e implementará as práticas de sono seguro, incluindo dormir de costas e brincar de bruços. O bebê deve cochilar e dormir de costas em uma superfície segura e em condições seguras, e deve passar algum tempo de bruços quando estiver acordado, constantemente supervisionado.

Creche corporativa

Opção comum em países desenvolvidos há muitos anos, creches no ou próximas ao local de trabalho dos pais são muito menos comuns no Brasil, embora empresas mais voltadas para a família reconheçam as vantagens de oferecer esse serviço. É uma opção que muitos pais escolheriam, se pudessem.

As vantagens são extremamente atraentes. Seu filho está próximo em caso de emergência, você pode visitá-lo ou amamentá-lo em seu horário de almoço ou pausa para o café e, como você se desloca com ele, vocês passam mais tempo juntos. As creches corporativas geralmente são bem equipadas e contam com cuidadoras profissionais. O melhor de tudo é que saber que seu filho está por perto e sendo bem cuidado permite que você dê mais atenção ao trabalho. O custo da creche, se houver, geralmente é baixo.

Existem possíveis desvantagens. Se seu trajeto for complicado, pode ser difícil para o bebê — e difícil para você, que terá que entrar e sair do ônibus ou do metrô com a bolsa de fraldas e o carrinho ou dirigir com um bebê chorando na cadeirinha veicular. Às vezes, vê-lo durante o dia, se isso fizer parte do programa, torna cada despedida mais difícil para o bebê, especialmente em momentos de estresse. E, em alguns casos, visitá-lo pode tirar sua mente do trabalho muito depois de você voltar à sua mesa.

A creche corporativa deve atender a todos os padrões educacionais, de saúde e de segurança de qualquer creche. Se a creche de sua empresa não fizer isso, converse com os responsáveis sobre o que pode ser feito para torná-la melhor e mais segura. Reunir outros pais em torno dessa causa pode ajudar.

DIAS DE TRABALHO COM O BEBÊ DOENTE

Nenhum pai gosta de ver o filho doente, mas o pai que trabalha tem medo do primeiro sinal de febre ou dor de estômago. Afinal, cuidar de um bebê doente quando você trabalha em tempo integral pode trazer muitos desafios, com os principais sendo quem cuidará do bebê e onde.

Idealmente, você ou seu cônjuge devem tirar o dia de folga para oferecer esse cuidado em casa — como todo mundo sabe, nada se compara a ter a mãe ou o pai por perto para segurar sua mão, limpar sua testa febril e administrar doses especialmente prescritas de amor e atenção. A segunda melhor solução é ter uma babá conhecida e de confiança ou outro membro da família para ficar com o bebê em casa. Algumas creches têm enfermaria, na qual a criança fica em um ambiente familiar, cercada de rostos conhecidos.

Bebês no trabalho

Levar o bebê para o trabalho todos os dias? Essa está longe de ser uma opção comum — ou logisticamente realista —, mas, para alguns pais, é possível. Funciona melhor se você tiver flexibilidade no trabalho, a cooperação e o apoio de seus colegas, um espaço no escritório para um berço portátil e outros apetrechos e um bebê que não chore muito. Idealmente, você também deve ter uma babá, ao menos parte do tempo, ou ser capaz de realizar várias tarefas simultaneamente e com facilidade — caso contrário, o bebê pode receber menos atenção e estímulo do que receberia em outras situações de cuidados infantis. Manter o bebê no trabalho também funciona melhor se a atmosfera profissional for relaxada, pois um alto nível de estresse não é bom para ele. Quando funciona, esse tipo de situação pode ser perfeito para mães que amamentam ou qualquer pai que queira permanecer no trabalho e manter o bebê por perto.

Capítulo 9
O quarto mês

Alguém está todo sorridente este mês e, como resultado, é provável que você também esteja. Seu adorável bebê está entrando na que pode ser considerada a idade de ouro da infância: um período de vários meses encantados (talvez mais) nos quais a felicidade reina durante o dia, mais sono ocorre à noite e a mobilidade independente ainda não foi alcançada (o que significa que o bebê fica praticamente onde você o colocou, limitando a bagunça e o caos — aproveite enquanto durar). Sociáveis e interessados, ansiosos para iniciar uma conversa cheia de balbucios, ver o mundo passar e encantar qualquer pessoa em um raio de 3 m, bebês dessa idade são um prazer inegável.

Alimentando o bebê: quantidade de fórmula

Quando você amamenta, descobrir se o bebê está recebendo a quantidade certa para comer é um cálculo bastante simples: se o suficiente está saindo, o suficiente está entrando. Embora não exista uma fórmula mágica para quanta fórmula colocar em cada garrafa, quanto você pode esperar que seu filho beba ou quanto será suficiente para o dia ou a semana, existem diretrizes gerais para orientá-la. Naturalmente, muito depende do peso, da idade e, uma vez que os sólidos sejam introduzidos, de quanto o bebê está comendo.

- Bebês com menos de 6 meses (que não recebem suplementação com sólidos) devem ingerir de 150 a 200 ml de fórmula por kg de peso em um período de 24 horas. Assim, se seu bebê pesa 4,5 kg, isso se traduz em aproximadamente 675 a 900 ml de fórmula por dia. Em um período de 24 horas, você dará ao bebê entre 112,5 e 150 ml a cada quatro horas.
- Bebês com menos de 6 meses geralmente não precisam de mais que 900 ml de fórmula por dia. Quando os sólidos forem adicionados à mistura, o número de mililitros de fórmula diminuirá um pouco.
- A maioria dos bebês começa com 60 a 120 ml por mamada durante

o primeiro mês, aumentando cerca de 30 ml por mês até chegar a 180 a 240 ml por mamadeira. Conforme o estômago de seu pequenino cresce e se torna capaz de conter mais alimento a cada refeição, ele provavelmente tomará menos mamadeiras por dia, com mais fórmula em cada mamadeira. O bebê de 6 meses médio, por exemplo, pode consumir em um dia quatro ou cinco mamadeiras de 180 a 240 ml cada.

VISÃO GERAL DO BEBÊ: QUARTO MÊS

Dormindo. Há uma noite inteira de sono em seu futuro próximo? Alguns bebês (mas certamente não todos) são capazes de dormir por períodos mais longos à noite (pense em seis ou oito horas de cada vez). O sono noturno total será de aproximadamente nove ou dez horas. Você deve esperar de duas a quatro sonecas diurnas (de uma ou duas horas cada). As horas totais de sono do bebê? De catorze a dezesseis ao dia. Não se surpreenda se o bebê passar por uma regressão do sono neste mês (ele pode acordar frequentemente ou lutar contra o sono, mesmo que antes dormisse bem).

Comendo. Ainda uma dieta totalmente líquida para o bebê neste mês.
- Leite materno. Você amamentará de seis a oito vezes em um período de 24 horas (provavelmente com menos mamadas durante a noite) e o bebê deve ingerir algo entre 710 e 1.100 ml de leite por dia.
- Fórmula. O bebê provavelmente ingerirá entre 150 e 210 ml de fórmula quatro a seis vezes ao dia, em um total de 710 a 950 ml ao dia.

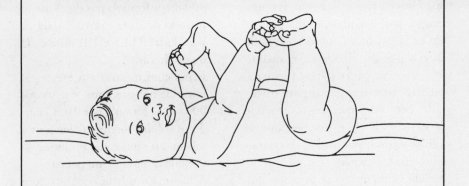

Brincando. Com o que o bebê está brincando? Centros de atividades e cercadinhos ainda são os favoritos, mas ele também vai adorar brinquedos sensoriais — que vibram, guincham, trinam ou retinem quando pressionados ou sacudidos — neste mês e por muitos outros. Veja como ele gosta do entretenimento oferecido pelo tapete de atividades! O bebê já estende as mãos agora, então ofereça brinquedos que ele possa tentar agarrar. Livros macios com padrões e cores de alto contraste também são itens quentes. Leia para seu filho e observe como ele fica cativado pelas ilustrações enquanto você vira as páginas. Ainda cativantes: espelhos que capturam a imagem de sua gracinha para seu próprio prazer visual. Finalmente, brinquedos que tocam música (especialmente em reação aos movimentos do bebê, como um teclado que possa ser chutado) serão muito apreciados, então disponibilize-os.

E QUANTO A ESSE MÊS?

Procurando mais informações sobre quanta fórmula oferecer em determinado mês? Confira os quadros "Visão geral do bebê" no início de cada capítulo.

Mas, como essas são somente diretrizes aproximadas e cada bebê é diferente (e as necessidades do mesmo bebê variam em dias diferentes), você não deve esperar que seu filho siga essa fórmula com precisão. A quantidade que ele precisará ingerir pode variar um pouco — de dia para dia e de uma mamada para a outra — e diferir significativamente das necessidades dos amiguinhos da mesma idade. Lembre--se também de que o consumo depende não somente do peso, mas também da idade. Um bebê grande de 6 semanas, por exemplo, provavelmente não será capaz de ingerir tanto quanto um bebê pequeno de 3 meses, mesmo que os dois tenham aproximadamente o mesmo peso.

Acima de tudo, lembre-se de que bebês alimentados com mamadeira, assim como os que mamam no peito, sabem quando já comeram o suficiente — e o suficiente, para uma criança de colo, é como um banquete. Portanto, siga as dicas do bebê e sacie o apetite dele em vez de se ater a um número específico de mililitros. Desde que seu bebê esteja feliz e saudável, ganhando peso suficiente e molhando e sujando fraldas suficientes, você pode ter certeza de que está no alvo. Para ficar ainda mais tranquila, fale com o pediatra sobre a ingestão de fórmula.

O que você pode estar se perguntando

Rejeição do seio

"Meu bebê estava indo muito bem. Então se recusou a mamar nas últimas oito horas. Pode haver algo errado com meu leite?"

Provavelmente algo está errado, embora não necessariamente com seu leite. A rejeição temporária dos seios, também chamada de greve de amamentação (mesmo em bebês não sindicalizados), não é incomum e quase sempre tem uma causa específica, sendo as mais comuns:

A dieta da mãe. Você tem se entregado ao pesto de alho? Devorado frango chinês picante? Homenageado São Patrício com carne enlatada e repolho? Nesse caso, o bebê pode simplesmente estar protestando contra os sabores picantes e/ou fortes com os quais você está temperando o leite dele. Se você descobrir quais alimentos desagradam seu bebê, evite ingeri-los até depois do desmame. Mas muitos bebês não se importam com sabores fortes no leite da mãe, especialmente os que se acostumaram a eles ainda no útero, através do líquido amniótico altamente temperado. Na verdade, alguns apreciam especialmente o sabor do leite materno mais apimentado.

Resfriado. Um bebê que não consegue respirar com o nariz entupido não pode mamar e respirar pela boca ao mesmo tempo. Compreensivelmente, ele opta por respirar. Se for esse o caso, aspire suavemente as narinas do bebê com um aspirador nasal infantil. O muco formou crostas? Amoleça-as primeiro com um spray de soro fisiológico.

Dentição. Embora a maioria só comece a ter problemas com os dentes aos 5 ou 6 meses, alguns bebês começam mais cedo e, ocasionalmente, podem ter um ou dois dentinhos já aos 4 meses. Mamar muitas vezes pressiona as gengivas inchadas, tornando a amamentação dolorosa. Quando os dentes são a causa da rejeição, o bebê geralmente começa a mamar ansiosamente, mas então se afasta com dor.

Dor de ouvido. Como a dor de ouvido pode irradiar para a mandíbula, os movimentos de sucção podem piorar o desconforto. Veja na p. 754 outros sinais de infecção de ouvido.

Sapinho. Se seu bebê tiver essa infecção fúngica na boca, a amamentação pode ser dolorosa. Certifique-se de que a condição seja tratada para que a infecção não seja transmitida a você através de mamilos rachados ou se espalhe para outras partes do corpo do bebê (p. 220).

Ejeção lenta. Um bebê muito faminto pode ficar impaciente quando não consegue leite imediatamente (a ejeção pode levar até cinco minutos em algumas mães) e empurrar o mamilo por frustração antes que ele começe a fluir. Para evitar esse problema, retire um pouco de leite antes da pega, para que o bebê consiga algo por seus esforços no momento em que começar a mamar.

Mudança hormonal na mãe. Uma nova gravidez (improvável, se você amamenta exclusivamente, possível, se iniciou a alimentação suplementar) pode produzir hormônios que alteram o sabor do leite, fazendo com que o bebê o rejeite. O mesmo pode acontecer com o retorno da menstruação, que geralmente não é um problema até que o desmame parcial comece.

Nível de estresse da mãe. Talvez você esteja estressada porque voltou recentemente a trabalhar. Talvez seja porque está na hora de pagar as contas ou o lava-louça quebrou — de novo. Talvez seja só porque teve um dia ruim. Seja qual for o motivo, se estiver preocupada ou chateada, você pode estar comunicando essa tensão ao bebê, deixando-o inquieto demais para se acomodar e mamar. Tente relaxar antes de amamentar.

Distração. À medida que seu filhote fica mais alerta, ele pode começar a perceber que há mais na vida que os seios da mamãe. Cada vez mais facilmente distraído pelo mundo a seu redor, ele pode se esforçar para dar uma olhada, mesmo que você esteja se esforçando para alimentá-lo. Se esse for o caso com seu fofinho curioso, tente amamentar em um local calmo, escuro e tedioso.

De vez em quando, parece não haver uma explicação óbvia para o bebê recusar o seio. Como um adulto, ele pode ficar "sem apetite" por uma ou duas refeições. Felizmente, esse tipo de hiato geralmente é temporário. Enquanto isso, estas sugestões podem ajudá-la a enfrentar a greve de amamentação:

- Não tente substitutos. Oferecer uma mamadeira de fórmula quando seu bebê se recusar a mamar no peito pode agravar o problema, diminuindo a oferta de leite. A maioria das greves de amamentação, mesmo as mais longas, dura apenas um ou dois dias.

- Experimente a mamadeira. Extraia um pouco de leite e dê ao bebê em uma mamadeira se ele rejeitar continuamente os seios (embora isso não funcione se algo no leite o estiver incomodando). Novamente, é provável que a greve dure apenas um ou dois dias, depois dos quais o bebê estará pronto para tomar o leite da fonte novamente.

- Tente, tente de novo. Mesmo que ele rejeite algumas mamadas, é provável que ele a surpreenda e recomece de onde parou.

- Diminua os sólidos. Se você iniciou a introdução de alimentos sólidos, o bebê pode estar comendo demais, reduzindo seu apetite pelo leite materno. Nessa idade, o leite ainda é mais importante que qualquer sólido (na verdade, os sólidos geralmente não são recomendados até os 6 meses), então reduza a quantidade e sempre ofereça o peito primeiro.

Se a rejeição continuar por mais de um ou dois dias, se você estiver com medo de que o bebê não esteja comendo o suficiente ou se a rejeição ocorrer em conexão com outros sinais de doença, consulte o médico.

Contorcendo-se na hora de trocar a fralda

"Minha bebê não fica quieta quando eu a troco e sempre tenta se virar. Como fazer com que ela coopere?"

Realisticamente, você não pode contar com muita cooperação nesse estágio cada vez mais ativo e (suspiro...) terá cada vez menos cooperação com o passar dos meses. O que é normal. Afinal, sua tartaruguinha está frustrada por estar imobilizada de costas e entediada com esse negócio de fraldas, uma combinação que pode desencadear uma luta a cada troca. Os truques: seja rápida (tenha todos os suprimentos prontos e à mão antes de colocar a bebê no trocador) e forneça distração (um móbile sobre o trocador ou qualquer brinquedo para ocupar as mãos e, esperançosamente, o interesse dela). Envolver a bebê com uma música, uma conversa carinhosa ou uns beijos na barriga também pode distraí-la tempo suficiente para que você faça seu trabalho. Ou tente mudar o local da troca: use uma almofada no chão da sala, por exemplo, ou o meio da sua cama (e, claro, não saia do lado dela nem por um momento).

Apoiando o bebê

"Eu gostaria que meu bebê visse o que acontece a seu redor quando está no carrinho, mas ele ainda não fica sentado. Posso apoiá-lo?"

Não há mais necessidade de seu filhote ver o mundo deitado, pelo menos enquanto ele estiver acordado com supervisão. Desde que segure bem a cabeça e não caia nem deslize para baixo quando está apoiado, ele está pronto — e provavelmente ansioso — para os apoios. Além de proporcionar uma mudança de posição bem-vinda, sentar-se oferece ao bebê uma visão ampliada do mundo. Em vez de apenas o céu ou o interior do carrinho, um bebê na posição vertical pode ver pessoas, lojas, casas, árvores, cachorros, outros bebês em carrinhos, crianças mais velhas, ônibus, carros e todas as coisas incríveis que habitam seu universo em crescimento. Ele também provavelmente ficará feliz por mais tempo do que ficaria deitado, o que tornará os passeios mais divertidos para vocês dois. Use um apoio de cabeça especialmente projetado para manter a cabeça dele na posição vertical. Usar uma cadeirinha almofadada apropriada para o carrinho de supermercado o manterá apoiado enquanto você faz compras (mas se assegure de que ela foi projetada para a idade e o tamanho dele).

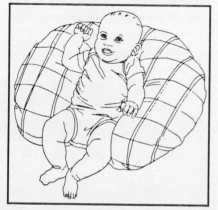

Uma almofada de apoio dará a seu bebê uma nova visão do mundo.

Ele também gostará de usar os apoios em casa. Use almofadas especialmente projetadas e deixe-o brincar de um ponto de vista diferente. Você saberá que ele está farto da posição mais ereta quando ele começar a reclamar, se contorcer ou deslizar para baixo (afinal, esse é um trabalho árduo). E nunca apoie o seu bebê enquanto ele estiver dormindo ou sem supervisão.

Agitação no assento infantil

"Às vezes preciso manter minha bebê no assento infantil para poder fazer outras coisas. Mas ela se irrita assim que eu a coloco lá."

Alguns bebês ficam perfeitamente satisfeitos observando o mundo (e os pais) do assento infantil. Outros — geralmente os que têm mais energia do que são capazes de gastar agora — ficam entediados e frustrados. Sua bebê pode estar entre aqueles que resistem ao confinamento e, nesse caso, mantê-la feliz no assento infantil pode ser desafiador. Para dar a si mesma uma chance de sucesso:

- Limite o cativeiro. Reserve o assento infantil para os momentos nos quais você realmente precisa da bebê confinada com segurança e perto de você (ao tentar tomar banho, por exemplo).
- Experimente uma mudança de cenário. Um assento infantil com vista tem menos probabilidade de provocar rejeição instantânea. Coloque-a na frente de um espelho (ela pode gostar de interagir com seu reflexo) ou em um local seguro e próximo a você (não há nada mais fascinante que a mamãe em ação).
- Adicione algum entretenimento. Uma barra de brinquedos pode transformar o assento infantil comum em centro de atividades, principalmente se os brinquedos girarem para manter o interesse e evitar o tédio. Se os brinquedos deixarem a bebê ainda mais agitada, pode ser porque ela está cansada ou superestimulada, caso em que remover o entretenimento pode acalmá-la.
- Crie movimento. Ativar o balanço da cadeirinha pode acalmar a bebê (embora alguns bebês fiquem realmente chateados com o movimento, então, como sempre, observe a

reação dela). Ou coloque-a em um *bouncer* que permita que ela crie seu próprio movimento.

- Deixe-a livre. Embora bebês mais novos geralmente fiquem satisfeitos sentados, os mais velhos começam a ansiar pela liberdade de movimentos. Então, em vez de colocá-la no assento infantil, tente colocá-la (supervisionada, claro) em um cobertor ou tapete de atividades — de bruços — no piso. Isso pode acalmá-la, além de lhe dar a chance de praticar as habilidades de rolar e engatinhar.
- Use *sling*. Talvez sua filhota queira estar em movimento junto com você. Se possível, coloque-a em um *sling* ou canguru e leve-a com você enquanto faz suas coisas.
- Considere uma abordagem diferente. É possível que a bebê tenha superado o assento infantil, tanto fisicamente quanto em termos de desenvolvimento. Se você precisa mantê-la em um único lugar, tente um tapete ou centro de atividades ou um cercadinho cheio de brinquedos.

Infeliz na cadeirinha veicular

"Meu bebê chora toda vez que eu o coloco na cadeirinha veicular — eu temo entrar no carro tanto quanto ele."

Embora o ronronar do motor e o movimento do carro sejam calmantes e indutores de sono para muitos bebês (alguns vão para a terra dos sonhos no momento em que a chave é colocada na ignição), nem todos os bebês concordam que ir para lá seja divertido — especialmente quando ir para lá significa estar preso a uma cadeirinha veicular.

Tenha certeza de que o seu não é o único bebê com fobia de confinamento no quarteirão. A agitação na cadeirinha veicular é comum, principalmente quando os bebês ficam mais ativos — e especialmente porque olhar para trás pode ser solitário e chato. Para manter todo mundo muito mais feliz na estrada:

- Desvie a atenção dele. Se o bebê começa a se debater assim que coloca os olhos na cadeirinha veicular, mantenha-o ocupado enquanto você prende o arnês. Comece cantando uma música ou segurando um brinquedo para ele olhar enquanto você tenta o temido procedimento. Com alguma sorte, ele não notará o que você está fazendo até que o trabalho sujo esteja feito.
- Deixe-o confortável. As alças do arnês devem estar apertadas o suficiente para garantir a segurança (você não deve conseguir colocar mais de dois dedos entre o bebê e o arnês), mas não tão apertadas que apertem ou marquem a pele do bebê. Alças muito soltas, além de serem inseguras, também permitem que seu pequeno passageiro deslize, o que aumenta o desconforto. Se ele ainda não preencher todo o espaço da cadeirinha, use o posicio-

nador que veio com ela (e não um de reposição), especialmente projetado para bebês menores, a fim de deixá-lo mais confortável e menos propenso a oscilar de um lado para o outro. Verifique também a temperatura no banco de trás para se certificar de que não está muito quente ou muito fria e que não há saídas de ar soprando diretamente sobre ele.

- Bloqueie o sol. A maioria dos bebês não gosta de ter o sol nos olhos, o que significa que ele pode ficar menos agitado se estiver na sombra. Levante o dossel da cadeirinha veicular ou invista em protetores para bloquear o sol.
- Forneça distração. Toque música suave, músicas animadas para você cantar ou o aplicativo de sons da natureza favorito do bebê. Carregue brinquedos seguros para veículos, que não possam ser derrubados (prenda-os seguramente à cadeirinha veicular com argolas ou use brinquedos com velcro), e gire-os com frequência para que o bebê não fique entediado. Coloque um espelho especialmente projetado para bebês no encosto do banco logo à frente (a visão de uma cadeirinha veicular virada para trás deixaria qualquer um morto de tédio). Não apenas o reflexo o entreterá, mas, se você posicionar o espelho da maneira correta, poderá ver aquele rostinho adorável pelo espelho retrovisor.
- Deixe-o saber que você está lá. É solitário lá atrás. Então fale muito e

cante (sim, até por cima do choro). O som de sua voz pode acalmá-lo.

- Experimente um pouco de companhia. Quando dois adultos estão no carro, um deles pode se sentar no banco de trás ao lado do bebê e oferecer entretenimento e conforto. Irmãos mais velhos podem fazer o mesmo (todas as crianças com menos de 10 anos devem viajar no banco de trás, de qualquer maneira).
- Dê tempo ao tempo, mas nunca desista. Em algum momento, seu bebê aceitará a cadeirinha veicular (embora possa nunca gostar de andar nela). Mas ceder nesse assunto — mesmo uma única vez, mesmo somente para um trajeto curto — não apenas é incrivelmente perigoso (leva apenas um momento para ocorrer um acidente e uma criança ser ferida ou morta), como também um erro estratégico que abre as portas para mais problemas.

Chupando o dedo

"Minha filha começou a chupar o dedo. No começo, eu estava feliz porque isso a ajudava a dormir melhor, mas agora tenho medo de que se torne um hábito do qual não serei capaz de me livrar mais tarde."

Não é fácil ser bebê. Toda vez que você se apega a algo que lhe dá o conforto e a satisfação que procura, alguém quer tirá-lo de você.

Praticamente todos os bebês chupam os dedos em algum momento durante o primeiro ano de vida — e muitos iniciam esse hábito ainda no útero. O que é natural. A boca do bebê é importante não apenas para a alimentação, mas também para a exploração e o prazer (como você descobrirá em breve, quando tudo o que ela pegar irá direto para a boca). Mas mesmo antes que um bebê consiga alcançar objetos, ele descobre as próprias mãos. Na primeira vez, as mãos podem chegar à boca por acaso, mas ele aprende rapidamente que dedos são muito gostosos. Logo os estará colocando na boca com regularidade. Depois de algum tempo, muitos bebês decidem que o polegar é o dedo mais eficiente e satisfatório (talvez porque seja o mais fácil de isolar) e começam a sugá-lo, em vez de colocar todos os dedos na boca. Alguns ficam com um ou dois dedos, outros preferem o punho inteiro (principalmente durante a dentição) ou mesmo ambos.

A princípio, você pode achar o hábito fofo ou ficar grata por ela ter encontrado uma maneira de se acalmar sem ajuda. Mas então começa a se perguntar

se esse é um hábito difícil de romper. Ou temer que ele a leve ao consultório de um ortodontista.

Bem, pare de se preocupar e deixe a bebê se deliciar com seus dedinhos. Não há evidência de que chupar os dedos — se a criança parar aos 5 anos — prejudique o alinhamento dos dentes permanentes. E quase 80% das crianças desistem do polegar aos 5 anos (95% aos 6 anos), geralmente por conta própria. Aquelas que o usam para dormir ou para se confortar em momentos de estresse mantêm o hábito por mais tempo que aqueles que fazem isso apenas para obter gratificação oral.

Até lá, deixe a bebê chupar os dedos. Certifique-se, no entanto, de que ela não esteja chupando o polegar para compensar a sucção que não está recebendo no peito. Se ela quiser mamar um pouco mais a cada mamada, deixe que faça isso. E se chupar o dedo a estiver impedindo de usar as mãos para outras explorações, ocasionalmente remova o dedo da boca para jogos que usem os dedos ou toda a mão (este-porquinho, bate-palminha ou olhos-nariz-boca, por exemplo) ou para ajudá-la a sacudir um chocalho.

PENSE NISSO

Sabe-se que os bebês sugam qualquer coisa que consigam colocar em suas boquinhas bonitinhas: um mamilo, o polegar e você (seu dedo,

seu ombro...). Você pode ser saborosa, mas será que sua pele é segura? Afinal, você passou hidratante após o banho e um pouco de protetor solar antes de sair no fim da tarde. O bebê está ingerindo tudo isso? Possivelmente. Embora hidratantes e protetores sejam absorvidos e evaporem com o tempo, provavelmente há resíduos em seu corpo. O que significa que seu pequeno mastigador está engolindo um pouco desse resíduo (e mais, se ele decidir sugar logo depois de você ter aplicado um desses produtos). Se puder, troque suas loções por produtos que sejam o mais puros possível (compartilhe os produtos do bebê para economizar tempo, espaço e dinheiro). Ou lave ou remova hidratantes e protetores solares antes de segurar o bebê.

Bebê gordinho

"Todo mundo admira minha bebê gordinha. Mas temo que ela esteja ficando muito gorda. Ela é tão redonda que mal consegue se mexer."

Com covinhas nos joelhos e cotovelos, uma barriga para rivalizar com qualquer Buda, um queixo extra para fazer cócegas e uma quantidade cativante de carne beliscável nas bochechas, ela é a imagem da fofura, da cabeça aos dedos dos pés gordinhos. No entanto, o bebê gordinho também é a imagem da saúde? Ou está a caminho de se tornar uma criança gordinha... e um adulto obeso?

É uma boa pergunta, e que está sendo muito estudada atualmente. Pesquisas mostram que bebês que engordam rapidamente nos primeiros seis meses podem ter risco aumentado de obesidade a partir dos 3 anos. O bebê gordo demais para se mexer pode se tornar vítima de um ciclo vicioso de inatividade e excesso de peso. Quanto menos ele se move, mais volumoso fica; quanto mais volumoso fica, menos consegue se mover. A incapacidade de se mover o deixa frustrado e agitado, o que pode levar os pais a alimentá-lo demais para mantê-lo feliz. Se ele permanecer acima do peso até os 4 anos, as chances de se tornar um adulto com excesso de peso aumentam muito.

Mas — e este é um grande mas —, antes de tirar qualquer conclusão, tenha certeza de que sua bebê realmente está acima do peso, e não arredondada na medida certa. Como bebês ainda não desenvolveram muitos músculos, mesmo um bebê magro possui uma significativa camada de gordura, e é assim que deve ser. Para uma avaliação mais precisa, dê uma olhada no peso da bebê em relação ao comprimento (veja os gráficos das p. 177-180). Se ambos estiverem subindo rapidamente, mas em uma curva semelhante, você provavelmente tem uma bebê maior que a média. Se o peso estiver subindo mais que o comprimento, consulte o médico. Ela pode estar ganhando peso rapidamente demais.

Bebês gordinhos devem fazer dieta? Absolutamente não. Nessa idade, ela não precisa perder peso, mas sim diminuir a taxa de ganho, se estiver fora dos gráficos. À medida que crescer, ela emagrecerá — algo que a maioria das crianças faz de qualquer maneira, graças ao aumento da atividade (como correr sem parar).

Veja como garantir que sua bebê permaneça saudável durante o primeiro ano:

- Deixe o apetite dominar. Bebês nascem sabendo regular o apetite: comem quando estão com fome, param quando estão saciados. Mas esse sistema pode ser facilmente interrompido pelo estímulo dos pais para tomar os últimos mililitros de fórmula e terminar as últimas colheradas de cereal. Então deixe sua filha tomar as decisões quando se tratar da alimentação.

- Alimente apenas por causa da fome. Um bebê alimentado não apenas quando está com fome, mas também quando está machucado ou infeliz, quando a mãe ou o pai estão muito ocupados para brincar ou quando ele está entediado no carrinho continuará a exigir comida pelos motivos errados (e, quando adulto, pode comer pelas mesmas razões erradas). Em vez de alimentá-la toda vez que ela chorar, tente primeiro descobrir se ela está chorando por comida. Ofereça conforto com um carinho, não com uma mamada extra (e, se ela precisar de sucção extra entre as refeições ou após a mamada, ofereça uma chupeta). Quando você estiver ocupada demais para brincar, coloque-a na frente de um móbile ou de uma barra de atividades em vez de oferecer uma mamadeira. No supermercado, forneça distração na forma de brinquedos ou músicas, e não de alimentos.

LIMITE O SUCO

Não há nada mais saudável para um bebê que uma mamadeira de suco, certo? Errado. Estudos mostram que bebês que tomam muito suco — qualquer suco de frutas — podem receber poucos nutrientes. Isso porque o suco (que nutricionalmente não é muito superior à água com açúcar, contendo calorias, mas nenhuma gordura, proteína, cálcio, zinco, vitamina D ou fibras) pode diminuir o apetite pelo leite materno ou fórmula, que devem ser a base da dieta no primeiro ano de vida. Muito suco também causa diarreia e outros problemas digestivos crônicos, bem como cáries (um problema especialmente comum entre bebês que levam mamadeiras ou copos de treinamento cheios de suco para a cama ou tomam suco durante todo o dia). Além do mais (às vezes muito mais), as calorias essencialmente vazias do suco podem levar ao excesso de peso.

A AAP recomenda que o suco de frutas não seja oferecido a crianças menores de 1 ano. Mas, mesmo após o primeiro aniversário, evite dar suco na hora de dormir e ofereça apenas pequenas quantidades (não mais que 120 ml ao dia para crianças de 1 a 3 anos e não mais que 120 a 180 ml ao dia para crianças de 4 a 6 anos). Misturar o suco com a mesma quantidade de água ajudará a garantir que seu bebê não beba em excesso, minimizará os efeitos no sistema digestivo e nos

dentes e ajudará a evitar a preferência precoce por bebidas doces. Ou sequer ofereça suco: ele definitivamente não é obrigatório. Em última análise, seu filho ficará melhor comendo frutas que bebendo suco.

O tipo de suco também importa. A uva branca, mostram os estudos, é menos propensa a provocar problemas digestivos que a maçã, especialmente em bebês que tiveram cólica. Mais tarde, procure sucos que tenham algo a oferecer além de calorias, com adição de cálcio e vitamina C, por exemplo.

- Adie os sólidos. Oferecer sólidos muito cedo, especialmente para bebês alimentados com fórmula, pode levar ao excesso de peso. Vá devagar quando receber luz verde do pediatra e ofereça-os em uma colher, não na mamadeira. Adicionar cereais à mamadeira pode muito facilmente resultar em excesso de calorias. Lembre-se também de diminuir a quantidade de leite materno ou fórmula à medida que adiciona sólidos.

- Não exagere. Por ser doce e fácil de beber, os bebês podem ingerir calorias em excesso na forma de suco. Bebês com menos de 12 meses não devem tomar nenhum suco e, uma vez introduzido, ele deve ser diluído e limitado (veja o quadro anterior). Outra regra importante: nunca ofereça suco na mamadeira — espere até a bebê conseguir usar o copo.

- Dilua a fórmula corretamente. Sempre verifique o rótulo quando estiver misturando a fórmula para ter certeza de que não está adicionando muito pouca água, o que pode aumentar consideravelmente a contagem de calorias, além de deixar a mamadeira muito salgada.

- Faça a bebê se mexer. Quando trocar a fralda, toque o joelho direito da bebê no cotovelo esquerdo várias vezes, depois mude de lado. Com ela segurando seus polegares, use os outros dedos para segurar os antebraços dela, a fim de que ela possa tentar se erguer até a posição sentada. Deixe-a "ficar em pé" em seu colo — e pular, se ela gostar. (Veja o quadro a seguir para saber mais sobre exercícios para bebês.)

- Pensando em abrir a torneira para diminuir o ganho de peso da bebê?

Embora oferecer água a um bebê mais velho com excesso de peso possa ajudar a reduzir as calorias extras, consulte o médico antes de dar água a um bebê com menos de 6 meses.

EXERCÍCIOS PARA BEBÊS

O bebê nem está oficialmente engatinhando... ou caminhando... ou pulando ainda. Mas, mesmo que seu filhote ainda não se movimente sozinho, não significa que seja cedo demais para iniciá-lo no caminho para uma boa forma física ao longo da vida. Veja como:

Encaixe o condicionamento físico no cotidiano. Cada pequeno movimento conta, então faça o bebê se mexer sempre que puder. Na hora da brincadeira, puxe-o para a posição sentada (ou em pé, quando ele estiver pronto), levante suavemente as mãos dele sobre a cabeça e as desça até a barriga rechonchuda. Segure-o no ar com suas mãos em torno da cintura dele e o observe flexionar braços e pernas. Adicione alguma atividade também às intermináveis trocas de fralda, colocando as pernas gordinhas para "andar de bicicleta" de forma rítmica. E, por falar em ritmo, adicione um pouco de sua própria batida às rotinas de exercício do bebê com uma música estimulante.

Não prenda o bebê. Seu filhotinho está sempre amarrado a um carrinho, assento infantil ou *sling*? Um bebê com poucas oportunidades de se mexer pode muito bem se tornar um membro júnior do clube do sofá e, se esses hábitos sedentários persistirem, possivelmente até ser membro vitalício. Dê a seu ratinho de academia bastante liberdade de movimento, em um tapete de atividades no chão ou no centro de uma cama grande (com supervisão constante, é claro). Por exemplo, observe-o se aproximar, explorando com as mãos e a boca, empinando a bundinha no ar, levantando a cabeça e os ombros, esticando os braços e pernas minúsculos, chutando os pés e tentando se virar (ajude girando-o lentamente de um lado para o outro).

Mantenha as coisas informais. Não há necessidade de inscrever o bebê em uma turma de ginástica para fazê-lo se mexer. Se tiverem oportunidade, os bebês fazem todo o exercício de que precisam naturalmente. Mas, se você optar por inscrevê-lo em um programa de ginástica (mesmo que seja apenas para dar a ele a chance de experimentar coisas que talvez não possa tentar em casa), verifique o seguinte antes de entregar seu cartão de crédito:

- Os professores têm boas credenciais?
- Os movimentos feitos na aula são seguros? As turmas são apenas de bebês ou mistas? As turmas somente para bebês são melhores, obviamente.
- Os bebês parecem estar se divertindo? Procure rostos ávidos e felizes.
- Há bastante equipamento adequado para seu bebê brincar? Por exemplo, tapetes de cores vivas, inclinações para subir, bolas para rolar e brinquedos para sacudir?
- Os bebês têm a oportunidade de brincar como querem? Atividades programadas são divertidas, mas as aulas devem permitir muitas brincadeiras espontâneas.
- A música é parte integrante do programa? Não há nada como pular e se movimentar ao ritmo de uma música, mesmo para bebês.
- O ambiente (e as áreas de troca de fraldas) é limpo?

Deixe o bebê definir o ritmo. Pare quando ele disser que está na hora (a indiferença ou agitação lhe darão uma dica).

Mantenha o bebê energizado. Depois que os sólidos forem introduzidos, ofereça ao bebê os tipos certos de alimentos para que ele tenha a energia necessária para seguir em frente.

Mexa-se. Lembre-se: a maçã não cai longe da árvore... ou do sofá. A melhor maneira de ensinar a seu filho a importância do exercício é se movimentar. Dê o exemplo e provavelmente encontrará seu filho seguindo seus passos na pista de corrida.

Bebê magro

"Todos os outros bebês que vejo são rechonchudos, mas o meu é comprido e fino. O médico diz que ele está bem e que eu não devo me preocupar, mas eu me preocupo."

Embora possam não ganhar tantos papéis em comerciais de fraldas quanto seus pares rechonchudos, bebês esbeltos geralmente são tão saudáveis quanto eles — às vezes mais. Desde que ele esteja feliz, alerta e crescendo e que seu peso, mesmo que esteja no lado mais baixo da média, esteja acompanhando a altura, seu magrelinho provavelmente está seguindo seu projeto genético e os passos mais esbeltos da mamãe e/ou do papai.

Se sentir que o bebê não está ganhando peso suficiente porque não está comendo o suficiente — e o pediatra confirmar seu palpite —, você precisará intensificar seus esforços de alimentação para que ele ganhe mais peso. Se estiver amamentando, experimente as dicas da p. 261. Se estiver usando mamadeira, o médico pode sugerir diluir um pouco menos a fórmula ou adicionar uma pequena quantidade extra de fórmula em pó ou cereal à mistura (não tente fazer isso sem aprovação médica e siga precisamente as instruções sobre as medidas). Uma vez que os sólidos recebam luz verde, focar em alimentos mais densos em calorias e nutrientes (como abacate) também pode ajudar.

Certifique-se também de que seu filho esteja se alimentando com suficiente frequência: ele deve comer no mínimo cinco vezes ao dia (mais, se mamar no peito). Alguns bebês estão muito ocupados ou sonolentos para exigir refeições regulares, e outros comem menos porque estão contentes com a chupeta. Se seu bebê for preguiçoso na hora das refeições, você terá que garantir que ele se alimente, mesmo que isso signifique interromper uma maratona de sonecas, um encontro fascinante com a barra de atividades do berço ou a separação da chupeta. Se ele se distrai facilmente, tente alimentá-lo em um espaço escuro e silencioso.

Sopro no coração

"O médico disse que meu bebê tem um sopro no coração, mas isso não significa nada. Ainda assim, parece assustador para mim."

Ouvir as palavras "sopro no coração" definitivamente pode fazer o coração de uma mãe falhar uma batida — e é compreensível. Mas felizmente, também é desnecessário. A grande maioria dos sopros no coração é completamente inofensiva e clinicamente insignificante. A maioria, na verdade, não significa absolutamente nada... e isso significa que não há absolutamente nada com que se preocupar.

Então o que é um sopro no coração, e por que não é preocupante? É um som cardíaco anormal causado pela turbulência do fluxo de sangue através do coração. O médico frequentemente pode dizer se uma anomalia é responsável pelo sopro através da altura dos sons (de quase inaudíveis a quase altos o bastante para obscurecer os sons normais do coração), por sua localização e seu tipo: assobio ou estrondo, musical ou vibratório, por exemplo.

Usualmente — e parece que o médico já descobriu que esse é o caso do seu bebê — o sopro é resultado da turbulência normal do fluxo sanguíneo devido ao formato do coração à medida que cresce. Esse tipo de sopro é chamado de "inocente" ou "funcional" e geralmente é detectado pelo estetoscópio em uma consulta de rotina. Normalmente não são necessários testes, tratamentos ou limitação de atividades. Mais da metade dos bebês terão um sopro inocente em algum momento da vida, e é provável que ele surja e desapareça durante toda a infância. Mas a existência do sopro será anotada no prontuário do bebê para que médicos que o examinarem posteriormente saibam que ele sempre existiu. Muitas vezes, quando o coração está totalmente crescido (ou às vezes mais cedo), o sopro desaparece.

Ocasionalmente, o pediatra pedirá a um cardiologista pediátrico para verificar novamente se o sopro é normal, o que é mais frequentemente confirmado.

Fezes pretas

"A última fralda da minha bebê estava cheia de fezes enegrecidas. Isso significa que ela está tendo problemas digestivos?"

É mais provável que ela esteja tomando um suplemento de ferro. Em algumas crianças, a reação entre as bactérias normais do trato gastrointestinal e o ferro suplementar faz com que as fezes fiquem marrom-escuras, esverdeadas ou pretas. A mudança na cor do cocô (geralmente para o verde--escuro) também pode acontecer se você recentemente começou a usar fórmula fortificada com ferro. Não há significado médico nessa mudança e não há necessidade de se preocupar com isso. Se a bebê tiver fezes pretas e não estiver tomando suplemento ou não tiver mudado recentemente do leite materno para a fórmula, consulte o médico.

TUDO SOBRE:
Brinquedos para o bebê

Entrar em uma loja de brinquedos (ou pesquisar brinquedos em um site para bebês) é como entrar em um parque de diversões. Com cada corredor ou página bombardeando os sentidos com uma seleção de brinquedos atraentes, é difícil saber por onde começar e quando parar. Então, como ter certeza de não sucumbir às embalagens mais bonitas e aos enfeites mais atraentes e acabar com uma enorme coleção de brinquedos errados para seu bebê? Confira o seguinte antes de ir para o caixa:

É apropriado para a idade? O brinquedo certo ajudará o bebê a aperfeiçoar habilidades já aprendidas ou desenvolver novas habilidades. Como saber se o brinquedo é adequado? Dê uma olhada na embalagem. As recomendações de idade existem por dois bons motivos: para atender às necessidades de desenvolvimento do bebê e para mantê-lo seguro. Então, embora você possa se sentir atraída por aquela linda casa de bonecas, é melhor adiar até que os móveis minúsculos não representem risco de asfixia (e seu bebê tenha destreza manual para se divertir com ela). Dar brinquedos ao bebê antes que ele esteja pronto para eles tem outra desvantagem: é possível que, quando o bebê estiver realmente pronto, em termos de desenvolvimento, os brinquedos já não sejam novidades atraentes.

É estimulante? Nem todo brinquedo precisa levar o bebê para um pouco mais perto da faculdade; afinal, a infância também é um momento de pura diversão. Mas seu bebê vai se divertir mais com um brinquedo se ele for estimulante para os sentidos: visão (espelho ou móbile), audição (caixa de música, chocalho ou urso com sino na barriga), tato (uma barra ou prancha de atividades) ou paladar (um anel de dentição ou qualquer outra coisa que possa ser colocada na boca). Conforme o bebê cresce, você vai querer brinquedos que o ajudem a aprender coordenação olhos-mãos, controle motor amplo e fino, o conceito de causa e efeito, identificação e combinação de cores e formas e relações espaciais, além daqueles que estimulam o desenvolvimento social e linguístico, a imaginação e a criatividade.

É seguro? Brinquedos são responsáveis por mais de 100 mil lesões por ano. Então, ao escolher brinquedos, escolha os mais seguros da lista. Em geral, compre brinquedos em lojas e sites confiáveis e escolha aqueles criados recentemente por fabricantes de renome. Evite brinquedos "antigos" ou vintage (do tipo que se pode comprar em uma venda de garagem ou mercado de pulgas ou descobrir no sótão da vovó) e brinquedos não comerciais (feitos por artesãos e vendidos em feiras ou lojinhas locais) ou os deixe fora do alcance do bebê até que ele tenha idade suficiente para brincar com eles sem mordê-los ou desmontá-los. As lojas de pechinchas também podem vender brinquedos importados que não são seguros (e muitas vezes importados de países onde não existe regulamentação). Especificamente, procure:

- Diretrizes de idade. Siga as recomendações do fabricante sobre adequação à idade. Essas diretrizes existem por razões de segurança, não educacionais. Se você comprou ou ganhou um brinquedo usado e sem embalagem, verifique as diretrizes de idade no site da empresa. Se ele for tão antigo que já está fora do mercado, não deixe o bebê brincar com ele.
- Robustez. Fique longe de brinquedos que quebram facilmente: eles são lesões esperando para acontecer.
- Acabamento seguro. Certifique-se de que a tinta ou outro acabamento não contenha chumbo e não seja tóxico. Mantenha-se atualizada sobre *recalls* para garantir que não tem nenhum brinquedo inseguro em casa.
- Construção segura. Brinquedos com bordas afiadas ou partes quebráveis não são seguros.
- Lavabilidade. As bactérias adoram criar colônias em brinquedos que não podem ser lavados, e isso pode ser um grande problema para seu filho, que provavelmente coloca tudo (incluindo brinquedos carregados de bactérias) naquela boquinha adorável. Procure brinquedos que possam ser lavados e desinfetados.
- Tamanho seguro. Brinquedos pequenos o suficiente para passar pelo testador ou por um tubo de papel higiênico ou que têm partes pequenas, removíveis ou que podem ser quebradas apresentam sério risco de asfixia. O mesmo vale para brinquedos com peças que possam ser

arrancadas com os dentes depois que eles nascerem.

- **Peso seguro.** Tem um brinquedo pesado? Mantenha-o longe de seu peso-pena. Brinquedos pesados podem causar ferimentos se caírem sobre o bebê.
- **Sem amarras.** Brinquedos (ou qualquer outra coisa) com cordas, cordões ou fitas com mais de 15 cm apresentam risco de estrangulamento. Anexe brinquedos a berços, cercadinhos e outros lugares com argolas de plástico, que têm o bônus

adicional de serem brilhantes e divertidas. Ou compre brinquedos que prendem com velcro.

- **Som seguro.** Sons altos podem prejudicar a audição, então procure brinquedos que tenham sons suaves em vez de agudos, altos ou estridentes, e aqueles que possam ter o volume reduzido ou desligado completamente.

Para saber mais sobre como escolher brinquedos apropriados para o nível de desenvolvimento do seu bebê, acesse WhatToExpect.com.

ADEQUADOS PARA ABRAÇAR

Quase todos os bichos de pelúcia que seu bebê encontrará serão adoráveis e abraçáveis. Veja como ter certeza de que ursinhos, girafas, coelhinhos e cachorrinhos são tão seguros quanto são fofos:

- Olhos e narizes não devem ser feitos de botões ou outros objetos pequenos que possam cair (ou serem arrancados ou mastigados) e apresentar risco de asfixia. Também vete botões em outras partes (como no suspensório do ursinho).
- Nenhum arame deve ser usado para conectar partes (como orelhas de elefante). Mesmo que o arame seja recoberto com tecido, ele pode ser mastigado ou desgastado e representar risco de perfuração.

- Não deve haver nenhum tipo de cordão ou fita com mais de 15 cm. Isso vale para a gravata-borboleta ao redor do pescoço do coelho, a guia do cachorro, a cordinha do brinquedo de corda e assim por diante.
- Procure por uma construção robusta e costuras e conexões bem-feitas. Verifique periodicamente para ver se não há desgaste que possa permitir que o enchimento vaze (o que representa risco de asfixia).
- Todos os bichos de pelúcia devem ser laváveis e lavados periodicamente para que germes não se acumulem.
- Nunca coloque bichos de pelúcia com o bebê no moisés ou no berço, pois eles representam risco de asfixia.

Capítulo 10
O quinto mês

Seu filho é a estrela da festa ultimamente, e você está convidada a aproveitar cada momento. E como não aproveitar? Durante o quinto mês, o bebê continua sendo uma companhia infinitamente divertida, aprendendo novos truques quase diariamente a fim de agradar a multidão e parecendo nunca se cansar da interação social — especialmente com sua companheira favorita, você. Ainda melhor: com um limiar de atenção (relativamente) mais alto, a interação é muito mais dinâmica que há algumas semanas. É fascinante observar a personalidade do bebê se desenvolver, assim como seu crescente encantamento com o mundo em expansão a seu redor. O bebê faz mais que olhar para esse mundo agora. Ele também o toca, explorando tudo o que está ao alcance das mãos e tudo o que cabe (e muitas coisas que não cabem) na boca... possivelmente incluindo os próprios pés. Pés na boca? Essa é a prática padrão para bebês, que ainda são fenomenalmente flexíveis.

Alimentando o bebê: pensando em sólidos

É provável que você tenha ouvido uma ou duas... ou cinco mensagens conflitantes sobre quando começar a oferecer sólidos, todas elas aumentando sua confusão. Comece aos 4 meses! Definitivamente não antes dos 6 meses! Você ainda não começou? Não é de admirar que seu bebê não durma a noite toda!

Quer a verdade sobre a hora certa para introduzir sólidos? Primeiro, ouça os especialistas. A AAP recomenda adiar a introdução de sólidos até que o bebê tenha 6 meses (se você sentir necessidade de começar mais cedo, espere ao menos até os 4 meses).

Em seguida, observe o bebê. Embora a maioria esteja pronta para sólidos em algum momento desse período amplamente aceito (4 a 6 meses), definitivamente o desenvolvimento individual de seu filho está no topo da lista ao decidir se é hora de mudar para uma dieta mais variada.

VISÃO GERAL DO BEBÊ: QUINTO MÊS

Dormindo. Seu bebê ainda estará dormindo uma média de quinze horas por dia. Essas horas provavelmente serão divididas entre cochilos diurnos (três a quatro horas em dois a três cochilos) e sono noturno (cerca de dez a onze horas por noite, embora o bebê provavelmente acorde uma ou duas vezes durante esse período).

Comendo. O bebê ainda está em uma dieta principalmente de líquidos. (Embora alguns pais optem por introduzir sólidos durante o quinto mês, a maioria dos médicos recomenda esperar até que ele tenha meio ano.)

- Leite materno. Conte com uma média de cinco a seis mamadas por dia, embora alguns bebês mamem muito mais. O bebê estará ingerindo algo entre 710 e 1.100 ml de leite materno ao dia.
- Fórmula. Você estará oferecendo a mamadeira em média cinco vezes ao dia, com cerca de 180 a 240 ml de fórmula por mamadeira, em um total de 710 a 1.100 ml de fórmula ao dia.
- Sólidos. A maioria dos médicos recomenda iniciar sólidos aos 6 meses. Mas, se você os introduzir mais cedo, lembre-se de que o bebê não precisa de muito mais que uma colher de sopa de cereal infantil misturado a quatro ou cinco colheres de chá de leite materno ou fórmula uma ou duas vezes ao dia, ou o equivalente em frutas ou vegetais se você introduziu esses alimentos. O leite materno ou a fórmula ainda devem ser a base da dieta.

Brincando. O bebê descobriu o quanto suas mãos podem ser divertidas, tanto como brinquedos quanto porque conseguem manipular objetos e brinquedos. Portanto, ofereça brinquedos que ele possa agarrar, colocar na boca e, finalmente, passar de uma mão para a outra. Se o bebê ainda estiver na horizontal (não se sentar sozinho), o centro de atividades permanecerá divertido, mas tente trocar alguns dos brinquedos pendurados para estimular o interesse. Barras de atividades no assento

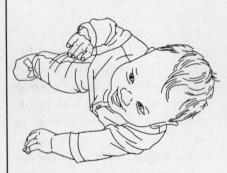

infantil proporcionarão muita diversão, assim como brinquedos de borracha estridentes que possam ser espremidos, batidos contra o chão ou colocados na boca (especialmente quando começar a dentição). Bichos de pelúcia macios podem se tornar favoritos nessa idade, então forneça bichinhos fofinhos a seu fofinho. E, como o bebê passa cada vez mais tempo de bruços, um divertido tapete de atividades pode proporcionar muito entretenimento.

Embora você possa estar ansiosa para fazer isso (É divertido! É fofo! Ele vai dormir melhor! Ela vai chorar menos!), há muitas razões pelas quais não é inteligente oferecer sólidos ao bebê cedo demais. Primeiro, a introdução muito precoce pode ocasionalmente desencadear alergias. Segundo, o sistema digestivo de um bebê novinho — desde a língua que tenta se livrar de qualquer substância estranha colocada sobre ela até intestinos que ainda carecem de muitas enzimas digestivas — não está pronto, em termos de desenvolvimento, para os sólidos.

Terceiro, sólidos não são necessários tão cedo. Os bebês podem suprir todas as necessidades nutricionais de seus primeiros seis meses de vida apenas com leite materno ou fórmula. Introduzir sólidos cedo demais pode prejudicar hábitos alimentares futuros (o bebê pode rejeitar as colheradas iniciais simplesmente porque não está pronto e então rejeitá-las mais tarde por causa da pressão dos pais). E quarto, especialmente em bebês alimentados com fórmula, a introdução precoce de sólidos pode levar à obesidade, seja na infância ou além.

Em contrapartida, esperar demais — até os 8 ou 9 meses — também pode levar a potenciais problemas. Um bebê mais velho pode não querer aprender os novos (e desafiadores) truques de mastigar e engolir sólidos, preferindo permanecer nos métodos já testados (e mais fáceis) para encher a barriga: o peito ou a mamadeira. E, assim como os hábitos, os gostos podem ser mais difíceis de modificar a essa altura. Ao contrário de um bebê mais jovem e flexível, um bebê mais velho pode não estar aberto a sólidos quando os líquidos leitosos monopolizaram o cardápio por tanto tempo.

Para decidir se seu bebê está pronto para entrar no mundo dos alimentos sólidos aos 4 meses, aos 6 meses ou em algum momento intermediário, procure as seguintes pistas e consulte o médico:

- Seu bebê consegue manter a cabeça bem erguida quando apoiado para se sentar. Nem mesmo papinha coada deve ser oferecida até então. Alimentos com pedaços devem esperar até que o bebê consiga se sentar facilmente sozinho, geralmente depois dos 7 meses.

- O reflexo de protrusão da língua desapareceu. Esse reflexo faz com que bebês pequenos empurrem coisas para fora da boca (um mecanismo inato que ajuda a protegê-los de engasgos). Faça um teste: coloque um pouquinho de papinha diluída com leite materno ou fórmula na boca do bebê, com a ponta de uma colher infantil ou com o dedo. Se a comida for expulsa da linguinha minúscula e continuar a ser expulsa após várias tentativas, o impulso ainda está presente e o bebê não está pronto para ser alimentado com colher.

- Seu bebê estende as mãos e mostra interesse pelas comidas à mesa. Se ele pega o garfo de sua mão ou o pão de seu prato, se assiste com atenção e entusiasmo a cada mordida que você dá, pode estar lhe dizendo que está com fome de comida mais adulta.
- O bebê é capaz de fazer movimentos para a frente e para trás e para cima e para baixo com a língua. Como você sabe? Apenas observe com atenção.
- Seu filhote consegue abrir bem a boca para retirar o alimento de uma colher.

Para saber mais sobre como introduzir sólidos quando chegar a hora, consulte a p. 473.

O que você pode estar se perguntando

Dentição

"Como posso saber se os dentes da bebê estão nascendo? Ela baba e morde muito as mãos, mas não vejo nada em suas gengivas."

P ode ser que você não seja capaz de prever exatamente quando a fada dos dentes fará sua primeira visita, mas vários sinais vão indicar que ela está a caminho. É difícil dizer exatamente quais (e o quanto são desconfortáveis). Para determinado bebê, a dentição significa muito desconforto

e muitas lágrimas, enquanto outro pode ter a boquinha cheia de dentes sem reclamar. Ainda assim, espere ver ao menos alguns, e talvez muitos, dos seguintes sintomas (alguns podem preceder o surgimento dos dentes em dois ou três meses):

Baba. Há baba por toda parte em sua casa? Como a dentição estimula a salivação, a torneira pode começar a fluir cedo (geralmente de 10 semanas a 3 ou 4 meses) e com frequência. Alguns bebês babam muito durante o período de dentição.

Erupção cutânea no queixo ou no rosto. O gotejamento constante de saliva nas bochechas, no queixo, ao redor da boca e do pescoço e até mesmo na área do peito pode desencadear rachaduras, assaduras, secura, vermelhidão e erupções cutâneas. Tente manter essas áreas bem secas, limpando a baba suavemente (e trocando as camisetas molhadas rapidamente), criando uma barreira de umidade com vaselina ou Aquaphor e hidratando com um creme suave sempre que necessário. Tem algum creme para os mamilos (como Lansinoh)? Eles também são ótimos para proteger a pele macia do bebê.

Tosse. Toda essa baba pode fazer a bebê se engasgar e tossir (você também sufocaria com a boca cheia de saliva). Desde que ela não apresente nenhum outro sinal de resfriado, gripe ou alergia, não há nada com que se estressar.

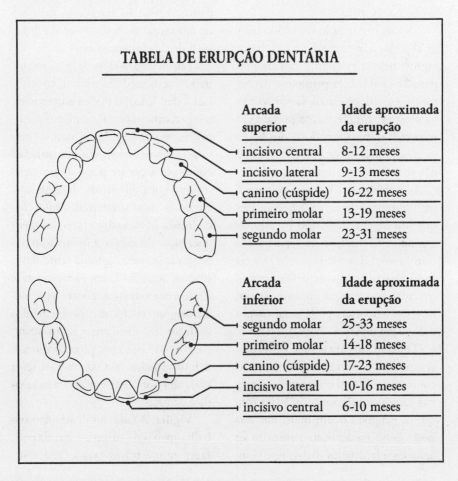

TABELA DE ERUPÇÃO DENTÁRIA

Arcada superior	Idade aproximada da erupção
incisivo central	8-12 meses
incisivo lateral	9-13 meses
canino (cúspide)	16-22 meses
primeiro molar	13-19 meses
segundo molar	23-31 meses

Arcada inferior	Idade aproximada da erupção
segundo molar	25-33 meses
primeiro molar	14-18 meses
canino (cúspide)	17-23 meses
incisivo lateral	10-16 meses
incisivo central	6-10 meses

Mordidas. Os dentinhos irrompendo das gengivas macias são minúsculos, mas a dor e o desconforto que causam podem ser enormes. A contrapressão, também conhecida como mordida, pode trazer o doce alívio que sua mordedorazinha está procurando. Bebês com dentes nascendo mordem com força tudo que conseguem encontrar, desde seus próprios punhos e dedos até anéis de dentição, chocalhos... e os mamilos, ombros, dedos e mesmo bochechas da mãe.

Dor. A inflamação do tecido gengival pode causar uma dor terrível para alguns bebês, enquanto outros mal parecem notar. Os primeiros dentes geralmente doem mais (assim como os molares, simplesmente porque são maiores), embora a maioria dos bebês se acostume à sensação de dentição e não se incomode tanto mais tarde.

Irritabilidade. Prepare-se para o mau humor. A boca da bebê vai doer quando aquele dentinho pressionar a gengiva e irromper na superfície e, claro, provavelmente fará com que ela fique irritada. Alguns bebês sentem irritação por apenas algumas horas, mas em outros ela pode persistir por dias ou até semanas.

Dificuldade para comer. Bebês desconfortáveis e irritadiços podem buscar conforto no seio ou na mamadeira apenas para descobrir que a sucção faz com que as gengivas doam mais. Por essa razão, bebês na dentição costumam ser agitados e frustrados. Bebês que já ingerem sólidos podem não querer comer. Se o bebê recusar várias refeições seguidas, converse com o pediatra.

Diarreia. Os médicos não dizem isso oficialmente (já que a diarreia real é perigosa para bebês), mas, de acordo com os pais, cocô mole é uma ocorrência normal quando os dentes estão nascendo, provavelmente por causa de toda a baba engolida. Pode ou não acontecer com sua bebê, mas relate qualquer diarreia (fezes líquidas e escorridas, não granulosas nem cor de mostarda) ao pediatra se ela durar mais de duas evacuações.

Temperatura elevada. Outro sintoma que os médicos relutam em associar à dentição é o ligeiro aumento da temperatura, especialmente porque os primeiros dentes surgem mais ou menos na mesma época em que os bebês começam a perder parte da proteção imunológica adquirida da mãe, tornando-se mais suscetíveis a infecções e viroses. Mas, assim como em qualquer lugar do corpo, a inflamação nas gengivas às vezes produz febre baixa (menos de 38,5 °C em aferição retal). Trate-a como qualquer outra febre baixa: com um telefonema para o médico se durar três dias, antes se for acompanhada de sintomas preocupantes. E definitivamente não ignore uma febre mais alta por achar que está relacionada à dentição.

Vigília. A fada dos dentes não trabalha apenas no turno do dia; ela pode fazer muitas travessuras à meia-noite.

Na verdade, como muitas dores, a da dentição pode ser mais incômoda à noite, possivelmente interrompendo o sono (mesmo que anteriormente a bebê dormisse a noite toda). Os despertares podem ser apenas momentâneos, portanto, antes de oferecer conforto, veja se ela consegue voltar a dormir sozinha. Se ela continuar inquieta, acalme-a com tapinhas ou cantigas de ninar, mas evite voltar às mamadas noturnas se ela já tiver desistido delas (esses hábitos podem continuar por muito tempo depois que a dor da dentição passar).

Hematoma gengival. A dentição pode desencadear sangramento sob as gengivas, que se parece com um nódulo azulado. Não é nada com que se preocupar e pode sarar mais rapidamente (e fazer com que a bebê se sinta melhor) com a ajuda de compressas frias (uma toalha molhada e refrigerada costuma fazer maravilhas, mas não coloque gelo diretamente na gengiva).

Puxar as orelhas e esfregar as bochechas. Quando os dentes começam a nascer, os bebês podem puxar furiosamente as orelhas ou esfregar as bochechas e o queixo. O motivo? Gengivas, orelhas e bochechas compartilham nervos, e a dor nas gengivas (especialmente a causada pelos molares) pode viajar para outros lugares. Mas, como infecções de ouvido também desencadeiam puxões nas orelhas e fricção nas bochechas, informe ao pediatra se suspeitar que a bebê está sendo incomodada por mais que apenas a dentição (por exemplo, se esse comportamento for acompanhado de febre, e não apenas de uma leve elevação da temperatura).

"Meu bebê parece estar com muita dor por causa da dentição. O que posso fazer para ajudá-lo?"

Se pudesse, você sentiria toda a dor por ele. Como não pode, tente estas soluções consagradas pelo tempo para amenizar ao menos parte da dor:

• Algo para mastigar. Os bebês mastigam praticamente qualquer coisa em que possam colocar as gengivas quando os dentes estão nascendo. Isso porque a pressão nas gengivas fornece uma contrapressão que alivia a dor. Mas nem todos são fãs de anéis de dentição ou do mesmo tipo de anel. Alguns bebês gostam de brinquedos macios e flexíveis, outros gostam deles mais duros. Alguns preferem plástico (alguns macios, outros duros), outros, madeira, outros ainda, tecido. Uma superfície texturizada e irregular pode oferecer mais alívio que uma superfície lisa, uma forma que se encaixa perfeitamente na boca pode marcar mais pontos que uma forma grande e volumosa e sons estridentes podem oferecer uma dose de distração — mas, novamente, deixe que o bebê escolha o vencedor.

• Algo para esfregar. Algumas das melhores ferramentas para aliviar a dor da dentição são aquelas presas às mãos do bebê: dedinhos gostosos. Mas seus dedos, maiores e mais fortes, podem ser analgésicos ainda mais eficazes. Lave bem as mãos (e corte as unhas) e use os dedos para massagear firmemente os pontos doloridos nas gengivas do bebê. Só não se surpreenda se seu bebê barracuda morder.

- Algo frio. O resfriamento entorpece as gengivas e alivia a inflamação e o inchaço. Mantenha vários anéis de dentição no freezer, experimente um pano úmido congelado (você também pode armazenar vários, empilhados em camadas separadas por papel-manteiga). Se o bebê já começou a ingerir sólidos, ofereça um porta-frutinhas com banana congelada, purê de maçã, pêssego ou abacate gelados — e, se ele tiver mais de 6 meses, também uma mamadeira ou copo de treinamento com água gelada. Ainda está oferecendo apenas leite materno ou fórmula? Eles também podem ser congelados e oferecidos no porta-frutinhas para alívio do incômodo nas gengivas.

- Algo para aliviar a dor. Ainda à procura de alívio para a dor da dentição? Ocasionalmente, você pode dar paracetamol ao bebê (e, se ele tiver mais de 6 meses, ibuprofeno infantil). Nos Estados Unidos, a FDA adverte contra o uso da benzocaína para anestesiar a dor, portanto, não

recorra a ela nem a comprimidos ou géis homeopáticos sem prescrição médica. Quer uma maneira natural e segura de aliviar a dor? Mergulhe um pano em chá de camomila (que acalma a inflamação), torça, congele e dê para o bebê chupar. Ele não é fã do gelado? Basta pular a parte do freezer e entregar o pano úmido torcido. Ou tente esfregar um pouco de chá de camomila em temperatura ambiente diretamente nas gengivas doloridas.

Tosse crônica

"Nas últimas três semanas, meu bebê teve um pouco de tosse. Ele não parece doente e não tosse durante o sono — ele quase parece tossir de propósito. Isso é possível?"

Mesmo tão cedo quanto o quinto mês, muitos bebês começaram a perceber que nada supera uma plateia de admiradores. Então, quando descobre que um pouco de tosse — desencadeada pela dentição ou descoberta ao experimentar sons — chama muita atenção, o bebê pode continuar tossindo apenas pelo efeito que isso provoca. Contanto que ele esteja saudável e pareça estar no controle da tosse, e não o contrário, ignore-o. Embora nunca vá perder o talento dramático, seu pequeno artista provavelmente desistirá desse chamariz quando ele (ou seu público) cansar da brincadeira.

Puxando a orelha

"Minha bebê está puxando muito as orelhas. Ela não parece estar com dor, mas estou com medo de que ela tenha uma infecção no ouvido."

O s bebês têm muito território a descobrir, alguns em seus próprios corpos. Mãos e dedos das mãos, pés e dedos dos pés, a área da fralda e aquele outro curioso apêndice, as orelhas, vez ou outra serão alvo de exploração. A menos que o puxão seja acompanhado de choro ou desconforto óbvio, febre, agitação, recusa em se alimentar e/ou outros sinais de doença (p. 754), é muito provável que ele seja um sinal de curiosidade, não um sintoma de infecção no ouvido. Alguns bebês também podem puxar as orelhas durante a dentição (resultado da dor que irradia das gengivas doloridas para os ouvidos) ou quando estão cansados. A vermelhidão na parte externa das orelhas não é sinal de infecção, apenas resultado da fricção. Se você suspeitar que a bebê está doente — ou o puxão de orelhas continuar inexplicável —, consulte o médico.

Sonecas

"Meu bebê fica acordado muito mais durante o dia, e não tenho certeza — e acho que ele também não — de quantas sonecas ele precisa ou quanto tempo cada uma delas deve durar."

L embra-se de quando você trouxe sua trouxinha do hospital para casa? Você ficava ao lado do berço o dia todo, observando aquele doce sono, imaginando quando ele acordaria para que vocês pudessem brincar e trocar carícias. Avance alguns meses e agora você está louca por um cochilo (ou ao menos alguns minutos de folga do bebê) e se perguntando quando ele vai tirar um também, e quanto tempo vai durar.

Embora o bebê típico de 5 meses tire três ou quatro sonecas de uma hora ou mais, com bastante regularidade durante o dia, alguns bebês prosperam com cinco ou seis sonecas de uns vinte minutos cada, e outros com duas sonecas mais longas de uma hora e meia a duas horas. O número e a duração das sonecas, no entanto, são menos importantes que a quantidade total de sono (uma média de catorze horas e meia a quinze horas ao dia durante o quinto mês, com grandes variações de bebê para bebê) e o quanto ele dorme bem. Cochilos mais longos são mais práticos para você — ninguém precisa dizer isso —, porque permitem que tenha períodos maiores para fazer as coisas. Outra razão para incentivar cochilos diurnos mais longos? Um bebê que cochila por breves períodos durante o dia pode seguir o mesmo padrão à noite, acordando várias vezes. Acostumar seu filhote a tirar cochilos diurnos mais longos pode aumentar as chances de uma noite de sono melhor para você.

PARA OS PAIS: CRIANDO UM TEMPO PARA O CASAL

Adoram cuidar do bebê, mas estão se perguntando quando terão a chance de abraçar alguém do seu tamanho novamente? Normal. Quando seus braços estão sempre cheios de bebê, seus dias e noites cheios de mamadas e, compreensivelmente, alguns minutos de sono são mais atraentes que alguns minutos de romance, é difícil encaixar tempo apenas para os dois. No entanto, embora bebês precisem de muito carinho, o relacionamento também precisa. Como trazer o casal do segundo plano para o centro do palco e manter a sensualidade viva com um bebê em casa? Comecem pensando no romance em termos de qualidade, não quantidade.

Passem alguns minutos juntos todos os dias. Separem tempo para o casal ou, sejamos realistas, vocês nunca o terão. Iniciem uma política de carinhos matinais, mesmo que seja apenas um abraço rápido antes de vocês pularem da cama. Combinem um jantar no fim da noite, um lanche, uma namoradinha no sofá depois que o bebê dormir. E tentem terminar todas as noites com um abraço e um beijo de boa-noite. Por que os bebês devem ficar com todo o amor na hora de dormir?

Toquem-se. Não há melhor maneira de se manter conectado que através do toque. Portanto, estenda a mão e toque seu parceiro com a maior frequência possível — mesmo que seja um toque breve, ele é eficaz. Um tapinha na bunda dele quando estiver trocando o bebê. Um apertão sorrateiro enquanto ela estiver se vestindo. Um beijo, um abraço, uma mão no joelho sem motivo algum. Lembrem-se, sexo não é o objetivo — nem, realisticamente falando, o resultado provável. A intimidade é.

Agendem um horário regular para o casal. É hora de começar a namorar novamente. Escolham uma noite para seu encontro — uma vez por semana ou por mês — e marquem no calendário para não esquecer. Não têm babá? Alternem-se com outros pais ou recrutem um familiar disposto. No mínimo, namorem um pouquinho mesmo sem sair do ninho: vejam um filme, peçam comida e deem uns amassos no sofá.

Não se esqueça do seu companheiro. Não há dúvida de que as necessidades do bebê vêm em primeiro lugar, mas isso não significa que seu parceiro deva se sentir em segundo. Portanto, dê a ele tanta atenção quanto puder, mesmo que isso signifique dar um abraço em seu grande amor antes de pegar seu pequeno amor no colo. E não se esqueçam de que três também podem ser aconchegantes: experimente um abraço em grupo e vocês entenderão o porquê.

Aqui estão algumas estratégias para tentar estender o tempo de soneca:

Escolha um bom local para cochilar. O conforto é a chave para uma soneca mais longa, portanto, certifique-se de que seu bebê adormeça em um lugar onde possa cochilar por um bom tempo (ou seja, o berço, em oposição a seu ombro). Breves sonecas ocasionais no carrinho ou na cadeirinha veicular são inevitáveis e boas, mas não substitua o berço (ou berço portátil) regularmente por esses lugares.

Escolha um bom momento. Como sempre, o melhor momento para uma soneca é quando o bebê está ficando com sono, mas não quando cruza a tênue linha entre cansado e cansado demais. Então procure pistas de que ele está com sono: elas são a maneira de o corpo dele dizer que está na hora de tirar uma soneca.

Pense à frente. Um pouco de planejamento pode se traduzir em muitos minutos a mais de sono, então evite os seguintes assassinos de sonecas: barriga vazia (o bebê provavelmente acordará cedo demais... e rabugento), fralda muito molhada ou cheia (coloque-o para dormir com uma fralda limpa, se possível), ambiente muito quente ou frio (ou roupa pesada ou leve demais para um sono confortável).

Entre lentamente no modo soneca. É difícil entrar na terra dos sonhos quando você acaba de ser separado de seus brinquedos e levado para o berço. Em vez disso, dê ao bebê algum tempo para desacelerar, relaxar e passar para um estado de espírito mais sonolento. Crie um ambiente que induza ao sono, diminuindo as luzes, tocando uma música suave e fazendo uma massagem relaxante. Quanto mais alerta e ativo seu filho se tornar, mais tempo de transição ele precisará antes das sonecas.

Intervenha. Se o bebê acordar (ou chorar) vinte minutos depois de dormir, tente encorajar uma soneca mais longa oferecendo carinhos gentis e palavras reconfortantes, mas sem pegá-lo no colo. Se a música suave for a chave para chamar o João Pestana, use-a para ajudá-lo a adormecer novamente (ou ligue o ruído branco). Quando ele perceber que brincar não está nos planos, é provável que volte a dormir.

Aumente o tempo que o bebê passa acordado. Aos 4 ou 5 meses, o bebê é capaz de ficar acordado por duas a três horas seguidas. Quanto mais tempo ele passar acordado, maior a probabilidade de tirar sonecas mais longas. Experimente qualquer uma das ideias de estimulação infantil das p. 357 e 507 para aumentar o tempo de vigília, a fim de consolidar o tempo de sono.

Embora muitos bebês regulem bem as próprias horas de sono, nem todos dormem tanto quanto necessitam. Como saber se seu filho está dormindo tudo que precisa? Observe o humor: um bebê muito feliz provavelmente dorme o suficiente, ao passo que um bebê cronicamente irritado provavelmente não. Seu bebê dorme pouco, mas parece perfeitamente feliz, ativo e alerta? Ele pode ser um daqueles que precisam de menos sono.

Eczema

"Minha bebê tem uma erupção vermelha nas bochechas. E deve coçar, porque ela fica tentando se arranhar."

O que é lisa, sedosa e macia... e de repente seca, escamosa e vermelha? Pele de bebê atingida por eczema. O eczema geralmente surge entre os 2 e os 4 meses como manchas em locais muito visíveis, como as bochechas gordinhas, atrás das orelhas e no couro cabeludo. Em seguida, normalmente se espalha para as dobras dos cotovelos, as dobras dos joelhos e, às vezes, até a área da fralda. A pele escamosa fica mais vermelha e surgem pequenas espinhas, que se enchem de líquido e depois explodem. O eczema infantil não é bonito e sim, causa muito coceira. Felizmente, não é perigoso nem contagioso, e geralmente se resolve sozinho.

Eczema é o termo que os médicos usam para descrever tanto a dermatite atópica (condição crônica e tipicamente hereditária, mais comum entre bebês com histórico familiar de alergias, asma e eczema) quanto a dermatite de contato (quando a pele entra em contato com uma substância irritante). Com a dermatite de contato, a erupção geralmente desaparece quando a substância irritante é removida (um caso teimoso pode ser tratado com creme ou pomada de hidrocortisona). O tratamento para dermatite atópica que não desaparece por conta própria inclui creme ou pomada de hidrocortisona e possivelmente anti-histamínicos para reduzir a coceira.

Em casa, é importante:

- Manter as unhas da bebê curtas para evitar arranhões. Você pode evitar que ela se coce enquanto dorme cobrindo as mãos com um par de meias ou luvas sem dedos.
- Secar gentilmente a baba sempre que a vir, porque a umidade excessiva pode desencadear um surto de eczema.
- Limitar os banhos a não mais que dez ou quinze minutos e usar um limpador suave e sem sabão (Aveeno ou Cetaphil, por exemplo), somente quando necessário. Ocasionalmente, polvilhe uma pitada de bicarbonato de sódio ou coloque um punhado de aveia crua (não do tipo instantâneo) ou aveia coloidal (feita especificamente para banhos) na água de banho (coloque a aveia em uma meia ou saco de tecido para contê-la). Todos esses são tratamentos naturais para o eczema (embora as pesquisas não tenham comprovado sua eficácia).
- Limitar os mergulhos em piscinas cloradas e água salgada.
- Secar a pele — sem esfregar — e aplicar bastante hidratante hipoalergênico (como Aveeno, Eucerin, Lubriderm, Aquaphor ou vaselina)

após o banho, quando a pele ainda estiver úmida.

- Minimizar a exposição a temperaturas extremas, dentro e fora de casa. Pense em camadas ao vestir sua filha, para que possa remover uma ou mais se as coisas ficarem quentes (a transpiração pode reiniciar o ciclo do eczema).
- Usar um umidificador de névoa fria (limpe-o com frequência para evitar o acúmulo de bactérias ou mofo) para evitar que o ar fique seco dentro de casa. Mas não exagere na umidade, porque ela pode levar a mofo, bolor, alergias e asma.
- Vestir a bebê com malhas de algodão macias (em vez de lã ou tecidos sintéticos), evitando roupas que arranhem a pele sensível. Lave as roupas novas para amaciá-las antes que a bebê as use.
- Quando a bebê brincar no carpete, que também pode irritar a pele, forrar com um lençol de algodão.
- Mudar para um sabão de roupas líquido, sem perfume e destinado a peles sensíveis.
- Eliminar qualquer alimento que pareça desencadear um surto ou agravar a erupção cutânea — às vezes, apenas a exposição tópica a um alimento irritante (a bebê esfrega molho de tomate no rosto) pode desencadear uma reação.
- Perguntar ao pediatra sobre probióticos, que alguns estudos demonstraram reduzir a incidência e a gravidade do eczema em alguns bebês.

Alergias alimentares

"Como vou saber se meu filho é alérgico a certos alimentos? Parece que o bebê de todo mundo tem algum tipo de alergia hoje em dia."

Cerca de 8 a 10% das crianças menores de 18 anos têm alergias alimentares, com os agressores mais comuns sendo leite, ovos, oleaginosas, amendoim, soja e trigo. Bebês com histórico familiar de alergia tendem a ser os que correm o maior risco de também as desenvolverem — portanto, se você ou seu cônjuge (ou ambos) têm alergias, asma ou eczema, as chances de que seu bebê tenha alergia são maiores.

Um bebê se torna alérgico a uma substância quando seu sistema imunológico se torna sensível a ela, produzindo anticorpos. A sensibilização pode ocorrer na primeira ou na centésima vez que o organismo entra em contato com uma substância. Mas, uma vez que isso aconteça, os anticorpos entram em ação sempre que a substância é encontrada, causando qualquer uma de uma ampla gama de reações físicas, incluindo coriza, olhos lacrimejantes, dor de cabeça, chiado no peito, eczema, urticária, diarreia, dor ou desconforto abdominal e, em casos graves, choque anafilático.

Porém nem toda reação adversa a um alimento ou outra substância é uma alergia. O que parece ser alergia às vezes pode ser uma deficiência enzimática que desencadeia uma intolerância. Bebês com níveis insuficientes da enzima lactase, por exemplo, são incapazes de digerir lactose e, portanto, reagem mal ao leite e a produtos lácteos. E aqueles com doença celíaca são incapazes de digerir glúten, uma substância encontrada em muitos grãos e, por isso, parecem ser alérgicos a esses grãos. O funcionamento de um sistema digestivo imaturo ou problemas infantis comuns, como cólica, também podem ser diagnosticados erroneamente como alergia. Se você suspeitar de uma alergia alimentar, consulte seu médico ou um especialista em alergia pediátrica. Eles podem fazer testes para ajudar a determinar se seu bebê realmente tem uma alergia alimentar ou se há outro problema (como intolerância à lactose).

Existe alguma coisa que você possa fazer para evitar alergias em seu filho? As pesquisas mais recentes mostram que as seguintes medidas podem reduzir o risco:

- Amamentação por ao menos seis meses e, idealmente, um ano ou mais
- Esperar até que o bebê esteja mais próximo dos 6 meses de idade (em vez de 4 meses) para introduzir sólidos, principalmente no caso de bebês de alto risco (aqueles com histórico familiar de alergias)
- Introdução precoce (um de cada vez) de alimentos alergênicos — como laticínios, ovos, frutos do mar, trigo, oleaginosas e amendoim — quando o bebê estiver pronto para os sólidos

- Evitar dar antibióticos e antiácidos a bebês, a menos que seja necessário, pois ambos demonstraram aumentar o risco de alergias
- Usar fórmula hidrolisada em vez de fórmula regular ou à base de soja para bebês de alto risco alimentados com fórmula

Se existir uma alergia, você precisará manter seu bebê longe do alimento agressor (às vezes, apenas tocá-lo ou inalar seu cheiro pode ser perigoso). Você precisará se tornar especialista na leitura de rótulos e triagem de alimentos. Além disso, deve desenvolver um plano de resposta caso o bebê seja acidentalmente exposto ao alimento agressor. Compartilhe esse plano com qualquer pessoa que cuide dele, para que saibam o que fazer em caso de emergência.

A boa notícia é que as alergias alimentares geralmente são superadas durante a primeira infância. Especialistas dizem que 80 a 90% das alergias a ovo, leite, trigo e soja desaparecem aos 5 anos de idade.

Cadeirinha de balanço

"Minha bebê adora sua cadeirinha de balanço e pode passar horas nela. Quanto tempo posso permitir que ela se balance?"

A cadeirinha de balanço é divertida e reconfortante para a bebê e conveniente para você quando seus braços estão ocupados de outra forma, mas tem desvantagens. Tempo demais na cadeirinha de balanço pode impedir que a bebê pratique habilidades motoras importantes, como arrastar, engatinhar, levantar-se sozinha e dar passinhos segurando-se nos móveis. Também pode levar ao enrijecimento dos músculos do pescoço (torcicolo). Além disso, pode reduzir a quantidade de contato que ela tem com você — tanto físico (o tipo que ela obtém em seu colo) quanto social (o tipo que ela obtém ao brincar com você).

Então deixe-a se balançar, mas com sensatez. Primeiro, limite as sessões de balanço a meia hora de cada vez, duas vezes ao dia. Segundo, coloque a cadeirinha de balanço no cômodo onde você está e continue interagindo com ela mesmo enquanto ela se balança: brinque de esconde-esconde atrás do pano de prato enquanto faz o jantar, abaixe-se para fazer um carinho enquanto confere o Instagram. Se ela tende a cochilar na cadeirinha de balanço, tente transferi-la para o berço antes que ela durma profundamente, não apenas para que ela aprenda a adormecer sem o movimento, mas por razões de segurança. E, por falar em segurança, lembre-se das seguintes dicas:

- Sempre prenda a bebê com as alças de segurança para evitar quedas.
- Nunca a deixe sozinha na cadeirinha de balanço.
- Não deixe que ela durma na cadeirinha de balanço, pois longos períodos na cadeirinha podem levar a achatamento da cabeça, torcicolo e, potencialmente mais perigoso, obstrução das vias aéreas ou mesmo asfixia se a cabeça ficar inclinada para a frente por longos períodos.
- Mantenha a cadeirinha de balanço a ao menos um braço de distância de objetos nos quais a bebê possa se agarrar (como cortinas, luminárias, cordões de cortinas) e longe de qualquer coisa que não seja segura (como um forno quente). Também mantenha a cadeirinha de balanço longe de paredes ou armários que ela possa empurrar com os pés.
- Assim que a bebê atingir o limite de peso recomendado, geralmente de 7 a 9 kg, não a deixe mais usar a cadeirinha de balanço.

Jumpers

"Ganhamos um jumper, *que fica pendurado na porta, como presente para o bebê. Ele parece gostar, mas não temos certeza se é seguro."*

Há *jumpers* para portas (ele se prende ao batente superior e permite balançar e pular) e de atividades (ele se parece com um centro de atividades estacionário, mas tem molas e fundo aberto para permitir saltos). A maioria dos bebês está pronta e ansiosa para se exercitar muito antes de conseguir se movimentar de maneira independente, e é por isso que muitos gostam das acrobacias que podem realizar no *jumper*. Assim, permita que seu bebê pule de alegria, mas esteja ciente de que alguns ortopedistas pediátricos alertam que o uso excessivo pode causar lesões nos ossos e articulações. Além disso, a alegria do bebê com a liberdade de movimentos que o *jumper* oferece pode rapidamente se transformar em frustração quando ele descobrir que não importa como ou quanto mova braços e pernas, está destinado a ficar parado no mesmo lugar.

Se optar pelo *jumper* de porta, suas portas precisam ser largas o suficiente. E não importa que tipo use, não se esqueça de que, assim como acontece com qualquer dispositivo (um centro de atividades estacionário ou uma cadeirinha de balanço, por exemplo), o objetivo é atender às necessidades do bebê, não às suas. Se ele não gostar do jumper, tire-o de lá imediatamente. Mesmo que o bebê pareça adorar, limite o uso a não mais que trinta minutos, duas vezes ao dia. E nunca o deixe sozinho no *jumper,* mesmo que somente por um momento.

O bebê desafiador

"Nossa bebê é adorável, mas parece chorar tão facilmente. Tudo parece incomodá-la: barulho, luz forte, estar molhada. Estamos fazendo algo errado? Estamos ficando loucos tentando lidar com isso."

Os devaneios de uma mulher grávida são colagens em azul e rosa sobre um bebê contente que balbucia, sorri, dorme pacificamente, chora apenas quando está com fome e se torna uma criança cooperativa e de temperamento dócil. Filhos difíceis — bebês inconsoláveis e crianças que gritam e esperneiam — claramente não fazem parte do sonho. Se fizerem, pertencem a outra mãe: uma que fez tudo errado e agora está pagando o preço.

E então, para tantos pais como vocês, a realidade destrói a fantasia. De repente, é sua a bebê cujo comportamento é difícil: a bebê que chora o tempo todo, não dorme ou parece perpetuamente infeliz e insatisfeita, não importando o que vocês façam... muito tempo depois de ter superado a cólica ou algum outro problema dos recém-nascidos. E isso faz vocês se perguntarem: "O que fizemos de errado?"

A resposta reconfortante é: absolutamente nada, com exceção, talvez, de ter passado adiante alguns genes que podem contribuir para o problema, já que um temperamento desafiador parece estar muito mais ligado à genética que à criação. Além disso (e ainda mais reconfortante), vocês estão longe de estarem sozinhos no desafio de ter um bebê desafiador: mais de 25% dos pais passam pela mesma situação. Saber que vocês têm companhia pode ajudar incomensuravelmente, assim como se lamentar, desabafar e trocar dicas e insights com pais que entendem sua frustração. (Procure pais que possam entender o que vocês estão passando nos fóruns de WhatTo Expect.com.)

Outra coisa que pode ajudar muito: saber como adaptar o ambiente de sua filhota, a fim de que seja mais adequado (e calmante) para seu temperamento difícil. Primeiro, você precisará descobrir exatamente onde está o problema. Eis alguns tipos de temperamento desafiador (mas tenha em mente que pode haver superposição de categorias no caso de sua bebê), assim como algumas técnicas para lidar com eles:

O bebê de baixo limiar sensorial. Uma fralda molhada, uma camiseta justa, uma gola alta, uma luz brilhante, um suéter que dá coceira, um berço frio: qualquer uma ou todas essas coisas podem estressar um bebê que parece extrassensível ao estímulo sensorial. Em alguns bebês, todos os cinco sentidos (audição, visão, paladar, tato e olfato) são muito facilmente sobrecarregados. Em outros, somente um ou dois. Ajudar um bebê de baixo limiar sensorial significa tentar manter baixo o nível geral de estímulos sensoriais desnecessários, assim como evitar as coisas específicas que o incomodam, como:

- Sensibilidade ao som. Tanto quanto possível e prático (lembre-se, você também precisa morar nessa casa), diminua o nível de ruído. Mantenha a TV e todos os outros sistemas de som baixos, baixe o volume de todos os toques de telefone ou ajuste os telefones para vibrarem e instale tapetes e cortinas para absorver os sons. Fale ou cante para o bebê com suavidade, experimentando tons para ver quais são mais atraentes para seus ouvidos sensíveis, e observe sua reação a brinquedos musicais ou que produzem som. Se os ruídos externos forem um problema, experimente um dispositivo ou aplicativo de ruído branco ou um purificador de ar no quarto do bebê, a fim de bloqueá-los.

- Sensibilidade à luz ou visual. Use persianas ou cortinas que escureçam o quarto onde o bebê dorme para que a luz não o perturbe, filtre a luz do sol no carrinho com uma capa e evite acender luzes fortes onde quer que ele esteja. Tente não o expor a muitos estímulos visuais ao mesmo tempo: escolha brinquedos simples e ofereça um de cada vez. Selecione brinquedos macios e de cores e design sutis, em vez de brilhantes e agitados.

- Sensibilidade do paladar. Se o bebê mama no peito e tem um dia ruim depois de você comer alho ou cebola, considere que ele não gosta do sabor adquirido pelo leite. Se é alimentado com fórmula e parece muito irritado, tente mudar para uma fórmula com sabor diferente (peça uma recomendação ao médico). Quando introduzir sólidos, deixe que o paladar sensível dele seja o guia e respeite o fato de que ele pode rejeitar completamente sabores fortes (mas não presuma que fará isso).

- Sensibilidade ao toque. Com essa síndrome de princesa da ervilha, o bebê pode perder a calma assim que molhar a fralda, ficar frenético se for vestido com qualquer coisa que não o tecido mais macio, gritar quando for mergulhado na banheira ou colocado em um colchão muito frio, lutar quando você tentar amarrar os sapatinhos sobre meias enrugadas. Portanto, vista-o com o conforto em mente (o ideal são malhas de algodão com costuras suaves e botões, colchetes, etiquetas e golas que não irritem em função do tamanho, formato ou localização), ajuste a água do banho e a temperatura ambiente para níveis que o deixem feliz e troque a fralda com frequência (ou troque as fraldas por outras, mais macias e absorventes).

Uma pequena porcentagem dos bebês é tão sensível ao toque que se agita no saco de dormir, tenta se libertar do aperto da posição de canguru e resiste até aos abraços, especialmente pele a pele. Se isso soa como seu filho, acaricie e interaja com palavras e contato visual, e não toque físico. Quando você o segurar, aprenda a maneira que parece menos irritante (apertada ou solta, por exemplo). Observe atentamente para ver o que é bom e o que não é. E, acima de tudo, não leve as preferências dele para o lado pessoal — lembre-se, é a natureza falando, não a criação.

- Sensibilidade do olfato. Odores incomuns provavelmente não incomodam um bebê muito jovem, mas alguns começam a demonstrar reações negativas a certos cheiros antes do fim do primeiro ano. O aroma de ovos fritos, o cheiro do creme para assaduras, a fragrância de um amaciante ou loção podem deixar um bebê sensível inquieto e infeliz. Se seu bebê parece sensível a cheiros, limite a exposição a odores fortes quando puder e fique sem perfume o máximo possível.

- Sensibilidade ao estímulo. Demasiada estimulação de qualquer tipo parece desencadear problemas para alguns bebês. Eles precisam ser manuseados com cuidado e devagar. Vozes altas, movimentos apressados, muitos brinquedos (especialmente os muito estimulantes), muitas pessoas, muita atividade em um único dia podem ser estressantes. Ao observar as reações do bebê com cuidado, você poderá aliviar a carga sensorial antes que ele fique sobrecarregado. Para ajudar seu bebê sensível a dormir melhor, evite brincadeiras ativas pouco antes de dormir, substituindo-as por um banho quente e relaxante seguido de histórias tranquilas ou cantigas de ninar. Música suave também pode ajudá-lo a se acalmar.

O bebê ativo. Os bebês geralmente enviam a primeira pista de que serão mais ativos que a maioria desde o útero, e as suspeitas são confirmadas logo após o nascimento, quando cueiros são arrancados, as sessões de troca de fralda e curativos se tornam lutas e o bebê sempre acaba na extremidade oposta do berço após um cochilo. Bebês ativos são um desafio constante (eles dormem menos que a maioria, ficam inquietos ao se alimentar, podem ficar extremamente frustrados até conseguirem se mover de forma independente e estão sempre sob risco de se machucarem), mas também podem ser uma alegria (geralmente são muito alertas, interessados e interessantes e atingem rapidamente os marcos de desenvolvimento). Embora não queira refrear o entusiasmo e a natureza aventureira de seu bebê ativo, você definitivamente quer tomar medidas para mantê-lo seguro enquanto ele se adapta ao ambiente, bem como aprender maneiras de acalmá-lo para comer e dormir:

- Tenha cuidado especial para nunca deixar um bebê ativo em uma cama, trocador ou qualquer local elevado, nem mesmo por um segundo — ele pode descobrir como se virar muito cedo e, às vezes, quando você menos espera. Uma alça de retenção no trocador é essencial, mas não confie nela se estiver a mais de um passo de distância de seu pequenino superagitado.
- Ajuste o colchão do berço para o nível mais baixo assim que o bebê começar a se sentar sozinho por alguns segundos — o próximo passo pode ser ficar em pé e tentar pular as grades do berço.
- Não coloque o assento infantil de seu bebê ativo em nenhum lugar que não o chão — ele pode ser capaz de virá-lo. E, claro, o bebê deve estar sempre preso ao assento.
- Aprenda o que diminui o ritmo de seu bebê ativo: massagem, música suave, banho quente. Inclua essas atividades tranquilas na agenda antes de o bebê mamar e dormir.

O bebê irregular. Por volta de 6 a 12 semanas, justamente quando outros bebês parecem estar se ajustando a um cronograma e se tornando mais previsíveis, o bebê irregular parece se tornar ainda mais errático. Ele não apenas não se enquadra em um cronograma próprio, como não parece interessado em nenhum que você possa oferecer.

Soa como seu bebê? Em vez de seguir a liderança caótica do bebê ou tentar impor um cronograma muito rígido que vai contra sua natureza errática, tente encontrar um meio-termo confortável. Para colocar um pouco de ordem na vida dela e na sua, tente o máximo possível construir um cronograma em torno de quaisquer tendências naturais que ele possa ter (por mais difíceis de identificar que sejam). Mantenha um diário para descobrir quaisquer indícios de um período recorrente nos dias do seu filho, como fome por volta das 11 horas todas as manhãs ou agitação após as 19 horas todas as noites.

Tente combater a imprevisibilidade com previsibilidade. Isso significa tentar, tanto quanto possível, fazer as coisas nos mesmos horários e da mesma maneira todos os dias. Amamente na mesma cadeira, dê banho no mesmo horário, acalme pelo mesmo método (balançando ou cantando ou o que for melhor). Tente agendar as mamadas aproximadamente nos mesmos horários todos os dias, mesmo que o bebê não pareça com fome, e tente seguir o cronograma mesmo que ele esteja com fome entre as refeições, oferecendo um pequeno lanche em vez de uma refeição completa. Tente com jeitinho, em vez de forçar seu bebê a ter um dia mais estruturado. E não espere verdadeira regularidade, apenas um pouco menos de caos.

As noites com um bebê irregular podem ser o desafio mais difícil de todos, principalmente porque ele pode não as diferenciar dos dias. Você pode tentar as dicas para lidar com problemas de diferenciação noite-dia (p. 292), mas é muito possível que elas não funcionem para seu bebê, que pode querer ficar acordado a noite toda, ao menos inicialmente. Para sobreviver, você pode precisar alternar o turno da noite com seu parceiro parental (se tiver um) até que as coisas fiquem um pouco mais previsíveis, o que em algum momento ficarão, com calma e persistência.

O bebê de baixa adaptabilidade ou de recuo inicial (também conhecido como bebê "que demora para se acostumar"). Esses bebês rejeitam consistentemente o desconhecido: novos objetos, novas pessoas, novos alimentos. Alguns ficam aborrecidos com qualquer tipo de mudança, mesmo familiar, como ir de casa para o carro. Se isso soa como seu bebê, tente configurar uma programação diária com poucas surpresas. As mamadas, banhos e sonecas devem ocorrer nos mesmos horários e locais, com o mínimo de desvios possíveis da rotina. Introduza novos brinquedos e pessoas (e alimentos, quando o bebê estiver pronto para eles) muito gradualmente. Por exemplo, pendure um novo móbile sobre o berço por apenas um minuto ou dois. Retire-o e pendure-o novamente no dia seguinte, deixando-o por mais alguns minutos. Continue aumentando o tempo de exposição até que o bebê pareça pronto para aceitar e aproveitar o móbile. Introduza outros brinquedos e objetos da mesma forma. Faça com que as novas pessoas passem muito tempo apenas ficando no mesmo cômodo que o bebê, depois conversando à distância e então se comunicando de perto antes de fazer uma tentativa de contato físico. Mais tarde, quando introduzir sólidos na dieta, adicione novos alimentos muito gradualmente, começando com pequenas quantidades e aumentando o tamanho da porção ao longo de uma semana ou duas. Não adicione outro alimento até que o último seja aceito. Tente evitar mudanças desnecessárias ao fazer compras: nova mamadeira com formato ou cor diferentes, novo dispositivo no carrinho, novo estilo de chupeta.

O bebê de alta intensidade. Você provavelmente notou isto logo de saída: seu bebê chorou mais que todos os outros recém-nascidos no hospital. O choro mais alto que a média, do tipo que pode esfarrapar até os nervos mais firmes, começou a tocar em loop quando você chegou em casa... e nunca mais parou. Você não pode apertar um botão e diminuir o volume do bebê, mas diminuir o volume do ruído e da atividade no ambiente pode ajudar a diminuir um pouco o tom do bebê. Além disso, você precisará tomar algumas medidas práticas para evitar que o barulho incomode a família e os vizinhos. Se possível, torne o quarto do bebê à prova de som revestindo as paredes com placas isolantes ou estofamento, adicionando carpete, cortinas e qualquer outra coisa que absorva o som. Você pode tentar tampões de ouvido, um dispositivo de ruído branco ou um ventilador ou ar-condicionado para reduzir o desgaste dos ouvidos e dos nervos sem bloquear totalmente o choro do bebê. À medida que o choro diminuir nos próximos meses, esse problema também diminuirá, mas seu filho provavelmente sempre será mais alto e intenso que a maioria.

IBABY

Seu smartphone já se tornou o brinquedo favorito do bebê? Ela emite sons ao ver o YouTube ou balbucia uma resposta às fotos bobas do Instagram? Ele ri de alegria quando um toque no seu iPad faz as imagens piscarem e os ícones dançarem? Em um mundo no qual um computador de mão quase nunca está fora de alcance, é difícil evitar que seu filho fique conectado à rede wi-fi. Mas toda essa exposição à mídia eletrônica é boa para seu pequeno geek? Confira as respostas na p. 694.

O bebê negativo ou "infeliz". Em vez de serem só sorrisos, balbucios e covinhas alegres, alguns bebês parecem sérios o tempo todo, até mesmo mal-humorados. Isso não reflete os pais nem suas habilidades parentais (a menos, claro, que a depressão ou outros problemas em casa estejam fazendo com que o bebê seja emocional ou fisicamente negligenciado), mas pode ter impacto profundo neles. Eles podem achar difícil se relacionar com seu bebê infeliz e até parar de tentar.

Se nada parece deixar seu bebê feliz, consulte o médico para descartar qualquer explicação médica. Então faça seu melhor (e nem sempre será fácil) para ser amorosa, carinhosa, atenciosa e, principalmente, feliz com seu bebê, segura de que o mau humor dele é apenas questão de temperamento. É provável que, à medida que ele aprenda outras formas de autoexpressão (além de chorar), a infelicidade geral diminua, embora ele sempre vá ser do tipo "sério". Até lá, você pode achar útil buscar apoio e estratégias de enfrentamento com outros pais que têm bebês cronicamente infelizes, bem como recorrer ao pediatra para obter ajuda (e, possivelmente, encaminhamento a um especialista em desenvolvimento ou comportamento na primeira infância).

Antes de decidir que seu bebê definitivamente é um dos desafiadores, considere se a agitação extra não se deve simplesmente a um caso de cólica mais duradouro, alergia à fórmula ou sensibilidade a algo em sua dieta, se está amamentado. Não dormir o suficiente (de dia, de noite ou ambos) também pode deixar o bebê mais irritado, assim como a dentição. Consulte o médico para descartar quaisquer causas físicas que possam precisar de tratamento (como DRGE, por exemplo).

Se seu bebê for difícil por natureza, não será fácil dar os passos extras para mantê-lo calmo e relativamente feliz, mas quase sempre valerá a pena o esforço. Tenha em mente, no entanto, que você nem sempre será capaz de colocar as necessidades únicas dele em primeiro lugar (ele é sensível a luzes brilhantes e ruídos, mas você precisa levá-lo à festa de Natal da família). E tudo bem — a vida deve continuar mesmo agora que sua vida inclui um bebê desafiador —, embora você possa ter que lidar com as consequências do choro quando a festa acabar.

Ainda mais importante, lembre-se de que, embora o temperamento seja programado pela natureza, ele não é esculpido em pedra. Características desafiadoras podem mudar, esmaecer e, às vezes, desaparecer com o tempo, e os pais podem aprender estratégias para ajudar os filhos a se adaptarem. Além disso, essas características desafiadoras muitas vezes podem ser canalizadas para transformar um problema em vantagem.

Precisa de ajuda para lidar com seu bebê desafiador em bases diárias? Procure o apoio de quem sabe, especialmente pais que compartilham seus desafios (pergunte on-line: você certamente encontrará muitos). O pediatra também pode fornecer estratégias, bem como encaminhá-la (se necessário) a um pediatra do desenvolvimento ou especialista em comportamento da primeira infância que possa ajudá-la a ajudar seu bebê.

TUDO SOBRE:
Um ambiente seguro para o bebê

Há um mundo grande, lindo e emocionante lá fora e, para seu recém-nascido, que passou do casulo controlado do útero para seus braços protetores, também é um mundo bastante seguro até agora. Mas, à medida que esse mundo se expande — e à medida que o bebê se abrir para uma variedade maior de coisas comestíveis (e, inevitavelmente, não comestíveis), explorar com mãozinhas curiosas e (antes que você perceba) dominar a mobilidade engatinhando e depois sobre os dois pés —, a segurança do ambiente ficará um pouco mais complicada. Desde o ar que ele respira até a comida que come, os brinquedos com que brinca e a grama que pode mordiscar, o mundo certamente ainda é seguro (especialmente com você ou outros vigias de plantão), mas, com mais exploração, vem mais exposição ao risco.

PRODUTOS SEGUROS PARA BEBÊS

Quer saber sobre a segurança das loções, xampus e sabonetes que você usa na pele macia do bebê? Consulte a p. 77 para informações sobre produtos seguros.

Outros fatores também aumentam a exposição do bebê em crescimento. Seu tamanho corporal é menor (o que significa que mesmo uma pequena dose de uma toxina qualquer terá impacto maior). Eles tocam em quase tudo, e a maior parte do que tocam acaba em suas bocas. Eles passam mais tempo no chão (em tapetes que foram tratados com produtos químicos e grama que foi pulverizada). E, finalmente, como têm mais tempo de vida pela frente — e mais desenvolvimento —, há mais oportunidades para as toxinas serem armazenadas e potencialmente causarem danos. O que uma mãe preocupada com o meio ambiente deve fazer? Leia sobre como ser ecológica para beneficiar seu brotinho... sem ficar louca.

UMA LIMPEZA MAIS VERDE

Toda vez que você limpa o trocador, o banheiro ou o balcão da cozinha com um produto que contém muitos químicos, deixa um pouco de resíduo tóxico para trás. Para uma limpeza mais segura e ecológica, considere mudar para métodos de limpeza naturais e produtos de limpeza não tóxicos: eles farão o trabalho e manterão o bebê seguro. Para comprar verde, procure produtos com estes termos no rótulo: biodegradável, à base de plantas, hipoalergênico, formulado sem coran-

tes ou fragrâncias sintéticas, não inflamável, não contém cloro, fosfato, petróleo, amônia, ácidos, solventes alcalinos, nitratos ou boratos. Existem até produtos de limpeza verdes para bebês.

Ou faça seus próprios produtos de limpeza totalmente naturais: misture sabonete líquido à base de plantas com algumas gotas de óleo essencial de lavanda para obter um limpador doméstico para todos os fins. Misture bicarbonato de sódio e água em uma pasta grossa para tirar manchas de azulejos, bancadas e roupas. Misture duas xícaras de água, três colheres de sopa de detergente líquido e vinte a trinta gotas de óleo de melaleuca para eliminar os germes das superfícies sem recorrer a produtos fortes, como o alvejante. Misture duas colheres de sopa de vinagre branco a 1 litro de água e coloque em um borrifador para dar brilho a espelhos e janelas. Use água com gás ou (acredita?) fubá para absorver manchas em tapetes (basta enxugar a água com gás com uma toalha ou deixar o fubá absorver a mancha e depois passar o aspirador). Limpe o chão com uma mistura de ¼ de xícara de vinagre branco e 900 ml de água morna. Desobstrua os ralos com meia xícara de bicarbonato de sódio seguido de duas xícaras de água fervente (para entupimentos teimosos, jogue meia xícara de vinagre após o bicarbonato).

Limpando o ar

Para garantir que o ar que você e o bebê respiram em casa seja seguro, mantenha estas fontes inseguras de poluição do ar afastadas:

Fumaça de tabaco. O fumo passivo ou de segunda mão (e o fumo de terceira mão, que permanece na roupa dos fumantes) é muito inseguro para bebês. Pequeninos expostos regularmente ao fumo são mais suscetíveis a SMSI, asma, amigdalite, infecções respiratórias, infecções de ouvido e infecções bacterianas e virais graves o suficiente para levá-los ao hospital. Filhos de fumantes pontuam mais baixo em testes de capacidade de raciocínio e vocabulário e têm risco aumentado de desenvolver câncer de pulmão. Além disso, fumar estabelece um exemplo que nenhum pai gostaria de ver o filho seguir. As crianças que veem alguém que amam fumando são mais propensas a se tornarem fumantes, com todo o sério risco de uma vida mais curta que o hábito acarreta. Então pare de fumar... e expulse os fumantes de sua casa.

Monóxido de carbono. Siga os seguintes passos para manter esse gás incolor, inodoro e insípido, mas traiçoeiro (é fatal em altas doses) fora de sua casa:

- Mantenha seu sistema de aquecimento em boas condições de funcionamento.
- Não acenda carvão ou use aquecedores de propano dentro de casa.
- Certifique-se de que fogões e outros aparelhos a gás estejam devidamente ventilados (instale um exaustor para o exterior para extrair os vapores) e ajustados (se a chama não for azul, verifique o ajuste).
- Nunca use um fogão a gás para aquecer qualquer parte da casa.
- Nunca deixe a lareira acesa (apague com água). Limpe a chaminé regularmente.

- Nunca deixe um carro parado e com o motor ligado, mesmo que brevemente, em uma garagem anexada a sua casa (abra a porta da garagem antes de ligar o carro).
- Resfrie um carro superaquecido antes de fechar a porta da garagem.

Ainda mais importante: instale um detector de monóxido de carbono (leia as instruções cuidadosamente para determinar o local correto para instalação), que o avisará sobre níveis crescentes antes que se tornem perigosos.

REPENSANDO A DECORAÇÃO DA SUA CASA

Uma vez que seu ratinho comece a engatinhar, ele passará mais tempo no chão — e em seu tapete de parede a parede — que em qualquer outro lugar. Mas, mesmo quando ele está em seus braços, a qualidade do carpete é o que conta. Muitos são feitos com produtos químicos que poluem o ar. O isolamento e a cola usados na colocação também podem irritar a pele sensível do bebê. Portanto, se puder, considere trocar o carpete por pisos (uma vantagem: eles são mais fáceis de limpar) e faça o possível para gerenciar o carpete existente aspirando com frequência e limpando profunda e regularmente para remover contaminantes, deixando menos para circular no ar. Se estiver instalando um carpete novo, escolha um com baixa emissão de compostos orgânicos voláteis, também conhecido como "carpete verde".

Em relação aos móveis, procure mobília sem formaldeído ou produtos de madeira prensada resistente à umidade, que emitem menos gases nocivos. Se sua mobília contiver formaldeído (ou, mais provavelmente, você não tiver certeza), não há necessidade de redecorar — a menos que você esteja procurando uma desculpa para isso. Apenas aumente a circulação de ar (abra as janelas sempre que possível), use um desumidificador para diminuir a umidade e evitar que a fumaça fique "presa" no ar e encha a casa de plantas seguras para bebês (p. 462).

Vapores em geral. Vapores de produtos de limpeza, aerossóis e materiais de pintura podem ser tóxicos. Assim, sempre escolha os produtos menos tóxicos que puder encontrar e use quaisquer produtos questionáveis em uma área muito bem ventilada. Ainda mais importante: use-os apenas quando seu filho não estiver por perto. E lembre-se de guardar todos os produtos domésticos com segurança, fora do alcance de mãozinhas curiosas.

Radônio. Você não pode cheirá-lo, prová-lo ou vê-lo e não saberá que está lá, a menos que faça um teste. Mas o gás radioativo radônio pode causar câncer de pulmão e entrar em sua casa através de rachaduras nos pisos e nas paredes ou até mesmo pela água da torneira. O teste é a única maneira de saber se sua casa tem níveis elevados de radônio. Você pode comprar um kit de teste na maioria das lojas de ferragens (eles são baratos e o teste é fácil de realizar) ou, se estiver comprando ou vendendo uma casa, pode contratar um profissional para realizar o teste. Se necessário, sistemas de redução podem diminuir a quantidade de radônio até um nível seguro.

PURIFIQUE COM PLANTAS

Traga a natureza para dentro de casa e a respiração do bebê será mais fácil... literalmente. As plantas que purificam o ar não apenas deixam seus cômodos bonitos, mas também desintoxicam a casa, removendo poluentes como amônia (encontrada em produtos de limpeza) e formaldeído (encontrado em móveis). De quinze a vinte vasos devem bastar para uma casa de 180 m². Em vez de espalhar plantas isoladas, crie grupos em cada cômodo para obter o máximo efeito de limpeza do ar. Algumas escolhas eficientes contra toxinas e relativamente não tóxicas: gravatinha, filodendro e fícus. Coloque todas as plantas fora de alcance ou bloqueie o acesso com um portão para evitar que o bebê mordisque as folhas ou caia sobre os vasos.

Não tem polegar verde? Nunca conheceu uma planta que não pudesse matar? Um filtro ou purificador de ar também pode remover poluentes do ar interno e é especialmente útil se alguém da família tiver alergias. Existem várias tecnologias para escolher, entre elas os filtros HEPA (*high-efficiency particulate air* ou "alta eficiência na retenção de partículas do ar"), há muito considerados o padrão-ouro na purificação de ar, embora usem muita energia e precisem ser trocados com frequência (procure um que não emita ozônio), a luz UV-C e a filtragem iônica (que carrega as partículas transportadas pelo ar e as coleta em placas com cargas opostas).

Testando as águas

Água, água por toda parte, mas é segura para o bebê? Para ter certeza, teste.

Água da torneira. No Brasil, não é aconselhável beber água da torneira. Nos Estados Unidos, no entanto, a maior parte da água é perfeitamente segura e pode ser bebida diretamente da torneira, mas a qualidade pode variar de comunidade para comunidade e até de casa para casa. Se você não tiver certeza sobre a segurança da água que flui de sua torneira, verifique com o fornecedor local, Secretaria de Saúde, Agência de Proteção Ambiental ou um grupo de defesa do consumidor. Mesmo que seu bebê ainda não beba água de um copo de treinamento, os contaminantes da água da torneira podem passar pelo leite materno (se você beber a água) ou estarem presentes na fórmula (se você usar a água para misturar com a fórmula) — e, com a pequena massa corporal do bebê, níveis relativamente baixos de contaminantes podem ser potencialmente prejudiciais. Particularmente perigoso para um bebê ou criança de colo é o chumbo, que pode vazar de canos de chumbo ou torneiras de latão e afetar o desenvolvimento do cérebro. Como saber se a água está passando por canos de chumbo e possivelmente contaminada? Os canos de chumbo são macios (você pode riscá-los facilmente com uma chave) e de um cinza opaco. Se não conseguir acessar seus canos para vê-los ou riscá-los — ou tiver algum motivo para acreditar que há chumbo em seu abastecimento de água —, faça um teste de água em um laboratório certificado. Outro contaminante que pode ser muito prejudicial para os bebês: nitratos. Um laboratório qualificado também pode testar nitratos na água da torneira.

Se os testes revelarem que a água contém contaminantes perigosos, invista em um filtro (o tipo depende do que há em sua água) ou use água mineral (veja a seguir) para beber e cozinhar. Se os testes mostrarem chumbo na água, mude para água mineral ou vinda de um sistema de filtragem certificado para reduzir ou eliminar o chumbo para cozinhar, beber e escovar os dentes. Tomar banho usando água com chumbo não é problema, pois o chumbo da água não pode ser absorvido pela pele. Se a água cheirar e/ou tiver gosto de cloro, fervê-la ou deixá-la repousar descoberta por 24 horas permitirá que grande parte do cloro evapore.

Se seu abastecimento de água não for fluoretado, o pediatra pode prescrever gotas de flúor a partir dos 6 meses para proteger os dentes do bebê (p. 500).

Água mineral. Sua família começou a usar água mineral por preocupações com a segurança do abastecimento de água local (ou por conveniência ou pelo sabor)? O problema é que a água que vem de uma garrafa não é necessariamente mais segura que a água que vem do filtro. Ainda assim, ela deve ser ao menos tão segura quanto, já que a água mineral é regulamentada pelo Código de Águas Minerais de 1945 e pela Resolução CNRH nº 76 (de 16 de outubro de 2007), e fiscalizada por órgãos de saúde federais. Ao escolher a água mineral, procure também por garrafas que não contenham bisfenol A.

Se escolher água mineral para o bebê, leve em consideração o flúor. Ao contrário da maioria das águas de torneira, muitas águas minerais não contêm flúor, que os bebês com mais de 6 meses precisam para proteger seus dentes (consulte a p. 280 para mais informações sobre flúor).

UMA CAMINHADA MAIS SEGURA PELA NATUREZA SELVAGEM

Tenha cuidado extra se seu bebê quiser se aproximar de cabras e ovelhas no zoológico infantil ou fazendinha. Embora sejam fofos, esses animais também podem carregar a perigosa bactéria *E. coli*, que podem passar para aqueles que os acariciam. A infecção por *E. coli* causa diarreia grave e cólicas abdominais e, em alguns casos, pode ser fatal. Portanto, lave as mãos do bebê com água e sabonete ou com um lenço ou gel antibacteriano após qualquer carinho. Se não tomou essas precauções em visitas anteriores, mas seu bebê não apresentou nenhum sintoma subsequente, não há necessidade de se preocupar. Apenas tome precauções da próxima vez.

OS DOZE SUJOS... E A EQUIPE LIMPA

Quer saber se o produto orgânico vale o alto preço que você paga por ele? Quando se trata do bebê, pode valer, ao menos em alguns casos. Alimentos orgânicos são livres de pesticidas tóxicos, fertilizantes, hormônios, antibióticos e modificadores genéticos. Embora não prometam maior frescor ou benefícios nutricionais aprimorados (a menos que sejam cultivados localmente, caso em que ambas as vantagens podem ser aplicadas), comê-los reduzirá a exposição do bebê a produtos químicos potencialmente prejudiciais, o que definitivamente é uma grande vantagem.

Claro, uma política totalmente orgânica vem com um alto custo final, bem como, em alguns casos, menos disponibilidade. Se tiver que escolher, eis algo a considerar: certas frutas e vegetais (apropriadamente chamados de "os doze sujos") foram identificados como mais propensos a conter pesticidas quando cultivados convencionalmente. Então, sempre que possível, opte por orgânicos (frescos, congelados, em conserva ou na papinha pronta para servir): maçã, aipo, cereja, uva, nectarina, pêssego, pera, morango, batata, tomate, espinafre e couve. Estourou o orçamento evitando os doze sujos? Lance mão da equipe limpa. Estas cinco frutas são as menos propensas a ter resíduos de pesticidas quando cultivadas convencionalmente: abacate, kiwi, mamão, melão e abacaxi. Os vegetais menos propensos a ter pesticidas: aspargo, brócolis, couve-flor, repolho, milho, berinjela, cebola, cogumelo e ervilha.

Verificando a cadeia alimentar

Grãos integrais? Confere. Frutas e legumes? Confere. Gorduras saudáveis, como azeite, abacate e manteiga de amêndoas? Confere. Bactérias, pesticidas e outros produtos químicos variados? Você pode querer... conferir. À medida que apresenta a seu filho uma variedade de alimentos nutritivos, é inteligente considerar as substâncias menos saudáveis que podem estar pegando carona na boca do bebê junto com as primeiras (e futuras) mordidas. Tomar medidas razoáveis para proteger bebês e crianças de colo de substâncias químicas potencialmente nocivas na cadeia alimentar é uma precaução especialmente inteligente, já que corpos minúsculos absorvem mais dessas substâncias em relação a seu tamanho e porque crianças de colo têm mais anos pela frente durante os quais os produtos químicos absorvidos podem afetá-las. Aqui estão algumas dicas para manter as refeições seguras quando o bebê começar a explorar a cadeia alimentar:

- Seja verde em relação às hortaliças. Os produtos orgânicos não são necessariamente mais nutritivos, mas não contêm os altos níveis de resíduos químicos que muitas vezes se apegam às superfícies das variedades convencionais. Seu orçamento não permite que todos os produtos sejam orgânicos o tempo todo ou a disponibilidade é limitada onde você mora e faz compras? Gaste o dinheiro extra em orgânicos quando estiver comprando produtos com maior probabilidade de conter níveis mais altos de pesticidas (os chamados "doze sujos" mencionados no quadro acima) e economize comprando produtos convencionais quando se tratar da "equipe limpa" (vegetais com menor probabilidade de contaminação). Ao comprar frutas e vegetais frescos, procure produtos da estação e cultivados localmente, o que tende a ser mais seguro, pois não são necessárias grandes quantidades de produtos químicos para preservá-los durante o transporte ou armazenamento. Produtos que não parecem perfeitos (tem manchas) também podem ser mais seguros, já que geralmente é a proteção química que mantém os alimentos bonitos. Na maioria dos casos, os produtos da estação e cultivados localmente são menos contaminados.

- Quer você compre produtos orgânicos ou convencionais, ainda precisa limpá-los bem quando chegar em casa para remover as bactérias, seja com um produto específico ou com água e sabão comum (ou até mesmo água corrente).

- Opte por laticínios, ovos, carnes e aves orgânicos. Vacas, porcos e galinhas criados em fazendas convencionais recebem muitos antibióticos e hormônios para se manter saudáveis ou produzir mais leite (e você provavelmente não quer que seus familiares recebam doses de nenhum deles). Portanto, se o orçamento permitir, opte por carnes e aves orgânicas (e alimentos para bebês feitos a partir delas), bem como ovos, iogurte e outros produtos lácteos orgânicos. E, embora o bebê ainda não coma carne, não é cedo demais para pensar no futuro. Considere comprar carne de gado alimentado a pasto, em vez da versão normal (menos saudável), de gado alimentado com milho, e limite a ingestão de gordura animal de sua família, porque a gordura é onde os produtos químicos (antibióticos, pesticidas e assim por diante) são armazenados. Remova a gordura da carne vermelha e a gordura e a pele das aves.

- Nunca sirva ao bebê laticínios, sucos ou cidra não pasteurizados. Eles podem conter bactérias perigosas que causam doenças com risco de vida em bebês e crianças de colo.

PERIGOS ALIMENTARES EM PERSPECTIVA

Embora faça sentido evitar produtos químicos sempre que puder, o medo de aditivos e produtos químicos pode limitar a variedade de alimentos que sua família come e interferir na boa nutrição. É importante lembrar que uma dieta bem balanceada e nutritiva, rica em grãos integrais, frutas e vegetais, não só fornecerá os nutrientes necessários para o crescimento e a boa saúde, como também ajudará a neutralizar os efeitos das toxinas no ambiente. Portanto, limite a ingestão de produtos químicos quando prático e acessível, mas não enlouqueça a si mesma e a sua família por isso.

- Seja seletiva em relação aos peixes. Procurando uma fonte saudável de nutrientes para a construção do cérebro do bebê? Pesquisas mostram que oferecer peixes regularmente pode aumentar o QI. Atenha-se apenas às variedades consideradas mais seguras, incluindo hadoque, pescada, escamudo, perca, peixes brancos, salmão selvagem, tilápia, linguado, truta, solha, camarão e escalopes. Ignore qualquer peixe com altos níveis de mercúrio, incluindo tubarão, peixe-espada, cavala e peixe-paleta. Pule também o atum fresco. Se o atum estiver no cardápio, prefira o enlatado light, que contém menos mercúrio que a albacora (atum branco), e limite a ingestão semanal a não mais que 30 g por cada 5 kg de peso corporal do bebê. Também fique longe de peixes de águas contaminadas (sejam oceanos ou lagos). Isso pode significar escolher salmão selvagem (já que salmão cultivado tende a conter maiores quantidades do contaminante químico bifenilpoliclorado), mas truta de cultivo (algumas trutas selvagens vêm de lagos contaminados). Se for pescar (ou for presenteada com peixes pescados com fins recreativos), certifique-se de que os peixes retirados dessas águas são seguros para crianças pequenas. Sempre que servir peixe ao bebê, retire a pele antes de cozinhar (uma vez que os contaminantes se acumulam na pele) e prefira assar, grelhar ou escaldar a fritar, a fim de que quaisquer produtos químicos escorram do peixe e possam ser descartados.

- A maioria das carnes defumadas ou curadas, como salsicha de cachorro-quente, mortadela e bacon, contém nitratos e outros produtos químicos, o que significa que raramente (ou nunca) devem ser servidas ao bebê. (O fato de serem ricas em sódio e gordura animal e provavelmente conterem várias partes não nomeadas do animal é mais uma razão para mantê-las fora do cardápio.) Idem para a maioria dos peixes defumados. Se comprar carnes processadas, procure as feitas com animais orgânicos ou alimentados a pasto, processadas sem nitratos e contendo menos sódio.

POR DENTRO DOS OGMS

Uma maçã que não fica escura depois de ser cortada pode parecer a melhor coisa desde o pão integral fatiado. Uma das maneiras pelas quais os produtores obtêm produtos que permanecem inalterados é o uso de OGMs, ou organismos geneticamente modificados. Nos alimentos transgênicos, o DNA é modificado para que uma cultura adquira características mais desejáveis, como permanecer fresca por mais tempo (ou ser capaz de prosperar com uma dieta constante de herbicidas e pesticidas). Hoje em dia, qualquer coisa, de milho a mamão, ameixa, batata, arroz, soja, abóbora e tomate, pode ser geneticamente modificada. No Brasil, o Decreto nº 4.680/2003 passou a exigir que os rótulos de alimentos e ingredientes alimentares destinados ao consumo humano (e animal) que contenham ou sejam produzidos a partir de organismos geneticamente modificados informem a existência de OGM em qualquer percentual.

Os alimentos geneticamente modificados são seguros para seu filho? A grande maioria dos cientistas (incluindo, entre outros, a Associação Médica Americana, a Organização Mundial da Saúde e a Academia Nacional de Ciências dos Estados Unidos) diz que esses avanços bio-tecnológicos são não apenas seguros, mas também podem tornar os alimentos mais nutritivos e as colheitas mais resistentes a insetos (reduzindo a necessidade de pesticidas) e toxinas. Apesar dessas garantias, e apesar de a engenharia genética ocorrer há décadas sem efeitos nocivos, os críticos dizem que há muitas perguntas não respondidas sobre como essas mudanças em nosso suprimento de alimentos afetarão nossa saúde.

Se está preocupada com os OGMs, verifique cuidadosamente os rótulos e opte por alimentos não modificados.

* Subtraia aditivos e dispense os processados. Opte por alimentos que estejam o mais próximo possível de seu estado natural e leia os ingredientes em busca de aditivos químicos que você não deve adicionar à dieta do bebê (incluindo cores, sabores e adoçantes artificiais e praticamente qualquer coisa que você não consiga pronunciar). Procure alimentos "reais" à medida que se tornam apropriados para a idade dele (frutas em vez de balas de fruta, suco natural em vez de suco de caixinha, queijo de verdade em vez de queijo processado).

Banindo insetos

Formigas. Baratas. Camundongos. Cupins. Embora os pesticidas químicos protejam a casa dessas pragas, eles também significam perigo para seu doce engatinhador. Uma armadilha para insetos pode irritar a pele (ou pior, se acabar na boca do bebê). Os pesticidas em spray ou gel podem se aninhar profundamente em tapetes e outros tecidos, liberando toxinas nocivas no ar. Então, como fazer com que os insetos desapareçam sem recorrer a produtos químicos hostis ao bebê? Experimente:

Táticas de bloqueio. Instale telas nas janelas e portas (e não deixe abertas janelas e portas que não tenham tela) e bloqueie ou feche os pontos de entrada de insetos e pragas.

Armadilhas pegajosas para insetos ou roedores. Sem depender de produtos químicos para matar, essas armadilhas prendem baratas em caixas fechadas, formigas em recipientes, moscas no antiquado papel pega-moscas e ratos em retângulos pegajosos. Como a pele humana pode grudar em sua superfície, as armadilhas devem ser mantidas fora do alcance das crianças ou instaladas depois que elas estiverem na cama à noite e retiradas antes de acordarem pela manhã. Do ponto de vista puramente humano, as armadilhas têm a desvantagem de prolongar a morte das vítimas.

Armadilhas com isca. Essas armadilhas contêm veneno, mas ele não libera vapores químicos e permanece dentro da armadilha, tornando mais difícil que o bebê o alcance. Mesmo assim, coloque as armadilhas fora do alcance de seu filho.

Armadilhas de caixa. Os mais sensíveis podem pegar roedores em caixas e soltá-los em campos ou matas distantes de áreas residenciais, embora isso nem sempre seja fácil. Como os roedores presos podem morder, as armadilhas devem ser mantidas fora do alcance das crianças ou usadas e cuidadosamente monitoradas quando as crianças não estiverem por perto.

BPA EM RECIPIENTES DE ALIMENTOS

O bisfenol A (BPA), um produto químico que pode ser tóxico para seres humanos e afetar negativamente o desenvolvimento do cérebro, é encontrado em muitos produtos de policarbonato. Nos Estados Unidos, a FDA não permite que mamadeiras e copos de treinamento contenham BPA por causa dos potenciais efeitos no cérebro, no comportamento e na próstata de bebês e crianças de colo. E a maioria dos brinquedos e mordedores infantis feitos de plástico são livres de BPA (verifique o rótulo para ter certeza). Mas alguns recipientes e copos de plástico que não são comercializados especificamente para crianças ainda podem conter BPA.

Como crianças são menos capazes de metabolizar ou absorver os produtos químicos em seu organismo, ainda estão crescendo e se desenvolvendo e bebem e comem muito em recipientes de plástico, elas podem ser mais vulneráveis à exposição ao BPA. É por isso que é aconselhável não comprar ou usar produtos com BPA. Como saber se um recipiente de plástico contém BPA? Basta procurar um número na parte inferior. Se for "7", provavelmente contém BPA. O número "1" na água mineral significa que a garrafa é feita de plástico polietileno e não contém BPA.

PROBLEMAS COM CHUMBO

Muitas casas construídas nos Estados Unidos antes de 1978 ainda contêm tintas com alta concentração de chumbo sob camadas de tintas mais recentes. À medida que a tinta racha ou lasca, partículas microscópicas contendo chumbo são liberadas. Essas partículas podem acabar na poeira doméstica e nas mãos, brinquedos e roupas de uma criança — e, é claro, na boca.

Nas Agências de Proteção Ambiental locais norte-americanas é possível obter informações sobre como testar a tinta de casa. Se o teste mostrar que há chumbo presente, ele precisa ser completamente removido por um profissional treinado em remoção de resíduos perigosos ou coberto com um selante aprovado.

Mas a tinta à base de chumbo não se esconde apenas nas paredes. Brinquedos antigos, alguns brinquedos importados e móveis também podem ser pintados com chumbo. Sempre que possível, mantenha-se atualizada sobre *recalls* de móveis e brinquedos.

O que há de tão perigoso no chumbo? Grandes doses podem causar danos cerebrais graves em crianças. Mesmo doses relativamente pequenas podem reduzir o QI, alterar as funções enzimáticas, retardar o crescimento, danificar os rins e causar problemas de aprendizado e comportamento e déficits de audição e atenção. A maioria dos médicos fará um teste de picada no dedo (ou no calcanhar) para detectar chumbo por volta dos 12 meses, mas você pode solicitar uma triagem mais cedo se morar em uma área de alto risco ou em um prédio anterior à década de 1960, se seu suprimento de água estiver contaminado, se um irmão do bebê, alguém que mora na mesma casa ou um companheiro de brincadeira for diagnosticado com níveis elevados de chumbo no sangue, se você ou outro adulto em sua casa tiver um trabalho ou hobby envolvendo exposição ao chumbo ou você morar perto de uma indústria que possa liberar chumbo no ar, no solo ou na água.

Se o teste mostrar que seu filho tem altos níveis de chumbo no sangue, pode ser útil consultar um especialista para tratar o problema. A terapia de quelação e o uso de suplementação de ferro e cálcio podem ser recomendados para remover o chumbo e evitar os danos que ele pode causar.

Uso seguro de pesticidas químicos. Praticamente todos os pesticidas químicos — incluindo o ácido bórico — são altamente tóxicos. Se você usá-los, não os espalhe (ou armazene) onde seu bebê possa alcançá-los ou em superfícies de preparação de alimentos. Sempre use a substância menos tóxica ou mais "verde" disponível para o trabalho. Se usar spray, mantenha seu filho fora de casa enquanto pulverizar e pelo restante do dia, se possível. Melhor ainda, mande pulverizar enquanto vocês dois estiverem fora. Ao retornar, abra todas as janelas por algumas horas para arejar a casa e limpe bem as bancadas e outras superfícies planas.

Capítulo 11
O sexto mês

O bebê demonstra mais personalidade atualmente, e uma personalidade toda própria. Socializar com a mãe, o pai e praticamente qualquer pessoa que passe pelo carrinho ou canguru ainda está no topo da lista de atividades favoritas, e os longos balbucios, pontuados por risadinhas e gritos, serão cada vez mais fascinantes — para você e para ele. Jogos de esconde-esconde o encantam, assim como sacudir um chocalho ou qualquer outra coisa que faça barulho. A paixão pela exploração continua e se estende ao seu rosto, que ele puxará como se fosse um brinquedo favorito (cabelo, joias e óculos não estarão a salvo daqueles dedinhos). Em algum momento deste mês, será hora de preparar o babador e a cadeira alta e oferecer a importante primeira porção de sólidos.

Alimentando o bebê: primeiros sólidos

É o momento que você estava esperando... ou em breve estará. Em algum momento entre os 4 e os 6 meses — com aval do pediatra —, o bebê estará pronto para cruzar uma nova fronteira alimentar: os sólidos. E você vai querer estar pronta para essa importante primeira refeição. Mas, enquanto se prepara (colher, confere! tigela, confere! babador, confere! celular para gravar tudo, confere!), lembre-se de que, por mais emocionantes que sejam essas mordidas de estreia, o bebê ainda não está pronto para se despedir do peito ou da mamadeira. Embora as primeiras refeições sejam divertidas e uma base importante para a vida inteira de alimentação que está por vir, elas servem mais para ganhar experiência que para acumular nutrientes. O leite materno ou fórmula continuará a atender à maioria das necessidades nutricionais do bebê até o fim do primeiro ano.

Primeiras refeições — e além

Preparar... apontar... respingo! *Timing* e senso de humor serão fundamentais quando você oferecer alimentos sólidos ao bebê. Aqui estão algumas regras que podem ajudar:

Escolha a hora certa. A hora "perfeita" do dia para alimentar o bebê é qualquer hora que funcione para vocês dois. Se estiver amamentando, tente oferecer sólidos quando sua produção de leite estiver mais baixa (provavelmente no fim da tarde ou início da noite). Em contrapartida, bebês que acordam com olhos brilhantes e ansiosos podem ficar felizes em provar sólidos no café da manhã. Sempre que oferecê-los, comece com leite materno (ou fórmula), depois sólidos. O leite materno ainda deve ser a principal fonte de alimento do bebê durante o primeiro ano. Comece com uma refeição ao dia, depois passe para duas (provavelmente uma refeição matinal e uma noturna) no próximo mês.

VISÃO GERAL DO BEBÊ: SEXTO MÊS

Dormindo. Quanto sono o bebê terá este mês? Os números não mudaram muito desde o mês passado: uma média de quinze horas, com dez ou onze horas à noite e três ou quatro horas durante o dia, divididas em duas ou três sonecas.

Comendo. O bebê ainda come quantidades semelhantes às do mês passado, embora sólidos possam ser adicionados este mês.

- Leite materno. Conte com uma média de cinco a seis mamadas por dia, embora alguns bebês mamem muito mais que isso. O bebê estará ingerindo algo entre 710 e 1.100 ml de leite materno ao dia.
- Fórmula. Você oferecerá a mamadeira quatro ou cinco vezes ao dia, com cerca de 180 a 240 ml de fórmula por mamadeira, em um total de 710 a 950 ml de fórmula ao dia.
- Sólidos. Se introduzir os sólidos este mês, você começará com pouco: uma colher de sopa de cereal infantil (misturado a uma pequena quantidade de leite materno ou fórmula, apenas o suficiente para obter uma consistência pastosa) duas vezes ao dia ou o equivalente em frutas e legumes (também uma pequena quantidade diluída para começar). Sacie o apetite, mas espere que a quantidade que o bebê ingere aumente gradualmente, até quatro colheres de sopa por refeição, à medida que ele se acostuma com os sólidos e expressa ânsia por mais.

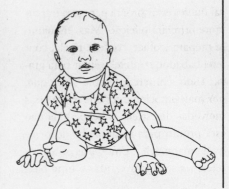

Brincando. O bebê está começando a se sentar sozinho? Essa nova posição dará a seu fofinho uma perspectiva totalmente nova ao brincar. As melhores apostas deste mês incluem brinquedos de ação e reação (como os que acendem ou tocam música), brinquedos que incentivam a engatinhar (carros, trens ou bolas), livros ilustrados que um bebê possa olhar sozinho ou em seu colo, brinquedos joão-teimoso (que se endireitam quando tombados), brinquedos educativos, centros de atividades e qualquer coisa que o bebê possa colocar na boca com segurança (brinquedos de dentição ou blocos macios).

Monitore o humor do bebê. Por mais difíceis que essas primeiras refeições possam ser para você, elas são um desafio ainda maior para seu filho. Portanto, tenha em mente que um bebê que está animado e alerta tem mais probabilidade de aceitar a colher e um bebê que está irritado ou com sono pode querer apenas o peito (ou a mamadeira). Se o bebê estiver muito agitado, seja flexível: você pode pular os sólidos nessa refeição e experimentá-los na próxima.

Não se apresse. Comer nunca é rápido quando se trata de bebês — você ficará surpresa com o tempo necessário para colocar uma colherada naquela boquinha (e finalmente fazer com que a comida seja engolida). Dê a você e ao bebê bastante tempo para as refeições, e tenha muita paciência. Você vai precisar.

Sente-se direito. Segurar um bebê se contorcendo no colo enquanto tenta depositar uma substância desconhecida em uma boquinha pouco receptiva é um roteiro perfeito para o desastre. Antes da primeira colherada real, deixe o bebê praticar sentado na cadeira alta ou na cadeirinha de alimentação por alguns dias, ajustando a altura da bandeja ou do assento para que ele encaixe perfeitamente. E não se esqueça de como sua minhoquinha adorada pode se contorcer toda: sempre aperte as alças de segurança, incluindo a que vai ao redor da virilha. Se o bebê não conseguir se sentar na cadeira ou assento, provavelmente é uma boa ideia adiar os sólidos um pouco mais.

Prepare-se. Ignore a colher de prata que a tia Marlene enviou. Um modelo de silicone, plástico ou plástico de milho e uma tigela pequena e macia são muito mais gentis com gengivas sensíveis. Tenha várias à mão durante as refeições (uma para você, uma para o bebê e uma de reserva quando uma das duas cair no chão), a fim de fomentar o senso de independência do bebê e evitar disputas de poder (sim, elas ocorrem mesmo nessa idade). Para você, escolha uma de cabo comprido, mais fácil de manobrar (experimente uma tigela mais funda e uma mais rasa para ver qual é mais fácil de usar). Para o bebê, um cabo curto e curvo será mais fácil para os dedos minúsculos e evitará cutucadas autoinfligidas nos olhos. E, já que está se preparando, não se esqueça de colocar um babador (no bebê; o seu é opcional). Um conselho: habitue o bebê ao babador desde o início ou enfrentará grande resistência mais tarde. Ele pode ser feito de plástico macio, algodão ou papel, desde que seja grande o suficiente para cobrir o peito e a barriga. Considere também deixar o bebê só de fralda nas primeiras refeições, se a temperatura do cômodo permitir, a menos que ele não goste de ficar sem roupa.

Faça algumas apresentações. Antes mesmo de tentar levar a colher à boca, coloque um pouco de comida na mesa ou na bandeja da cadeira alta e dê ao bebê a chance de examiná-la, esmagá-la, amassá-la, esfregá-la e talvez até prová-la. Dessa forma, quando você se aproximar com a colher, o que estará oferecendo não será totalmente desconhecido.

Vá devagar. Para alguém que acabou de ser apresentado ao conceito de alimentação com colher — e não está familiarizado com texturas e sabores além de líquido e leitoso —, os sólidos podem ser um choque. Então vá devagar. Comece colocando suavemente um quarto de colher de chá de comida na ponta da língua do bebê. Se ela for

engolida, coloque o próximo quarto de colher de chá um pouco mais para trás. No início, espere que saia quase tanta comida quanto entra. Em pouco tempo, seu filhote pegará o jeito de comer com colher — e abrir bem a boquinha.

Conte com a rejeição. Mesmo gostos suaves podem ser um gosto adquirido para quem começou a ingerir sólidos. Os bebês podem rejeitar um novo alimento várias vezes antes de decidirem gostar dele. Portanto, não empurre quando o bebê recusar o que a colher está entregando, mas tente novamente outro dia.

Incentive a imitação. O que seu macaquinho vê, ele pode estar mais propenso a fazer. É um velho truque dos pais, mas funciona: abra bem a boca e finja comer um pouco do que está na colher — sem se esquecer de estalar os lábios e elogiar entusiasticamente seu falso bocado ("Hum, que delícia!").

Saiba quando parar. Saber quando parar de alimentar é tão importante quanto saber quando começar. Uma cabeça virada ou boca fechada com firmeza são sinais certos de que o bebê já terminou a refeição. Forçá-lo a comer é sempre uma causa perdida — e pode causar futuras brigas alimentares.

ALIMENTANDO O BEBÊ COM SEGURANÇA

Alimentar o bebê não é somente uma questão de oferecer alimentos saudáveis. Também é uma questão de se assegurar de que os alimentos que você comprar, preparar e servir a seu filho sejam o mais seguros possível. Felizmente, com apenas algumas precauções e muito bom senso, você estará garantida no quesito segurança alimentar — agora e conforme o cardápio do bebê se expande.

- Sempre lave as mãos com sabonete e água antes de alimentar o bebê. Se tocar em carne vermelha, aves, peixes ou ovos crus (todos contendo bactérias) durante a refeição, lave as mãos novamente. Obviamente, lave-as também se assoar o nariz ou tocar sua boca.
- Guarde cereais infantis e vidrinhos e saquinhos não abertos de papinha em um local seco e fresco, longe dos extremos de calor (sobre o fogão) e frio (em um porão sem aquecimento).
- Limpe a tampa dos vidros ou os saquinhos de papinha com um pano limpo ou lave sob a torneira para remover o pó antes de abrir.
- Assegure-se de que as tampas de segurança estejam lacradas antes de abrir o vidro de papinha. Ao abrir, preste atenção ao pequeno estalo para se assegurar de que a vedação estava intacta. Jogue fora ou devolva à loja qualquer vidro cujo lacre esteja levantado ou não tenha estalado ao abrir. Assegure--se de que a tampa de um saquinho de papinha esteja selada antes de abri-lo pela primeira vez.
- Sempre que usar um abridor de latas, cuide para que esteja limpo. Quando não conseguir limpá-lo ou ele parecer enferrujado, está na hora de comprar um novo.
- Remova uma porção de cada vez do vidro de papinha, usando uma colher limpa, ou esprema algumas colheradas do saquinho (não deixe o bebê sugar o saquinho se você quiser guardar o que sobrou da papinha). Se o bebê quiser mais, use uma colher limpa para retirar outra porção do vidro ou aperte o saquinho novamente. Não alimente o bebê diretamente do vidro, a menos que seja a última porção, e não guarde o conteúdo de uma tigela da qual o bebê já comeu para a refeição seguinte, já que enzimas e bactérias da saliva dele farão com que a papinha estrague rapidamente. Se estiver usando saquinhos, assegure-se de que o topo não toque uma colher já usada quando você estiver espremendo a papinha.
- Depois de retirar uma porção do vidro ou saquinho, feche a tampa e refrigere até a próxima refeição. Se sucos e frutas não forem consumidos em três dias e todo o restante em dois dias, jogue fora. Não consegue controlar a data de abertura? Comece a etiquetar.
- Tente misturar apenas uma porção de cereal de cada vez (preparar cereal é rápido e fácil, então não há necessidade de fazer isso com antecedência), mas, se misturou mais do que o bebê conseguiu comer (presumindo-se que não tenha mergulhado na mistura uma colher que esteve na boquinha dele), é possível guardar na geladeira por algumas horas (mais que isso e a mistura ficará espessa ou seca).

- Não é necessário aquecer a comida do bebê (ele não se importará se a papinha estiver fria ou em temperatura ambiente), e essa é uma etapa extra que você pode pular. Mas, se quiser fazer isso, aqueça somente o suficiente para uma refeição e descarte qualquer porção aquecida que não for consumida. Você pode colocar a papinha em um prato resistente ao calor e aquecer em banho-maria ou mergulhar o saquinho de papinha em água quente (mas, se aquecer o saquinho todo, terá que jogar fora qualquer porção não consumida). Menos idealmente, você pode usar o micro-ondas, mantendo estas importantes advertências em mente: primeiro, certifique-se de que o prato seja seguro para uso em micro-ondas. Segundo, aqueça por apenas cinco segundos, mexa e teste a temperatura no punho. Se a papinha ainda estiver fria, aqueça por mais cinco segundos, mexa e teste novamente, repetindo esse padrão até que esteja morna. Lembre-se de que, embora o recipiente possa estar frio, o conteúdo continuará esquentando por alguns minutos depois que você o retirar do micro-ondas, e pode estar quente o suficiente para queimar a boca do bebê.
- Ao preparar alimentos frescos, certifique-se de que os utensílios e as superfícies de trabalho estejam limpos. Mantenha frios os alimentos frios e quentes os alimentos quentes. Não mantenha alimentos abertos à temperatura ambiente por mais de uma hora. Consulte a p. 521 para obter dicas sobre como armazenar papinha caseira.
- Cozinhe bem os ovos antes de servir. Ovos crus ou malcozidos podem abrigar salmonela. (Para ficar ainda mais segura, você pode usar ovos pasteurizados.)
- Certifique-se de que todos os sucos, leites, queijos e outros produtos lácteos que servir ao bebê sejam pasteurizados (nunca "crus"), a fim de prevenir infecções bacterianas.
- Ao provar durante a preparação de alimentos, use uma colher limpa toda vez que provar ou lave a colher entre as degustações.
- Se não souber o quanto um alimento é fresco, jogue fora.
- Quando estiver fora de casa, leve vidrinhos, saquinhos ou quaisquer recipientes já abertos de papinha que precisem de refrigeração em uma bolsa térmica com gelo ou bolsa de gelo, se for demorar mais de uma hora para servir. Quando a comida já não estiver fria ao toque, você terá que jogá-la fora. Melhor ainda, leve embalagens fechadas que não precisem de refrigeração (mas tome cuidado para nunca as armazenar em temperaturas extremas, como em um carro quente).

Primeiros alimentos — e além

Está na hora do papá, bebê! Embora todo mundo concorde que o primeiro líquido a ser oferecido ao bebê deve ser o leite materno, não há consenso sobre o primeiro sólido. Devem ser flocos integrais de aveia ou flocos integrais de arroz? Talvez seja melhor começar com vegetais. Ou frutas. Algo óbvio (como batata-doce) ou menos convencional (como abacate)? Embora não haja resposta certa, alguns são melhores que outros, por isso é sempre bom pedir ao médico para recomendar o primeiro alimento.

Não importando o que esteja no cardápio, a textura dos primeiros sólidos oferecidos com colher deve ser suave e estar praticamente pingando da colher (alimentos coados, em forma de purê, bem amassados ou diluídos com leite materno ou fórmula, conforme necessário) — a menos que você opte por oferecer sólidos através do método de desmame conduzido pelo bebê (p. 519). À medida que seu pequeno gourmand ficar mais experiente, reduza gradualmente a quantidade de líquido, depois engrosse ligeiramente a textura e, em seguida, acrescente pedacinhos. Aqui estão algumas boas escolhas alimentares:

Vegetais. Os vegetais são os alimentos mais nutritivos e os com menor probabilidade de desencadear alergias. Comece com opções mais suaves de amarelo ou laranja, como batata-doce, abóbora e cenoura, antes de passar para ervilha e vagem, que têm sabores um pouco mais fortes. Se o bebê rejeitar, tente novamente amanhã, no dia seguinte e no próximo. Alguns bebês precisam ser apresentados a um novo alimento quatro, cinco ou mais vezes antes de aceitá-lo, então a perseverança é fundamental.

Frutas. As primeiras deliciosas e digeríveis frutas incluem abacate maduro amassado ou em forma de purê (ele é cremoso, gostoso e cheio de gorduras saudáveis), bananas bem amassadas ou purê de maçã, pêssego ou pera.

Cereais. Se começar com cereais, escolha grãos integrais enriquecidos com ferro, como aveia integral ou cevada integral. Se escolher cereal de arroz, fique com o arroz integral por causa dos nutrientes, mas limite a quantidade por causa dos níveis naturalmente altos de arsênico. Para preparar, misture uma pequena quantidade de cereal com fórmula, leite materno ou água para criar uma "sopinha" cremosa. Não adoce com coisas como banana amassada, purê de maçã ou suco — primeiro, porque é melhor introduzir apenas um alimento de cada vez, e segundo, porque é melhor que o bebê adquira o gosto pelo alimento simples antes de ser apresentado ao alimento adoçado.

Expandindo o repertório do bebê

Quando o bebê já estiver aceitando bem esses primeiros alimentos, você pode expandir o cardápio. Mas lembre-se das seguintes dicas:

Um de cada vez... e devagar. A maioria dos médicos recomenda a política de um de cada vez ao introduzir novos alimentos. Portanto, a menos que o pediatra tenha sugerido um curso de ação diferente, sirva os novos alimentos sozinhos ou misturados a alimentos que já foram aceitos. Ofereça um item por três a cinco dias antes de apresentar outro. Dessa forma, se seu filhote der sinais de alergia ou sensibilidade (gases excessivos, diarreia, muco nas fezes, vômito, erupção cutânea grave no rosto, principalmente ao redor da boca, nariz escorrendo, olhos lacrimejantes ou chiado no peito que não parece estar associado à vigília em uma noite fria ou mau humor diurno), você poderá descobrir qual alimento a desencadeou. Nenhuma reação adversa? Mantenha o item no cardápio e passe para o próximo.

Se acha que o bebê pode ser sensível a algo que você serviu, espere cerca de uma semana antes de oferecer o alimento novamente (se a reação foi grave, consulte o médico antes de fazer isso). Se obtiver reações semelhantes duas ou três vezes seguidas, provavelmente há sensibilidade. Elimine o alimento da dieta por vários meses e tente novamente quando o pediatra der sinal verde. Se o bebê parecer reagir a quase todos os novos alimentos ou houver histórico de alergias na família, consulte o médico.

Mantenha as escolhas alimentares simples... e separadas. Pronta para servir um cardápio mais complexo? Vá em frente, mas mantenha os alimentos separados, a fim de que o bebê possa provar cada sabor individualmente (bata ervilhas junto com as cenouras e o bebê jamais conhecerá a alegria de comer ervilhas). Depois que os alimentos individuais tiverem sido saboreados, sinta-se livre para misturá-los. Crie sua própria e saborosa mistura com sabores favoritos ou tente papinhas em vidros ou saquinhos, mas leia os rótulos para saber se elas não contêm ingredientes para os quais seu bebê ainda não está pronto (como açúcar ou sal).

Confira a lista de proibições. Embora os médicos costumem recomendar que certos alimentos só sejam introduzidos depois do primeiro aniversário, a fim de reduzir o risco de alergia, pesquisas demonstram que, na verdade, introduzir alimentos altamente alergênicos mais cedo pode prevenir alergias. Monte com seu médico uma lista de alimentos permitidos e proibidos. A maioria dos pediatras dá luz verde para trigo, ovos, chocolate, laticínios, frutas cítricas, tomate, morango, amendoim e oleaginosas aos 6 meses, ao passo que alguns preferem retardar a introdução de alguns deles. Definitivamente fora do cardápio no primeiro ano estão produtos inseguros como mel (veja o quadro a seguir); alimentos que apresentam risco de asfixia, como oleaginosas, frutas cristalizadas e manteiga de amendoim com pedaços (p. 589) e leite de vaca (p. 592).

SEM MEL PARA SEU DOCINHO

O mel pode ser doce, mas não quando se trata do seu docinho. O mel (ou alimentos feitos com mel) precisa ficar fora do cardápio no primeiro ano porque pode conter esporos de *Clostridium botulinum*, uma bactéria que é inofensiva para adultos, mas pode causar botulismo em bebês. Essa doença grave, embora raramente fatal, pode causar constipação, falta de forças para sugar, falta de apetite e letargia, e pode até mesmo levar à pneumonia e à desidratação.

O que você pode estar se perguntando

Como fazer com que o bebê durma a noite inteira

"Minha bebê não dorme se não mamar — e então acorda duas vezes por noite e não volta a dormir sem mamar novamente ou ser embalada. Quando é que eu vou conseguir dormir?"

Caminhar como um zumbi da cama até o berço da bebê e de volta, noite após noite, é extremamente cansativo. Mas eis a questão: o problema não é ela acordar durante a noite. Mesmo bebês que dormem bem (durante toda a noite) acordam várias vezes. Todo mundo acorda. Mas uma vida inteira de sono de qualidade para sua bebê dependerá de ela aprender como dormir e voltar a adormecer sozinha, sem sua ajuda. Se você está pronta para renunciar a sua posição como João Pestana e a bebê está pronta (embora ainda não saiba) para desistir das mamadas noturnas e da ajudinha para voltar a dormir, essa é uma boa hora para ensiná-la a dormir sozinha, a fim de que vocês duas possam se livrar das sessões noturnas e dormir a noite inteira. (Em contrapartida, se você quer continuar respondendo aos chamados da bebê ou se opõe, por princípio, a ensiná-la a dormir sozinha, não há necessidade de parar. Saiba mais na p. 485.)

Antes de ensiná-la a dormir sozinha (no chamado treinamento de sono), você precisará dar uma olhada nos hábitos da bebê e verificar se ela está cochilando muito ou pouco durante o dia (p. 445). Outro passo importante será cortar as mamadas do meio da noite (p. 376). E, se a bebê estiver adormecendo ao mamar no peito ou na mamadeira, estabeleça uma rotina de dormir (p. 488) que coloque a alimentação antes do banho e de outros rituais e bem antes do horário em que ela realmente precisa dormir. Dessa forma, você poderá colocá-la no berço ainda acordada, o que a ajudará a iniciar o processo de aprender a adormecer sozinha, em vez de depender de sua muleta atual, a amamentação.

PARA MAIS HORAS DE SONO, TENTE A CONSISTÊNCIA

O ntem você resistiu a vinte minutos de choro, mas hoje está exausta depois de duas horas. É compreensível — você é humana, e uma humana privada de sono —, mas, infelizmente, a inconsistência não a levará a lugar nenhum quando se trata de ensinar a dormir. Portanto, dê à estratégia uma chance de funcionar antes de concluir que não funciona. Se você não insistir por tempo suficiente para notar a diferença, nunca saberá se o que fracassou foi o método ou sua implementação. Insista de modo consistente por duas semanas antes de desistir completamente.

Infelizmente, ensiná-la a dormir sozinha envolverá algumas lágrimas (provavelmente dos dois lados do berço) e certa disciplina. Mas a verdade é que, para pais desesperados e determinados a terem uma boa noite de sono, deixar um bebê mais velho (de 5 ou 6 meses) chorar até dormir quase sempre

funciona. Eis o porquê: aos 6 meses, os bebês já sabem que chorar resulta em ser pego no colo, embalado, alimentado ou, com sorte, todos os três, e essa é uma boa motivação para continuar chorando. Mas, quando recebem a mensagem de que a mamãe e o papai não estão comprando aquilo que eles estão vendendo, a maioria desiste da tática de chorar, geralmente em três ou quatro noites.

Se você se sente confortável para experimentar o método do choro (e nem todo mundo se sente, então não se sinta obrigada a tentar se não parecer certo para você e seu bebê), há duas coisas que deve saber. Primeira, não é tão difícil quanto parece, e você pode (e definitivamente deve) adequar o tempo que deixará a bebê chorar a seu nível pessoal de conforto. Alguns pais ficam bem deixando os filhos chorarem por um período determinado, enquanto outros se sentem mais confortáveis sem horários prescritos e preferem decidir o momento de reconfortar o bebê com base em seus instintos, e não no relógio.

Segunda, a abordagem de deixar chorar definitivamente é mais difícil para você que para a bebê. Eis algo que você deve lembrar (especialmente quando estiver sentada do lado de fora da porta do quarto dela, sentindo-se a pior mãe do mundo): alguns minutos (e mesmo mais) de choramingos, agitação ou choro não vão prejudicá-la no curto ou no longo prazo, e definitivamente não por toda a vida. E, no fim das contas, você estará fazendo um favor a sua filha ao ensiná-la a dormir (e voltar a dormir) sozinha, uma habilidade da qual ela precisará durante toda a vida.

Pronta para o treinamento do sono? Aqui está o que você deve fazer:

- Fique atenta às dicas de sonolência. Esfregar os olhos ou ficar mal-humorada em determinados horários, por exemplo, ajudarão você a saber quando a bebê está cansada. Antecipar o horário natural de adormecer tanto na hora da soneca quanto na hora de dormir permitirá que você a coloque no clima antes que ela fique cansada demais. Estar ciente dessas dicas é um passo crucial no processo, já que bebês cansados — aqueles que pulam as sonecas, tiram somente sonecas breves ou não dormem o suficiente à noite — têm mais dificuldade para se preparar para as sonecas diárias e para a hora de ir para a cama à noite. E são mais propensos a dormir de modo irregular e acordar de madrugada, minando seus esforços de treinamento.
- Inicie as rotinas da hora da soneca e da hora de dormir. Na hora de dormir, estabeleça uma rotina calma e tranquila de (aproximadamente) trinta a quarenta e cinco minutos que inclua um banho morno, massagem e a última mamada antes de colocar a bebê no berço (p. 488). Embora você não deva seguir a mesma rotina de trinta minutos na hora da soneca, uma versão resumida (um livro, uma canção de ninar e um carinho ou massagem breve, por exemplo) durante o dia sinalizará para sua filhota que está na hora da soneca. A coisa mais importante a lembrar sobre essas rotinas? Seja consistente (e persistente) em relação a elas.

OBSERVE SEU TEMPO DE RESPOSTA

Deixar o bebê chorar até dormir não é seu *modus operandi* (ou não está em seu DNA)? Mesmo assim, tente não correr para o lado do bebê ao primeiro choramingo. Os bebês fazem todo tipo de ruído — incluindo choro — ou até acordam momentaneamente durante a fase leve do sono, mas voltam a dormir sozinhos. Outros choramingam regularmente (e brevemente) antes de dormir (ou durante os despertares noturnos) como forma de se confortarem. Se você for correndo até ele, pode estar acordando seu bebê prestes a cochilar, e isso não é do interesse de ninguém. Então, a menos que haja um lamento real vindo do berço, espere alguns minutos para ver se seu pequeno sonhador volta sozinho para a terra dos sonhos.

- Escolha o local certo para dormir. Deite a bebê no berço ou em outro ambiente propício para um sono prolongado. À noite, o berço é o lugar mais óbvio, mas adquira o hábito de colocá-la no berço (ou berço portátil) também durante os cochilos diurnos. Há muitas razões pelas quais a bebê não deve adquirir o hábito de dormir no carrinho ou cadeirinha de balanço para tirar uma soneca — e com certeza não para dormir.

- Coloque a bebê no berço quando ela ainda estiver acordada. Lembre-se, o objetivo principal é fazer com que sua filha adormeça sozinha. Se você a embalar ou amamentar para dormir e depois a transferir do colo para o berço quando ela já estiver cochilando, a lição não será aprendida. Sem mencionar que ela associará adormecer a ser embalada ou amamentada, e esses hábitos de associação serão difíceis de quebrar. O treinamento do sono que você está fazendo permitirá que ela forme novas associações, que lhe darão as ferramentas para dormir sem sua ajuda.

- Espere pelo choro. Você pode esperar algum alvoroço e — como você já sabia — choro. E é aqui que você toma a decisão de permanecer disciplinada e continuar com o treinamento do sono ou escolhe um caminho diferente. Se você quer ensinar a dormir, haverá choro. Há diferentes maneiras de responder a ele (veja a seguir), mas, se você acha que não há como ficar parada nem por um momento enquanto sua bebezinha chora, en-

tão esse treinamento não é para você (veja o quadro da página ao lado).

- Responda... ou não. Agora que a bebê está chorando, há algumas maneiras de responder. Certos especialistas sugerem que você a deixe chorar até que ela se canse e adormeça de exaustão. Outros sugerem que você estabeleça um limite de tempo — cinco minutos completos (parecerá muito mais), por exemplo — antes de ir até ela. Ou você pode seguir seus instintos, em vez do relógio (talvez eles lhe digam para responder após dois minutos, e não cinco). Quando for até ela, repita a rotina original: tapinhas rápidos nas costas, um boa-noite gentil, uma frase que a faça lembrar que é hora de dormir. Substitua a chupeta (se a bebê usar) e saia do quarto. Pode ser melhor o pai entrar nesse momento, se a mãe estiver associada a alimentação e conforto.

Outra variação do mesmo conceito, que funciona melhor para bebês mais velhos e é mais confortável para alguns pais, é reconfortar a bebê de uma cadeira perto do berço até que ela adormeça (sem pegá-lo no colo). Afaste a cadeira um pouco mais a cada noite, até chegar à porta. Finalmente, saia pela porta — nesse ponto, a bebê deve conseguir dormir sem você estar presente. Tenha em mente, no entanto, que, para alguns bebês, os pais só ficam longe da mente se estiverem longe dos olhos — nesse caso, essa abordagem definitivamente não funcionará.

AGITADO... E VOMITANDO

Você se comprometeu com o treinamento do sono e está preparada para o choro que vem com ele. Mas o que acontece quando aquilo que começa com choro acaba em vômito? É verdade que um pequeno número de bebês fica tão agitado ao chorar por muito tempo que acaba vomitando. Claramente, o vômito induzido pelo choro é uma preocupação de lavanderia (e um caso para capas de colchão impermeáveis), mas, felizmente, não é uma preocupação de saúde. Então o que fazer? Você pode manter o plano (aproximando-se para limpar a cama e o bebê, é claro) por três ou quatro dias para ver se o vômito passa, o que geralmente acontece. Se não acontecer (ou você não estiver disposta a lidar com essa bagunça à meia-noite), você pode suspender os esforços de treinamento por algumas semanas e então tentar novamente, para ver se o vômito retorna. Também pode analisar se alimentar o bebê muito perto da hora de dormir está causando o problema. Tente mudar a rotina da hora de dormir para que o peito ou a mamadeira (ou qualquer lanche) venha no início, e não no fim. E, claro, para descartar quaisquer preocupações médicas, consulte o médico se o vômito continuar.

DORMINDO A NOITE INTEIRA... JUNTOS

Não sente necessidade de impor a agenda do sono independente tão cedo ou desistir das mamadas noturnas? Não é fã de deixar o bebê chorar, mesmo que só um pouco? Prefere ter seu pacotinho precioso convenientemente a seu lado, em vez de ter que se arrastar para fora da cama a fim de confortá-lo? Acredita que a felicidade (no meio da noite) é um bebê quentinho? Outra estratégia para fazer o bebê dormir a noite toda (ao menos no curto prazo) é sem dúvida a mais fácil: dormir com ele. Quais são as outras vantagens para você e para o bebê? Os proponentes dizem que essa é a melhor maneira de promover associações positivas com o sono e desencorajar as negativas. A presença dos pais — seu toque, seu cheiro e os sons que produzem — passa aos bebês a mensagem tranquilizadora de que adormecer ou voltar a dormir é seguro. Em vez de temê-los, diz a teoria, os bebês que compartilham a cama dos pais dão boas-vindas ao sono e à escuridão.

Compartilhar a cama com o bebê não significa desistir totalmente da ideia de sono independente (em algum momento, todas as crianças aprendem a dormir sozinhas, e algumas o fazem voluntariamente aos 3 anos), apenas adiar até que você e ele se sintam prontos para isso. Tenha em mente, no entanto, que algumas crianças que compartilham a cama dos pais têm mais dificuldade para se afastar da companhia noturna que outras. Lembre-se também de que é sempre melhor que ambos os pais estejam na cama — que pode começar a ficar lotada quando o pequeno já não for tão pequeno (ou tiver um sono inquieto).

Embora haja muitos aspectos positivos em dormir com o bebê, também pode haver riscos se você não seguir as regras de compartilhamento seguro da cama: tenha um colchão firme, mantenha edredons e travesseiros longe do bebê, certifique-se de não haver rachaduras ou fendas nas quais o bebê possa ficar preso (como entre o colchão e a parede ou o colchão e a cabeceira), nunca fume na (ou perto da) cama e nunca compartilhe a cama com o bebê depois de beber ou tomar sedativos. Para saber mais, consulte a p. 382.

• E repita. Repita o processo que você escolheu enquanto a bebê chorar, estendendo o tempo no qual a deixa sozinha cinco minutos de cada vez (ou quanto seus instintos mandarem), até que ela adormeça. Estique o tempo que ela passa sozinha por mais alguns minutos na segunda noite e depois na terceira. Tenha em mente que o treinamento na hora da soneca terá que ser ligeiramente modificado, pois, se ela chorar por trinta minutos, a hora da soneca já terá passado. Considere um limite total de dez ou quinze minutos de choro (e resposta) antes de desistir completamente da soneca ou usar outro meio de fazê-la dormir. A boa notícia é que, ao fim da primeira semana de treinamento de sono noturno, as sonecas devem ser mais tranquilas, pois sua filha entenderá que, quando for colocada no berço, é hora de dormir.

• Colha a recompensa. Você provavelmente descobrirá que os acessos de choro diminuem constantemente ao longo de três noites e — rufar de tambores, por favor — praticamente desaparecem em algum momento entre a quarta e a sétima noite, talvez substituídos por um pouco de agitação ou uma breve explosão de lágrimas. O próximo som que você provavelmente ouvirá será... nenhum, exceto talvez um ressonar feliz. Claro, haverá muitas noites, mesmo após o período inicial de treinamento, nas quais a bebê fará barulho (talvez alto) ou chorará (ainda mais alto) num primeiro momento, mas dê uma chance a ela. Quando aprender a se acalmar para dormir todas as noites (e quase todos os bebês fazem isso com o tempo) — chupando o dedo ou a chupeta, balançando-se, virando a cabeça, mudando de posição ou mesmo choramingando —, ela será capaz de ir para a terra dos sonhos sozinha na hora de dormir e voltar para a terra dos sonhos sozinha quando acordar durante a noite. E a Missão Sono terá sido cumprida.

Isso significa que você nunca mais enfrentará uma noite de sono interrompido? Pode ser... talvez não. Pode haver ocasiões, mesmo depois de seu amorzinho ter começado a dormir a noite toda,

em que ela fará barulho. Seja um caso de regressão do sono (comum quando o bebê está ocupado tentando dominar uma nova habilidade; veja a p. 570) ou apenas uma dor temporária por causa da dentição, evite voltar às velhas rotinas de embalar ou amamentar, o que prejudicará todo o trabalho duro que vocês duas fizeram. Em vez disso, seguir a estratégia consistente que a ajudou a treinar a bebê para dormir sozinha ajudará a aliviar esse problema durante a noite.

É TUDO UMA QUESTÃO DE *TIMING*

Uma grande mudança ou estresse de cada vez na vida do bebê é mais que suficiente. Se ele já está lidando com um — dentição, a mãe voltando a trabalhar, nova babá, crise de nariz entupido ou infecção no ouvido —, espere até as coisas se acalmarem antes de iniciar qualquer treinamento de sono. Também faz sentido esperar se você estiver planejando uma viagem em família no futuro próximo (é quase certo que viajar atrapalhará seus esforços).

Tenha em mente que mesmo bebês que dormem a noite toda podem voltar a acordar em momentos de estresse ou após mudanças de horários (durante uma viagem ou temporada de férias movimentada). O despertar noturno também pode recomeçar quando o bebê passar por marcos importantes de seu desenvolvimento — como aprender a engatinhar ou andar —, uma vez que a compulsão de praticar a nova habilidade pode interferir temporariamente no sono. Uma atualização do treinamento do sono pode ser tudo de que seu filho precisa para voltar a dormir como de costume.

O que os vizinhos vão pensar?

"Moramos em apartamento e o quarto da bebê divide uma parede com o apartamento ao lado. Gostaríamos de fazer o treinamento do sono, mas, honestamente, temos medo do que os vizinhos vão pensar sobre a deixarmos chorar."

Se já é difícil para você ouvir a bebê chorar no meio da noite, imagine para os vizinhos. Se você mora em apartamento ou está de alguma forma ao alcance da voz das pessoas ao lado, deixar sua filha chorar por qualquer quantidade de tempo durante a noite pode parecer decididamente pouco amistoso. Veja como ensinar sua bebê a dormir sem transformar os vizinhos em inimigos:

- Avise. Deixe os vizinhos saberem o que está para acontecer com antecedência (em vez de às três da manhã, quando eles ligarem para reclamar). Conte seu plano de ensinar a bebê a dormir a noite inteira deixando-a chorar por curtos períodos todas as noites e diga quanto tempo você acha que o treinamento vai durar (com sorte, não mais que uma semana).

- Peça desculpas antecipadamente e, se isso não funcionar, compre o perdão. É provável que eles não fiquem muito entusiasmados com a perspectiva de ter seu sono interrompido (afinal, sono interrompido é parte da vida para vocês, como novos pais, não para eles). Vizinhos com filhos (que já andaram de um lado para o outro embalando bebês chorando) podem ser empáticos e até oferecer sugestões para lidar com o problema. Outros podem ser menos compreensivos, e quem vai culpá-los? As desculpas podem ser aceitas mais graciosamente se acompanhadas de uma pequena oferenda (uma garrafa de vinho, uma cesta de frutas e queijos, uma caixa de chocolates — ou, em casos difíceis, todos os três). Se seus vizinhos tiverem senso de humor (tomara que tenham), você pode oferecer tampões ou protetores de ouvido.

- Feche as janelas. Certifique-se de que o choro da bebê não possa sair por uma janela aberta e descer a rua.

- Tome algumas medidas para abafar o som. Pendure cobertores na parede do quarto da bebê ou em qualquer janela adjacente ao vizinho. Se possível, coloque o berço em um quarto com carpete ou um tapete embaixo dele para isolar melhor o som.

- Não se sinta muito mal. Certa quantidade de barulho faz parte da vida em apartamento ou casas geminadas. É provável que você tenha aguentado sua cota de cães latindo, portas batendo, passos à meia-noite, música estridente e aspiradores de pó de madrugada. Um bom vizinho (como espero que sejam os seus) será igualmente tolerante com sua bebê chorando.

Uma rotina de dormir

"Gostaríamos de dar ao bebê uma rotina para dormir, mas não sabemos como fazer isso."

Esteja você dormindo com o bebê na mesma cama ou o ensinando a dormir sozinho, toda boa noite de sono começa com uma boa rotina de dormir. Uma sequência previsível e reconfortante de atividades noturnas quando está quase na hora de dormir dará ao bebê um aviso de que é hora de desacelerar, levando-o suavemente à terra dos sonhos. A rotina faz a transição da agitação do dia para a calmaria da noite, ajudando seu filho cada vez mais ativo a ir de 100 a 0 com menos barulho. Além do mais — muito mais —, a rotina de dormir oferece uma chance de se relacionar com seu pacotinho ao fim de um longo dia. Afinal, os momentos passados se aninhando, cantando cantigas de ninar e lendo em voz baixa são alguns dos mais aconchegantes — e calmos — que você pode ter com seu bebê.

Para permitir tempo suficiente para uma rotina de dormir satisfatória e bem-sucedida, comece de trinta a quarenta e cinco minutos antes da hora em que você gostaria que seu filho dormisse. Embora as rotinas da hora de dormir devam ser consistentes de uma noite para a outra, você pode ser flexível no desenvolvimento de uma que funcione para você e seu bebê, incorporando todos ou alguns dos seguintes pontos. Mas, antes de mais nada, prepare-se para deixar o bebê com sono. Criar uma atmosfera indutora de sonolência — diminuir as luzes, desligar a TV e o telefone — ajudará a definir um tom relaxante. Então passe para:

Um banho. Depois de um dia limpando o chão com os joelhos, massageando o couro cabeludo com banana amassada e rolando na grama, o bebê provavelmente precisa de um banho. Mas o banho noturno faz mais que limpar: ele também relaxa. Águas mornas e calmantes têm poderes mágicos e indutores do sono, então não as desperdice dando banho no bebê mais cedo. Você talvez também queira usar sabonete líquido ou loção enriquecidos com lavanda e camomila, conhecidas por suas propriedades calmantes e relaxantes.

PARA OS PAIS: O BEBÊ ESTÁ DORMINDO A NOITE TODA... E VOCÊS?

Talvez esta seja uma das maiores ironias da parentalidade: assim que o bebê começa a dormir a noite toda, vocês passam a ter insônia. Isso não acontece com todos os pais privados de sono que de repente ganham o prêmio final de um bebê que dorme a noite toda, mas acontece. E, se estiver acontecendo, vocês podem estar prestes a experimentar chorar até dormir (se ao menos pudessem...).

A insônia pós-treinamento do sono parece inerentemente injusta, mas também faz sentido, ao menos biologicamente. Enquanto vocês estavam ocupados ajustando os hábitos de sono do bebê, também estavam ocupados prejudicando os seus, colocando seu relógio interno em um ciclo de insônia. Adicionem o sono mais leve ao qual se acostumaram desde que seu agitado pacotinho de alegria chegou, e não é de admirar que estejam deitados na cama esperando por choramingos e lamentos que nunca acontecem — e um João Pestana que nunca chega.

Felizmente, vocês podem corrigir seus próprios hábitos de sono usando alguns dos mesmos truques que usaram para corrigir os do bebê. O mais importante será uma rotina de dormir. Em vez de caírem na cama (uma inclinação natural dos novos pais), relaxem. Diminuam as luzes, ouçam música suave, tomem um banho quente, façam um lanche leve (com uma xícara de leite, que ajuda a adormecer mais rápido), façam sexo ou troquem alguns carinhos tranquilos — qualquer coisa que achem relaxante. Tomar um suplemento de magnésio, que relaxa os músculos, também pode ajudar a

dormir. Tentem evitar TV, tablets, smartphones — qualquer coisa conectada e que emita luz forte — por cerca de trinta a sessenta minutos antes de dormir. Algumas pesquisas sugerem que a exposição à luz brilhante antes do sono pode perturbar os ritmos corporais e suprimir a liberação de melatonina, o hormônio que promove o sono.

Sejam consistentes na hora de começar a rotina de dormir e na ordem em que a executam — assim como fazem com o bebê —, para que seus corpos comecem a se acostumar com a ideia de que a rotina terminará no sono. E, embora possa parecer óbvio, evitem cafeína à tarde e à noite, pois ela pode permanecer no organismo por até oito horas, alimentando esse frustrante ciclo de insônia.

Uma massagem. Se o bebê gosta de uma boa massagem, agora seria um ótimo momento para uma. Pesquisas sugerem que bebês massageados antes de dormir produzem mais melatonina, o hormônio indutor do sono. Use um óleo ou loção com um perfume calmante para obter benefícios extras. Para dicas sobre massagem para bebês, consulte a p. 351.

Amamentação ou mamadeira de fórmula. Um lanchinho pode encher a barriga do bebê até de manhã. Não se esqueça de escovar os dentinhos dele (se tiver algum) depois ou limpá-los com um lenço ou paninho. Se o bebê

tende a adormecer durante a mamada e você prefere que ele não faça isso, amamente um pouco mais cedo (antes do banho, por exemplo) e mantenha alto o nível de ruídos e atividades. Mais tarde, quando o bebê estiver mais próximo do fim do primeiro ano, você pode optar por um lanchinho antes de dormir.

Uma história. Depois que o bebê for trocado e já estiver de pijama, acomodem-se em uma poltrona reclinável, uma cadeira confortável ou um sofá, com um livro ou dois e muito aconchego. Qualquer livro serve, mas clássicos da hora de dormir como *Boa* *noite, Lua* ou *Adivinha quanto eu te amo* muitas vezes se tornam os favoritos da família. Leia em um tom de voz suave e calmo, não animado. Ou apenas olhem as ilustrações.

Uma música, um carinho. Cante músicas calmas e cantigas de ninar, faça carinho, mas deixe a diversão mais agitada (como jogos de "Eu vou te pegar" ou sessões de cócegas) para o dia — afinal, quando o motor do bebê é ligado, é difícil desligar.

Boa-noite. Faça um tour dando boa-noite para bichinhos de pelúcia, irmãos, mamãe e papai. Dê beijos de boa-noite em todo mundo, diga "eu te amo" ou "boa noite, durma bem" (ou qualquer outra coisa que goste de dizer, desde que seja breve, doce e previsível), coloque o bebê no berço com ternura, acaricie seu cabelo ou sua bochecha suavemente por um momento ou dois, adicione algumas rodadas baixinhas de "xiii" e depois saia (a menos que vocês durmam juntos).

Ainda usando chupeta
"Devo tirar a chupeta agora que meu bebê tem 6 meses, antes que ele se apegue demais?"

Não há necessidade de desistir da chupeta na hora de dormir — na verdade, é uma boa ideia que o bebê seja colocado na cama com ela, já que pesquisas mostraram que isso pode reduzir o risco de SMSI. Mas pode ser sábio limitar o uso de chupeta a quando seu amorzinho estiver dormindo. Dessa forma, ela não interferirá na socialização e na vocalização durante o dia. E comece a pensar no futuro: embora não seja necessário retirar a chupeta no primeiro aniversário (o uso provavelmente não prejudicará os dentes até os 2 ou 3 anos), definitivamente esse é um momento oportuno para largá-la. Como você adivinhou, quanto mais arraigado for o hábito, mais difícil remover.

Acordando cedo
"No começo, ficamos gratos por nosso filho dormir a noite toda. Mas com ele acordando como um relógio às cinco da manhã, quase desejamos que ele acordasse no meio da noite."

Com um despertador noturno, pelo menos há a promessa de mais algumas horas de sono quando o bebê se acalmar novamente. Mas, com um bebê que cumprimenta os pais alerta e enérgico, pronto para começar o dia quando até os galos ainda estão cochilando, não há esperança de mais descanso até a noite cair de novo. É um rude despertar.

Provavelmente não é realista esperar que o bebê durma depois das 6 ou 7 horas (ao menos não até que ele seja adolescente, quando você provavelmente terá que arrastá-lo da cama todas as manhãs para levá-lo à escola na hora). Mas pode ser possível redefinir seu pequeno despertador para ao menos um pouco mais tarde:

Oculte a luz do amanhecer. Alguns bebês (como alguns adultos) são particularmente sensíveis à luz quando dormem. Especialmente quando os dias são mais longos, manter o quarto do bebê escuro pode garantir algum sono extra para todos. Invista em tons escuros ou cortinas forradas, para evitar que o nascer do sol o acorde.

Abafe o tráfego. Se a janela do bebê estiver voltada para uma rua com muito trânsito nas primeiras horas da manhã, o barulho pode o estar acordando cedo demais. Tente manter a janela fechada, pendurando um cobertor pesado ou cortinas para abafar o som, ou leve-o, se possível, para um quarto longe da rua. Ou use um ventilador ou máquina de ruído branco para abafar os ruídos da rua.

Mantenha o bebê acordado até mais tarde à noite. Às vezes, dormir cedo demais (digamos, às 18 horas) pode significar acordar cedo demais. Portanto, tente colocar o bebê na cama dez minutos mais tarde todas as noites, até adiar gradualmente a hora de dormir em uma hora ou mais. Para isso funcionar, provavelmente será útil avançar cochilos e refeições simultaneamente e no mesmo ritmo. Em contrapartida, às vezes dormir muito tarde resulta, paradoxalmente, em acordar cedo demais. Se esse for o caso, tente dormir um pouco mais cedo.

Mantenha o bebê acordado até mais tarde durante o dia. Alguns madrugadores estão prontos para voltar a dormir em uma ou duas horas. As sonecas precoces levam a dormir cedo, o que

inevitavelmente continua o ciclo de acordar cedo. Para quebrar o ciclo, adie o retorno do bebê ao berço por mais dez minutos todas as manhãs, até que ele durma uma hora ou mais depois, o que pode prolongar a noite de sono.

Diminua as sonecas. Um bebê precisa de uma quantidade limitada de sono total: uma média de catorze horas e meia nessa idade, com grandes variações em bebês individuais. Talvez o seu esteja dormindo demais durante o dia e, portanto, precise de menos sono à noite. Limite os cochilos diurnos, cortando um ou encurtando todos eles. Mas não corte tanto o sono diurno a ponto de deixar o bebê realmente cansado (e menos propenso a dormir bem) na hora de dormir. E, se parece que ele não está cochilando o suficiente durante o dia, considere que a chave para dormir mais à noite pode ser dormir mais durante o dia.

Deixe-o esperando. Não se apresse para cumprimentá-lo na primeira chamada do berço. Espere cinco minutos. Se você tiver sorte, ele pode se aconchegar e voltar a dormir, ou ao menos se divertir enquanto você descansa mais alguns momentos.

Tenha entretenimento à espera. Se manter o quarto escuro não ajudar, tente deixar um pouco de luz passar para que ele possa brincar enquanto espera. Uma chupeta, espelho ou teclado de berço podem mantê-lo ocupado por alguns minutos.

Deixe-o esperando pelo café da manhã. Se ele está acostumado a comer às 5h30, a fome continuará sendo o alerta — dele e seu. Adie gradualmente a primeira mamada por alguns minutos a cada dia, para que seja menos provável que ele acorde cedo para mamar.

Já tentou de tudo, mas o bebê ainda não dorme? Pode ser que ele seja apenas uma pessoa matinal, mesmo que você definitivamente não seja. Nesse caso, talvez você não tenha escolha a não ser se levantar — embora não brilhar — cedo também, ao menos até que ele tenha idade suficiente para se levantar e fazer o próprio café da manhã.

Virando-se durante a noite

"Eu sempre coloco minha bebê de costas para dormir. Mas, agora que ela sabe rolar, ela se vira e dorme de bruços. Devo virá-la de volta?"

Agora que a bebê aprendeu a virar, não faz sentido tentar mantê-la de costas — e felizmente, não há motivo para se preocupar se não conseguir. Os especialistas concordam que um bebê que é capaz de mudar de posição facilmente tem um risco significativamente menor de SMSI. Isso porque o período de alto risco de SMSI geralmente já passou no momento em que um bebê consegue se virar sozinho. Também pode ser porque o bebê que desenvolveu a força e a mobilidade para rolar até ficar de bruços também desenvolveu a maturidade para sentir problemas quando está dormindo, e está mais bem equipado para se proteger de qualquer coisa relacionada a

dormir de bruços que aumente o risco de SMSI.

Você pode — e, de acordo com os especialistas, deve — continuar colocando a bebê de costas no berço até o primeiro aniversário. Mas não perca o sono se ela mudar de posição durante a noite (ou mesmo assim que você a colocar no berço). Certifique-se, no entanto, de que o berço seja seguro e continue seguindo as dicas para prevenir SMSI da p. 377, como usar colchão firme e evitar travesseiros, cobertores, almofadas, edredons e brinquedos de pelúcia.

Usando a banheira grande

"Nosso bebê está muito grande para a banheira infantil. Mas estou com medo de dar banho em nossa banheira, e ele também parece estar. A única vez que tentei, ele gritou tanto que eu tive que tirá-lo. E agora?"

Mergulhar na banheira da família (especialmente uma banheira de imersão) pode parecer intimidador para o bebê e para você. Afinal, ele ainda é um peixe pequeno e escorregadio demais para um lago tão grande. Mas, se você for cuidadosa para prevenir acidentes (veja o quadro da p. 494) e aliviar os medos do bebê (e os seus), a banheira grande pode se transformar em um paraíso de água para um bebê mais velho, e a hora do banho, em um ritual favorito (embora molhado) da família. Para garantir que a transição para águas mais profundas seja tranquila, veja as dicas básicas sobre banho de banheira na p. 236 e tente o seguinte:

Deixe seu bebê testar as águas em um barco familiar. Por algumas noites antes de abandoná-la, dê banho na banheira infantil dentro da banheira vazia (se ainda não o faz). Dessa forma, a banheira grande não parecerá tão grande quando estiver cheia de água — e com ele dentro.

Faça um teste a seco. Se ele conseguir se sentar e estiver disposto, coloque-o na banheira (em uma toalha de banho grande ou um assento de banho seguro para que ele não escorregue) sem água e com uma pilha de brinquedos. Dessa forma, ele pode se acostumar à banheira enquanto ela está seca e, com sorte, descobrir o quanto é divertido brincar nela. Se o banheiro estiver quente o suficiente e ele for um bebê que não se importa em ficar nu, deixe-o brincar sem roupa. Caso contrário, mantenha as roupas. Se ele parecer relutante, tente entrar na banheira com ele para fazer-lhe companhia. Como em qualquer situação de banheira, não saia do lado dele nem por um momento.

Use um substituto. Enquanto outra pessoa segura o bebê, dê um banho de demonstração em uma boneca, com comentários reconfortantes a cada passo do caminho. Faça parecer que todos os envolvidos estão se divertindo.

Teste as águas. Não vá fundo: a água deve chegar até a cintura do bebê quando ele estiver sentado. A temperatura deve ser quente, mas não muito (um termômetro de banho é a maneira mais fácil de garantir uma temperatura confortável e segura).

Evite o frio. Bebês não gostam de sentir frio e, se associarem o frio ao banho, podem recusar o banho. Portanto, mantenha o banheiro confortavelmente quente — se estiver muito frio, você pode tentar esquentá-lo primeiro com uma ducha quente. Não remova as roupas do bebê até que a banheira esteja cheia e você esteja pronta para colocá-lo nela. Tenha uma toalha grande e macia — com capuz é melhor — pronta para envolvê-lo assim que você o tirar da água. Seque-o bem, inclusive as dobrinhas, antes de desenrolar a toalha e vestir as roupinhas.

SEGURO NA BANHEIRA GRANDE

Para garantir que a hora do banho seja não apenas divertida, mas segura, siga estas dicas importantes:

Espere até que o bebê seja um patinho sentado. Vocês dois ficarão mais confortáveis com o banho na banheira grande se seu bebê for capaz de se sentar sem ajuda ou com apenas apoio mínimo.

Use um assento seguro. Um bebê molhado é um bebê escorregadio, e mesmo uma babá de pernas firmes pode escorregar na banheira. E, embora um deslize momentâneo sob a água não seja fisicamente prejudicial, pode gerar medo dos banhos a longo prazo. (Claro, se ele escorregar e você não estiver lá, as consequências podem ser muito mais sérias.)

Embora a maioria dos especialistas não recomende o uso do assento de banho por questões de segurança, alguns pais optam por usá-lo como alternativa à velha manobra de manter uma mão no bebê o tempo todo. Se você decidir usar o assento, certifique-se de que ele atenda a padrões de segurança como: requisitos de estabilidade mais rigorosos para evitar que tombe, aberturas nas pernas para evitar que as crianças escorreguem e uma etiqueta de aviso permanente e maior, alertando pais e cuidadores de que os assentos de banho não são dispositivos de segurança e os bebês nunca devem ser deixados sozinhos neles.

Se não estiver usando assento de banho, forre o fundo da banheira com um tapete de borracha ou adesivos à prova de derrapagem para evitar que o bebê escorregue: bumbuns molhados são bumbuns escorregadios.

Esteja preparada. Toalha, paninho, sabonete líquido, xampu, brinquedos e qualquer outra coisa que você precise para o banho do bebê devem estar à mão antes de você colocar o bebê na banheira. Se esquecer alguma coisa e tiver que pegá-la, enrole o bebê em uma toalha e leve-o com você. Prepare-se também removendo das laterais da banheira tudo que seja potencialmente perigoso nas mãos curiosas do bebê, como sabonete, lâminas de barbear e sabonete líquido e xampu para adultos — sem mencionar esponjas e produtos usados para limpar a banheira.

Esteja lá. Seu bebê precisa da supervisão de um adulto em todos os momentos de todos os banhos, e continuará a precisar pelos próximos cinco anos. Nunca o deixe na banheira sem vigilância, mesmo em um assento infantil, nem por um segundo (ele pode escorregar ou sair do assento). Lembre-se desta estatística surpreendente quando o telefone ou a campainha tocarem, uma panela ferver no fogão ou qualquer outra coisa tentar desviar sua atenção do bebê: 55% dos afogamentos acidentais de bebês ocorrem na banheira.

Não encha demais. A água deve chegar à cintura do bebê quando sentado.

Faça o teste do cotovelo. Suas mãos relativamente grossas são muito mais tolerantes ao calor que a pele sensível do bebê. Portanto, teste a água com um termômetro de banho, o cotovelo ou a parte interna do pulso antes de mergulhar o bebê. Embora a água deva estar confortavelmente morna, não deve estar quente. Feche a torneira de água quente primeiro, para que qualquer gotejamento da torneira fique frio e o bebê não seja escaldado. Definir a água quente a 50°C ou menos também evitará queimaduras. Uma capa de segurança no bico da banheira protegerá o bebê de queimaduras e batidas.

Lance uma frota de diversão. Faça da banheira um parquinho flutuante para seu bebê, a fim de que ele se distraia enquanto você cuida do banho. Brinquedos projetados para banheiras (especialmente aqueles que balançam na água, como patinhos de borracha) e livros de banho são ótimos, mas você não precisa de brinquedos aquáticos caros para que o bebê se divirta: recipientes de plástico de todas as formas e tamanhos fornecerão muita diversão. Para evitar o acúmulo de mofo nos brinquedos, seque-os após o uso e guarde em um recipiente seco ou em um saco de malha. Limpe os brinquedos de banho que retêm água ao menos uma vez por semana com uma mistura de uma parte de alvejante para quinze partes de água (enxague bem), a fim de reduzir o acúmulo de bactérias ou mofo.

Deixe o bebê espirrar água. Para a maioria dos bebês, espirrar é grande parte da diversão na hora do banho e, quanto mais molhado um bebê puder deixá-la, mais feliz ele ficará. Mas, embora ele provavelmente vá gostar de espirrar água, pode não gostar de ser alvo de espirros. Cada bebê é diferente, mas muitos passaram a recusar a banheira depois de um único respingo brincalhão.

Use o sistema de companheiros. Alguns bebês são mais receptivos ao banho se tiverem companhia. Tente entrar na banheira também, mas em temperaturas voltadas para o conforto dele. Uma vez que ele se adapte a esses banhos a dois, você pode experimentar banhá-lo sozinho.

Nada de nadar depois de comer. Faz sentido não dar banho no bebê logo após as refeições, porque o aumento do manuseio e da atividade pode causar regurgitação.

Só esvazie a banheira depois que o bebê sair. Estar em uma banheira que começa a esvaziar pode ser física e psicologicamente arrepiante. O som borbulhante pode assustar até mesmo uma criança maior, e um bebê mais velho ou criança de colo que vê a água escorrer pelo ralo pode temer ser o próximo.

Seja paciente. Em algum momento, seu peixinho irá para a banheira. Mas fará isso mais rápido se puder fazê-lo em seu próprio ritmo, sem pressão dos pais.

Rejeição da mamadeira por um bebê que mama no peito

"Eu gostaria de dar a minha bebê uma mamadeira ocasional de leite bombeado para ter um pouco mais de liberdade, mas ela se recusa. O que posso fazer?"

Sua bebê não nasceu ontem. E, ao contrário de uma bebê relativamente novata, ela já desenvolveu um forte senso do que quer, do que não quer e de como pode fazer as coisas do seu jeito. O que ela quer: seus mamilos agradáveis, macios e quentes. O que ela não quer: um substituto feito em fábrica. A melhor maneira de fazer as coisas do jeito dela: chorando pela primeira coisa e rejeitando a segunda.

Esperar tanto tempo para introduzir a mamadeira na vida da bebê virou as probabilidades contra você: é melhor que a introdução seja feita em até seis semanas (p. 335). Mas ainda é possível que você consiga conquistá-la seguindo estas dicas:

Alimente-a quando estiver com o estômago vazio. Muitos bebês serão mais receptivos à mamadeira como fonte de alimento se quiserem comer algo. Portanto, tente oferecer a mamadeira quando a bebê estiver com muita fome: ela pode simplesmente morder a isca da mamadeira.

Ou alimente-a com o estômago cheio. Com alguns bebês, oferecer mamadeira quando eles estão procurando o seio simplesmente os deixa zangados. Se esse for o caso (e você só descobrirá por tentativa e rejeição), não ofereça a mamadeira quando ela estiver com muita fome. Em vez disso, ofereça casualmente entre duas mamadas. Ela pode estar mais disposta a experimentar e a aceitar um lanchinho.

Não a deixe vê-la suar. Em vez de agir como se houvesse muita coisa em jogo (mesmo que haja), aja como se o problema da mamadeira não fosse nada de mais, não importando a resposta dela.

Deixe-a brincar antes de comer. Antes de tentar ir direto ao assunto, deixe-a colocar as mãos na mamadeira. Se ela tiver a chance de explorá-la por conta própria, é mais provável que a deixe entrar em sua vida e, com sorte, em sua boca. Ela pode até mesmo colocar a mamadeira na boca — como faz com todo o resto.

Interdite o acesso a seus seios. E ao restante de você quando a mamadeira for ofertada. Um bebê que mama no peito está mais propenso a aceitar a mamadeira de alguém que não tenha equipamento de lactação — em outras palavras, qualquer pessoa, menos a mãe. Também pode ajudar se você e seus seios estiverem longe do alcance olfativo da bebê. Ao menos até que a mamadeira esteja bem estabelecida, mesmo o som de sua voz pode estragar o apetite dela pela mamadeira.

Tente oferecer um líquido favorito. É possível que a bebê não esteja se opondo à mamadeira, mas ao líquido dentro dela. Alguns bebês aceitam melhor a mamadeira se ela estiver cheia do familiar leite materno, mas outros, ao serem lembrados da fonte original do leite, estão mais abertos a outra bebida. Se o pediatra liberou a água, tente com ela primeiro.

Seja sorrateira. Peça a quem for dar a mamadeira que pegue a bebê dormindo e tente oferecer a mamadeira. Depois de algumas semanas, sua pequena e teimosa rejeitadora de mamadeiras também pode aceitá-la quando estiver acordada.

Saiba quando se render — temporariamente. Não deixe que a mamadeira se torne objeto de batalha, porque seu lado não tem chance de vencer. Assim que a bebê levantar objeções à mamadeira, retire-a (de novo, como se você não desse a mínima) e tente novamente outro dia, e depois outro. Ofereça a mamadeira a cada poucos dias por ao menos algumas semanas antes de pensar em desistir completamente.

Mesmo que a bebê nunca aceite a mamadeira, não perca a esperança. Há outra alternativa para seus seios: o copo. Muitos bebês conseguem beber de um copo por volta dos 6 meses e ingerir refeições suplementares com prazer (p. 561), e, ao fim do primeiro ano, a maioria se torna hábil o suficiente nessa tarefa para ser desmamada diretamente do peito para o copo (sempre quando for a hora certa), economizando a etapa extra de desmame da mamadeira.

Cáries de mamadeira

"Os dentes da frente do bebê da minha amiga tiveram que ser arrancados por causa de cáries. Como posso evitar que isso aconteça com meu filho?"

Não há nada mais fofo que um aluno da primeira série cujo sorriso revela um espaço onde costumavam estar os dois dentes da frente. Mas perder os dentes de leite muito cedo para as cáries (a chamada "cárie de mamadeira") não é fofo. Também não afeta apenas o sorriso do bebê. É doloroso, pode levar a infecções se não for tratado e resultar em problemas de alimentação e desenvolvimento da fala. Sinais de cárie incluem manchas marrons ou pretas ou fissuras nos dentes.

Felizmente, a cárie de mamadeira é completamente evitável (veja a próxima pergunta, também, para mais dicas de prevenção). Ela ocorre principalmente nos primeiros dois anos de vida, quando os dentes são mais vulneráveis, e com mais frequência como resultado de o bebê adormecer regularmente com a mamadeira (ou, com muito menos frequência, o seio) na boca. Os açúcares em qualquer bebida (fórmula ou mesmo leite materno) se combinam a bactérias na boca para corroer o esmalte novinho em folha e deteriorar os dentes. O trabalho sujo é feito durante o sono, quando a produção de saliva, que normalmente dilui alimentos e bebidas e promove o reflexo da deglutição, diminui drasticamente. Com pouca deglutição, os últimos goles que o bebê toma antes de adormecer se acumulam na boca e se agarram aos dentes por horas.

Alguns bebês são mais suscetíveis a cáries por predisposição genética. Portanto, se você ou seu parceiro tiverem muitas cáries, pode ser que seu filho corra maior risco. Cáries também são mais comuns em bebês cujos pais possuem cáries não tratadas, já que a bactéria é transmitida pela saliva. Dito isso, qualquer bebê pode ter cáries nos primeiros dentinhos sem os cuidados certos, que incluem:

• Assim que os primeiros dentinhos nascerem, não coloque o bebê para dormir ou tirar uma soneca com uma mamadeira de fórmula ou leite materno. Dê a mamadeira antes de colocá-lo no berço e, à noite, escove os dentes após a mamada. Se ele levar a mamadeira para a cama, encha-a apenas com água, o que não prejudicará os dentes (e, se a água for fluoretada, ajudará a fortalecê--los). Evite totalmente oferecer suco na mamadeira.

- Use a mamadeira para alimentar, não para acalmar. Beliscar durante todo o dia (engatinhar com a mamadeira ou sempre tê-la à mão para dar golinhos enquanto brinca) pode ser tão prejudicial para os dentes quanto mamar à noite. As mamadeiras devem ser consideradas parte da refeição ou lanche e oferecidas rotineiramente no ambiente apropriado (seus braços, assento infantil, cadeira alta ou cadeirinha de alimentação) e nos horários apropriados.
- Evite sucos até depois do primeiro aniversário e, se servir suco depois disso, dilua ao menos meio a meio com água. Evite bebidas com adição de açúcar.
- Remova a mamadeira aos 12 meses, como recomendado pela AAP.
- Embora a cárie de mamadeira seja muito menos comum entre bebês que mamam no peito, evite oferecer o peito a noite toda depois que os dentes do bebê nascerem.

Para mais dicas sobre como evitar cárie nos primeiros dentes do bebê, veja a seguir.

Escovando os dentes do bebê

"O primeiro dente do bebê acabou de nascer. O médico disse que devo começar a escová-lo, mas parece bobagem."

Aquelas pequeninas pérolas que trazem tanta dor antes de chegar e tanta excitação quando rompem as gengivas vão cair durante os primeiros anos de escola, para serem substituídas por dentes permanentes. Então, por que cuidar bem deles agora?

Por várias razões muito boas. Como eles ocupam um lugar para os dentes permanentes, a cárie e a perda desses primeiros dentes podem deformar a boca permanentemente. Sem mencionar que seu bebê precisará desses dentes primários para morder e mastigar por muitos anos — por isso é importante que eles sejam tão saudáveis quanto possível. Dentes saudáveis também são importantes para o desenvolvimento da fala. Finalmente, e provavelmente o mais importante, fazer com que o bebê tenha o hábito de escovar os dentes desde cedo fará com que isso se torne segunda natureza no momento em que o segundo conjunto de dentes nascer.

Os primeiros dentes podem ser limpos com gaze, pano úmido, lenço dental ou uma escova de dedo projetada para bebês, ou você pode escová-los com uma escova de dentes infantil. Menos é mais quando se trata de escovas de cerdas tradicionais: escolha uma com no máximo três fileiras de cerdas muito macias e compre uma nova quando as bordas ficarem ásperas (o que acontecerá rapidamente se o bebê morder durante a escovação). Ou opte por uma escova flexível com cerdas de silicone: elas são mais suaves, mais duráveis e massageiam as gengivas durante a dentição. Também podem ser colocadas no lava-louça (sendo mais fáceis de manter limpas). Algumas vêm com uma alça larga ou um escudo de silicone para evitar que o bebê enfie a escova muito fundo na boca.

Procure escovar ou limpar os dentinhos após as refeições e na hora de dormir. Seja gentil, pois os dentes de leite são macios e as gengivas são sensíveis. Escove ou limpe levemente a frente da língua também (ir muito para trás pode gerar engulhos), pois ela pode abrigar germes.

E a pasta de dentes? De acordo com a Academia Americana de Odontopediatria (AAPD) e a Associação Brasileira de Odontopediatria, é uma boa ideia começar a escovar os dentes de leite com creme dental com flúor para prevenir cáries desde o início. Mas lembre que o tamanho é muito importante. Use apenas uma quantidade do tamanho de um grão de arroz, passando para o tamanho de uma ervilha aos 3 anos. Os especialistas dizem que essas quantidades provavelmente não causarão manchas nos dentes, mesmo que o bebê engula um pouco de pasta (e ele vai). No segundo ano, você pode começar a ensinar a ele a bela arte de cuspir.

Embora a escovação seja a primeira linha de defesa contra as cáries, existem outras medidas preventivas que você pode adotar para garantir uma vida inteira de dentes saudáveis, como as listadas na pergunta anterior, bem como:

- Verificar os dentes do bebê desde o nascimento do primeiro. O pediatra fará um check-up bucal a cada consulta, começando aos seis meses. Quando os primeiros dentinhos aparecerem, o médico vai passar um verniz fluoretado nas laterais e no topo de cada dente (é seguro e não machuca o bebê). O verniz é aplicado pelo menos a cada seis meses, mas pode chegar a quatro vezes por ano. A AAPD e a ABO recomendam que as consultas ao dentista comecem antes do primeiro aniversário. Quanto antes começarem as consultas, mais cedo os pequenos irão se acostumar ao dentista, o que é uma vantagem, mas se tudo estiver bem com os dentinhos dele, é razoável repetir o processo duas vezes ao ano. Cheque com o pediatra.

- Perguntar sobre o flúor. A maioria dos bebês com mais de 6 meses obtém todo o flúor de que necessita da água potável fluoretada (e um pouco de creme dental com flúor). Se seu bebê não recebe, pergunte ao médico se você deve adicionar um suplemento.

Rejeitando cereais

"Nosso bebê adora vegetais e frutas, mas não parece gostar de cereais. Ele precisa comer cereais?"

Não é do cereal que os bebês precisam, mas do ferro com o qual ele é fortificado. Para bebês alimentados com fórmula, rejeitar os cereais não é problema, já que eles satisfazem sua necessidade desse mineral vital a cada mamadeira. Os bebês amamentados, no entanto, precisam de outra fonte de ferro quando atingem a marca dos 4 meses. Felizmente, embora os cereais fortificados para bebês sejam uma fonte muito popular de ferro (ao menos entre a maioria dos pequenos consumidores e seus pais), não são os únicos. Os bebês que mamam no peito e não gostam de cereais podem facilmente atender a sua necessidade com um suplemento de ferro.

Mas, antes de fechar a porta da despensa para todos os cereais, você pode tentar oferecer uma variedade diferente, como cevada ou aveia. É possível que papilas gustativas mais aventureiras prefiram naturalmente um sabor um pouco mais forte (o arroz é definitivamente o mais suave do grupo). Seja qual for o cereal que escolher, o grão integral é a melhor aposta em termos de nutrição, além de ser mais saboroso. Ou considere misturar uma pequena quantidade de cereal com uma das frutas das quais o bebê gosta (mas não há necessidade de acrescentar frutas se ele já gostar de cereais).

FERRO: É ELEMENTAR

Graças a fórmulas e cereais fortificados com ferro, bem como recomendações de que bebês que mamam no peito recebam suplementos diários de ferro, a anemia (baixa presença de proteína nos glóbulos vermelhos) não é muito comum: somente 4 a 12% dos bebês se tornam anêmicos no primeiro ano. Mas, como a única maneira de diagnosticar a doença em bebês é com um exame de sangue, a AAP recomenda que eles sejam testados entre os 9 e os 12 meses e entre os 6 e os 9 meses no caso de prematuros, que correm maior risco de anemia (porque não tiveram tempo de formar reservas suficientes antes do nascimento).

Bebês a termo geralmente nascem com estoques de ferro acumulados durante os últimos meses de gravidez, que lhes servem durante os primeiros meses de vida. Depois disso, como continuam a precisar do mineral em grandes quantidades para expandir seu volume sanguíneo, a fim de atender às demandas do rápido crescimento, eles precisam de uma fonte de ferro na dieta, como fórmulas fortificadas com ferro (para bebês alimentados com mamadeira) ou cereais infantis enriquecidos com ferro. E, embora o aleitamento materno exclusivo nos primeiros 4 a 6 meses seja considerado a melhor forma de nutrir o bebê e o ferro do leite materno seja muito bem absorvido, a amamentação por si só não garante a ingestão adequada de ferro após o quarto mês (por isso, a suplementação é recomendada ao menos até que alimentos ricos em ferro sejam introduzidos na dieta; veja a p. 275).

Embora seu bebê seja testado para anemia por deficiência de ferro, é importante que você tome medidas para ajudar a evitá-la (o exame de sangue nem sempre é perfeito), então tente o seguinte:

- Se ele for alimentado com mamadeira, ofereça fórmula fortificada com ferro.

- Se for amamentado no peito, adicione um suplemento de ferro após os 4 meses e ao menos até que alimentos ricos em ferro sejam introduzidos (e consumidos regularmente).
- Quando aumentar a ingestão de sólidos, inclua alimentos ricos em ferro, de preferência servidos juntamente com alimentos ricos em vitamina C, a fim de aumentar a absorção (p. 613).

Dieta vegetariana ou vegana

"Somos veganos e planejamos criar nossa filha da mesma maneira. Nossa dieta fornecerá nutrição suficiente a ela?"

Seu brotinho pode crescer e ser tão saudável quanto qualquer bebê que bebe leite ou come carne — e, com as escolhas alimentares certas, talvez até mais saudável. Apenas lembre-se de:

- Amamentar a bebê. Continuar a amamentar por ao menos um ano, se possível, garantirá que ela receba todos os nutrientes de que precisa para os primeiros seis meses e quase tudo de que precisa durante o primeiro ano — presumindo-se que você receba todos os nutrientes de que precisa (incluindo ácido fólico e um suplemento de vitamina B12), a fim de produzir leite de alta qualidade. Se não estiver amamentando, sirva uma fórmula recomendada pelo pediatra.

- Suplementar. Converse com o pediatra para ver se a bebê deve receber quaisquer vitaminas adicionais, além das recomendadas para todos os bebês.
- Seja seletiva. Sirva somente cereais, pães, arroz e outros grãos integrais quando a bebê começar a ingeri-los. Eles fornecem mais das vitaminas, minerais e proteínas comumente obtidas de produtos animais que suas variedades refinadas.
- Sirva tofu. Use tofu e outros produtos baseados em soja para fornecer proteínas adicionais quando a bebê começar a ingerir sólidos. Quando o pediatra aprovar, arroz integral ou quinoa, cozidos até estarem macios, purê de grão-de-bico ou outros feijões e ervilhas e massas ricas em proteínas ou grãos integrais também podem ser adicionados à dieta como fontes de proteína. E não se esqueça do edamame. Cozidos até

ficarem bem macios e sem casca, servidos primeiro como purê e depois amassados, esses grãos de soja são saborosos e cheios de proteínas.

- Concentre-se nas calorias. Bebês em crescimento precisam de muitas calorias para crescer, e obter combustível suficiente é mais difícil em uma dieta limitada a vegetais. Fique de olho no ganho de peso para garantir que a bebê esteja consumindo calorias suficientes. Se ela parecer estar perdendo peso, aumente a ingestão de leite materno e concentre-se em alimentos vegetais com alto teor calórico, como abacates.
- Não se esqueça da gordura boa. Veganos que nunca comem produtos de origem animal precisam procurar em outros lugares as gorduras boas, como os ácidos graxos ômega 3: abacate, óleo de canola e linhaça e, quando introduzida, manteiga de oleaginosas.

Alterações nas evacuações

"Desde que comecei a oferecer sólidos a meu bebê amamentado na semana passada, suas fezes ficaram mais sólidas — o que eu já esperava —, mas também mais escuras e com cheiro forte. Isso é normal?"

Infelizmente, a festa do cocô com cheiro doce acabou quando você convidou os sólidos para a dieta do bebê. Eles mudam as fezes de um bebê amamentado de moles, cor de mostarda e com cheiro suave para grossas, escuras e fedidas aparentemente da noite para o dia — não necessariamente uma mudança para melhor, mas completamente normal. Espere que as fezes do bebê se tornem cada vez mais adultas juntamente com sua dieta, embora, até o desmame, um bebê amamentado possa permanecer com fezes um pouco mais macias que um bebê alimentado com mamadeira.

"Acabei de dar cenourinhas pela primeira vez, e a evacuação seguinte foi alaranjada."

O que entra deve sair. E, em bebês, com sistemas digestivos imaturos, às vezes as coisas não mudam muito no processo. Uma vez que começam a ficar sólidas, as fezes parecem variar de uma evacuação para outra, muitas vezes refletindo a refeição mais recente em cor ou textura. Mais tarde, os alimentos que não forem bem mastigados — especialmente aqueles mais difíceis de digerir — podem sair inteiros ou quase. Contanto que as evacuações não contenham muco e não sejam anormalmente moles, o que pode indicar irritação gastrointestinal (e a necessidade de retirar o alimento agressor da dieta por algumas semanas), você pode continuar a dieta variada, sem preocupações.

COMUNICAÇÃO DE ELIMINAÇÃO

Ansioso para começar o Projeto Penico agora, enquanto seu bebê ainda é bebê? Você não está sozinha. Uma tendência de treinamento que recebe muita atenção nos parquinhos é a chamada "comunicação de eliminação" — essencialmente, lições de uso do banheiro muito precoces para os consumidores que ainda usam fraldas (também conhecidos como bebês).

Como você pode transformar seu bebê em um prodígio do penico, se assim desejar? Primeiro, fique em sintonia com o horário de fazer xixi e cocô. Bebês geralmente fazem xixi quando acordam, algum tempo após mamarem e em intervalos regulares entre as mamadas. O cocô também tende a ocorrer em intervalos bastante regulares ao longo do dia, geralmente após uma refeição. Então observe o bebê de perto em busca de sinais de eliminação (você sabe quais: grunhidos, rosto vermelho, lábios franzidos, olhar de concentração, ficar imóvel por um minuto, talvez um pequeno estremecimento). Quanto mais sintonizada você estiver com o horário de fazer xixi e cocô de seu filho, mais fácil será identificar esses sinais. Assim que souber que ele está prestes

a urinar, segure-o sobre o penico e faça um som específico (como "ps-sss") para avisar que é hora de fazer xixi. Em breve, o bebê associará a posição e o som à necessidade de fazer xixi. Faça o mesmo com o cocô, mas com um som diferente (como um grunhido).

Nem todos os especialistas concordam que bebês tão jovens tenham o controle muscular necessário para serem realmente "treinados", e alguns temem que iniciar o processo tão cedo possa criar expectativas irreais por parte dos pais, bem como potenciais conflitos entre pais e filhos. Mas, se você estiver pronta e ansiosa por um treinamento superprecoce, vá em frente. Só esteja preparada para gastar muito tempo no projeto. Lembre-se, será trabalhoso, exigindo que você tenha reflexos muito rápidos e um horário muito flexível. Mas, quando funciona, a comunicação de eliminação permite que as fraldas sejam descartadas muito antes do que costuma ocorrer atualmente (por volta dos 3 anos).

Seu bebê parece estressado por sua campanha? Isso é um sinal para recuar por enquanto. Haverá muito tempo para ele usar o peniquinho.

Andadores e centros de atividades estacionários

"Minha filha parece muito frustrada por não poder se locomover. Ela não se contenta em ficar deitada no berço ou sentada na cadeirinha, mas não posso carregá-la o dia todo. Posso colocá-la em um andador?"

A vida pode ser frustrante quando você está cheia de energia e sem ter para onde ir (ou ao menos sem ter como chegar lá sem a ajuda de um adulto). Essa frustração geralmente atinge o pico quando um bebê ansioso para começar é capaz de se sentar razoavelmente bem, mas incapaz de se locomover sozinho (engatinhando, arrastando-se, segurando-se nos móveis ou qualquer outro método que consiga inventar). A solução óbvia costumava ser o andador, um assento dentro de uma estrutura em forma de mesa, com quatro pernas com rodinhas, que permitia que os bebês voassem alegremente pela casa muito antes de alcançarem a mobilidade independente. Mas, como os andadores causam muitas lesões que exigem tratamento médico (desde lesões na cabeça causadas por quedas a queimaduras resultantes de chegar a uma porta de forno aberta ou a uma torradeira que pode ser puxada pelo cabo) e muitas outras que saram com um beijo, eles não são mais recomendados e, de fato, a AAP pediu a proibição da fabricação e venda de todos os andadores (eles já estão proibidos no Canadá).

Um substituto satisfatório e seguro para os andadores são os centros de atividades estacionários, que permitem ao bebê algum movimento (eles podem pular, balançar e girar) sem os riscos dos andadores. Eles também são muito divertidos, com a maioria fornecendo um assento que gira e uma seleção de brinquedos, geralmente incluindo recursos de luz e som. Ainda assim, têm uma desvantagem. Primeiro, um bebê cuja frustração está em não poder se locomover sem pegar carona com a mãe ou o pai provavelmente também ficará frustrado em um andador que não anda. E pode ficar ainda mais frustrado quando perceber que a variedade estacionária se move apenas em círculos ("Estou me mexendo, mas não estou chegando a lugar nenhum!"). Além disso, as pesquisas mostram que bebês que passam muito tempo em um centro de recreação fixo (como um centro de atividades, assento infantil ou cadeirinha de balanço) podem ser mais lentos para se sentar, engatinhar e andar, pois não têm tantas oportunidades de flexionar os músculos necessários para praticar e dominar essas habilidades. Na verdade, os bebês usam um conjunto diferente de músculos para se manterem eretos em um centro de atividades estacionário e para se manterem eretos ao caminhar. E, como não podem ver seus pés no centro de atividades, são privados das pistas visuais que os ajudariam a descobrir como seus corpos se locomovem pelo espaço (uma parte fundamental de aprender a andar). Finalmente, eles não aprendem como se equilibrar e, quando o equilíbrio falhar, como cair e se levantar, que também são etapas vitais para aprender a andar sozinho.

A REGRA DOS TRINTA MINUTOS

Alguns bebês são rápidos em estabelecer seus próprios limites para o tempo que passam em centros de atividades, *jumpers* e cadeirinhas de balanço — muitas vezes breves demais para pais que desejam uma pausa sem os filhos no colo. Mas outros não se cansam de balançar, saltar, pular e girar, e se entretêm alegremente em seus centros de atividades enquanto puderem. No entanto, os bebês podem obter um excesso dessas coisas boas, mesmo que não percebam. Para garantir que seu filhote tenha muitas oportunidades de flexionar diferentes músculos — e obter diferentes perspectivas —, limite o tempo em todos esses dispositivos de entretenimento a não mais de trinta minutos por vez e tente não exceder o total de uma hora por dia.

Se você optar por um centro de atividades estacionário, siga estas dicas para manter a bebê satisfeita e segura enquanto estiver nele:

Faça um teste antes de comprar. A melhor maneira de descobrir se a bebê está pronta para um centro de atividades é deixá-la experimentar. Se você não tem uma amiga cujo bebê tenha um, vá até uma loja e deixe a bebê experimentar um modelo. Contanto que ela pareça feliz e não caia, ela está pronta para dar uma volta (ou salto).

Observe a "atividade". Centros de atividades estacionários não substituem a supervisão, nem tampouco cadeirinhas de balanço, *jumpers*, assentos infantis ou *bouncers*. Deixe a bebê no centro de atividades somente quando ela puder ser observada, e não o coloque perto de coisas que ela não deve tocar ou puxar (como o cabo de um carregador ou uma xícara quente de café).

Limite a "atividade". A maioria dos bebês está pronta para fazer outra coisa após cinco ou dez minutos no centro de atividades, e clamando para sair. Alguns ficam felizes em pular, girar e brincar por muito mais tempo, mas é melhor limitar até mesmo os que estão completamente contentes a não mais de trinta minutos por sessão. Todo bebê precisa passar algum tempo no chão, praticando habilidades como levantar a barriga do chão e ficar de quatro, que o ajudarão a se sentar sozinho e engatinhar. Sua filhota precisa ter a oportunidade de se segurar nas mesinhas de centro e nas cadeiras da cozinha a fim de se preparar para ficar em pé e, mais tarde, andar. Ela precisa de mais chances para explorar e manusear objetos seguros em seu ambiente que qualquer assento confinado (mesmo um realmente divertido) consegue oferecer. E precisa da interação com você e com os outros que as brincadeiras livres exigem e permitem.

Não demore a guardar. Assim que a bebê se mostrar pronta para começar a engatinhar ou andar apoiada nos móveis, guarde o centro de atividades e deixe-a fazer seus exercícios de solo, aqueles que a ajudarão a se levantar e dar os primeiros passos, encerrando para sempre a frustração com a imobilidade. Mantê-la presa em um centro de atividades não só não ajudará a acelerar esses passos, como seu uso contínuo pode causar confusão, porque ficar em um centro de atividades e ficar em pé e andar sozinha exigem movimentos corporais diferentes.

Sapatos antes de saber andar

"Meu bebê ainda não anda, é claro, mas suas roupas ficam muito mais fofas com sapatos. Existe algum tipo que eu deva procurar?"

Meias, botas ou, se o tempo permitir, pés descalços são os melhores nesse estágio de desenvolvimento, oferecendo espaço para respirar, alongar e flexionar. Ainda assim, não há nada de errado em calçar algo mais estiloso naqueles pezinhos em ocasiões especiais (ou frias), desde que seja o tipo certo de estilo. Como os pés do bebê não foram feitos para andar (ao menos ainda não), os sapatos que você comprar também não devem ser. Eles devem ser feitos de um material leve e respirável (couro, tecido ou lona, mas não plástico), com solas tão flexíveis que você consiga sentir os dedos do bebê através deles (solas duras jamais devem ser usadas). Para dicas sobre como escolher sapatos quando o bebê estiver andando, consulte a p. 645.

TUDO SOBRE:
Estimular o bebê mais velho

Já se cansou de brincar de esconde-esconde e bate-palminha? Deu tantos beijos estalados que suas bochechas estão doendo? Este-porquinho chorou "uiii, uiii, uiii" vezes demais na sua casa? Então trago boas notícias: embora essas brincadeiras atemporais para recém-nascidos provavelmente ainda sejam repetidas muitas vezes nos próximos meses, seu bebê mais velho está pronto para atividades mais sofisticadas — e para participar mais delas. Chega de ficar deitado enquanto você faz todo o trabalho. Ele está pronto para ser um participante ativo, ao invés de audiência passiva, engajando-se, interagindo, explorando e aprendendo na prática. E coordenando sentidos que já foram usados um de cada vez: ver o que está sendo tocado, procurar o que está sendo ouvido, tocar o que está sendo provado. Pronto — e ansioso — para mais desafios, mais emoções, mais estímulos.

Veja como você pode ajudar:

Habilidades motoras amplas. Habilidades físicas exigem prática, prática, prática, o que seu bebê não pode obter enquanto estiver sentado em um carrinho ou *bouncer*. Portanto, deixe-o solto e ofereça muitas oportunidades para ele desenvolver a grande força motora e a coordenação necessárias para se sentar, engatinhar, andar, escalar, jogar bola, andar de patinete e mais. Mude a posição frequentemente — de deitado de costas para deitado de bruços, de apoiado para sem apoio, do berço para o chão —, a fim de que ele tenha a chance de praticar todos os tipos de proezas físicas. Durante o tempo de bruços, coloque um objeto fora do alcance dele para incentivá-lo a se esticar. Deixe-o deitado de costas com os pezinhos fofos à distância de um chute de uma barra de atividades (uma barra musical, que faça barulho toda vez que um chute fizer contato, proporcionará ainda mais satisfação). Pegue uma bola de parto e coloque o bebê em cima, sentado (com você o segurando firmemente) ou deitado de bruços (idem) para praticar o equilíbrio. E então, quando ele parecer pronto (você não saberá até tentar), dê a ele oportunidades de fazer o seguinte:

- Tentar se sentar
- Sentar-se em posição de "sapo" (como um tripé)
- Sentar-se com as costas eretas, apoiado em travesseiros, se necessário
- Ficar em pé no seu colo e saltar
- Tentar ficar em pé, segurando seus dedos
- Tentar ficar em pé no berço, no cercadinho ou apoiando-se em outros móveis
- Levantar-se apoiado nas mãos e nos joelhos

Habilidades motoras finas. Na ponta dos dedos do bebê há um mundo de habilidades essenciais esperando para serem dominadas (e muitas outras que são simplesmente divertidas), desde comer, pintar, desenhar com giz de cera, escrever, escovar os dentes, abotoar a camisa e calçar as meias... até servir chá mágico para seu ursinho favorito. Mas, primeiro, esses dedos e mãos minúsculos precisarão desenvolver a destreza necessária para enfrentar os desafios da vida, grandes e pequenos. Novamente, ele precisa de oportunidades: bebês que têm muitas chances de usar as mãos (sim, até mesmo para espalhar aveia no cabelo), manipular objetos de todos os tipos, tocar, explorar, experimentar (para não mencionar colocar na boca tudo que puderem) e flexionar esses pequenos grupos musculares desenvolvem destreza mais rapidamente. Para ajudar, ofereça:

- Cubos, pranchas ou mesas de atividades: a variedade dá ao bebê bastante prática para usar as habilidades motoras finas, embora demore meses até que a maioria consiga dominá-las. Os centros de atividades também oferecem muita diversão motora fina, à medida que o bebê progride de golpear os brinquedos pendurados para fazer contato (ponto!) e depois agarrar.

- Blocos: cubos simples de madeira, plástico ou tecido, grandes ou pequenos, são apropriados para essa idade. Seu filho vai agarrá-los e, em algum momento, batê-los uns nos outros, aprendendo a uni-los para fazer música (ao menos para os ouvidos dele!). Embora bebês dessa idade ainda não tenham a destreza necessária para empilhar blocos (e outros brinquedos empilháveis), eles se divertem desempilhando.
- Bonecos macios e bichos de pelúcia: manuseá-los aumenta a destreza. Conforme seu fofinho cresce, bonecos com diferentes texturas e recursos (botões, zíperes, cadarços) estimulam os sentidos e ajudam a melhorar a destreza motora.
- *Finger foods*: à medida que são introduzidos na dieta do bebê, os lanchinhos de comer com os dedos ajudam a desenvolver habilidades de pinça. Biscoitos de aveia, ervilhas, cenouras macias e outros alimentos pequenos, mas seguros para comer, ensinarão o bebê a usar o polegar e o indicador para pegar pedaços pequenos. Até então, alimentos que podem ser agarrados na palma da mão (palitos de pão integral, cubos de queijo, pedaços de melão) — uma vez introduzidos — ajudarão a desenvolver as habilidades motoras finas.

- Objetos domésticos reais ou de brinquedo: bebês geralmente adoram celulares reais ou de brinquedo, colheres, copos medidores, coadores, potes e panelas, copos de papel e caixas vazias.
- Bolas: de tamanhos e texturas variados, para segurar, apertar, bater, que acendam ou produzam sons. Elas são especialmente divertidas quando o bebê é capaz de se sentar e rolar as bolas ou engatinhar atrás delas.
- Objetos de empilhar: primeiro para apenas segurar e soltar, depois tentar bater um no outro e então empilhar um dentro do outro (embora demore algum tempo até que o bebê domine essa habilidade).
- Jogos com os dedos: no começo, você será o único a bater palmas e brincar de adoleta, Dona Aranha e jogos semelhantes, mas, antes que você perceba, o bebê estará brincando junto. Depois de fazer uma ou duas demonstrações, ajude o bebê a movimentar os dedos enquanto canta (não se surpreenda se ele tentar colocar suas mãos na boca).

Habilidades sociais. A metade do primeiro ano é uma época muito sociável para a maioria dos bebês. Eles riem, gritam e se comunicam de várias maneiras (como chutar as perninhas quando estão excitados), além de fazerem contato visual e sorrirem para qualquer um que esteja a curta distância (seja um admirador no parque, um estranho no supermercado ou a imagem deles mesmos no espelho). Agora, antes que surja a ansiedade perante estranhos (o que geralmente ocorre ao fim do primeiro ano), é o momento perfeito para incentivar sua borboletinha social, ir a lugares onde ele verá muitas pessoas (de todas as idades) e permitir que ele interaja. Também o deixe aprender com sua experiência social. Ensine uma saudação simples como "oi" e outras atitudes sociais básicas, como acenar para se despedir, mandar beijos e agradecer. Lembre-se, você está apenas plantando sementes, então não é necessário fazer pressão. Sentindo-se um pouco mais ambiciosa? Considere juntar-se a um grupo de brincadeiras. Os bebês não vão brincar em grupo, por si sós, mas definitivamente vão se divertir observando uns aos outros — uma prática excelente, embora não necessária, para os anos de socialização pela frente.

COMO FALAR COM O BEBÊ AGORA?

Agora que o bebê está prestes a aprender sua língua, o que você diz a ele assume um novo significado. Você pode ajudar as habilidades linguísticas dele das seguintes maneiras:

Desacelerar. Quando o bebê está começando a tentar decodificar a linguagem (que agora é apenas jargão para seus ouvidos destreinados), a fala rápida retarda esses esforços. Para dar ao bebê a chance de começar a escolher palavras, fale devagar, com clareza e simplicidade.

Concentre-se em palavras isoladas. Continue fazendo comentários, mas comece enfatizando palavras individuais e frases simples comumente usadas na vida cotidiana. Na hora da alimentação, quando disser: "Estou colocando o cereal na tigela", segure o cereal e acrescente: "Cereal, este aqui é o cereal." Segure a tigela e diga "tigela". Sempre faça uma pausa para dar tempo suficiente ao bebê para decifrar suas palavras antes de dizer mais.

Diminua o uso de pronomes. Os pronomes ainda são confusos para o bebê, então fique com "Esse é o sapato do papai" e "Esse é o sapato do Guto".

Enfatize a imitação. Agora que o número de sons que o bebê faz está crescendo, aumenta a diversão que vocês podem ter imitando um ao outro. Conversas inteiras podem ser construídas em torno de consoantes e vogais. O bebê diz "ba-ba-ba-ba" e você oferece um "ba-ba-ba-ba" animado. O bebê diz "da-da-da-da" e você responde "da-da-da-da". Se ele parecer receptivo, você pode dizer sílabas novas ("ga-ga-ga-ga", por exemplo), incentivando a imitação. Mas, se a inversão de papéis parecer desinteressá-lo, volte atrás. Em poucos meses, ele começará a tentar imitar suas palavras — sem aviso.

Fale. Converse com o bebê a respeito de tudo e qualquer coisa enquanto vocês passam o dia juntos. Seja natural na conversa, mas com uma inflexão agradável para o bebê — se você se sentir confortável fazendo isso, é claro. Consulte a p. 663 para saber mais sobre como conversar com o bebê.

Construa um repertório de músicas e versinhos. Já se viu devaneando depois de ouvir "O sapo não lava o pé" vezes demais? Embora seja entorpecente para você, a repetição é música para os ouvidos do bebê, que capta cada vez mais das mesmas velhas frases. Não importa se você lança mão da Galinha Pintadinha ou de sua própria criatividade — o que conta é a consistência.

Aposte nos livros. Há um mundo de palavras até mesmo nos mais simples livros infantis. Abra esse mundo abrindo livros frequentemente com seu bebê. À medida que lê, aponte objetos, animais ou pessoas. Comece perguntando: "Onde está o cachorro?", e, em algum momento, o bebê irá surpreendê-lo colocando uma mãozinha rechonchuda bem em cima do Totó.

Aguarde uma resposta. Embora o bebê ainda não saiba falar, ele começa a processar informações e logo terá respostas para o que você diz, mesmo que seja apenas um grito excitado (quando você propuser um passeio no carrinho) ou um gemido mal-humorado (quando você anunciar que é hora de sair da cadeirinha de balanço).

Forneça instruções. Com o tempo, o bebê aprenderá a seguir instruções simples como "dar um beijo na vovó", "dar tchau" ou "dar a boneca para a mamãe" (adicione "por favor" se quiser que a expressão ocorra naturalmente a ele). Mas lembre-se de que ele ainda não atenderá seus pedidos pelos próximos meses e, mesmo quando começar, a resposta não será consistente ou imediata (ele pode dar tchauzinho, mas somente cinco minutos depois que sua amiga foi embora). Não demonstre desapontamento quando ele não obedecer. Em vez disso, ajude-o a executar seu pedido (acenando para si mesma) enquanto espera que ele entenda... o que normalmente só ocorre mais perto do primeiro aniversário.

Habilidades cognitivas. A compreensão começa a despontar, e é muito empolgante. Nomes (mãe, pai, irmãos) são reconhecidos primeiro, seguidos por palavras básicas ("não", "mamadeira" e "tchau", por exemplo), e logo em seguida, frases simples ouvidas com frequência ("Você quer mamar?" ou "Seja bonzinho com o cachorrinho"). A linguagem receptiva (compreender o que ouve) virá bem antes da linguagem falada, mas é um evento importantíssimo, transformando a perspectiva do bebê sobre o mundo ("Agora entendi!"). Outros tipos de desenvolvimento intelectual também estão no horizonte. Muitos anos antes da primeira aula de matemática, seu bebê dá os primeiros passos (embora a princípio não pareça) para adquirir habilidades rudimentares de solução de problemas, observação e memorização — conceitos que parecem simples, mas são complexos para ele. Você pode ajudar:

- Escolhendo jogos que estimulam o cérebro (p. 606) e ajudem a explicar conceitos: causa e efeito (encha um copo com água na banheira e deixe o bebê virá-lo) e permanência do objeto (cobrir um brinquedo favorito com um pano e pedir ao bebê que o procure ou brincar de esconde-esconde atrás das mãos, de um livro, de um cardápio). Enfatize que esse ursinho é macio, aquele café está quente, o carro anda rápido, você está com sono, a bola está embaixo da mesa. Ao usar objetos, descreva para que servem: essa vassoura é para varrer, essa cadeira é para se sentar, essa toalha é para secar, esse livro é para ler. No início, suas palavras não farão sentido para o bebê, mas, com muita repetição, os conceitos começarão a se cristalizar.

- Chamando a atenção dele para o mundo dos sons. Quando um avião passar por cima ou um carro de bombeiros acelerar pela rua com as sirenes ligadas, indique ao bebê: "Isso é um avião" ou "Você está ouvindo o carro de bombeiros?". Enfatizar e repetir as palavras-chave ("avião", "bombeiro") também ajudará no reconhecimento das palavras. Faça o mesmo ao ligar o aspirador ou encher a banheira, quando a chaleira apitar ou a campainha ou o telefone tocarem. E não negligencie aqueles ruídos engraçados e favoritos: vibrar os lábios ao encostar na barriga ou no braço do bebê, clicar com a língua e assobiar também são educativos, incentivando a imitação, o que, por sua vez, estimula o desenvolvimento da linguagem.

- Estimulando a curiosidade e a criatividade. Dê a seu filho a chance de experimentar e explorar, quer isso signifique arrancar tufos de grama do jardim, espalhar purê de maçã no cabelo ou na camiseta ou espremer um pano molhado na banheira. Um bebê aprende muito mais por experiência que por instrução, e essas brincadeiras e explorações são gratuitas. Então, dê um passo para trás e deixe seu bebê tomar as decisões, escolhendo com o que brincar e como.

Capítulo 12
O sétimo mês

Ainda um animal social — tremendamente charmoso e com um sorriso que nunca se apaga —, seu bebê também começa a perceber que há um mundo fascinante para além do seu rosto virado para ele em adoração, apenas esperando para ser explorado. E explorá-lo é o que ele fará, assim que descobrir como se virar. O que é apenas uma questão de tempo. Os dias nos quais você pode colocar o bebê no meio do piso da sala e estar segura de que ele ficará lá estão contados. Podem ser semanas ou um mês, dois ou mais, mas, antes que você perceba, o bebê provavelmente estará se contorcendo, rolando, arrastando-se e engatinhando de um lado para o outro (embora alguns bebês optem por não ficar de quatro e passem direto para os dois pés, especialmente se não passaram muito tempo de bruços). Com a mobilidade independente quase ao alcance do bebê (e com ela, acesso a tentações perigosas, como as escadas, o lava-louça e a mesinha de vidro), é hora de tornar sua casa completamente segura para crianças, se ainda não o fez.

Alimentando o bebê: alimentos prontos ou caseiros

Acolher que você colocará na boquinha minúscula de seu ansioso bebê será preenchida com papinha comprada em loja ou do tipo caseiro? Ou talvez uma combinação de ambas? A escolha do que servir a seu novo comensal é sua (e dica: todas essas escolhas são boas).

VISÃO GERAL DO BEBÊ: SÉTIMO MÊS

Dormindo. Seu bebê deve dormir de nove a onze horas por noite e três a quatro horas durante o dia, provavelmente dividas em um cochilo pela manhã e um à tarde. Isso dá um total de cerca de catorze horas durante cada dia.

Comendo. Embora o bebê provavelmente esteja começando a comer sólidos, a maioria das necessidades nutricionais ainda é preenchida pelo peito ou pela mamadeira.

- Leite materno. O bebê mamará entre quatro e seis vezes ao dia (alguns mamarão com mais frequência... possivelmente muito mais). E ingerirá entre 710 e 890 ml de leite materno ao dia, embora essa quantidade vá diminuir à medida que mais sólidos sejam adicionados à dieta.
- Fórmula. O bebê provavelmente beberá de quatro a cinco mamadeiras com 180 a 240 ml de fórmula cada, em um total de 710 a 890 ml ao dia. À medida que mais sólidos forem adicionados na dieta, ele deverá ingerir menos fórmula.
- Sólidos. Quanto o bebê vai comer, em termos de sólidos? Para um comensal novato, pense em uma a duas colheres de sopa (ou menos) de cereais, frutas e vegetais (conforme forem introduzidos), duas vezes ao dia. Uma vez que o bebê ganhe experiência alimentar, a ingestão total pode variar de três a nove colheres de sopa de cereais, frutas e vegetais (ou menos) ao dia, em duas a três refeições. Apenas lembre-se: o bebê é o chefe quando se trata de ingestão. Deixe o apetite governar a cadeira alta.

Brincando. O bebê vai adorar brinquedos de ação/reação (que acendem ou tocam música quando um botão é pressionado), empilháveis (com anéis de tamanhos diferentes ou cubos multicoloridos, embora seu filhote ainda não seja capaz de empilhá-los adequadamente), que estimulem a engatinhar (carros, trens e bolas que andam, rolam, acendem e tocam música), do tipo joão-teimoso (que se endireitam quando são tombados) e a ficar em pé (certifique-se de que sejam resistentes!). Não se esqueça de manter um estoque rotativo de livros coloridos para o bebê folhear com você e por conta própria.

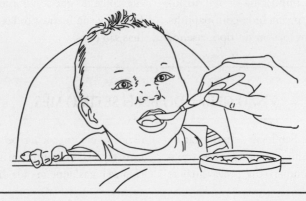

Papinha pronta

Papinha pronta — disponível nos clássicos vidros, caixas, saquinhos muito convenientes e cubos congelados de porção única — tem um preço, mas também tem muitas vantagens. Primeiro, ela geralmente é tão nutritiva quanto a comida caseira, especialmente quando se trata dos purês simples de frutas e vegetais com os quais você provavelmente estreará. Às vezes, ela é mais nutritiva, ao menos quando se trata de frutas e vegetais fora de época. Todos os rótulos dos alimentos do primeiro estágio listam ingredientes saudáveis e totalmente reconhecíveis (compre um saquinho de pêssegos, por exemplo, e provavelmente não terá nada além de pêssegos). Os purês têm a consistência perfeita para iniciantes, e os ingredientes únicos que serão servidos no início facilitam a triagem de alergias. Embora os alimentos caseiros possam variar em sabor e textura de lote para lote, os comprados em lojas são consistentes em ambos, além de serem fabricados em condições muito sanitárias que seriam difíceis de reproduzir em casa, o que significa que sua segurança é difícil de superar. E, o melhor de tudo, a papinha comprada em lojas é mais fácil para você: basta abrir e servir. E os aditivos e pesticidas? Existem muitas marcas de alimentos orgânicos para bebês, e mesmo aquelas que não são certificadas geralmente são livres de aditivos e têm poucos resíduos de pesticidas.

Quando seu bebê ficar mais velho, aí sim, você precisará prestar mais atenção ao que está dentro de vidros, saquinhos e caixas. Alimentos preparados comercialmente para bebês mais velhos e crianças de colo podem conter açúcar e grãos refinados. Procure nos rótulos ingredientes dos quais seu bebê não precisa (como açúcar) e aqueles que deve ingerir (como grãos integrais) e poderá encher o carrinho de compras e a barriga do bebê apenas com as opções mais saudáveis.

ESPREMENDO O MELHOR DOS SAQUINHOS DE PAPINHA

Eles são o máximo em conveniência, além de geralmente serem preenchidos com alimentos bons para o bebê, de pêssegos puros a misturas saudáveis de grãos, vegetais, frutas e carne. Mas, para ter certeza de que está espremendo todos os benefícios dos saquinhos de alimentos sem oferecer riscos, lembre-se destas duas dicas.

Primeira: esprema a comida diretamente na colher apenas se souber que o bebê vai terminar o conteúdo de todo o saquinho de uma vez só. Se um saquinho cobrir duas (ou mais) refeições, esprema uma porção do tamanho certo em uma tigela e coloque o conteúdo da tigela na boca do bebê, à maneira antiga.

Você terá mais pratos para lavar dessa forma, é verdade, mas protegerá o bebê da contaminação bacteriana, que pode ocorrer quando você toca a parte superior do saquinho na colher que o bebê já colocou na boca e depois o guarda para uso posterior.

Segunda: embora certamente seja fácil para o bebê sugar o conteúdo gostoso diretamente do saquinho enquanto você (ou mais tarde, ele mesmo) aperta, esse não é um bom hábito. Seu comensal novato já é um sugador eficiente e precisa aprender a comer sólidos como um menino grande: com uma colher (e, mais tarde, um garfo). Além disso, há potencial de contaminação se o bebê sugar um saquinho, deixá-lo cair e pegá-lo novamente horas ou dias depois. Além disso, há um limite para o que pode ser comido de um saquinho (alimentos em pedaços — o próximo passo de uma dieta variada — não podem, nem alimentos servidos à mesa). Ocasionalmente, deixar seu fofinho sugar uma refeição diretamente do recipiente é bom — digamos, quando você está fora de casa e não tem uma colher à mão. Mas tente não fazer disso um hábito. Em vez disso, forneça a prática da qual seu comensal voraz necessita para dominar o modo convencional de se alimentar.

Quando seu pequeno mastigador for capaz de lidar com alimentos levemente cozidos, amassados, em pedaços ou em flocos do cardápio da família, será inteligente expandir os horizontes culinários dele, em vez de sempre abrir um vidro ou saquinho. Isso porque oferecer alimentos de sua própria mesa mais cedo, em vez de ficar com os preparados comercialmente, tem mais chances de produzir um comensal receptivo (em outras palavras, aquele que come o que o restante da família está comendo). Ainda assim, você provavelmente não vai querer aposentar completamente as papinhas, pois elas serão convenientes mesmo para bebês mais velhos e crianças de colo quando você estiver na estrada ou fora de casa ou quando o cardápio do restaurante (ou familiar) não for adequado.

PARA PENSAR

A comida que enche a barriga do bebê também pode construir seu cérebro? Essa é a ideia por trás dos alimentos comerciais enriquecidos com DHA e ARA, ácidos graxos que estimulam o cérebro e são encontrados naturalmente no leite materno e adicionados a algumas fórmulas.

A eficácia desses alimentos para aumentar a capacidade cerebral de uma criança ainda está sendo pesquisada, mas, como esses ácidos graxos também são saudáveis para o coração, certamente não há mal algum — e potencialmente muitos benefícios — em escolhê-los para o bebê. A única desvantagem: assim como as fórmulas especialmente fortificadas, esses alimentos podem ser caros. Lembre-se também de que um alimento menos saudável sem adição de DHA ainda é um alimento menos saudável após a adição. Portanto, não presuma que um alimento com adição de DHA (ou qualquer tipo de fortificação) pode ser acrescentado ao cardápio sem antes verificar o restante dos ingredientes. E, sempre que puder, adicione ácidos graxos saudáveis à dieta do bebê através de alimentos que os contenham naturalmente (p. 613).

PESTICIDAS NOS VEGETAIS

Preocupada com a exposição a pesticidas dos alimentos que seu filho come (ou vai comer)? Você pode optar por frutas e vegetais orgânicos (eles são cultivados sem pesticidas; veja a p. 464) ou usar um produto específico ou mesmo água e sabão para lavar qualquer resíduo de pesticida da parte externa dos vegetais (embora isso a livre somente dos pesticidas superficiais, não dos que podem ter se infiltrado por baixo da casca) antes de preparar qualquer comida para o bebê.

Papinhas caseiras

Sem pressa? Motivada? Gostou da ideia de fazer você mesma? Embora os alimentos comerciais estejam melhores que nunca, preparar as refeições do bebê — algumas vezes ou o tempo todo — é uma opção maravilhosa e, às vezes, mais barata. Aqui está o que você precisa saber se estiver fazendo sua própria papinha (veja o quadro da p. 519 se estiver planejando seguir a rota do desmame conduzido pelo bebê):

Os utensílios. Você precisará de algo para moer ou fazer purê. Pode ser um liquidificador, processador ou mixer — equipamentos que provavelmente já tem em casa — ou aparelhos projetados especificamente para a tarefa: um moedor manual (que geralmente tem lâminas para diferentes alimentos), um moedor de papinha (que geralmente só tem uma lâmina) ou um processador dois em um (que cozinha a vapor e depois tritura). Claro, você também pode ser *low-tech* e usar apenas um garfo, especialmente ao preparar alimentos fáceis de amassar, como abacate, banana ou abóbora. Uma tecnologia ainda mais simples (embora difícil de limpar): um alimentador de redinha que o bebê possa sugar (recheie com qualquer fruta ou vegetal macio e apropriado para a idade). Também há alimentadores de plástico, mais fáceis de limpar.

ESTÁGIOS DA PAPINHA

Quer saber qual papinha comprar em qual idade? Felizmente, é fácil, pois os rótulos indicam a idade à qual o alimento se destina. A lista abaixo também pode ajudar:

- 4 a 6 meses ou mais: purês de frutas e vegetais com um único ingrediente (embora especiarias, geralmente canela, também possam ser incluídas)
- 6 meses ou mais: purês de frutas, vegetais, grãos e proteínas em várias combinações
- 9 meses ou mais: combinações de frutas e vegetais em pedaços, grãos e proteínas

---

Preparo de alimentos. Lave e então asse, cozinhe (com o mínimo possível de água) ou prepare no vapor (legumes e frutas duras como maçãs e ameixas, por exemplo) antes de fazer purê ou moer. Descasque e tire as sementes (ou coe) conforme necessário e, em seguida, bata no liquidificador, moedor ou mixer, adicionando líquidos (água, leite materno, fórmula) para obter a consistência desejada (quanto mais velho o bebê, menos líquido você precisará adicionar). Cozinhe os grãos e depois faça purê ou triture, diluindo com líquido conforme necessário. Faça purê de carnes e aves sem pele, sozinhas ou com alimentos já introduzidos (como vegetais), para uma refeição completa. Quer fazer seu próprio cereal infantil? Basta triturar o arroz integral e orgânico em um liquidificador ou usar um moedor de temperos (limpo) ou de café até que os grãos estejam bem moídos. Na hora das refeições, polvilhe duas colheres de sopa de pó de arroz sobre uma xícara de água fervente e bata até ficar espesso e cremoso. Sirva morno, não quente. Se quiser, cozinhe esse cereal saciante e favorito dos bebês com leite materno ou fórmula, em vez de água, para obter nutrição adicional. (Lembre-se, no entanto, de que esse cereal caseiro não é enriquecido com o tão importante ferro, ao contrário do cereal infantil comprado em lojas.) Quando o bebê ficar mais velho e for apresentado a mais alimentos, simplesmente dê a ele o que estiver no cardápio do restante da família: simplesmente amasse ou misture até obter a consistência certa.

DESMAMANDO DO LEITE MATERNO

Quer saber quando é hora de aposentar seus seios como fonte de alimento para o bebê? Embora seja melhor esperar até que ele tenha ao menos 1 ano antes de parar de amamentar, algumas mães querem ou precisam parar antes. Para saber quando e como desmamar, consulte a p. 669).

DESMAME CONDUZIDO PELO BEBÊ

Não gosta dessa coisa de papinha? Acha que deve haver uma maneira de introduzir sólidos na dieta de seu filho que não seja oferecer mingau? Considere o "desmame conduzido pelo bebê", no qual os bebês (de 6 meses ou mais) passam direto para alimentos que podem ser comidos com os dedos assim que os sólidos são introduzidos, ignorando purês e mingaus. A premissa é deixar seu filho se alimentar sozinho desde o início e ingerir apenas os alimentos saudáveis que ele quer (e é por isso que só funciona para bebês com ao menos 6 meses, já capazes de se alimentar sozinhos). O desmame conduzido pelo bebê permite que ele aprenda a mastigar (com as gengivas) primeiro e só então engolir. Sem mingau, sem purês, sem processador de alimentos, sem colher para fazer aviãozinho, sem tigela para ser derrubada. Você cozinha e prepara a comida e o bebê faz o resto. Isso também evita que os pais empurrem alimentos, já que os bebês controlam a quantidade levada à boca.

O bebê quer sua torrada? Entregue a ele. O Júnior quer comer a banana que você está mastigando? Corte um pedaço e deixe-o mastigar. Aquele frango que você está comendo (e ele está tentando pegar)? Ofereça uma porção. O jantar da mãe e do pai é couve-flor com salmão no vapor? Não há motivo para o bebê não comer a mesma coisa. Fatie um pepino, cozinhe uma cenoura no vapor até que fique macia, corte uns pedaços de manga, ofereça um pouco de macarrão, corte pedaços de pêssego... o que você quiser. Desde que seja macio e/ou quebradiço, cortado em pedaços pequenos e manejáveis (do tamanho do punho do bebê) e não esteja na lista de alimentos que apresentam riscos de asfixia (p. 589), o alimento pode estar no cardápio do desmame conduzido pelo bebê.

Lembre-se de que, embora não haja mingau na alimentação conduzida pelo bebê, haverá muita bagunça — e tudo bem. Para o bebê, trata-se principalmente da experiência de comer, de explorar sabores e texturas ou descobrir o que acontece quando ele arremessa um pedaço de pera ou esmaga um pedaço de batata-doce entre os dedos.

Teme que seu novo comensal se engasgue? Isso vai acontecer — especialmente nas primeiras semanas — quando o bebê tentar manobrar pedaços desconhecidos na boca. Mas é importante lembrar que engasgar-se é uma resposta de segurança à comida que chega ao fundo da boca. O engasgo é diferente da asfixia, que é silenciosa. Quando os bebês se engasgam, eles estão lidando com o problema sozinhos, e é melhor você se manter calma (ou ao menos parecer calma) e esperar que passe. O engasgo diminuirá à medida que o bebê aprender a lidar com sólidos e pedaços. Apenas observe cuidadosamente enquanto ele mastiga (supervisão constante é uma obrigação quando você alimenta o bebê dessa maneira), certifique-se de que ele esteja sempre sentado na cadeira alta antes de entregar a comida e saiba o que fazer em caso de asfixia (p. 804). Também ofereça quantidades pequenas, a fim de que o bebê não tente devorar tudo muito rapidamente.

Quer saber se o desmame conduzido pelo bebê é adequado para o seu? Peça a opinião do pediatra. E analise seu bebê: alguns gostam de tomar a dianteira na alimentação, outros, não. Tenha em mente que o desmame conduzido pelo bebê, assim como tantas filosofias parentais, não é uma questão de tudo ou nada. Você pode escolher essa forma de alimentação algumas vezes, alternando com a alimentação com colher ou somando-se a ela (o bebê come sozinho um pedaço de banana, você oferece um pouco de iogurte na colher).

DICAS DE SEGURANÇA PARA CADEIRAS ALTAS

Alimentar o bebê com segurança não significa apenas introduzir os novos alimentos gradualmente. Na verdade, a segurança alimentar começa antes mesmo da primeira colherada, quando o bebê se senta pela primeira vez na cadeira alta. Para garantir que todas as refeições sejam seguras, siga estas regras:

- Nunca deixe um bebê sozinho em uma cadeira de alimentação. Prepare a comida, um copo com canudinho cheio de água, babador, guardanapos, colher e qualquer outra coisa necessária para a refeição, a fim de não precisar deixar seu filho sozinho enquanto os pega.

- Sempre use todas as correias de segurança ou retenção, mesmo que o bebê pareça jovem demais para sair sozinho da cadeira. E, embora muitas cadeiras altas tenham protetores de virilha para evitar o deslizamento pela parte inferior, não se esqueça de prender a alça entre as pernas para evitar que o bebê saia por cima.
- Mantenha todas as cadeiras e superfícies limpas (lave com água e sabão e enxágue bem). Os bebês não pensam duas vezes antes de pegar um pedaço semidecomposto da refeição anterior e mastigá-lo.
- Certifique-se sempre de que as bandejas deslizantes estejam encaixadas com segurança. Uma bandeja solta pode permitir que um bebê saltitante e que não está preso pela alça de segurança saia voando e caia de cabeça... ou, ao menos, tome um grande susto.

- Trave a cadeira dobrável com segurança na posição aberta e para que ela não se dobre repentinamente com o bebê dentro dela.
- Afaste a cadeira de mesas, balcões, paredes ou outras superfícies que o bebê possa chutar, fazendo com que a cadeira caia para trás.
- Para proteger os dedos do bebê, saiba onde eles estão antes de colocar ou retirar a bandeja.
- Use assento de encaixar somente em uma mesa estável de madeira ou metal. Não o use em mesas com tampo de vidro ou com tampo solto, mesas cujo suporte fica no centro (o peso do bebê pode derrubá-la), mesas de jogo, mesas dobráveis de alumínio ou mesas extensíveis. Se seu filho conseguir balançar a mesa, ela não é estável o suficiente. Certifique-se de que todas as travas, grampos ou peças de encaixe estejam bem presos antes de sentar o bebê e sempre o retire antes de soltar ou destravar o assento.

Adição de sabor de maneira saudável. Mantenha o açucareiro e o saleiro fechados: é sempre melhor dar ao bebê alimentos sem adição. Afinal, as papilas gustativas dele ainda estão se desenvolvendo, o gosto por doces ainda não foi ativado e ele ainda não se importa com o sal — por que começar tão cedo? Mas isso não significa que você não possa usar ervas e temperos saudáveis (p. 587). A canela, por exemplo, é uma das favoritas dos usuários de cadeiras altas e adiciona um sabor extra a batatas-doces, cenouras, frutas e muito mais.

Armazenamento. Papinhas caseiras duram até quatro dias na geladeira ou três meses no freezer. Armazene porções individuais em recipientes ou bandejas de gelo para ter porções fáceis de servir que você pode descongelar durante a noite dentro da geladeira ou então no micro-ondas (na configuração "descongelar", e não "cozinhar" — e misture e teste a temperatura antes de servir ao bebê).

Segurança. Siga as dicas de preparação segura de alimentos da p. 476.

O que você pode estar se perguntando

Pegando o bebê

"Pego meu bebê no minuto em que ele chora e acabo com ele no colo a maior parte do dia. Eu o estou mimando?"

Seus braços podem estar cansados, mas, até que o bebê comece a se movimentar sozinho, eles são a única maneira que ele tem para andar. Eles também são sua passagem favorita para o conforto quando ele está irritado, para o entretenimento quando está entediado, para a companhia quando está sozinho. Além disso, são seu lugar favorito no mundo para passar o tempo.

Ainda assim, embora todo o colo do mundo não possa estragar seu pequeno (e não o pegar no colo possa até torná-lo mais agarrado a você), existem algumas boas razões pelas quais você pode querer diminuir o ritmo, ao menos um pouco. Brincar de "táxi de bebê" — pegar seu pequeno passageiro no momento em que é saudada por um aceno daquele bracinho ou um choramingo de tédio — pode deixá-la "de plantão" durante as horas de vigília do bebê. Além disso, carregá-lo o tempo todo não apenas impede você de fazer suas coisas, como também pode impedi-lo de fazer as coisas dele. Em seus braços, o bebê não tem oportunidade de praticar habilidades — como arrastar-se e engatinhar — que um dia permitirão que ele se locomova sem carona. Também não dá a ele a chance de flexionar seus incipientes músculos da independência de outras maneiras importantes, como aprender a se manter entretido e desfrutar de sua própria companhia, mesmo que seja apenas por alguns momentos fugazes.

Então, o que você deve fazer da próxima vez que seu filho choramingar pedindo estímulo?

- Primeiro, considere: trata-se de um pedido de carona ou de um pedido de atenção? Foi um daqueles dias em que você passou a maior parte do tempo fazendo tarefas domésticas (ou grudada no celular) em vez de brincar com o bebê? Ele pode estar querendo algum tempo com você (algo de que ele precisa em doses generosas e regulares), tanto quanto quer colo.
- Em seguida, execute uma verificação de conforto. A fralda está suja? Está na hora de mamar? Ele está com sede? Cansado? Você satisfez todas essas necessidades? Continue.

- Mova-o para um novo local: o cercadinho se ele estava no *bouncer*, o tapete de atividades se ele estava no cercadinho, sentado se estava no tapete de atividades. Uma mudança de cenário pode satisfazer o desejo de mudança do bebê.
- Crie uma nova distração. Com um limiar de atenção (apropriado para a idade) de meros minutos, você precisará alternar regularmente a seleção de brinquedos ou outras distrações. Apenas lembre-se, mais não é mais para um bebê... é esmagador.

Mantenha as novas distrações em número gerenciável — duas ou três de cada vez são suficientes.
- Tente dar um alô. Ele ainda está implorando por colo? Em vez disso, tente interagir por alguns momentos. Sente-se ao lado dele e mostre como empilhar alguns blocos, aponte "olhos-nariz-boca" no cachorro de pelúcia, aperte os botões que fazem saltar as peças do brinquedo. Fazê-lo começar pode mantê-lo em movimento, mesmo que apenas por alguns minutos.

ENCARANDO OS FATOS

Carregar o bebê aconchegado contra o peito é inegavelmente gostoso (que cheirinho bom!). Também é conveniente (ou indispensável) quando você deseja que ele esteja por perto e que suas mãos estejam livres. Além disso, esse aconchego é importante para o bebê, tanto emocional quanto fisicamente.

Mas, em algum momento, ele pode sinalizar que está ansioso por um pouco mais de liberdade de movimentos e muito mais perspectiva — ao menos, mais que o peito da mãe pode oferecer. A posição virada para dentro, perfeita para bebês pequenos, pode entediar rapidamente bebês de 6 meses ou mais. Especialmente quando há algo interessante para ver, digamos, no aquário, no zoológico ou no parque (cachorro à frente! pássaros no alto! flores à esquerda!). É aí que entra a posição de transporte frontal, que, dependendo do carregador que você está usando, pode significar virar o bebê para a frente ou, se o carregador não oferecer essa opção, investir em um carregador multifuncional que faça isso.

A menos que você tenha ouvido relatos inquietantes sobre carregar o bebê virado para a frente — nesse caso, você pode estar compreensivelmente hesitante em fazer a troca. Talvez você já tenha ouvido dizer que carregar o bebê virado para a frente não é seguro para os quadris e a coluna dele. Ou que pode ser superestimulante. Ou pouco aconchegante.

Felizmente, não há nenhuma evidência científica para apoiar essas teorias, desde que o bebê tenha idade suficiente (geralmente por volta de 5 ou 6 meses) para apreciar uma visão frontal do mundo e inteligente o suficiente para lhe dizer quando está cansado dessa posição. Para esclarecer as coisas, aqui estão alguns fatos:

Mito: ficar virado para a frente no carregador coloca muita pressão na virilha e na parte inferior da coluna do bebê porque muda seu centro de gravidade.

Fato: o corpo do bebê não é como o de um adulto. De fato, a cabeça dele é muito maior em relação ao corpo, tornando a distribuição de peso muito diferente. Consequentemente, o que pode parecer desconfortável (ou perigoso) para um adulto (ser "pendurado pela virilha") não se aplica a um bebê. Na verdade, o peso do corpo do bebê não é sentido no assento, mas distribuído pela parte superior das costas, pescoço e cabeça. Não há estudos que demonstrem que o transporte voltado para a frente coloque muita pressão sobre a coluna quando as pernas do bebê estão abertas e os quadris estão separados, de acordo com as instruções do fabricante. E, apesar do aumento do número de pais usando carregadores virados para a frente, não houve um aumento correspondente nas lesões de coluna e virilha entre bebês.

Mito: carregar o bebê virado para a frente pode causar displasia de quadril.

Fato: a displasia de quadril, uma condição em que os ossos das articulações do quadril não se alinham corretamente, é congênita (o que significa que está presente desde o nascimento), embora geralmente só seja diagnosticada mais tarde. A teoria de que os carregadores causam displasia de quadril não é apoiada por nenhum estudo ou evidência científica, e a maioria dos especialistas concorda que não causam (nem podem causar) essa condição. E, novamente, mesmo com o aumento no uso de carregadores virados para a frente, não houve aumento correspondente nos casos de displasia. De fato, quando o carregador é usado corretamente (certificando-se de que o bebê esteja com as pernas abertas, conforme instruções do fabricante, e/ou escolhendo um carregador que tenha assento estruturado, garantindo que a posição correta seja mantida mesmo virado para a frente), os quadris permanecem em abdução, e essa é a maneira ideal de mantê-los se desenvolvendo adequadamente.

Mito: a melhor maneira de prevenir problemas de quadril em um bebê é carregá-lo no *sling*.

Fato: *slings* vêm com uma série de benefícios, mas, como outros carregadores, podem causar danos se não forem usados corretamente. Estudos mostram que quando os bebês são carregados com as pernas juntas ou em um *sling* com as pernas esticadas e juntas, ou quando são enrolados firmemente com as pernas esticadas e juntas, há risco aumentado de desenvolvimento inadequado do quadril. Felizmente, minimizar esse risco é tão fácil quanto usar o posicionamento adequado. Quando você colocar o bebê no *sling* (ou enrolar), deixe espaço para que quadris e joelhos se movam livremente. Lembre-se também de que a troca de posições garante não apenas um ponto de vista diferente para o bebê, mas uma oportunidade de flexionar diferentes ossos, músculos, articulações e ligamentos — para que todos recebam o treino de que necessitam.

Mito: a posição virada para a frente pode fazer com que o bebê fique superestimulado pela vista e incapaz de se aninhar no corpo da mãe para não ter que olhar para algo avassalador. Além disso, você não perceberá quando seu bebê estiver chateado ou estressado pelo que está vendo.

Fato: esteja você andando pela rua ou pelos corredores de um supermercado, há um mundo agitado lá fora — às vezes agitado demais para um bebê pequeno, cujos novos circuitos podem ser facilmente sobrecarregados por estímulos. Uma

vez que os bebês chegam aos 5 ou 6 meses, no entanto, muitos estão não apenas prontos, mas também ansiosos para absorver mais. Ficar de frente para o peito dos pais ainda é reconfortante e aconchegante, mas nem sempre fornece estímulo suficiente para um bebê mais velho. Alternar entre a posição virada para o peito e a posição virada para a frente permite que seu filho se beneficie tanto do conforto de que ainda precisa quanto das imagens e sons interessantes que deseja agora. Fique atento a ele enquanto o carrega virado para a frente e notará sinais de que ele está desconfortável ou superestimulado, cansado ou desorientado (chorando, virando a cabeça, agitado). Essa é sua sugestão para virá-lo para dentro. Limite o tempo virado para a frente aos períodos que o bebê pode suportar, interaja enquanto ele está nessa posição (aponte visões e sons interessantes, cante ou converse, aperte as mãozinhas, acaricie as pernas gordinhas e, claro, dê muitos beijos naquela doce cabeça), e vocês dois vão gostar do passeio — sem nenhuma desvantagem para o desenvolvimento.

Deixe-o esperando. Você já tentou de tudo, mas os pedidos de colo continuam? Tente adiar o inevitável por um minuto ou dois. Cuide de suas coisas casualmente, cantando, conversando e sorrindo como sempre faz. Faça com

que ele espere pelo colo um pouco mais de cada vez. Mas não o faça esperar tanto que os choramingos se transformem em lamentos (e ele comece a pensar em brincar sozinho como uma punição, o que não é). Volte para o lado dele, tranquilize-o, brinque com ele, abrace-o, pegue-o no colo se necessário e comece o processo novamente.

Não vai muito longe (nem mesmo ao outro lado da sala) sem ser saudada por seu minúsculo passageiro? A realidade é que a maioria dos bebês só brinca sozinha por alguns minutos, e mesmo os muito independentes precisam de mudanças frequentes de cenário e brinquedos. Outra realidade? Pode haver mais na vida que seus braços, mas essa ainda é a vida boa para seu bebê.

PARA OS PAIS: COMPORTAMENTOS SÓ COM VOCÊ

A babá diz que seu bebê é um anjo: alimenta-se como um profissional, cochila como um campeão, sorri por horas. O que torna o lamento que começa no minuto em que ela sai pela porta (ou no minuto em que vocês saem da creche com aquele anjo nos braços) ainda mais desanimador, fazendo com que se perguntem: "É comigo?"

Na verdade, sim, é com vocês — e isso é uma coisa boa. O fato de que a maioria dos bebês mais velhos (e crianças de colo... e até mesmo crianças mais velhas) é propensa a ficar mais irritada com os pais que com outros cuidadores é sinal de conforto e segurança. Seu amor é uma coisa garantida, algo com que seu filho pode contar em abundância, mesmo quando suas verdadeiras cores se revelam.

O tempo também pode ter algo a ver com isso. Sua volta para casa provavelmente coincide com o que normalmente é o momento mais agitado do dia do bebê — o início da noite —, quando a fadiga, a superestimulação e a fome podem agitar até mesmo o querubim mais alegre. Depois de um dia duro no trabalho e possivelmente um trajeto difícil, vocês também podem estar exaustos, algo que o radar de humor do bebê certamente perceberá. Seu alto nível de estresse intensifica o estresse do bebê e o dele reforça o seu, e logo vocês estão com um caso grave de mau humor. Adicione o fator de distração — compreensivelmente, vocês têm mais em que pensar ao voltar para casa que somente o bebê (como trocar de roupa ou começar o jantar) — e vocês devem ouvir os gritos de pedido de atenção no instante em que entrarem pela porta. A mãe amamenta ao voltar para casa? Seu suprimento de leite pode estar no ponto mais baixo do dia, definitivamente não é um ponto alto para um bebê faminto. E, finalmente, a mudança não é algo em que todos os bebês acreditam — especialmente os mais velhos —, o que significa que essa mudança de guardiões pode ser inquietante por si só.

Para facilitar a transição quando vocês voltarem para casa todas as noites, tentem as seguintes dicas:

- Não voltem para um bebê faminto e cansado. Tenham as mamadas programadas para que mãe e bebê tenham a chance de relaxar antes da hora de reabastecer (se estiver amamentando, certifique-se de que o bebê não tomou uma mamadeira pouco antes de você chegar em casa com os seios cheios — em vez disso, peça à cuidadora que ofereça um lanche sólido para diminuir o apetite, sem saciá-lo totalmente). O mesmo com o sono. Um cochilo no fim da tarde pode manter a irritação afastada, mas certifique-se de que o bebê não esteja cochilando tão tarde que não conseguirá dormir em uma hora razoável.

- Relaxem antes de voltar. Se ficaram presos no trânsito por uma hora, sentem-se no carro e façam alguns exercícios de relaxamento antes de entrarem pela porta. Em vez de gastarem o trajeto no ônibus ou trem fazendo um trabalho de última hora no iPad, usem o tempo para esvaziar a mente de preocupações e preenchê-la com pensamentos calmos — digamos, a imagem de uma bebida gelada na praia.

- Relaxem ao voltar. Não se apressem para começar o jantar ou dobrar a roupa no momento em que colocarem a bolsa ou pasta no chão. Em vez disso, reservem quinze minutos para descontrair com o bebê, oferecendo carinhos e atenção, se possível. Se o bebê for do tipo que odeia transições, não apressem a babá para ir embora. Insiram-se gradualmente no dia do bebê, para que ele se acostume à ideia de que uma mudança está prestes a acontecer. Quando ele se ajustar ao fato de vocês estarem lá, a babá pode sair.

- Incluam o bebê nas tarefas. Quando ambos estiverem se sentindo mais relaxados, lidem com as coisas que precisam fazer — mas incluam o bebê. Coloquem-no no meio da cama (com supervisão) ou no chão enquanto trocam de roupa. Segurem-no no colo enquanto respondem mensagens. Sentem-no na cadeira alta com alguns brinquedos enquanto começam o jantar, conversando com sua gracinha enquanto cortam legumes.

- Não levem para o lado pessoal. Quase todos os pais que trabalham fora experimentam o escândalo do regresso para casa. Quem tem filhos na creche pode vivenciá-lo na hora de buscar, no caminho de volta para casa ou ao chegar em casa. Na verdade, mães e pais que ficam em casa podem se deparar com um desafio semelhante no fim do dia, mesmo que tenham passado o dia inteiro com seus bebês. Definitivamente não é uma happy hour.

Usando carregador nas costas

"Nosso bebê está ficando grande demais para carregar no peito. É seguro usar o carregador nas costas?"

Uma vez que o bebê consiga se sentar de maneira independente, mesmo que brevemente, ele está pronto para passar para as costas. Existem carregadores que podem ser levados tanto na frente quanto atrás, onde o bebê fica aninhado com segurança contra suas costas e ombros, e existem carregadores do tipo mochila que normalmente deixam o bebê mais alto (o que é melhor para ver o mundo). Supondo que suas costas aguentem o fardo e o bebê esteja pronto para a aventura, não há razão para não usar o carregador nas costas, se desejar. Alguns pais acham que esse carregador é desajeitado e sobrecarrega os músculos, enquanto outros adoram a conveniência. Alguns bebês ficam excitados com a altura e a visão panorâmica que o carregador tipo mochila oferece, outros ficam nervosos com esse poleiro precário. Para descobrir se o carregador nas costas é adequado para você e para o bebê, coloque o carregador três em um (três sendo as posições na frente, no quadril e nas costas) nas costas ou, se ainda estiver considerando comprar um carregador tipo mochila, peça emprestado o de um amigo para testar ou teste na loja.

Se usar o carregador nas costas, prenda o bebê com segurança. Também esteja ciente de que a posição permite que o bebê faça muito mais pelas suas costas que passear, incluindo puxar latas das prateleiras do supermercado ou arrancar (e depois mastigar) folhas de arbustos e árvores no parque. Lembre-se também de que você terá que julgar as distâncias de maneira diferente quando o bebê estiver em uma mochila mais alta — por exemplo, quando entrar em um elevador lotado ou passar por uma porta baixa.

Bebê ainda não se senta

"Minha bebê ainda não começou a se sentar e temo que ela seja lenta para sua idade."

Nem todos os bebês estão sentados bem bonitinhos quando atingem a marca dos 6 meses, e isso porque se sentar é apenas um dos muitos marcos de desenvolvimento que podem ser dominados em uma linha do tempo que tem um intervalo "normal" muito amplo. Enquanto o bebê "médio" fica sentado sem apoio por volta dos 6,5 meses, alguns bebês muito normais se sentam a partir dos 4 meses, e outros, aos 9 meses. O que significa que sua filha tem um longo caminho a percorrer antes de atingir os limites externos dessa faixa normal — e que você ainda não tem motivos para se preocupar com o atraso dela.

O que você pode fazer para acelerar a agenda do seu docinho? Não muito. Os bebês são programados por fatores genéticos para se sentar e dominar outras habilidades importantes de desenvolvimento em certa idade. Mas existem maneiras de evitar a desaceleração — por exemplo, fornecendo bastante prática de apoio. Um bebê que é apoiado frequentemente em uma idade precoce, seja em um assento infantil, um carrinho ou uma cadeira alta, pega o jeito antes mesmo de conseguir se sustentar e pode se sentar mais cedo. Em contrapartida, um bebê que passa a maior parte do tempo deitado de costas, no carrinho ou no *sling* e raramente é apoiado para se sentar pode fazê-lo muito mais tarde. De fato, bebês de outras culturas que estão constantemente no *sling* muitas vezes ficam em pé antes de se sentarem, de tão acostumados que estão à posição vertical. Bebês mais gordinhos também podem ter mais dificuldade para se sentar (não é fácil equilibrar todo aquele peso, e bebês rechonchudos geralmente rolam quando tentam). Uma cabeça maior que a média também pode derrubar o bebê quando ele tenta se sentar.

Contanto que você esteja dando a sua bebê muitas oportunidades para praticar suas habilidades de se sentar sozinha, é provável que ela ocupe seu assento nos próximos dois meses. Se não o fizer e/ou você sentir que ela não está no caminho certo de outras maneiras, converse com o pediatra.

Bebê mordendo os mamilos

"Minha bebê agora tem dois dentes e parece achar divertido me morder quando a estou amamentando. Como posso acabar com esse hábito doloroso?"

Mordidas são horríveis, especialmente quando são seus mamilos que estão sendo roídos em vez de sugados. Mas os bebês costumam morder os mamilos que os alimentam, e esse é um hábito que pode surgir antes mesmo dos primeiros dentes. Ele pode ter começado quando ela procurava contrapressão para a dor da dentição. Ou pode ter acontecido inadvertidamente: ela se distraiu durante a amamentação, mas não soltou o mamilo completamente... e, em seguida, mordeu. Ou ela pode estar apenas experimentando com a boca. Ela morde, você solta um grito, ela ri da sua reação, você ri de volta, e de repente ela descobriu um jogo divertido que mal pode esperar para jogar novamente. Ter dentes para morder aumenta a aposta: é mais satisfatório para ela, provoca mais reações em você. Uma coisa que está clara é que um bebê não pode morder e sugar ao mesmo tempo, então, se ela está mordendo seus mamilos, não está mamando (e pode ser por isso que a maioria das mordidas acontece no fim da mamada).

Como você pode acabar com esse hábito antes que ela se apegue demais a ele e antes que tenha dentes suficientes para causar ainda mais danos? Primeiro, preste atenção a ela durante as mamadas e observe os sinais de tédio ou distração. Qualquer um pode provocar uma mordida, então, se vir um dos sinais de alerta, você pode evitar a mordida antes que ela aconteça. Outra dica preventiva: se a bebê estiver mordendo no início da mamada (o que é menos comum, mas pode acontecer quando os dentes estão nascendo), ofereça um brinquedo de dentição ou um pano frio antes da pega para diminuir a dor que ela sente e, com sorte, evitar que ela desconte em você.

COMPARTILHAMENTO DE QUARTO AGORA

Pensando em tirar seu companheiro de quarto do quarto para que ambos possam dormir mais (e você possa ter mais privacidade)? Embora dividir o quarto faça sentido nos primeiros meses de vida (e seja recomendado pela AAP até que o risco de SMSI diminua), três podem começar a parecer uma multidão na segunda metade do primeiro ano. Também pode ser mais difícil tentar ensinar a dormir quando o bebê está no mesmo quarto.

Satisfeita com a política de alojamento conjunto e sem pressa de enviar o bebê para seu próprio quarto? Compartilhar o quarto — ou a cama — na infância é conveniente e agradável para muitas famílias. Mas, se o quarto familiar não for seu plano a longo prazo, esse provavelmente é um bom momento para acomodar seu filho em um quarto próprio.

Só tem um quarto ou tem mais filhos que quartos? Continuar compartilhando seu quarto pode ser a única opção. Se quiser uma separação mesmo assim, considere um divisor: uma tela ou cortina pesada pendurada em um trilho no teto (também é um bom isolante de som). Ou separe um canto da sala para o bebê e veja TV ou converse até tarde no quarto.

Se seu bebê tiver que compartilhar com outra criança, o quanto o arranjo funcionará bem depende do quanto os dois dormirão bem. Se um ou ambos têm sono leve e com tendência a chamar durante a noite, todos podem passar por um período difícil de ajuste até que cada um deles aprenda a dormir durante o despertar do outro. Mais uma vez, uma partição pode abafar os sons, proporcionando privacidade à criança mais velha.

Se sua filha morder, a melhor resposta é uma declaração firme, objetiva e de baixo drama ("não morda" e "morder machuca") enquanto remove as presas ofensivas de seu alvo. Chame a atenção dela em tom sério, mas não grite de dor — e definitivamente não dê risadinhas. A bebê achará sua reação exagerada engraçada (o que fará com que morda de novo) ou ficará assustada com sua explosão (o que pode levar a choro e recusa em se alimentar). Ela não solta? Coloque o dedo entre as gengivas e retire seu mamilo com cuidado. Se não funcionar, puxe a bebê para perto do peito. A mastigadorazinha vai soltar automaticamente para abrir a boca e destampar o nariz para conseguir respirar. Uma vez que ela tenha soltado o mamilo, ofereça algo que ela possa morder — um brinquedo de dentição, uma chupeta ou algo gelado — e diga a ela que não há problema em afundar os dentes naquilo. Você também pode distraí-la com música, brinquedo ou uma ida à janela para ver os carros. Seja consistente com essa rotina e, finalmente, ela vai entender: enfiar os dentes na mamãe não é tão divertido, afinal.

PARA OS PAIS: JANTAR E UM BEBÊ

Tem dúvidas sobre comer fora com o bebê? Na verdade, o restaurante também pode ter, se vocês não chegarem preparados. Antes de garantir uma mesa para dois e uma cadeira alta, confira essas dicas de sobrevivência em restaurantes:

Liguem com antecedência. Não apenas para fazer reserva (vocês não vão querer um restaurante com espera), mas para descobrir quais suprimentos e acomodações para bebês estão disponíveis. Por exemplo, há cadeiras altas? Cadeiras de alimentação de encaixar? Assentos de elevação provavelmente não funcionarão até que o bebê esteja perto de 1 ano. Vocês provavelmente levarão comida para ele, mas não custa perguntar se a cozinha é flexível. Por exemplo, eles servirão porções de tamanho pequeno sem cobrar um preço de tamanho normal? O chef adaptará os alimentos para crianças de colo (purê de batata sem sal e pimenta, peixe sem molho)? Os cardápios infantis podem parecer uma boa ideia, mas muitas vezes se resumem a cachorros-quentes e outros pratos ruins para bebês.

Ouçam com atenção ao ligar. Não apenas para as respostas às suas perguntas, mas para a atitude com que são dadas, o que pode dizer muito sobre o quanto vocês e o bebê realmente serão bem-vindos.

Comecem cedo. Planejem jantar no horário do bebê, não no seu, mesmo que signifique serem os primeiros a chegar. Outra vantagem de comer cedo: os garçons ainda não estão exaustos, a cozinha não está um turbilhão, há menos clientes para o bebê incomodar batendo o copo na mesa.

Peçam uma mesa tranquila no canto. Não pelo romance, obviamente (que definitivamente não está no cardápio), mas para que seu grupo não perturbe os outros clientes ou atrapalhe os garçons. A mãe também apreciará a privacidade se passar grande parte da refeição amamentando.

Sejam ágeis. Mesmo jantares de quatro estrelas podem se transformar em fast-food quando o bebê está à mesa. Portanto, faz sentido preferir restaurantes rápidos, onde mais tempo possa ser gasto comendo que esperando. Peçam a refeição inteira imediatamente (espero que vocês tenham verificado o cardápio antes de se sentar) e solicitem que a comida do bebê (se pedirem jantar para ele) seja trazida o mais rapidamente possível.

Vão preparados. Já se foram os dias em que vocês podiam ir a um restaurante apenas com o cartão de crédito. Vocês também precisarão embalar:

- A capa para a cadeira alta é opcional, mas tornará o assento do bebê à mesa mais confortável, mais ajustado e, é claro, mais higiênico (além de mais fácil de limpar depois).
- Um babador para manter o bebê limpo, assim como alguns lenços umedecidos. Se o restaurante for acarpetado, um tapete para colocar embaixo da cadeira do bebê será apreciado por quem terá que recolher a bagunça depois que vocês terminarem.
- Brinquedos, livros e outras diversões. Mas só os ofereça quando forem necessários (o bebê provavelmente se contentará em brincar

com a colher, flertar com os garçons e apontar para as luminárias nos primeiros minutos), e só um de cada vez. Não há mais truques na bolsa? Experimente um jogo de esconde-esconde com o cardápio ou um guardanapo.
- Comida em vidros ou saquinhos, se o Júnior ainda não comer os alimentos servidos à mesa, se você achar que não haverá opções para bebês no cardápio ou apenas para complementar o que for oferecido.
- Lanches, especialmente *finger foods*, para manter os dedos (e a atenção) de seu filho ocupados. Os petiscos também podem ser um salva-vidas quando a refeição demora mais que o esperado para chegar ou quando o bebê fica entediado com a comida servida. Mas também os mantenha em reserva até que sejam necessários.

Se não estiver no cardápio, peçam especial. Só porque não está no cardápio não significa que não esteja na cozinha. Boas opções, dependendo do que foi introduzido até agora, incluem queijo cottage, pão integral, queijo, ovo cozido (em pedaços), hambúrguer (cozido e picado), frango (picado), peixe macio (cozido, em pedaços e com espinhas cuidadosamente removidas), purê de batata ou batata-doce, ervilhas ou feijões (esmagados), massas cozidas, cenouras, couve-flor, brócolis e vagem cozidos, abacate maduro, melão, banana e manga.

Mantenham o bebê sentado. Mesmo que o restaurante esteja quase vazio, deixar o bebê explorar o chão nunca é boa ideia. Está sujo lá embaixo. Além disso, é muito fácil um garçom tropeçar em um bebê ou seu bebê comer algo do chão ou agarrar a toalha de mesa.

Sejam sensíveis às pessoas a seu redor. Talvez a mesa ao lado adore as travessuras do seu filho. Ou talvez esteja ocupada por um casal que gastou um bom dinheiro com uma babá para ficar longe de crianças durante a noite. De qualquer forma, saiam rapidamente do restaurante se o bebê estiver chorando alto, dando gritos estridentes ou perturbando a paz.

Saiba quando ir embora. Quando o bebê estiver satisfeito e começar a jogar o que sobrou na mesa ao lado, é hora de pedir a conta. E lembrem-se de que uma bagunça enorme exige uma gorjeta enorme.

Dentes nascendo tortos

"Os dentes do bebê estão nascendo tortos. Isso significa que ele precisará de aparelho?"

Não marque a consulta com o ortodontista ainda. A forma como os primeiros dentes de leite nascem geralmente não é uma indicação dos sorrisos por vir. De fato, eles muitas vezes nascem tortos, principalmente os frontais inferiores, que frequentemente formam um V quando surgem. Os frontais superiores também podem parecer enormes em comparação com os inferiores. E, em alguns bebês, os superiores nascem antes dos inferiores, e isso tampouco é motivo de preocupação.

Quando seu bebê chegar aos 2,5 anos, provavelmente será o orgulhoso proprietário de um conjunto completo de dentes de leite: vinte no total. E, embora eles provavelmente já tenham se igualado em termos de proporção e formação, especialmente porque a língua estará sempre pressionando suas superfícies internas, ajudando-os a crescer em fileiras niveladas, não se preocupe se não tiverem. Dentes de leite tortos não querem dizer dentes permanentes tortos.

OLHA QUEM ESTÁ FALANDO

Acha que aqueles adoráveis "a-o-a" são apenas balbucios de bebê? Na verdade, são o início da linguagem falada, as primeiras tentativas do bebê de descobrir como a outra metade (a metade adulta) fala. E é um processo que começou quando ele tinha 1 ou 2 meses, com balbucios cheios de vogais. Preste atenção enquanto esses sons de vogais abrem caminho para sons de consoantes-vogais. Quando os bebês começam a experimentar as consoantes, eles geralmente descobrem uma ou duas de cada vez e repetem a mesma combinação única ("ba", "ga" ou "da") repetidamente, como o disco quebrado mais fofo de todos os tempos. Na semana seguinte, podem passar para uma nova combinação consoante-vogal, parecendo ter se esquecido da primeira. Eles não esqueceram, mas, como seus poderes de concentração são limitados, geralmente trabalham para dominar uma coisa de cada vez. Eles também adoram a repetição — afinal, praticar, praticar, praticar é como aprendem, aprendem, aprendem.

Após os sons de duas sílabas e uma consoante ("aga", "aba", "ada"), vêm as sucessões cantadas de consoantes ("dadada", "dadada"), chamadas de balbucios, por volta dos 6 meses (embora alguns bebês comecem a balbuciar aos 4,5 meses e outros com 8 meses ou mais). Também aos 8 meses, muitos bebês podem produzir consoantes duplas semelhantes a palavras ("dada", "mama", "rara"), geralmente sem associar qualquer significado a elas até dois ou três meses depois. Atenção: "papa" normalmente vem antes de "mama", não como indicador da preferência (tente dizer isso ao pai), mas como indicador do desenvolvimento (o "p" é mais fácil de articular que o "m"). Só muito mais tarde, muitas vezes com 4 ou 5 anos — às vezes bem depois —, é que seu filho conquistará todas as consoantes.

Manchas nos dentes

"Os dois dentes da minha filha parecem estar manchados de uma cor acinzentada. Eles podem já estar cariados?"

É provável que o cinza não sejam cáries, mas ferro. Algumas crianças que tomam suplemento vitamínico e mineral líquido com ferro desenvolvem manchas nos dentes. Não prejudica os dentes de forma alguma e desaparecerá quando sua filha parar de tomar vitaminas líquidas e começar a tomar vitaminas mastigáveis.

Enquanto isso, escovar os dentes ou limpá-los com um lenço ou gaze logo após dar o suplemento ajudará a minimizar as manchas.

Em contrapartida, se a bebê não estiver tomando suplemento líquido, e especialmente se estiver tomando mamadeira de fórmula ou suco (que não deve ser dado para bebês com menos de 1 ano, de qualquer forma) na hora de dormir, a descoloração pode sugerir cáries. Também pode ser o resultado de um trauma ou um defeito congênito no esmalte. Discuta isso com o médico ou dentista.

TUDO SOBRE:
Tornar a casa segura para o bebê

Imagine um bebê frágil de 1 dia (aquele que você sempre teve medo de "quebrar"). Agora coloque esse recém--nascido ao lado de um bebê gordinho e robusto de 7 meses (aquele que está ficando cada vez mais pesado). E adivinhe qual deles é mais vulnerável e propenso a se machucar? Na verdade, é o bebê mais velho que corre maior risco de lesão, graças a todas as habilidades emergentes que está ou estará adquirindo em breve: sentar-se, arrastar-se, engatinhar, rolar, levantar-se, apoiar-se nos móveis e (antes que você perceba) andar, para não mencionar estender a mão para alcançar (e agarrar, puxar e colocar na boca) praticamente qualquer coisa a seu alcance e muitas coisas que pareciam fora de alcance. Isso porque, embora os bebês na segunda metade do primeiro ano tenham um conjunto muito mais avançado de habilidades motoras que os recém-nascidos, seu julgamento ainda não alcançou suas habilidades de movimento... uma lacuna que só começará a se fechar nos próximos anos. O que torna seu bebê mais velho um excelente candidato a lesões acidentais.

Felizmente, embora um bebê em movimento possa ser um acidente esperando para acontecer, há muitas medidas que você pode tomar para evitar que aconteçam. Na verdade, a maioria dos acidentes (e lesões acidentais) são evitáveis. Com um pouco de know--how, algumas medidas inteligentes de prevenção e muita vigilância, você pode reduzir significativamente as chances de batidas, machucados e pior.

Tornando a casa à prova de bebês

Até agora, seu bebê viu a casa principalmente de seus braços e no nível de seus olhos. Agora que ele começa a dar uma olhada nele de quatro (ou sentado naquele bumbum bonitinho), você terá que começar a olhar dessa perspectiva também. Portanto, abaixe-se — e fique de quatro — para examinar sua casa em busca de possíveis pontos problemáticos e fazer as alterações necessárias:

Janelas. Para garantir que seu filho não caia das janelas, instale proteções de metal que se prendam às laterais da moldura e tenham barras com não mais de 10 cm de distância. Ou instale um dispositivo de travamento em janelas duplas que impeça a janela inferior de abrir mais de 10 cm. Telas e janelas de tempestade não são seguras o suficiente, então não confie nelas para evitar que o bebê caia. Independentemente de como você proteja as janelas, abra-as rapidamente em caso de emergência, como incêndio. Oficiais de bombeiros e resgate recomendam que você use proteções de janela removíveis em ao menos uma janela em cada cômodo — elas permitirão sua fuga em caso de incêndio, mas ainda fornecerão proteção contra quedas.

Como precaução extra, nunca coloque móveis nos quais seu bebê possa subir na frente de uma janela. E, se tiver um assento perto da janela, certifique-se de que ela esteja sempre trancada ou protegida.

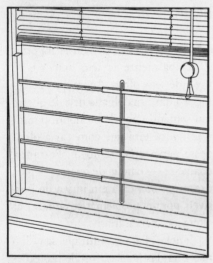

Protetores de janela e encurtadores de cordão (para venezianas ou cordões de cortinas) tornam as janelas mais seguras para bebês.

Cordões das cortinas. Sua aposta mais segura é usar cortinas sem fio em toda a casa, especialmente no quarto do bebê. Se você tem persianas e não pode substituí-las, é absolutamente vital manter os cordões (que são riscos de estrangulamento) fora de alcance. Amarre-os nos ganchos de parede para que seu bebê não se enrole neles.

Nunca coloque berço, cama, outros móveis ou brinquedos grandes nos quais uma criança possa subir ao alcance das cortinas.

Portas. Instale batentes e suportes (que mantêm a porta aberta) para proteger dedos e mãos curiosos de ficarem presos em portas batendo ou dobradiças. Instale portões nas portas que levam a áreas inseguras e sempre fique de olho no bebê para garantir que ele não escale os portões.

Escadas. Evite quedas nas escadas instalando portões de segurança robustos no topo e na parte inferior. Não use um portão de pressão no topo (uma criança pode empurrá-lo, desalojá-lo e cair pelas escadas). Considere colocar o portão inferior a três degraus da parte inferior, para que seu filho tenha uma área pequena e segura para praticar a habilidade de subir escadas (vital para mantê-lo seguro no futuro).

Mantenha os degraus livres de brinquedos, sapatos e qualquer outra coisa que possa fazer seu bebê (ou qualquer outra pessoa) tropeçar. Tapete nas escadas podem tornar os passos mais seguros e minimizar lesões em caso de queda. Um tapete macio e bem acolchoado ou um tapete grosso antiderrapante ao pé de cada escada também deve reduzir inchaços e contusões.

Corrimãos, grades e varandas. Certifique-se de que os balaústres não estejam soltos e que a distância entre eles nas escadas ou varandas seja inferior a 7,5 cm, para que o bebê não fique preso ou deslize. Se a abertura for maior, considere uma "parede" de segurança temporária de plástico ou rede firme (geralmente disponível em lojas que vendem equipamentos de segurança para crianças) ao longo da varanda.

O berço. Os bebês geralmente não têm a altura ou as habilidades de escalada necessárias para escalar as laterais do berço, mas não significa que não possam. Portanto, ajuste o colchão na posição mais baixa e remova brinquedos volumosos, travesseiros, almofadas (todas as coisas que não deveriam estar no berço de qualquer maneira) e qualquer outra coisa que possa ser usada como trampolim para a liberdade. Certifique-se também de não amarrar nenhum brinquedo (como uma barra de atividades) na parte superior do berço. Nunca coloque o berço perto de uma janela, uma saída de aquecimento ou aquecedor, um abajur de pé ou ao alcance de um móvel pesado.

PORTÕES DE SEGURANÇA

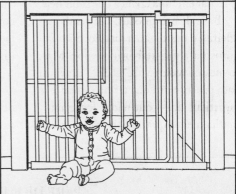

Às vezes, a única maneira de manter o bebê longe do perigo é torná-lo inacessível, e é por isso que os portões de segurança podem ser indispensáveis. Use-os para manter o bebê em um cômodo seguro ou fora de um que não seja. Use-os também na parte inferior e superior das escadas.

Os portões podem ser portáteis (geralmente precisam ser liberados e movidos para que qualquer pessoa possa passar) ou permanentes (geralmente permanecem no lugar, mas se abrem após o destravamento), dependendo de suas necessidades. Ambas as variedades são ajustáveis para caber em diferentes molduras de porta e podem variar de 60 a 80 cm de altura. Se estiver instalando um portão permanente (o que definitivamente deve fazer no topo da escada), aparafuse-o nas vigas se a parede for de madeira ou use âncoras de drywall para evitar que ele tombe sob a pressão de um bebê ansioso para escapar (o drywall ou gesso sozinhos não prendem os parafusos com segurança). Escolha modelos com plexiglas, rede fina (se a rede for flexível, será ainda mais difícil para o bebê puxar o portão) ou grades verticais (não mais de 5 cm de distância). Evite usar portões de segunda mão, porque modelos mais antigos (como os sanfonados) geralmente não são seguros. Qualquer portão que você usar deve ser resistente, com acabamento atóxico, sem partes afiadas, partes que possam prender dedinhos ou partes pequenas que possam quebrar e serem mordidas. Siga as instruções de instalação ao pé da letra.

Berço portátil ou cercadinho. O cercadinho ou berço portátil (se você usar um) deve ter laterais de rede fina (aberturas de menos de 0,5 cm) ou grades verticais de não mais de 5 cm de distância. Certifique-se sempre de que o cercadinho/berço está totalmente aberto antes de colocar o bebê nele e nunca o deixe parcialmente aberto — ele pode se fechar em uma criança que subir nele.

Baús de brinquedos. Em geral, prateleiras e cestos abertos são mais seguros para guardar brinquedos. Mas, se mesmo assim você prefere usar um baú, procure um que tenha tampa leve ou articulada — que não se feche automaticamente quando liberada. A dobradiça deve permitir que a tampa permaneça aberta em qualquer ângulo em que for levantada. Se você tem um baú de brinquedos antigo que não atende a esses requisitos, remova a tampa permanentemente (e lembre-se de que um baú de brinquedos antigo pode ser pintado com tinta à base de chumbo, outra séria preocupação de segurança). Também deve haver orifícios de ar no corpo da caixa (perfure alguns de cada lado, se não houver) para o caso de uma criança entrar e ficar presa.

Como todos os móveis com os quais as crianças passam muito tempo, o baú de brinquedos deve ter cantos arredondados ou estofamento de canto.

PARE DE FUMAR

Nada que você possa comprar em uma loja infantil, encontrar em uma loja de brinquedos ou economizar em uma poupança se iguala ao presente de crescer em um ambiente livre de fumo. Bebês que estão perto de pais (e cuidadores) que fumam têm maior risco de SMSI, doenças respiratórias (resfriados, gripes, bronquite, asma) e infecções de ouvido durante o primeiro ano de vida. Os filhos de fumantes não apenas adoecem com mais frequência que os filhos de não fumantes, como suas doenças duram mais tempo. E não é apenas o fumo passivo que é prejudicial. O fumo de terceira mão (da fumaça que permanece nas roupas dos fumantes) pode ser igualmente prejudicial à saúde de uma criança.

Talvez o pior de tudo, filhos de fumantes são mais propensos a se tornarem fumantes. Portanto, parar de fumar pode não apenas manter seu filho mais saudável na infância, mas também mantê-lo vivo e bem por mais tempo. E, se isso não for motivação suficiente, tenha em mente que, ao parar, você estará dando ao bebê o presente de pais mais saudáveis.

Mobília instável. Guarde cadeiras, mesas e outros móveis leves, frágeis ou instáveis que possam tombar se empurrados ou agarrados até que seu bebê esteja firme o suficiente para não precisar se apoiar em móveis. Os escaladores também precisam ser protegidos de móveis que possam puxar facilmente.

Móveis pesados. Fixe os móveis pesados (como cômodas, estantes, unidades de entretenimento e prateleiras) na parede com tiras de segurança, suportes em L, parafusos ou mesmo velcro resistente para evitar que caiam sobre o bebê. Coloque itens pesados nas prateleiras inferiores das estantes em vez de no alto, para que a unidade fique pesada no fundo e, portanto, mais estável. Prenda na parede qualquer televisão que colocar em cima dos móveis, até mesmo as de tela plana, pois elas podem cair sobre o bebê.

Gavetas de cômoda. Gavetas abertas são um convite para os bebês se apoiarem nelas tentando ficar em pé. Mantenha as gavetas da cômoda e do armário fechadas para que seu filho tenha menos probabilidade de puxá-las, possivelmente derrubando uma cômoda instável. Coloque itens mais pesados nas gavetas inferiores da cômoda para manter o fundo pesado e menos propenso a tombar.

Puxadores soltos em móveis ou armários. Prenda todos os puxadores soltos que sejam pequenos o suficiente para serem engolidos, causar asfixia ou ficarem presos na boca do bebê.

Bordas ou cantos afiados. A mesa de centro elegante com tampo de vidro era tão chique no ano passado, mas, depois que seu bebê aprendeu a se segurar nela para ficar em pé e caminhar, ela se tornou mais perigosa que elegante. Embale os cantos e as bordas afiadas da mesa com amortecedores que possam suavizar o impacto se o bebê bater neles. Os mesmos amortecedores funcionam em quaisquer arestas da casa (como lareiras e peitoris baixos).

Cabos elétricos. Mova-os para trás dos móveis para que o bebê fique menos tentado a mordê-los, mastigá-los (risco de choque elétrico) ou puxá-los (arrastando computadores, lâmpadas ou outros itens pesados). Se necessário, prenda os fios na parede ou no chão com fita isolante ou dispositivos especialmente projetados ou use capas protetoras que os escondam. Não use pregos ou grampos e não passe cabos sob tapetes, onde podem superaquecer. Não deixe os cabos conectados à tomada quando estiverem desconectados dos eletrodomésticos — isso não apenas pode causar choques graves se os cabos forem molhados, mas também queimaduras graves se forem colocados na boca.

NAVEGANDO PELA INTERNET ENQUANTO CUIDA DO BEBÊ

A tecnologia pode diminuir sua capacidade de supervisionar adequadamente seu filho? Especialistas dizem que sim, e indicam o aumento acentuado de lesões e acidentes entre crianças de colo cujos pais são distraídos por smartphones, tablets ou mínis quando deveriam estar cuidando dos filhos.

Pesquisas mostram que os pais ficam mais absortos em seus dispositivos móveis do que pensam e, embora relatem estar prestando atenção ao que acontece a seu redor quando estão enviando mensagens de texto ou postando, o oposto é verdadeiro. Claramente, as onze horas por dia que os pais gastam nas mídias digitais reduzem o importante tempo de interação social com os filhos, e também podem expô-los ao risco de lesões acidentais.

Portanto, seja um pai inteligente e atencioso e evite a chamada distração do dispositivo: lute contra o desejo de realizar várias tarefas com seu celular — mensagens de texto, compartilhamento de fotos, e-mail — quando deveria estar cuidando (brincando, interagindo) de sua gracinha. Lembre-se de que basta uma fração de segundo para o bebê se meter em confusão. O texto ou tuíte pode esperar até a hora da soneca.

Tomadas elétricas. É importante cobrir as tomadas elétricas para evitar que seu filho insira um objeto ou explore seus mistérios com um dedo todo babado. Mas as pequenas tampas de encaixe que às vezes são usadas podem facilmente acabar na boca do bebê. Em vez disso, use tampas removíveis que cubram ambas as saídas e/ou sejam grandes demais para oferecer risco de asfixia ou substitua a tampa da saída por uma que tenha uma trava de segurança deslizante. Ou coloque móveis pesados na frente das tomadas.

Se você usar filtros de linha de várias tomadas, procure aquelas que são seguras para crianças ou com estojos à prova de crianças.

Lâmpadas e luminárias. Não coloque uma luminária onde o bebê possa tocar uma lâmpada quente (para mais segurança, escolha lâmpadas de toque frio quando possível) e não deixe um abajur ou luminária sem lâmpada ao alcance do bebê — tocar um soquete vazio pode ser irresistível para seu filho, mas muito inseguro.

Lareiras, aquecedores, fogões, fornos e radiadores. Coloque grades de proteção, tampas ou outras barreiras para manter os dedos da criança longe do fogo e de superfícies quentes. Lembre-se também de que a maioria dessas superfícies permanece quente por muito tempo depois que o calor foi desligado ou o fogo se extinguiu.

Cinzeiros. Existem várias razões para não permitir fumo em sua casa. Aqui está outra: um bebê que pega um cinzeiro usado pode pegar uma ponta de cigarro ainda quente ou provar um bocado de cinzas e pontas. Sempre mantenha os cinzeiros fora do alcance do bebê.

Recipientes de lixo. Mude de lixeiras abertas e recipientes de reciclagem para aqueles que são cobertos e inacessíveis para pequenas mãos curiosas.

Equipamentos de exercício. Ótimos para entrar em forma, mas potencialmente perigosos para o bebê. Não deixe o bebê perto de bicicletas, aparelhos elípticos, máquinas de remo, esteiras, pesos e aparelhos de musculação e, se possível, mantenha inacessíveis os cômodos que os armazenam. Cada equipamento vem com seus próprios riscos de segurança, e todos (especialmente aqueles com partes móveis) são extremamente tentadores para bebês curiosos. Mantenha os equipamentos desconectados quando não estiver usando (e o plugue fora de alcance). Certifique-se também de que quaisquer tiras de segurança ou outras tiras longas estejam amarradas e completamente fora do alcance do bebê (pois representam risco de estrangulamento). Idem se você se exercita com uma corda de pular — sempre a guarde fora do alcance do bebê.

Toalhas de mesa. Melhor deixar a mesa sem nada quando há um bebê ficando em pé e engatinhando. Plano B: use toalhas com pouca ou nenhuma saliência para que o bebê não consiga puxá-las (junto com tudo o que estiver na mesa). Ou prenda as toalhas mais longas com fechos projetados para evitar que toalhas ao ar livre voem com o vento (embora um bebê intrépido possa alcançar até mesmo uma toalha curta ou presa a fim de puxá-la). Os jogos americanos podem ser uma boa alternativa às toalhas compridas, mas lembre-se de que um bebê curioso também pode puxar o jogo americano — então, se a mesa estiver posta (com porcelana ou café quente, por exemplo), certifique-se de que o bebê esteja cuidadosamente supervisionado e seja mantido longe da mesa.

Plantas. Mantenha todas fora de alcance, onde seu filho não possa puxá-las para baixo ou provar as folhas ou a terra. É melhor se livrar totalmente das plantas venenosas (veja o quadro a seguir).

LUZ VERMELHA PARA O VERDE

Seu bebê pode ainda não comer folhas verdes à mesa, mas isso não significa que perderia a chance de mastigar um punhado de folhas das plantas da casa e do jardim. O problema é que algumas plantas comuns são venenosas ou, no mínimo, causam dor de estômago quando ingeridas. Portanto, mantenha todas as plantas fora de alcance (e sempre presuma que bebês podem alcançar mais longe do que você pensa) e entregue plantas potencialmente nocivas para amigos que não tenham filhos pequenos, ao menos até que o bebê tenha mais noção do que pode colocar na boca. E, por precaução, saiba os nomes botânicos de todas as suas plantas para que, quando o bebê morder uma, você possa identificá-la para o médico ou o controle de toxinas.

A seguir, uma lista das plantas domésticas venenosas mais comuns (mas não todas):

- Amarílis
- Antúrio
- Árvore-guarda-chuva
- Azaleia
- Azevinho
- Caladium
- Clívia
- Comigo-ninguém-pode
- Dedaleira
- Hera
- Hera inglesa
- Hera-do-diabo
- Lírio-da-paz
- Murta-comum
- Oleandro
- Oxalis
- Planta ponta de flecha
- Poinsétia
- Solanum
- Taro
- Visco

Objetos perigosos. Mantenha todos os objetos domésticos perigosos fora do alcance do bebê, guardando-os em gavetas, cômodas, baús ou armários com travas à prova de crianças, em prateleiras absolutamente fora de alcance ou atrás de portas fechadas que seu bebê absolutamente não

O SÉTIMO MÊS

consiga abrir. Quando estiver usando itens perigosos, certifique-se de que seu filho não possa pegá-los quando você virar as costas e sempre guarde os seguintes itens assim que terminar de usá-los:

- Canetas, lápis e outros instrumentos de escrita pontiagudos. Quando chegar a hora de rabiscar, use giz de cera grosso e atóxico ou marcadores laváveis.
- Itens pequenos variados, incluindo dedais, botões, bolinhas de gude ou pedrinhas (como as que costumam ser usadas em vasos e arranjos de flores), moedas, alfinetes de segurança e qualquer outra coisa que uma criança possa engolir ou com a qual se engasgar.
- Joias. As mais arriscadas são miçangas e pérolas (que podem ser retiradas do cordão e engolidas) e itens pequenos como anéis, brincos e alfinetes. Algumas joias infantis importadas e baratas também podem conter metais tóxicos, o que significa que colocá-las na boca pode ser perigoso.
- Correntes, cordões, fitas, cintos, gravatas, lenços, fitas métricas ou qualquer outra coisa que possa ficar enrolada no pescoço de uma criança.
- Utensílios afiados, como facas, tesouras, agulhas, alfinetes, agulhas de tricô, abridores de cartas, cabides de arame e navalhas e lâminas de barbear (não os deixe ao lado da banheira ou pia nem descarte em uma lixeira na qual seu bebê possa entrar).

- Fósforos e caixas de fósforos, isqueiros, cigarros, qualquer coisa que possa produzir fogo.
- Brinquedos destinados a crianças mais velhas. Mantenha fora do alcance do bebê conjuntos de montar com peças pequenas ou bonecos com acessórios pequenos; triciclos, bicicletas e patinetes; carros e caminhões em miniatura; qualquer coisa com pontas afiadas, peças pequenas ou quebráveis ou conexões elétricas. Apitos também podem ser um perigo: uma criança de colo pode se engasgar com um apito de brinquedo e com a bolinha dentro de qualquer apito se ela se soltar.
- Baterias em forma de botão. As baterias usadas em relógios, calculadoras, aparelhos auditivos e câmeras são fáceis de engolir e podem liberar substâncias químicas perigosas no esôfago ou estômago. Armazene as baterias novas e não utilizadas em um local inacessível em sua embalagem original, e não soltas. Tenha em mente que baterias "mortas" são tão perigosas quanto as novas; elimine-as prontamente e com segurança. Saiba que tipo de bateria você está usando. Se seu bebê engolir uma delas, leve-o para o pronto-socorro imediatamente. Mantenha também as pilhas normais inacessíveis ao bebê.
- Lâmpadas. Lâmpadas pequenas, como as usadas em luzes noturnas, são particularmente fáceis para um bebê colocar na boca e quebrar.

Use uma luz noturna de LED (não esquenta) ou feita especificamente para bebês e crianças (a lâmpada não estará acessível).

- Vidro, porcelana ou outros materiais quebráveis.
- Perfumes, produtos de higiene pessoal, cosméticos. São potencialmente tóxicos.
- Vitaminas, medicamentos e remédios fitoterápicos ou homeopáticos, tanto tópicos quanto orais.
- Sacolas plásticas leves ou transparentes, como sacolas de frutas, sacolas para lavagem a seco e embalagens de roupas novas, travesseiros e outros itens — elas podem sufocar um bebê ou criança de colo. Remova as roupas dos sacos de lavagem a seco e os itens novos do plástico assim que os levar para casa e, em seguida, recicle ou descarte o plástico com segurança.
- Materiais de limpeza e outros produtos domésticos, mesmo os ecologicamente corretos ou "verdes".
- Graxa de sapato. Se seu filho mexer com ela, os resultados podem ser uma bagunça — e prejudiciais se ela for ingerida.

NENHUMA ARMA É SEGURA

Acidentes envolvendo crianças pequenas e as armas que elas encontram em casa são totalmente evitáveis. Não escondendo as armas (as crianças são capazes de procurar e encontrar ou simplesmente tropeçar em qualquer coisa que seus pais tentem esconder). Não trancando as armas (basta esquecer de trancar apenas uma vez). Não ensinando as crianças a ficarem longe de armas (a curiosidade pode facilmente apagar os avisos dos pais e superar o controle de impulsos subdesenvolvido de uma criança pequena). Mas mantendo as armas fora de casa, ponto final. E mantendo seu filho fora de casas onde armas sejam guardadas.

Crianças pequenas são impulsivas e incuravelmente curiosas, perfeitamente capazes de puxar o gatilho de uma arma, mas incapazes de compreender as possíveis consequências dessa ação aparentemente inocente. Manter uma arma em casa, quer você ache que seu bebê ou criança pode pegá-la ou não, é deixar aberta a possibilidade muito real de tragédia. A AAP e várias organizações de segurança recomendam fortemente: não faça isso.

Se precisar manter uma arma em casa, mantenha-a trancada, inacessível e descarregada. Armazene as balas em um local separado e trancado (até crianças muito pequenas já descobriram como carregar uma arma). E compre uma trava de gatilho ou outro dispositivo para evitar descargas acidentais.

- Naftalina. Ela é tóxica e um risco de asfixia. Opte por blocos de cedro (não bolas de cedro, que podem ser colocadas em uma boca curiosa). Se usar bolas de naftalina, guarde-as em uma área inacessível para o bebê e areje roupas e cobertores completamente (até que o odor se dissipe) antes de usá-los.
- Ferramentas de seu ofício ou hobby: tintas tóxicas, diluentes, suprimentos de costura e tricô (incluindo linhas e fios), equipamentos para trabalhar madeira e assim por diante.
- Comida falsa. Maçãs, peras, laranjas e outros alimentos feitos de cera, papel machê, borracha ou qualquer substância que não seja segura para crianças tentadas a saboreá-los (uma vela que cheira e se parece com um sundae, uma borracha que cheira e se parece com um morango).
- Armas (veja o quadro a seguir).

FERIADOS SEGUROS

Os feriados são sempre mais mágicos, maravilhosos e divertidos aos olhos de uma criança, mas, para garantir que as comemorações sejam tão seguras quanto festivas, lembre-se destas dicas de segurança durante todas as estações:

- Não tire férias da segurança. Avalie a segurança das decorações do feriado como faria com qualquer outro objeto doméstico. Examine-os quanto à possibilidade de quebra, peças pequenas, toxicidade, riscos de asfixia (neve falsa, por exemplo) e tamanho (pequenos enfeites de árvore de Natal ou dreidels de Chanucá, por exemplo, não são seguros) e coloque qualquer coisa insegura no alto, fora do alcance de crianças pequenas. Evite decorações que se assemelhem a doces ou alimentos que possam tentar uma criança a comê-los.
- Ilumine com segurança. Certifique-se de que todas as luzes decorativas sejam seguras e instaladas de acordo com as instruções. Verifique os cabos das luzes usadas nos anos anteriores para ter certeza de que não estão desgastados. E nunca permita que o bebê (ou criança de colo) brinque com as luzes, nem mesmo quando estiverem desconectadas.
- Velas seguras. Coloque velas acesas onde as crianças não possam alcançá-las e longe de cortinas e enfeites de papel. Mantenha as janelas próximas fechadas para que a brisa não avive as chamas. Nunca deixe velas acesas em uma mesa coberta com um pano que o bebê possa puxar e apague-as

cuidadosamente antes de ir para a cama ou sair de casa. Mantenha lanternas ou luminárias apagadas ou use um bastão de luz, em vez de uma vela.

- Dê o presente da segurança. Não deixe presentes potencialmente perigosos debaixo da árvore de Natal ou em qualquer outro lugar acessível ao bebê. Certifique-se de que laços ou fitas de embrulho não estejam facilmente acessíveis e retire todos os embrulhos, sacolas e decorações imediatamente após a abertura dos presentes.
- Ao aparar uma árvore de tamanho natural, certifique-se de que o bebê não possa puxar as luzes ou os galhos e derrubá-la. Ou, o que é ainda mais seguro, use uma árvore de mesa que o bebê possa desfrutar a uma distância segura. E, no interesse da segurança contra incêndios, compre uma árvore artificial retardadora de fogo ou a árvore mais fresca que encontrar (as agulhas devem se dobrar, não

quebrar), corte alguns centímetros do tronco e coloque-o em um suporte cheio de água (mas certifique-se de que o bebê não possa entrar na água). Ou opte por uma árvore viva que você pode plantar mais tarde ou doar para um parque local (mas mantenha o bebê longe da terra).
- Deixe os fogos de artifício para os profissionais. Não tente criar sua própria queima de fogos. Mesmo os fogos de artifício classe C, rotulados como "seguros" pelos vendedores, são potencialmente perigosos, assim como as estrelinhas. Portanto, como recomendado pela AAP e muitas organizações de segurança, nunca use fogos de artifício em casa, especialmente perto de crianças. Consiga sua dose de fogos em eventos públicos (e, se o fizer e estiver perto da exibição, use fones de ouvido ou abafadores de ruído infantis para proteger os ouvidos delicados do bebê).

Tornando a cozinha à prova de bebês

Como as famílias geralmente passam muito tempo na cozinha, os bebês também o fazem. Para garantir que sua cozinha seja segura, tome as seguintes precauções:

- Reorganize as áreas de armazenamento. Tente mover qualquer coisa

perigosa para armários e gavetas superiores. Isso inclui copos e pratos quebráveis, embalagens com bordas serrilhadas, facas afiadas, utensílios com alças finas que possam perfurar olhos, espetos, raladores, descascadores, prendedores de sacolas e aparelhos com engrenagens complexas que possam beliscar dedinhos (como batedores de ovos, quebra-nozes e abridores de latas), produtos de limpeza, bebidas alcoólicas, medicamentos, qualquer coisa em recipientes quebráveis, alimentos potencialmente perigosos (oleaginosas, pimentas, folhas de louro, doces pegajosos ou duros, potes de manteiga de amendoim). Guarde potes e panelas seguros para crianças, utensílios de madeira e plástico, embalagens de alimentos fechadas que seriam seguras se abertas e panos de prato nos armários e gavetas inferiores e mais acessíveis.

NÃO QUER FAZER VOCÊ MESMA?

Não tem tempo, inclinação ou confiança para tornar sua casa à prova de bebês (e se sente bastante sobrecarregada com a perspectiva depois de ler esta seção)? Pense em contratar um profissional para fazer o trabalho para você. Os serviços de segurança para crianças fazem de tudo, desde segurança contra incêndio e elétrica até travas de todos os tipos. Eles investigarão sua casa em busca de perigos potenciais e tomarão todas as precauções apropriadas, protegendo móveis, armários e portas; instalando travas de janela, portões e alarmes; verificando riscos de asfixia, envenenamento e queimaduras; analisando a fiação; tornando sua piscina segura e muito mais.

A paz de espírito vem com um preço? Com certeza — esses serviços podem ser caros. Certifique-se de estar contratando um profissional que sabe do que está falando.

- Instale travas de proteção contra crianças em gavetas ou armários que abriguem itens perigosos ou que você não quer que o bebê toque, mesmo que acredite que esses armários são inacessíveis. O que seu bebê quer e a que extremos chegará para obter mudarão ao longo do tempo (e de acordo com a personalidade dele), então seu arranjo pode ter que mudar também. Reavalie periodicamente e conforme necessário — e sempre superestime os recursos, a força e a habilidade do bebê.

- Use os queimadores traseiros do fogão para cozinhar, sempre que possível, e vire os cabos das panelas para trás. Se os controles do queimador estiverem na frente do fogão, encaixe tampas usadas por fogões comerciais. Travas podem manter fornos convencionais e de micro-ondas inacessíveis. Lembre-se de que as partes externas de alguns fornos (e outros eletrodomésticos, como torradeiras, cafeteiras e fogões) podem ficar quentes o suficiente para causar queimaduras e permanecer quentes por muito tempo depois de desligados — portanto, mantenha-os fora do alcance do bebê.

- Mantenha o lava-louça trancado entre os usos e tenha cuidado ao carregar e descarregar — leva apenas um segundo para um bebê alcançar algo afiado ou quebrável. Mantenha os detergentes (especialmente os coloridos e atraentes) fora de alcance.
- Mantenha as esponjas fora de alcance. Uma mordida em uma esponja pode se transformar em um risco de asfixia — além disso, esponjas usadas podem abrigar muitas bactérias.
- Mantenha a geladeira fora dos limites instalando uma trava. Evite ímãs de geladeira: eles geralmente são atraentes e — já que podem causar asfixia — perigosos. A propósito, todos os ímãs são inseguros para o bebê e absolutamente perigosos se ingeridos, então mantenha-os fora de alcance.
- Não sente o bebê em uma bancada. Além do potencial de queda, dedos curiosos podem rapidamente pegar algo que não deveriam (como uma faca ou torradeira).
- Para evitar derramamentos que possam causar queimaduras, não carregue o bebê e uma bebida ou prato quente ao mesmo tempo. Também cuide para não deixar uma xícara ou tigela quente na beirada da mesa ou do balcão, perto da cadeira alta do bebê ou em qualquer lugar que mãozinhas pequenas possam alcançar.

- Mantenha o lixo e o material reciclável em recipientes bem tampados que seu filhote não consiga abrir para mexer ou sob a pia, atrás de uma porta com trava.
- Limpe todas as coisas derramadas imediatamente, pois elas tornam o piso escorregadio.
- Guarde detergentes, sabão em pó, sabonetes, polidores de prata e todos os outros produtos potencialmente tóxicos fora do alcance do bebê.
- Não armazene alimentos e produtos não alimentícios (como produtos de limpeza) juntos. É muito fácil confundi-los ou trocá-los inadvertidamente.
- Não deixe um balde ou outro recipiente cheio de água perto ou ao alcance do bebê. Ele pode se afogar em apenas alguns centímetros de água.

Tornando o banheiro à prova de bebês

O banheiro é fascinante para uma criança curiosa, mas também cheio de riscos potenciais, o que significa que o bebê deve ser sempre supervisionado de perto. Uma maneira de manter o banheiro inacessível é colocar uma trava no alto da porta e mantê-lo trancado quando não estiver em uso. Mas não conte com as fechaduras — inevitavelmente, haverá momentos em que a porta ficará aberta. Torne seu banheiro seguro para bebês tomando as seguintes precauções:

- Se a banheira não for antiderrapante, aplique adesivos antiderrapantes ou use um tapete de banho feito de borracha.
- Use tapetes antiderrapantes no chão para minimizar as quedas e proteger o bebê quando ocorrerem.
- Trave todas as gavetas e armários. Entre os muitos utensílios que você deve manter atrás de portas trancadas estão medicamentos (incluindo os de venda livre ou homeopáticos), vitaminas, enxaguatório bucal, pasta de dentes, produtos para o cabelo e de cuidados com a pele, cosméticos, lâminas de barbear, tesouras, pinças, grampos e produtos de limpeza (incluindo a escova de vaso sanitário e o desentupidor).
- Nunca use secador de cabelo ou outro aparelho elétrico perto do bebê quando ele estiver no banho ou brincando com água. Sempre desconecte e guarde com segurança o secador de cabelo, o modelador de cachos e outros pequenos aparelhos elétricos quando não estiverem sendo usados. Lembre-se também de que os cabos apresentam risco de estrangulamento. Para maior segurança, guarde esses aparelhos imediatamente após o uso (e não os deixe de lado nem por um momento quando os estiver usando nem os use quando estiver segurando o bebê).
- Para evitar choques graves ou mesmo letais, se possível garanta que todas as tomadas do banheiro (e da cozinha) tenham interruptores de circuito de falha de aterramento.
- Mantenha a temperatura da água inferior a 50ºC para minimizar queimaduras acidentais. Crianças de colo têm pele fina, e a água a 60ºC pode causar uma queimadura de terceiro grau, grave o suficiente para exigir um enxerto de pele, em apenas três segundos. Se não puder ajustar a temperatura (se morar em um prédio com aquecimento central, por exemplo), instale um dispositivo de segurança antiqueimaduras (disponível em lojas de encanamento) na banheira, que reduzirá a velocidade da água a um gotejamento se ela atingir uma temperatura perigosamente alta. Para maior segurança, sempre abra a torneira de água fria antes da torneira de água quente e feche a quente antes da fria. E teste rotineiramente a temperatura da água com o cotovelo ou a mão inteira, balançando-a para garantir que a temperatura esteja uniforme, antes de colocar o bebê. Ou invista em um termômetro de banheira (vendido em lojas para bebês). Se planeja instalar novas torneiras, uma torneira com misturador é mais segura que torneiras quente e fria separadas.
- Pense em uma capa protetora para a torneira da banheira, a fim de evitar machucados ou queimaduras se uma criança cair contra ela.
- Nunca deixe o bebê na banheira sem vigilância, mesmo que esteja em

um assento especial para banheira (a maioria não é recomendada, de qualquer forma, pois as crianças podem tombar). Essa regra deve ser rigorosamente seguida até que seu filho tenha ao menos 5 anos.

- Nunca deixe qualquer quantidade de água na banheira quando ela não estiver em uso. Uma criança de colo brincando pode cair na banheira e se afogar em apenas alguns centímetros de água.

- Quando o vaso sanitário não estiver sendo usado, mantenha a tampa fechada com ventosas ou trava de segurança apropriada. Novamente, apenas alguns centímetros de água representam um risco de afogamento para uma criança de colo que cair nela.

NÃO HÁ SUBSTITUTO PARA A SUPERVISÃO

Você trancou, travou, lacrou e revestiu, verificou e reconferiu: sua casa é oficialmente à prova de bebês. Hora de relaxar? Não completamente. Embora tornar a casa à prova de bebês seja um primeiro passo muito importante para manter seu filho seguro, você ainda tem bastante trabalho pela frente. A supervisão constante de um adulto (vendo ou ouvindo o bebê o tempo todo) é vital mesmo quando todas as suas bases (e tomadas) estão cobertas.

Tornando a lavanderia à prova de bebês

Embora lavadora, secadora, detergente, removedor de manchas e outros produtos sejam indispensáveis quando há um bebê na casa, eles podem ser prejudiciais em mãos pequenas. Para reduzir esse risco:

- Limite o acesso à lavanderia ou área de serviço. Se tiver uma porta separada, mantenha-a fechada e trancada. Caso contrário, proteja a área com um portão, se possível.

- Mantenha as portas da lavadora e da secadora fechadas quando não as estiver usando. Se sua máquina ficar muito quente durante o uso, certifique-se de que o bebê não possa tocá-la.

- Mantenha alvejante, detergentes, removedores de manchas, lenços amaciantes e outros produtos em um armário fechado e guarde-os imediatamente após o uso. Quando os recipientes estiverem vazios, lave-os bem e coloque-os em uma lixeira inacessível para o bebê. Cápsulas de sabão e removedor de manchas são especialmente atraentes para os pequenos e fáceis de colocar na boca — certifique-se de que nunca estejam ao alcance.

Tornando a garagem à prova de bebês

A maioria das garagens (e estufas, oficinas, galpões e áreas de hobby) estão repletas de produtos tóxicos, objetos pontiagudos e outros perigos potenciais:

- Se a garagem for anexa à casa, mantenha a porta entre as duas sempre trancada. Se a garagem for separada, mantenha a porta da garagem fechada. E mantenha todos os veículos na garagem trancados também.
- Se a garagem tiver porta automática, certifique-se de que ela reverte automaticamente se bater em um obstáculo (como uma criança). A adição de uma tira de borracha resiliente ao longo da parte inferior da porta oferece proteção adicional porque tem efeito amortecedor. Verifique a porta periodicamente baixando-a sobre uma caixa de papelão pesada ou outro item descartável para ter certeza de que o recurso de inversão ainda está funcionando. Se não estiver, desconecte o mecanismo de abertura até que ele seja reparado ou substituído.
- Armazene tintas, diluentes, aguarrás, pesticidas, herbicidas, fertilizantes, anticongelantes, líquido de lavagem de para-brisas e outros produtos de manutenção de automóveis em um armário fora de alcance. Todos os produtos perigosos devem ser armazenados em suas embalagens originais para que não haja dúvidas sobre seu conteúdo. Certifique-se de que as instruções de uso e os avisos de segurança estejam visíveis. Se você não tiver certeza do

que há em um recipiente específico, descarte-o como faria com resíduos perigosos.
- Como precaução extra, não deixe o bebê solto na garagem (ou em uma oficina ou outro espaço perigoso), nem por um momento. Carregue-o de e para o carro.

Segurança ao ar livre

Embora a maioria ocorra em casa, ferimentos graves também podem ocorrer em seu quintal, no quintal de outra pessoa, no parquinho ou na rua. Claramente, você não pode tornar o mundo à prova de bebês (embora haja momentos em que gostaria de poder), mas pode evitar facilmente a maioria dos acidentes fora de casa:

- Nunca deixe o bebê brincar sozinho ao ar livre ou cochilar em um carrinho ou cadeirinha do lado de fora se estiver sozinho.
- Verifique as áreas de lazer públicas antes de deixar o bebê no chão. Esteja alerta para cocô de cachorro, vidro quebrado, pontas de cigarro e qualquer outra coisa que ele não deva tocar.
- Certifique-se de que as grades da varanda e do alpendre sejam resistentes (verifique-as regularmente em busca de deterioração ou danos) e espaçadas de modo que crianças de colo não consigam enfiar a cabeça entre elas ou cair pelas laterais. Qualquer

área externa com queda acentuada deve ser inacessível para crianças.

- Não permita que o bebê se arraste em relva alta, por qualquer lugar onde possa haver hera venenosa, carvalho venenoso ou sumagre venenoso ou qualquer área onde ele possa comer alguma planta venenosa. Esse também é o tipo de local onde os carrapatos podem morder (p. 559). Fique de olho no bebê, mesmo que esteja no carrinho, se ele estiver perto de flores, folhas, arbustos ou agulhas de pinheiro. Ele pode facilmente pegar um punhado de folhas ou pétalas e enfiá-lo na boca (ou ser picado por uma agulha de pinheiro).

- Se você tiver uma caixa de areia, mantenha-a coberta quando não estiver em uso (para impedir a entrada de excrementos de animais, folhas, lixo soprado e assim por diante). Se a areia ficar molhada, deixe-a secar ao sol antes de cobrir. Ao encher a caixa de areia, use areia de brincar ou areia de praia comum. E sempre supervisione cuidadosamente o bebê em uma caixa de areia, terminando a brincadeira se ele começar a provar a areia ou jogá-la.

CONTROLE DE VENENOS

Todos os anos, cerca de 1,2 milhão de crianças nos EUA ingerem acidentalmente uma substância perigosa. Crianças, principalmente as muito novas, costumam explorar seu ambiente oralmente, o que significa que qualquer coisa que peguem pode ir direto para a boca. Elas não param para considerar se uma substância ou objeto é seguro, comestível ou tóxico. Suas papilas gustativas e seu olfato pouco sofisticados não as avisam de que uma substância é perigosa porque tem gosto ou cheiro ruim.

Se seu bebê ingerir algo que você acha que pode ser prejudicial (ou você suspeita que ele ingeriu), ligue imediatamente para o Centro de Assistência Toxicológica (Ceatox), no telefone 0800-014-8110, ou para o Disque-Intoxicação, no 0800-722-6001.

Para proteger seu bebê de envenenamento acidental, siga estas regras:

- Tranque todas as substâncias potencialmente venenosas fora do alcance e da vista do bebê. Até mesmo bebês que só conseguem se arrastar podem subir em cadeiras baixas, bancos ou almofadas para pegar coisas deixadas em mesas ou balcões.

- Siga todas as regras de segurança para administrar medicamentos (p. 745). Nunca chame um remédio de "doce" ou tome remédio na frente de seu filho.

O SÉTIMO MÊS

- Compre produtos com embalagens à prova de crianças, quando possível, mas não confie nelas para impedir que seu bebê as abra. Armazene-os onde ele não possa pegá-los.
- Crie o hábito de fechar bem todos os recipientes e devolver as substâncias perigosas ao armazenamento seguro imediatamente após cada uso. Não deixe um limpador perigoso ou um frasco de detergente à vista, nem mesmo por um momento, enquanto responde a um e-mail ou atende a porta.
- Armazene alimentos e itens não comestíveis separadamente e nunca armazene os não comestíveis em recipientes vazios de alimentos (água sanitária em uma garrafa de suco de maçã, por exemplo). As crianças aprendem muito cedo de onde vem a comida e assumem que o que veem é o que vão conseguir, sem se perguntar por que o "suco" não é dourado ou a "gelatina" não é roxa.
- Nunca deixe bebidas alcoólicas ao alcance do bebê e mantenha todas as garrafas de vinho e destilados em um armário ou bar trancado (se você guardar alguma na geladeira, certifique-se de que seja mantida na parte de trás da prateleira mais alta). Qualquer quantidade de álcool, por menor que seja, pode ser prejudicial a seu filho. Idem para enxaguatórios bucais, que geralmente contêm álcool.
- Escolha sempre o produto doméstico menos perigoso em detrimento daquele com uma longa lista de advertências e precauções. Ainda assim, esteja ciente de que mesmo produtos "verdes" podem ser inseguros, portanto, também os mantenha fora do alcance do bebê.
- Ao descartar substâncias potencialmente venenosas, jogue-as no vaso sanitário — a menos que elas possam danificar o sistema séptico ou os canos, caso em que você deve seguir as instruções de descarte do rótulo. Enxágue os recipientes antes de descartar (a menos que o rótulo diga o contrário) e coloque-os em uma lixeira bem tampada imediatamente.
- Para ajudar todos em sua casa a pensarem "perigo" ao ver um produto potencialmente venenoso, coloque adesivos de "veneno" nas embalagens. Se não conseguir localizar etiquetas impressas (alguns centros antivenenos podem fornecê-las), simplesmente coloque um X de fita preta em cada produto (sem cobrir instruções ou avisos). Explique à sua família que a marca significa "perigo". Reforce regularmente a mensagem e, depois de algum tempo, seu filho também entenderá que esses produtos não são seguros.
- Esteja alerta para envenenamentos repetidos. Uma criança que ingeriu veneno uma vez estatisticamente tende a cometer o mesmo erro dentro de um ano.

- Se você tiver lareira, *fire pit* ou churrasqueira, mantenha o bebê longe enquanto eles estiverem em uso. O fogo deve ser supervisionado por um adulto desde o momento em que é aceso até que seja apagado e esteja completamente frio. Na churrasqueira, supervisione até que as brasas tenham esfriado e sido descartadas (lembre-se de que brasas que não são encharcadas com água permanecem quentes por muito tempo depois que o fogo se apaga). Se usar uma grelha de mesa, coloque-a em uma superfície estável que o bebê não possa alcançar ou virar. Se tiver churrasqueira a gás, certifique-se de que seu filho não possa acessar os controles, a tubulação de gás ou a válvula do tanque.

- Em climas quentes, sempre verifique as peças metálicas dos equipamentos do parquinho, do carrinho, da cadeirinha veicular e dos móveis ao ar livre antes de deixar o bebê entrar em contato com elas. O metal pode ficar quente o suficiente, especialmente sob sol escaldante, para queimar gravemente uma criança com apenas alguns segundos de contato. Antipó e asfalto também podem ficar quentes ao sol, então não deixe o bebê engatinhar ou andar descalço em dias muito quentes.

- Mantenha piscinas infantis e quaisquer outras fontes de água (lagos, fontes, bebedouros de pássaros) inacessíveis, mesmo que a água tenha apenas alguns centímetros de profundidade. Quando não estiverem em uso, mantenha as piscinas infantis viradas para baixo, guardadas ou cobertas, para que não se encham de água da chuva.

- Contorne a piscina com uma cerca de ao menos 1,5 m de altura em todos os lados, separando-a da casa. As entradas para a piscina devem ser mantidas trancadas em todos os momentos. Os portões devem abrir longe da piscina e ser de fechamento automático, com uma trava automática fora do alcance das crianças. Um alarme que sinalize que o portão foi aberto oferece proteção adicional. Lembre-se também de não deixar ao redor ou na piscina brinquedos que possam atrair um bebê ou criança de colo.

- Assegure-se de que o parquinho ao ar livre seja seguro. Ele deve ser construído de forma robusta, montado corretamente, firmemente ancorado e instalado a ao menos 1,80 m de cercas ou paredes. Todos os parafusos e cavilhas devem ter tampas para evitar ferimentos causados por arestas ásperas ou afiadas. Verifique periodicamente se há tampas soltas. Evite ganchos do tipo S para balanços (as correntes podem sair) e anéis ou outras aberturas que tenham entre 10 e 25 cm de diâmetro, pois a cabeça de uma criança pode ficar presa. Os assentos giratórios devem ser de material macio para evitar ferimentos graves na cabeça. As melhores superfícies para áreas de lazer ao ar livre são 30 cm de areia, cobertura morta (*mulch*), lascas de madeira ou um material que absorva choques, como tapetes de borracha sintética.

Ensinando o bebê a ficar seguro

Lesões são muito mais prováveis em alguém suscetível a elas. E, claro, bebês caem (e tropeçam, esbarram e agarram) facilmente nessa categoria. Seu objetivo como mãe é reduzir essa suscetibilidade o máximo que puder.

Proteger o ambiente do bebê e supervisioná-lo constantemente são ótimas maneiras de começar, mas não pare por aí. Para manter seu filho seguro, você também terá que começar a protegê-lo de lesões. Como? Ensinando o que não é seguro (e por quê) e estabelecendo (e dando o exemplo de) hábitos de segurança.

Comece construindo e usando um vocabulário de palavras que o bebê associará a objetos, substâncias e situações perigosas (ai, dodói, quente, afiado) e frases de advertência ("não toque", "isso é perigoso", "cuidado", "isso machuca", "isso pode fazer dodói"). As bandeiras vermelhas não serão compreendidas no início, como tudo o que você tenta ensinar. Mas, com tempo e repetição consistente, o cérebro do bebê começará a armazenar e processar essas informações vitais — até que, um dia, ficará claro que suas lições se consolidaram. Comece a ensinar seu bebê agora sobre o seguinte:

Instrumentos afiados ou pontiagudos. Sempre que usar uma faca, tesoura, navalha ou outro objeto afiado, lembre ao bebê que ele é afiado, que não é brinquedo e que somente mamãe e papai (ou outros adultos) podem usar. Ilustre de forma mais tangível tocando a ponta do instrumento, dizendo "ai" e afastando o dedo rapidamente, fingindo dor.

Coisas quentes. Mesmo uma criança de 7 ou 8 meses começará a entender quando você avisar constantemente que o café (ou forno, fósforo ou vela acesos, radiador ou aquecedor, lareira) está quente e não deve ser tocado. Muito em breve, a palavra "quente" sinalizará automaticamente "não toque", embora o controle de impulsos para não tocar só venha muito mais tarde. Ilustre o conceito deixando o bebê tocar algo quente, mas não quente o suficiente para queimar, como a parte externa de sua xícara depois de esfriar. Continue apontando o que está quente e não deve ser tocado. Seja particularmente cuidadosa ao fornecer o "quente... não toque" em relação a alguma novidade, como uma nova torradeira ou um novo forno.

Escadas. É bem verdade que é necessário proteger os engatinhadores e recém-caminhantes de quedas graves, fechando com segurança todas as escadas da casa. Mas também é necessário ajudar seu filho a navegar por elas com segurança. A criança que não tem experiência com degraus, que não sabe nada sobre eles (exceto que estão fora dos limites), corre maior risco de cair na primeira vez que uma escada aberta for descoberta. Portanto, coloque um portão no topo de cada escada de mais de três degraus — descer as escadas é muito mais complicado para o iniciante que subir, e muito mais perigoso. No andar de baixo, coloque o portão três degraus acima, para que seu filho possa praticar a subida e a descida em condições controladas.

Perigos elétricos. Tomadas elétricas, cabos e eletrodomésticos são atraentes para bebês curiosos. E não é suficiente usar a distração toda vez que você pegar seu bebê a caminho de colocar o dedinho em uma tomada desprotegida ou esconder todos os cabos visíveis em sua casa — também é necessário lembrá-lo repetidamente do "dodói" potencial.

Banheiras, piscinas e outras atrações aquáticas. Brincar na água é divertido e educativo, então encoraje o bebê a fazer isso. Mas também encoraje um saudável respeito pela água. Ensine as regras básicas de segurança, incluindo: é perigoso (e não é permitido) entrar em qualquer água (banheira, piscina, lago, fonte) sem um dos pais ou outro adulto por perto. Mas lembre-se de que você não pode "impermeabilizar" uma criança de colo o suficiente, nem mesmo com boias de braço e aulas de natação (veja o quadro da próxima página), então nunca deixe o bebê sozinho perto da água, nem por um momento. Esteja sempre ao alcance dos braços de seu filhote.

MEDO DE ALTURA? AINDA NÃO

Seria de imaginar que bebês humanos fossem cautelosos em relação à altura, instintivamente ficando longe de penhascos, bordas e saliências que pudessem ameaçar sua sobrevivência. Mas a pesquisa mostra que eles só adquirem esse instinto por volta dos 9 meses (ou até que tenham experiência suficiente de autolocomoção). Bebês mais novos — até mesmo os que começam a engatinhar — não têm problemas em passar pela beirada da cama ou do trocador ou mesmo pelo topo da escada. De fato, estudos mostram que, quando são colocados perto de uma queda virtual — uma mesa coberta de vidro que revela o chão abaixo —, os bebês parecem encantados com ela, e não com medo.

É somente depois que têm experiência suficiente para se locomover por conta própria que eles desenvolvem o medo e o instinto de prevenção a saliências e alturas. O que significa que você não pode confiar na biologia para evitar que seu filho caia de um lance de escadas ou do trocador. Tenha em mente, no entanto, que, embora a biologia diga que bebês de 9 meses instintivamente evitam bordas, os instintos nem sempre entram em ação a tempo para mantê-los seguros. Outra razão pela qual é tão importante tornar a casa à prova de crianças e ser mais vigilante em torno de escadas, trocadores e outros lugares altos, quer seu filho tenha 9 meses ou 2 anos.

Risco de asfixia. Quando o bebê colocar na boca algo que não deveria colocar (uma moeda, um lápis, uma peça do Lego do irmão mais velho), retire e explique: "Não coloque isso na boca. Pode fazer dodói." Ensine ao bebê que os alimentos devem ser comidos quando ele estiver sentado e (mais tarde) mastigados e engolidos antes de ele tentar falar.

Substâncias hostis (incluindo bebidas alcoólicas). Você é sempre meticulosa ao trancar produtos de limpeza, remédios e assim por diante. Mas, em uma festa, um dos convidados deixa sua vodca com suco de cranberry na mesa de centro. Ou você está na casa de seus pais e seu pai, que está tentando consertar uma pia entupida, deixa o desentupidor na bancada do banheiro. Você está pedindo para ter problemas se ainda não ensinou ao bebê as regras de segurança em relação a substâncias. Sempre supervisione o bebê com cuidado, mas também comece a repetir estas importantes mensagens:

- Não coma nem beba nada a menos que a mamãe, o papai ou outro adulto que você conheça bem a entregue a você. Esse claramente é um conceito quase incompreensível para um bebê, mas a repetição fará com que seja memorizado — embora, realisticamente falando, isso ainda vá demorar ao menos um ano, possivelmente mais.
- Remédios e vitaminas não são doces, embora às vezes sejam aromatizados. Não coma ou beba nenhum deles, a menos que seus pais ou um adulto que você conheça bem os dê a você.
- Não coloque na boca nada que não seja comida.
- Apenas adultos podem usar produtos de limpeza e detergente para o lava-louça. Repita isso toda vez que esfregar a banheira, limpar as bancadas ou encher o lava-louça.

NA NATAÇÃO

Quer saber quando você pode mergulhar seu peixinho na piscina e quando as aulas de natação podem começar? A maioria dos médicos dá sinal verde para entrar na piscina a partir dos 4 meses (mas pergunte ao pediatra para ter certeza) — antes disso não é aconselhável devido ao risco de infecção, falta de bom controle da cabeça e regulação de temperatura ainda imatura. Mesmo quando o bebê atingir os 4 meses, limite o tempo de piscina para quinze minutos, observando atentamente os sinais de muito frio. Se estiver indo para uma piscina ao ar livre, não se esqueça do protetor solar (chapéu, protetor solar na pele exposta e/ou protetor contra erupções cutâneas; p. 316-318).

A Sociedade Brasileira de Pediatria recomenda que a criança inicie as aulas de natação a partir dos 6 meses de idade. Já a Academia Americana de Pediatria não recomenda aulas de natação para bebês com menos de 1 ano — e não há evidências de que os programas de natação infantil reduzam o risco de afogamento. Claro, bebês podem fazer movimentos de "natação", mas são apenas reflexo e eles não conseguem levantar a cabeça da água o suficiente para respirar. Vá em frente, inscreva-se em uma aula de brincadeiras aquáticas entre pais e bebês, mas pule as aulas formais até cerca de 1 ano de idade, quando seu bebê estará pronto para as aulas. Pesquisas mostram que aulas de natação, quando iniciadas por volta de 1 ano, podem diminuir as taxas de afogamento. Isso dito, mesmo as melhores aulas de natação podem não tornar os bebês "à prova de afogamento". Portanto, quando estiver com ele dentro ou perto da água, certifique-se de que haja alguém (você ou outro adulto) que saiba nadar a um braço de distância, fornecendo constante "supervisão tátil". Certifique-se de que o adulto esteja sempre focado em seu filho, em vez de em outras atividades que possam distraí-lo (o que inclui o uso do celular).

Perigos da rua. Comece a ensinar os truques de segurança agora. Toda vez que atravessar uma rua com o bebê, explique sobre "pare, olhe e escute", sobre atravessar no gramado (ou na esquina ou na faixa de pedestres) e sobre esperar pela luz verde. Se houver calçadas em seu bairro, explique que é necessário parar, olhar e ouvir antes de atravessá-las também. Explique que os motoristas não conseguem ver crianças pequenas, então elas precisam segurar a mão de alguém grande ao atravessar. Aponte o meio-fio como a linha que uma criança nunca deve ultrapassar por conta própria.

Dar as mãos na calçada também é inteligente. Mas, ocasionalmente, dê a seu filho a liberdade de andar sozinho. Basta acompanhar e manter-se atenta.

Mostre também que não é certo sair de casa ou do apartamento sem você ou outro adulto que ele conheça bem.

Também é importante ensiná-lo a não tocar no lixo de rua: cacos de vidro, pontas de cigarro, embalagens de comida. Mas não o deixe com medo de encostar em qualquer coisa — não há problema em tocar em flores (de preferência sem colhê-las), árvores, vitrines, botões de elevador e assim por diante.

Segurança no carro. Certifique-se de que o bebê não apenas se acostume a ser afivelado à cadeirinha veicular, mas também entenda por que isso é essencial: "Você pode fazer um dodói grave se não usar cinto de segurança." Explique também as outras regras de segurança automotiva: por que não é seguro jogar brinquedos ou brincar com fechaduras de portas ou botões de janelas.

NÃO DEIXE OS INSETOS PICAREM

Embora a maioria das picadas seja inofensiva, a coceira que causam pode definitivamente incomodar seu bebê, por isso faz sentido protegê-lo contra insetos e suas picadas. (Para tratar picadas, consulte a p. 797.)

Todos os insetos. Quando seu bebê tiver mais de 2 meses, você pode usar repelentes de insetos (escolha um feito para crianças e lave da pele quando voltar para casa):

- Os sprays contra insetos com DEET [N,N-Dietil-m-toluamida] oferecem a melhor defesa. A AAP recomenda que repelentes não contenham mais de 30% de DEET. Ele protege de duas a cinco horas. Não use repelentes à base de DEET que também sejam protetores solares. O DEET pode tornar o protetor solar menos eficaz e a necessidade de reaplicar o protetor pode resultar em superexposição ao DEET.
- Repelentes com citronela, cedro, eucalipto ou soja podem afastar insetos, mas não tão bem quanto o DEET (eles são comparáveis a cerca de 10% de DEET). Reapli-

que com frequência porque a proteção não dura muito.
- A picaridina também é comparável a 10% de DEET, mas protege por mais tempo (três a oito horas).
- A permetrina é um produto químico que mata carrapatos e pulgas (não mosquitos) no momento do contato, de modo que protege contra a doença de Lyme. Só pode ser aplicada na roupa — nunca na pele. A proteção dura várias lavagens.

Abelhas. Mantenha o bebê fora de canteiros de flores e evite servir lanches doces e pegajosos ao ar livre. Se fizer isso, limpe os dedos e o rosto dele imediatamente para que as abelhas não sejam atraídas para seu doce bebê.

Mosquitos. Suas picadas geralmente causam coceira, mas ocasionalmente mosquitos podem disseminar doenças infecciosas. Proteja o bebê ficando em casa ao entardecer, quando os mosquitos estão fervilhando, examinando portas e janelas e cobrindo o carrinho com uma rede, se necessário.

Segurança no parquinho. Ensine a segurança do balanço: nunca torça um balanço, empurre um balanço vazio ou ande na frente ou atrás de um balanço em movimento. Cuide também da segurança do escorregador: nunca suba no escorregador por baixo ou desça de cabeça, sempre espere até que a criança à sua frente saia do escorregador antes de descer e, quando chegar ao fim, saia do caminho. (Evite descer pelo escorregador com o bebê no colo. Muitos bebês se machucam dessa maneira.)

Segurança com animais de estimação. Ensine seu filho a interagir com segurança com animais de estimação e a se manter longe de outros animais. Dê o exemplo sempre perguntando ao dono antes de acariciar um cachorro ou outro animal. Pratique carinho seguro em bichos de pelúcia.

Capítulo 13
O oitavo mês

Bebês de 7 e 8 meses são bebês ocupados, e ficam mais a cada dia. Ocupados praticando habilidades que já dominam, estão prestes a dominar (como engatinhar) e estão ansiosos para dominar (como ficar em pé). Ocupados brincando, o que, com a maior destreza dos dedinhos e das mãos gorduchas, é ao menos duas vezes mais divertido e, com maior capacidade de foco, ao menos duas vezes mais absorvente. Ocupados explorando, descobrindo, aprendendo e, à medida que o senso de humor emerge, rindo alto... e muito. Este mês, o bebê continua a experimentar vogais e consoantes e pode até fazer as combinações que você estava esperando ("mama" ou "papa") até o fim do mês. A compreensão ainda é muito limitada, mas ele começa a entender o significado de algumas palavras — felizmente, "não", uma palavra que será útil nos próximos meses, será uma das primeiras a serem compreendidas... embora muitas vezes não seja obedecida.

Alimentando o bebê: bebendo de um copo

Embora seu fofinho provavelmente esteja bastante satisfeito com o peito ou a mamadeira (ou uma combinação entre os dois), agora é um excelente momento para introduzir também o copo. Um início precoce no copo significa que seu filho será profissional quando o desmame acontecer (é claro que a amamentação no peito pode continuar enquanto vocês quiserem, mas os especialistas recomendam que você interrompa a mamadeira aos 12 meses). Até lá, o copo pode ser uma fonte de líquidos divertida e conveniente (embora inicialmente confusa) para o bebê.

VISÃO GERAL DO BEBÊ: OITAVO MÊS

Dormindo. Não há muita diferença em relação ao mês passado quando se trata de padrões de sono. O bebê provavelmente dormirá de nove a onze horas por noite e três a quatro horas durante o dia, divididas em dois cochilos. Isso dá um total de cerca de catorze horas a cada dia.

Comendo. A maior parte da nutrição do bebê ainda vem desses líquidos importantíssimos, o leite materno e fórmula — mesmo quando maiores quantidades de alimentos sólidos são ingeridas.

- Leite materno. Seu bebê mamará de quatro a seis vezes por dia (alguns bebês mamarão com mais frequência). O bebê deve ingerir algo entre 710 e 890 ml de leite materno por dia, embora à medida que mais sólidos sejam adicionados à dieta, ele ingira menos.
- Fórmula. O bebê provavelmente vai tomar de três a quatro mamadeiras por dia, com 210 a 240 ml de fórmula cada, em um total de 710 a 890 ml por dia (embora alguns bebês continuem a ingerir quantidades menores com mais frequência). À medida que mais sólidos forem adicionados à dieta, esses números devem diminuir.
- Sólidos. À medida que o bebê se torna um comensal mais experiente, espere de quatro a nove colheres de sopa de cereais, frutas e legumes por dia, distribuídas em duas a três refeições (embora alguns comam menos e não há motivo para se preocupar — deixe o apetite dele ser seu guia). À medida que alimentos proteicos (carne, frango, peixe e tofu) são adicionados, o bebê pode comer de uma a seis colheres de sopa ao dia. Iogurte e queijos integrais também fornecem proteínas e são os favoritos do bebê.

Brincando. O bebê está realmente começando a se mexer, então escolha brinquedos que o ajudem a fazer isso (brinquedos sobre rodas que ele possa empurrar pela sala enquanto engatinha ou anda, bolas que possa rolar, brinquedos musicais que o façam se balançar e rolar). Brinquedos que o incentivem a ficar em pé (como uma mesa de atividades ou um brinquedo de empurrar resistente que não role) são sempre bem recebidos, assim como brinquedos de classificação e construção; com botões, alavancas e mostradores (como barras e cubos de atividades e labirintos de contas); que emitam sons quando puxados, espremidos, sacudidos ou agitados; blocos e brinquedos empilháveis; e, claro, bichos de pelúcia. Não se esqueça de que itens domésticos comuns também podem servir como brinquedos: recipientes de plástico, colheres de pau e copos de medição de plástico podem manter seu fofinho igualmente entretido... às vezes mais!

O COPO DE TREINAMENTO

Quem não adora um copo de treinamento? Eles são praticamente à prova de derramamento e inquebráveis, então não há choro pelo leite (ou suco) derramado, menos limpeza e menos roupas. Além de serem portáteis. Ao contrário de xícaras e copos, podem ser usados no carro, nas brincadeiras, no carrinho e — aqui está o grande problema para os pais ocupados — sem supervisão.

Mas as pesquisas também indicam algumas armadilhas potenciais no uso de copos de treinamento, especialmente por bebês mais velhos. Como são mais parecidos com uma mamadeira que com um copo na forma como o líquido é extraído (o processo é mais lento, permitindo que o líquido passe mais tempo se acumulando na boca e nos dentes), o uso prolongado e frequente pode levar a cáries... ao menos depois que os dentes chegarem. Isso é especialmente verdadeiro se o copo de treinamento for usado (como costuma ser) entre as refeições, e ainda mais provável se for carregado o dia todo por um bebê mais velho para tomar golinhos o tempo todo (como uma mamadeira pode ser). Outro problema quando são carregados o dia todo é que se tornam um terreno fértil para bactérias (principalmente se o copo for jogado em uma pilha de brinquedos em um dia e recuperado e bebido no dia seguinte). Além disso, um bebê que ingere (seja do copo de treinamento ou da mamadeira) fórmula (ou, pior ainda, suco, que não deve ser oferecido a bebês) o dia todo pode não ter apetite por comida e/ou ingerir um excesso de calorias vazias (ou mesmo sofrer de diarreia crônica). Como se isso não bastasse, alguns especialistas sugerem que o uso exclusivo do copo de treinamento pode retardar o desenvolvimento da fala. A teoria diz que o método de beber do copo de treinamento — ao contrário de beber de um copo comum ou de um canudinho — não dá aos músculos da boca o treino de que eles precisam.

Ainda assim, os copos de treinamento oferecem uma ótima transição do peito ou da mamadeira para os copos tradicionais, minimizam a bagunça e são uma conveniência inegável na estrada. Para eliminar os riscos potenciais que acompanham esses benefícios:

- Não o use com exclusividade. Certifique-se de que o bebê também tenha a oportunidade de aprender a arte de beber em um copo sem bico — e depois use os dois, em vez de ficar somente com o copo de treinamento. Quando o bebê ficar um pouco mais velho (por volta dos 8 ou 9 meses), introduza um copo com canudinho. Não só a sucção do canudo exige movimentos complexos da boca e da mandíbula, dando-lhes o treino de que precisam para se desenvolverem bem, como os canudos enviam o líquido rapidamente para ser engolido, em vez de deixá-lo na boca. É uma vitória para a fala e para os dentes.

- Limite o uso às refeições e lanches. Não deixe o bebê engatinhar com o copo de treinamento e nem sempre use o copo para acalmá-lo no carro ou no carrinho. Os limites ajudam a proteger os dentes e a fala e evitam que o uso do copo de treinamento se transforme em abuso.

- Encha-o com água. Se o copo de treinamento se tornar um objeto de conforto (tanto quanto a mamadeira), não negue esse conforto, mas encha-o com água, o que não prejudicará os dentinhos — e, se a água for fluoretada, ajudará a protegê-los.

- Saiba quando parar. Quando seu pequeno bebedor conseguir beber facilmente de um copo normal ou de um copo com canudo, abandone o copo de treinamento.

Veja como você pode tornar a introdução ao copo bem-sucedida:

- Espere até que o bebê consiga se sentar. Definitivamente é mais fácil beber se você puder se sentar, e o bebê terá menos probabilidade de se engasgar com os goles se conseguir se sentar bem... por si mesmo ou apoiado.

- Proteja todos os envolvidos. Ensinar o bebê a beber do copo não será limpo. Você pode esperar que mais escorra pelo queixo que pela boca. Portanto, até que seu pequeno bebedor adquira alguma habilidade, mantenha-o coberto com um babador grande durante as aulas.

- Pense no *timing*. Os bebês estão mais abertos a quase todas as novas experiências quando estão de bom humor, tiraram uma soneca recente e não estão irritadiços por causa da fome. Tente oferecer os golinhos em um momento no qual seu filho não está acostumado a mamar no peito ou na mamadeira — digamos, como acompanhamento dos sólidos.

- Escolha certo. Certos recursos tornarão as primeiras experiências mais fáceis e menos confusas para todos. Procure um copo resistente, à prova de derramamento (para que você fique limpa quando ele for jogado da cadeira alta — e será) e fácil de pegar (experimente um copo pequeno). A maioria dos bebês gosta de copos com alças, mas tente até encontrar a combinação certa. Se você optar por um copo de plástico, escolha um sem BPA. Claro, se seu filho tentar pegar seu copo de água no jantar, não há mal nenhum em deixá-lo tomar um gole supervisionado (você segura, ele bebe). O bebê aprenderá a beber de uma variedade de copos mais rapidamente se tentar vários desde cedo.

Um copo com bico na tampa oferece uma boa transição da sucção para o gole, embora bebês que tomaram mamadeira possam passar para o copo de treinamento mais facilmente que aqueles acostumados ao mamilo humano. Ou experimente o estilo 360 à prova de derramamento, com uma borda que libera líquidos quando os lábios do bebê a pressionam. Haverá menos derramamento com o copo de treinamento que com um copo normal (e nenhum se você usar a variedade à prova de derramamento, o que definitivamente é uma vantagem). Ainda assim, há benefícios em alternar entre o copo de treinamento e o copo normal — e, finalmente, trocar o copo de treinamento por um copo com canudo (veja o quadro da p. 566).

- Preencha-o com líquidos familiares. O bebê pode aceitar o copo mais facilmente se ele estiver cheio de um líquido familiar, como leite materno ou fórmula. Ou pode recusar seu velho favorito se vier de uma fonte nova e estranha. Nesse caso, passe para a água. Se a água não der certo, mude para suco de frutas diluído (que você pode introduzir após os 12 meses).
- Vá devagar. Para alguém que sugou um seio ou uma mamadeira a vida inteira, beber de um copo é uma experiência totalmente nova. Portanto, deixe o bebê levar algum tempo para se acostumar ao copo (toque nele, inspecione-o, brinque com ele). Com sorte, ele chegará à boca do bebê, como todo o restante, e ele começará a beber. Caso contrário, remova a válvula à prova de derramamento para que algumas gotas caiam. Faça uma pausa para ele engolir antes de oferecer mais, a fim de que seu bebedor novato não se engasgue, mas não se surpreenda se o fluido escorrer de volta para fora da boca. O bebê parece não entender? Segure o copo perto da boca e finja tomar um gole ("Hum! Que gostoso!").
- Convide-o a participar. Ele estendeu a mão para o copo? Deixe-o agarrar enquanto você o ajuda a guiá-lo. Ela quer segurar o copo sozinha? Deixe-a, mesmo que não consiga descobrir o que deve fazer com ele.
- Aceite não como resposta. Se seu filho se virar, esse é o sinal de que basta (mesmo que ele não tenha bebido nada). Claros sinais de "não"? Guarde o copo até a próxima refeição ou, se seu bebê for muito resistente, até outro dia.

HABILIDADES COM O CANUDO

Seu pequeno bebedor está tendo dificuldade para usar canudinho? Descobrir como beber de um canudo é um desafio para a maioria dos bebês. Beber assim requer o uso de músculos diferentes e de movimentos motores mais sofisticados que sugar um mamilo ou mesmo usar um copo de treinamento, e a maioria dos bebês não tem toda essa coordenação até o oitavo ou nono mês. Mesmo então, a mecânica pode ser difícil para seu pimpolho. Ainda assim, como os canudos têm tantos benefícios, vale a pena fazer um esforço (eles são melhores que os copos de treinamento para o desenvolvimento da boca, da mandíbula e da linguagem e mais fáceis para os minúsculos dentes). E será um pouco mais fácil com algumas informações.

Primeiro, você quer que o bebê reconheça que o canudo é uma maneira de extrair líquido de um copo. Para ajudá-lo a fazer essa associação, demonstre. Coloque um canudo em um copo com água, cubra a ponta do canudo com o dedo, retire o canudo do copo e solte o dedo, mostrando como a água escorre dele. Tente isso algumas vezes e depois mude para liberar a água (certificando-se de que seja apenas uma pequena quantidade para evitar qualquer engasgo inquietante) na boca do bebê.

Chamou a atenção do bebê com esse truque? Em seguida, encha um saco ziplock com água, deixando um pouco de ar. Faça um pequeno orifício no saco e coloque um canudo. Leve o canudo à boca do bebê e dê um aperto suave no saco para que uma pequena quantidade de líquido entre na boca dele. Bingo: conexão canudo-bebida feita.

Agora é hora de estabelecer as bases para sugar o canudo. Corte um canudo descartável comum bem curto (para que não seja necessário muito esforço de sucção para extrair o líquido) e coloque-o em um copo de água (ou leite materno ou fórmula). Segure o canudo (e o copo), leve-o à boca do bebê e deixe-o sugar. Aumente o comprimento do canudo um pouco de cada vez nos próximos dias.

Alguns bebês entenderão rapidamente. Outros podem precisar de um pouquinho mais de prática. Se esse for o caso, volte a tirar o canudo com líquido do copo, dessa vez colocando outro dedo no fundo do canudo para prender o líquido dentro. Leve a ponta do canudo até a boca do bebê e incentive a sucção. O bebê receberá um pouco de líquido e, com sorte, entenderá o conceito. Continue colocando mais e mais água no canudo para que o bebê sugue cada vez mais por ele. Em seguida, volte a colocar o canudo diretamente no copo e deixe o bebê tomar um gole.

Se o bebê demorar a entender (e não se preocupe: muitos bebês demoram), adie a introdução do copo de treinamento sem derramamento até que ele pegue o jeito de beber com canudo de um copo normal. Isso porque os copos sem derramamento geralmente exigem uma sucção mais forte para se obter o líquido, o que pode frustrar o bebê e levá-lo a desistir cedo demais. Um copo sem válvula e com um peso na ponta do canudo pode facilitar a sucção.

O que você pode estar se perguntando

As primeiras palavras do bebê

"Minha bebê começou a dizer muito 'mama'. Estávamos empolgados, até que alguém nos disse que ela provavelmente está apenas fazendo sons, sem entender o significado. Isso é verdade?"

Lembra quando aquela primeira onda de contentamento passou pelo rosto do seu filho e seu coração lhe disse que era um sorriso feito apenas para você — mesmo que sua cabeça dissesse que eram "apenas gases"? No fim das contas, não era importante: sua bebê estava a caminho de uma vida inteira de sorrisos doces, agora algo em que ela provavelmente já fez avanços significativos. O mesmo se dá com o primeiro "mama" ou "papa". É difícil identificar exatamente quando um bebê faz a transição de imitar sons sem significado (dizendo "mama" porque está praticando seus emes) para falar de forma significativa (dizer "papa" porque está chaman-do o pai). E, em última análise, essa distinção também não importa nesse momento. O importante é que sua bebê esteja vocalizando e tentando imitar os sons que ouve, e isso significa que está a caminho de uma vida inteira de conversas.

O momento em que a primeira palavra real é dita varia muito de bebê para bebê e, é claro, está sujeito a uma interpretação parental menos que objetiva. De acordo com os especialistas, pode-se esperar que o bebê médio diga aquilo que quer dizer pela primeira vez entre 10 e 14 meses. Mas, antes de deixar esses dados jogarem água fria em seu orgulho parental, ouça isto: uma pequena porcentagem de bebês diz sua primeira palavra significativa já aos 7 ou 8 meses. Outros bebês perfeitamente normais não pronunciam uma única palavra reconhecível até a metade do segundo ano, pelo menos até onde seus pais sabem dizer. Bebês muito ativos podem estar mais focados em conquistar habilidades motoras que em se tornarem falantes.

É claro que, muito antes de um bebê dizer suas primeiras palavras, ele aprende a entendê-las (a chamada linguagem receptiva). O desenvolvimento da linguagem receptiva da bebê começa no momento em que você diz as primeiras palavras para ela (na verdade, antes disso, desde que ela começa a ouvir sua voz no útero). Com o tempo, ela começa a separar palavras individuais da confusão de linguagem a seu redor e, um dia, no meio do primeiro ano, você diz o nome dela e ela se vira. Ela reconheceu uma palavra! Logo depois, ela começa a entender os nomes de outras pessoas e objetos que vê diariamente, como mamãe, papai, mamadeira, copo, biscoito. Em alguns meses, ou até antes, ela pode seguir comandos simples, como "Me dá um pedaço", "Tchau" ou "Dá um beijinho na mamãe". Essa compreensão avança em ritmo muito mais rápido que a própria fala e é um importante precursor dela. Você pode estimular o desenvolvimento da linguagem receptiva e falada todos os dias, de várias maneiras (p. 663).

Linguagem de sinais com o bebê

"Algumas de minhas amigas estão usando linguagem de sinais para se comunicar com seus bebês, e parece funcionar. Eu gostaria de tentar com meu bebê, mas quero ter certeza de que isso não vai prejudicar a fala."

Seu bebê pode ser um comunicador nato, mas isso não significa que você sempre entenderá o que ele está tentando dizer, especialmente no primeiro e no segundo anos, quando as lacunas de comunicação (e compreensão) entre um bebê e os pais que lutam para entendê-lo podem ser bem grandes. É aí que entram os "sinais do bebê".

Por que usar a linguagem de sinais? Por um lado, ela permite que o bebê expresse suas necessidades sem precisar de palavras (que ainda estão além de sua capacidade de fala). Uma comunicação melhor leva a interações mais suaves e menos frustrações (para ambos), além de aumentar a confiança do bebê como comunicador ("eles me entendem!"), o que aumenta sua motivação para continuar se comunicando, primeiro por meio de sinais, depois através de uma mistura de sinais e sons, finalmente através das palavras.

A linguagem de sinais retardará a fala? As pesquisas mostram que não — e, no caso de alguns bebês, a linguagem de sinais acelera o desenvolvimento da linguagem falada, pois promove a interação entre eles e os pais. Falar por sinais com seu bebê também significa que você passará mais tempo conversando com ele, e não há melhor maneira de ajudá-lo a aprender a falar que falar com ele.

LINGUAGEM DE SINAIS É SINAL DE INTELIGÊNCIA?

Os sinais feitos por seu bebê sinalizam um futuro mais inteligente? Não necessariamente. Embora um bebê capaz de fazer sinais definitivamente tenha mais facilidade para se comunicar desde o início (assim como seus pais para se comunicar com ele), as pesquisas não indicaram uma vantagem duradoura em termos de linguagem. Uma vez que a criança consegue falar e ser compreendida, a lacuna verbal entre bebês sinalizadores e aqueles que pularam a fase dos sinais parece diminuir e depois desaparecer. Em suma: use a linguagem de sinais para ajudar o bebê a se comunicar agora, não para aumentar a nota dele no vestibular mais tarde.

Se você quiser usar linguagem de sinais com o bebê, veja como:

- Comece cedo. Comece a usar sinais assim que o bebê mostrar interesse ativo em se comunicar com você — de preferência aos 8 ou 9 meses, embora não haja mal nenhum em adquirir o hábito de usar sinais mais cedo ou mais tarde. A maioria dos bebês começa a fazer sinais em algum momento entre os 10 e os 14 meses.
- Faça sinais conforme necessário. Os sinais mais importantes a desenvolver e aprender são aqueles que seu bebê precisa para expressar suas necessidades diárias, como fome, sede e sono.
- Faça sinais que lhe ocorram naturalmente. Desenvolva uma linguagem de sinais natural que funcione para você e para seu bebê. Qualquer gesto simples que se encaixe bem em uma palavra ou frase pode funcionar: agitar as mãos simultaneamente para "tudo pronto", mãos juntas e apoiar a cabeça inclinada para "dormir", esfregar a barriga para "fome", mão em concha levada à boca para "beber", um dedo tocando o nariz para "cheirar", a palma voltada para cima e depois uma curva dos dedos para "mais", braços para cima para "para cima", palma voltada para baixo e depois abaixando a mão para "baixo" e assim por diante.
- Siga os sinais do bebê. Muitos bebês inventam seus próprios sinais. Se o seu fizer isso, sempre use os sinais que ele desenvolveu, pois são os mais significativos para ele.
- Faça aulas. Se você quiser ser mais formal, inscreva-se com o bebê em um curso (muitos hospitais, centros comunitários e outras organizações oferecem aulas) ou procure livros ou recursos on-line que ensinem linguagem de sinais para bebês, muitos dos quais usam sinais formais da Língua Brasileira de Sinais (Libras).
- Sinalize de forma consistente. Ao ver os mesmos sinais repetidamente, o bebê os entenderá e imitará mais rapidamente.

- Fale e sinalize ao mesmo tempo. Para garantir que o bebê aprenda o sinal e a palavra falada, use os dois juntos.
- Envolva toda a família. Quanto mais pessoas na vida do bebê puderem falar a língua dele, mais feliz ele será. Irmãos, avós, cuidadores e qualquer outra pessoa que passe muito tempo com ele deve estar familiarizada com ao menos os sinais mais importantes.

Saiba quando parar. A linguagem de sinais, como toda forma de comunicação, deve se desenvolver de forma natural e no ritmo de cada um, sem pressão. Se o bebê parece frustrado com os sinais, resiste a usá-los ou mostra sinais de sobrecarga, não force. A ideia é reduzir a frustração de ambos, não aumentar.

Embora os sinais possam tornar a vida um pouco mais fácil durante o estágio pré-verbal, eles definitivamente não são necessários para seu relacionamento com o bebê ou para o desenvolvimento da linguagem. Portanto, use sinais com o bebê se estiver disposta, mas, se não estiver (ou o bebê não estiver), não se sinta compelida a continuar. Comunique-se com seu filho de qualquer maneira que funcione e seja confortável para vocês (inevitavelmente, haverá alguma comunicação não verbal por parte do bebê, sejam gestos como apontar ou grunhidos e gritos variados — todos surpreendentemente eficazes). Em algum momento, as palavras vão fluir e a lacuna de comunicação será sanada.

REGRESSÃO DO SONO

Você se orgulha de ter um bebê que dorme a noite toda e cochila bem durante o dia. Ou melhor, até recentemente. De repente, seu dorminhoco se transforma em um pesadelo: acorda todas as noites e tem dificuldade para cochilar. Quem é o impostor no berço do seu filho e para onde foi seu belo adormecido?

Bem-vinda à regressão do sono, um pequeno distúrbio perfeitamente normal no radar do sono que muitos bebês experimentam, geralmente entre os 3 e os 4 meses, entre os 8 e os 10 meses e aos 12 meses, embora possa acontecer a qualquer momento. O despertar noturno pode recomeçar durante um surto de crescimento ou quando o bebê chega a um estágio de desenvolvimento (como aprender a se virar, se sentar, engatinhar ou ficar em pé). Faz sentido: a compulsão de praticar uma nova e excitante habilidade pode deixar seu bebê inquieto — uma realidade que, por sua vez, pode deixá-la inquieta e ansiosa pelos dias em que seu filho dormirá bem a noite toda.

> Felizmente, a regressão do sono é temporária. Uma vez que o bebê se acostume a sua nova mobilidade, os padrões de sono devem retornar ao normal (ao menos até que o próximo grande marco de desenvolvimento apareça). Até lá, mantenha a rotina da hora de dormir, trate os novos despertares como fazia quando o bebê era mais novo (p. 481) e certifique-se de que ele esteja dormindo o suficiente durante o dia para compensar o sono perdido à noite (será ainda mais difícil para um bebê cansado se acalmar). E continue repetindo para si mesma o mantra da maternidade com o qual você provavelmente já está familiarizada: "Isso também vai passar."

Engatinhando

"Meu bebê começou a se arrastar de bruços, mas não se apoia nas mãos e nos joelhos. Isso é considerado engatinhar?"

Os estilos variam e, como não há "obrigações" quando se trata de engatinhar, não importa como seu ratinho de tapete se locomove. Na verdade, arrastar-se de bruços geralmente é um precursor de mover-se sobre as mãos e os joelhos (engatinhar), embora alguns bebês continuem se arrastando e nunca engatinhem.

Alguns bebês começam a engatinhar (ou se arrastar ou rastejar) tão cedo quanto 6 ou 7 meses (especialmente se passaram muito tempo supervisionado de bruços), mas a maioria só engatinha perto dos 9 meses ou mais tarde. Atualmente, mais bebês engatinham mais tarde (por passarem menos tempo de bruços). O engatinhar tardio (ou não engatinhar; veja a próxima pergunta) não é motivo de preocupação, desde que outros marcos importantes do desenvolvimento sejam alcançados (como sentar-se, uma habilidade que os bebês devem dominar antes de começarem a engatinhar). Muitos começam a se arrastar para trás ou para os lados e levam semanas para pegar o jeito de ir para a frente. Alguns se apoiam em um joelho ou no bumbum, e outros, nas mãos e nos pés, um estágio que muitos bebês alcançam pouco antes de andar. O método que a bebê escolhe para ir de um ponto a outro é muito menos importante que o fato de ela estar se esforçando para se locomover sozinha. (Se, no entanto, ela não parecer estar usando os dois lados do corpo — braços e pernas — igualmente, consulte seu médico.)

O bebê não engatinha

"Meu filho ainda não demonstrou interesse em engatinhar. Isso é um problema?"

Não. Engatinhar não é uma obrigação para a galerinha das fraldas. Na verdade, é considerada uma habilidade opcional e nem é incluída na maioria das avaliações de desenvolvimento. E, embora aqueles que optam por não engatinhar tenham sua mobilidade limitada, eles são limitados apenas brevemente — até descobrirem como se levantar, dar passinhos apoiando-se nos móveis (da cadeira para a mesa de centro para o sofá) e, finalmente, andar. Na verdade, muitos bebês que nunca se apoiaram sobre as mãos e os joelhos terminam sobre os dois pés mais cedo que seus companheiros que engatinharam.

Alguns bebês não engatinham porque não tiveram chance. Portanto, limite o tempo que seu bebê passa confinado ao carrinho, *bouncer*, carregador, cercadinho e/ou centro de entretenimento estacionário ou deitado de costas e dê a ele muitas oportunidades de ficar de bruços, com supervisão, para que ele possa praticar a elevação sobre mãos e joelhos. Incentive-o a se mexer dessa maneira colocando um brinquedo favorito, um espelho ou um objeto interessante (como seu rosto ou uma bola rolando) a uma curta distância. Tem um piso duro e escorregadio ou um tapete áspero? Estenda um colchonete de ioga para ele ficar de bruços ou proteja os joelhos dele para proporcionar tração e conforto.

Nos próximos meses, de uma forma ou de outra, seu bebê estará decolando — e se metendo em problemas. E você vai ficar se perguntando por que teve tanta pressa.

DIFERENTES MANEIRAS DE ENGATINHAR

Para um bebê ansioso e determinado a ir de um lugar para outro, a função definitivamente supera a forma. Contanto que seu bebê esteja tentando se locomover sozinho, o como não importa.

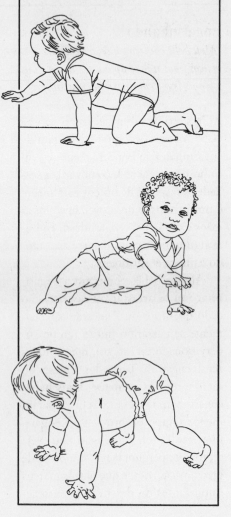

Bebê fazendo bagunça

"Agora que minha filha está engatinhando e puxando tudo, não consigo acompanhar a bagunça que ela faz. Devo tentar controlá-la — e a bagunça — ou desistir?"

A bagunça pode ser seu pior inimigo, mas é o melhor amigo de um bebê aventureiro. Claro, você fica cheia de dores no pescoço (e na parte inferior das costas) ao limpar a bagunça de sua pimpolha, mas conter a desordem também pode conter a curiosidade dela. Deixá-la vaguear — e bagunçar — livremente (mas com segurança) permite que ela flexione seu poder cerebral, seus músculos e seu senso de independência. Conclusão: é impossível manter a casa tão arrumada quanto antes da bebê, e é meio inútil tentar. Você ficará muito menos frustrada e sobrecarregada se aceitar essa realidade nova e mais confusa, em vez de tentar combatê-la. Mas não significa que tenha que acenar totalmente com o espanador de rendição. Veja como chegar a um meio-termo sensato entre limpeza e desordem:

Comece com uma casa segura. Embora não faça mal ela espalhar meias no chão do quarto ou construir uma casa de guardanapos no azulejo da cozinha, não está certo bater garrafas para ver o que acontece ou mexer nas moedas em sua bolsa. Portanto, antes de deixar a bebê passear, certifique-se de que a casa é segura para ela (p. 535).

Conter o caos. Você ficará muito mais feliz se tentar confinar a bagunça a um ou dois cômodos ou áreas da casa. Isso significa deixar a bebê brincar livremente apenas em seu próprio quarto e talvez na cozinha ou na saleta — onde quer que vocês passem mais tempo juntas. Use portas fechadas ou portões para definir as áreas. Se você tem um apartamento pequeno, manter zonas sem bebês (e sem bagunça) pode não ser realista.

Também reduza o potencial de bagunça colocando os livros firmemente uns contra os outros nas prateleiras que são acessíveis à bebê e deixando alguns livros indestrutíveis onde ela possa alcançá-los e pegá-los facilmente. Feche os armários e gavetas mais vulneráveis com travas de segurança à prova de crianças (especialmente os que contêm objetos quebráveis, de valor ou perigosos) e mantenha a maioria dos enfeites fora das mesas baixas, deixando apenas alguns com os quais você não se importa que ela brinque. Separe uma gaveta ou armário especial para ela em cada cômodo que ela frequenta e o encha de copos, pratos e recipientes de plástico, colheres de pau, copos empilhados e caixas vazias.

Definir limites não apenas salvará sua sanidade, como também ajudará no desenvolvimento da bebê. Crianças pequenas realmente prosperam quando limites são estabelecidos — além disso, esses limites acabarão ensinando a ela a importante (embora inicialmente ilusória) lição de que outras pessoas, até mesmo os pais, também têm posses e direitos.

Deixe-a fazer bagunça em paz. Não reclame constantemente sobre a bagunça que ela faz. Lembre-se: ela está expressando sua curiosidade natural ("Se eu virar esse copo de leite, o que vai acontecer?" "Se eu tirar todas as roupas da gaveta, o que vou encontrar embaixo?"), e isso é saudável.

Cuide da segurança. Uma exceção à atitude de deixar que ela faça bagunça deve ser feita quando representar risco de segurança. Se a bebê derramar o conteúdo da mamadeira ou esvaziar a tigela de água do cachorro, limpe imediatamente. Também pegue folhas de papel e revistas assim que ela terminar de usá-las e mantenha as faixas de tráfego (especialmente escadas) livres de brinquedos, principalmente aqueles com rodas, o tempo todo.

Organize um santuário. Nem sempre você conseguirá acompanhar a bagunça, mas, se o espaço em sua casa permitir, tente manter uma zona livre de desordem só sua, mesmo que seja apenas um cantinho. Então, no fim de cada dia, você terá um refúgio para onde ir.

Contenha-se. Tente não seguir seu pequeno furacão feliz enquanto ela causa estragos, guardando tudo o que ela tira. Isso irá frustrá-la, dando-lhe a sensação de que tudo o que ela faz é não apenas inaceitável, como essencialmente inútil. E você ficará frustrada se ela imediatamente bagunçar novamente o que você organizou. Em vez disso, junte as coisas uma vez por dia, duas no máximo.

Envolva-a na organização. Não faça grandes faxinas com ela por perto. Mas pegue algumas coisas ao fim de cada brincadeira, fazendo questão de perguntar (mesmo que ela não tenha idade suficiente para entender): "Agora você ajuda a mamãe a guardar esse macaco?" Dê a ela um dos blocos para colocar de volta na cesta de brinquedos, um recipiente de plástico para devolver ao armário ou um papel amassado para jogar na lixeira — e aplauda cada esforço. Embora ela vá bagunçar com muito mais frequência que limpar nos próximos anos, essas primeiras lições a ajudarão a entender (algum dia) que o que é retirado do lugar deve ser colocado de volta.

Comendo coisas do chão

"Minha bebê sempre joga o biscoito no chão e depois o apanha e come. Qual é o verdadeiro problema da regra dos cinco segundos?"

S e o mundo é a concha da bebê hoje em dia, também é seu bufê pessoal. Obviamente, ela não pensa nos germes que o biscoito pode ter apanhado no chão antes de mastigar — e obviamente não se importa. E você também não deveria, ao menos não na maioria das vezes. Claro, existem germes no chão da casa, por mais higiênica que você seja, mas não em número significativo. E, na maioria das vezes, são germes aos quais a bebê já foi exposta, principalmente se brinca frequentemente no chão, o que ela deve fazer. Isso significa que, usualmente, eles não são prejudiciais e, na verdade, ao forçar o sistema imunológico da bebê a trabalhar, a exposição rotineira aos germes pode aumentar sua resistência. Cada germe que ela pega (literalmente) do chão da casa da vizinha ou da creche pode ajudá-la nisso. Assim, fique calma e siga em frente quando a flagrar comendo coisas que pegou do chão (mesmo que o chão obviamente não seja limpo o bastante para se comer nele). Não é preciso iniciar uma guerra biológica com sabonetes antibacterianos ou lenços antissépticos, nem pular do sofá para confiscar o biscoito em questão se ele passar dos cinco segundos previstos na regra.

Falando da regra dos cinco segundos, é hora de desmascará-la. Os germes vencerão a corrida, não importando a rapidez com que você recupere o item descartado. As bactérias podem se prender aos alimentos caídos em milissegundos (embora quanto mais tempo o alimento permanecer no chão ou em outra superfície carregada de bactérias, maior a transferência de germes). Portanto, a questão não é quanto tempo o biscoito passou no chão (aceite: ele terá bactérias), mas sim se as bactérias deixarão seu bebê doente. E isso depende da condição da superfície (onde está, se está molhada, o que esteve lá antes e assim por diante).

Então saia correndo se precisar interceptar um objeto úmido que ela pegou do chão e está prestes a comer — aquele biscoito de ontem que ela chupou por horas, a chupeta embebida em uma poça de líquido ou o pedaço de banana se decompondo sob a cadeira alta desde a semana passada —, porque as bactérias se multiplicam rapidamente em superfícies molhadas. Também insalubres (e impróprios para consumo, imediatamente ou cinco segundos depois) são objetos recolhidos do chão ao ar livre, onde moram germes menos benignos (os de cocô de cachorro, por exemplo). Antes de deixar a bebê colocar uma chupeta, mamadeira ou mordedor de volta na boca quando estiver fora de casa, lave-os com água e sabão ou limpe-os com um lenço umedecido.

Mas piqueniques não serão seguros se houver tinta com chumbo em sua casa, pois ela pode ser ingerida pela bebê junto com qualquer outra coisa que ela pegue no chão e coma (ou ponha na boca). Se você tem tinta com chumbo em suas paredes e o problema ainda não foi resolvido, resolva-o profissionalmente agora. Enquanto isso, intercepte os biscoitos caídos antes que cheguem à boca da bebê. Consulte a p. 470 para obter mais informações sobre a exposição ao chumbo.

Comendo terra — e pior

"Meu filho coloca tudo na boca. Agora que ele brinca tanto no chão, tenho menos controle sobre o que acaba na boca. Devo me preocupar?"

Na boca dos bebês entra tudo e qualquer coisa que caiba: terra, areia, ração de cachorro, insetos, bolas de poeira, comida podre e até mesmo o conteúdo da fralda. Embora obviamente seja melhor evitar que ele prove uma seleção tão desagradável, nem sempre é possível. Poucos bebês passam pela fase de se arrastar e engatinhar sem ao menos um encontro oral com algo que seus pais consideram objetável (ou nojento). Alguns não conseguem passar nem uma única manhã.

Mas você tem muito menos a temer o que é anti-higiênico e muito mais o que é usado para higienizar. Um punhado de terra provavelmente não machucará ninguém, mas mesmo uma única lambida em alguns produtos de limpeza pode causar sérios danos. Você não pode manter tudo fora do alcance curioso do bebê, então não se preocupe com os ocasionais insetos ou tufos de pelos que ele coloque na boca (se você o flagrar com um olhar de gato prestes a engolir o canário, aperte as bochechas para abrir a boca e retire o objeto com o dedo). Concentre-se em manter as substâncias tóxicas longe de seu fofinho curioso.

Você também deve ter muito cuidado para não deixar o bebê colocar na boca itens pequenos o suficiente para engolir ou se engasgar: botões, tampas de garrafas, clipes de papel, alfinetes de segurança, ração, moedas e assim por diante (p. 543). Antes de colocá-lo no chão para brincar, examine em busca de qualquer coisa com menos de 3,5 cm de diâmetro (aproximadamente o diâmetro de um tubo de papel higiênico) e remova.

Sujando-se

"Minha filha adoraria engatinhar no parquinho se eu deixasse. Mas o chão está tão sujo que não tenho certeza se devo deixar."

Pegue o removedor de manchas e remova sua resistência a deixar a bebê se sujar. Bebês forçados a assistir quando gostariam de estar no meio da bagunça provavelmente permanecerão impecáveis, mas insatisfeitos. Além disso, crianças são completamente laváveis. A sujeira mais óbvia pode ser lavada com lenços umedecidos enquanto você ainda está no parquinho ou no quintal, e a sujeira difícil sairá mais tarde no banho. Portanto, respire fundo e, verificando primeiro para ter certeza de que não há vidro quebrado ou cocô de cachorro por perto, permita que sua pequena engatinhe, sempre cuidadosamente supervisionada. Se ela passar por algo muito sujo, limpe as mãozinhas com um lenço umedecido e deixe-a brincar novamente. E, claro, sempre leve uma roupa extra na bolsa de fraldas, no caso de ela ficar realmente suja.

Descobrindo os genitais

"Minha bebê recentemente começou a tocar a vagina sempre que está sem fralda. Devo tentar impedi-la?"

Sua bebê está apenas fazendo o que lhe ocorre naturalmente (tocar em algo que é bom de tocar), então não há necessidade de impedi-la. O interesse pelos genitais é uma fase tão inevitável e saudável do desenvolvimento quanto foi o fascínio anterior pela boca e dedos das mãos e pés ou como o fascínio por orelhas e nariz será mais tarde (se já não é). Alguns bebês começam essas explorações na metade do primeiro ano, outros só no fim do ano, e outros ainda podem não parecer tão interessados, e é normal. Tenha em mente que, embora a vagina (ou pênis) seja tecnicamente um órgão sexual, não há absolutamente nada sexual nesse tipo de toque. Ele é tão inocente quanto o bebê.

Mas e quando ela toca a área vaginal e, em seguida, os dedinhos vão direto para a boca? É insalubre? Não precisa se preocupar. Todos os germes da área genital de uma bebê são dela mesma e não representam ameaça. Mas definitivamente intercepte antes que as mãos que tocaram cocô sigam em direção à boca. A rota fecal-oral é algo que você deve inviabilizar, pois infecções graves podem ocorrer como resultado. Outra ação mão-genital que você deve impedir: sua garotinha sondando suas partes femininas com as mãos sujas e cheias de germes. Esses germes podem causar infecção vaginal, portanto, lave as mãos de sua filha com frequência, a fim de mantê-las limpas. Os genitais dos meninos não são igualmente suscetíveis, mas mãos limpas são sempre uma boa ideia, para meninos ou meninas.

Quando sua filha tiver idade suficiente para entender, você poderá explicar que essa parte do corpo é privada, e, embora não haja problema em tocá-la, é melhor que ela o faça em particular —

e que não deve deixar nenhuma outra pessoa tocá-la (com exceção do médico).

Ereções

"Quando troco as fraldas do bebê, ele às vezes tem uma ereção. Estou me perguntando se isso é normal na idade dele."

As ereções vêm junto com o pênis. Na verdade, fetos do sexo masculino têm ereções ainda no útero. Embora elas definitivamente ainda não sejam sexuais, são uma reação normal ao toque nesse órgão sexual sensível, assim como as ereções do clitóris da garotinha, menos perceptíveis, mas provavelmente também comuns. Um bebê também pode ter uma ereção quando a fralda roça no pênis, quando está mamando, quando você o lava na banheira, em resposta ao ar ou aleatoriamente. Todos os meninos têm ereções, alguns com mais frequência que outros. Em outras palavras, é algo normal em garotos e absolutamente nada para se preocupar.

Brincando no cercadinho

"Quando compramos o cercadinho há alguns meses, nossa bebê simplesmente passava o máximo de tempo nele e nunca era suficiente. Agora ela grita para sair depois de apenas cinco minutos."

À medida que a bebê cresce, sua perspectiva de dentro do cercadinho também cresce. Alguns meses atrás, ele era vasto e infinitamente divertido, um parque de diversões pessoal. Agora, ela começa a perceber que existe um mundo inteiro — ou ao menos uma sala — lá fora, e está pronta para conhecê-lo. As quatro paredes de rede que cercam o que já foi seu paraíso agora são barreiras à liberdade, mantendo-a do lado de dentro, olhando para fora.

Portanto, não a cerceie. Aceite a dica e comece a usar o cercadinho com moderação e apenas quando necessário; por exemplo, quando precisar que ela fique parada, para sua própria segurança, enquanto você limpa o chão da cozinha, coloca algo no forno ou recolhe os brinquedos (mas não a deixe desacompanhada no cercadinho; ela deve estar sempre em seu campo de visão). Limite o tempo a não mais que dez a vinte minutos seguidos, que é aproximadamente o tempo que uma criança ativa de 7 ou 8 meses tolera ficar parada — ou deve-se esperar que tolere. Alterne os brinquedos com frequência para que ela não fique entediada muito cedo, especialmente se tiver enjoado dos acessórios que vieram com o cercadinho. Mas mantenha os brinquedos grandes do lado de fora, pois uma bebê extremamente ágil e cheia de recursos pode usá-los para escalar e conquistar a liberdade. Evite também pendurar brinquedos na parte superior do cercadinho.

Se ela protestar antes de cumprir sua pena, tente oferecer alguns brinquedos novos — uma tigela de metal e uma colher de pau ou duas garrafas de plástico vazias e limpas (sem a tampa) —, qualquer coisa com a qual ela não costume brincar no cercadinho. Se não funcionar, liberte-a assim que puder.

"Meu filho poderia ficar no cercadinho o dia todo se eu deixasse, mas não tenho certeza se devo fazer isso."

Alguns bebês descontraídos parecem perfeitamente contentes em ficar presos no cercadinho, mesmo ao fim do primeiro ano, e, até certo ponto, é bom que seu filho brinque em um só lugar. Mas também é importante para ele ver o mundo de uma perspectiva diferente da que pode entrever dos limites dessas quatro paredes de rede e flexionar músculos que em algum momento permitirão que explore esse mundo engatinhando e depois andando. Portanto, mesmo que ele não esteja exigindo ativamente sua liberdade, deixe-o livre no chão entre as estadas no cercadinho. Se ele hesitar no início, ajude-o na transição para os espaços abertos sentando-se com ele. Ofereça alguns brinquedos favoritos ou incentive as tentativas de engatinhar. Gradualmente, ajude-o a se adaptar a passar mais tempo no chão e menos tempo no cercadinho.

Canhoto ou destro
"Percebi que meu bebê alcança e pega os brinquedos com as duas mãos. Devo encorajá-lo a usar somente a direita?"

É comum os bebês parecerem ambidestros, alternando livremente entre as mãos até decidirem qual é mais acessível. Na verdade, os bebês geralmente só passam a ter uma mão favorita aos 18 meses, e a maioria não se contenta com uma mão só até ao menos o segundo aniversário, embora alguns mantenham os pais tentando adivinhar por vários anos além disso.

Estatisticamente falando, seu bebê (e 90% de seus coleguinhas) provavelmente acabará preferindo a mão direita, já que apenas 5 a 10% das pessoas são canhotas. Muito tem a ver com a genética: quando ambos os pais são canhotos, há mais de 50% de chances de os filhos também serem. Quando apenas um dos pais é canhoto, a chance de um filho ser canhoto cai para cerca de 17%, e quando nenhum dos pais é canhoto, para 2%.

Quer saber se deve incentivar seu filho a usar uma mão em detrimento da outra? Não. Como é a natureza, e não a criação, que está em operação, nada do que você fizer funcionará, de qualquer forma. As pesquisas sugerem que forçar uma criança a usar a mão que ela não está geneticamente programada a usar pode levar a problemas posteriores de coordenação e destreza mãos-olhos. (Você já tentou escrever com a mão "errada"? Imagine como seria difícil se tivesse que usar essa mão consistentemente.) O tempo dirá se você tem um destro ou um canhoto nas mãos. Tudo o que você precisa fazer é se sentar e observar a natureza seguir seu curso.

Se seu bebê favorecer fortemente uma mão em detrimento da outra antes de completar 18 meses, avise ao médico. Em raros casos, uma preferência tão precoce e consistente pode sinalizar um problema neurológico.

Lendo para o bebê

"Eu gostaria que minha filha fosse uma leitora voraz, como eu. É muito cedo para começar a ler para ela?"

Nunca é cedo demais para começar a criar uma leitora, mesmo que, no começo, a bebê possa se agitar mais que ouvir ou mastigar mais os cantos dos livros que olhar para suas páginas. Logo ela começará a prestar atenção às palavras que você lê (primeiro aos ritmos e sons, depois ao significado) e às ilustrações (apreciando as cores e padrões no início e depois relacionando as imagens com objetos conhecidos). E, antes que você perceba, ela ficará tão ansiosa quanto você pela hora da história. Veja como você pode nutrir o amor pela leitura:

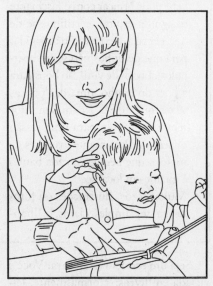

A hora da história se tornará o momento favorito de todos.

LIVROS PARA BEBÊS

Que tipo de livro é melhor para seu pequeno leitor? Escolha livros com:

- Estrutura robusta que desafie a destruição. Os mais resistentes são os livros com folhas de papelão laminado de bordas arredondadas, que podem ser abertas sem quebrar e viradas sem rasgar, ou aqueles feitos de material impermeável e resistente a rasgos. Livros macios de pano também são bons, embora virar as páginas possa ser complicado. A espiral de plástico em um livro de papelão é uma vantagem, pois o livro fica plano quando está aberto e o bebê pode brincar com o fascinante design da espiral (certifique-se de que ela seja flexível, e não rígida, para que dedinhos não sejam apertados). Livros de vinil são bons para a hora do banho, uma das poucas vezes que bebês ficam sentados tempo suficiente para uma sessão de leitura. Para mantê-los livres de mofo, seque bem após cada banho e guarde em local seco.
- Muitas fotos. Ilustrações ou fotos devem ser simples, claras, brilhantes e mostrar assuntos e situações relacionáveis: animais familiares, carros e caminhões, outros bebês e crianças. Tente exibir as fotos da família também.
- Texto simples e descomplicado. As rimas são música para os ouvidos de um bebê e têm a melhor chance de manter sua atenção fugaz (os sons são atraentes, mesmo que a compreensão ainda seja limitada). Livros de uma palavra em cada página também são bons, especialmente se você usar a palavra para criar uma frase: "Banana. Bananas são doces e deliciosas."
- Participação do público. Livros com abas para levantar ou áreas texturizadas para tocar ganham pontos extras, pois incentivam o aprendizado sobre texturas e estimulam jogos como esconde-esconde, mas também porque tornam a leitura divertida e interessante. Tenha em mente que tais recursos podem ser frágeis, então você deve supervisionar o manuseio de livros que incluam abas fáceis de rasgar.

Seja um modelo de leitura. Você é viciada em livros? Normalmente, leitores são mais propensos a criar leitores (da mesma forma que assistir a TV tende a ser um passatempo herdado). Portanto, deixe a bebê pegá-la com o nariz em um livro ou e-book com frequência, ou ao menos com a frequência realisticamente possível. Roube um momento ou dois enquanto sua filha está brincando para ler algumas páginas — ler em voz alta pode tornar a conexão ainda mais forte. Mantenha livros em casa e aponte com frequência: "Este é o livro do papai" ou "Mamãe adora ler livros".

Aprenda a ler no estilo da bebê. Ao ler para a bebê, o estilo (ritmo, tom, inflexão) importa mais que as palavras. Então vá devagar, mas passe sua mensagem, com a voz cantante e cadenciada que os bebês adoram e enfatizando exageradamente os lugares certos. Pare em cada página para apontar o que está acontecendo nas ilustrações ("Olhe o garotinho sentado na colina" ou "Está vendo o cachorrinho brincando?") ou para mostrar animais ou pessoas ("Isso é uma vaca; a vaca faz muuu" ou "Aqui está um bebê no berço. O bebê vai nanar").

Faça da leitura um hábito. Insira a leitura na rotina diária da bebê, separando alguns minutos para isso ao menos duas vezes por dia, quando ela estiver alerta e já tiver sido alimentada. Antes da soneca, depois do almoço, depois do banho e antes de dormir são bons momentos. Mas só cumpra o cronograma se a bebê estiver receptiva. Não empurre um livro quando ela estiver com vontade de engatinhar ou fazer música com duas tampas de panela. A leitura deve ser divertida, nunca uma chatice.

Mantenha a biblioteca aberta. Armazene os livros facilmente destrutíveis em uma prateleira alta e os reserve para as sessões de leitura supervisionadas pelos pais, mas mantenha uma pequena biblioteca rotativa (para evitar que a bebê fique entediada) de livros à prova de bebês onde ela possa alcançá-los e apreciá-los. Às vezes, um bebê que resiste a ficar sentado para uma sessão de leitura com a mamãe ou o papai ficará feliz em "ler" sozinho, virando as páginas e olhando as fotos em seu próprio ritmo. Idem para e-books. De vez em quando, e com supervisão, dê a ela a oportunidade de ver livros eletrônicos, muitos dos quais são interativos.

TUDO SOBRE:
O superbebê

Sem dúvida, você já ouviu falar de chamativos brinquedos educativos que certamente aumentarão o desenvolvimento cerebral do bebê e farão com que suas habilidades motoras finas saiam do papel. De aplicativos que farão seu filho de 7 meses canalizar Einstein e Mozart (e adquirir aos 2 anos a capacidade de leitura de uma criança da quarta série). De aulas que praticamente garantem um prodígio mirim. E agora está se perguntando:

devo comprar esses produtos e serviços para bebês?

Você pode querer ler isto primeiro. Embora seja possível — e convenhamos, meio satisfatório — ensinar a uma criança uma ampla variedade de habilidades (incluindo a de reconhecer palavras) muito antes de elas serem aprendidas normalmente, a maioria dos especialistas concorda que não há evidências de que o aprendizado precoce e intenso realmente ofereça uma vantagem de longo prazo em relação a um cronograma mais tradicional de padrões de aprendizado. Na verdade, os estudos mostram que os chamados programas de leitura para bebês não ensinam bebês a ler.

Curiosamente, os programas de aprendizado precoce que supostamente aumentam a capacidade intelectual e aceleram o desenvolvimento da linguagem podem ter um efeito muito diferente. As pesquisas mostraram que bebês alimentados com uma dieta constante de vídeos educativos, programas de computador e aplicativos sabem menos palavras que aqueles que têm menos tempo de tela — provavelmente porque o tempo excessivo de tela impede um valioso tempo individual com a mãe e o pai, que é quando os bebês aprendem melhor a língua.

Em outras palavras, seu bebê deve passar o primeiro ano sendo um bebê, não um aluno. E a infância vem com uma carga de aprendizado própria, com cursos não apenas intelectuais, mas também emocionais, físicos e so-

ciais. Durante esses emocionantes 12 meses, os bebês precisam aprender a construir elos com os outros (mamãe, papai, irmãos, babás), confiar ("Quando estou com problemas, posso contar com a ajuda da mamãe ou do papai") e compreender o conceito de permanência do objeto ("Quando papai se esconde atrás da cadeira, ele ainda está lá, embora eu não o veja"). Eles precisam aprender a usar seus corpos (para se sentar, ficar em pé, andar), suas mãos (para pegar, largar, manipular) e suas mentes (para resolver problemas como o daquele caminhãozinho na prateleira que não conseguem alcançar). Eles precisam aprender o significado de centenas de palavras e, mais tarde, como reproduzi-las usando uma combinação complicada de caixa de voz, lábios e língua. E precisam aprender algo sobre sentimentos, primeiro os próprios, depois os alheios. Com tantas lições já preparadas, é provável que os complementos acadêmicos sobrecarreguem os circuitos do bebê, talvez até deixando para trás algumas dessas importantes áreas de aprendizado (incluindo as críticas áreas emocionais e sociais).

Como você pode ter certeza de que está nutrindo totalmente os muitos lados incríveis do desenvolvimento do bebê, para que ele possa atingir seu nível pessoal máximo em um ritmo apropriado? Não necessariamente inscrevendo-o em aulas ou oferecendo aplicativos educacionais, mas aguardando para oferecer bastante incentivo e apoio enquanto ele enfrenta as

O OITAVO MÊS

tarefas comuns (mas extraordinárias!) da infância. Nutrindo sua curiosidade natural sobre o mundo em geral (seja uma bola de poeira no chão ou uma nuvem no céu). Fornecendo uma estimulante variedade de ambientes (lojas, zoológicos, museus, postos de gasolina, parques). Falando sobre as pessoas que você vê ("Aquele homem está andando de bicicleta", "Essas crianças estão indo para a escola", "Aquela mulher é uma policial que pode nos ajudar") e descrevendo como as coisas funcionam ("Olha, eu abro a torneira e sai água"), para que servem ("Isso é uma cadeira. Ela serve para se sentar") e como diferem ("O gatinho tem rabo longo e o porquinho tem rabo curto e enrolado"). Oferecendo um ambiente rico em linguagem (passando muito tempo conversando, cantando músicas e lendo livros), aumentará imensamente as habilidades linguísticas do bebê, mas lembre-se de que é mais importante para ele saber que um cachorro diz "au", pode morder e lamber, tem quatro patas e pelo que reconhecer as letras c, ã, o.

Se seu bebê demonstrar interesse por palavras, letras ou números, alimente esse interesse. Mas não deixe de ir ao parquinho para que vocês possam passar todo o seu tempo com uma pilha de cartões de memória (ou um tablet cheio de aplicativos). Aprender — seja a reconhecer uma letra ou jogar uma bola, duas coisas que seu bebê pode aprender com a mesma facilidade e provavelmente com mais eficácia em um parquinho que em uma sala de aula — deve ser divertido. E, nessa tenra idade, o aprendizado deve vir da prática, que é sempre a maneira como as crianças aprendem melhor.

Capítulo 14
O nono mês

Simplesmente não há horas de vigília suficientes para um bebê de 8 meses em movimento — ou tentando estar em movimento. O bebê é não apenas um agitador, mas também um aprendiz de comediante que fará qualquer coisa por uma risada, um mímico ávido que se deliciará em copiar os sons que você produz (aviso: todos os sons) e um artista nato. ("E, para o bis, outra rodada de tosses falsas, que sempre agradam à plateia!") Aquela cabecinha incrível começa a entender conceitos complexos, criando interações e jogos mais sofisticados. Um exemplo é a permanência do objeto: "Mamãe não foi embora quando espia de trás da fralda... ela está apenas brincando." Mas toda essa nova maturidade não vem apenas com mais diversão e brincadeira: também pode vir com a ansiedade perante estranhos. Uma vez felizes em praticamente quaisquer braços aconchegantes, muitos bebês de 8 meses de repente se tornam muito exigentes em relação àqueles que lhes fazem companhia: somente a mamãe, o papai e, talvez, a babá favorita.

Alimentando o bebê: finger foods

A novidade de alimentar o bebê com papinha já passou? Você não é a única farta da alimentação com colher. O bebê provavelmente também está. Veja os lábios deliberadamente cerrados, a maneira como ele vira a cabeça no momento crítico (respingos!) ou o modo como as mãos rechonchudas interceptam e derrubam a colher pouco antes de ela chegar ao destino (mais respingos!).

VISÃO GERAL DO BEBÊ: NONO MÊS

Dormindo. Bebês dessa idade dormem em média de dez a doze horas por noite e tiram duas sonecas durante o dia, cada uma com meia hora a duas horas de duração, totalizando catorze a quinze horas por dia.

Comendo. O leite materno e a fórmula ainda são a parte mais importante da dieta, mas o bebê está ingerindo mais e mais sólidos a cada dia.

- Leite materno. Seu bebê mamará de quatro a cinco vezes por dia (alguns bebês mamarão com mais frequência). O bebê estará bebendo algo entre 710 e 890 ml de leite materno ao dia, embora passe a beber bem menos à medida que mais sólidos sejam adicionados à dieta.
- Fórmula. Seu bebê provavelmente ingerirá de três a quatro mamadeiras por dia, com 210 a 240 ml cada, em um total de 710 a 890 ml por dia. À medida que mais sólidos sejam adicionados à dieta, o bebê beberá menos.
- Sólidos. À medida que o bebê se torna um comensal mais experiente, espere de quatro a nove colheres de sopa de cereais, frutas e vegetais por dia, distribuídos em duas a três refeições. Conforme os alimentos

proteicos são adicionados, o bebê pode comer de uma a seis colheres de sopa de carne, frango, peixe, tofu, ovos ou feijão por dia. Mais grãos (como quinoa ou arroz integral) e produtos lácteos (queijo ou iogurte) também podem adicionar proteínas ao cardápio.

Brincando. O bebê continuará a gostar de brinquedos que o encorajem a ficar em pé (procure brinquedos resistentes e que não tombem); que possam ser separados e empilhados (blocos de espuma de diferentes cores ou anéis de diferentes tamanhos); com botões, alavancas e mostradores (como quadros, cubos e mesas de atividades); que emitam sons quando o bebê pressionar um botão ou puxar uma corda; bolas grandes e pequenas; blocos de espuma; bichos de pelúcia; e livros. Brinquedos que estimulam o desenvolvimento da linguagem (que "falam" ou respondem a palavras) são uma boa adição nessa idade.

Felizmente, é hora de mudar e apresentar um novo utensílio alimentar: os dedos. A maioria dos bebês é capaz de trocar a colher por alimentos de comer com os dedos aos 7 ou 8 meses. E, quando descobrem que alimentos de todos os tipos podem ser levados à boca com as mãos (e os dedos), a autoalimentação se torna o jogo da vez e, no fim das contas, o único aceitável.

Mas a transição da colher para os dedos não acontecerá da noite para o dia. Trata-se de um processo, e um processo que pode ser confuso e frustrante para ambos os lados da cadeira alta. Mesmo que o bebê tenha passado grande parte da vida tentando enfiar o mundo na boca, descobrir a mecânica de manobrar a comida é um desafio. A maioria começa segurando a comida no punho, ainda não tendo aprendido a coordenar os dedos individualmente para pegar e transportar. Alguns aprendem a abrir a mão contra a boca, enquanto outros colocam a comida no chão e a pegam novamente quando há mais dela exposta. Essas estratégias podem consumir muito tempo, mas não resultar em muito consumo. Quando o bebê aperfeiçoar o movimento de pinça (usualmente entre os 9 e os 12 meses), sua habilidade de segurar objetos menores (como ervilhas e conchas ou parafusos de macarrão) entre o polegar e o indicador aumentará, expandindo consideravelmente o cardápio e a quantidade de autoalimentação que pode ser feita de modo prático.

TEMPEROS

Quer dar uma incrementada na dieta do bebê? Pense em adicionar especiarias e ervas (como canela, noz-moscada, manjericão, hortelã e alho) às refeições. Lembre-se de que, se está amamentando, seu filho já experimentou o lado mais picante da vida graças aos alimentos temperados que você come.

As melhores finger foods

Quais petiscos você deve deixar o bebê comer sozinho? Procure uma consistência que possa ser mastigada com as gengivas antes de engolir ou que se dissolva facilmente na boca — não deve ser necessário mastigar (quer seu filho tenha ou não sido visitado pela fada dos dentes). Comece com alimentos que foram bem recebidos em forma de purê, servindo-os em cubos ou pedaços gerenciáveis: do tamanho de uma ervilha para os itens mais firmes, do tamanho de uma bolinha de gude para alimentos mais macios. Boas escolhas incluem:

- Pão, bagel ou torrada integrais, biscoitos de arroz ou outros biscoitos que amoleçam ao serem mastigados com as gengivas
- Cubos de rabanada, waffle ou panqueca integrais
- Cereais de aveia, bolinhas de aveia para bebês

- Cubos minúsculos de queijo ou queijo ralado
- Cubos pequenos de tofu
- Fatias de abacate maduro
- Pedaços de banana madura, pera muito madura, pêssego, damasco, melão, melão honeydew, kiwi e manga
- Mirtilos (esmague-os primeiro para que não fiquem inteiros)
- Pequenos pedaços de cenoura cozida, batata branca ou batata-doce, inhame, brócolis, couve-flor e ervilhas (cortadas ao meio ou esmagadas)
- Flocos de peixe assado ou cozido (mas retire cuidadosamente os ossos)
- Almôndegas macias (cozidas em molho ou sopa para que não fiquem crocantes)
- Pequenos pedaços de frango ou peru cozidos
- Massas bem cozidas de vários tamanhos e formas (quebre antes de cozinhar ou corte depois de cozinhar, conforme necessário)
- Feijão e lentilhas bem cozidos e esmagados
- Ovos mexidos ou cozidos

Para servir os alimentos, espalhe quatro ou cinco pedaços em um prato inquebrável ou diretamente na bandeja de alimentação e adicione mais à medida que o bebê comer. Comensais iniciantes confrontados com muita comida, especialmente em um só lugar, podem responder tentando enfiar tudo na boca de uma vez ou mandando tudo para o chão — o que é uma boa razão para servi-los lentamente. Tal como acontece com outros alimentos, os petiscos de comer com os dedos devem ser dados apenas a um bebê sentado, e não a um que esteja engatinhando, apoiando-se nos móveis ou tentando andar.

Os petiscos deliciosos e macios (como manga, abacate, tofu) estão escorregando dos dedos gorduchos? Moa Cheerios ou outro cereal integral, gérmen de trigo ou biscoitos integrais e cubra os alimentos com esse "pó". Isso os tornará mais fácil de agarrar e mastigar (além de mais saudáveis).

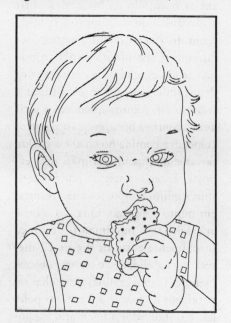

Biscoitos que amolecem na boca são perfeitos para quem começa a comer sozinho.

Deixando a papinha para trás

Os alimentos de comer com os dedos não devem ser as únicas novas iguarias no cardápio. Você também pode adicionar mais textura aos alimentos que oferece. Recorra a alimentos comprados no supermercado ou misture as refeições do bebê com as que você serve a sua família: em vez de purê de maçã, considere servir a maçã em pedaços. Batata-doce assada amassada em vez de purê. Mingau de aveia mais grosso, em vez do tipo ralinho. Pense em queijo cottage ou ricota de leite integral amassados; maçã ou pera raspadas (raspe pequenos pedaços da fruta em um prato, usando uma faca); frutas cozidas e sem pele, amassadas ou em purê (maçãs, damascos, pêssegos e ameixas); e legumes cozidos até ficarem macios (cenoura, batata-doce, batata branca, couve-flor, abobrinha). Cuidado com os fios de frutas (como bananas e mangas) e vegetais (como brócolis, vagens e couve) e nervos e tendões das carnes. E verifique o peixe com muito cuidado para ver se sobraram espinhas depois que você desfiou a carne.

FORA DO CARDÁPIO

Por causa do perigo de asfixia, não dê ao bebê alimentos que não se dissolvam na boca, que não possam ser mastigados com as gengivas ou que possam ser facilmente aspirados pela traqueia. Evite passas cruas, ervilhas inteiras (a menos que sejam esmagadas), vegetais duros servidos crus (cenoura, pimentão), frutas duras servidas cruas (maçãs, peras verdes, uvas) e pedaços de carne ou aves.

Depois que os molares nascerem (os dentes da frente são para morder e não melhoram a capacidade de mastigação), por volta do fim do ano para os mais precoces, alimentos que exigem mastigação real podem ser adicionados, como maçãs (raladas ou cortadas em pedaços muito pequenos) e outras frutas e vegetais duros servidos crus, pequenas fatias de carne e aves (cortadas no sentido das fibras) e uvas sem sementes (sem pele e cortadas ao meio). Mas espere até os 4 ou 5 anos de idade para oferecer alimentos que são causas comuns de asfixia, como cenouras cruas, pipoca, nozes e salsichas de aperitivo inteiras. Introduza-os apenas quando seu filho estiver mastigando bem.

O que você pode estar se perguntando

Perda de interesse na amamentação

"Sempre que me sento para amamentar meu filho, ele parece querer fazer outra coisa: brincar com os botões da minha blusa, puxar meu cabelo, olhar para a TV, qualquer coisa menos mamar."

Lembra-se dos primeiros meses, quando o mundo inteiro de seu recém-nascido parecia girar em torno de seus seios? Quando aquela adorável boquinha se enrugava e fazia biquinho assim que ele sentia o cheiro do leite da mamãe? Quando nada o deixava tão feliz quanto estar em seu peito, aconchegado em seus braços, entrando e saindo de um doce, pegajoso e sorridente estupor lácteo? Bem, isso foi antes. Embora muitos bebês permaneçam apaixonados pela amamentação durante o primeiro ano e significativamente além, outros começam a ficar impacientes em sua outrora favorita estação de leite a partir do nono mês. Alguns simplesmente recusam o peito por completo, enquanto outros mamam seriamente por um minuto ou dois antes de se afastarem, distraídos por uma sombra passageira, pelo gato se esgueirando, pelo desejo repentino de tentar ficar em pé (talvez se agarrando no cabelo da mamãe) ou apenas pela percepção de que o tempo gasto nos braços da mãe poderia ser empregado batendo blocos uns nos outros, puxando almofadas do sofá ou se ocupando de outra maneira.

Às vezes, esse boicote aos seios é apenas passageiro. Talvez seu filho esteja passando por um reajuste em suas necessidades nutricionais (especialmente se estiver ingerindo mais sólidos), talvez esteja desanimado com o sabor desagradável do leite, causado por alterações hormonais durante o período menstrual ou pelo pão de alho que você comeu na sexta à noite. Ou talvez um vírus ou uma crise de dentição o tenham feito hesitar em relação à amamentação usual.

O BEBÊ NÃO SE AQUIETA PARA MAMAR?

Tem um bebê que não fica quieto por tempo suficiente para esvaziar a mamadeira? As mesmas dicas para mães que amamentam também se aplicam a você: minimize as distrações alimentando-o em um quarto silencioso e escuro e quando ele parecer mais sonolento. Ainda não está funcionando? Considere mudar para um copo durante o dia e dê mamadeira apenas de manhã (quando ele ainda está acelerando) e antes de dormir (quando a sonolência já está se instalando).

Ou talvez mais distrações sejam o ingresso para mamadas melhores. Tente ler para o bebê enquanto ele mama. Ou entregue a mamadeira e deixe que ele a segure (ou a segure junto com você), se ainda não fez isso. Um pouco de controle pode conquistá-lo.

Finalmente, use um bico do tamanho certo para seu bebê mais velho. Um fluxo muito lento pode ser frustrante e levar o bebê a desistir antes de terminar.

Mais provavelmente, ele está ocupado demais para se ocupar do peito — com um mundo de distrações lá fora, a amamentação enfrenta muita competição por sua atenção. O que provavelmente não está causando esse desinteresse pela amamentação? Estar pronto para o desmame. Mesmo que ele pense estar pronto para seguir em frente — ou ao menos passar para atividades mais interessantes, especialmente durante o dia —, bebês continuam a se sair melhor com leite materno (suplementado com sólidos) até ao menos o primeiro aniversário, quando o leite de vaca integral, servido em copo, pode substituí-lo. E, mesmo então, muitas crianças (e suas mães) continuam a encontrar espaço para a amamentação em suas agendas apertadas, nem que seja somente pelo prazer que ela proporciona.

Portanto, não se renda automaticamente. Em vez disso, mantenha o foco em enfrentar essa greve de amamentação tardia revidando com estas dicas:

- Experimente um pouco de paz e sossego. Um bebê de 8 ou 9 meses cada vez mais curioso é facilmente distraído pela TV (mesmo sem volume), pelo som de uma mensagem chegando, por uma sirene, pelo cachorro latindo na porta ao lado... e, claro, por qualquer objeto brilhante. Para maximizar a concentração do bebê, amamente em um cômodo silencioso e pouco iluminado. Desligue qualquer coisa que possa desviar a atenção, incluindo seu telefone. Faça carícias suaves enquanto ele mama, para relaxá-lo.

- Amamente quando ele estiver com sono. Logo de manhã, antes que todas as engrenagens de seu atarefado bebê entrem em movimento. Depois de um banho quente à noite. Depois de uma massagem relaxante. Ou pouco antes da soneca. Se ele estiver suficientemente cansado, pode não se importar de fazer uma pausa para mamar.

- Ou amamente em movimento. Alguns bebês preferem saber que fazem parte da ação; dessa forma, têm certeza de que não estão perdendo nada. Se for esse o caso do seu pacotinho de energia, amamente enquanto anda pela casa. Colocar o bebê em um *sling* será mais fácil para seus braços.

LEITE DE VACA? AINDA NÃO

Seu filho está crescendo e se desenvolvendo em um ritmo surpreendente, mas há um marco para o qual nem mesmo o bebê mais avançado está pronto: a mudança do leite materno ou fórmula para o leite de vaca. Essa transição importante deve esperar, aconselha a AAP, até que ele tenha completado 1 ano, momento em que (com aval do pediatra) pode comer seu cupcake de aniversário com uma xícara de leite integral. A maioria dos médicos dá luz verde para o iogurte, requeijão e queijo duro de leite integral por volta dos 8 meses (ou até antes), e alguns até permitem um gole ocasional ou um borrifo de leite integral no cereal antes do primeiro aniversário (mas pergunte antes). Quando chegar a hora de passar para o leite de vaca, sirva leite integral até o segundo aniversário, a menos que o médico tenha sugerido a transição para o leite com baixo teor de gordura.

O bebê ainda não se deita — ou sequer se senta — para mamar? Você pode levar o bebê ao peito, mas nem sempre pode obrigá-lo a beber, especialmente se ele estiver emocional-

mente pronto para seguir em frente. Se você esgotou as opções para reconquistá-lo, considere bombear pelo menos parte de sua cota diária e servir na mamadeira. Mais trabalho para você, mas mais liberdade de movimentos para ele, o que pode ser especialmente atraente durante as horas mais agitadas do dia. Reserve a amamentação para quando ele estiver calmo ou com sono demais para lutar. Ele nunca tomou mamadeira? Não adianta começar agora. Afinal, a AAP recomenda o desmame da mamadeira aos 12 meses, de qualquer maneira. Use um copo para servir leite materno, mas assegure-se de que ele ingira o suficiente dessa maneira.

Se você passar para a fórmula, tente fazer isso gradualmente. O desmame gradual permitirá que o bebê aumente a ingestão de fórmula antes de abandonar totalmente o leite materno (você pode misturá-los no começo). E dará a seus seios a chance de diminuir a produção lentamente, o que ajudará a evitar o doloroso ingurgitamento. (Consulte a p. 669 para dicas sobre o desmame. Se seu bebê se recusar a mamar, consulte a p. 675 para facilitar o desmame abrupto.)

Hábitos alimentares difíceis

"Quando introduzi os sólidos, minha filha parecia aspirar tudo o que eu dava a ela. Mas, ultimamente, parece que ela não come nada além de bolinhas de aveia e, se eu tiver sorte, um pouco de banana."

Então sua bebê passou de "boquinha bem aberta" para "boquinha bem fechada"? Isso geralmente acontece quando a novidade dos sólidos oferecidos com colher (e ficar parada para comê-los) desaparece. Felizmente, não há necessidade de se preocupar com esses hábitos repentinamente difíceis, por três razões tranquilizadoras. Em primeiro lugar, bebês saudáveis que comem de acordo com seu apetite tendem a comer o quanto necessitam para crescer e se desenvolver. Em segundo, esses bocadinhos se acumulam mais rapidamente do que os pais costumam perceber. Terceiro, sua bebê ainda recebe a maior parte dos nutrientes necessários do leite materno ou da fórmula. Embora uma variedade de sólidos ajude a suprir mais completamente as necessidades nutricionais e novos sabores e texturas proporcionem uma experiência alimentar valiosa, o leite materno ou fórmula ainda podem compensar a lacuna.

À medida que ela passar da marca dos 9 meses e se aproximar do primeiro aniversário, a necessidade de leite materno ou fórmula diminuirá e os sólidos se tornarão a base principal da dieta diária — passando a ser necessidades nutricionais, em vez dos petiscos que são agora. Mesmo assim, se a bebê estiver crescendo como devido, deixe o estresse sobre a ingestão de sólidos (quanto, de que tipo) fora do cardápio. Em vez disso, experimente as seguintes estratégias para aumentar a ingestão nutricional de sua exigente

comensal... e talvez até ver a boquinha se abrir para uma variedade mais ampla de alimentos:

Deixe-a comer pão... e cereais, bananas ou qualquer alimento de que ela goste. Muitos bebês e crianças de colo parecem adotar um alimento por semana (ou mês), recusando-se a comer qualquer outra coisa. E não há problema em respeitar essas preferências e aversões alimentares, mesmo quando levadas ao extremo, com cereal no café da manhã, no almoço e no jantar. Em algum momento, se tiver a chance de fazê-lo por conta própria — e uma grande variedade de alimentos para escolher —, a bebê expandirá seu repertório de gostos.

... mas não bolo. Barriguinhas pequenas só podem lidar com pequenas quantidades de comida — e, sendo realistas, tendo a escolha entre biscoitos e cenouras cozidas no vapor, poucos bebês escolhem a cenoura (você escolheria?). Ofereça apenas alimentos saudáveis e a bebê (e, mais tarde, a criança de colo) não terá escolha a não ser escolher sempre uma comida saudável... mesmo que seja a mesma comida saudável repetidas vezes.

Adicione quando puder. Embora você não deva forçar a bebê a comer, não há nada de errado em tentar inserir alguns alimentos disfarçadamente na dieta. Sirva o cereal e coloque uma porção de frutas na forma de cubos de banana, purê de maçã ou cubos de pêssego cozido. Se sua bebê só come pão, acrescente banana amassada ou manteiga de nozes sem pedaços ou derreta uma fatia fina de queijo suíço sobre ele. Ou o transforme em rabanada. Ou tente fazer e comprar pães que incorporem outros ingredientes nutritivos, como abóbora, cenoura, queijo ou frutas.

Ofereça o que você está comendo. Uma porção de couve-flor com cereal? Claro, por que não? Os bebês geralmente clamam mais pelo que os pais estão comendo, então ofereça — mas nunca force — alimentos do seu prato para os quais ela está pronta, em termos de desenvolvimento.

Deixe a papinha de lado. A recusa pode ser simplesmente o jeito de sua filha dizer que está farta de papinha. Mudar para alimentos em pedaços e que possam ser comidos com os dedos, macios o suficiente para ela, mas intrigantes o suficiente em sabor e textura para satisfazer seu paladar em amadurecimento, pode transformá-la de exigente em epicurista. A variedade também pode apimentar as coisas (p. 616).

Vire a mesa. Talvez seja apenas um traço emergente de teimosa independência que esteja mantendo aquela boquinha fechada na hora das refeições. Dê a ela a responsabilidade de se alimentar e ela pode abrir a boca avidamente para uma ampla gama de experiências alimentares que nunca consideraria aceitar da colher que você oferece. (Para opções apropriadas para o bebê que se alimenta sozinho, veja a p. 587.)

Não afogue o apetite dela. Muitos bebês (e crianças de colo) comem pouco porque bebem muito suco, fór-mula ou leite materno. A essa altura, sua bebê não deve ingerir mais de 710 a 890 ml de fórmula ao dia. Se você está amamentando, não sabe exatamente quanto leite ela está tomando, mas pode ter certeza de que amamentar mais de quatro ou cinco vezes ao dia atrapalha o apetite por sólidos. E não afogue o apetite com suco. Espere até que ela tenha mais de 1 ano para introduzir suco de frutas.

Combata os lanches. Os lanches desempenham um grande papel na hora de encher a barriguinha, mas podem facilmente sabotar o apetite pelas refeições e sugar os pais para um ciclo de lanches difícil de quebrar. Por exemplo: o que os pais fazem quando a bebê despreza o café da manhã? Abastecem-na com lanches a manhã toda, é claro, o que significa que ela provavelmente não terá apetite na hora do almoço. E o que acontece depois que o almoço é recusado? A bebê fica com fome de novo à tarde, os lanches continuam e não há espaço para o jantar. Portanto, tente limitar os lanches a um no meio da manhã e outro no meio da tarde (um lanche na hora de dormir também pode ser adicionado como parte do ritual noturno, mas não é obrigatório). Sirva lanches quando ela estiver sentada, por questão de segurança e para evitar que ela belisque o tempo todo.

Deixe a pressão fora do cardápio. Você tende a pressionar, forçar, implorar e persuadir quando a bebê se recusa a comer na hora das refeições? Está na hora de parar com o trenzinho e deixar a bebê escolher quando abrir o túnel e quando fechá-lo. Para que sua filha cresça com sentimentos saudáveis em relação à comida, ela precisa comer porque está com fome (não porque você quer que ela coma) e parar porque está satisfeita. Em outras palavras, deixe o apetite dela tomar as decisões, mesmo quando ela terminar depois de apenas algumas mordidas.

ATENHA-SE AOS CEREAIS

Seu bebê passou da papinha coada e sem graça para novos e interessantes sabores e texturas? Bom para seu gourmand inexperiente! Mas, em sua empolgação para incentivar a variedade e a aventura na cadeira alta, não se esqueça de incluir alguns cereais enriquecidos com ferro. Por mais tedioso que eles sejam, são a maneira mais fácil (a menos que o bebê seja alimentado com fórmula) de garantir a ingestão adequada de ferro — e eles podem ser adicionados a frutas, vegetais, iogurtes e outros cereais. O bebê não gosta? Não há necessidade de forçá-lo a comer mingau. Apenas se certifique de que ele esteja recebendo alimentos ricos em ferro diariamente ou um suplemento (p. 613).

Autoalimentação

"Toda vez que a colher chega perto do bebê, ele a pega. Se a tigela estiver perto o suficiente, ele mergulha os dedos e faz uma bagunça tentando se alimentar. Ele não está comendo nada, e eu estou ficando frustrada."

Seu filho está mergulhando os dedos pegajosos na tigela da independência e, infelizmente para o chão da cozinha, também na tigela de purê de abóbora. Deixe. É hora de oferecer aquilo que ele deseja: uma chance de se alimentar, ou ao menos tentar se alimentar, sozinho.

Comece oferecendo uma colher que seja só dele. É verdade que ele não será capaz de fazer muito mais que agitá-la e, se conseguir enchê-la de comida, é provável que a leve até o rosto de cabeça para baixo (ou mais para perto do nariz que da boca). Mas esse não é o ponto nesse momento do desenvolvimento. O ponto é estar envolvido em suas próprias refeições, não importando o quanto a proposta seja confusa.

Com sorte, empunhar a própria colher fará com que ele pare de tentar agarrar a sua — e ocupado o suficiente com seu próprio e desafiador projeto (encher a colher e levá-la para perto da boca aberta) para tornar o projeto de alimentá-lo menos desafiador.

Não funcionou? Tente oferecer finger foods (ou um porta-frutinha de rede de onde ele possa saborear com segurança frutas e vegetais) enquanto você o alimenta com a colher entre as mordidas ou o deixa comer à vontade (afinal, não há necessidade de oferecer purês se o bebê não gostar deles; veja a p. 519).

Se você deixar que ele se alimente sozinho em tempo integral, as refeições vão demorar mais e ser mais bagunçadas, mas pense nesses respingos e manchas como uma experiência de aprendizado (ou seja, você aprenderá a colocar um tapete sob a cadeira alta do bebê antes de cada refeição). Lembre-se também de que, para o bebê, comer não é apenas uma questão de sabor e nutrição, mas também de sentir, cheirar, espremer e espalhar a comida.

Isso dito, se a autoalimentação se transformar exclusivamente em brincadeiras (algumas fazem parte do jogo), pegue a colher e assuma o controle. Se o bebê não quiser, está hora de limpar as cenouras do queixo e o abacate dos dedos e encerrar a refeição.

Fezes estranhas

"Quando troquei a fralda da bebê hoje, fiquei muito intrigada. As fezes pareciam estar cheias de grãos de areia. Mas ela nunca brinca em uma caixa de areia."

Quando você estava ficando entediada com a troca de fraldas, surge outra surpresa. Às vezes é fácil descobrir o que o bebê comeu para produzir as mudanças em seu cocô. Alaranjado tipo Dia das Bruxas? Provavelmente cenouras. Vermelho assustador? Beterraba ou suco de beterraba. Manchas ou fios pretos? Bananas. Objetos estranhos, pequenos e escuros? Geralmente mirtilos amassados ou passas picadas. Bolinhas verde-claras? Talvez ervilhas. Amarelas? Milho. Sementes? Muito provavelmente tomates, pepinos ou melões dos quais as sementes não foram completamente removidas.

Como os bebês não mastigam (mal esfregam a comida nas gengivas antes de engolir) e seus tratos digestivos são relativamente curtos e ainda não totalmente maduros, o que entra sai praticamente inalterado em cor e textura. Fezes arenosas, como aquelas na fralda da bebê, são bastante comuns, não porque os bebês comeram areia (embora façam isso, se tiverem chance), mas porque certos alimentos — particularmente Cheerios e cereais de aveia semelhantes, além de peras — geralmente parecem arenosos depois de passarem pelo trato digestivo.

Portanto, antes de entrar em pânico ao ver o que está enchendo a fralda da bebê, pense no que está enchendo a barriga. Se ainda estiver confusa, tire uma foto para mostrar (ou enviar por e-mail ou mensagem de texto) ao médico.

Ainda sem cabelo

"Nossa filha nasceu sem cabelo e ainda tem apenas uma leve camada de penugem. Quando ela terá cabelo?"

Cabelo hoje? Nem sempre para bebês dessa idade, principalmente aqueles que têm pele clara e estão destinados a (algum dia!) terem mechas claras. Cabelo amanhã? Bom... talvez depois de amanhã. Alguns bebês permanecem calvos durante o primeiro ano e, muitas vezes, até o segundo. Felizmente, a falta de cabelo (como a falta de dentes) não é permanente e não quer dizer cabelos ralos mais tarde. Enquanto espera que seu brotinho tenha um pouco de cabelo — ao menos o suficiente para segurar uma presilha —, veja o lado positivo do cabelo de crescimento lento: mais fácil de lavar e sem lágrimas para desembaraçar.

Ainda sem dentes

"Nosso bebê tem quase 9 meses e ainda não tem um único dente. O que pode estar atrapalhando a dentição?"

Há muitas crianças de 9 meses que são só gengivas, e algumas que terminam o primeiro ano sem um único dente para morder o bolo de aniversário. Embora o bebê médio tenha o primeiro dente aos 7 meses, o intervalo é de 2 meses (ocasionalmente mais cedo) a 12 meses (às vezes mais tarde). A dentição tardia geralmente é hereditária e não reflete o desenvolvimento do bebê, embora você provavelmente possa esperar que a segunda dentição também apareça mais tarde. Em algum momento, a fada dos dentes visita todos os bebês, então aproveite esses gostosos sorrisos banguelas enquanto pode.

A propósito, não ter dentes não interfere na capacidade do bebê de passar para alimentos em pedaços. Os primeiros dentes servem para morder, não para mastigar. Até que os molares apareçam no meio do segundo ano, seu filho usará as gengivas para triturar a comida, e esse é o mesmo processo para bebês com e sem dentes.

E aqui está outra curiosidade sobre os dentes (e outro exemplo da regra "todo bebê é diferente"): depois que o primeiro par (geralmente o de baixo, mas ocasionalmente o de cima) nasce, outras pérolas podem surgir relativamente rápido (dentro de semanas), ou pode haver uma pausa de meses. Isso também é normal e não reflete o desenvolvimento do bebê.

Dor de dentição e choro noturno

"Nossa bebê, que dormia a noite toda, começou a acordar com a dor causada pelo nascimento dos dentes. Não queremos deixá-la chorar, mas também não queremos encorajá-la a acordar. O que devemos fazer?"

É verdade: bebês não precisam de muito incentivo para adquirir (ou readquirir) o hábito de acordar à noite. Algumas noites acordando aqui, algumas noites acordando ali e bingo, dormir a noite toda é somente um sonho distante. E é isso que frequentemente acontece quando a dor da dentição leva ao despertar noturno: a dor termina, o despertar continua.

COMO CUIDAR DO CABELO DO BEBÊ

Quer se trate de alguns fios sedosos ou de um emaranhado de cachos, bebês (especialmente os mais velhos e mais ativos) não são conhecidos por gostarem de cuidar do cabelo. Xampu? Não, obrigado, prefiro me contorcer. Pentear? Vou passar. Escovar e arrumar? Você está brincando, né?

Felizmente, menos é mais quando se trata de cuidar do cabelo do bebê. Veja como obter o máximo com o mínimo de esforço:

- Xampu apenas quando necessário. Defina "quando necessário". Duas a três vezes por semana são suficientes, embora você possa adicionar um xampu extra nos dias em que o bebê decidir usar uma tigela cheia de aveia como chapéu. Muitos bebês — especialmente aqueles com cabelo crespo ou muito seco — ficam melhor com apenas um xampu semanal. Entre os dias de xampu, você pode borrifar um pouco de desembaraçador nas bolinhas de comida grudadas e desembaraçar com um pente de dentes largos.
- Proteja os olhos. Mesmo um xampu "sem lágrimas" pode produzir lágrimas se entrar nos olhos. Proteja-os segurando um pano na testa ao lavar e enxaguar o cabelo. Ou, no caso de um bebê mais velho, use uma viseira para manter os olhos secos. Lembre-se, a ducha de mão oferece mais controle ao enxaguar. Um regador ou copo de plástico também pode fazer o truque se a banheira não tiver ducha.
- Não se embarace. O cabelo do bebê tende a emaranhar? Desembarace antes de lavar, para evitar nós ainda piores depois. Após o xampu, seque suavemente em vez de esfregar. Sempre desembarace das pontas para cima, mantendo uma mão firmemente nas raízes enquanto trabalha, a fim de minimizar os puxões.
- Vá com calma nos produtos. É fácil exagerar quando você está tentando lavar um bebê se contorcendo. Portanto, torne o trabalho o mais fácil possível, pulando o condicionador. Use um xampu com condicionador ou, para um caso difícil de nós, um desembaraçador em spray.
- Escolha as ferramentas certas. Pense em suavidade ao selecionar pentes e escovas. O bebê tem cabelo grosso? Um pente de dentes largos pode tornar mais fácil pentear o cabelo molhado (e é obrigatório para bebês com cabelo muito grosso ou crespo). Cachos? Uma escova com cerdas longas, firmes e bem espaçadas é uma boa

escolha. Pouco cabelo? Use um pente fino para domar os poucos fios. Uma escova de bebê macia ou com pontas revestidas de plástico também pode funcionar para pentear o cabelo molhado.

- Estilo com segurança. Deixe o cabelo do bebê secar naturalmente. Não use secador no couro cabeludo sensível nem nas mechas delicadas. Pule as tranças por enquanto e, mesmo que sua filha tenha muito cabelo, é melhor evitar rabos de cavalo, que podem danificar o cabelo ou mesmo levar à calvície. Grampos ou presilhas representam risco de asfixia se forem muito pequenas (ou tiverem partes muito pequenas), o que exclui muitos acessórios projetados para bebês. Se usar uma faixa, grampo ou presilha, sempre remova antes de colocar a bebê para tirar uma soneca ou dormir.

- Use a mágica do espelho. A maioria dos bebês não se cansa daquele bebê no espelho (mesmo que não tenham ideia de quem seja). Distraia seu filhote dos cuidados com o cabelo realizando-os na frente de um espelho.

Como romper o ciclo antes que ele ganhe impulso e você perca o sono? Ofereça conforto, sempre que quiser, mas evite iniciar um hábito que não quer manter indefinidamente (como alimentar a bebê ou levá-la para sua cama). Em vez disso, mantenha o gesto de conforto breve, carinhoso e não muito viciante: uns tapinhas nas costas, uma cantiga de ninar suave, um anel de dentição, dizer "Tudo bem, está tudo bem" baixinho até que ela durma de novo. Em breve, ela reaprenderá a adormecer sozinha quando acordar durante a noite, e todos vocês terão uma noite melhor de sono.

Se ela parecer sentir muita dor relacionada à dentição durante a noite, pergunte ao médico se você pode dar uma dose de paracetamol infantil ou ibuprofeno infantil antes de ela dormir (também pergunte se pode usar gel anestésico ou tabletes homeopáticos para dentição; encontre mais dicas como essa na p. 444). E verifique com ele se há qualquer sinal de uma doença — infecção de ouvido, por exemplo — cujos sintomas costumam piorar à noite.

Se parecer que a bebê está acordando por razões não relacionadas à dor da dentição e você estiver se perguntando por que ela está subitamente regredindo no que se refere ao sono, leia a p. 570.

Ficando em pé

"Nosso bebê acabou de aprender a ficar em pé. Ele parece adorar por alguns minutos, mas então começa a gritar. Será que ele sente dor ao ficar em pé?"

Agora que descobriu como ficar em pé, seu bebê está prestes a obter mobilidade sobre dois pés. Isso é muito excitante, até ele perceber — após alguns minutos — que está em pé, sem lugar para ir e sem saber como se sentar novamente. Em outras palavras, ele está preso nessa posição, e isso é frustrante. Como a maioria dos bebês que acabaram de aprender a ficar em pé, ele está encalhado até cair ou ser ajudado a sentar (daí os gritos). E é aí que você entra. Assim que notar os primeiros sinais de frustração, ajude-o gentilmente a se sentar. Vá devagar, para que ele tenha uma ideia de como fazer isso sozinho, uma habilidade que provavelmente dominará em alguns dias ou poucas semanas. Até lá, espere passar muito tempo resgatando seu docinho. Os pedidos de ajuda podem ocorrer (inconvenientemente) no meio da noite, já que muitos bebês ficam tão excitados com a ideia de ficar em pé que começam a praticar quando deveriam estar dormindo (e, às vezes, quando estão semiadormecidos), permanecendo em pé no berço, sem ter como mudar de posição. Com sorte, ele em breve aprenderá a se sentar sozinho.

Uma maneira divertida de praticar ficar em pé e se sentar novamente é em seu colo, especialmente se você transformar a prática em um jogo bobo.

"Minha bebê tenta ficar em pé se apoiando em tudo que há pela casa. Ela está excitada sobre sua conquista, mas eu estou nervosa. Como garantir que ela estará segura ao tentar ficar em pé?"

Primeiro, sua bebê enfrentou o mundo do casulo seguro dos seus braços. Depois, de uma variedade de locais relativamente seguros: assento infantil, cadeirinha de balanço, cercadinho. Então sobre as mãos e os joelhos. E, finalmente, sobre os dois pés. Infinitamente excitante para ela — e infinitamente preocupante para você. Apoiar-se nos móveis para ficar em pé e (em breve!) dar alguns passinhos abre todo um novo mundo para sua pequena, juntamente com muitos riscos, de tombos menores a móveis caídos.

O BEBÊ NÃO TENTA FICAR EM PÉ

O bebê não está se apoiando para ficar em pé ou não está atingindo marcos que os bebês que você conhece estão atingindo? Não se preocupe, ele provavelmente está ocupado aperfeiçoando outras habilidades e chegará a isso em breve. Veja a página ao lado para saber mais.

O trabalho dela como bebê curiosa é explorar esse novo mundo. Seu trabalho é garantir que ela permaneça segura enquanto faz isso. Para saber como, veja as dicas que começam na p. 535 e torne sua casa à prova de bebês agora que a sua começou a ficar em pé. E não se esqueça de que a melhor defesa dela é sua vigilância; portanto, exerça supervisão constante e, quando se tratar de julgar as habilidades da bebê (ou sua falta de julgamento), sempre superestime.

Para evitar escorregões e tropeços, cuide para que papéis, livros abertos e revistas escorregadias não sejam deixados no chão e que respingos em pisos de superfície lisa sejam limpos rapidamente. Para ter certeza de que os pezinhos não vão tropeçar, mantenha a bebê descalça ou com meias ou chinelos à prova de derrapagem, em vez de sapatos de sola lisa ou meias escorregadias.

Pés chatos

"Os arcos dos pés do meu bebê parecem totalmente planos quando ele se levanta. Ele pode ter pés chatos?"

No caso dos bebês, ter pés planos (e fofos) é regra, não exceção. E uma regra para a qual você provavelmente não encontrará exceção. Há várias razões para isso. Em primeiro lugar, como os bebês não andam muito, os músculos dos pés não foram exercitados o suficiente para desenvolver completamente os arcos. Em segundo, uma almofada de gordura preenche os arcos, tornando-os difíceis de discernir, principalmente em bebês gordinhos. Quando os bebês começam a andar, eles ficam com os pés afastados para manter o equilíbrio, colocando mais peso nos arcos e dando aos pés uma aparência mais plana.

É provável que a aparência de pés chatos do bebê diminua lentamente ao longo dos anos e, quando ele terminar de crescer, seus pés terão um arco bem formado. Cerca de 20 a 30% dos pés totalmente crescidos acabarão achatados, mas isso não é algo que possa ser previsto agora ou seja considerado um problema mais tarde.

Andando cedo demais?

"Nossa bebê quer andar o tempo todo, segurando nossas mãos. Andar antes que ela esteja pronta para fazer isso por conta própria machucará suas pernas?"

O próximo passo da bebê no caminho para andar — dar passos enquanto alguém a segura — pode causar dor nas suas costas, mas não nas pernas dela. Os bebês têm um talento especial para saber quando estão prontos para dominar uma nova habilidade, e quando não estão prontos avisam (tentando se sentar, por exemplo). Se ela está feliz praticando passos, as pernas dela também estão felizes. Além disso, a caminhada assistida permite que ela flexione os mesmos músculos de que ela precisará para caminhar sozinha — e, se fizer isso descalça, também estará fortalecendo os pés. Outra informação tranquilizadora: apesar do que você pode ter ouvido, andar cedo (com ou sem ajuda) não causa pernas curvadas, uma característica padrão de bebês e crianças de colo, não importando quando os primeiros passos sejam dados. Assim, desde que suas costas aguentem, deixe ela andar pelo tempo que quiser. Ou deixe-a tentar um brinquedo de empurrar.

Um bebê que não quer praticar a caminhada nesse estágio não deve ser forçado, é claro. Como em outros aspectos do desenvolvimento, siga as dicas de seu líder mirim.

NA DÚVIDA, VERIFIQUE

O médico diz que o desenvolvimento do bebê é normal, embora lento, mas você não consegue se livrar da incômoda sensação de que algo está errado. É provável que tudo esteja bem, e a melhor maneira de acabar com esses medos compreensíveis é procurar um especialista em desenvolvimento. Ocasionalmente, um pediatra, que atende bebês apenas para avaliações breves, pode perder sinais de desenvolvimento anormalmente lento que um pai vê ou sente e que um especialista pode detectar em exames mais minuciosos. Uma consulta com um especialista serve a dois propósitos. Primeiro, se tudo correr bem, a preocupação pode ser desconsiderada. Segundo, se houver problemas, a intervenção precoce pode fazer enorme diferença, muitas vezes colocando um bebê com desenvolvimento lento de volta nos trilhos. Na dúvida, verifique.

Lento para se sentar, lento para se desenvolver?

"Nosso bebê só recentemente começou a se sentar sozinho e ainda não começou a tentar se locomover. Isso significa que ele continuará atrasado em seu desenvolvimento?"

Talvez você já tenha ouvido isso antes, mas (como muitos pais) precise ouvir repetidamente para sanar suas dúvidas em relação ao desenvolvimento: todo bebê é diferente, e cada um deles desenvolve habilidades diferentes em ritmos diferentes. Grande parte do cronograma de desenvolvimento do seu fofinho é cortesia de sua mistura única de genes, programados com precisão para determinar quando ele dominará cada habilidade. É provável que seu desenvolvimento não tenha sido (nem será) uniforme — a maioria dos bebês é mais rápida em algumas áreas e mais lenta em outras. Um bebê, por exemplo, pode ser rápido com habilidades sociais e linguísticas (sorrir, dizer palavras), mas ficar atrasado em habilidades motoras amplas (como tentar ficar em pé). Outro pode andar (novamente, uma habilidade motora ampla) aos 9 meses, mas só aperfeiçoar a pinça (uma habilidade motora fina) depois do primeiro aniversário. Além disso, a taxa em que as habilidades motoras amplas ou finas se desenvolvem não está relacionada de forma alguma à inteligência. Alguns bebês inteligentes se sentam cedo, alguns se sentam tarde.

Embora a natureza detenha a maioria das cartas nesse quesito, a educação (e as circunstâncias) pode ficar no caminho do desenvolvimento. Isso é definitivamente verdade no caso de se sentar: se seu bebê passou muito tempo de costas, afivelado em um assento infantil ou aconchegado em um *sling*, ele pode não ter tido muitas chances de descobrir como passar para a posição sentada, e isso pode tê-lo atrasado. O peso também pode ter um peso: um bebê rechonchudo pode achar rolar mais desafiador que um bebê leve, enquanto um bebê com bases sólidas pode encontrar estabilidade em dois pés mais cedo que um bebê com pernas finas.

Enquanto o desenvolvimento estiver dentro da ampla faixa considerada normal e progredir de um passo para o outro, fazer a maioria das coisas mais tarde que os outros bebês não é motivo de preocupação. No entanto, quando um bebê está rotineiramente atrasado em relação aos marcos de desenvolvimento, é inteligente consultar o médico.

Medo de estranhos

"Nossa garotinha costumava ficar feliz no colo de qualquer um. Agora ela enlouquece sempre que alguém novo tenta ser simpático — e não deixa nem os avós se aproximarem dela. O que está acontecendo?"

Sua bebê outrora flexível de repente deu um basta no "deixa eu pegar a bebê"? Ser antissocial com estranhos pode parecer um comportamento estranho para alguém que sempre foi alegremente para o colo mais próximo, mas esse esnobismo social não é esnobismo: é um sinal de maturidade perfeitamente normal nesse estágio de desenvolvimento. Quando sua filha era mais nova, ela era muito menos exigente em relação às pessoas com quem se relacionava. Agora que está um pouco mais velha e um pouco mais sábia, ela se mostra ciente do fato de que mamãe e papai são as pessoas mais importantes de sua vida. Todos os outros — até os avós que ela adora — ficam em segundo lugar e, de preferência, o mais longe possível.

O termo oficial para esse fenômeno é ansiedade perante estranhos, e pode começar aos 6 meses ou até mais cedo, embora geralmente atinja o pico por volta dos 9 meses. Essa timidez repentina e o novo "grude" com vocês passarão e, com o tempo, sua filha perceberá que não precisa escolher entre você e os outros. Mas, até lá, não a force a ser Miss Simpatia. Você achará tudo muito mais fácil (e enfrentará muito menos lágrimas) se a deixar socializar em seu próprio ritmo e em seus próprios termos.

Enquanto isso, dê aos membros da família e amigos um aviso sobre o que está acontecendo, o que evitará sentimentos feridos. Diga a eles que não é pessoal: a bebê está apenas passando por uma fase de ansiedade e precisa de tempo para superá-la. Ensine-os sobre como cortejar sua gracinha. Por exemplo, sugira que, em vez de tentar pegá-la imediatamente, falem baixinho e se aproximem em ritmo de caracol. Você também pode convidar parentes e amigos para brincar de esconde-esconde com ela ou seduzi-la com um brinquedo enquanto você a segura no colo, o lugar onde ela se sente mais segura.

Se isso não diminuir a resistência, seja paciente. Forçá-la a ficar cara a cara com sua ansiedade — e aqueles estranhos — só servirá para deixá-la ainda mais ansiosa. Será menos estressante para todos se você deixá-la decidir quando e onde se abrir. E, em algum momento, ela o fará.

Objetos de conforto

"Nos últimos dois meses, nosso bebê se apegou cada vez mais ao cobertor de macaquinho. Ele até o arrasta quando está engatinhando. Precisar de um objeto de segurança significa que ele é inseguro?"

Seu bebê é um pouco inseguro, mas tem seus motivos. Com a mobilidade independente (seja na forma de engatinhar, arrastar-se, apoiar-se nos móveis ou — em algum momento — andar), vem a percepção de que ele não é somente uma extensão de você e seus braços, uma parte do pacote mamãe-e-papai. Ele é sua própria e pequena pessoa, que pode se separar (ou ser separado) de você a qualquer momento. Como muitas descobertas que está fazendo agora, essa epifania é ao mesmo tempo estimulante e inquietante. Como ele pode engatinhar pelo mundo sem abrir mão da segurança reconfortante que seus braços sempre ofereceram? Simples: levando um amigo. Esse objeto de conforto (ou de transição, ou de segurança), às vezes conhecido como "naninha", serve como substituto da mamãe ou do papai, um substituto que pode atuar em seu lugar conforme necessário (digamos, quando ele está brincando e você está trabalhando). Normalmente, o objeto é pequeno e confortável (um cobertor ou bicho de pelúcia fácil de segurar), embora alguns bebês se apeguem a algo menos óbvio, como uma fralda de pano, uma toalha, uma camiseta ou até um brinquedo decididamente desajeitado. Alguns objetos de conforto vêm e vão, outros são mantidos por anos. Muitas vezes, os bebês desistem de cobertores e brinquedos de segurança entre os 2 e os 5 anos, embora alguns acabem apegados a eles durante os anos escolares, possivelmente até levando o amigo esfarrapado para a faculdade (discretamente, claro). Separar-se de um objeto de amor — seja por escolha ou por necessidade (como quando ele se desintegra em uma pilha de fios ou tufos de algodão) — costuma ser difícil, mas às vezes a separação mal é notada.

QUANDO AS GRADES DO BERÇO
SE TORNAM ARMADILHAS PARA OS PÉS

Os braços, mãos, pernas e pés de um bebê são as coisas mais fofas do mundo. Mas não é fofo quando esses membros deliciosos ficam presos entre as grades do berço. Isso acontece com alguns bebês mais que com outros (geralmente os que se contorcem), e com mais frequência à medida que ficam maiores e mais ativos e curiosos. Muitas vezes, os bebês são capazes de libertar seus membros por conta própria e, às vezes, choram para serem libertados (geralmente, basta uma ajudinha de um amigo adulto). Mas, de vez em quando, um joelho, coxa, braço ou cotovelo fica tão apertado que não há saída fácil. Se isso acontecer, um pouco de loção ou óleo pode ajudar você e o bebê a saírem dessa situação difícil.

Está pensando em usar protetores para evitar que as grades do berço machuquem o bebê? Há duas boas razões para não fazer isso. Por um lado, eles nem sempre impedem que as pernas do bebê fiquem presas (bebês ativos o suficiente para se movimentar no berço geralmente são fortes o suficiente para chutar os protetores ou ficarem presos entre as grades acima dos protetores). Por outro, a AAP recomenda não usá-los (mesmo com bebês mais velhos). Protetores, assim como roupas de cama macias e travesseiros, aumentam o risco de mortes relacionadas ao sono, incluindo SMSI, aprisionamento e asfixia.

Portanto, mantenha os protetores fora do berço e esta mensagem tranquilizadora em mente: embora seja possível que o bebê prenda um braço ou uma perna entre as grades do berço, é praticamente impossível quebrá-los fazendo isso. O que significa que a experiência será (na pior das hipóteses) desconfortável e perturbadora, mas certamente não uma ameaça à vida (ou à integridade física).

Por enquanto, deixe o bebê ter a segurança que deseja. Não há necessidade de estabelecer limites ao uso, exceto por questões de segurança (cobertores e bichos de pelúcia não pertencem a berços) e praticidade (cobertores e bichos de pelúcia não são assim tão fofinhos quando estão mergulhados na banheira). Além disso, para o conforto de todos, considere estas políticas em relação aos objetos de conforto:

Mantenha-os limpos. Isso será mais fácil se você começar já nos primeiros estágios da devoção do bebê: lave o objeto com frequência, antes que o bebê se apegue tanto ao cheiro quanto à visão e ao tato. Não consegue arrancar os dedinhos dele do macaco de pelúcia durante as horas de vigília? Lave enquanto ele dorme.

Tenha um sobressalente. Invista em um objeto ou dois para manter de reserva e troque-o pelo original sempre que precisar lavar, a fim de que eles se desgastem uniformemente. Além disso, agora você tem um backup caso o impensável aconteça (como a naninha cair inadvertidamente no shopping e nunca mais ser vista).

Exagere no amor. Dê carinhos e aconchegos o máximo possível para que seu filho receba o conforto e a atenção de que necessita. Mas não tema que o amor dele pela naninha seja um sinal de que não está recebendo amor suficiente de você — é só que ele precisa de uma coisinha a mais.

Alguns bebês nunca se agarram a um objeto de conforto de qualquer tipo, ou mesmo a um hábito de conforto de qualquer tipo, e isso também é normal.

TUDO SOBRE:
Brincadeiras de bebê

Os bebês adoram brincar, especialmente quando outra pessoa (você!) participa. Mas esconde-esconde e este-porquinho fazem mais do que causar gritos de prazer e oferecer entretenimento. Eles também melhoram as habilidades de socialização e ensinam conceitos importantes, como permanência dos objetos (esconde-esconde), coordenação de palavras e ações (Dona Aranha, bate-palminha), habilidades de contagem (Um, dois, feijão com arroz) e habilidades linguísticas (olhos-nariz-boca).

É provável que, mesmo que você não ouça essas musiquinhas há décadas, muitas das que seus pais lhe ensinaram sejam relembradas agora que

você é mãe. Caso contrário, peça uma reprise (uma mãe nunca esquece) ou procure no Google ou com seus amigos de fórum.

Aqui estão algumas das quais você talvez se lembre:

Esconde-esconde. O clássico de todos os clássicos: cubra o rosto (com as mãos, o canto de um cobertor, uma peça de roupa, um cardápio) ou se esconda atrás da cortina ou do pé do berço e pergunte: "Cadê a mamãe?" Em seguida, descubra o rosto e responda: "Achou!" Uma versão alternativa: diga "sumiu" quando cobrir o rosto e "voltou" quando o descobrir. De qualquer forma, esteja pronta para repetir e repetir até desmaiar... a maioria dos bebês tem um apetite insaciável por esse jogo.

Bate-palminha (ou outros jogos de bater palmas). Existem muitas variações desses jogos, e os bebês são fãs de todos. Como jogar? Coloque as mãos do bebê nas suas e tente juntá-las no movimento de bater palmas. No início, as mãozinhas dele provavelmente não se abrirão o suficiente para bater palmas (e, no caso dos sugadores de punhos, podem acabar na boca), mas, com o tempo, a capacidade de manter as mãos estendidas finalmente virá, provavelmente perto do primeiro aniversário. Até lá, você pode bater palmas sozinha — e cantar, claro. Bata palmas no ritmo daquela antiga parlenda: "Bate palminha, bate, palminha de São Tomé. Bate palminha, bate, pra quando papai vier!" Ou adicione um jogo de esconder, pedindo que o bebê mostre as mãos em determinado ponto da música. Ou tente bater palmas nos pés do bebê, para uma mudança de ritmo. E não se esqueça de um coro de "Viva!" ao fim de cada rodada.

Dona Aranha. Use os dedos para simular uma aranha subindo em uma parede invisível e cante: "A Dona Aranha subiu pela parede." Em seguida, use os dedos para imitar a chuva caindo e continue: "Veio a chuva forte e a derrubou." Jogue os braços para cima e para fora para sinalizar que "Já passou a chuva, o sol já vem surgindo". E então, de volta à estaca zero, a aranha volta para a parede e você termina com "E a Dona Aranha continua a subir". Você também pode segurar as mãos do bebê enquanto brinca.

Este-porquinho. Pegue o polegar ou o dedão do pé do bebê e comece com "Este porquinho foi ao mercado". Passe para o próximo dedo: "Este porquinho ficou em casa." E o seguinte: "Este porquinho comeu rosbife" (ou, se você é vegetariana, "macarrão"). Quarto dedo: "Mas este porquinho não comeu de nada." Enquanto você canta a linha final, "E este porquinho chorou uiii, uiii, uiii todo o caminho para casa", suba os dedos pelo braço ou perna do bebê até debaixo dos braços ou pescoço, fazendo cócegas suavemente por todo o caminho. Se seu bebê não gosta de cócegas, faça apenas um movimento de carícia. Espere gritos intermináveis de seu porquinho.

Tão grande. Pergunte: "De que tamanho é o bebê?" (ou use o nome do bebê, o nome do cachorro ou o nome de um irmão), ajude-o a abrir os braços o máximo possível e exclame: "Tão grande!"

Olhos-nariz-boca. Pegue as duas mãos do bebê nas suas, toque uma em cada um dos seus olhos, depois ambas no nariz, depois na boca (onde você termina com um beijo), nomeando à medida que avança: "Olhos, nariz, boca, beijo." Nada ensina essas partes do corpo mais rapidamente.

A casa caiu, edição para bebês. Adapte esse favorito da pré-escola para o bebê. Segure-o em pé no colo e cante:

"Roda, cotia, de noite e de dia. O galo cantou e a casa caiu!" Nesse ponto, você o ajuda a sentar. Uma variação é substituir "roda, cotia" por "pula, cotia" e fazer cavalinho com as coxas (e o bebê) quando cantar. Você também pode cantar a versão tradicional enquanto se movimenta em círculos, com o bebê no colo, e se abaixa até o chão no momento apropriado.

Um, dois, feijão com arroz. Ao subir degraus ou contar dedos, cante: "Um, dois, feijão com arroz. Três, quatro, feijão no prato. Cinco, seis, bolo inglês. Sete, oito, comer biscoito. Nove, dez, comer pastéis."

Galinha choca. Você pode se movimentar lentamente em círculo, se estiver em pé, ou embalar o bebê para a frente e para trás, se estiver sentada, enquanto canta: "Galinha choca comeu minhoca, foi para a panela e virou pipoca", balançando gentilmente o bebê para cima e para baixo no estouro da pipoca. Quando ele já estiver familiarizado com a música, espere um momento ou dois antes de dizer "pipoca" a fim de dar a ele a chance de "estourar" sozinho. Lembre-se: é provável que a reação do bebê seja um pouquinho mais lenta em função do tempo de processamento.

Capítulo 15
O décimo mês

A única coisa sobre o bebê que pode estar diminuindo um pouco este mês é o apetite — ao menos, qualquer apetite por ficar sentado por longos períodos na cadeira alta. A maioria dos bebês em movimento gosta mais de explorar a sala (e a cozinha e o armário do corredor) que a bandeja de comida. Como qualquer bom explorador, o bebê está determinado a alcançar territórios anteriormente inexplorados, o que muitas vezes significa fazer algumas escaladas. Infelizmente, a capacidade de subir vem muito antes da capacidade de descer, deixando-o encalhado. O bebê entende o "não", mas pode estar começando a testar seus limites ao desafiá-lo ou pode já ser mestre em ignorá-lo. A memória melhora e os medos (que andam de mãos dadas com o aumento das habilidades cognitivas, também conhecidas como inteligência) começam a se multiplicar — por exemplo, do aspirador de pó, do cortador de grama ou do liquidificador (não tão bom se você gosta de vitaminas).

Alimentando o bebê: comer bem para iniciantes

Durante os primeiros meses de vida, as necessidades nutricionais de seu filho foram totalmente supridas pelo leite materno ou fórmula. Em seguida, os sólidos foram adicionados ao cardápio, embora qualquer coisa que você conseguisse enfiar naquela boquinha doce e sorridente fosse apenas uma iguaria, servida mais pela experiência de comer que para atender qualquer necessidade nutricional (todas ainda convenientemente atendidas pelos líquidos da dieta). Agora, isso está prestes a mudar. Afinal, conforme o primeiro aniversário do bebê se aproxima, a maioria dessas necessidades deve ser atendida por fontes que não a mamadeira, o copo ou seus seios, mesmo que você planeje continuar amamentando no segundo ano e além.

Felizmente, alimentá-lo bem ainda é muito fácil — muito mais fácil do que será quando ele descobrir as batatas fritas (e os salgadinhos e doces). Não será necessário muito para oferecer o melhor para o bebê nos próximos meses. Não se preocupe com o tamanho ou o número das porções. Em vez disso, ofereça uma variedade de alimentos saudáveis e uma atmosfera divertida e relaxada durante as refeições (uma na qual a pressão para comer jamais conste do cardápio). Então sente-se e observe a alimentação saudável acontecer... e um futuro de hábitos alimentares saudáveis começar a se estabelecer.

VISÃO GERAL DO BEBÊ: DÉCIMO MÊS

Dormindo. Seu dorminhoco dormirá de dez a doze horas por noite e tirará duas sonecas durante o dia, cada uma com uma hora e meia a duas horas de duração, em um total médio de catorze horas por dia. A boa notícia? Quase 75% dos bebês dormem a noite toda agora. Se o seu ainda fizer parte dos 25% e você estiver pronta para iniciar o treinamento do sono, consulte a p. 481.

Comendo. O leite materno ou fórmula ainda é a parte mais importante da dieta, mas os sólidos começam a ter mais significância, então tente oferecer opções nutritivas.

- Leite materno. O bebê mamará cerca de quatro vezes ao dia (alguns bebês mamarão com mais frequência). A ingestão total ainda será de 710 a 890 ml de leite materno ao dia, embora o bebê passe a beber menos à medida que mais sólidos sejam adicionados.
- Fórmula. O bebê provavelmente beberá de três a quatro mamadeiras por dia, com 210 a 240 ml de fórmula cada, em um total de 710 a 890 ml ao dia (alguns bebês bebem menos e com mais frequência). À medida que mais sólidos forem adicionados à dieta, o bebê beberá menos — mais perto da marca dos 710 ml.
- Sólidos. O bebê provavelmente consumirá cerca de ¼ a ½ xícara cada de grãos, frutas e vegetais ao dia (ou duas vezes por dia se for um grande comensal) e ¼ a ½ xícara cada de laticínios e proteínas. Não se preocupe se ele não seguir essas medidas com precisão. Desde que ele esteja feliz, saudável e ganhando peso, não há necessidade de ficar presa às medidas.

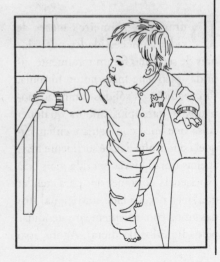

Brincando. Está na hora de oferecer brinquedos de empurrar (resistentes e que não caiam) e de andar (largos e baixos, como um carro ou caminhão de bombeiros em tamanho miniatura), bem como quaisquer outros que estimulem o desenvolvimento físico (túneis para rastejar, bolas grandes para rolar, pilhas de travesseiros para escalar). Aproveite o lado criativo do bebê fornecendo brinquedos musicais (teclado, xilofone, bateria, sinos e baquetas de brinquedo) e até mesmo um ou dois materiais artísticos (experimente com um giz de cera grande e uma folha de papel igualmente grande para ver o que seu pequeno Picasso pode fazer). E agora que o cérebro do bebê fica cada vez mais sofisticado, ele vai gritar de prazer com brinquedos que tragam surpresas (para onde a bola rolou?). Blocos, cubos e mesas de atividades e bichos de pelúcia ainda são favoritos, e a maneira como o bebê brinca com eles se torna mais sofisticada. Brinquedos que possam ser empilhados e cujas formas possam ser classificadas também serão apreciados, mas não espere que seu filho os domine sem sua ajuda.

TRAGA O BEBÊ PARA A MESA

O horário de alimentação do bebê e o seu não combinam (porque o especial para madrugadores não faz muito seu estilo)? Ou você ainda não conseguiu descobrir como colocar iogurte naquela boquinha e salada na sua boca sem misturar? Até que seu pequeno comensal consiga se alimentar sozinho, você talvez queira continuar servindo as refeições principais separadamente. Mas isso não significa que o bebê não possa estar presente enquanto você come, mesmo que seja somente para uma porção de sociabilidade (e, talvez, um montinho de queijo desfiado ou uma fatia de abacate). Então, quando conseguir, puxe a cadeira alta para perto da mesa. Ofereça água no copo de treinamento ou copo com canudinho, uma tigela ou prato inquebráveis (e que não possam ser virados), uma colher e uma seleção de petiscos. Inclua o bebê na conversa — e talvez uma rodada ocasional de esconde-esconde com o guardanapo —, mas não se sinta obrigada a fazer teatro durante o jantar (é sua vez de comer). E, pelo bem do romance, reserve algumas mesas somente para dois (pais).

Alimentação saudável para bebês

Os bebês têm apetites muito variados nessa fase do jogo, na qual comer ainda é mais uma questão de prática e prazer que de satisfazer necessidades nutricionais. Alguns comem muito o tempo todo, outros comem muito pouco na maior parte do tempo e outros ainda comem como ratinhos em um dia e como cavalos no dia seguinte. Alguns são comensais variados e aventureiros (maníacos por carne, vorazes por vegetais), outros são particularmente exigentes (apenas cereais e bananas, por favor, e nem pense em misturá-los). Mas, apresentados a uma grande variedade de alimentos saudáveis e tendo permissão para seguir seus apetites (quer isso leve a uma tigela quase vazia ou a uma tigela quase cheia), quase todos os bebês saudáveis comem o quanto precisam para crescer e se desenvolver. Não há necessidade de manter registro ou oferecer certo número de porções de cada grupo todos os dias. Essa não somente é uma maneira certa de enlouquecer, como também prepara o cenário para disputas alimentares na cadeira alta e, mais tarde, à mesa. Então, à medida que introduz mais e mais alimentos no repertório do bebê, resista à vontade de pressioná-lo a comer, medir ou contar porções e, em vez disso, procure uma mistura de alimentos bons para bebês, das seguintes categorias:

Proteínas. O bebê ainda recebe a maior parte das proteínas de que precisa do leite materno ou fórmula. Mas, como essa imagem mudará assim que as velas do primeiro aniversário forem apagadas, agora é um bom momento para ele começar a provar outros alimentos proteicos. À medida que são introduzidos, eles podem incluir ovos, carne, frango, peixe e tofu. Alimentos ricos em cálcio (especialmente queijo cottage e ricota feitos de leite integral) e alguns grãos (veja a seguir) podem funcionar como excelentes fontes de proteína.

Fontes de cálcio. O bebê também recebe o cálcio de que necessita do peito ou da mamadeira, mas fontes de cálcio amigáveis para bebês, como queijos integrais e iogurte, ricota e queijo cottage feitos de leite integral são adições deliciosas e nutritivas, e também boas fontes de proteína.

Grãos integrais e outros carboidratos complexos. Esses favoritos da cadeira alta adicionarão vitaminas e minerais essenciais, bem como algumas proteínas, à ingestão diária do bebê. Boas opções, à medida que são introduzidas, incluem pão integral, cereais integrais (cereal infantil para alimentação com colher e cereal em pedacinhos para autoalimentação), massas integrais (as menores tipicamente fazem muito sucesso), arroz integral, quinoa, lentilha, feijão, ervilha ou edamame (soja verde, que também é rica em proteínas).

Vegetais e frutas com vitamina A. Existem dezenas de frutas e vegetais deliciosos e ricos em vitamina A sob o arco-íris verde e amarelo — experimente para ver de quais o bebê gosta.

Alguns para escolher: abobrinha, batata-doce, cenoura (procure as amarelas e roxas, além da alaranjada padrão), pêssegos amarelos, damascos, melão, manga, brócolis e couve.

Alimentos com vitamina C. Frutas cítricas e suco de laranja são fontes óbvias de vitamina C, e a maioria dos médicos dá luz verde após o oitavo mês. O bebê também pode obter vitamina C da manga, melão, kiwi, brócolis, couve-flor, batata-doce e muitos outros favoritos da cadeira alta. Lembre-se também de que a maioria dos alimentos e sucos para bebês são enriquecidos com vitamina C — leia os rótulos para ter certeza.

Outras frutas e legumes. Ainda há espaço na barriguinha fofa? Encha-o com qualquer um dos seguintes: compota de maçã sem açúcar, banana, ervilha, vagem e batatas.

Alimentos ricos em gordura. Os bebês que obtêm a maior parte de suas calorias do leite materno ou fórmula obtêm toda a gordura e colesterol de que precisam. À medida que mudam para uma dieta mais variada e passam menos tempo no peito ou na mamadeira, é importante garantir que a ingestão de gordura e colesterol não diminua muito. É por isso que a maioria dos produtos lácteos (queijo cottage, iogurte, queijo duro) que você serve ao bebê deve ser integral ou feita de leite integral. Você também pode adicionar uma dose saudável de gordura servindo abacate ou cozinhando com canola ou azeite de oliva. Gorduras não saudáveis (aquelas encontradas em frituras e muitos alimentos processados) são outra história. Dar ao bebê essas gorduras difíceis de digerir pode levar a uma dieta desequilibrada, quilos desnecessários e problemas digestivos. Também pode criar hábitos alimentares pouco saudáveis que serão difíceis de quebrar mais tarde.

Alimentos ricos em ferro. Bebês alimentados com mamadeira obtêm sua porção completa de ferro da fórmula fortificada, mas, após os 4 meses, bebês que mamam no peito precisam de outra fonte. Cereais enriquecidos podem preencher a cota facilmente, e ferro adicional pode vir de alimentos como carne, gema de ovo, gérmen de trigo, pães e cereais integrais, ervilhas secas cozidas e outras leguminosas, à medida que forem introduzidas na dieta. Servir alimentos ricos em ferro com alimentos ricos em vitamina C (um pouco de manga na aveia, por exemplo) aumenta a absorção desse importante mineral.

Ácidos graxos ômega 3. Parte da família dos ácidos graxos essenciais, os ômega 3 (incluindo o DHA) são vitais para o crescimento, a visão e o desenvolvimento ótimo do cérebro do bebê, mais que fazendo jus a sua reputação como alimentos para o cérebro. Essas gorduras fabulosas existem naturalmente no leite materno e são usadas para enriquecer algumas fórmulas e alimentos infantis. Uma vez que o repertório alimentar do bebê se expande, você pode adicionar outros alimentos ricos em ácidos graxos ômega 3, como peixe (salmão, por exemplo), carne de gado alimentado a pasto, tofu, óleo de linhaça, óleo de canola e iogurte, cereais e ovos enriquecidos com DHA.

Fluidos. Durante os primeiros 5 a 6 meses de vida, praticamente todos os fluidos do bebê vêm da mamadeira ou do peito e, de modo geral, não é necessário oferecer água. Agora, pequenas quantidades começarão a vir de outras fontes, como frutas e vegetais suculentos, além, é claro, de golinhos no copo. À medida que a quantidade de fórmula ou leite materno ingerida começa a diminuir, é importante ter certeza de que a ingestão total de líquidos não diminua. Em clima quente ela deve aumentar, então ofereça água quando as temperaturas subirem.

Suplementos vitamínicos. Muitos médicos recomendam suplementos vitamínicos. Se o pediatra fizer isso ou você se sentir melhor com o suplemento como seguro nutricional, escolha uma fórmula que atenda às necessidades do bebê. Consulte a p. 275 para obter mais informações.

Obtendo um bom início nos hábitos alimentares saudáveis

Com apenas alguns meses de experiência com sólidos, os hábitos alimentares do bebê ainda estão em suas mãos (e a abobrinha espremida entre aqueles dedos curiosos), mas já começam a se formar. Os gostos po-

dem continuar a evoluir à medida que os meses e anos se passam, mas pesquisas mostram consistentemente que muito do que é aprendido na cadeira alta permanece por toda a vida. O que significa que agora você tem a oportunidade de uma vida (a vida do bebê) de ajudar seu filho a desenvolver hábitos alimentares saudáveis que ajudarão a moldar um futuro mais longo e saudável.

Para formar hábitos alimentares saudáveis, comece com estes princípios básicos:

Mantenha o branco fora de vista na maior parte do tempo. Você já deve saber que nem todos os carboidratos são iguais, nutricionalmente falando. Os carboidratos complexos fornecem uma ampla gama de nutrientes naturais — nutrientes que são removidos durante o processo de refino (o processo que torna os grãos integrais brancos) — que impulsionam o crescimento e o desenvolvimento do seu filho. Eles também são ricos em fibras naturais e mantêm estável o nível de açúcar no sangue. Esse é um argumento convincente para selecionar massas, pães, cereais, arroz e biscoitos 100% integrais no supermercado e, quando estiver fazendo muffins ou waffles em casa, usar farinha integral em vez da branca. O hábito de consumir grãos integrais enraizado cedo provavelmente irá longe, ajudando seu filho a fazer escolhas alimentares inteligentes mais tarde (como em "O meu de trigo integral, por favor").

Espere um pouco mais para introduzir o açúcar. Os bebês certamente já são muito doces sem adição de açúcar. Mas essa não é a única razão para evitar os doces açucarados por enquanto — e até mesmo cortá-los (e as calorias vazias que oferecem) totalmente ou quase totalmente do cardápio até o primeiro aniversário ou mais tarde. Embora as papilas gustativas do bebê possam ter afinidade pelos doces — afinal, o leite materno é naturalmente doce —, elas se mostram mais abertas a outros sabores (ácido, adstringente, azedo e até amargo) se não tiverem sido influenciadas pela adição de açúcar. Não há necessidade de proibir bananas, pêssegos ou outros favoritos naturalmente doces, pois eles são uma maneira deliciosa de servir nutrientes. Mas, como você está construindo a base do paladar do bebê, evite acrescentar frutas a tudo o que ele come. Seu filho pode surpreendê-la bebendo iogurte grego puro, que tem sabor adstringente, ou devorando cereais integrais sem purê de maçã. Você foi ensinada a esperar um final açucarado para cada refeição e doces para recompensar cada conquista e celebrar cada ocasião? Tente quebrar o ciclo das sobremesas ou ao menos limitá-lo e pense para além do vidro de biscoitos quando se tratar de recompensas e celebrações. Também tenha em mente que bebês que ainda não provaram seu primeiro cupcake não se importam com coberturas. E isso é ótimo.

Retire o sal, mas não os temperos. Os bebês não precisam de sal em seus alimentos, além do que é encontrado naturalmente, e não usar sal agora evitará que seu filho o deseje mais tarde (um hábito fortemente associado ao risco aumentado de derrame e doenças cardíacas). Portanto, pule o sal quando preparar papinhas ou refeições adultas que seu filho possa provar (o restante da família sempre pode adicionar sal a gosto). E, ao escolher alimentos preparados para bebês ou crianças, procure aqueles sem adição de sal. Mas, enquanto segura o sal, não segure o sabor — desafie o paladar de seu filho com canela, noz-moscada, gengibre, alho, manjericão, endro, orégano, cebolinha, pimenta e curry em pó.

QUAL É O PONTO?

Como você garante que o jantar que está servindo ao bebê não esteja meio cru e potencialmente abrigando germes que podem deixá-lo doente? Medindo a temperatura (uma temperatura alta o suficiente significa que você não servirá bactérias junto com o assado ou peixe). Os seguintes alimentos podem ser considerados cozidos com segurança quando atingirem estas temperaturas:

- **Assados, costeletas ou bifes de gado, vitela ou cordeiro:** ao ponto, 70°C; bem passado, 77°C
- **Carne moída de gado, vitela ou cordeiro:** 70°C
- **Carne de porco:** 63°C
- **Pernil pré-cozido:** 60°C
- **Frango ou peru inteiros:** 82°C
- **Frango ou peru moídos:** 74°C
- **Peito de frango:** 77°C
- **Recheio:** cozido no interior da ave ou sozinho, 74°C
- **Peixe:** 63°C
- **Pratos com ovos:** 70°C

Não tem um termômetro de carne à mão ou está à mercê de uma cozinha de restaurante? A carne pode ser considerada segura para comer quando está cinzenta ou marrom (embora, se ela foi previamente congelada, como em um restaurante fast-food, o teste de cor possa não ser um indicador preciso do cozimento). As aves não devem ter vestígios de rosa e os sucos devem ser claros. Para o peixe, verifique se ele se parte em lascas e não está mais translúcido (o salmão deve ficar rosa pálido).

Aposte na variedade. Quem disse que comida de bebê tem que ser chata, sem graça e ter gosto de... comida de bebê? Vocês dois vão se divertir muito mais se misturarem tudo na hora da refeição. Portanto, seja aventureira e pense fora da caixa, vidro, ou saquinho de papinha (mas dentro das diretrizes apropriadas para a idade, estabelecidas pelo pediatra). Experimente produtos lácteos em diferentes formas, como, por exemplo, iogurte, queijo cottage e parmesão ralado. Experimente vegetais e frutas além de cenouras, ervilhas e bananas: abacate, couve-flor e aspargos cozidos no vapor, cubos de batata-doce, berinjela cozida picada, melão maduro, manga, mamão, melancia e kiwi, mirtilos frescos, pera ralada, toda a gama de grãos. Adicione linhaça moída à aveia; use e abuse de arroz selvagem (assim como arroz preto, vermelho e integral), quinoa, cevada, farro, cuscuz integral e polenta integral; escolha macarrão feito com trigo integral, arroz integral, trigo-sarraceno, espelta, trigo oriental ou outros grãos integrais. Misture tofu (a maioria dos bebês adora, saído diretamente da embalagem), homus e tahine, feijão e leguminosas de todos os tipos, edamame. Variar o cardápio do bebê agora não significa que você será poupada de um comensal enjoado mais tarde (a maioria das crianças se torna exigente em algum momento), mas preparará a mesa para uma alimentação mais aventureira (e nutritiva) no futuro.

Seja uma comensal modelo. Quer criar um fã de brócolis ou um fanático por fast-food? Alguém que recusa doces ou um devoto dos donuts? A maçã — ou a barra de chocolate — geralmente não cai longe da árvore. Portanto, observe o que você come e o que não come: seu bebê também está observando e provavelmente imitará seus hábitos alimentares, para o melhor e para o pior.

O que você pode estar se perguntando

Hábitos alimentares bagunçados

"Nossa bebê não come nada até que tenha despedaçado, esmagado e esfregado no cabelo. Não deveríamos ao menos tentar ensinar boas maneiras à mesa?"

Incomodada com os modos — ou melhor, a falta de modos — da bebê? Não surpreende. Durante as refeições, bebês estão mais interessados em brincar que em comer, com mais comida terminando nas roupas, na cadeira alta e no chão que dentro daquela boquinha. Isso porque as refeições já não servem apenas para encher a barriga da bebê e satisfazer suas necessidades nutricionais — ao menos não no que diz respeito a ela —, mas também para satisfazer sua necessidade de explorar e descobrir. Como na caixa de areia e na banheira, a bebê faz descobertas sobre causa e efeito, texturas e diferenças de temperatura. Quando ela espreme o iogurte na mão, amassa a batata-doce na mesa, joga uma bola de aveia da bandeja, esfrega banana na camiseta, sopra bolhas no copo de água e passa biscoito esmigalhado no cabelo pode ser uma bagunça para você, mas é um aprendizado para ela.

Sua bebê está ao menos remotamente pronta para ter bons modos (e, na verdade, faz diferença se os cotovelos dela estão ou não sobre a mesa, se estão cobertos de molho de queijo)? Provavelmente, não. Em termos de desenvolvimento, ela está a ao menos um ano de ter a capacidade de se alimentar de forma organizada, usar um guardanapo para qualquer coisa que não esconde-esconde ou mastigar com a boca fechada. Sua melhor estratégia nesse momento é adotar as maneiras que você gostaria de um dia (um dia bastante distante) vê-la trazer para a mesa e, ocasionalmente, mencioná-las ("Viu, eu coloquei o guardanapo no colo"). Ela vai dominá-las em algum momento.

Enquanto você espera que ela supere os hábitos alimentares bagunçados, seu primeiro impulso pode ser assumir o controle e a alimentação. Embora essa estratégia possa resultar em refeições menos bagunçadas, também resultará em uma bebê frustrada, alguém que não consegue flexionar seus músculos de autoalimentação. Há muitas maneiras de minimizar a bagunça na hora das refeições sem acabar com a diversão do aprendizado. Veja como:

Proteja. Um grama de proteção vale um quilo de toalhas de papel, e é muito mais sustentável para o planeta. Use todas as medidas de proteção disponíveis: coloque tapetes sob e ao redor da base da cadeira alta ou da mesa, para serem limpos após a refeição. Vista na bebê um babador fácil de limpar que cubra o peito e os ombros (um bolso que contenha as coisas derramadas, evitando que o cereal e as batatas-doces caiam em suas pernas e no chão, é uma vantagem). Enrole as mangas da blusa até o cotovelo para mantê-las secas e relativamente limpas ou, se a temperatura ambiente permitir, deixe a bebê apenas de fralda e babador na hora da alimentação.

Racione. Sirva apenas alguns bocados de cada vez. A bebê não apenas ficará sobrecarregada com uma refeição inteira, como também é mais provável que jogue uma metade fora enquanto mastiga a outra. Adicione mais comida assim que ela terminar a primeira porção.

Seja proativa. Você não quer inibir a experimentação, mas também não quer que a bebê brinque de demolição na sala de jantar. Portanto, sirva as refeições em uma tigela, em vez de um prato plano do qual a comida possa ser empurrada facilmente. De preferência, use uma tigela que se prenda por sucção à bandeja da cadeira alta (assim ela não poderá arremessar o cereal como se fosse um frisbee). Ou sirva a comida diretamente na bandeja da cadeira alta ou na mesa. Use um copo de treinamento para minimizar os derramamentos e, ao usar um copo sem tampa (que você deve oferecer com frequência para que ela aprenda a beber de um), coloque apenas 30 ml de líquido de cada vez.

Ocupe. Parece inútil, mas coloque uma colher na mão da bebê. É verdade que ela provavelmente a usará apenas para bater na mesa (enquanto continua usando a outra mão para se alimentar). Algum dia (embora não por alguns meses), ela terá a ideia de usá-la para comer e, até então, a colher poderá distraí-la e evitar que vire o purê de maçã. Oferecer um porta-frutinha cheio de banana ou abacate é outra maneira de manter as mãos dela ocupadas enquanto você a alimenta com a colher.

Permaneça neutra. Os bebês são artistas natos. Se você responder rindo das palhaçadas que ela faz, incentivará mais do mesmo. Idem para avisos de "Pare com isso agora!". Isso não só não restringe o comportamento, como provavelmente irá intensificá-lo. A melhor política: não comente sobre a falta de modos à mesa, mas recompense-a com uma salva de palmas quando ela der algumas mordidas.

Peça um cessar-fogo. Quando a bebê passar mais tempo brincando com a comida que comendo, a refeição acabou.

Bater e balançar a cabeça

"Meu bebê literalmente bate a cabeça repetidamente na lateral do berço toda vez que o colocamos para dormir. Isso parece acalmá-lo, mas soa doloroso para nós!"

Lembra-se de quando você costumava embalar o bebê a noite toda (e muitas vezes o dia todo também)? O balanço rítmico era o que fazia seu filho se acalmar naquela época, e parece que ainda o acalma agora. Exceto que ele continuou o balanço de onde você parou e deu seu próprio toque, adicionando batidas rítmicas da cabeça. Bater a cabeça (assim como balançar, o que também é muito comum nessa idade e mais comum entre meninos que meninas) é um ritual rítmico que pode estressar você, mas alivia o estresse de seu pequeno roqueiro. Alguns bebês batem a cabeça apenas quando estão adormecendo, enquanto outros o fazem quando estão entediados, superestimulados, com dor (por causa da dentição, por exemplo, ou uma infecção no ouvido) ou em busca de atenção (hábitos como bater a cabeça falam muito mais alto que palavras nesse momento).

É improvável que uma pequena pancada na cabeça o machuque — primeiro, porque o crânio ainda não totalmente fundido foi construído para aguentar impactos e, segundo, porque bebês geralmente usam apenas a força que conseguem suportar (eles não batem a cabeça para se machucar). Tal como acontece com outros hábitos de conforto rítmico, esse geralmente é interrompido sem qualquer intervenção dos pais (muitos o abandonam em algumas semanas ou meses, pois descobrem outras maneiras de se acalmar, embora alguns continuem até os primeiros anos). E, embora você não possa forçar o bebê a desistir de um desses hábitos antes que ele esteja pronto — de fato, quanto mais atenção você der às batidas, mais batidas terá —, as di-

cas a seguir podem fazer com que seja mais fácil conviver com eles, para você e para o bebê:

- Atenda ao pedido de atenção. Carinhos, abraços e balanços extras (especialmente na hora de dormir) podem ajudar a encher os cofres de conforto do bebê, minimizando a necessidade de autoconforto com as pancadas. Lembre-se, porém, de que bater a cabeça não é necessariamente um sinal de que você não está atendendo às necessidades dele — mesmo os bebês mais confortados às vezes precisam experimentar um pouco de faça-você-mesmo.

- Agitem juntos. Adicione uma batida ao dia do bebê e ele talvez não se sinta tão compelido a bater a cabeça à noite. Explore atividades rítmicas mais aceitáveis (ao menos para você): embalá-lo na poltrona reclinável ou deixá-lo se balançar no *bouncer* (ou, quando estiver pronto, na cadeirinha de balanço); deixá-lo bater em um teclado ou bateria (ou a clássica colher na panela); empurrá-lo no balanço; dançar ao som de música animada; ou jogar bate-palminha ou outros jogos de dedo ou de mão, especialmente com música. Uma aula de movimentos para bebês também pode ajudá-lo a encontrar seu ritmo sem bater a cabeça.

- Descubra os gatilhos. Ele bate a cabeça quando está muito cansado? Assegure-se de que ele esteja tirando sonecas e dormindo à noite tudo que precisa, de preferência em um horário consistente que atenda a suas necessidades. Ele bate a cabeça quando está frustrado ou superestimulado? Inverta o ritmo, desviando-o para uma atividade menos estressante e mais tranquila. Uma mudança de local pode ajudar a distraí-lo desse hábito durante o dia, especialmente se for para um ambiente acolchoado, como um tapete de atividades no chão.

- Reserve um tempo para relaxar. Desacelere gradualmente antes das sonecas e de colocá-lo para dormir à noite, dando à sua bolinha de energia a oportunidade de relaxar e liberar o estresse antes de chegar ao berço (e à cabeça). Busque outros caminhos para o relaxamento, como um banho morno, iluminação e música suaves, carinhos tranquilos, massagem com loção de lavanda, cantigas de ninar baixinhas e, claro, um embalo gentil em seus braços.

- Evite danos. Se o bebê se balançar ou bater no berço, minimize o risco para móveis e paredes colocando o berço sobre um tapete grosso e removendo as rodinhas, para que o berço não salte pelo chão. Coloque-o o mais longe possível da parede e de outros móveis. Lembre-se também de verificar o berço periodicamente para ver se há parafusos soltos.

- Evite arengar sobre as batidas. Quanto menos confusão você criar sobre as batidas e balanços de cabe-

ça, menos você verá esse comportamento e mais cedo ele desaparecerá para sempre. Intervenha conforme necessário, mas evite comentários.

Se seu bebê bate a cabeça ou balança muito o corpo e parece estar se machucando ou o hábito parece estar interferindo nas atividades diárias, mencione isso ao médico.

Enrolar ou puxar o cabelo

"Quando minha bebê está com sono ou mal-humorada, ela puxa o cabelo. Por quê?"

Acariciar ou puxar o cabelo é outra maneira de os bebês tomarem o alívio do estresse nas próprias mãos, permitindo que liberem tensão quando estão cansados, estressados ou simplesmente lutando contra preocupações. É bastante comum (ao menos entre bebês com cabelo suficiente para puxar), muitas vezes acompanhado de chupar o dedo e, normalmente, nada que precise de sua atenção — na verdade, como é o caso na maior parte dos hábitos de conforto, quanto mais atenção você prestar ao comportamento, mais dele verá. Se a bebê puxa o cabelo com força suficiente para arrancá-lo ou está sempre tão ocupada enrolando o cabelo que não dá às mãos usos mais produtivos (como brincar ou dominar novas habilidades motoras), pode ser hora de uma intervenção. Ofereça outra coisa para puxar, como um bicho de pelúcia de pelo comprido, desvie as mãozinhas para um jogo de bate-palminha ou Dona Aranha ou simplesmente a envolva em um abraço reconfortante. Experimente também as dicas da resposta anterior, que podem ajudá-la a encontrar caminhos alternativos para relaxar e obter conforto.

Morder

"Meu bebê começou a nos morder de brincadeira, no ombro, na bochecha ou em qualquer área macia e vulnerável. No começo, achamos fofo. Agora começamos a temer que ele esteja desenvolvendo um mau hábito — além disso, dói!"

Sentindo-se um anel de dentição humano? É natural que o bebê queira testar os novos dentinhos em todas as superfícies possíveis, incluindo você. Mas também é natural que você se recuse a ser mordida e queira acabar com esse mal pela raiz, antes que se torne um hábito que provavelmente impedirá que ele faça amigos na caixa de areia ou ganhe pontos com os outros pais no centro de atividades ou creche.

Quando os bebês mordem, começa de forma lúdica e experimental, sem danos e sem intenção de causá-los. Na verdade, as mordidas do bebê são sempre sem malícia. Será somente quando desenvolver totalmente a empatia (entre 1 e 3 anos) que ele saberá que machuca aqueles que morde. Afinal, ele roeu os mordedores, mordeu os brinquedos de pelúcia e mastigou a grade do berço, tudo sem uma única reclamação. Mas não demora muito para um mordedor perceber que as reações humanas à mordida criam um fenômeno interessante de causa e efeito, geralmente incentivando a causa (mordidas) na busca de mais efeito (reações). O bebê acha engraçada a expressão no rosto da mamãe quando ele morde o ombro dela; acha hilários o olhar espantado e o falso "ai!" do papai; e o "Olha que fofo, ele está me mordendo" da vovó definitivamente é excelente. Até mesmo um "ai!" zangado pode reforçar o hábito de morder, porque o bebê o acha divertido, vê o gesto como desafio a seu senso emergente de independência ou ambos.

A melhor resposta para o mordedorzinho? Remova-o com rapidez, calma e naturalidade da parte que está mordendo e diga um "sem morder" firme e sério. Você pode adicionar "morder dói", mas não insista. Em seguida, desvie rapidamente a atenção com uma música, um brinquedo ou outra distração. Faça isso todas as vezes que ele morder e ele acabará entendendo a mensagem.

Seu bebê morde quando está cansado, tenso, frustrado, querendo atenção ou com fome? Evite esses gatilhos comuns (previna com sonecas, relaxamento, mudança de atividade, carinhos tranquilos ou um lanche) e você provavelmente evitará ao menos algumas mordidas.

Piscar

"Nas últimas semanas, minha filha tem piscado muito. Ela não parece estar com nenhum desconforto nem problema para enxergar, mas não posso deixar de pensar que há algo errado com seus olhos."

É mais provável que haja algo certo com sua curiosidade. Sua bebê cientista sabe como é o mundo visto de olhos abertos, mas, e se ela fechar os olhos parcialmente ou abri-los e fechá-los rapidamente? Então ela experimenta, e pode continuar piscando até que a novidade desapareça. Apertar os olhos é outro hábito temporário que alguns bebês cultivam, também para obter uma mudança de visão. Se o piscar ou o estrabismo não forem acompanhados de outros sintomas (um olho errante, por exemplo, sensibilidade à luz do dia — luz normal, não desconfortavelmente brilhante — ou olhos vermelhos e lacrimejantes), não há com o que se preocupar. Deixe-a piscar (sem chamar atenção para isso) e ela passará para outro hábito antes que você perceba. E, claro, se ela está piscando do lado de fora, pode ser por causa do sol, e esse é um bom lembrete de que os olhos do bebê, assim como os dos adultos, devem sempre ter óculos escuros para protegê-los do sol, da névoa branca e da luz forte.

Se você ainda estiver preocupada com o piscar da bebê (ou tiver alguma preocupação com os olhos dela), mencione isso ao médico na próxima consulta.

ÓCULOS ESCUROS

A previsão é de céu ensolarado? Embora seu filhote esteja melhor na sombra, ficar longe do sol nem sempre é prático. Você provavelmente já protege a pele macia do bebê dos efeitos nocivos do sol com roupas e protetor solar, mas não se esqueça de proteger os olhos azuis (ou verdes ou castanhos). Um chapéu de abas largas que mantenha os olhos cobertos é um bom lugar para começar, mas considere adicionar óculos de sol aos trajes externos em dias ensolarados. Assim como usar chapéu (e protetor solar), usar óculos escuros é um hábito saudável que deve ser iniciado cedo. Ao comprar, escolha aqueles com lentes bloqueadoras de UV, que bloqueiam 99% da luz UVA e UVB. Óculos de sol sem etiqueta ou de lojas de novidades podem ser baratos, mas provavelmente são piores que nenhum, pois fornecem falsa sensação de proteção. Evite que os óculos de sol escorreguem (ou sejam puxados, um cenário ainda mais provável) prendendo-os a uma faixa infantil especialmente projetada que você pode deslizar sobre a cabeça do bebê.

Segurar a respiração

"Recentemente, meu bebê começou a prender a respiração quando chora.

Hoje ele prendeu por tanto tempo que desmaiou. Isso pode ser perigoso?"

Depois de passar todas aquelas noites verificando a respiração do bebê, você pode ter achado que seria capaz de respirar tranquila agora. E, depois de ler isto, realmente deve ser capaz: mesmo um bebê que fica azul e desmaia durante uma sessão de apneia se recupera rápida e completamente.

Os episódios de prender a respiração que são desencadeados pelo choro — que, como você bem sabe, pode ser causado por vários fatores, incluindo raiva, frustração e dor — são comuns e inofensivos. O choro, em vez de diminuir, fica cada vez mais histérico, momento em que o bebê começa a hiperventilar e finalmente para de respirar. Às vezes, apenas os lábios ficam azuis, o que é muito assustador, mas considerado suave pelos padrões de apneia. Com menos frequência (mas mesmo uma vez é suficiente para o pai aterrorizado que observa), todo o corpo do bebê fica azul e ele perde a consciência. Enquanto ele está inconsciente, seu corpo pode endurecer ou mesmo se contorcer. Felizmente, a respiração recomeça e a consciência retorna em menos de um minuto, à medida que os mecanismos respiratórios automáticos são iniciados (a versão do piloto automático do sistema respiratório), muito antes que qualquer dano seja causado ao bebê (o mesmo não pode ser dito de seus nervos). Você pode interromper um episódio de apneia soprando ou borrifando água no rosto do bebê: ambos podem desencadear a respiração automática.

PARA OS PAIS ADOTIVOS: CONTANDO AO BEBÊ

Querem saber quando e como devem contar a seu filho que ele foi adotado? Os especialistas concordam que nunca é cedo demais para introduzir gradualmente o conceito, a fim de que ele se torne uma parte natural e confortável da vida e da história familiar do bebê — tão natural e confortável quanto seria nascer em sua família. E vocês podem começar agora mesmo, enquanto o bebê é pequeno e ainda não tem a menor ideia do que vocês estão dizendo. Assim como os pais biológicos ocasionalmente falam sobre o dia em que o bebê nasceu, vocês podem falar sobre o dia em que o trouxeram para casa: "Aquele foi o melhor dia de nossas vidas!" De vez em quando, quando estiverem interagindo com ele, vocês podem dizer: "Nossa família começou quando adotamos você!" ou "Estamos tão felizes por termos conseguido adotá-lo e formar nossa família!" Embora o bebê não seja capaz de compreender, mesmo nos termos mais simples, o que significa adoção até os 3 ou 4 anos de idade, vocês terão plantado a semente do conceito, o que acabará por torná-lo mais fácil de entender mais tarde. Mas não exagerem nos comentários sobre a adoção — procurem ser naturais e confortáveis, não forçados.

Outra maneira de ajudar o bebê a saber sobre a adoção é criar um álbum de recortes ou livro de fotos que a comemore. Vocês podem incluir fotos e lembranças daquele primeiro dia, bem como algumas entradas de diário detalhando como se sentiram quando conheceram, abraçaram e le-varam para casa seu adorável pacotinho. Se vocês viajaram para um país estrangeiro a fim de adotá-lo, o livro é o lugar perfeito para documentar a jornada e dar a ele um vislumbre de seu legado. Se a adoção foi aberta, fotos da mãe biológica (principalmente se foram tiradas com vocês, enquanto esperavam a chegada do bebê ou logo depois) também podem ajudar a tornar mais tangível o conceito de adoção. Não importa o que vocês incluam, olhar para o livro juntos certamente se tornará uma atividade favorita à medida que seu filho crescer — um registro especial de seus primeiros dias juntos como família.

Cerca de 1 em cada 5 bebês prende a respiração durante um período de choro. Alguns têm apenas episódios ocasionais, outros podem ter um ou dois por dia ou mesmo mais. Prender a respiração tende a ocorrer em famílias (então verifique com seus pais se algum de vocês teve episódios quando eram pequenos) e é mais comum entre os 6 meses e os 4 anos, embora ocasionalmente possa começar mais cedo ou continuar até mais tarde.

Enquanto espera que isso passe (não prenda a respiração), tente evitar alguns dos episódios de choro que podem levar a episódios de retenção da respiração:

- Evite os gatilhos. Você já sabe o que fazer: um bebê muito cansado ou superestimulado é sempre mais propen-so a grandes colapsos (e menos capaz de lidar com raiva, frustração e dor) que um bebê descansado. Mantenha seu pequeno companheiro calmo e você evitará alguns dos colapsos que levam à retenção da respiração.
- Mantenha a rotina. Cochilos, refeições e lanches regulares e bastante relaxamento, conforme necessário, ajudarão a evitar ataques de mau gênio.
- Escolha suas batalhas. Muitos nãos podem levar a muita frustração para o bebê. Quando precisar dizer não, tente oferecer um substituto aceitável.
- Acalme. Tente acalmar o bebê antes que a histeria se instale, usando música, brinquedos ou outras distrações. Ou apenas ofereça conforto silencioso: um abraço, um embalo suave, um "xiii" abafado.

- Fique o mais calma possível. Se você está preocupada com a possibilidade de o choro virar retenção da respiração, seu primeiro impulso quando o bebê começa a uivar será (compreensivelmente) entrar em pânico. Mas, quanto mais calma você estiver, mais rapidamente ele recuperará a calma. Mesmo que a retenção da respiração já tenha começado, manter a calma durante a tempestade pode ajudá-la a passar mais rapidamente e retornar com menos frequência. Afinal, quando seu filho começar a usar isso como forma de pressão (e ele o fará), não ceder à manipulação valerá a pena. (Qual é o sentido de fazer cena se ninguém parece notar?)
- Não ceda após um episódio. Ainda falando sobre manipulação da mãe e do pai, se o bebê sabe que pode conseguir o que quer prendendo a respiração, ele fará isso de novo, de novo e de novo.

Algumas pesquisas sugerem que as crises de retenção da respiração podem ser sinal de deficiência de ferro, então verifique com o médico se os suprimentos de ferro de seu filho estão baixos, especialmente se a retenção não parecer desencadeada por birra ou um ataque de frustração. Na verdade, dar um suplemento de ferro às vezes ajuda a aliviar a retenção da respiração, mesmo quando nenhuma deficiência é detectada.

Embora desmaiar durante um episódio de apneia desencadeada por cho-ro não seja considerado preocupante, consulte o médico se precisar de mais garantias (quem não precisa?). Qualquer perda de consciência não relacionada a um episódio de choro definitivamente deve ser avaliada.

Medos

"Meu bebê adorava me ver ligar o aspirador de pó, mas agora ele fica apavorado com isso — e com qualquer outra coisa que faça barulho alto."

Isso porque ele está ficando mais sábio. Quando seu bebê era mais novo, barulhos altos não o assustavam — mesmo que às vezes causassem um sobressalto — porque ele não era sofisticado o suficiente para conectar alto com potencialmente perigoso e potencialmente perigoso com assustador. À medida que sua compreensão do mundo cresce — e, com ela, sua capacidade de descobrir (em seu cérebro de bebê ainda em evolução) o que é uma ameaça legítima e o que não é —, seus medos também crescem. Em outras palavras, embora ter medo do aspirador de pó pareça a definição de irracionalidade para você, representa o processo de raciocínio de um bebê pensante. O temperamento também pode desempenhar um papel nas reações de medo: um bebê muito sensível pode se sentir especialmente incomodado com barulhos altos, especialmente os súbitos.

Há uma série de coisas na vida cotidiana do bebê que, embora inofensivamente monótonas para você, podem desencadear terror: sons (como o rugido do aspirador de pó, o zumbido do liquidificador, o latido de um cachorro, o gemido de uma sirene, o toque da campainha, a descarga de um vaso sanitário, o borbulhar da água escorrendo na banheira), ter a camisa puxada sobre a cabeça, ser erguido no ar (especialmente se ele começou a escalar, ficar em pé sozinho ou desenvolver a percepção de profundidade), ser mergulhado na banheira, o movimento de um brinquedo mecânico ou de corda e muito mais.

Provavelmente todos os bebês experimentam medo em algum momento, embora alguns os superem tão rapidamente que seus pais nunca percebem. Os que vivem em um ambiente especialmente movimentado e barulhento, sempre cheio de atividades (digamos, com irmãos mais velhos e vários animais de estimação), podem ser menos propensos ao medo — ou podem ser mais propensos a sentir medos mais cedo e se livrar deles mais cedo. O temperamento também desempenha um papel, é claro, como na maioria dos comportamentos.

Mais cedo ou mais tarde, seu filhotinho vai deixar para trás seus medos de bebê (embora o medo precoce do aspirador de pó possa ser substituído por um medo um pouco mais sofisticado — digamos, de monstros). Até lá, você pode ajudá-lo a lidar com os medos cotidianos das seguintes maneiras:

Não force o enfrentamento. Fazer o bebê ficar com o nariz no bico do as-pirador de pó não o ajudará a superar o medo e pode aumentar sua intensidade. O medo de eletrodomésticos que você ligou e desligou por anos sem incidentes pode parecer irracional, mas, com o escopo limitado de experiência do bebê, é muito legítimo para ele. Ele precisa enfrentar a fera barulhenta em seus próprios termos e em seu próprio tempo, quando sentir que está seguro.

Não zombe. Sim, quase tudo que seu bebê faz é adorável, até mesmo se encolher ao ouvir o zumbido agudo do aspirador de pó. Mas tente não zombar de seus medos, rindo deles (mais uma vez, por mais fofos que sejam) ou chamando-os de bobos. Lembre-se, eles são reais — não bobos — para ele.

Aceite e demonstre empatia. Ao aceitar e respeitar os medos do bebê como reais e oferecer conforto conforme necessário, você o ajudará a superá-los mais rapidamente. Se ele chorar quando você ligar o aspirador de pó (ou der descarga no vaso sanitário ou ligar o liquidificador), seja rápida em pegá-lo e oferecer um abraço reconfortante. Mas não exagere no conforto e na empatia, caso contrário, você pode reforçar a ideia de que há algo a temer.

Construa confiança e habilidades. Embora seja importante para a autoestima do bebê validar seus medos, seu objetivo final é ajudar a vencê-los. Você pode fazer isso dando a ele oportunidades "seguras" de se familiarizar gradualmente com as coisas que teme, para aprender o que elas fazem e como funcionam e obter algum senso de controle (conhecimento, afinal, é poder, mesmo sobre um aspirador potente). Deixe-o tocar ou estudar o aspirador quando estiver desligado e desconectado — ele provavelmente está tão fascinado pela máquina quanto tem medo dela.

Ajude-o a dar pequenos passos para vencer seu medo. Depois que ele se sentir confortável brincando com a fera sugadora de poeira quando ela estiver desligada, tente segurá-lo firmemente em um braço enquanto você aspira com o outro. (Se isso estiver fora da zona de conforto dele, recue e tente novamente outro dia.) Em seguida, mostre a ele como ligar a máquina sozinho, com uma pequena ajuda, se o interruptor for complicado.

A VIDA SOCIAL DO BEBÊ

Claro que você ainda é a companheira favorita do bebê, mas isso não significa que precisa ser a única. E, nesse momento, pode ser um alívio ouvir isso. Afinal, entreter o bebê quando ele começa a ansiar por estímulo extra pode se tornar um desafio crescente. É aí que entra o grupo de brincadeiras. Embora brincar cooperativamente esteja a mais de um ano de distância do bebê típico de 9 a 10 meses, há muitas vantagens nessas reuniões organizadas — tanto (ou mais) para você quanto para seu filhote. As vantagens do grupo de brincadeiras incluem:

Conversa adulta para você. Os balbucios do bebê podem ser os sons mais doces para seus ouvidos, mas, se você for como a maioria dos pais, especialmente os que ficam em casa, é provável que também anseie por algum diálogo adulto. Reunir-se regularmente com outros pais lhe dará a oportunidade de conversar em frases completas.

Entretenimento para o bebê. Embora ainda seja muito cedo na carreira social de seu filho para esperar algo próximo de brincadeiras cooperativas em uma situação de grupo, ao fim do primeiro ano a maioria dos bebês se torna capaz de algum tipo de interação significativa com seus pares, geralmente na forma de brincadeiras paralelas (brincando lado a lado). Também há muito valor de entretenimento para o bebê em observar outros bebês brincando, e, se o grupo de brincadeiras se reunir na casa de outra pessoa, experimentar outros brinquedos.

Amizades para vocês dois. Se o grupo de brincadeiras for um sucesso, o bebê pode ter a chance de conviver regularmente com o mesmo grupo durante anos. E, se o grupo for do bairro, muitas das crianças acabarão nas mesmas turmas escolares, uma familiaridade que pode gerar conforto nos primeiros dias de pré-escola. Quanto a você, a oportunidade de criar uma nova rede de amigos com ideias semelhantes pode ser especialmente bem-vinda, principalmente se sua antiga rede social ainda não entrou na fase de ter bebês.

Recursos e referências. Se você está buscando um novo pediatra ou se perguntando quando e como desmamar, é provável que uma colega de grupo tenha um conselho ou recomendação.

Apoio de quem sabe. Encontrar-se regularmente com outros pais pode lembrá-la de que você não é a única que tem a) um bebê que não dorme, b) nenhum tempo para romance, c) frustrações profissionais, d) uma fazenda de coelhinhos de poeira mutantes em sua sala de estar, ou, e) todas as opções acima.

Há muitas maneiras de encontrar um grupo de brincadeiras para você e seu bebê participarem. Pergunte por aí, confira fóruns (WhatToExpect.com vincula pais em todo o país) e o Facebook, procure folhetos em lojas do bairro, na biblioteca local, centro comunitário, templo religioso, hospital ou consultório médico. Ou confira o jornal local.

Não consegue encontrar o que está procurando ou prefere começar do zero, iniciando seu próprio grupo de brincadeiras? Consiga membros publicando listas nos recursos acima ou recrutando seus amigos, se tiver a sorte de ter amigos com bebês da mesma idade que o seu. E, embora a flexibilidade seja a chave para qualquer coisa que envolva bebês

(especialmente um grupo de bebês), considere as seguintes questões antes de fazer a primeira reunião:

- Qual será a faixa etária dos bebês? Nem todos precisam ter exatamente a mesma idade, mas, assim tão cedo, uma diferença de meses é melhor que uma diferença de um ano ou mais. As faixas etárias relativamente próximas ajudarão a garantir que os membros mais novos possam brincar com os mesmos brinquedos e se relacionar no mesmo nível.

- Com que frequência o grupo se reunirá: duas vezes por semana, semanalmente, a cada duas semanas?

- Que hora e dia são mais convenientes para você e os outros pais? Depois de estabelecer um cronograma, tente mantê-lo o máximo possível. A consistência é um ingrediente importante em um grupo de brincadeiras de sucesso. Evitar a hora da soneca e os horários tipicamente irritadiços (como o fim da tarde) também é sábio.

- Onde o grupo se reunirá? Na casa de um dos pais ou alternando de casa em casa? Em um parque ou centro comunitário local? A rotação de local mantém as coisas empolgantes para os membros, ao mesmo tempo que divide igualmente a responsabilidade que acompanha a hospedagem do grupo. Isso também significa que as crianças terão a chance de brincar com muitos brinquedos diferentes.

O DÉCIMO MÊS

- Quantos participantes haverá? Haverá um limite ao número de pais e bebês que podem participar? Muitos bebês (digamos, quinze) podem tornar o grupo caótico e complicado, enquanto poucos (apenas dois ou três) podem fornecer muito pouco estímulo. Tenha em mente que nem todos os membros comparecerão a todas as reuniões, graças a resfriados, consultas médicas e outros conflitos de agenda.
- Haverá lanche? Quem vai fornecê-los? As alergias alimentares serão respeitadas? Haverá regras restringindo junk food? E os petiscos e bebidas para adultos?
- Haverá atividades estruturadas entre pais e filhos, ou será um tempo livre para crianças e um momento social para os adultos? Tenha em mente que os pais podem ter que passar muito tempo servindo como árbitros e mantenedores da paz até que as crianças tenham idade suficiente (ao menos 3 ou 4 anos) para brincarem bem de forma consistente.
- A arrumação também será um esforço de grupo? Embora os pequeninos possam se divertir ajudando a guardar os brinquedos depois de um encontro, os pais serão os responsáveis.
- Haverá diretrizes sobre disciplina e expectativas de comportamento? Você provavelmente desejará especificar que os pais são responsáveis por monitorar apenas o comportamento de seus próprios filhos.
- Quais serão as regras para bebês doentes? É inteligente estabelecer que eles fiquem em casa, mas lembre-se de que alguns narizes minúsculos estão sempre escorrendo e algumas tosses minúsculas duram semanas, mesmo quando nada contagioso está acontecendo. Lembre-se também de que resfriados e outras viroses ocorrem quando os mundos dos bebês colidem, e essa inevitabilidade não é necessariamente ruim (quanto mais resfriados um bebê tem no início, mais forte seu sistema imunológico se torna e menos resfriados ele pegará mais tarde). A regra mais importante que você pode definir em um grupo de brincadeiras: todos os bebês e todos os pais devem estar com as vacinas em dia.

Um grupo de brincadeiras soa muito trabalhoso para você ou seu bebê? Socializar com outros bebês não é de forma alguma um requisito para os primeiros anos — especialmente para aqueles com menos de 1 ano —, então não se sinta compelida a participar ou iniciar um grupo. E, se você se inscrever e depois descobrir que preferiria não ter feito isso, não se sinta compelida a continuar. Obtenha interação social para você e para o bebê em encontros improvisados ou no parquinho, em vez de brincar com o conceito de grupo de brincadeiras.

Se é a descarga do banheiro que ele teme, faça com que ele jogue uma ou duas folhas de papel higiênico no vaso sanitário e segure-o enquanto você dá a descarga (acenar alegremente para o papel pode tornar o processo menos ameaçador). Se for a drenagem da banheira, deixe-o observar a água escorrendo quando estiver seguramente fora dela, envolto em uma toalha e em seus braços. Se os cães são seu demônio, tente acariciar um enquanto o bebê observa à distância e de um local seguro — digamos, de um colo amistoso. Quando ele finalmente estiver disposto a se aproximar de um cachorro em seus braços, incentive-o (enquanto você o segura) a "fazer carinho no cachorrinho" que você sabe que é gentil e não vai morder de repente.

Iniciar as aulas

"Ouço tanto sobre aulas para bebês que me pergunto se matricular minha bebê em uma é importante para o desenvolvimento dela."

De música, arte, movimento, sensorial, natação e muito mais — não faltam aulas disponíveis para bebês que ainda não conseguem ficar em pé sozinhos. Mas não há pressa em matricular seu pequeno aluno, especialmente quando se considera que bebês se desenvolvem e aprendem melhor na prática, quando têm tempo e oportunidades de explorar o mundo a sua maneira, com apenas uma pequena ajuda (quando necessária) dos adultos a seu redor. Em outras palavras, os bebês se desenvolvem e aprendem melhor pela experiência, não pela instrução. De fato, esperar que ela aprenda de determinada maneira, em determinado momento, em determinado lugar ou em determinado ritmo pode diminuir a curiosidade natural e o desejo de descobrir de uma criança de colo.

Embora as aulas para bebês definitivamente não sejam uma obrigação para o desenvolvimento, elas certamente são possíveis. Não há desvantagem em optar por não participar delas, mas pode haver muitos benefícios em se inscrever em uma ou mais atividades em grupo para bebês. Afinal, é bom — embora não necessário — que sua bebê tenha a chance de brincar ao lado de bebês da mesma faixa etária e que você tenha a chance de passar algum tempo (e compartilhar ideias e dicas) com outros pais. Basta escolher as aulas com sensatez: opte por aquelas que são apenas para diversão, nas quais sua bebê poderá fazer suas próprias coisas (seja dançar com a música ou rolar em um tapete de atividades) ou assistir aos colegas fazerem as deles. Evite qualquer aula que tenha uma agenda ou currículo formal e procure um formato solto, flexível e sem pressão. É sempre uma boa ideia conferir uma aula antes de se inscrever. Para descobrir o que está disponível onde você mora, verifique on-line, em revistas de pais locais, centros comunitários, o consultório do pediatra ou pergunte no parquinho.

TUDO SOBRE:
O início da disciplina

Você aplaudiu loucamente a primeira tentativa bem-sucedida de se levantar do bebê e comemorou orgulhosamente quando o rastejar finalmente se tornou engatinhar. Agora começa a se perguntar: o que era mesmo que estava celebrando? Junto com esse impressionante inventário de habilidades veio um talento surpreendente para se meter em encrencas. Se o bebê não está habilmente excluindo aplicativos do seu iPad, está clicando em "Faça seu pedido agora" em um pedido que você não fez. Se não está fazendo truques com a toalha da mesa na sala de jantar, está alegremente desenrolando rolos inteiros de papel higiênico ou esvaziando diligentemente o conteúdo de gavetas, armários e estantes. Antes, tudo o que você tinha que fazer para manter o bebê e a casa intactos era colocar o bebê em um local seguro — agora, esse local já não existe.

Talvez todo esse caos tenha feito você se perguntar: é hora de começar a pensar em disciplina? Dizer não e disciplinar quando o bebê não aceitar o não como resposta? A resposta: um retumbante sim. Disciplina significa "ensino" (e não "punição", como você pode ter presumido), e agora é o momento certo para ensinar a seu filho algumas diferenças básicas entre o que é certo e o que é errado (ou, nesse estágio inicial da evolução do bebê como ser humano, o que ele pode e não pode fazer). Embora, até um mês ou dois atrás, seus coros de "não", "quente", "não toque", "pare agora" entrassem por um ouvido adorável e saíssem pelo outro, a memória do bebê está melhorando, assim como sua compreensão. Seu filhote começa a entender suas palavras, ações e tom de voz e a lembrá-los de um dia para o outro. Isso não quer dizer que ele está pronto para viver de acordo com as regras, ou mesmo para entender quais são as regras: levará anos de passinhos de bebê até que ele se aproxime de qualquer coisa consistente em termos de conformidade, controle de impulsos, bússola moral ou cidadania. Mas ajudá-lo a dar os primeiros passos agora pode fazer toda a diferença mais tarde.

Veja como começar:

Comece com amor. Qual é o fundamento de toda disciplina eficaz? O amor incondicional, aquele vínculo inquebrável entre pais e filhos que vem sem expectativas de comportamento. O tipo de amor que está à flor da pele a cada momento de cada dia, esteja o bebê agindo como um anjo adorável ou um minimonstro furioso. E, embora seja reconhecidamente mais fácil demonstrar amor quando seu filho está contente em seus braços que quando está batendo no gato com um bloco ou acabou de jogar o copo de treinamento em uma poça de lama, é esse amor que fornece a ele a base sólida sobre a qual é construído o bom comportamento.

Individualize. Cada criança é diferente, cada família é diferente, cada circunstância é diferente. Embora existam regras universais de comportamento que se aplicam a todos, todas as vezes (não pode bater, não pode morder), não há uma abordagem única da disciplina. Para descobrir qual se adapta a seu filho, você terá que levar em consideração o temperamento (o seu e o dele), as circunstâncias (a disciplina no supermercado pode ser diferente da disciplina em casa, a disciplina quando o bebê está com um resfriado forte pode ser diferente de quando ele está se sentindo brincalhão) e o que parece certo para sua família (assim como as regras variam de casa para casa, como essas regras são aplicadas também varia).

Estabeleça limites. Sim, eles lutam contra os limites. Eles testam os limites. Mas, acredite ou não, os bebês também anseiam por limites. Saber o que esperar e o que se espera deles (desde que essas expectativas sejam justas, consistentes e apropriadas à idade) faz com que as crianças se sintam estáveis, seguras e amadas — o que, por sua vez, inevitavelmente as torna mais comportadas. Isso dito, os limites têm limites quando se trata de bebês, então limite os seus àqueles que mais importam. Risque a linha na areia, por exemplo, quando seu filho jogar areia, quando carrinhos de brinquedo forem usados como projéteis, quando um cabo de guerra sobre um carrinho de boneca se transformar em puxões de cabelo ou quando o Júnior continuar tentando pegar sua xícara quente de café.

Seja consistentemente consistente. Tão importante quanto definir esses poucos limites-chave é aplicá-los consistentemente. Se você não permitiu que o bebê brincasse com seu telefone ontem, mas está olhando para o outro lado hoje, ou se a destruição das revistas foi repreendida na semana passada, mas praticamente ignorada nessa semana, a única lição que seu filho vai aprender é que o mundo é confuso e as regras não fazem sentido (então qual é o sentido de segui-las?). Lá se vão sua credibilidade disciplinar, sua autoridade materna e a obediência do bebê. Bater é inaceitável na segunda-feira? Então tem que ser inaceitável na terça, na quarta e na quinta — e tem que ser inaceitável se a mamãe, o papai ou a babá estiverem no comando (e sim, mesmo que o vovô esteja no comando). Se suas regras valem o tempo todo, seu comportamento também deve valer. Isso não significa que, às vezes, você não possa ignorar regras não essenciais ou mesmo quebrá-las, apenas que uma abordagem consistentemente inconsistente para a disciplina está destinada a falhar.

Evite o jogo do "não". Um coro constante de "não, não, não!" tira essa palavra tão importante de seu poder rapidamente, sem mencionar que prepara o cenário para a negatividade da criança (que está ali na esquina). Portanto, escolha suas batalhas, sendo a primeira escolha sempre a segurança e o bem-estar (de pessoas e coisas), mas evite fazer de tudo uma batalha. Você pode limitar o uso do "não" criando um ambiente à prova de crianças, com muitas oportunidades de exploração em condições seguras.

Transforme o "não" em "é assim" quando puder: "É assim que acariciamos o gato" em vez de "Não puxe o rabo do Fluffy". Junto com cada não, tente oferecer um sim na forma de uma alternativa: "Não, você não pode brincar com o livro do papai, mas pode olhar este aqui" ou "Você não pode esvaziar a prateleira de cereais, mas pode esvaziar o armário dos plásticos". Em vez de "Não toque nesses papéis na mesa da mamãe", tente "Esses papéis vão na gaveta. Vamos ver se conseguimos colocar os papéis de volta e fechar a gaveta". Essa abordagem ganha-ganha transmite a mensagem e ensina uma lição — sem ser negativa.

Mantenha a idade em mente. Os mesmos padrões de comportamento não valem para uma criança de 5 anos (que, em termos de desenvolvimento, é capaz de controlar seus impulsos e ouvir a razão) e uma criança de menos de 1 ano (que claramente não é), e a abordagem disciplinar também não deveria valer. O castigo, por exemplo, não é eficaz para bebês ou crianças de colo que ainda não têm atenção, memória ou capacidade cognitiva para "sentar e pensar sobre o que fizeram". As regras também devem levar em conta as limitações da idade. Pode-se esperar que uma criança de 5 anos não a interrompa ao telefone (ao menos na maior parte do tempo) ou guarde os brinquedos antes de dormir (se for lembrada), mas esperar isso de um bebê de 1 ano não é realista. Defina limites apropriados à idade e é mais provável que obtenha a conformidade que procura. Espere mais do que seu filho pode fazer e pode esperar que a disciplina falhe.

NÃO BATA

Vamos encarar: ser pai ou mãe não é fácil, e há dias em que é muito, muito difícil, especialmente quando você está exausta, esgotada, seu filho decide testar todas as suas reservas de autocontrole e você se aproxima cada vez mais do ponto de ruptura. Você sente que pode explodir... e, talvez, tenha o impulso de bater. O impulso é normal e natural quando você considera que é apenas humana (assim como o bebê). E é especialmente natural se as surras foram usadas como disciplina por seus pais quando você estava crescendo (e você não se saiu muito bem?). A palmada, afinal, é uma tradição disciplinar consagrada pelo tempo, passada de geração em geração em muitas famílias.

Mas quase todos os especialistas concordam: é hora de aposentar a surra. Bater em uma criança (espancar, estapear ou agredir fisicamente de qualquer forma) é, segundo as pesquisas, uma forma ineficaz de disciplinar. Ela é um exemplo de agressão que a maioria dos pais não gostaria que os filhos seguissem. Numerosos estudos mostram que crianças que apanham são mais propensas a usar força física contra os colegas e, mais tarde, contra os próprios filhos. Outro golpe contra a palmada: ela representa o abuso de poder de um grupo muito grande e forte contra um grupo muito pequeno e comparativamente fraco — definitivamente um comportamento que você não quer que seu filho repita no parquinho mais tarde. Finalmente, a surra pode desencorajar a criança a repetir o delito, mas a obediência vem do medo de outra surra, não do desenvolvimento da autodisciplina — o que, afinal, é

o objetivo. A menos que você planeje seguir seu filho por toda a vida, ele terá que aprender a diferença entre o comportamento "certo" e o comportamento "errado", não apenas a diferença entre os comportamentos que resultam em surra e aqueles que não resultam.

A razão mais importante para não bater ou agredir de outra forma: você pode machucar. Fisicamente, é muito fácil cruzar a linha de um golpe ou tapa para algo mais prejudicial. Emocionalmente, a surra também cobra seu preço, abalando a sensação de segurança do bebê e, às vezes, corroendo o vínculo entre pais e filhos. Uma criança pode crescer feliz, saudável e bem ajustada apesar de algumas surras? Absolutamente sim — mas, com um argumento tão convincente contra a surra, por que testar?

A melhor política: transforme não bater na política de sua casa, mesmo nos dias especialmente difíceis (e haverá muitos mais pela frente para testá-la). Para obter melhores resultados, use estratégias de disciplina mais eficazes e menos arriscadas.

E o mesmo vale, ainda mais enfaticamente, para sacudir o bebê. Muitos pais que nunca considerariam bater não pensam duas vezes antes de sacudir, especialmente no calor do momento. Mas sacudir um bebê é extremamente perigoso e pode causar sérios danos aos olhos e/ou cérebro, ou até mesmo a morte. Portanto, nunca, jamais sacuda um bebê.

Repita e repita. Os bebês têm memória limitada, atenção mínima e controle nominal de impulsos. Disciplinar seu filho será um processo muito longo e repetitivo. Você disse a ele para não tocar no controle remoto? Esteja preparada para repetir cem vezes e tirar o controle da mão dele toda vez que ele tentar. Você disse que morder é para comida, não para pessoas? Isso não significa que não irá remover a boquinha dela do seu ombro muitas vezes. Seja paciente, persistente e esteja preparada para repetir a mesma mensagem ("Não coma a ração de cachorro") todos os dias durante semanas ou meses, antes que ela finalmente seja assimilada. E, mesmo depois que for, aquele dedinho curioso pode não ser capaz de se conter quando enfrentar a tentação. Não desista e não ceda, mas dê tempo ao tempo.

Seja a calmaria na tempestade. Sim, você é apenas humana, e é mãe de um bebê apenas humano, então está fadada a perder a paciência algumas vezes. Mas tente se controlar ao máximo, porque a raiva não funciona com os pequenos. Quando está com muita raiva, você perde a paciência e a perspectiva (duas coisas de que precisa muito quando está disciplinando uma criança de colo). Você exibe um comportamento que sempre tenta conter (a perda de controle) em vez daquele que sempre tenta encorajar (a prática do autocontrole). Você pode até assustar seu filho e, se estiver com muita raiva, machucar o emergente senso de self dele.

E aqui está outra razão importante pela qual a raiva descontrolada é ineficaz: ela não ensina nada sobre certo e errado. Gritar ou bater no calor do momento pode dar a você uma liberação rápida — e até atordoar temporariamente seu filho —, mas não promove seu objetivo de longo prazo, que é o bom comportamento. Na verdade, promove exatamente o oposto (quem grita e bate tende a criar filhos que gritam e batem — confira em qualquer parquinho e verá).

Portanto, seja a calmaria na tempestade, tanto quanto puder. Quando seu bebê fizer algo que a deixa com raiva, reserve alguns momentos para se acalmar antes de tentar disciplinar. E então responda com calma. Explique o que o bebê fez de errado e quais serão as consequências. ("Você jogou o caminhãozinho. Caminhõezinhos não são para jogar. Vou levar o caminhãozinho embora.") Um bom exemplo dado, um momento de ensino aproveitado, uma ação ligada à sua consequência — e o melhor de tudo, uma disciplina eficaz aplicada. Além disso, você se comportou como a adulta que é.

Mas, como você é apenas humana, haverá momentos em que não conseguirá conter seu temperamento. Desde que esses lapsos não ocorram com muita frequência nem durem muito — e sejam direcionados ao comportamento de seu filho, não a ele —, eles não interferirão na maternidade eficaz ou mesmo em sua estratégia geral de disciplina. Mas, quando perder a calma, desculpe-se por isso: "Desculpe-me por gritar com você, eu estava muito zangada." Adicionar um carinho reconfortante e um "eu te amo" tranquilizador fará com que seu filho saiba que às vezes ficamos com raiva das pessoas que amamos e tudo bem — isso faz parte de ser humano.

Disciplina que funciona

Não consegue imaginar por onde começar quando se trata de escolher estratégias de disciplina para um bebê que nem tem idade suficiente para entender as regras, quanto mais segui-las? Mantenha-as diretas, simples e fáceis de seguir:

Flagre seu filho fazendo a coisa certa. Ao chamar a atenção para o bom comportamento, você estará pedindo mais. Então comente a forma gentil como o bebê virou as páginas do livro (em vez de tentar rasgá-las), agradeça quando ele lhe entregar um brinquedo para colocar de volta na prateleira, elogie quando ele brincar baixinho com um brinquedo de empilhar enquanto você separa a roupa, aplauda todos os esforços para colocar a comida na boca, em vez de espalhá-la pelo chão.

Faça a disciplina corresponder ao ato. Quando o bebê puxar todos os livros da estante, peça a ele para entregar cada um deles a fim de ajudá-la a colocá-los de volta. Se ele jogar os blocos, remova-os por enquanto. Se morder seu braço, coloque-o no chão imediatamente, dizendo com firmeza: "Não morda. A mamãe não pode segurar você quando você morde."

Desvie a atenção. Para a maioria dos bebês, especialmente os mais novos, o que está fora de vista desaparece rapidamente, tornando a distração uma estratégia de disciplina especialmente inteligente. Ela está tendo um ataque no caminho para o parque? Desvie a atenção (felizmente limitada) para dois esquilos brincando na árvore. Ele está batendo um bloco contra sua mesa de jantar de madeira pintada? Ofereça um brinquedo que não lasque as cadeiras, como um cachorro de pelúcia. Com distração, todos ganham.

Use sua voz séria. Quando você está dizendo não ao bebê, o tom é importante. Fale sério sem ser má. Abaixe sua voz geralmente aguda, cantada, brincalhona e amiga uma ou duas oitavas para chamar a atenção e informar que você está falando sério e é o adulto no cômodo. Seja firme, mas direta — gritar pode assustar o bebê, e muitos gritos podem acabar sendo ignorados.

PERDENDO O CONTROLE

Às vezes, a raiva pode levar a melhor até mesmo da mãe mais amorosa. Mas, se você sente que não consegue controlar a raiva e que perder o controle a leva a bater ou sacudir, se um tapa leva a outro, se o tapa é forte o suficiente para deixar uma marca em seu filho ou visa o rosto, as orelhas ou a cabeça ou você estiver sob a influência de álcool ou drogas, você deve falar sobre seus sentimentos e ações com o pediatra, um terapeuta familiar ou outro profissional o mais rápido possível. Embora você ainda não tenha machucado seriamente seu filho, o potencial para danos físicos ou emocio-

nais existe. Agora é a hora de buscar ajuda profissional, antes que uma explosão de raiva leve a algo mais sério — mesmo que não seja abuso físico, mas verbal.

Se seu cônjuge tem problemas de raiva e agressividade ou você sente que ele tem o potencial de prejudicar o bebê física ou emocionalmente, ele também precisa de ajuda profissional. Peça essa ajuda agora.

Ria do problema... às vezes. O humor pode fazer maravilhas em certas circunstâncias, e é uma estratégia de disciplina que pode ser usada para neutralizar inúmeros cenários potencialmente explosivos. Use-o livremente em situações que, de outra forma, a levariam à exasperação, como quando o bebê se recusar a permitir que você vista a roupa de frio. Em vez de ignorar os gritos de protesto, evite a luta sugerindo alguma tolice inesperada, como colocar a roupa de neve no cachorro (ou em si mesma), e finja fazer isso. A incongruência do que você está pro-

pondo provavelmente afastará a mente do bebê das objeções por tempo suficiente para que você o vista. O rosto pegajoso precisa de uma limpeza, mas só de olhar para o pano ele começa a gritar? Conquiste-o com músicas engraçadas ("É assim que lavamos o rosto, lavamos o rosto...") ou comentários extravagantes ("Lá vem o monstro da limpeza" enquanto o pano desce e "devora" as bochechas manchadas de gelatina) ou faça caretas no espelho para distraí-lo do ato detestado. Mas não ria quando a situação exigir uma abordagem séria.

Capítulo 16
O décimo primeiro mês

Este mês, você pode ter nas mãos um bebê Houdini, cujas maiores preocupações são entrar em coisas nas quais não deveria entrar e sair de coisas das quais não deveria sair. Não há prateleira muito alta nem puxador de armário muito pesado para deter um bebê de 10 meses em sua missão de buscar e (aparentemente) destruir. Hábil artista de fuga, o bebê pode tentar se livrar de trocadores, carrinhos, cadeiras altas — em outras palavras, qualquer situação confinante (leia-se: segura). Junto com grandes avanços físicos, que podem incluir os primeiros passos para alguns bebês no décimo primeiro mês, vêm avanços verbais notáveis. Não no número de palavras faladas (no máximo duas, se tanto), mas no número de palavras compreendidas (entre vinte e cinquenta). Olhar livros torna-se uma experiência muito mais interessante e enriquecedora à medida que o bebê começa a reconhecer e possivelmente apontar imagens familiares. Na verdade, apontar (ou gesticular com alguns dedos, ou mesmo com a mão inteira) logo se tornará uma atividade favorita, não importando o que o bebê esteja fazendo — apenas uma maneira pela qual ele é capaz de se comunicar com bastante habilidade sem usar palavras.

VISÃO GERAL DO BEBÊ: DÉCIMO PRIMEIRO MÊS

Dormindo. Como no mês passado, seu doce sonhador deve dormir em média de dez a doze horas por noite e tirar duas sonecas durante o dia, cada uma com cerca de uma hora e meia a duas de duração, em um total médio de catorze horas por dia. Alguns bebês podem começar a lutar contra a soneca matinal neste mês (provavelmente algo que não é do seu interesse). Se o seu fizer isso, certifique-se de que ele esteja dormindo o suficiente.

Comendo. Sua gracinha estará ingerindo menos leite materno e fórmula agora que os sólidos figuram mais proeminentemente na dieta. À medida que o primeiro ano chega ao fim, o bebê provavelmente mamará no peito ou na mamadeira não mais que três a quatro vezes ao dia, consumindo cerca de 710 ml no total. Mais que isso em líquidos pode afogar o apetite por sólidos. O bebê mama mais de quatro vezes ao dia? Tudo bem, desde que também haja espaço para os sólidos.

Ele provavelmente vai ingerir de ¼ a ½ xícara de grãos, frutas e vegetais todos os dias (ou até mais, se comer muito) e ¼ a ½ xícara cada (ou mais) de laticínios e proteínas por dia. Não se preocupe se ele comer mais ou menos que isso. Desde que ele esteja ganhando peso e se mostre feliz e saudável, não há necessidade de ficar presa a medidas.

Brincando. Blocos, brinquedos empilháveis, quebra-cabeças, placas perfuradas, labirintos de contas, cubos de atividades e outros brinquedos que estimulem a coordenação olhos-mãos são perfeitos para seu filho de 10 meses. Brinquedos como aros e bolas de basquete para bebês terão dupla função: na coordenação olhos-mãos e no departamento de desenvolvimento físico (mesmo que sua gracinha ainda não tenha dominado a técnica da enterrada). E, por falar em desenvolvimento físico, mantenha os brinquedos de empurrar e de montar ao alcance para estimular os movimentos. Brinquedos que imitam coisas reais — especialmente os brinquedos da mãe e do pai (como telefones e chaves) — serão especialmente divertidos para seu filho este mês. Assim como os brinquedos musicais: teclado, xilofone, tambores, pandeiros, sinos e baquetas de brinquedo. E não se esqueça de fornecer a seu artista iniciante muitos lápis de cera, marcadores laváveis e giz grosso para rabiscar, mas certifique-se de que não sejam tóxicos, pois provavelmente acabarão na boca, e não apenas no papel.

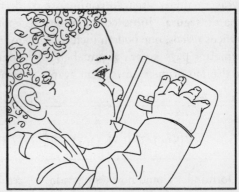

Alimentando o bebê: desmame da mamadeira

Pergunte à maioria dos pediatras quando o bebê deve ser desmamado da mamadeira e a maioria dirá até o primeiro aniversário — e definitivamente até os 18 meses. Pergunte à maioria dos pais quando eles tiraram a mamadeira, e muitos dirão... muito mais tarde que isso. Há muitas razões pelas quais os pais (e os bebês) ficam com a mamadeira por mais tempo que os médicos (e dentistas) recomendam, incluindo a conveniência para a mamãe e o papai, conforto para o Júnior e menos bagunça para todos. Bebês acostumados a adormecer com a mamadeira ou a mamar durante a noite ou de manhã cedo e pais acostumados a comprar uma boa noite de sono ou acordar mais tarde tampouco têm pressa de largar a mamadeira. Acrescente o temido processo de retirada (raro é o bebê que desiste da mamadeira sem lutar) e não é de admirar que haja muitas crianças de 2 e 3 anos que ainda a usam.

Mas eis a mensagem sobre a mamadeira à qual a maioria dos especialistas gostaria que os pais prestassem atenção: o desmame aos 12 meses — ou o mais rapidamente possível após o primeiro aniversário — é melhor para o bebê. E não faltam motivos. Em primeiro lugar, como acontece com muitos objetos de apego (como chupar chupeta, ser embalado para dormir e assim por diante), velhos hábitos custam a morrer. E quanto mais velhos forem os hábitos (e o bebê), mais difíceis serão de quebrar. Desmamar uma criança bastante flexível de 1 ano é como tirar doce de bebê comparado a brigar com uma determinada criança de 2 anos pela amada mamadeira, especialmente na hora da soneca e na hora de dormir.

Em segundo lugar, quando um bebê mais velho usa mamadeira, ele corre o risco de desenvolver cáries, e não apenas porque agora há dentes para cariar. Embora os bebês mais novos geralmente sejam alimentados no colo dos pais — com a mamadeira sendo removida ao fim da mamada —, um bebê móvel muitas vezes a carrega aonde quer que vá. Beber em movimento e beliscar durante todo o dia permitem que o leite ou suco recubra os dentes de açúcar, com as cáries sendo o resultado potencial. O mesmo acontece com adormecer mamando, beber uns golinhos durante a noite ou voltar a dormir nas primeiras horas da manhã com a mamadeira na mão. Outro risco para a saúde que correm os bebês com mais de 12 meses ao levar a mamadeira para a cama (ou beberem deitados): maior suscetibilidade às infecções de ouvido.

Terceiro, bebês que usam mamadeira geralmente bebem mais suco ou leite do que deveriam, enchendo-se de líquidos e ingerindo muito poucos sólidos. Esses bebês não somente são mais propensos a se tornarem enjoados na hora de comer (o que não surpreende, já que suas barrigas estão sempre cheias de suco e leite), mas também podem perder nutrientes importantes. Se suas mamadeiras estiverem cheias de suco, principalmente de maçã, eles também podem acabar com diarreia crônica.

E, se você ainda não está persuadida a mudar para um copo no próximo mês ou dois, considere estes possíveis problemas de desenvolvimento causados pelo uso contínuo da mamadeira: a criança que está constantemente carregando e bebendo a mamadeira tem apenas uma mão livre para brincar e explorar — e uma boca cheia demais para falar.

Se seu bebê ainda não começou a usar o copo, é hora de fazer a introdução — encontre na p. 563 dicas sobre como começar. Embora a introdução do copo seja relativamente fácil nessa idade, fazer o bebê desistir completamente da mamadeira e tomar todo o líquido de um copo é um pouco mais desafiador. Seguir estas sugestões pode tornar a mudança da mamadeira para o copo um pouco mais suave:

Escolha o momento certo. Embora você não deva esperar que o bebê abandone completamente a mamadeira até perto de 1 ano, não há razão para não iniciar o processo agora. Mas seja esperta quanto ao momento. É melhor não começar a desmamar o bebê se ele estiver doente, iniciando a dentição ou sentindo qualquer outra forma de mal-estar. Também espere até que ele se acalme novamente após uma grande mudança, uma nova creche ou qualquer outro momento estressante antes de tirar a mamadeira. E adie o desmame se seu filho ainda não dominou o copo. O copo tem de estar em uso antes que a mamadeira seja retirada, caso contrário, ele não terá nada para beber.

Vá devagar. A menos que esteja planejando uma abordagem súbita para romper com o hábito da mamadeira — uma técnica provavelmente mais adequada a uma criança mais velha, que pode ajudar com o plano —, a melhor maneira de fazer a transição entre a mamadeira e o copo é retirar gradualmente a primeira enquanto introduz o segundo. Há vários jeitos de fazer isso:

- Remova uma mamadeira de cada vez e a substitua por um copo. Aguarde alguns dias ou uma semana antes de substituir a próxima. Mamadeiras do meio do dia serão mais fáceis de cortar primeiro. As do início da manhã e da hora de dormir geralmente são mais difíceis, assim como qualquer mamadeira que o bebê tome antes da soneca, especialmente se tiver sido usada como hábito para adormecer (em outras palavras, tornou-se uma associação com o sono).

- Coloque menos fórmula ou leite (fórmula para bebês com menos de 1 ano, leite integral para bebês com mais de 1 ano) do que seu bebê normalmente toma em cada mamadeira e ofereça em um copo. Diminua lentamente a quantidade de fórmula ou leite na mamadeira enquanto aumenta a quantidade de fórmula ou leite no copo.

- Troque a fórmula ou o leite da mamadeira por água, uma mamada de cada vez (e sirva a fórmula ou leite no copo). Muito em breve, o bebê pode decidir que mamadeiras somente com água não valem a pena — e, mesmo que ele se agarre a mamadeiras de água, ao menos nenhum dano será causado aos dentes. O suco, se estiver no cardápio, deve ser servido só no copo. Apenas certifique-se, ao fazer a transição para o copo, de que seu filho receba fórmula ou leite suficientes, ou o suficiente na forma de outros alimentos ricos em cálcio (digamos, queijo e iogurte).

Esconda as mamadeiras. Fora da vista, fora da mente — ou assim esperamos. Para tornar a transição um pouco mais fácil, comece a guardar as mamadeiras atrás das portas fechadas do armário, onde seu bebê não possa vê-las. Quando você estiver pronta para desistir das mamadeiras, encaixote, doe ou recicle-as imediatamente. Ao mesmo tempo, certifique-se de que o bebê veja copos pela casa com frequência: na geladeira, no balcão da cozinha, na mesa de jantar, na bolsa de fraldas.

Exagere nos copos. Escolha copos com recursos projetados para encantar seu pequeno bebedor. Copos com cores brilhantes e desenhos fofos ou copos transparentes que permitam que o bebê observe o líquido balançar. Copos sem válvula com canudinho, copos com alças, copos sem alças. Copos recortados no meio ou em forma de ampulheta para manuseio mais fácil... ou de borracha para uma pegada ainda mais fácil. Copos com bicos de silicone (parecem mamilos) ou copos de aço inoxidável isolados a vácuo para que o conteúdo permaneça frio (e fresco) por horas. Copos com e sem válvula. Copos com alças moldadas, copos com alças lisas. Copos com tampa ou copos abertos com encaixes que controlam o fluxo de líquido em qualquer ponto da borda (ou seja, sem tampa e bico). As opções são infinitas, então experimente algumas (ou muitas) para ver do que seu bebê mais gosta.

Coloque o copo nas mãos do bebê. Pode levar mais tempo para seu filho terminar um copo de fórmula que uma mamadeira, mas, com a prática, isso deve mudar rapidamente. Evite interferir na prática do bebê (manobrar o copo na boquinha dele, por exemplo, ou corrigir constantemente a técnica), mesmo que ela seja mais confusa ou menos eficiente do que você gostaria. Lembre-se, a mamadeira estava sob controle do bebê, então o copo também precisa estar.

Espere menos. Menos leite. Espere que seu bebê tome menos leite em pó durante o processo de desmame. Uma vez que ele se ajuste a tomar todo o líquido diário do copo, você verá o número de mililitros subir novamente. Tenha em mente que bebês mais velhos que se aproximam do primeiro aniversário precisam de menos mililitros totais de fórmula (apenas 470 a 710 ml) que bebês mais novos, tornando a marca dos 12 meses o momento perfeito para o desmame.

Ensine pelo exemplo. Bebês dessa idade adoram imitar os adultos (particularmente os adultos que amam). Aproveite esse desejo de imitar e beba de um copo de treinamento ou copo com canudinho junto com o bebê.

Seja positiva. Toda vez que o bebê usar o copo, ofereça um reforço positivo: bata palmas, elogie, invente uma música do copo para manter a motivação. Experimente brindar. Mostre a seu filho como tocar o copo dele no seu, com um coro de "Saúde!" ou "Vamos virar!". Isso rapidamente se tornará um ritual adorado pelo bebê nas refeições e lanches. Em contrapartida, evite criticar o bebê pelo progresso lento com o copo ou zombar dele por se agarrar à mamadeira (isso só fará com que ele a agarre com mais força).

Seja paciente. Hábitos de um ano ou mais geralmente não são eliminados da noite para o dia. Você pode esperar que o desmame leve várias semanas, até um mês ou dois, para ser completamente realizado. Aguente firme e ajude o bebê a aguentar também. Seja consistente (e não ceda — depois de tirar uma mamadeira da programação, mantenha-se firme) e você será recompensada em algum momento. Se

levar mais tempo que o previsto, tudo bem (mesmo que você não termine o desmame completo até meses após o prazo do primeiro aniversário), desde que haja progresso gradual.

Encha o bebê de amor. Para a maioria dos bebês, a mamadeira fornece não apenas nutrição, mas também conforto. À medida que você limita a quantidade de tempo que seu bebê passa com a mamadeira, esteja preparada para preencher a lacuna de conforto com abraços, sessões de brincadeira, uma história para dormir no colo a fim de ajudar o bebê a se sentir seguro diante da mudança. Um novo objeto de conforto — um cobertor ou bicho de pelúcia — também pode facilitar a transição.

O que você pode estar se perguntando

Pernas arqueadas

"Meu bebê começou a dar uns passinhos e parece estar com as pernas tortas."

Curvadas para fora até os 2 anos, curvadas para dentro aos 4 anos, as pernas típicas de uma criança de colo certamente não são para as capas de revista. Mas mesmo as pernas que enfeitam as principais passarelas da moda provavelmente estavam curvadas quando deram seus primeiros passos. Quase todas as crianças ficam com as pernas arqueadas (os joelhos não se tocam quando os pés estão juntos) durante os primeiros dois anos de

vida, e a curvatura se torna mais fácil de notar quando elas começam a ficar em pé. Então, à medida que passam mais tempo andando, normalmente ficam com os joelhos tortos (os joelhos se encontram, mas os tornozelos, não). Somente entre a pré-adolescência e a adolescência é que joelhos e tornozelos se alinham e as pernas parecem ter sua forma normalmente reta. Enquanto isso, aproveite essas adoráveis pernocas tortas de bebê.

Se você tiver dúvidas sobre a curvatura das pernas de seu filho, verifique com o pediatra para ficar mais tranquila.

Quedas

"Sinto que estou vivendo no limite desde que meu bebê começou a dar os primeiros passos. Ele tropeça nos próprios pés, bate a cabeça nos cantos das mesas, derruba cadeiras. Ele é destemido, eu não."

Ser um andador novinho em folha definitivamente pode fazer um bebê tropeçar. E escorregar, bater e machucar... para não mencionar se meter em um monte de problemas. Para o bebê, significa inúmeras quedas. Para você, significa nervos em frangalhos e batimentos cardíacos disparados. Mas se prepare, porque desventuras sobre dois pés não deterão seu intrépido aventureiro — e isso é bom, ou ele jamais aprenderia a se locomover sozinho (ou aprenderia qualquer outra coisa, aliás). Dominar o caminhar (e o escalar, correr, chutar, arremessar, saltar e pular que estão por vir) requer muita prática, juntamente com muitos altos e baixos (nesse ponto, ele pode estar mais para baixo). Portanto, não interfira enquanto ele aperfeiçoa seus passos. Seu papel, além de ser espectadora orgulhosa, mas nervosa, não é ficar no caminho, mas fazer todo o possível para garantir que, quando o bebê cair, ele caia com segurança. Embora cair no tapete da sala possa machucar o ego, cair da escada machuca muito mais. Bater na borda arredondada do sofá pode causar algumas lágrimas, mas colidir com o canto pontiagudo de uma mesa de vidro pode tirar sangue. Para diminuir as chances de ferimentos graves, certifique-se de que sua casa seja segura (p. 535). E, mesmo que tenha removido os perigos mais óbvios do caminho, lembre-se de que o recurso de segurança mais importante é a supervisão constante e próxima de um adulto.

Lembre-se também de que a forma como você reage aos deslizes do bebê molda a resposta dele. Entre em pânico a cada queda e ele fará o mesmo. Preocupe-se infinitamente com cada solavanco e ele acreditará que há motivos para se preocupar. Gritos de "Você está bem? Você está bem?" ou suspiros e estremecimentos dramáticos certamente causam choro, mesmo que a queda não tenha doído. A ideia é protegê-lo sem se tornar superprotetora (o que pode torná-lo excessivamente cauteloso). Responda com um calmo "Opa, você caiu! Está tudo bem. Levante e tente de novo" e ajudará seu pequeno soldado a encarar os pequenos tombos com naturalidade, voltando a ficar de pé e tentando novamente.

Calçados para caminhar

"Nossa bebê acabou de dar seus primeiros passos. De que tipo de sapato ela precisa agora?"

Os melhores sapatos para um novo andador são... nenhum. Como andar descalça realmente ajuda a construir arcos e fortalecer tornozelos, os pezinhos dela se desenvolverão melhor quando estiverem nus, não cobertos e confinados. Mas pés descalços nem sempre são suficientes — como quando a bebê está do lado de fora e os pés precisam de proteção contra vidro quebrado, cocô de cachorro ou pisões dos sapatos alheios. Então é hora de ir à loja procurar sapatos que sejam o mais próximo possível de pés descalços. Procure:

Sapatos bem ajustados. Os sapatos da bebê devem se encaixar perfeitamente. Se forem muito grandes, ela pode derrapar, escorregar e até tropeçar neles. Se forem muito pequenos, irão apertar e restringir. Verifique a largura apertando a lateral do sapato no ponto mais largo. Se conseguir segurar um pedacinho dele entre os dedos, a largura é a certa. Verifique o comprimento pressionando o polegar logo além da ponta do dedão. Se houver a largura de um polegar (uns 15 mm) de espaço, o comprimento está certo. Verifique o ajuste do calcanhar tentando deslizar o dedo mindinho entre o calcanhar da bebê e a parte de trás do sapato. Ele deve caber, mas justo. Áreas avermelhadas nos dedos ou pés da bebê quando os sapatos são removidos significam que eles estão muito apertados.

Leves. Novos caminhantes têm bastante dificuldade em colocar um pé descalço na frente do outro. O peso dos sapatos pode tornar essa nova habilidade ainda mais desafiadora. Então pense leve: couro macio, lona ou tecido.

Solado antiderrapante e flexível. Os pés são flexíveis e os sapatos também devem ser. Você deve ser capaz de dobrar a ponta do sapato para cima (cerca de 40º) com facilidade. E procure sapatos que tenham boa tração, para ajudar a manter a bebê em pé. Solas antiderrapantes de couro ou borracha, especialmente as equipadas com ranhuras ou saliências para quando a bebê se tornar uma andadora mais proficiente, evitarão que ela escorregue enquanto anda e não se agarrarão tanto ao chão que tornem difícil levantar os pés. Mesmo os sapatos sociais devem ter boa tração nas solas.

Acolchoamento. Os sapatos devem oferecer suporte firme, mas ser acolchoados no calcanhar e ao redor dos tornozelos a fim de minimizar o atrito e na parte inferior interna, para maior conforto.

Fechamento seguro. Quer os sapatos sejam presos com velcro, fechos ou cadarços, certifique-se de que sejam fáceis de prender, mas não tão fáceis que possam se soltar sozinhos (ou serem soltos pelos dedos ágeis da bebê). Sapatos de enfiar podem ser fáceis de calçar, mas lembre-se de que também são fáceis de descalçar (e podem cair facilmente).

Preço razoável. Os sapatos devem ser feitos para aguentar o tranco, não para durar para sempre. Afinal, a bebê crescerá e o número aumentará a cada três meses, mais ou menos.

Lembre-se também de que os sapatos são tão bons quanto as meias dentro deles. Assim como os sapatos, elas devem servir bem e ser de um material (como o algodão) que permita que os pés respirem. Certifique-se de que elas fiquem justas sem restringir os pés e não se amontoem ou enruguem. Quando as meias começarem a deixar marcas, estará na hora de passar para o próximo tamanho.

A bebê ainda não se levanta sozinha

"Embora esteja tentando há algum tempo, minha bebê ainda não ficou em pé sozinha. Ela não deveria ser capaz de fazer isso a essa altura?"

Para os bebês, a vida é uma série interminável de desafios físicos. As habilidades que os adultos dão como certas — rolar, sentar, ficar em pé — são para eles grandes obstáculos a serem enfrentados e vencidos. E, assim que uma nova habilidade é dominada, surge outra. Para sua bebê, o passo seguinte é se levantar, e isso não é pouca coisa para seus pezinhos.

Tal como acontece com todas as habilidades, há uma ampla gama de "normal" quando se trata de ficar em pé. Alguns bebês obstinados se levantam aos 6 meses, outros só conseguem fazer isso bem depois do primeiro aniversário, embora a maioria caia (e se levante novamente) em uma posição intermediária: a idade média é de 9 meses. O peso do bebê pode ter impacto no momento em que ele fica em pé pela primeira vez: um bebê mais pesado tem mais volume para carregar que um mais leve, e o esforço necessário pode ser maior. Em contrapartida, alguns pesos-leves podem não ter a força muscular necessária para ficar em pé, especialmente se as pernas forem mais do tipo esquelético. O bebê que fica no carrinho, carregador ou *bouncer* na maior parte do dia não será capaz de praticar flexões. O mesmo se aplica a um bebê que não tem móveis fixos nos quais se apoiar. Sapatos ou meias escorregadias podem minar seus esforços, tornando os pés descalços a melhor aposta.

Como acontece com quase todos os marcos de desenvolvimento, pressionar para a bebê ficar em pé provavelmente só servirá para atrasá-la — os bebês precisam saber que seu próprio ritmo é o ritmo certo (e é!). Você pode encorajar a bebê a se levantar colocando um brinquedo favorito em um lugar onde ela tenha que ficar em pé para alcançar e dando a ela oportunidades frequentes de ficar em pé em seu colo (ela vai trabalhar os músculos das pernas e a autoconfiança). Caso contrário, tudo o que precisa fazer é sentar e esperar que ela se levante — em seu próprio tempo.

Lesões nos dentes do bebê

"Meu filho caiu e lascou um dos dentes da frente. Devo levá-lo ao dentista?"

Já que esses dentinhos branquinhos e bonitinhos vão cair algum dia, a fim de dar espaço para os dentes permanentes, um pequeno lascado em um dente de leite geralmente não é motivo de preocupação — e é bastante comum, considerando-se o número de quedas que a típica criança inexperiente experimenta no decorrer de um dia. Ainda assim, é uma boa ideia garantir que você não esteja lidando com algo mais que apenas cosmético. Primeiro, faça uma verificação rápida do dente. Se houver arestas afiadas, ligue para o médico ou dentista quando tiver chance. O dentista pode querer suavizar a aresta. Se o bebê parece estar com dor (mesmo dias depois), se o dente mudou de posição ou parece infectado (a gengiva inchada pode indicar isso) ou você vir uma mancha rosa no centro do dente lascado, avise o médico ou dentista imediatamente. Uma lesão no nervo, se não for tratada, pode danificar o dente permanente que já está se formando na boca do bebê. De qualquer forma, tente sorrir — é provável que haja muito mais solavancos para seu bebê no caminho para andar.

DODÓIS ACONTECEM

Mesmo nos lares mais cuidadosamente à prova de bebês, mesmo com a supervisão mais vigilante, dodóis (pancadas na cabeça, joelhos arranhados, lábios inchados) acontecem. A maioria é do tipo que sara com um beijo, mas alguns precisam de primeiros socorros e, ocasionalmente, atenção médica. Consulte o capítulo 20, a partir da p. 777, para todos os detalhes sobre lesões e tratamentos.

Saltos de crescimento

"A pediatra acabou de me dizer que meu filho caiu do percentil 90 para o percentil 50 em termos de altura. Ela disse para eu não me preocupar, mas parece uma queda muito grande."

Há muito mais no crescimento de um bebê que porcentagens em um gráfico, e é por isso que os pediatras olham para além dos números ao avaliar seu progresso. As curvas de altura e peso mantêm um ritmo bastante próximo? O bebê passa pelos marcos de desenvolvimento (sentar-se e ficar em pé sozinho, por exemplo) na hora certa? Está ativo e alerta? Come e dorme normalmente (para ele)? Parece feliz? Interage bem com os pais? O cabelo e a pele estão saudáveis? Parece que o médico está completamente satisfeito com a forma como o crescimento e o desenvolvimento de seu bebê estão se somando, mesmo com a aparente queda no gráfico.

Na maioria das vezes, o que parece ser uma mudança repentina de crescimento é apenas resultado de um erro de cálculo, feito na última consulta ou em uma das anteriores. Bebês geralmente são medidos deitados e se contorcendo, o que pode facilmente atrapalhar os resultados. Quando uma criança passa para a medição vertical, ela pode parecer perder 2 ou 3 cm de altura porque seus ossos se acomodam um pouco quando ela fica em pé (além disso, fazer uma criança ficar em pé e parada para uma leitura precisa não é fácil).

Outra razão comum para tal mudança de crescimento é que o bebê que nasceu grande ou cresceu rapidamente no início está desacelerando à medida que se aproxima de seu tamanho geneticamente predestinado. Se nenhum dos pais for alto, você não deve esperar que seu filho fique no percentil 90 — é provável que esse não seja o plano da natureza para ele. Mas a altura não é herdada através de um único gene. Assim, uma criança com um pai de 1,80 m e uma mãe de 1,50 m pode atingir a idade adulta na mesma altura que um ou outro (ou mais alto ou mais baixo que qualquer um deles), mas é mais provável que acabe no meio. Em média, no entanto, cada geração é um pouco mais alta que a anterior.

A menos que você tenha algum motivo (além dessa queda na altura) para acreditar que algo está errado com o crescimento e o desenvolvimento de seu filho, siga as dicas do médico. Se tiver uma preocupação incômoda, peça mais garantias.

Lanchando

"Meu bebê quer comer o tempo todo. O quanto lanchar é bom para ele?"

Os lanches estão atacando? Tudo bem. Lanchar com moderação desempenha um importante papel coadjuvante para as três refeições diárias. Aqui está o porquê:

Os lanches são uma experiência de aprendizado. Como o bebê come na hora das refeições? Muitas vezes, alimentado com colher de uma tigela. Como ele mastiga na hora do lanche? Pegando um pedaço de banana, um biscoito ou bolinho com os dedos rechonchudos e manobrando-o sozinho para dentro da boca — não é pouca coisa, considerando o quanto a boca é pequena e o quanto a coordenação é primitiva.

Lanches preenchem um vazio. Os bebês têm estômagos pequenos que enchem e esvaziam rapidamente, o que significa que não podem ficar longos períodos sem comer entre as refeições. Entram os lanches, que mantêm o tanquinho cheio e o nível de açúcar no sangue estável e, à medida que os sólidos se tornam a base da dieta, suprem as lacunas nutricionais.

Lanches dão um descanso ao bebê. Brincar é o trabalho dos bebês e, assim como os adultos, eles precisam de pausas durante o trabalho. Um lanche proporciona essa pausa, uma chance de relaxar com um pouco de queijo e biscoitos antes de voltar ao trabalho.

Lanches ajudam a dormir melhor. O açúcar no sangue pode cair durante a (com sorte) longa noite de sono, e pode impedir que o bebê durma pelo tempo que deveria. O lanche certo, incorporado à rotina da hora de dormir, pode ajudá-lo a se acalmar mais rapidamente e a ficar mais tempo acomodado. O lanche certo antes da soneca pode fazer o mesmo, além de ajudar seu filho a acordar sentindo-se mais enérgico e menos irritado.

Lanches proporcionam gratifi-cação oral. Os bebês são oralmente orientados: tudo que eles pegam vai diretamente para a boca, e isso é natural. O lanche lhes dá uma chance bem-vinda de colocar as coisas na boca sem que elas sejam removidas por um pai desaprovador.

Os lanches facilitam o desmame... em algum momento. Pensando no desmame, seja da mamadeira com 1 ano ou do peito algum tempo depois? Adquirir o hábito de lanchar agora ajudará seu filho a dar esse grande salto de desenvolvimento mais tarde, com menos problemas (um lanche na hora de dormir pode complementar a mamada da hora de dormir agora e substituí-la mais tarde).

Tente oferecer um lanche pela manhã, um à tarde e (se você achar que o bebê precisa, nem todos precisam) um antes de dormir. Você pode incluir o último lanche do dia na rotina da hora de dormir, desde que seja oferecido antes de escovar os dentes.

LANCHES INTELIGENTES

Há muito associado a preguiçosos deitados no sofá e calorias consumidas sem pensar (e nem deixe a mamãe começar a falar sobre como eles estragam o apetite para o jantar), os lanches definitivamente têm má reputação e, às vezes, por um bom motivo... isto é, se existe algum bom motivo para mergulhar de cabeça em um saco enorme de Doritos. Mas os petiscos certos na hora certa podem ser inteligentes, principalmente para seu docinho. Apenas lembre-se de:

Programar com inteligência. A mamãe estava certa sobre isso: lanches muito perto da hora das refeições podem interferir no apetite do bebê. Programe os lanches para o meio das refeições a fim de evitar essa confusão que sabota o apetite.

Impedir o beliscar incessante. Lanches que duram o dia todo — também conhecidos como beliscar — são bons para cordeirinhos, mas não tão bons para seu pequeno humano. Querendo saber por quê? Beliscar sem parar pode:

- Gerar problemas nos dentes. Uma boca sempre cheia de comida está madura para as bactérias causadoras de cáries, que adoram se deliciar com os açúcares que até mesmo os lanches saudáveis (como biscoitos integrais ou iogurte) deixam para trás nos dentes macios.
- Fazer o bebê engordar. Certamente seu bebê não terá cintura pelos próximos anos (e isso é uma coisa boa — barrigas arredondadas são padrão para os bebês). Mas um bebê que está sempre comendo não aprende a regular o apetite (comer quando estiver com fome, parar quando estiver saciado, co-

mer quando estiver com fome novamente). Sempre ter algo na boca agora pode levar a lutas pela cintura mais tarde.

- Retardar a fala. Já tentou falar com a boca cheia? Não é educado nem bonito — além disso, torna muito difícil para os outros entenderem o que você tem a dizer. Para um bebê que experimenta novos sons quase todas as horas do dia, a boca sempre cheia pode limitar a valiosa prática verbal.
- Prejudicar as brincadeiras. Sempre ter um biscoito na mão (ou segurar o copo de treinamento ou a mamadeira) limita os jogos e a exploração... especialmente se o bebê tende a segurar a comida com os dois punhos. Engatinhar ou dar passinhos segurando um biscoito? Definitivamente não é fácil.

Ensinar o bebê a lanchar pelos motivos certos. Há boas razões para lanchar e razões não tão boas. Evite oferecer lanches se o bebê estiver entediado (distraia-o com um brinquedo em vez de bolinhos), magoado (acalme-o com um abraço e uma música em vez de um copo de treinamento) ou tiver realizado algo digno de destaque (experimente elogiá-lo em vez de oferecer um punhado de biscoitos).

Ensinar o bebê a lanchar com segurança. Os lanches devem ser tratados com tanta seriedade quanto as refeições principais. Devem ser dados enquanto o bebê está sentado, de preferência na cadeira alta. Por quê? É mais seguro (um bebê que come deitado de costas, engatinhando ou andando pode se engasgar com muita facilidade), ensina boas maneiras à mesa (que sempre são aprendidas melhor à mesa) e mais fácil para você (você vai gostar de não encontrar migalhas no sofá e respingos no tapete). Claro, se você estiver fora e o bebê estiver no carrinho ou na cadeirinha na hora do lanche, você pode servi-lo assim mesmo. Mas não dê ao seu bolinho mastigador a ideia de que o lanche é uma compensação pelo tempo de serviço nesses aposentos confinados — estar amarrado em um carrinho ou cadeirinha não deve ser um sinal para esperar pelos biscoitos e o copo de treinamento.

Intensificação da ansiedade de separação

"Já deixamos a bebê com uma babá antes, e isso nunca pareceu incomodá-la. Mas agora ela faz um barulho terrível toda vez que passamos pela porta."

A ansiedade de separação afeta a maioria dos bebês e crianças de colo, alguns mais que outros, e muitos... muito. O que significa que, quando se trata de ser separado dos pais, a ausência não apenas faz com que o coração fique mais afeiçoado, mas também que os lamentos fiquem mais altos.

Embora possa parecer que sua filhota está regredindo — afinal, suas idas e vindas nunca a incomodaram antes —, a ansiedade de separação na verdade é um sinal de que ela está amadurecendo. Primeiro, ela está se tornando mais independente, mas com amarras... em relação a você. Enquanto ela se aventura a explorar o mundo sobre dois pés (ou mãos e joelhos), ela se conforta sabendo que você está a um passo de distância, caso ela precise. Quando ela se separa de você (como quando sai do seu lado para explorar o outro lado da sala de jogos ou o parquinho), é em seus próprios termos. Quando você se separa dela (como quando você a deixa com uma babá para ver um filme e jantar), não é. Você é quem está saindo, ela é quem está sendo deixada para trás — e isso abre a porta para a ansiedade de separação.

Segundo, ela agora é capaz de compreender o complexo conceito (para um bebê) de permanência do objeto — que alguém ou algo ainda existe, embora não esteja visível. Quando ela era mais nova e você saía, ela não sentia sua falta — fora de vista, para ela, significava fora da mente. Agora, quando está fora de vista, você ainda está na mente, o que significa que ela sente sua falta. E, como ainda não entendeu o conceito ainda mais complicado de tempo, ela não tem ideia de quando, ou mesmo se, você voltará. E isso gera ainda mais ansiedade.

A memória aprimorada — outro sinal de maturidade crescente — também desempenha um papel. A bebê sabe o que significa quando você coloca o casaco e diz "tchau". Ela agora é capaz de prever que você ficará fora por um tempo indefinido quando sair pela porta. Uma bebê que não foi deixada muitas vezes com a babá (e viu seus pais retornarem consistentemente) também pode se perguntar se você voltará. E isso gera ainda mais ansiedade.

Embora alguns bebês possam dar sinais de ansiedade de separação já aos 7 meses, ela geralmente atinge o pico entre os 11 e os 18 meses. Mas, como tudo no desenvolvimento infantil, o momento varia de criança para criança. Algumas nunca a experimentam, enquanto outras começam a temer as separações muito mais tarde, por volta dos 3 ou 4 anos. Para algumas, dura apenas alguns meses. Para outras, continua por anos, às vezes continuamente, às vezes de modo intermitente. Certos estresses da vida, como mudança, um novo irmão, uma nova babá ou até mesmo a tensão em casa, podem desencadear um primeiro episódio de ansiedade de separação ou uma nova crise... ou apenas intensificar a ansiedade já existente.

A ansiedade de separação geralmente ocorre quando você deixa a bebê nas mãos de outra pessoa — quando você está indo para o trabalho, saindo à noite ou deixando-a na creche. Mas também pode acontecer à noite, quando você a coloca no berço (veja a próxima pergunta). Não importando qual seja o gatilho, os sintomas são os mesmos: ela vai se agarrar a você (com uma força sobre-humana que torna os braços e dedos particularmente difíceis de remover), chorar e gritar inconsolavelmente e resistir a todas as tentativas de acalmá-la. Em suma, tentará todos os truques do livro do bebê para impedir que você saia. Tudo isso fará com que você se sinta culpada e estressada por deixá-la — e talvez até a faça pensar duas vezes antes de sair novamente.

Mas, por mais perturbadora que seja para você (e pareça ser para ela), a ansiedade de separação é parte normal do desenvolvimento da bebê — tão normal (embora não tão inevitável) quanto aprender a andar e falar. Ensiná-la a lidar bem com as separações agora a ajudará a lidar melhor com elas mais tarde (especialmente quando se tornarem ainda mais desafiadoras, como quando ela for deixada pela primeira vez na pré-escola).

Para minimizar a ansiedade da bebê e a sua, siga estas etapas antes de sair:

- Escolha uma babá que saiba lidar com isso. Deixe a bebê com uma babá que seja não apenas qualificada, confiável e experiente, mas também alguém com quem você possa contar para responder com paciência e compreensão, não importando o quanto sua filha se mostre histérica quando a porta se fechar atrás de você. Avalie o nível de conforto da bebê com uma nova babá, deixando-as sozinhas por curtos períodos — digamos, uma hora ou mais — antes de ficar mais tempo fora.
- Apresente-as antes de sair. Faça com que a babá chegue ao menos quinze minutos mais cedo, para que ela e sua filhota possam se envolver em uma atividade (brincar com o classificador de formas, empilhar blocos, colocar o ursinho na cama). Tenha em mente, no entanto, que a bebê pode se recusar a fazer qualquer atividade com a babá (mesmo que ela seja familiar... mesmo que seja a avó) enquanto você ainda estiver em casa. Afinal, consentir em brincar com a babá pode significar que ela está consentindo em ficar com ela. Não se preocupe: assim que você sair, ela provavelmente concordará em se juntar à diversão.
- Evite os gatilhos. Como você provavelmente notou, mesmo o bebê mais maduro pode derreter em um piscar de olhos quando está cansado ou com fome. Portanto, tente sair quando ela tiver tirado uma soneca e sido alimentada recentemente. Estar resfriada ou agitada por causa da dentição também pode tornar as separações mais dolorosas para todos os envolvidos — basta adicionar uma dose extra de conforto antes de sair e quando voltar e pedir à babá para também oferecer bastante enquanto você estiver fora.
- Não saia de fininho. Claro, é mais fácil sair depois que a bebê estiver dormindo, antes que ela acorde da

soneca ou quando ela não estiver olhando — mas essa é uma estratégia que pode sair pela culatra. Ela provavelmente entrará em pânico quando perceber que você se foi (ou acordar e descobrir que você não está em casa), e isso pode resultar em muito choro a curto prazo e problemas de confiança a longo prazo. Você pode evitar uma cena dessa vez, apenas para ter uma cena ainda mais intensa da próxima. Além disso, o medo de que você possa sair sem avisar a qualquer momento pode aumentar o apego mesmo quando você está ao lado dela. A menos que tenha que sair quando ela estiver dormindo, seja clara ao avisar que está indo.

- Leve a ansiedade da bebê a sério, mas não a sério demais. A ansiedade de separação é normal e apropriada para a idade e, para a bebê, é real. Assim, não ria dela ou a ignore, e definitivamente não perca a paciência. Valide os sentimentos dela — deixe-a saber que você entende que ela está chateada — e depois garanta, com calma e amor, que voltará em breve. Apenas não exagere na validação, misturando suas lágrimas às dela ou combinando sua ansiedade à dela. Afinal, você não quer passar a sensação de que realmente há algo com que se preocupar quando você sair.

- Avise quando voltará. A bebê ainda não é uma observadora do relógio (a passagem do tempo não faz sentido para ela), mas, mesmo assim, é uma boa ideia começar a inserir concei-

tos de tempo com os quais ela possa se relacionar: "Estarei de volta depois do seu cochilo" ou "Estarei em casa quando você jantar" ou "Vejo você quando acordar".

- Inicie uma tradição de despedidas felizes. "Vejo você mais tarde, jacaré... Até daqui a pouco, crocodilo" é uma frase consagrada pelo tempo que sua filhota pode começar a associar à sua partida e retorno. Diga isso com um sorriso, um abraço rápido e um beijo. Outros rituais que você pode adicionar: mandar um beijo (a bebê logo estará mandando outro), um aceno especial ou, se houver uma janela, fazer com que a babá a segure ali para que você possa acenar do lado de fora.

- Quando sair, saia. Torne a despedida curta, doce... e final. Aparições repetidas na porta (tenha certeza de que está com a carteira e as chaves do carro para que não tenha que voltar) tornarão a saída mais difícil para todos — especialmente para a bebê, que pode não sossegar até saber que você realmente saiu.

Lembre-se de que a ansiedade de separação não dura para sempre, embora possa levar um ano ou mais até que os dias de "grude" de sua filha fiquem para trás. Muito rapidamente, ela aprenderá a se separar de você com facilidade e sem dor. Possivelmente, para você, meio com facilidade e sem dor demais. Um dia, quando sua filha adolescente sair para a escola com um "tchau" resmungado e (se você pedir com muito jeito) um abraço sem entusiasmo, você se lembrará com carinho dos dias em que não conseguia arrancar aqueles dedinhos e bracinhos de suas pernas.

Ansiedade de separação na hora de dormir

"Nosso bebê costumava adormecer facilmente e dormir a noite toda. Mas, de repente, ficou muito agarrado conosco e chora quando o colocamos no berço — além de acordar chorando durante a noite."

A ansiedade de separação, o conhecido monstrinho das horas diurnas, também pode surgir à noite — e, para alguns bebês, produzir ainda mais ansiedade. Isso não é realmente surpreendente, já que se separar à noite (se o bebê dorme em seu próprio berço e em seu próprio quarto) significa não apenas ser deixado, mas também ser deixado sozinho... muitas vezes no escuro (olá, monstrinhos). Como a ansiedade de separação diurna, a variedade noturna é normal e apropriada para a idade e, embora não acompanhe todos os bebês até a cama, em algum momento se deita com a maioria. Também tem os mesmos gatilhos: a memória melhorada do bebê, sua maior independência e mobilidade, seu senso amadurecido de si mesmo e dos outros (ele se tornou bastante sábio desde seus dias como recém-nascido) e, ao mesmo tempo, sua falta de maturidade (ele ainda está entendendo o mundo a seu redor e seu lugar nele).

JOGANDO NO TIME AZUL, NO TIME ROSA... OU NO TIME NEUTRO?

Você abasteceu as prateleiras do bebê com todo tipo de brinquedo, de bonecas a tratores e tudo mais — em outras palavras, a maneira neutra em termos de gênero. Então, por que sua garotinha sempre pega a boneca, ou seu garotinho, o trator?

É inquietante para os pais, compreensivelmente ansiosos para quebrar estereótipos de gênero datados, mas às vezes isso parece tão claro quanto o gorro rosa ou azul que os bebês recebem no hospital. Embora haja definitivamente muita variação individual de criança para criança, e muita sobreposição, algumas parecem nascidas para jogar no time azul ou no time rosa. De modo geral, meninos e meninas tendem a apresentar diferenças de desenvolvimento mesmo na infância, graças aos diferentes hormônios aos quais são expostos no útero. Desde o nascimento, as meninas (em média) mostram mais interesse por pessoas e rostos que os meninos, o que pode ser uma das razões pelas quais são mais propensas a brincar com bonecas.

Em contrapartida, meninos nascem com mais massa muscular, o que pode ser o motivo pelo qual são (em média) mais ativos e podem se desenvolver fisicamente mais rápido que as meninas. À medida que crescem, também costumam ser melhores em — e tendem a gravitar em direção a — atividades que tiram proveito de suas habilidades mecânicas e espaciais, como brincar com blocos, girar interruptores e apertar botões. Embora os meninos possam estar tão ansiosos para mostrar seus sorrisos quanto as meninas, eles tendem a ser um pouco menos focados em rostos e mais focados em objetos.

Embora a natureza definitivamente desempenhe um papel em como meninas e meninos brincam, acredita-se que a criação também dê uma contribuição considerável — as "normas" sociais têm um jeito de permanecer por muito tempo depois que a sociedade começa a tentar se livrar delas. Mesmo com as melhores intenções e esforços conscientes para permanecer neutros em termos de gênero no cuidado com os bebês, os pais podem inadvertidamente escolher lados com base em percepções de rosa ou azul há muito ultrapas-

sadas — em esquemas de cores para o quarto e além. Tanto mães quanto pais tendem a conversar mais com as meninas que com os meninos, reforçando qualquer predisposição biológica que as meninas tenham para se concentrar em seu desenvolvimento social. Eles podem oferecer conforto mais livremente a uma garotinha, nutrindo a confortadora nela mais que em um menino. Os meninos podem ficar com a ponta curta do bastão do conforto, mas recebem mais em termos de diversão mais rude.

O que absolutamente não significa que seu filho esteja preso desde o nascimento a estereótipos de gênero, destinado a jogar ativamente no time azul ou socialmente no time rosa. Muitos bebês resistem às tendências de gênero desde o início e, claramente, devem ser incentivados a colorir seu mundo da maneira que quiserem (rosa, azul ou uma mistura única de ambos). Tampouco significa que você tenha que desistir de quebrar esses moldes ultrapassados. Encher a caixa de brinquedos do bebê com bonecas e carrinhos, bolas e patinetes, blocos e giz de cera é um ótimo lugar para começar, assim como preencher a necessidade de atenção verbal e emocional de seu garotinho e a necessidade de se exercitar de sua garotinha.

Se você dorme com seu fofinho, nenhuma separação significa que não há ansiedade de separação... e nenhum

problema (a menos que você espere que seu bebê adormeça sem você no início da noite antes de se juntar a ele

O DÉCIMO PRIMEIRO MÊS

mais tarde). Mas, se está determinada a manter (ou fazer) sua própria cama, você precisa encontrar maneiras de aliviar a ansiedade que surge à noite e impede que todos tenham a noite tranquila de que necessitam. Aqui estão algumas estratégias para reduzir a ansiedade na hora de dormir:

- Tenha um prelúdio tranquilo para a hora de dormir. Mantenha a hora ou duas que antecedem a hora de dormir tão calmas, tranquilizadoras e reconfortantes quanto possível, especialmente se tiver trabalhado fora o dia todo, mas mesmo se estiver em casa. Tente dar ao bebê o máximo de atenção possível, colocando todo o restante (como fazer e comer seu jantar ou colocar o trabalho em dia) em espera até que ele durma. Isso ajudará a manter o nível de estresse baixo antes de dormir, ao mesmo tempo armazenando algumas reservas de conforto da mamãe e do papai que ele pode aproveitar mais tarde, quando mais precisar.

- Confie nas rotinas. Um ritual da hora de dormir não é apenas indutor do sono, ele é reconfortante em um momento da vida do seu filhote no qual o conforto vem da consistência. A cada noite, ele garante a seu bebê (e, em breve, a seu garotinho) que os mesmos eventos previsíveis ocorrerão na mesma sequência previsível — sem surpresas significa menos ansiedade. Uma rotina de dormir também pode se

tornar o início de um ciclo noturno que seu filho antecipará com bons sentimentos, em vez de medo. Consulte a p. 488 para saber mais sobre os rituais da hora de dormir.

- Preencha a lacuna com uma naninha. Um objeto de transição (ou de conforto) muitas vezes facilita a complicada transição da vigília para o sono. Pode ser um bicho de pelúcia favorito ou um cobertor para segurar (cobertores grandes para cobrir ainda não são recomendados nessa idade). Nem todos os pequeninos obtêm conforto de um cobertor ou outro tipo de naninha, mas muitos o fazem. Se o seu tem uma, traga-a para a cama. Acha que o bebê fica inquieto por ser deixado sozinho no escuro? Uma luz noturna pode dar o conforto de que ele precisa.

- Seja tranquilizadora. Dê um abraço e um beijo no bebê antes de colocá-lo no berço e depois diga "Boa noite". A consistência também é valiosa aqui — será melhor se você mantiver o boa-noite tão rotineiro quanto o restante do ritual da hora de dormir (algo como "Boa noite, durma bem, vejo você na luz da manhã"). Um tom amoroso, mas leve, em sua voz também ajudará. Assim como durante o dia, se seu bebê sentir que você está ansiosa na hora de dormir, ele provavelmente também ficará.

- Se o bebê chorar, continue a tranquilizá-lo com calma e em silêncio, tornando a deitá-lo suavemente no berço se ele se levantar. Use essa estratégia também se ele acordar durante a noite. Seja consistente em sua abordagem do conforto — usando as mesmas técnicas e palavras —, mas tente fazer progressivamente menos a cada noite (oferecendo o conforto primeiro do berço, depois a alguns metros de distância, depois da porta). Dizer algo como "A mamãe (ou o papai) está bem aqui. Volte a dormir. Vejo você pela manhã" reforçará a mensagem de que a noite terminará previsivelmente com o dia. Ou apenas repita a frase de boa-noite escolhida.

- Seja consistente. Isso merece ser repetido. E repetido. Sem consistência, a vida é confusa e desnecessariamente estressante para as crianças. E, sem consistência, mesmo os melhores truques do livro de pais não funcionarão. Portanto, mesmo que sua nova estratégia para separações não pareça aliviar a ansiedade no início, continue. Com uma abordagem consistente, o bebê aprenderá a lidar com as separações noturnas e deixará de lutar contra a hora de dormir e contra o sono.
- Deixe a culpa na porta. Assim como dividir a cama é uma opção válida, dormir separadamente também é. Depois de tomar essa decisão, sinta-se à vontade para se sentir bem com isso, em vez de culpada. Ficar com seu filho a noite toda não o ajudará a superar a ansiedade de separação noturna (assim como evitar deixá-lo com uma babá não o

ajudará a superar a ansiedade de separação durante as horas de vigília), mas uma rotina consistente, aplicada com amor, o fará... algum dia.

Desistir de uma soneca

"De repente, meu filho não quer mais cochilar de manhã. Uma soneca por dia é suficiente?"

Embora a soneca única do seu filho possa não ser suficiente para você, é tudo de que alguns bebês precisam quando se aproximam do primeiro ano. Na maioria das vezes, é a soneca matinal que vai embora, mas, ocasionalmente, é a sesta depois do almoço. Poucos bebês tentam desistir de ambas nesse momento (ufa!). Os bebês de pais sortudos continuam a cochilar duas vezes por dia até o segundo ano, e isso é perfeitamente normal também, desde que não pareça estar interferindo em uma boa noite de sono.

Mas aqui está algo para ter em mente enquanto você lamenta a perda da soneca matinal: quantas vezes por dia seu bebê dorme importa menos que o quanto ele funciona bem com o sono que tem (o quanto você funciona bem com o sono que ele tem é uma questão inteiramente diferente). Se pular a soneca não o deixa mal-humorado e ele não se mostra muito cansado para se preparar para uma boa soneca à tarde e uma noite inteira de sono, então você pode ter que dar adeus aos dias de duas sonecas.

Se o bebê luta contra a soneca matinal, mas está constantemente cansado no fim do dia, pode ser que ele esteja resistindo ao descanso extra porque atrapalha sua agenda lotada. Ele imagina que o tempo perdido dormindo poderia ser gasto tirando livros da prateleira ou tentando comer seu celular. Não tirar a necessária soneca, no entanto, torna o bebê menos feliz durante o dia e, muitas vezes, sobrecarregado demais para se acalmar à noite.

Para ajudar o bebê a dormir tudo o que ele precisa, experimente uma rotina de soneca que seja uma versão abreviada da rotina de dormir. Alimente-o e troque-o, crie um ambiente relaxante (escureça o quarto e cante uma cantiga de ninar, por exemplo) e depois o coloque no berço. Não desista se ele não adormecer imediatamente, pois alguns bebês precisam de mais tempo para se acalmar durante o dia. Se ele ainda se recusar, você pode tentar um método de treinamento do sono (p. 481), mas não por tanto tempo quanto faria à noite (mais de vinte minutos de choro e lá se vai a hora da soneca).

Ele definitivamente não está disposto a tirar a soneca da manhã, mas começa a esfregar os olhos muito antes da soneca habitual à tarde? Pense em fazer com que ele tire uma única soneca no início da tarde para manter o mau humor (o dele e o seu) afastado. Se necessário, você pode adiar um pouco a hora de dormir para acomodar a soneca.

PARA OS PAIS: PENSANDO NO PRÓXIMO BEBÊ

Apesar dos caprichos da mãe natureza (e dos problemas de controle de natalidade), a decisão de quantos meses ou anos esperar antes de engravidar novamente é uma decisão do casal, e diferentes casais pensam de maneira muito diferente sobre o assunto. Alguns sentem fortemente que gostariam de ter filhos um logo depois do outro. Outros sentem que gostariam de vários anos — ou mais — para respirar (e dormir) entre os partos. E a maneira como os casais se sentem em relação ao espaçamento entre filhos antes de realmente se tornarem pais ("Não seria ótimo tê-los com apenas um ano de intervalo?") não é necessariamente a maneira como se sentem quando conhecem a realidade de infinitas trocas de fraldas e noites sem dormir ("Talvez precisemos de uma pausa antes de tentarmos de novo").

Não há muitos fatos firmes para ajudar os pais a tomarem sua decisão. A maioria dos especialistas concorda que adiar a concepção por ao menos doze a dezoito meses após o primeiro bebê permite que o corpo da mulher se recupere da gravidez e do parto antes de iniciar o ciclo reprodutivo novamente. Mas, questões de saúde à parte, há poucas evidências de um espaçamento ideal entre os filhos. Os pesquisadores não descobriram se o espaçamento afeta a inteligência, o desenvolvimento emocional ou os relacionamentos entre irmãos (que têm mais a ver com suas personalidades que com a diferença de idade).

Em resumo: vocês decidem. O melhor momento para vocês aumentarem a família é quando sentirem que sua família está pronta.

Ainda não têm noção? Façam a si mesmos as seguintes perguntas:

Seremos capazes de lidar com dois bebês ao mesmo tempo? Crianças com menos de 2 (ou até 3 anos) são de alta manutenção, exigindo atenção e cuidados constantes. Se seu segundo bebê nascer antes de o mais velho completar 2 anos, vocês estarão cumprindo o dever duplo de trocar fraldas, passar noites sem dormir e, se eles tiverem idades muito próximas, lidar com os aspectos mais difíceis do comportamento infantil (como birras e negatividade) em duas crianças ao mesmo tempo. Em contrapartida, embora cuidar de crianças próximas provavelmente os deixe exaustos no início, uma vez que os primeiros anos tenham passado vocês terão deixado esses desafios para trás (a menos que decidam começar tudo de novo com o número 3). Ter as crianças bem próximas também significa que vocês

não terão que se aprofundar tanto para lembrar dos conceitos básicos sobre cuidados com o bebê (embora as recomendações possam mudar com surpreendente rapidez). Outra vantagem para os pais: irmãos com idades próximas provavelmente desfrutarão dos mesmos brinquedos, filmes, atividades e férias.

Queremos começar tudo de novo? Depois que estão no modo bebê, às vezes é mais fácil ficar assim, consolidando os anos gastos em cuidados infantis em um período mais curto (embora mais intenso). O berço está montado, os lenços umedecidos estão na cômoda, o carrinho ainda não está pegando poeira no sótão, os portões de segurança estão em uso e vocês não se lembram do que é sono ou vida sexual, então não sentirão falta deles quando se forem novamente. O espaçamento entre as crianças exige que vocês se reorientem para as demandas de ter um bebê exatamente quando o mais velho já está na escola e vocês estão colocando suas vidas em ordem. É claro que ter um novo bebê alguns anos depois do primeiro permite que vocês tenham tempo suficiente para dar atenção a um filho antes da chegada do próximo. E, como o mais velho provavelmente não estará em casa o tempo todo, terão a mesma oportunidade de prestar atenção individual ao filho mais novo.

Estou fisicamente pronta para passar por uma nova gravidez? Essa é uma pergunta que só a mãe pode responder. Talvez você simplesmente não se sinta pronta para passar pela gravidez novamente tão cedo, especialmente se a primeira foi difícil. Talvez não esteja empolgada com a perspectiva de perseguir uma criança de 1 ano enquanto vai ao banheiro com enjoos matinais. Ou carregar uma criança de colo quando tem uma barriga do tamanho de uma melancia (isso sim é levantamento de peso!). Talvez queira uma pausa livre de bebês para seu corpo antes de retomar a reprodução e a amamentação.

Em contrapartida, se não teve nada além de alegria produzindo e alimentando seu primeiro pacotinho de alegria, talvez sinta que não há motivo para adiar pacotinhos adicionais. Ou talvez o som do relógio biológico ou a sensação de que você gostaria de terminar seus dias de fazer bebês até certa idade a façam decidir retomar a reprodução mais cedo.

Que diferença de idade tornará as crianças mais próximas? Não há consenso sobre essa questão, e os resultados variam muito, dependendo do temperamento, da maneira como os conflitos são resolvidos, da atmosfera na casa e de muitos outros fatores. Por exemplo, se houver uma diferença muito grande de idade entre os irmãos, eles podem crescer sem se sentir irmãos — ou podem ter um carinho muito especial

um pelo outro. Irmãos afastados podem experimentar menos rivalidade que os mais próximos, já que o mais velho já tem uma vida fora de casa (escola, esportes, amigos), pode apreciar a mais nova adição à família e até ajudar a cuidar dela. Além disso, quando os irmãos não jogam em um campo de desenvolvimento nivelado, não há necessidade de competir. Ou o irmão mais velho pode se ressentir das responsabilidades de ter um bebê em casa ou dos ajustes em sua vida social.

Embora irmãos não necessariamente se tornem próximos se tiverem idades próximas, é mais provável que as semelhanças de desenvolvimento os tornem companheiros naturais. Claro, são essas semelhanças que os tornarão mais propensos a brigar. O fato de que provavelmente vão gostar dos mesmos brinquedos pode ser tanto uma conveniência (menos brinquedos para comprar) quanto um incômodo (mais cabo de guerra pelos brinquedos). Ter filhos com idades próximas pode minimizar a adaptação de um filho muito novo a um novo irmão; afinal, há menos a perder em ser filho único se você é filho há pouco tempo. Em contrapartida, um irmão mais velho muito jovem pode se ressentir da súbita falta de espaço no colo tão necessário.

E quanto a nós? Considerem também o casal ao considerar quando expandir a família de três para uma família de quatro (ou mais). Claramente, vocês vão querer tomar essa decisão como equipe, considerando trabalho e cuidados infantis, tempo juntos como casal, romance... e sim, vida sexual.

Qual a diferença de idade entre meus irmãos? Se vocês tiveram uma ótima experiência ao crescer com um irmão muito mais novo ou muito mais velho, podem esperar o mesmo para seus filhos. Se estavam sempre brigando com a irmã de idade próxima ou se sentindo distantes do irmão já adulto, podem optar por aumentar a diferença de idade entre seus próprios filhos.

Pensando em aumentar a família novamente? Há muitos passos anteriores à concepção que vocês podem dar para melhorar as chances de sucesso na fertilização, bem como as chances de ter uma gravidez segura e um bebê saudável. Para saber mais, confira *O que esperar antes de estar esperando.*

Contentes com seu filho único e não pensando em ter mais no futuro próximo — ou mesmo nunca? Um e muito bem-feito também pode ser a decisão perfeita.

"Esquecer" uma habilidade

"No mês passado minha filha dava tchau o tempo todo, mas agora parece ter esquecido como. Eu pensei que ela seguiria em frente em termos de desenvolvimento, não para trás."

Ela está avançando no desenvolvimento. Isso provavelmente acontece apenas para desenvolver outras habilidades. É muito comum que o bebê aperfeiçoe uma habilidade quase continuamente por algum tempo — para deleite dele e de todos os outros — e então, depois de a dominar, deixe-a de lado enquanto assume um novo desafio. Há também a possibilidade de ela estar cansada de receber pedidos de "tchau". Sua bebê é muito mais fofa que qualquer macaco, mas pode estar se sentindo como um chimpanzé

se você sempre pede apresentações repetidas. Embora ela esteja cansada do velho truque de dar tchau, provavelmente está animada com o novo truque que está ensaiando agora, talvez latindo toda vez que vê um animal de quatro patas ou brincando de esconde-esconde e bate-palminha. Ela também acabará aposentando temporariamente todas essas coisas, quando se tornarem chatas. Em vez de se preocupar com o que a bebê parece ter esquecido (ou incitá-la a usar um truque antigo), incentive quaisquer novas habilidades que ela esteja desenvolvendo. Você só precisa se preocupar se sua bebê de repente parecer incapaz de fazer muitas coisas que fazia antes e não parecer estar aprendendo nada novo. Se for esse o caso, converse com o médico.

TUDO SOBRE:
Conversar com o bebê mais velho

Você percorreu um longo caminho, bebê, desde que respirou e chorou pela primeira vez, anunciando sua chegada ("Atenção, mundo, aqui vou eu!"): de recém-nascido cuja única forma de comunicação era chorar e que não entendia nada além de suas necessidades primordiais... para um bebê de 3 meses sorridente e cheio de balbucios... para um bebê de 6 meses que começou a encontrar sua voz (e a colecionar um repertório de sons, balbucios e borbulhas), dar sentido às palavras e expressar uma ampla gama de emoções... para um bebê de 8 meses que começou a transmitir mensagens significativas através de sons e gestos primitivos... e agora para um bebê de 10 meses que falou (ou em breve falará) suas primeiras palavras reais. E, no entanto, com todas as realizações de comunicação já para trás, realizações verbais ainda mais surpreendentes estão por vir. Nos próximos meses, a compreensão de seu filho aumentará em ritmo notável — e, embora a princípio fique atrás da linguagem receptiva (palavras compreendidas), o vocabulário expressivo (palavras faladas) se expandirá exponencialmente no próximo ano.

Veja como você pode ajudar o desenvolvimento da linguagem:

Rotule, rotule, rotule. Tudo no mundo do bebê tem um nome. E não há melhor maneira de ensiná-los que dizê-los com frequência. Diga o nome dos objetos da casa (banheira, pia, fogão, berço, luzes, cadeira, sofá) e alimentos que você e o bebê comem ou que você está colocando no carrinho de compras.

Brinque de olhos-nariz-boca (pegue a mão do bebê e toque seus olhos, seu nariz e sua boca, beijando aquela mãozinha doce na última parada). Aponte braços, pernas, mãos e pés, bem como camisa, calça, saia, sapatos, botas, casaco. Identifique pássaros, cães, árvores, folhas, flores, carros, caminhões e carros de bombeiros onde quer que os veja. Não deixe de fora as pessoas: aponte mamães, papais, bebês, mulheres, homens, meninas, meninos. E não se esqueça do nome do bebê. Usá-lo com frequência ajudará seu filho a desenvolver senso de identidade ("Espere um segundo... esse sou eu!").

Ouça, ouça, ouça. Embora manter um fluxo constante de fala ajude a aumentar o vocabulário, todos precisam de uma chance de se expressar, especialmente os bebês. Quando ele começar a tagarelar (sobre o quê, você jamais terá certeza), pare, olhe para ele e realmente ouça, como se entendesse todas as palavras. Mesmo que ainda não tenha identificado nenhuma palavra real, ouça e responda, o melhor que puder: "Sério? Fantástico!"

O bebê não está gostando da resposta, a lacuna de comunicação é tão grande que você não consegue descobrir o que ele está tentando dizer ou pedir e a frustração cresce rapidamente? Aponte para possíveis candidatos ("Você quer a bola? A mamadeira? O quebra-cabeça?"), dando ao bebê um momento para dizer se você acertou (talvez não por meio de palavras, mas por meio da linguagem corporal). Você nem sempre preencherá a lacuna de comunicação ou aliviará a frustração, mas seu doce falante perceberá que você está prestando muita atenção, o que incentivará mais esforços verbais.

Pergunte, pergunte, pergunte. Faça muitas perguntas. ("Devemos caminhar até o parque ou até o centro esportivo?", "Você acha que a vovó gostará mais do cartão de aniversário com flores ou desse com pássaros?".) Em seguida, continue com uma resposta. ("Sim, acho que a vovó gostará desses lindos pássaros.") Sim, você está falando sozinha, tecnicamente, mas também está dando um exemplo das trocas ocorridas em uma conversa.

Descreva. Não tem um tópico de conversação? Apenas diga ao bebê o que está fazendo. "Mamãe está fechando o zíper da jaqueta do Juliano — zip! Isso irá mantê-lo confortável e quentinho. Agora vamos colocar as luvas — uma, duas — e um chapéu. Que tal esse chapéu com bolinhas azuis?" Ouviu algo? Indique para o bebê: "Ouça, um cachorrinho está latindo!" ou "Estou ouvindo o carro fazendo zuuum e descendo a rua".

E não se esqueça de explicar o que está acontecendo: "Hoje está ensolarado", "A maçã está na geladeira", "Papai usa uma escovinha para os dentes e uma escova grande para o cabelo", "A bola sobe, a bola desce", "O sabonete deixa minhas mãos limpas". E assim por diante.

Concentre-se em conceitos. O aprendizado de idiomas não é somente uma questão de palavras, mas também de conceitos. Portanto, reserve um tempo para ensinar seu bebê ao longo do dia:

- Quente e frio: deixe o bebê tocar a parte externa de sua xícara de café morno (não quente) e, em seguida, um cubo de gelo. Água fria, depois água morna. Aveia quente, depois leite frio. Ressalte que o iogurte que você tirou da geladeira está frio, as ervilhas que você tirou do freezer estão geladas... brrrr.
- Para cima e para baixo: levante suavemente o bebê no ar e depois abaixe-o até o chão. Coloque um brinquedo na cômoda e depois no chão. Suba as escadas (ou escada rolante ou elevador) com ele e depois desça.
- Entrada e saída: coloque os blocos em um recipiente e, em seguida, vire o recipiente. Coloque água em um copo e, em seguida, despeje na pia. Encha o carrinho com as compras e então as retire do carrinho quando chegar no caixa.
- Vazio e cheio: mostre ao bebê um recipiente cheio de água do banho e depois outro vazio. Um balde cheio de areia, depois um vazio.

- Em pé e sentado: segure as mãos do bebê, fiquem de pé e sentem-se (use "A casa caiu" para ajudar com esse conceito). Se o bebê ainda não ficar em pé sozinho, segure-o enquanto você se levanta e se senta.
- Molhado e seco: compare um pano úmido e uma toalha seca. O cabelo recém-lavado do bebê com seu cabelo seco. Roupa molhada com roupa seca. Cereal seco com cereal umedecido com leite.
- Grande e pequeno: coloque uma bola grande ao lado de uma pequena ou coloque um ursinho grande ao lado de um pequeno. Mostre ao bebê que "o papai é grande e o bebê é pequeno" no espelho.

Torne-se consciente das cores. As cores estão por toda parte, então comece a identificá-las sempre que puder: "Olhe para aquele balão vermelho. É vermelho, assim como sua camisa", "Aquela caminhonete é verde e seu carrinho também é verde" ou "Olhe para essas lindas flores amarelas". Tenha em mente, no entanto, que a maioria das crianças não "aprende" as cores (elas podem notar cores diferentes, mas normalmente não conseguem identificá-las) até os 3 anos.

Use dupla fala. Use frases adultas e depois traduza-as em linguagem infantil: "Você se machucou quando caiu? Caio fez dodói?", "Ah, você terminou seu lanche. Babau papá". Falar duas vezes mais ajudará o bebê a entender duas vezes mais.

Não fale como um bebê. A fala de bebê é preciosa, especialmente quando você está imitando o seu. Mas optar por uma conversa simplificada de adultos, em vez de falar como um bebê, ajudará o seu a aprender a língua mais rapidamente: "A Bia quer a mamadeira?" em vez de "Bebê quer mamá?". Expressões como "auau" e "naninha", no entanto, são sempre boas com bebês, por serem naturalmente mais atraentes.

Introduza os pronomes. O bebê não vai distinguir o "ele" de um "lhe" ou um "eu" de um "me" por ao menos um ano, mas isso não é motivo para ignorar os pronomes. Ajude a desenvolver a familiaridade com os pronomes usando-os junto com os nomes. "Papai vai pegar o café da manhã para o Lior; eu vou pegar o café da manhã para você." "Este livro é da mamãe, ele é meu. Esse livro é da Eli, ele é seu."

Incentive-o a responder. Use qualquer estratagema que possa imaginar para fazer o bebê responder — e não importa se a resposta vem na forma de palavras ou gestos. Faça suas perguntas de tagarela: "Você quer pão ou biscoito?", "Você quer usar o pijama do Elmo ou aquele com o Thomas?" ou "Você está com sono?" e dê ao bebê a chance de responder. Qualquer resposta conta: pode ser um aceno de cabeça, um dedo ou mão apontando, um gesto, um grunhido ou outra resposta pré-verbal criativa. Peça ao bebê para ajudá-la a localizar coisas (mesmo que não estejam realmente perdidas): "Você consegue encontrar a bola?"

Dê a ele tempo suficiente para achar o item e reforce com aplausos. Mesmo olhando na direção certa deve contar: "Isso mesmo, aí está a bola!" E lembre-se: nunca retenha algo porque seu filho não tem o poder da palavra para pedir pelo nome ou, mais tarde, quando a pronúncia for menos que perfeita, e mais tarde ainda, quando a gramática não estiver à altura.

Mantenha os comandos simples. Por volta do primeiro aniversário (geralmente antes), a maioria dos bebês começa a seguir comandos simples, mas apenas se forem dados um de cada vez. Em vez de "Por favor, pegue a colher e me dê", tente "Por favor, pegue a colher" e, quando terminar, acrescente: "Agora, por favor, dê a colher ao papai."

Corrija com cuidado. Não conte com seu bebê dizendo essas novas palavras perfeitamente por um tempo, ou mesmo de forma compreensível. Muitas consoantes estarão além do alcance dele nos próximos anos, e até mesmo palavras básicas podem ser abreviadas ("ma le" pode significar "mais leite" e "essê" sinaliza "descer"). Quando o bebê (com a idade apropriada) pronunciar uma palavra incorretamente, use uma abordagem sutil para corrigi-lo — ensinando sem dar sermão —, a fim de não desencorajar os próximos esforços. Quando o bebê olhar para o céu e disser: "Ua, elas", responda com "Isso mesmo. Lá estão a lua e as estrelas". Embora os erros de pronúncia sejam adoráveis, resista à tentação de repeti-los, o que

será confuso (o bebê precisa aprender como elas devem soar).

Expanda seu repertório de leitura. Os livros são uma excelente fonte de novas palavras para o bebê, então conte histórias com frequência. A atenção do bebê ainda é muito curta para uma leitura de capa a capa? Mantenha-o interessado com leitura interativa. Pare para discutir as figuras ("Olhe, aquele gato está usando chapéu!"), peça a seu filho para apontar objetos familiares (o nome deles virá mais tarde) e nomeie aqueles que ele não viu antes ou não lembra. Simplifique a linguagem quando necessário para aumentar a compreensão e encontre o ritmo nas rimas. Em breve, seu pequeno ouvinte será capaz de preencher as lacunas com palavras que se tornaram familiares.

Pense numericamente. Contar pode ser um longo caminho para o bebê, mas não significa que os números — e o conceito de um ou muitos — não possam ser apresentados agora. Comentários como "Aqui, você pode comer um biscoito", "Veja quantos pássaros há naquela árvore" ou "Você tem dois gatinhos" adicionam conceitos matemáticos básicos. Conte ou recite: "Um, dois, feijão com arroz" ao subir as escadas com o bebê, principalmente quando ele puder subir enquanto você segura suas duas mãos. Cante rimas numéricas, como "Cinco patinhos" (quando chegar a "cinco patinhos", levante cinco dedos) ou "Mariana conta um". Integre a contagem na vida do bebê: conte suas flexões, as xícaras de farinha que está adicionando à massa do bolo, as fatias de banana com as quais está cobrindo o cereal.

Use sinais. O uso de sinais e movimentos das mãos para as palavras reduz a frustração de vocês dois, permitindo que o bebê se comunique antes de ser capaz de dizer palavras reais (aqueles dedinhos rechonchudos podem dizer muito). E a sinalização não interfere no desenvolvimento da linguagem falada — na verdade, a maioria dos especialistas diz que o inverso é verdadeiro. Ao ensinar sinais, você também usa as suas palavras, e conversar com o bebê é a melhor maneira de fazê-lo falar. Para mais informações sobre o uso de sinais, consulte a p. 568.

Capítulo 17
O décimo segundo mês

A vida é um jogo para o bebê por esses dias ou, na verdade, devido a um limiar de atenção ainda relativamente curto, muitos jogos diferentes em rápida sucessão. Um jogo que logo se tornará particularmente envolvente: largar coisas (o bebê finalmente descobriu como soltar objetos), vê-los cair, observar a mamãe ou o papai pegá-los e, em seguida, repetir a sequência várias vezes — de preferência até que as costas dos pais estejam doendo, e a paciência, esgotada. Os brinquedos de empurrar podem se tornar outra obsessão, pois ajudam os pequenos que começam a dar passos a se manterem firmes enquanto andam... e andam... e andam. Se o brinquedo de empurrar tiver um lugar para guardar coisas — digamos, um bicho de pelúcia favorito, uma coleção de blocos, a carteira da mamãe, as chaves do papai ou qualquer outra coisa pega pelo caminho — tanto melhor. Este mês, você também pode notar sinais de que seu bebê — embora ainda seja pequeno e fofo — não será bebê por muito tempo. À medida que a mobilidade independente progride, você lenta, mas seguramente, começará a vislumbrar comportamentos (o alvorecer da negatividade, birras primitivas, o início da mentalidade "tem que ser do meu jeito") que prenunciam o tema do ano que está à frente: eu já tenho 1 ano, ouça-me rugir.

Alimentando o bebê: desmame do peito

O desmame do peito pode estar próximo ou ser somente daqui a alguns meses (ou anos). De qualquer forma, é um grande passo no longo caminho para a independência, um passo que significa que seu filho nunca mais será tão dependente de você para uma refeição. É um passo quase tão grande para você quanto é para ele, e para o qual você deve se preparar física e emocionalmente. Para obter apoio e conhecer estratégias para lidar com esse grande marco, o que quer que aconteça, continue lendo.

Quando desmamar

Aqueles primeiros dias de amamentação, quando você se atrapalhava, passava quase tanto tempo cuidando dos mamilos doloridos quanto amamentando e geralmente se decepcionava com a ejeção, agora são apenas um borrão. Hoje em dia, a amamentação é segunda natureza para você e para o bebê, algo que ambos podem fazer durante o sono (e provavelmente fazem, de vez em quando). Você sente como se amamentasse desde sempre — e, de certa forma, gostaria de amamentar para sempre. Ao mesmo tempo, talvez esteja se perguntando se está quase na hora de parar.

VISÃO GERAL DO BEBÊ: DÉCIMO SEGUNDO MÊS

Dormindo. À medida que o primeiro aniversário se aproxima, espere que o bebê durma de dez a doze horas por noite, além de tirar dois cochilos diurnos (eles podem ficar mais curtos) ou um cochilo mais longo, em um total de doze a catorze horas.

Comendo. A ingestão de leite materno ou fórmula chega a cerca de 710 ml (ou menos) por dia e deve cair para 470 ml por dia no primeiro aniversário, com alimentos sólidos se tornando a parte mais importante da dieta. Alguns bebês comem muito, outros, menos, o que significa que a ingestão varia muito. Então qual é a média? Cerca de ¼ a ½ xícara de grãos, frutas e vegetais duas vezes ao dia, ¼ a ½ xícara (ou mais) de laticínios por dia e ¼ a ½ xícara (ou mais) de alimentos proteicos por dia. Lembre-se de que alguns bebês comem menos à medida que entram no segundo ano e sua taxa de crescimento desacelera.

Brincando. O bebê está andando (ou quase andando)? Os brinquedos de puxar e empurrar estarão no topo da lista de favoritos. Portanto, traga o carrinho de bebê, o carrinho de compras de brinquedo ou o centro de atividades com rodas que o bebê pode empurrar pela casa. Brinquedos de montar que conduzem seu filho à mobilidade independente também o atrairão. Mas não negligencie os favoritos dos velhos tempos: blocos e outros brinquedos empilháveis, quebra-cabeças e classificadores de

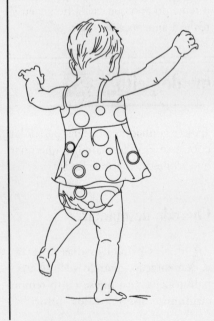

formas, fantoches, cubos de atividades, brinquedos musicais, giz de cera e marcadores e, claro, muitos livros. Brinquedos de imitação também começarão a desempenhar um papel à medida que o bebê se tornar mais imaginativo e mestre da imitação (pense em bonecas, uma casinha, uma cozinha de brinquedo, comida e talheres de faz de conta, um telefone, bancada de trabalho ou kit médico de brinquedo).

Quando desmamar? Embora existam muitos fatos e sentimentos a serem considerados e, em última análise, a decisão cabe a você. Enquanto decide, pense sobre:

Os fatos. Você já ouviu antes (repetidamente): embora qualquer quantidade de amamentação seja melhor que nenhuma, a AAP recomenda que ela continue — idealmente — por ao menos um ano inteiro e, depois disso, por quanto tempo a mãe e o bebê quiserem. Esperar até o primeiro aniversário significa que o bebê que nunca tomou fórmula pode passar diretamente do leite materno para os copos de leite, sem nenhuma interrupção — e isso definitivamente é uma vantagem.

Não está com pressa para desmamar e seu bebê não está com pressa para ser desmamado? Não há fatos que impeçam a continuação do aleitamento materno até o segundo ou terceiro ano e mesmo além. Apenas lembre-se de que, como crianças ocupadas precisam de mais proteínas, vitaminas e outros nutrientes do que o leite materno pode fornecer, elas também precisarão comer (e beber leite de vaca).

Seu companheiro de amamentação divide sua cama e faz muitos lanchinhos durante a noite? Uma advertência: embora, como grupo, crianças que mamam no peito desenvolvam menos cáries que as que usam mamadeira, de acordo com a Academia Americana de Odontopediatria mamar durante a noite inteira (o que não é necessário para um bebê mais velho, de qualquer modo) pode levar a cáries, especialmente depois que os carboidratos forem introduzidos na dieta. Embora o risco seja muito menor do que para os bebês que bebem mamadeira a noite toda, faz sentido evitar essa armadilha potencial amamentando na hora de dormir, mas não durante a noite.

Seus sentimentos. Você ainda gosta de amamentar tanto quanto antes? Não está com pressa de desistir dessa parte especial de seu relacionamento com o bebê? Então continue enquanto você e ele gostarem.

Ou você começa a se cansar de puxar os seios para dentro e para fora do sutiã de amamentação (e cansada de usar sutiãs de amamentação)? Começa a ansiar por um pouco da liberdade e da flexibilidade que parecem um sonho desde que começou a fornecer o suprimento de leite do bebê? A ideia de amamentar uma criança maior não está dentro de sua zona de conforto? Se esse é seu perfil, considere o desmame logo após o primeiro aniversário.

Os sentimentos do bebê. Seu filhotinho está inquieto no peito? Indiferente quando você desabotoa o sutiã de amamentação? Mama por apenas um minuto antes de se contorcer para descer? Ele pode estar lhe dizendo algo. Não em palavras, mas em ações, que mostram que seu bezerrinho pode estar pronto para seguir em frente, para um futuro no qual a nutrição líquida virá de uma fonte diferente. É mais provável que o desmame ocorra entre os 9 e os 12 meses, portanto, se o bebê parece querer se despedir do peito, talvez seja hora de deixá-lo ir. Saiba que dar os primeiros passos para o desmame não significa que ele esteja rejeitando você, somente o serviço de entrega de leite que você fornece.

Claro, é muito possível interpretar mal os sinais do bebê. Aos 5 meses, a falta de interesse pela amamentação pode ser apenas um sinal do crescente interesse pelo mundo ao redor. (Quem tem tempo para mamar quando há tantos objetos brilhantes disputando a atenção?) Aos 7 meses, pode sugerir o desejo de ficar em pé e sair andando que supera qualquer desejo de se deitar e comer. Aos 9 meses ou mais, pode ser o primeiro sinal da emergente independência e da preferência por beber líquidos de um copo. E, em qualquer idade, pode ser uma resposta a distrações (amamentar em um quarto escuro e silencioso pode minimizá-las), nariz entupido (é difícil respirar quando seu nariz está entupido e sua boca está em torno de um mamilo) ou dentição (ai!).

Seu bebê está apegado ao seio como sempre, talvez ainda mais? É possível que ele nunca tome a iniciativa do desmame, o que significa que será sua decisão quando chegar a hora. Isso é comum e normal.

Sua situação. Recomendações à parte, às vezes a logística de fazer malabarismos com os seios, o bebê e a vida (incluindo trabalho ou escola) atrapalha a continuidade da amamentação. Inseri-la em uma agenda lotada começa a ficar complicado, especialmente se a logística inclui bombear, transportar e armazenar leite. Para algumas mães, trata-se do custo físico que a amamentação contínua pode cobrar — ela pode ser literalmente um dreno, em especial para quem usa bomba. Se a amamentação já não se encaixa em sua vida ou seu estilo de vida, considere o desmame, seja integral ou parcial.

A situação do bebê. O melhor momento para desmamar o bebê é quando tudo está tranquilo em casa. O bebê está doente? Iniciando a dentição? Você está se mudando? Saindo de férias? Voltando ao trabalho? Mudou de babá? Papai acabou de ser enviado para uma longa missão ou viagem de negócios? Provavelmente é melhor adiar o desmame até que haja menos incerteza e estresse na vida do seu filho.

As habilidades do bebê com a mamadeira e o copo. Se o bebê é profissional da mamadeira porque você suplementa ou bombeia, passar do peito para a mamadeira será muito fácil. Da mesma forma, se ele já começou a beber no copo, desmamar diretamente para o copo — ignorando completamente a mamadeira — será muito fácil. Se, no entanto, o bebê resistir a tomar leite de qualquer outra fonte, exceto do peito, o desmame terá que esperar até que a mamadeira ou o copo (uma opção melhor conforme o bebê se aproxima do primeiro aniversário) seja dominado.

Quando e como for para você, o desmame será um momento de emoções misturadas. Por um lado, você pode ficar aliviada por se livrar da responsabilidade da amamentação e animada com a perspectiva de mais liberdade (uma noite fora, um fim de semana viajando), de sair para o trabalho sem a bomba e de abandonar os sutiãs de amamentação. Por outro, você provavelmente ficará mais que um pouco confusa no fim deste capítulo do relacionamento mamãe-bebê.

Seja cedo ou tarde, o desmame é um marco inevitável no desenvolvimento de uma criança — como se costuma dizer, ninguém vai para a faculdade mamando. Seu filho provavelmente só sentirá falta da amamentação por um breve período e seguirá em frente mais rapidamente do que você realmente gostaria. E você também sobreviverá a esse momento monumental da maternidade, embora sempre vá ter um lugar especial em seu coração para os meses (talvez anos) que passou amamentando.

Como desmamar do peito

Você decidiu encerrar a amamentação no peito? Com o desmame próximo, a hora provavelmente se aproxima. Portanto, pode ser reconfortante saber que o processo já está em andamento: você começou a desmamar na primeira vez que ofereceu alimento ao bebê no copo, na mamadeira ou na colher. E, quer tenha percebido ou não, você vem dando passinhos de bebê desde então.

Fase um: acostumar o bebê a outras fontes de alimento. É provável que você já tenha introduzido sólidos, mas e o copo? Em última análise, o copo será um importante transportador dos fluidos nutritivos de que toda criança em crescimento precisa, provavelmente na forma de leite de vaca. Mas, como é preciso muita prática para se tornar profissional do copo, é ideal começar o mais rapidamente possível, enquanto seu bebê ainda está aberto a mudanças (daqui a alguns meses, você definitivamente terá menos cooperação). Apresentar o copo agora é inteligente, não importando quando você desmame, mas especialmente importante se você passar para a fase dois do desmame em breve. Lembre-se de que o desmame para a mamadeira não faz sentido em uma data tão tardia — afinal, os médicos recomendam o desmame da mamadeira no primeiro aniversário.

Seu bebê grande já está resistindo ao copo, recusando-se a beber de qualquer coisa que não seja o peito? Quebre a resistência:

- Servindo um copo quando ele estiver com fome. A fome (às vezes) pode convencer o bebê, então tente oferecer o copo em vez da mamada programada. O bebê fica irritado e inflexível quando está com fome? Ofereça o copo após a mamada. Ou sirva com refeições e lanches.
- Ficando fora de cena. Como quando você estava introduzindo a mamadeira (se o fez), é mais provável que o bebê esteja pronto para o copo quando não é a mãe quem o oferece. Afinal, os seios podem ser uma distração para um bebê que ainda mama.
- Servindo leite materno. Alguns bebês são mais propensos a considerar o copo se ele estiver cheio do familiar leite materno. Outros estão mais abertos ao copo se ele não os fizer lembrar do peito. Nesse caso, use fórmula (antes de 1 ano). Você também pode oferecer água ou suco diluído (após 1 ano) para ele praticar. Após 1 ano (e aprovação do médico), você pode mudar diretamente para o leite de vaca integral.
- Variando os copos. Se você estiver experimentando com um copo de treinamento, tente um copo com canudo ou um que permita que o bebê beba da borda, assim como você faz (eles podem ser cobertos, à prova de derramamento ou vir com inserções especiais que retardam o fluxo de líquido).
- Permanecendo relaxada. Claro que você está ansiosa para que o bebê comece a beber do copo, especialmente se estiver ansiosa para desmamar. Mas não deixe ele saber disso. Finja indiferença (como se não se importasse se ele aceita o copo ou não), pratique a paciência e dê tempo ao tempo.

Fase dois: reduzir a amamentação. Você está considerando uma abordagem abrupta para o desmame (digamos, sair por uma noite ou fim de semana e levar seus seios com você)? Normalmente, esse não é o melhor plano para nenhum dos membros da equipe de amamentação. Para seu filhotinho, pode ser muito inquietante. Para você, o desmame repentino pode gerar uma bagunça emocional (especialmente depois que o caos hormonal for desencadeado) e física (vazamento, ingurgitamento doloroso, dutos entupidos e infecção são mais prováveis se a amamentação parar de repente). Portanto, a menos que uma doença, uma necessidade repentina de viajar sem o bebê ou algum outro evento torne o desmame abrupto necessário, vá devagar. Desmame gradualmente, começando ao menos várias semanas — ou mesmo meses — antes da data final. (Quando tiver reduzido para uma única mamada, você pode pensar em remover os seios de cena inteiramente por um dia ou dois, deixando o bebê

O DÉCIMO SEGUNDO MÊS

com o pai, os avós ou outra cuidadora não lactante. Esse tipo de separação da mãe às vezes pode facilitar o ajuste final para o mundo dos desmamados.)

PARA AS MÃES: FAZENDO O AJUSTE DOS SEIOS

Para seu filho, seguir em frente após o desmame provavelmente não levará muito tempo: um pouco de conforto extra, algumas atividades para distraí-lo e ele estará pronto para enfrentar um futuro que não inclui a amamentação. Para você e seus seios, o desmame pode ser mais difícil. Embora prosseguir lentamente diminua a carga — literalmente, já que você passará a produzir menos leite, o que significa que seus seios ficarão mais leves —, isso não garante um ajuste suave. Algum desconforto é garantido e, se você desmamar repentinamente, pode ter ingurgitamento, embora, felizmente, não tão grave como quando o leite desceu. Você pode encontrar alívio em banhos e compressas quentes e uma dose de analgésico, conforme necessário, e talvez extrair leite apenas o suficiente para aliviar a pressão, mas não o suficiente para estimular a produção.

Várias semanas após o desmame, seus seios podem parecer totalmente vazios. Mas não se surpreenda se ainda conseguir extrair pequenas quantidades de leite meses, e mesmo um ano ou mais, depois. Isso é perfeitamente normal. Também é normal que os seios demorem a voltar a seu tamanho anterior, ou próximo dele, e que muitas vezes acabem um pouco maiores ou menores, muitas vezes assimétricos. Um possível efeito colateral inesperado do desmame: você pode começar a perder o cabelo que acumulou durante a gravidez. Às vezes, essa perda normal de cabelo pós-parto é adiada até o término da amamentação.

O desmame também pode ter impacto emocional. Seus hormônios terão que se ajustar à nova realidade da aposentadoria, um ajuste que não é feito da noite para o dia (não existe um botão "desligar" para a produção de leite). Você pode ficar irritada, ter oscilações de humor, sentir-se para baixo, até um pouco deprimida. Acrescente a isso a sensação de perda e tristeza por desistir dessa parte especial de seu relacionamento com o bebê, e você pode ter uma sensação familiar de *baby blues*. Isso é não apenas completamente compreensível, como completamente normal (mas, se você se sentir mais que um pouco deprimida, consulte o médico: às vezes a depressão pós-parto pode surgir pela primeira vez após o desmame).

Existem duas abordagens comuns para o desmame gradual:

- Reduzindo as mamadas. Geralmente, essa é a maneira mais fácil: remova uma mamada de cada vez, esperando ao menos alguns dias, mas de preferência uma semana, até que seus seios e seu bebê se ajustem antes de remover mais uma. A primeira a ser removida deve ser aquela à qual o bebê está menos apegado, provavelmente a do meio-dia. Ao longo de algumas semanas, reduza para apenas duas mamadas ao dia (geralmente as que oferecem mais conforto para vocês dois: a primeira da manhã e a da hora de dormir), depois uma. A hora de dormir geralmente é a última, e você pode querer continuar a amamentar nesse horário por semanas ou meses, mesmo que o bebê já tenha desmamado. Adicione fórmula (ou leite, quando aprovado) e um lanche ou refeição para substituir as mamadas que remover. E não se esqueça de suplementar com quantidades generosas de afeto e atenção.
- Reduzindo a quantidade em cada mamada. Em vez de remover as mamadas, você pode reduzir cada uma delas. Para começar, reduza o apetite do bebê antes das mamadas oferecendo um lanche e um copo de fórmula (ou leite de vaca integral, se ele já tiver 1 ano). Em seguida, ofereça o peito. Gradualmente, ao longo de várias semanas, ele estará ingerindo mais do copo ou da mamadeira e menos do peito. Por fim, vai desmamar completamente.

Como seu bebê vai lidar com o desmame? Como cada bebê é diferente, as reações variam, mas tudo será normal. Alguns recorrem a fontes alternativas de conforto, como o polegar ou um cobertor. Outros ficam mais agarrados à mãe (agarrar ou cheirar seus seios ou tentar levantar ou abrir sua blusa definitivamente são possibilidades). Mas mesmo os fãs mais comprometidos da amamentação não sentem falta dela por muito tempo. Alguns seguem em frente tão rapidamente que surpreendem as mães de olhos marejados. À medida que você se ajusta à nova norma de alimentação — e ao fato de que ela já não inclui o vínculo especial da amamentação —, pode ser útil lembrar que a amamentação é apenas parte de seu relacionamento com o bebê. Desistir dela não vai enfraquecer o vínculo ou diminuir o amor entre vocês, que já está cimentado para a vida toda. Na verdade, você pode descobrir que pôr fim à amamentação abre ainda mais dimensões em seu relacionamento com o bebê.

O que você pode estar se perguntando

Ainda não anda

"Meu filho fará 1 ano na próxima semana e ainda nem tentou dar o primeiro passo. Ele não deveria estar andando?"

Pode parecer apropriado que um bebê dê seus primeiros passos em seu primeiro aniversário (afinal, não é quando ele oficialmente deixa de ser bebê e se torna criança de colo?), mas muitos optam por engatinhar até o segundo ano. Embora alguns comecem a andar semanas, ou até meses antes, outros só cambaleiam em direção a esse importante marco muito mais tarde. A maioria só começa suas aventuras sobre dois pés depois do primeiro aniversário (embora a grande maioria ande sozinha aos 18 meses). E, quando se trata de andar, a idade também não importa — se um bebê dá os primeiros passos aos 9 meses, 15 meses ou até mais tarde, isso não reflete suas habilidades futuras, nem mesmo as atléticas.

Quando seu filho começará a andar pode ser determinado pela genética: sempre há caminhantes precoces (ou tardios) na mesma família. Ou por seu peso e constituição: um bebê magro e musculoso tem mais probabilidade de andar cedo que um plácido e roliço. Ou pela personalidade: um bebê que é aventureiro nato tende a enfrentar o desafio de andar mais cedo que um naturalmente cauteloso. Também pode estar relacionado a quando e o quanto ele aprendeu bem a engatinhar. Um engatinhador ineficaz às vezes anda antes que um bebê que está perfeitamente contente correndo de quatro.

Uma experiência negativa — talvez uma queda feia na primeira vez que a criança de 1 ano solta a mão do pai — também pode atrasar esses primeiros passos. Se isso aconteceu com seu filho inexperiente, ele pode decidir que não vale a pena arriscar os passos novamente até estar bem firme e, nesse ponto, pode decolar como um profissional. Sentir-se indisposto — com a energia e a exuberância destruídas pela dentição, um resfriado, uma infecção no ouvido — também pode postergar a tentativa de andar.

Alguns bebês não tentam porque muitas vezes estão presos em um cercadinho, amarrados em um carrinho, fechados em um *jumper* ou têm pouca chance de desenvolver os músculos das pernas e sua confiança para ficar de pé e andar apoiando-se nos móveis. Dê ao bebê bastante tempo e espaço para praticar ficar em pé, segurar-se nos móveis e dar passinhos. Ele se sairá melhor se estiver descalço, já que os bebês usam os dedos dos pés para agarrar quando dão os primeiros passos — as meias podem ser escorregadias e (alguns) sapatos podem ser rígidos. E ofereça incentivos, já que um bebê que está satisfeito em ficar de fora pode precisar de um pouco de persuasão para participar da ação. De brincadeira, desafie-o a vir atrás de você ("Tente me pegar!").

Lembre-se, seu filho começará a realizar grandes feitos sobre dois pés quando estiver pronto. Até lá, não enfatize a linha de chegada — aproveite a jornada (sim, aquela com todos os solavancos e quedas, falsas partidas e pequenos passos), e a volta da vitória virá em breve.

CUIDADO

Agora que seu filho está sobre dois pés, ou quase isso, você pode ficar tentada a experimentar aquele clássico infantil "Um, dois, três... upa!", com você e outro adulto balançando seu filho no ar enquanto ele caminha entre vocês, segurando suas mãos. Mas, por causa dos ligamentos ainda bastante frouxos e dos ossos não totalmente formados, balançá--lo ou levantá-lo pelas mãos, além de torcer ou puxar de repente o braço para fazer com que ele se mova mais rápido, pode resultar em um cotovelo parcialmente deslocado, também conhecido como "cotovelo de babá". A lesão, embora muito fácil de reparar (um médico pode colocar a luxação de volta no lugar), é extremamente dolorosa. Também é muito simples de evitar: levante o bebê sempre pelas axilas e evite puxar seus braços.

Timidez

"Minha esposa e eu somos muito extrovertidos, então ficamos surpresos ao ver o quanto nosso filho é tímido. Sempre que alguém tenta falar com ele, ele esconde o rosto."

É muito cedo para assumir que seu filho não herdou o gene social de vocês ou não seguirá seus passos amistosos. Afinal, ele ainda tem poucas experiências sociais e interações limitadas (ao menos com outras pessoas além de vocês). Então, o que parece timidez é, na verdade, uma tentativa social apropriada para o desenvolvimento. Esconder o rosto (no assento do carrinho, no ombro ou na perna da mãe) é uma reação normal, comum e muito razoável a ter com pessoas em cima dele, principalmente pessoas que são (como a maioria das que ele encontra) grandes e desconhecidas. Embora ser o centro da festa possa estar em seu futuro, agora ele pode estar lidando com:

O DÉCIMO SEGUNDO MÊS — 679

- Ansiedade perante estranhos. Alguns bebês começam a demonstrar hesitação em torno de qualquer pessoa, exceto a mãe e o pai, já aos 7 meses, mas muitos só começam a se afastar de "estranhos" (tendo em mente que esta categoria pode agrupar estranhos e pessoas que o bebê conhece, ou mesmo conhece bem) perto do primeiro aniversário (p. 603).
- Ansiedade de separação. Situações que exigem socialização geralmente exigem a separação da mamãe e do papai. Agarrar-se a você no parquinho ou quando um amigo da família tenta pegá-lo não é sinal de que ele é tímido, apenas de que não se sente seguro para se aventurar ou mesmo socializar sem você (p. 651).
- Ansiedade perante o desconhecido. Para um bebê que acabou de aprender a andar sozinho, o mundo é um lugar emocionante para explorar, mas também pode ser assustador. Diante de tantas mudanças, os bebês mais velhos muitas vezes se afastam do desconhecido, obtendo conforto na continuidade e na consistência (mamãe e papai o tempo todo). Se explorarem o desconhecido, será em seus termos (digamos, tentar fugir no meio da multidão no shopping — uma boa razão para não contar com a ansiedade perante o desconhecido para manter seu filhote seguramente a seu lado).

A PRIMEIRA FESTA DE ANIVERSÁRIO

O que bebês de 1 ano sabem sobre festas? Não muito. É por isso que você pode querer resistir ao desejo de fazer uma grande festa de aniversário para seu bebê, que pode desmoronar sob tanta pressão (de muitos convidados, muita emoção, muito entretenimento) e passar grande parte da celebração em lágrimas. Então pense pequeno (como seu pequeno) ao pensar na primeira festa de aniversário e siga esta estratégia para que seja uma festa para se lembrar, em vez de uma que você prefere esquecer:

Convide pouca gente. Uma sala muito cheia, mesmo com rostos familiares, pode sobrecarregar o bebê. A menos que você tenha certeza de que seu filho pode lidar com uma grande multidão, considere fazer uma festa íntima: talvez apenas alguns membros da família e amigos próximos. Se o bebê passa tempo com outros bebês, você pode convidar alguns, juntamente com os pais (você provavelmente não vai querer supervisionar nenhum bebê além do seu). Caso contrário, uma festa de primeiro aniversário provavelmente não é o melhor momento para iniciar a carreira social do seu filho.

Pegue leve na decoração. Um cômodo decorado com tudo o que a loja de festas local tem a oferecer pode ser seu sonho, mas talvez não o do bebê. Muitos balões, serpentinas, faixas, máscaras, apitos e chapéus, assim como muitas pessoas, podem ser demais para uma criança de 1 ano. Então pegue leve na hora de decorar. Se os balões vão completar a foto da festa, lembre-se de descartá-los depois: crianças pequenas podem se engasgar com os pedaços de borracha deixados para trás depois que os balões estouram. Ou escolha balões de mylar, mas lembre-se de que qualquer barbante amarrado a um balão também apresenta risco de segurança. Lembranças simples e seguras, como bolas de borracha coloridas, livros de tabuleiro ou brinquedos de banho, são divertidas e podem ser entregues aos jovens convidados no final.

Sirva com segurança. Muitos petiscos de festa representam um risco de asfixia, de M&Ms, Skittles e jujubas a azeitonas, pipoca, nozes e salsichas de coquetel. Portanto, escolha o cardápio de acordo.

Atenção para o *timing*. Planejamento é tudo quando o assunto é festa de bebê. Tente orquestrar as atividades do grande dia para que o bebê esteja descansado, alimentado (não adie o almoço imaginando que ele vai comer na festa) e seguindo sua agenda normal. Não planeje uma festa matinal se o bebê costuma cochilar pela manhã ou uma festa no início da tarde se ele costuma dormir depois do almoço.

Convidar um bebê cansado para participar das festividades é um convite ao desastre. Mantenha a festa breve — uma hora e meia ou duas horas no máximo — para que seu bebê não esteja exausto quando a festa acabar ou, pior ainda, no meio dela.

Não contrate palhaços. Ou mágicos, ou qualquer outro entretenimento que possa assustar seu bebê ou outro jovem convidado — crianças de 1 ano podem ser sensíveis e imprevisíveis. O que os encanta em um minuto pode aterrorizá-los no seguinte. Também não tente organizar as crianças em jogos formais, pois elas ainda não estão prontas para isso. Se houver vários convidados jovens, ofereça uma seleção de brinquedos para brincadeiras não estruturadas, com o suficiente dos mesmos itens para evitar competição, e talvez algumas atividades de artesanato apropriadas à idade nas quais as crianças e os pais possam trabalhar juntos (ou apenas uma pilha de papel e marcadores ou giz de cera laváveis).

Tem orçamento para alugar um espaço para festas, como um ginásio? Pode ser uma opção divertida (e uma opção mais fácil para você se vier com uma equipe para montar, limpar e ajudar com as crianças), mas certifique-se de que as instalações sejam adequadas para 1 ano de idade.

Não cobre atitudes do bebê. Seria bom, é claro, se o bebê sorrisse para a câmera, desse alguns passinhos para encantar os convidados, abrisse cada presente com interesse e fizesse balbucios de gratidão — mas não conte com isso. Ele pode aprender a soprar as velas se você praticar bastante durante o mês anterior, mas não espere cooperação completa e não aplique pressão. Em vez disso, deixe o bebê ser ele mesmo, quer isso signifique se contorcer para fora de seus braços durante a foto, recusar-se até mesmo a ficar em pé durante a exibição de passos ou brincar com uma caixa vazia em vez do presente caro que veio dentro dela.

Transforme o bolo em um sucesso. Que primeira festa de aniversário estaria completa sem um bolo (ou cupcake) para o bebê mergulhar de cabeça? Seja com camadas de glacê ou algo um pouco mais saudável, faz sentido deixar o bebê só de fraldas antes de servi-lo — e, por segurança, garantir que todas as velas ou decorações que possam causar asfixia (incluindo doces) sejam removidas primeiro.

Registre tudo, é claro. A festa terminará muito rápido, então você vai querer muitas fotos e vídeos (de preferência feitos por outra pessoa, para que você possa aproveitar o evento em tempo real). E, por falar em aproveitar, certifique-se de que o bebê esteja aproveitando. Outra vantagem de uma festa menor e mais casual: você estará menos propensa a se estressar, mais propensa a se divertir — o que, por sua vez, significará mais diversão para todos.

- **Ansiedade social.** Trata-se, novamente, de uma questão de experiência social — ou melhor, de falta de experiência social. Você fala há anos, seu filho não consegue nem falar. Você circulou por mais salões de festa do que se lembra, seu bebê pode não ter circulado nem por uma sala de jogos. Considere o tamanho dele — muito menor que os adultos que tentam interagir com ele — e é natural que ele fique estressado em situações sociais.

É claro que algumas crianças (como alguns adultos) acabam sendo mais reservadas, mas rotulá-lo agora pode impedi-lo de atingir seu potencial social (qualquer rótulo pode pegar — de "tímido" a "encrenqueiro" —, e por isso é melhor não os aplicar em qualquer idade). Em vez disso, apoie e encoraje gentilmente seu bebê em situações sociais, mas nunca o force a enfrentar seus medos ou mostrar seu rosto a um estranho quando ele preferir enterrá-lo na segurança de seu ombro. Sente-se com ele no chão para que ele se sinta mais confortável brincando em uma festa de aniversário, mas não o force a sorrir, dizer oi ou se sentar no colo de outra pessoa. Deixe-o responder às pessoas em seus próprios termos e em seu próprio ritmo — enquanto o deixa saber que você está sempre lá se ele precisar de uma perna para se agarrar ou um ombro para esconder a cabeça —, e a borboleta social dentro de sua pequena lagarta acabará surgindo.

Habilidades sociais

"Estivemos envolvidos em um grupo de brincadeiras nas últimas semanas e notei que minha bebê não brinca com os outros. Como posso fazê-la ser mais sociável?"

Sente-se e relaxe: isso pode demorar um pouco. Embora um bebê seja um ser social desde o nascimento, ele não é capaz de ser verdadeiramente sociável até ao menos os 18 meses, como você verá se observar qualquer grupo de bebês e crianças de colo "brincando". As crianças em um grupo de brincadeiras podem interagir (geralmente apenas o suficiente para pegar a pá de um coleguinha ou empurrar outro para longe de um brinquedo que chamou sua atenção), mas a maior parte das brincadeiras é feita no modo paralelo: elas brincam lado a lado, mas não juntas. Elas definitivamente se divertem assistindo a outras crianças brincando, mas não necessariamente se juntam a elas. Natural e normalmente autocentrados, bebês e crianças de colo ainda não são capazes de reconhecer que outras crianças podem ser companheiras de

brincadeira. Na verdade, eles ainda os veem em grande parte como objetos: em movimento e interessantes, mas ainda assim objetos.

Tudo isso é completamente apropriado para a idade. Embora crianças de 1 ano que tiveram bastante prática com brincadeiras em grupo (na creche, por exemplo) possam progredir mais rapidamente no departamento de sociabilidade, todas progredirão. Empurrar sua filha para brincar com outras crianças quando ela prefere brincar sozinha (ou se agarrar à sua perna, o que também é comum) não fará com que suas habilidades sociais surjam mais rapidamente e pode gerar ainda mais hesitação. Para obter melhores resultados, continue a oferecer oportunidades de socialização e, em seguida, deixe-a socializar em seu próprio ritmo, seja qual for. É claro que mais oportunidades de socialização também permitem mais oportunidades de bater, pegar brinquedos e ter problemas para compartilhar e se revezar, todos comportamentos normais em crianças dessa idade. Para saber mais sobre esses e outros comportamentos infantis, confira *O que esperar do segundo ano* (você pode querer conferir em breve — muitos desses comportamentos começam antes do primeiro aniversário).

Colocando o bebê desmamado para dormir

"Nunca coloquei minha filha na cama ainda acordada, ela sempre foi

amamentada para dormir. Como vou fazê-la dormir à noite depois que ela for desmamada?"

Como foi fácil para sua bebê mamar alegremente até entrar na terra dos sonhos. E como foi fácil para você seguir uma rota sem complicações até uma noite tranquila. A partir de agora, no entanto, se você estiver falando sério sobre remover a mamada de antes de dormir, colocá-la na cama exigirá um pouco mais de esforço de ambos os lados da grade do berço.

Mantenha os antigos rituais. A rotina da hora de dormir, com os mesmos passos sendo dados na mesma ordem todas as noites, pode fazer sua mágica sonolenta com qualquer um, incluindo bebês. Se você não transformou as rotinas noturnas (e da hora das sonecas) em rotina em sua casa, comece agora. E monte um plano para deixar sua filhota sonolenta sem seu lanchinho favorito. Encontre dicas na p. 488.

Adicione satisfação. Antes de retirar a mamada, adicione um lanche ao ritual da hora de dormir (se ainda não tiver feito isso): após o banho e já de pijama geralmente é um bom momento. Ofereça um lanche leve, mas satisfatório: um bolinho de grãos integrais e meia xícara de leite (quando o leite for liberado) ou um pedaço de queijo e alguns biscoitos ou rodelas de banana. Não só o lanche acabará por substituir a amamentação, mas o leite terá um efeito indutor do sono. Claro, se você costuma escovar os dentes da bebê no início da noite, terá que mudar essa parte da rotina para depois do lanche. Se ela estiver com sede depois de escovar os dentes, ofereça água.

Remova o hábito antigo, mas tente não o substituir por um novo. Pode ser mais fácil facilitar a viagem noturna da bebê até a terra dos sonhos embalando-a ou cantando quando você interromper a amamentação na hora de dormir. Mas, se você quiser que ela desenvolva autossuficiência para dormir (da qual ela precisará em algum momento), terá que deixá-la descobrir como adormecer sozinha. Faça muitos carinhos durante a rotina da hora de dormir, depois coloque-a no berço, feliz (espero), confortável e sonolenta — mas acordada. Se você quiser ficar um pouco, dando tapinhas e tranquilizando-a, vá em frente. Consulte a p. 481 para obter mais dicas sobre como ajudar a bebê a adormecer sozinha.

Espere protestos. É provável que a bebê resista a essa abordagem ousada da hora de dormir — em alto e bom som. Poucos bebês aceitam a troca de bom grado, embora alguns aceitem mais prontamente se não for a mãe (e seus seios, lembretes constantes do passado) quem os coloque na cama. Mas espere, também, que a bebê se ajuste rapidamente a uma hora de dormir sem mamar, como fará com todos os outros aspectos do desmame. Até lá, ofereça outras formas de conforto.

Mudando para a cama

"Esperamos um segundo bebê em seis meses. Devemos mudar nosso filho do berço para a cama?"

O melhor lugar para seu filho é no berço, mesmo que em breve ele se torne irmão mais velho. Os especialistas recomendam que as crianças façam a transição do berço para a cama por volta dos 2,5 a 3 anos, ou quando tiverem mais de 90 cm de altura (embora, se atingirem essa altura mais cedo, mas ainda não saírem sozinhos do berço, seja melhor mantê-los nele até que estejam mais perto dos 3 anos). Até lá, seu filho está mais seguro no berço, especialmente se ainda não começou a tentar sair dele (a maioria das crianças de 1 ano não tenta escapar). Afinal, ter a capacidade de sair da cama e vagar pela casa durante a noite apresenta muitos riscos. Mesmo um novo bebê não é motivo para empurrar sua pré-criança de colo para fora do berço. É melhor comprar ou pedir emprestado um segundo berço para o segundo bebê, trocar o berço do mais velho por um berço que se converta em cama quando ele estiver pronto ou manter o recém-chegado no moisés e, depois, em um berço portátil até que o mais velho esteja realmente preparado para passar para a cama.

Usando travesseiro e cobertor

"Não dei a minha bebê travesseiro ou cobertor no berço por causa do risco de SMSI. Mas agora que ela tem quase 1 ano, estou me perguntando se é seguro deixá-la dormir com eles."

Para você, a cama pode não ser uma cama sem um travesseiro (ou dois ou três) para descansar a cabeça e um edredom macio para abraçar. Mas, para uma bebê que dormiu de costas e descoberta desde o nascimento, travesseiros e cobertores não são um problema — o que ela não sabe não pode incomodá-la ou mantê-la acordada à noite. E isso é bom. Embora o tempo de maior risco de asfixia e SMSI tenha passado, a maioria dos especialistas concorda que não há motivo convincente para colocar um travesseiro no berço. Além disso, já que ela provavelmente se agita muito, vira e se mexe durante o sono, é provável que sua cabeça não fique no travesseiro de qualquer maneira. Então espere até que ela se mude para uma cama para oferecer um travesseiro.

Quanto ao cobertor, o mesmo conselho é válido: mais tarde é melhor que mais cedo. Embora alguns pais comecem a aconchegar seus bebês com um cobertor por volta dos 12 meses, a maioria dos especialistas aconselha adiar até ao menos a metade do segundo ano. O risco de usar cobertor, especialmente com um bebê ativo, é menos de asfixia e mais de que ele se enrosque no cobertor ao se levantar no berço, causando quedas, contusões e frustração. Muitos pais optam pelo pijama de uma peça em cima dos pijamas de algodão leve para manter seus bebês aquecidos nas noites frias.

Quando você decidir oferecer travesseiro e cobertor, não deixe sua preferência por acessórios fofos guiar a seleção. Escolha um travesseiro "para bebês", pequeno e bem plano, e um cobertor leve.

Dúvidas sobre a naninha? Do ponto de vista da segurança, não há problema no cobertorzinho de conforto que nunca sai das mãos da bebê. Do ponto de vista da limpeza (se nunca sair das mãos da bebê)... é outra história. Consulte a p. 604 para obter mais informações sobre objetos de conforto.

Declínio no apetite

"Meu bebê costumava comer como se não houvesse amanhã. De repente, ele parece ter zero interesse em comer — ele mal toca a comida e mal pode esperar para sair da cadeira alta. Ele pode estar doente?"

O mais provável é que a sempre sensata mãe natureza tenha reprimido seu apetite, por uma boa razão. Se ele continuasse ganhando peso no ritmo que vinha fazendo até agora, seu bebê ficaria do tamanho de um aluno da terceira série em seu segundo aniversário. A maioria dos bebês triplica seu peso ao nascer no primeiro ano, mas, no segundo, ganha apenas cerca de um terço de seu peso. Portanto, um declínio no apetite agora é a maneira de o corpo do bebê garantir esse declínio normal em sua taxa de ganho de peso.

Mas essa não é a única razão pela qual seu filho de 1 ano está fechando a boquinha. Durante a maior parte de seu primeiro ano de vida, as refeições — fossem passadas em seus braços ou em uma cadeira alta — estavam entre seus momentos favoritos. Agora eles representam uma interrupção indesejada de seu dia atarefado. Ele prefere estar em movimento que sentado, parado, comendo uma tigela de cereal (tantas coisas para fazer, tantos lugares para ver, tantas coisas nas quais entrar... e tão pouco tempo!).

NÃO SE DESESPERE

Seu filho de 1 ano está pronto para passar da fórmula para o leite. O único problema é que ele é alérgico ao leite de vaca e o pediatra sugeriu que você use uma alternativa. Mas você teme que seu filho não tenha gordura suficiente em sua dieta, já que a maioria das alternativas (veja a seguir) tem apenas metade da gordura do leite integral. Não se preocupe.

Embora seja verdade que o leite não lácteo não fornece toda a gordura de que uma criança com menos de 2 anos precisa para o desenvolvimento ideal do cérebro, o leite integral definitivamente não é a única fonte de gordura. Pergunte ao médico como suprir esses importantes requisitos de gordura: é provável que seu filhote obtenha bastante com uma dieta balanceada que inclua abacate, manteiga de nozes (se ele não for alérgico), carnes, aves e peixes, bem como os óleos usados para cozinhar. Após o segundo aniversário, as necessidades de gordura serão reduzidas, de qualquer forma, para aproximadamente as mesmas de um adulto. E o cálcio e outros nutrientes encontrados naturalmente no leite de vaca? Algumas alternativas são melhores que outras, portanto, converse sobre as opções com o pediatra, que pode ajudá-la a descobrir qual delas (ou outras não listadas aqui) funcionará melhor para seu filho de 1 ano (opte pela variedade sem açúcar de qualquer uma que escolher):

- Leite de soja. A quantidade de proteína no leite de soja é comparável à do leite de vaca, assim como a quantidade de cálcio (se você escolher o tipo fortificado, o que deve fazer). Ele também tem aproximadamente o mesmo teor de gordura que o leite semidesnatado.

- O leite de amêndoas tem alguma gordura (do tipo boa, monoinsaturada) e é rico em vitamina E e cálcio. Escolha um leite fortificado com cálcio e vitamina D (a maioria é). Desvantagem: ele é pobre em proteínas e não funcionará se seu filho também tiver alergia a amêndoas.
- O leite de coco é rico em gordura, mas pobre em proteínas e cálcio (algumas variedades são enriquecidas com cálcio e vitamina D).
- O leite de arroz tem baixo teor de gordura e proteína, embora seja mais calórico que outras alternativas ao leite, mas também é o menos alergênico. Algumas marcas são fortificadas com cálcio e vitamina D.
- O leite de cânhamo é rico em ácidos graxos ômega 3 e ômega 6 e tem uma quantidade moderada de proteína, mas a maioria das marcas contém espessantes e sabor desagradável.

A crescente independência é outra razão pela qual ele está evitando a colher. Ele prefere afirmar sua autonomia a permitir que você dirija o show — mesmo (ou talvez especialmente) quando se trata de comer. Se ainda não o fez, aposente sua colher e deixe que o bebê se sirva sozinho de tudo que puder comer com os dedos (e tenha uma colher só dele para praticar). Talvez você esteja apenas servindo comida demais para a barriguinha dele: as porções para crianças são surpreendentemente pequenas (pense em colheres de sopa, não xícaras). Reduza as porções e ele pode ficar menos assustado diante da comida (você sempre pode oferecer uma segunda porção). Talvez ele esteja ingerindo muitos líquidos e isso esteja diminuindo seu apetite (reduza as mamadeiras e copos de treinamento, especialmente os que contêm suco).

Ou talvez seu bebê esteja fazendo greve de fome porque não gosta de ser exilado para a cadeira alta e preferiria se juntar à família na mesa: um assento de elevação pode pôr fim ao isolamento e fazer com que ele volte a comer. Ou talvez ele não consiga ficar parado enquanto o resto da família come (e não há razão para esperar que faça isso nesse estágio). Talvez ele tenha perdido o apetite temporariamente porque seus dentes estão nascendo. Ou talvez esteja ficando resfriado.

Resumindo: respeite o apetite. Desde que o bebê esteja crescendo bem e não dê sinais de doença grave, não há nada que você precise fazer sobre a ingestão de alimentos diminuindo. Além do mais, empurrar, bajular ou incitar a limpar o prato ou dar mais uma mordida só desencadeará mais resistência na hora das refeições. Na verdade, bebês e crianças saudáveis que têm permissão para comer de acordo com seu apetite comem a quantidade que precisam (nem mais, nem menos) para crescer e se desenvolver. Seu trabalho é oferecer a ele alimentos nutritivos. O trabalho dele é comer quanto quiser.

Aumento do apetite

"Eu pensei que uma criança de 1 ano experimentasse queda no apetite. O da minha filha parece aumentar e aumentar. Ela não é gorda, mas não posso deixar de temer que fique se continuar comendo nesse ritmo."

Talvez o poço da sua bebê não tenha fundo porque ela está bebendo menos. Bebês desmamados ou quase desmamados do peito ou da mamadeira provavelmente consomem menos calorias advindas do leite e de outros líquidos e podem compensar aumentando a ingestão de sólidos. Embora possa parecer que ela está ingerindo mais calorias, ela provavelmente está ingerindo o mesmo número ou menos, apenas de forma diferente.

Ou ela pode comer mais porque está passando por um surto de crescimento ou ficando mais ativa — possivelmente andando muito — e seu corpo precisa de calorias extras.

Bebês saudáveis que podem comer de acordo com seu apetite — seja farto ou escasso — sem estímulo dos pais crescem a uma taxa normal. Se o peso e a altura de sua filha ainda seguem uma curva familiar, não há necessidade de se preocupar por ela estar comendo demais. Em vez disso, preste mais atenção à qualidade, e não à quantidade, do que ela está engolindo (se ela estiver com fome de duas tigelas de frutas, tudo bem — se ela estiver com fome de duas tigelas de sorvete, não).

Lembre-se também de que crianças pequenas, como adultos, podem facilmente adquirir o hábito de comer pelos motivos errados, ou seja, por motivos além da fome. Se você está alimentando involuntariamente esse hábito — dando um lanche para mantê-la satisfeita enquanto você faz compras, quando ela deseja apenas carinho, para fazer o tédio desaparecer ou um dodói melhorar —, agora é a hora de mudar para uma estratégia mais sensata: alimentá-la quando ela estiver com fome.

Recusando-se a se alimentar sozinho

"Eu sei que meu filho é perfeitamente capaz de se alimentar sozinho, pois ele fez isso várias vezes. Mas ele se recusa a segurar a mamadeira ou mesmo pegar o copo. Se eu não o alimentar, ele não come."

Crescer é difícil. Mesmo que seu bebê-quase-criança aprenda mais e mais habilidades que o aproximam cada vez mais da independência que ele parece almejar, o bebê interior pode se recusar a assumir tanta autossuficiência cedo demais. Então ele tenta encontrar um equilíbrio feliz e seguro entre o garotão e o bebê: talvez ele solte suas mãos para ficar em pé, mas não para se alimentar. Por enquanto, ele está contente em deixar você fazer o trabalho pesado de mamadeiras e colheres enquanto observa e goza dos últimos confortos da primeira infância.

Em algum momento, o garotão vai triunfar sobre o bebê que ele ainda é, sem alarde. Coloque a mamadeira, o copo e uma colher à disposição, sem insistir que ele use. Ofereça frequentemente alimentos de comer com os dedos: as primeiras aventuras dele com a autoalimentação serão mais bem-sucedidas e satisfatórias se ele usar os utensílios de cinco pontas convenientemente presos aos pulsos (além disso, ainda é cedo demais para esperar que ele use a colher). Certifique-se de não sabotar involuntariamente a autoalimentação, ficando exasperada com a bagunça que ele faz (comer de modo limpo e organizado não estará no cardápio por ao menos um ano).

Quando ele se alimentar sozinho, aplauda a iniciativa e os esforços e ofereça muita atenção reconfortante. Ele precisa saber que desistir de ser alimentado pela mamãe ou pelo papai não significa desistir da mamãe ou do papai.

MANTEIGA DE AMENDOIM

Quando se trata de manteiga de amendoim, a maioria das crianças — e seus pais — são grandes fãs: ela é uma fonte barata e versátil de proteínas, fibras, vitamina E e minerais que agrada até o comensal mais exigente.

E aqui está uma razão para iniciar a degustação: introduzir a manteiga de amendoim mais cedo pode reduzir o risco de seu filhote desenvolver alergia a amendoim. Peça ao pediatra recomendações sobre quando e como fazer a introdução, uma vez que o momento será diferente de bebê para bebê. Em geral, bebês com alto risco de alergia (aqueles com eczema grave e/ou alergia ao ovo) devem ser apresentados a produtos de amendoim já aos 4 a 6 meses, desde que o teste cutâneo seja negativo. Bebês com eczema leve devem iniciar os produtos à base de amendoim aos 6 meses, e aqueles sem eczema ou qualquer alergia alimentar podem iniciar a qualquer momento após os 6 meses.

Para minimizar o risco de asfixia, espalhe uma camada fina (diluindo com água, se necessário), nunca permita comer com os dedos ou em co-lheradas e espere até os 4 anos antes de introduzir a variedade com pedaços. Você também pode servir bolinhos de milho contendo amendoim ou misturar um pouco de manteiga de amendoim no purê de maçã ou em outros purês de frutas.

Essas diretrizes geralmente se aplicam também a oleaginosas (amêndoas, nozes, castanha de caju) e manteigas de oleaginosas. Sirva-as apenas picadas ou moídas (como em pães e bolos). Nozes e castanhas inteiras (assim como amendoins inteiros) representam risco de asfixia e não devem ser dadas até que a criança tenha 4 ou 5 anos.

Independência crescente

"Minha bebê não consegue decidir o que quer. Em um minuto, ela engatinha atrás de mim aonde quer que eu vá, pendurada nas minhas pernas enquanto tento limpar a casa. No minuto seguinte, ela se afasta de mim quando me sento para abraçá-la."

Sua bebê está pronta para declarar independência? Bem... depende. Depende do dia que ela está tendo (um dia triunfante ou cheio de tombos?), de como está se sentindo (acabou de cochilar e comer ou está faminta, cansada e agitada?) e até mesmo de como as pessoas a seu redor estão se sentindo (há tensão na casa? Ela vai sentir isso também, e se agarrar a você). Mas, acima de tudo, depende dos termos da in-dependência. Ela espia algo brilhante que merece um olhar mais próximo? Ela sairá do seu lado para conferir, sem um momento de hesitação ao se separar de você. Independência declarada. Você termina de brincar com ela e vai checar suas mensagens de texto? Isso é independência nos seus termos, não nos dela — e, na cabeça dela, isso não é legal. Independência rejeitada, dependência declarada.

Como a maioria dos bebês mais velhos e crianças mais novas, sua filha está em conflito, dividida entre o desejo de independência e o medo de pagar um preço muito alto por ela. Quando você está ocupada com alguma coisa que não ela, especialmente quando está se movendo mais rapidamente do que ela pode seguir, ela se preocupa com o fato de estar perdendo o controle sobre você e o amor, o conforto e a segurança que você representa, então ela aperta seu velcro humano. Você é toda dela? Ela se sente confiante para soltar de você e colocar sua independência à prova.

À medida que ela ficar mais confortável com a independência e mais segura do fato de que você será sempre a mãe dela, não importando o quanto ela se torne adulta, ela se sentirá menos em conflito. Mas espere que essa luta interna entre dependência e independência continue durante toda a infância, definitivamente durante a adolescência e até mesmo na vida adulta. (Você nunca olha para trás com saudade dos dias em que sempre podia contar com os cuidados da sua mãe?)

Enquanto isso, você pode ajudá-la a tomar a iniciativa, fazendo com que se sinta segura e reconfortada quando o fizer. Se você está fazendo uma salada e ela está do outro lado da cozinha, converse com ela, pare periodicamente e visite-a ou a convide para ajudá-la, colocando a cadeira alta a seu lado na pia, por exemplo, e dando a ela um pouco de abobrinha e uma escova macia de vegetais para trabalhar. Apoie e aplauda os passos de sua bebê em direção à independência, mas seja paciente, compreensiva e acolhedora quando ela tropeçar e correr de volta para a segurança e o conforto de seus braços. E, acima de tudo, seja realista em suas expectativas: há um número

limitado de minutos (e você provavelmente pode contá-los em uma mão) durante os quais ela concordará em brincar ou se manter ocupada de forma independente.

Mas também seja realista em termos da quantidade de tempo que você pode ceder em resposta às demandas dela. Haverá momentos em que você terá que deixá-la pendurada em suas pernas chorando enquanto você desempacota as compras e momentos em que será capaz de fornecer apenas períodos intermitentes de atenção enquanto trabalha nos impostos. Por mais que seja importante para ela saber que você sempre a amará e atenderá suas necessidades, é importante que ela saiba que outras pessoas — inclusive você — também têm necessidades.

Negatividade

"Desde que meu filho aprendeu a balançar a cabeça para dizer não, ele responde negativamente a tudo, até mesmo às coisas que tenho certeza que ele quer."

Parabéns, seu bebê está se tornando uma criança de colo. Com essa transição, vem o início de um padrão de comportamento que você verá muito mais, com intensidade crescente, no próximo ano: a negatividade.

Por mais difícil que seja estar no lado receptor, a negatividade é uma parte normal e saudável da transição de bebê dependente para criança mais independente. Pela primeira vez em sua vida muito jovem, ele não é mais apenas parte do pacote dos pais, uma extensão de seus braços. Ele é sua própria pessoinha, sobre (ou em breve sobre) seus próprios pezinhos. Ele está decidido a determinar seu destino, definir sua individualidade, afirmar sua autonomia, testar seus limites — e, claro, testar os *seus* limites. Ele pode ainda não exigir que tudo seja feito a sua maneira (algo que está chegando, provavelmente em algum momento no fim do segundo ano), mas definitivamente está descobrindo que prefere as coisas de certa maneira e, se se esforçar o suficiente, pode conseguir que sejam feitas assim. Ele tem opiniões e não tem medo de expressá-las, e, embora suas opções de autoexpressão ainda sejam bastante limitadas, ele percebeu que "não" pode dizer tudo. Mesmo que ele ainda só possa dizer isso com um aceno de cabeça, o "não" ainda tem impacto.

Felizmente, nesse estágio de negatividade, seu filho provavelmente não sente o "não" tão ferozmente quanto o expressa (novamente, esse momento vai chegar). Na verdade, é provável que às vezes ele não esteja falando sério — como quando diz não para a banana que estava pedindo ou nega com a cabeça quando você oferece para colocá-lo na cadeirinha de balanço, que é algo que realmente quer. Como ficar em pé e dar passinhos sozinho, aprender a dizer não e a negar com a cabeça são habilidades, e ele precisa praticá-las, mesmo quando não forem apropriadas. O fato de os bebês invariavelmente negarem com a cabeça pouco antes de acenarem que sim tem menos a ver com a negatividade que com o fato de negar ser um movimento menos complexo, mais fácil de executar e que requer menos coordenação.

A verdadeira negatividade às vezes pode ser evitada com um pouco de manipulação verbal inteligente. Se você não quer ouvir um não, não faça uma pergunta que possa ser respondida com um. Em vez de "Você quer maçã?" tente "Você quer maçã ou banana?", oferecendo uma em cada mão para ele gesticular a resposta. Em vez de "Você quer andar no escorregador?", pergunte "Você quer brincar no escorregador ou no balanço?" Esteja ciente, no entanto, de que algumas crianças responderão até mesmo a perguntas de múltipla escolha com um não.

O não provavelmente será a norma em sua casa por ao menos mais um ano ou dois, e é quase certo que se intensificará antes de diminuir. A melhor estratégia para a negatividade é permanecer positivo. Em vez de reclamar do não (você só ouvirá mais dele), tente prestar o mínimo de atenção possível à negatividade, ao mesmo tempo que reforça comportamentos positivos de todos os tipos. Manter a negatividade de seu filhote pessimista em perspectiva e conservar o bom humor podem não pôr fim aos nãos, mas a ajudarão a lidar com eles de uma forma mais positiva.

O SEGUNDO ANO... A CONTINUAÇÃO

Você acha que já viu negatividade? Acredita que vislumbrou teimosia ou até mesmo a primeira birra? Isso é apenas uma prévia dos anos por vir, quando esses comportamentos autocentrados e muito mais irão encantar e exasperar, deliciar e confundir, fascinar e frustrar, além de testar seus recursos e sua paciência como mãe. Do fetiche por certas comidas ao ritualismo, as crianças pequenas têm uma maneira única de abordar a vida que mantém seus pais coçando a cabeça e procurando conselhos sobre a melhor maneira de lidar com filhos peculiares e ferozmente independentes. Como muitos desses comportamentos começam a aparecer ao fim do primeiro ano, você poderá obter algumas dicas para lidar com eles neste capítulo. Mas, para obter muito mais ajuda em muitos tópicos mais típicos do bebê a partir de 1 ano (incluindo muitos desafios de sono e alimentação), leia *O que esperar do segundo ano.*

Assistir à TV ou a vídeos

"É tão terrível assim se eu deixar minha filha de 1 ano assistir à TV ou a vídeos para mantê-la ocupada enquanto faço o jantar? É a única coisa que a mantém distraída por tempo suficiente para que eu faça qualquer coisa."

Quem pode dizer não a uma babá que está sempre de plantão, é confiável, ansiosa para agradar e essencialmente gratuita? Quando se trata de TV ou vídeos, os especialistas dizem que você provavelmente deveria dizer não — ao menos na maioria das vezes. Embora haja muita programação voltada para bebês e crianças de colo, a AAP e a maioria dos que levam o estudo do desenvolvimento infantil a sério recomendam que crianças menores de 18 meses estejam completamente desconectadas. E eles têm suas razões. De acordo com a AAP, crianças com 12 meses ou menos não seguem capturas de tela sequenciais ou os diálogos de um programa, tornando inútil assistir à TV durante o primeiro ano e fazendo com que o tempo de tela durante os primeiros 18 meses seja potencialmente prejudicial ao desenvolvimento. Isso porque as pesquisas mostram que quanto mais as crianças assistem à TV, menos expostas são a palavras faladas, mesmo quando a programação é indicada como estimulante do cérebro. Em nítido contraste com o tipo de interação humano-humano que estimula um cérebro jovem e em rápido crescimento, o tempo de tela é um borrão sensorial. Os bebês não são capazes de processar as imagens brilhantes, piscantes e em ritmo acelerado que veem. A enxurrada de estímulos dos programas sobrecarrega seus circuitos e seus sentidos, mas não beneficia seus cérebros da mesma forma que as interações verbais simples com outra pessoa. O resultado pode ser um atraso no desenvolvimento da linguagem.

A linguagem atrasada não é a única desvantagem potencial. Muito tempo gasto em frente à TV ou no tablet significa muito pouco tempo sendo ativa, brincando com os outros, usando a imaginação, sendo curiosa e criativa e, claro, olhando (e depois lendo) livros. Também está ligado a um risco aumentado de obesidade e de problemas de atenção e comportamento agressivo.

Existe uma vantagem para o tempo de tela? Para muitos pais, há uma vantagem óbvia: o serviço de babá, a pausa para poupar a sanidade de fornecer entretenimento 24 horas por dia, os poucos momentos de paz necessários para colocar a roupa em dia ou começar o jantar, a chance de se reagrupar após um longo dia no trabalho e a coisa mais próxima de um botão de "pausa" para o bebê. Soa familiar? Então você tem muita companhia. Noventa por cento das crianças com menos de 2 anos assistem a algum tipo de mídia (TV, tablets, aplicativos), o que significa que a maioria dos pais compartilha a mesma realidade que você, uma realidade em que, apesar das pesquisas, estudos e recomendações, a TV acontece. E acontece regularmente.

Então qual é a palavra final sobre colocar o bumbum da bebê na frente da tela? É melhor não fazer isso. Ainda assim, se você fizer — e as probabilidades são de que faça, ao menos às vezes —, existem etapas que pode seguir para garantir que sua filha obtenha o máximo benefício do tempo de tela, com o mínimo de desvantagens:

- Limite o tempo. É muito fácil para aqueles "cinco minutos enquanto esvazio o lava-louça" passarem para vinte, depois para meia hora, depois para uma hora, depois... você entendeu. Portanto, limite o tempo de TV e outras telas a não mais que dez a quinze minutos por dia. Cronometre, se necessário, mas mantenha esses limites. Escolha uma programação em blocos curtos, em vez de mais longos.

- Assista junto. Os especialistas concordam que, se uma criança de colo assiste à televisão, é muito melhor assistir com um dos pais, que podem tornar a experiência mais educativa e interativa fazendo perguntas, apontando imagens, discutindo temas — algo que não é possível quando você usa a TV como babá. Isso não significa que você precise se sentar ao lado dela na frente da TV (lá se vai seu tempo livre), mas que deve deixar seu jantar a cada dois minutos ou mais para comentar a ação na tela, "Olha como o menino compartilha seu brinquedo!", ou para cantar junto com a música-tema.

- Escolha com cuidado. Mesmo limitando o tempo de tela, faça valer a pena. Escolha programas projetados para crianças pequenas, com linguagem simples e segmentos curtos. Qualquer coisa a que sua filha assista deve ser lenta, musical e cantada, a fim de mantê-la engajada, incentivar a interação e ter algum valor educacional (contar, por exemplo, ou comparar formas). Visualize os programas ou vídeos antes de deixar a bebê vê-los, para garantir que tenham um componente educacional, ver se promovem valores saudáveis e ter certeza de que não têm tons violentos (desenhos animados podem ser surpreendentemente violentos). Também é uma boa ideia escolher programas sem comerciais e merchandising — como a maioria dos programas na televisão aberta.

Sua quase criança de colo já está clamando pelo controle remoto? O hábito de assistir à TV pode se formar mais cedo do que você imagina, mas a verdade é que evitar ou limitar o tempo de tela nunca será mais fácil que agora. Distraia a bebê com atividades mais enriquecedoras agora (enquanto você pode) e se poupará de mais problemas com o tempo de tela mais tarde.

Tecnologia para pequenos

"Meu bebê está sempre pegando meu telefone ou iPad e parece fascinado por manipular a tela. Devo começar a baixar aplicativos para ele?"

Sua gracinha já está clicando, deslizando e tocando? Embora não haja dúvida de que há tecnologia no futuro do bebê, não está tão claro se ela deve desempenhar papel significativo em sua vida tão cedo. Na verdade, a maioria dos especialistas concorda que o tempo de tela — seja na televisão, computador, laptop, iPad ou smartphone — deve ser limitado em crianças com menos de 18 meses, e que bebês e crianças de colo ficam melhor se estiverem desconectadas (ao menos eletronicamente).

A desvantagem de alimentar seu filho com uma dieta de chips de computador tão cedo? Ao contrário de outros tipos, as brincadeiras no computador ou em aplicativos não desafiam tanto a capacidade intelectual do bebê. Quando está montando um quebra-cabeça no chão da sala, ele precisa visualizar como a peça vai se encaixar, virar a peça na mão para refletir essa imagem e manipulá-la no quadro. Quando está montando um quebra-cabeça no computador, ele pode fazê-lo pressionando aleatoriamente as teclas ou deslizando o dedo sem rumo pela tela. A criatividade também não é alimentada. Embora o alcance da visão de seu filho na tela seja limitado ao que o programa ou site oferece, a imaginação é ilimitada quando ele interpreta uma família de ursinhos de pelúcia ou uma garagem infantil cheia de carros. Além do mais (ou, na verdade, menos), muito tempo de tela limita as oportunidades que bebês e crianças de colo têm para aprender valiosas habilidades sociais da vida real que não podem vir de experiências cibernéticas, como autocontrole, compartilhamento e convivência com outros. Interface humana? Não há aplicativo para isso.

Bebês e crianças aprendem melhor explorando seu ambiente, não deslizando uma tela. É por isso que a maior parte do tempo do seu filho deve ser gasto à moda antiga: brincando com brinquedos tangíveis, como blocos, bonecas, caminhões e classificadores de formas, olhando livros, observando pássaros voarem de árvore em árvore no parque, aprendendo como colocar areia em um balde, cheirar uma flor, rabiscar com giz de cera, embalar um ursinho de pelúcia para dormir, mergulhar na água.

O que não quer dizer que seja necessário — ou mesmo realista (se seu telefone estiver sempre ao alcance, seu bebê vai alcançá-lo) — mantê-lo completamente desconectado, mas que há um argumento convincente para deixá-lo ter pouca interação com a tecnologia por enquanto. Pesquisas mostram que exagerar em jogos de computador, aplicativos e outros eletrônicos atraentes pode levar a criatividade e habilidades sociais sufocadas, habilidades linguísticas atrasadas, fadiga ocular, superestimulação e, claro, menos atividade física (tocar na tela não é exatamente o treino de que um bebê precisa). Além disso, nessa tenra idade, o mundo (da simpática senhora do supermercado ao esquilo na entrada da garagem e do carro de bombeiros guinchando até a garotinha

andando de bicicleta) é de longe o melhor portal para o seu bebê, pois é onde a vida e o aprendizado se cruzam, causando o maior impacto no cérebro em crescimento.

Como você pode introduzir tecnologia sem sobrecarregar os circuitos do bebê? Tenha em mente estas diretrizes:

- Não ofereça mais do que o bebê pode digerir. Limite o uso a dez ou quinze minutos por dia. Muito tempo gasto no computador ou iPad pode resultar em muito pouco tempo gasto trabalhando em habilidades sociais, emocionais, físicas e intelectuais, impede que o bebê aprenda fazendo e pode levar à superestimulação. Crianças que se tornam muito dependentes de todo esse estímulo mais tarde podem ter problemas para se concentrar em passatempos mais tranquilos (como ler ou desenhar) e prestar atenção a meios educacionais menos avançados (digamos, um professor em sala de aula).

- Use a TI pelos motivos certos. Aplicativos e jogos (mesmo de aprendizagem) são divertidos, estimulantes, possivelmente educativos. Eles certamente distrairão um bebê que ameaça começar a gritar durante uma longa espera no restaurante ou consultório. Eles podem transformá-lo em um bebê hightech, mas não vão aumentar seu QI nem lhe dar uma vantagem duradoura na escola. Confie em distrações eletrônicas como solução rápida em situações desafiadoras (também conhecidas como chatas) e seu filho confiará nelas para se manter ocupado, em vez de em sua própria imaginação e desenvoltura.

- Deslizem e toquem juntos. Em vez de colocar o bebê na frente do laptop ou lhe entregar um tablet, interaja enquanto ele brinca, como faria se estivesse lendo um livro para ele. Faça perguntas sobre as imagens da tela ("Onde está o gatinho?") e aponte coisas que ele pode não saber. ("Olhe aquela flor. Aquela flor é vermelha. Ela se chama rosa. É uma rosa vermelha.")

- Escolha certo. Procure jogos com imagens e músicas simples. Leia avaliações de aplicativos ou programas on-line ou visite sites que os classifiquem. E confira antes de deixar seu filho acessar. Coisas a serem observadas durante sua navegação solo: se o conteúdo infantil realmente é adequado para crianças de colo (sem violência, imagens as-sustadoras ou ruídos muito altos) e está de acordo com o que você quer que ele aprenda — e como.

- Mantenha-o adequado à idade. Não importa o quanto alguns jogos e aplicativos para crianças mais velhas pareçam ser atraentes (ou o quanto seu precioso bebê é precoce), eles podem ser estimulantes demais para um bebê que ainda está pegando o jeito da realidade (quanto mais a virtual). Portanto, evite-os, levando a sério a classificação na loja de aplicativos ou caixa do programa e se atendo a jogos, atividades e aplicativos destinados a crianças muito pequenas.

- Não force. Se você decidir não participar da tecnologia para bebês e reservar seu tempo para sessões de *Boa noite, Lua* e Dona Aranha, não tema estar prejudicando o bebê na preparação de que ele vai precisar para ter sucesso em um mundo conectado. Há muito tempo para conectar seu baixinho.

TUDO SOBRE:
Estimular seu filho de 1 ano

Primeiras palavras, primeiros passos, primeiros amigos, talvez até primeira birra. O primeiro ano repleto de desenvolvimento termina com seu bebê se aproximando (ou ultrapassando) alguns marcos incríveis, que você provavelmente sequer conseguia imaginar no início. Agora, à medida que seu filho viaja (ou salta) para o segundo ano, conquistas mais emocionantes se aproximam. Seu bebê está crescendo aos saltos, assim como o mundo que ele está conquistando. Ajude-o a enfrentar novos desafios, aprimorar novas habilidades e dominar inovações oferecendo o seguinte:

Um ambiente seguro para assumir riscos. Sempre com medo de que seu bebê-quase-criança fique em apuros? Essa é uma boa razão para ser extravigilante, mas não para ser excessivamente protetora. Para realmente passar pela infância, seu filho precisa ter oportunidades para assumir riscos — cuidadosamente supervisionados, mas riscos. Parar e cheirar uma flor, espiar atrás de uma árvore, ver aonde leva um caminho ou o que está debaixo de uma pedra. Escalar uma estrutura de brincar ou uma pilha de almofadas, subir as escadas e descer novamente. Claro que você vai querer estabelecer limites (escalar na cama é bom, mas pular na cama, não), é claro que você precisa estar sempre alerta (e sempre superestimando a capacidade de encontrar problemas de seu filho), é claro que você terá que usar todos os recursos de segurança (incluindo a instalação de portões na parte superior e inferior das escadas). Mas manter seu pequeno explorador cercado (seja em um pátio de recreio, um carrinho ou um carregador) o impedirá de fazer descobertas importantes sobre o mundo e sobre si mesmo.

Um mundo de diferença. O bebê que não vê nada além de casa, creche, carro e supermercado tem uma visão de mundo muito limitada — e isso é muito ruim. Há um mundo de diferença do lado de fora da porta, e mesmo que seja tudo bastante normal para você agora, é tudo novo para o bebê. Portanto, saia: mesmo que o tempo não esteja bom, as oportunidades de aprendizado estão. Leve seu bebê a parquinhos, parques, museus de arte, infantis, de ciências ou história natural, lojas de brinquedos (antes que ele queira tudo, chame-os de "museus de brinquedos"), quartel de bombeiros, restaurantes, feiras, pet shops, shoppings ou outras áreas comerciais movimentadas, com muitas vitrines para olhar e muitas pessoas para ver.

OLHOS NOS OLHOS... JÁ

Todos os pais esperam que seus filhos olhem para eles em busca de orientação. Bem, de acordo com algumas pesquisas interessantes, as crianças procuram seus pais (e outros adultos) em busca de orientação — e muito mais cedo do que se acreditava anteriormente. Os cientistas descobriram que bebês de 12 meses são mais propensos a olhar na direção de um objeto se um adulto olhar primeiro. De acordo com os pesquisadores, isso mostra que, mesmo assim tão novos, bebês entendem o significado dos olhos e começam a olhar para eles em busca de pistas sociais.

Muito para brincar. O mundo às vezes é brinquedo suficiente, mas, para dar a seu bebê a mais ampla variedade de experiências e as maiores oportunidades para flexionar músculos de todos os tipos (incluindo os criativos, imaginativos, intelectuais e sociais), forneça:

- Brinquedos de puxar e empurrar. Brinquedos que precisam ser empurrados ou puxados fornecem prática para aqueles que estão começando a andar, e confiança (e suporte físico) para aqueles que estão à beira do precipício. Além disso, se podem ser usados para "fazer compras" e "transportar "um bebê", também nutrem a imaginação. Brinquedos nos quais os bebês podem se sentar e impulsionar com os pés também podem ser um passo divertido para a mobilidade independente e para os passeios de triciclo que estão por vir.
- Materiais de arte. Há um míni Monet dentro de cada criança; tudo o que você precisa fazer é liberar seu gênio criativo. Ofereça giz de cera, marcadores laváveis e giz grosso para rabiscar junto com uma variedade de superfícies aprovadas: papel colado no chão ou na mesa de centro (para que não deslize), um bloco grande, um cavalete minúsculo (uma vez que o bebê consiga ficar em pé confortavelmente), um quadro branco ou negro ou a calçada para obras-primas feitas com giz. Tem medo de o bebê deixar marcas nas paredes? Supervisione os projetos de arte com cuidado e confisque giz de cera e marcadores quando forem usados onde não deveriam ou acabarem na boca (ou nariz ou orelha). Canetas e lápis são arriscados, pois são pontiagudos, então supervisione seu uso com muito cuidado ou não os deixe nas mãos do bebê. A pintura a dedo pode ser divertida para alguns, enquanto outros ficam desconfortáveis com os dedos lambuzados que acompanham essa forma de arte (claramente, não force se esse for o caso do bebê).
- Criadores de música. Deixe o bebê bater em um teclado de brinquedo (ou em um teclado real, se você tiver a sorte de ter acesso a um), xilofone ou tambor ou agite um pandeiro ou baquetas. Encoraje também (apesar da dor de cabeça) a improvisação musical, batendo duas tampas de panelas juntas ou uma colher em uma panela. E, claro, faça música da maneira mais fácil, tocando-as para seu filhote se mexer.
- Brinquedos de colocar e tirar. Os bebês adoram colocar e tirar coisas, embora a última habilidade se desenvolva antes da primeira. Você pode comprar brinquedos de colocar e retirar ou apenas usar objetos seguros de casa, como caixas vazias, cestas, colheres de pau, copos medidores, copos e pratos de papel, guardanapos e retalhos de tecido. Pratique colocar e tirar na hora da limpeza também (o bebê será muito melhor em tirar que em colocar,

mas é aí que entra a prática). Areia ou, se você estiver em casa, arroz cru ou água permitem colocar e tirar na forma de derramar (você pode limitar o uso interno à banheira e à cadeira alta), e a maioria das crianças adora esses materiais (basta adicionar supervisão constante).

- Classificadores de formas. Geralmente, muito antes que as crianças possam dizer círculo, quadrado ou triângulo, elas aprendem a reconhecer essas formas e a encaixá-las nas aberturas adequadas em um brinquedo classificador de formas — assim que pegam o jeito (o que parece simples para você exige um alto nível de destreza manual e consciência espacial para seu filhote). Esteja preparada para oferecer ajuda se a frustração começar a se instalar.
- Brinquedos de destreza. Brinquedos que exigem girar, torcer, empurrar, pressionar e puxar incentivam as crianças a usarem as mãos de várias maneiras. Vai demorar um pouco até que a destreza de seu filho seja aprimorada, mas ofereça oportunidades para ajustar as habilidades motoras finas com placas de pinos, massinha (se o bebê brincar sem comer), grandes labirintos de contas (contas que se movem em argolas de metal retorcidas ou em um ábaco de madeira), fantoches e cubos de atividade.
- Brinquedos para a água. Ah, a alegria de brincar na água. Além da diversão que vem com os respingos, o

bebê pode usar copos para encher e servir. Copos de tamanhos diferentes podem ensinar os conceitos de grande e pequeno, enquanto copos com furos no fundo podem ensinar sobre vazio e cheio (o bebê enche o copo com água, a água escorre, o copo está vazio). Brinquedos em forma de animais (aquele patinho de borracha, por exemplo, ou um elefante de borracha que borrifa água da tromba) ensinam sobre diferentes animais (um zoológico flutuante!). Letras de espuma que grudam na parede quando molhadas são uma boa introdução ao ABC. A banheira também é um bom lugar para soprar bolhas, mas você provavelmente terá que soprar sozinha — deixe o bebê segui-las e estourá-las por enquanto.

- Livros. Você não pode ter um cavalo, elefante e leão vivos em sua sala de estar, mas todos eles podem visitar sua casa em um livro. Olhe e leia livros ilustrados com seu bebê várias vezes durante o dia e sempre deixe uma pilha ao alcance dele. Um período de atenção fugaz (apropriado para a idade) pode significar que o tempo de leitura será breve (talvez apenas alguns minutos), mas construirá a base de que os futuros leitores precisam.
- Faz de conta. Pratos, casinha, cozinha, comida, telefone, kit médico, vassoura, caminhões e carros de brinquedo, bonecas e carrinhos, bichos de pelúcia, chapéus, sapatos, sacolas de papel, bolsas vazias,

almofadas de sofá — quase tudo pode ser magicamente transformado no imaginativo mundo de faz de conta de uma criança de colo. Esse tipo de brincadeira não só alimenta a imaginação e a criatividade, como também oferece a oportunidade de praticar habilidades sociais, bem como a coordenação motora fina (colocar e tirar a roupa, mexer os ovos, cozinhar a sopa, servir o chá).

Incentivo, apreço e paciência. Pode ser desnecessário dizer, mas aqui vai, de qualquer maneira: incentive o bebê à medida que ele dominar novas habilidades. A conquista é satisfatória para seu senso de identidade incipiente, mas ainda mais doce quando você assente (e bate palmas). Mas tome cuidado para não aplaudir muito ou com muita frequência, pois a ideia é motivá-lo a realizar mais, não o tornar dependente dos aplausos. (Se houver uma ovação a cada passo, o que ele terá que fazer para conseguir mais?)

E, por falar em atenção, você está se perguntando quando seu filhote vai prestar mais que alguns momentos fugazes de atenção a qualquer atividade? Embora as habilidades dele tenham avançado em grandes saltos enquanto ele cambaleava pelo fim da primeira infância, sua capacidade de atenção definitivamente não acompanhou o ritmo, especialmente no que se refere a atividades que exigem que ele fique parado (por exemplo, ouvir histórias ou construir uma torre de blocos). Esteja ciente dessas limitações muito normais, não force seu filho de 1 ano além delas e definitivamente não se preocupe: à medida que os pequenos crescem, sua atenção também aumenta.

PROTEJA O BEBÊ... DELE MESMO

Seu filho está ficando mais inteligente e coordenado, mas levará muito tempo até que o julgamento alcance a inteligência e as habilidades motoras. Como o bebê agora é capaz de pensar em novas maneiras de se meter em problemas, é essa inteligência e essas habilidades que o colocam em risco ainda mais frequentemente que antes.

Portanto, quando o bebê entrar no segundo ano de vida, mantenha vigilância constante, bem como todas as precauções de segurança que já colocou em prática. Mas também faça um segundo inventário de segurança, levando em consideração o fato de que seu filho agora é, ou em breve será, um alpinista proficiente. Isso significa que praticamente nada em sua casa que não esteja atrás de uma fechadura com chave ou trava de segurança estará a salvo daquelas mãos pequeninas. Em sua pesquisa, observe não apenas as coisas que seu filho de 1 ano pode alcançar do chão, mas também qualquer coisa que possa alcançar escalando. Remover ou proteger todos os itens que apresentam perigo para o bebê (e vice-versa) é uma atitude sábia. Considere também que crianças de colo podem ser muito engenhosas para obter o que querem: empilhar livros para chegar a uma prateleira, puxar uma cadeira para chegar a uma janela, ficar de pé em um brinquedo para chegar ao balcão da cozinha. Certifique-se de que qualquer coisa em que seu pequeno explorador possa subir — cadeiras, mesas, prateleiras — seja resistente o suficiente para suportar seu peso. Continue estabelecendo limites ("Não, você não pode subir aí!"), mas não dependa, ainda, de seu filho muito pequeno para se lembrar das regras amanhã. Para saber mais sobre como manter seu filho seguro, leia *O que esperar do segundo ano*.

Capítulo 18
Viajando com o bebê

Antes do nascimento dos filhos, qualquer época era boa para viajar. Excursões de verão, ou nas férias de inverno, para a casa de praia de um amigo, finais de semana na serra decididos de última hora, um passeio lento numa região de natureza exuberante. Você só precisava fazer as malas, conseguir um bom preço nas passagens e hotéis... e ir.

Isso foi antes. Agora, considerando-se o esforço envolvido em arrumar tudo que é necessário para ir ao supermercado com o bebê, a logística de um resort de férias por duas semanas (ou mesmo uma viagem de dois dias para a casa da vovó) pode parecer exaustiva demais para contemplar e trabalho duro demais para chamar de férias.

Felizmente, você pode ter um bebê e ainda viajar. Embora as férias com seu filho não sejam tão despreocupadas ou tranquilas quanto eram antes dele, elas podem ser viáveis e divertidas.

Na estrada com o bebê

Lembra-se daquelas escapadelas de fim de semana, quando seu senso de aventura, alguns trajes de banho e um par de chinelos jogados na mala de mão a levavam aonde quisesse ir? Bem, isso é coisa do passado. Com a chegada do bebê, você gastará mais tempo planejando a viagem que viajando. Veja como se preparar:

Desprograme-se. Esqueça os itinerários-relâmpago que percorrem seis cidades em cinco dias. Em vez disso, defina um ritmo lento, com bastante tempo não programado, para um dia extra na estrada (se quatro horas no carro foram três horas em excesso para seu pequeno passageiro), uma tarde extra na praia ou uma manhã à beira da piscina (já que quatro museus foram três museus em excesso para todos os envolvidos). Em outras palavras, seja flexível.

Não se esqueça do RG e passaporte. Você não poderá levar o bebê para fora do país sem passaporte. Todo viajante, não importando a idade, precisa de documento — e você precisará de tempo suficiente para providenciá-lo. Se estiver viajando para fora do país com o bebê, mas sem o pai, você vai precisar de documentação especial que comprove que tem permissão do pai ou é a única responsável legal de seu filho. Informe-se com a companhia aérea ou de ônibus e junto aos órgãos responsáveis.

Verifique com o médico. Antes de sair de casa, certifique-se de que o bebê esteja em boas condições de saúde e tenha amplo suprimento de qualquer medicamento de venda livre ou com prescrição de que ele possa precisar na estrada, especialmente aqueles que podem não estar prontamente disponíveis no destino. Planeje-se para doenças inesperadas levando um analgésico infantil (pergunte ao médico o que mais você deve levar para o caso de o bebê ficar doente).

Além disso, verifique com o médico se as vacinas do bebê estão atualizadas, especialmente se estiver viajando para o exterior. Alguns destinos requerem imunizações especiais ou outras precauções — procure se informar.

Faça arranjos para dormir. Se vai ficar em hotel ou na casa da vovó, certifique-se de que o bebê terá um lugar seguro para dormir todas as noites. A maioria dos hotéis, motéis e resorts fornece berço, às vezes por uma taxa adicional. Ligue com antecedência para reservar e verifique se é seguro (confira as orientações sobre como escolher um berço seguro na p. 84). Você também pode levar um berço portátil. Mas a opção mais conveniente em algumas viagens (especialmente se você estiver tentando viajar com pouca bagagem)

pode ser alugar todos os equipamentos para bebês, incluindo o berço (assim como um carrinho), de uma loja bem avaliada e respeitável ou de um serviço de aluguel on-line ou local que atenda turistas. Ele será entregue montado, se necessário, e recolhido quando sua estada terminar (tudo por um preço, é claro).

Se seu bebê já engatinhar ou andar, considere levar protetores de tomadas, uma trava de banheiro ou qualquer outra coisa que você ache que poderá precisar para proteger o local onde ficará hospedada (alguns hotéis oferecem kits de proteção para bebês, mas não conte com isso — nem espere que o kit seja adequado). Quando chegar ao destino, certifique-se de que janelas abertas, cordões de cortinas e persianas, cabos elétricos, minibar e assim por diante não estejam acessíveis ao bebê.

Encontre uma baby-sitter. A maioria dos hotéis e resorts oferece algum tipo de serviço de babá. Mas o que eles oferecem pode variar muito. Pode ser uma funcionária do hotel querendo ganhar dinheiro extra, pode ser uma lista com as agências de babá na área (você mesma precisa ligar e contratar) ou pode ser um programa de cuidados infantis (mais comum em grandes resorts que atendem famílias). Ligue com antecedência para descobrir suas opções se deseja passar algum tempo somente com adultos durante a viagem. Ao chegar, verifique qualquer baby-sitter com o mesmo cuidado que teria em sua casa: entreviste (ou ao menos a agência), se possível, e certifique-se de que qualquer pessoa que contrate tenha sido verificada, licenciada, segurada e vinculada, e preferencialmente certificada em RCP e em dia com as vacinas e reforços. Encontre-se com ela na recepção do hotel para ter certeza de que está falando com a pessoa certa.

Equipe-se. A locomoção, especialmente se você estiver viajando sem outro adulto ou com mais de uma criança, será mais fácil se você tiver o equipamento adequado:

- Um carregador ou *sling*. Isso liberará suas mãos para fazer malabarismos com a bagagem, o que será importante quando você estiver embarcando e desembarcando. Mas não se esqueça de dobrar os joelhos ao pegar aquela coleção de malas, para que o bebê não caia.
- Um carrinho leve e muito compacto, para um bebê mais velho.
- Um assento portátil de pano, que quase não adiciona peso à bagagem.
- Uma cadeirinha veicular.
- Brinquedos para distrair. Um espelho com moldura macia, um chocalho ou dois e um bichinho de pelúcia podem chamar a atenção de um bebê mais novo. Para um bebê mais velho, leve um quadro de atividades e alguns livros de tabuleiro, bem como um ou dois brinquedos divertidos de manipular, como um labirinto de contas, chaves de brinquedo em um anel ou um cubo de atividades. Deixe em casa brinquedos com muitas peças que possam se perder ou sejam volumosas demais para embalar e usar em espaços apertados, assim como brinquedos que façam barulhos irritantes (e causem dor de cabeça). Para bebês mordedores, leve alguns itens para morder.
- Um trocador impermeável para trocar fraldas durante a viagem e no destino.

Não balance o barco antes de zarpar. Para evitar problemas desnecessários, evite mudanças desnecessárias pouco antes da viagem. Não tente desmamar o bebê do peito, por exemplo, pouco antes de partir: o ambiente desconhecido e as mudanças na rotina já serão bem difíceis sem a adição de outras tensões. Além disso, nenhuma outra maneira de alimentar o bebê na estrada será tão fácil para você ou reconfortante para ele. Também não introduza sólidos perto da partida. Começar a ser alimentado com a colher já é desafio suficiente (para vocês dois) em casa. Se o bebê estiver pronto para comer com os dedos, no entanto, considere introduzir os sólidos antes da viagem. Petiscos portáteis são ótimos para manter bebês ocupados e felizes, e geralmente proporcionam uma alimentação mais organizada que alimentos servidos com colher.

Se seu bebê não está dormindo durante a noite, agora não é a hora de começar o treinamento do sono. É provável que haja alguma regressão durante a viagem (e depois que você voltar), e deixar o bebê chorar em um quarto de hotel ou na casa da vovó será cansativo — e nem um pouco bem-vindo.

Viajar de carro

Ao percorrer longas distâncias em estradas abertas (ou rodovias congestionadas), lembre-se destas dicas:

Nunca dê partida sem a cadeirinha veicular. Ela é essencial sempre que você entrar no carro, não importando o quanto a estrada à frente é curta ou longa — e não importando em que carro você esteja entrando (e sim, isso vale para carros com motorista, Uber, táxis e vans). Se você viaja muito — ou usa táxis com frequência —, precisará saber como instalar a cadeirinha veicular sem a base, usando o cinto de segurança. (Pratique em casa, antes que o taxímetro comece a rodar.) Se estiver alugando o carro, peça à locadora que forneça uma cadeirinha veicular segura e atual (por uma taxa), mas verifique com antecedência para descobrir quais cadeirinhas são oferecidas. Ou, melhor ainda, leve a sua.

Proteja do sol. Lá vem o sol — diretamente nos olhos do bebê? Prepare-se para o choro. Portanto, se ainda não possui protetores nas janelas do banco traseiro, adicione-os antes de viajar.

Leve seu show para a estrada. Lembre-se de que, se o bebê **não estiver feliz** no carro, ninguém **estará. Se ainda não** tiver um, instale **um espelho de carro**

para o entretenimento do bebê e adicione brinquedos seguros à cadeirinha veicular. Baixe muitas músicas infantis e atualize sua própria playlist de cantigas de ninar e músicas para cantar junto.

Pare com frequência. Lembre-se, com um bebê a bordo, a viagem provavelmente não será tão divertida (e pode não ser nada divertida) e levará o dobro do tempo. Os trechos mais rápidos serão as sonecas, é claro. Quando o bebê estiver acordado, pare para respirar ar fresco, trocar fraldas, dar de mamar, servir lanches, fazer alongamentos e, no caso de um bebê que já anda, estimular a circulação.

Escolha o momento certo. Tente sair bem cedo ou tarde da noite, para que o bebê durma durante parte da viagem, dependendo do horário de sono dele. Grande ressalva: garanta que o motorista permaneça acordado: comecem descansados, alternem-se ao volante e parem assim que o motorista designado ficar sonolento.

Não se esqueça dos materiais de limpeza. Viajar com um bebê quase sempre é uma bagunça. Leve um monte de lenços umedecidos, desinfetante para as mãos, sacos descartáveis para fraldas sujas (e possíveis enjoos), toalhas de papel para derramamentos e um conjunto extra de roupas para o bebê e para as pessoas próximas ao bebê (mantidas em um local acessível).

Cuide da segurança. Para uma viagem de carro segura:

- Certifique-se de que todos estejam com o cinto de segurança.

- Não dirija até o ponto da fadiga (acidentes são mais prováveis quando o motorista está cansado).
- Nunca dirija se estiver bebendo.
- Não fale ao celular enquanto dirige — é infração prevista no Código de Trânsito Brasileiro (CTB). Mesmo o viva-voz causa distração demais para ser completamente seguro.
- Nunca envie (ou leia) mensagens de texto, e-mails ou posts enquanto estiver dirigindo.
- Armazene a bagagem pesada ou possíveis objetos voadores no porta--malas ou protegidos por uma tampa.
- Proíba fumar no carro, é claro.

Viajar de avião

Voando com seu bebê? Mantenha estas observações em mente:

Reserve com antecedência. Se puder, compre as passagens com bastante antecedência. Em muitas (mas não todas) companhias aéreas, isso permite que você escolha os assentos. Se puder, imprima seus cartões de embarque em casa antes de sair para o aeroporto ou em um quiosque quando chegar lá. Ou aproveite os cartões de embarque digitais. Isso pode poupá-la de esperas estressantes no aeroporto.

Viaje fora dos horários de pico. Quanto menos lotado o terminal, mais curtas serão as filas de segurança. Quanto menos lotado o voo, mais confortável você ficará, melhor será o serviço e menos passageiros seu bebê poderá potencialmente incomodar. Portanto, verifique a lotação dos voos antes de reservar. Tente escolher voos em horários nos quais seu bebê normalmente dorme (voos noturnos são ótimos para viagens longas, horário das sonecas para viagens curtas). Talvez, apenas talvez, seu pequeno passageiro coopere cochilando durante o voo. Mas tenha em mente que os atrasos podem frustrar até mesmo os planos mais minuciosos.

Considere um voo direto. Na maioria dos casos, quanto mais rápido você for, melhor para todos. Isso posto, às vezes um voo muito longo e sem escalas pode ser demais para qualquer um (seu bebê, você, os passageiros sentados por perto). Se você acha que um voo longo pode ser demais para o bebê, considere fazer uma conexão no meio da viagem (você pode obter uma tarifa mais barata). Você precisa de uma parada longa o bastante para chegar ao portão sem ter que correr e ter tempo para comer alguma coisa, lavar o rosto, trocar as fraldas (é muito mais fácil trocar um bebê se contorcendo no banheiro do aeroporto que no banheiro minúsculo do avião), deixar o bebê gastar energia engatinhando, observando aviões decolarem e pousarem e visitar o centro de recreação do aeroporto, se houver um. Mas muito tempo no terminal pode ser... interminável.

Considere um assento extra. Embora, na maioria das companhias aéreas, crianças menores de 2 anos viajem de graça (no colo), talvez você queira comprar um assento para o bebê. Pagar a tarifa completa para um bebê que pode voar de graça parece uma extravagância, mas fará com que se sentar, brincar e comer seja menos incômodo para vocês dois. Além disso, é muito mais seguro: bebês afivelados em uma cadeirinha veicular e fixados em um assento separado têm menos probabilidade de sofrer ferimentos em turbulências severas que aqueles contidos apenas pelos braços dos pais.

Se estiver viajando com outro adulto e seu voo não estiver lotado, você pode reservar um assento no corredor e outro na janela, com um assento vazio entre eles. Se especificar que tem um filho de colo, algumas companhias aéreas não venderão esse assento, a menos que seja absolutamente necessário. Enquanto o assento não for reservado, você terá um assento gratuito para o bebê. Se isso não acontecer, você pode ter certeza de que o passageiro do meio estará disposto a trocar de lugar com um de vocês, em vez de ter um bebê passando de um lado para o outro no colo durante todo o voo.

Dê preferência ao corredor. Opte pelo assento do corredor, caso contrário, acabará testando a paciência daqueles que terá que importunar ao levar seu bebê inquieto para trocar fraldas ou passear (mas lembre-se de que, se usar a cadeirinha veicular, as comissárias de bordo não permitirão que a coloque em um assento de corredor, por questões de segurança). Os pais geralmente preferem assentos na primeira fila porque oferecem espaço extra para o bebê brincar, e alguns aviões têm espaço para o berço. Existem algumas desvantagens: as bandejas geralmente se desdobram no colo, não deixando espaço para seu filho; o apoio de braço geralmente não pode ser levantado (o que significa que o bebê não pode se espalhar por dois assentos para tirar uma soneca); você estará bem em cima do telão, se houver um; e, pior de tudo, não haverá espaço de armazenamento sob o assento (tudo, incluindo sua bolsa de fraldas, deve ser armazenado sobre os assentos durante a decolagem e a aterrissagem).

Despache as malas. Para não ter que carregar a bagagem em um aeroporto grande, despache tudo, exceto objetos de valor e itens essenciais (a bolsa de fraldas e a bagagem de mão) no balcão. Para não ter que carregar o bebê no colo, use um carrinho leve e o despache no portão de embarque (proteja-o, se possível, colocando-o em uma bolsa).

Planeje com antecedência para enfrentar a verificação de segurança. Se seu bebê tiver idade suficiente, um carrinho de chuva leve pode ser seu melhor amigo ao passar pela segurança, independentemente da fila em que esteja. Será fácil dobrá-lo no último segundo e colocá-lo na esteira de raios X. (Você provavelmente terá permissão para levá-lo pela ponte de embarque e deixá-lo na porta do avião antes de embarcar, e ele estará esperando por você na porta após o pouso.) Sapatos de salto baixo são seus segundos melhores amigos na verificação de segurança (dessa forma, se for solicitada a tirá-los, não será uma luta — mas use meias para não ter que andar descalça naquele chão nojento). Você poderá segurar o bebê em seus braços (embora não no carregador ou *sling*) para passar pela verificação, mas ambos terão que ser examinados à mão se o oficial de segurança a selecionar para uma revista — o que provavelmente fará, já que você não poderá fazer uma varredura de corpo inteiro enquanto segura seu filho

Você provavelmente poderá levar fórmula, leite materno ou papinha suficiente para o voo, mas busque obter informações mais recentes, pois os regulamentos mudam.

Pense duas vezes sobre o embarque antecipado. Se a companhia aérea fizer pré-embarque para famílias, pense duas vezes antes de aproveitar. Sim, embarcar primeiro permite que você consiga espaço muito necessário no compartimento de bagagem e dá a você algum tempo extra para passar pelos corredores apertados com o bebê e seus equipamentos. Mas embarcar cedo pode significar tédio precoce, já que acarreta cerca de meia hora a mais no avião — provavelmente algo que você não quer suportar voluntariamente com um bebê contorcionista que precisa de entretenimento constante.

Encontre um comissário de bordo amistoso. Se estiver sozinha, não seja tímida (mas seja gentil) ao pedir ajuda à tripulação. Afinal, pode ser quase impossível levantar a bolsa e colocá-la no compartimento superior enquanto segura o bebê. Portanto, peça ajuda a um comissário de bordo (ou companheiro de viagem).

Não espere ser alimentada. A comida em voos domésticos praticamente desapareceu (você ainda pode encontrá-la em voos internacionais), e o melhor que você pode esperar é um lanche pago, se tanto. Ligue com antecedência para saber exatamente o que será servido e se as refeições para bebês estão disponíveis para compra (ou gratuitamente em voos internacionais). Às vezes, um lanche significa somente uma bebida e um saco de salgadinhos, que, como risco de asfixia, são proibidos para bebês. E não importa qual comida foi prometida, nunca embarque sem seu próprio suprimento de lanches apropriados (e aprovados) para bebês. Atrasos na decolagem podem resultar em atrasos na hora das refeições, os carrinhos de serviço podem se mover enlouquecedoramente devagar pelos corredores e refeições especiais às vezes não são entregues (além disso, sejamos sinceras: elas não são assim tão especiais).

Leve suprimentos extras. Leve quantos brinquedos puder na bagagem de mão e o dobro de fraldas que acha que vai precisar, lenços umedecidos e desinfetante para as mãos, ao menos uma muda de roupa para o bebê e uma camiseta extra para você (esquecer do último item garante que você será cuspida, vomitada, respingada... ou tudo isso junto). Não se esqueça de uma camada extra de roupas para o bebê, pois pode esfriar no avião. Coloque um cobertor pequeno também, já que os cobertores dos aviões (se você conseguir encontrar um) frequentemente são usados por muitos passageiros entre as lavagens.

Coloque a segurança em primeiro lugar. Se seu filho ocupar um assento, planeje levar a bordo uma cadeirinha veicular permitida pela companhia aérea e saiba como instalá-la sem a base. O bebê deve ficar virado para trás. Mesmo que você não tenha comprado um assento separado para o bebê, leve a cadeirinha veicular aprovada com você até o portão de embarque, caso haja um assento extra ao lado do seu. Se não houver, os comissários de bordo farão o check-in da cadeirinha para você. Isso deve limitar a quantidade de manuseio — e batidas — que ela vai sofrer durante a verificação regular da bagagem (você também pode comprar uma capa como proteção extra). Se o bebê estiver em seu colo, não o prenda com o cinto; ferimentos graves podem resultar até mesmo de um impacto leve. Mas prenda o cinto a seu redor e segure o bebê pela cintura com as mãos, segurando seus pulsos durante as decolagens e aterrissagens. Não permita que ele engatinhe sozinho pelos corredores ou durma ou brinque no chão à sua frente por causa do risco de ferimentos se o avião atingir repentinamente uma área de turbulência.

Reveja cuidadosamente as informações sobre máscaras de oxigênio e descubra onde existem extras caso seu bebê não tenha um assento (e, portanto, uma máscara) próprio. Geralmente, há uma máscara extra em cada fileira ou seção de assentos. Lembre-se, assim como é dito no vídeo de segurança, de que você deve colocar sua própria máscara primeiro e depois cuidar da máscara do bebê. Se você tentar fazer o contrário em uma emergência de baixo oxigênio, pode perder a consciência antes de conseguir colocar qualquer máscara.

Limpe antes de decolar. Use toalhas desinfetantes para limpar as áreas que o bebê possa tocar ou colocar a boca (e que muitos passageiros terão manipulado antes): o encosto do assento, os apoios de braço, a bandeja e a persiana.

Cuidado com os ouvidos. Mudanças de altitude e pressão do ar são difíceis para pequenos ouvidos. Beber durante a decolagem e o pouso pode ajudar, incentivando a deglutição, o que ajuda a liberar a pressão que se acumula nos ouvidos (comece quando o avião começar a acelerar na pista e novamente quando o piloto anunciar a descida). Deixe o bebê beber de uma mamadeira, um copo de treinamento ou um copo com canudo embutido. Nada para beber? Uma chupeta ou saquinho de papinha podem dar conta do recado se o bebê sugar o suficiente para exigir deglutição da saliva — e, como último recurso, você pode esguichar água na boquinha dele com uma seringa de remédio. Embora seja sempre reconfortante, a amamentação durante a decolagem e o pouso não é recomendada por questões de segurança.

Se tudo mais falhar e seu bebê gritar por todo o caminho, ignore os olhares furiosos dos outros passageiros (é provável que você veja muitos rostos simpáticos também). Ao menos os gritos ajudarão a reduzir a pressão nos tímpanos do bebê e aliviar a dor.

Tem um bebê com o nariz entupido e está prestes a voar? É uma boa ideia visitar o médico primeiro, pois o congestionamento pode bloquear as trompas de Eustáquio e piorar muito a dor de ouvido durante o voo. Você também pode aliviar o congestionamento colocando gotas de solução salina no nariz do bebê antes da decolagem e do pouso.

Viajar de trem

Se tiver a oportunidade de viajar de trem, você economizará o desgaste de dirigir e o aborrecimento do aeroporto. Além disso, o bebê terá mais liberdade de movimento, muitas distrações (sem ninguém dirigindo, todos podem ficar no modo de entretenimento) e uma vista sempre diferente. Sua viagem de trem em família será mais fácil se você se lembrar de:

Reservar com antecedência. Encomendar as passagens com antecedência (on-line ou por telefone) permitirá que você chegue à estação ferroviária com elas em mãos, a fim de não ter de esperar em uma longa fila. Se for possível fazer reserva de assentos ou compartimentos, faça isso com antecedência também. Lembre-se, no entanto, de que, em muitas reservas de trem (nos EUA, por exemplo, na maioria delas), você tem um assento garantido para cada passagem, mas não necessariamente assentos juntos.

Cuide do horário. Os horários de pico podem ser muito lotados, especialmente durante as temporadas de férias, portanto, evite-os se puder. Um trem noturno pode ser uma boa opção se o bebê provavelmente dormir durante a viagem.

Embale adequadamente. Para viagens noturnas, a bagagem de mão também deve ser uma bolsa de noite, cheia de roupas extras, fraldas e todos os itens básicos para cuidar do bebê. Isso tornará desnecessário remexer em suas malas bem embaladas. Melhor ainda, permitirá despachar a bagagem pesada, dando-lhe menos coisas para carregar e mais espaço em seu compartimento ou assento.

Chegue cedo. Verifique com antecedência para saber a que horas o trem normalmente chega à estação. Se houver um intervalo de dez ou quinze minutos entre a chegada e a partida, tente chegar antes do trem, e não quando ele estiver prestes a partir. O objetivo: uma chance melhor de reunir a família. Se houver dois adultos, mande um na frente, assim que o número da plataforma for anunciado, para guardar assentos para todos enquanto o outro desce pela plataforma a passos de tartaruga com o bebê. Se puder, pegue um assento na janela (e também o do corredor) para que seu filho possa observar a paisagem.

Não dispense o carregador. Se um carregador uniformizado estiver disponível, aceite seus serviços. Por um valor mínimo, ele levará suas malas e a acompanhará até o trem, a fim de que você não precise carregar nada além de seu filho. Os carregadores também sabem quando um trem chegará antes de ele ser anunciado, o que significa que você estará a caminho antes que a multidão desça.

Descarrilhe o tédio. O bebê vai gostar de ver a paisagem apenas por um tempo. Então carregue brinquedos, livros e giz de cera — muitos deles.

Aproveite as paradas mais longas. Mesmo uma parada de quinze minutos dá a você e ao bebê a chance de sair do trem e possivelmente passear para ver a locomotiva (certifique-se de que alguém cuide da bagagem e a ajude a reembarcar a tempo).

Leve seu lanche. Mesmo que haja um vagão-restaurante ou lanches a bordo, não há garantia de que o bebê estará disposto ou será capaz de comer o que está sendo servido. Então, assim como faria ao viajar de carro ou avião, leve seus próprios lanches e bebidas.

Capítulo 19
Mantendo o bebê saudável

Se há algo mais triste que um bebê doente, são os pais de um bebê doente. Mesmo uma pequena crise de espirros pode atingir a mamãe e o papai com força, especialmente se forem os primeiros espirros do primeiro bebê. Adicione temperatura elevada — mesmo que seja apenas uma febre leve — e a ansiedade aumenta. As perguntas se multiplicam a cada minuto, a cada sintoma (era uma tosse?): devemos ligar para o médico? Devemos esperar que o consultório abra de manhã ou na segunda-feira (os bebês parecem sempre adoecer no meio da noite ou nos fins de semana) ou ligar imediatamente? Devemos dar remédio para baixar a febre enquanto esperamos que o médico ligue de volta? O médico ligará de volta (ligamos há apenas cinco minutos, mas já parece uma eternidade!)?

Felizmente, as doenças infantis geralmente são leves: alguns carinhos extras e tudo volta ao normal. Ainda assim, faz sentido prevenir o máximo possível, mantendo seu bebê saudável através de alimentação e hábitos saudáveis e do comparecimento pontual às consultas programadas e imunizações. É claro que nem sempre a melhor prevenção é compatível com determinados germes, por isso é importante saber o que fazer quando o bebê está doente: como avaliar os sintomas, como medir e interpretar a temperatura, como alimentar, quais são as doenças infantis mais comuns e como tratá-las.

O que você pode esperar das consultas de rotina

Se você for como a maioria dos pais, ficará ansiosa com as consultas de rotina do bebê — muito ansiosa. Não apenas para ver o quanto seu bebê cresceu, mas também para obter respostas para as dezenas de perguntas que surgiram desde a última consulta (e cujas respostas você ainda não obteve em telefonemas frenéticos para o médico — haverá muitas dessas também). Mantenha uma lista de perguntas e leve-as para as consultas... e não se esqueça de fazê-las.

O bebê geralmente tem sua primeira consulta médica alguns dias após receber alta do hospital. A programação para o resto do ano varia de consultório para consultório e de bebê para bebê (dependendo das necessidades e preocupações individuais de saúde), mas a maioria dos médicos recomenda consultas com 1, 2, 4, 6, 9 e 12 meses de idade.

PRIMEIROS RESULTADOS DE TESTES

Durante a primeira consulta do bebê, você provavelmente obterá os resultados dos testes de triagem neonatal (para fenilcetonúria, hipotireoidismo e outros erros inatos de metabolismo), se não os recebeu anteriormente. Se o médico não mencionar os testes, os resultados provavelmente foram normais, mas peça-os para ter seus próprios registros. Se o bebê recebeu alta antes da realização dos exames, eles provavelmente serão realizados na primeira consulta. Pergunte ao pediatra se alguma das triagens metabólicas de seu recém-nascido terá que ser repetida após a alta.

Embora toda consulta seja diferente, o médico observará o crescimento, a saúde geral e o desenvolvimento do bebê. Você pode esperar a maioria das seguintes verificações em cada consulta, mas lembre-se de que pode não notar algumas, pois o médico as fará rapidamente:

- Uma chance de fazer todas as perguntas relacionadas ao bebê que você coletou desde a última consulta
- Perguntas do médico sobre como você e o bebê estão e sobre a alimentação, o sono e o desenvolvimento do bebê
- Aferição do peso, comprimento e circunferência da cabeça (que serão plotados em um gráfico de crescimento para ver o progresso do bebê)
- Avaliações de visão e audição
- Um exame físico que incluirá todos ou a maioria dos seguintes:
  - Verificação dos batimentos cardíacos e da respiração com um estetoscópio
  - Verificação da barriga, pressionando-a suavemente para sentir algo fora do comum
  - Verificação dos quadris para garantir que não haja deslocamento (o médico irá girar as pernas do bebê)
  - Verificação dos braços, pernas, costas e coluna para garantir que estejam crescendo e se desenvolvendo normalmente
  - Verificação dos olhos (com um oftalmoscópio e/ou uma lanterna) para reflexos e focagem normais e para o funcionamento do canal lacrimal
  - Verificação dos ouvidos (com otoscópio)
  - Verificação do nariz (também com otoscópio) para garantir que as mucosas estejam saudáveis

MANTENDO O BEBÊ SAUDÁVEL | 715

- Uma rápida olhada na boca e na garganta (usando um abaixador de língua) para verificar cor, feridas e inchaços
- Sentir o pescoço e as axilas para verificar os gânglios linfáticos
- Verificação das fontanelas (as "moleiras")
- Verificação dos genitais para hérnias ou testículos não descidos (enquanto o médico está fazendo isso, ele também verificará o pulso femoral na virilha, procurando uma batida forte e constante)
- Uma espiada no ânus para verificar se há rachaduras ou fissuras
- Verificação do cordão umbilical e cicatrização da circuncisão (quando aplicável)
- Avaliação geral da cor e do tom da pele do bebê e verificação de erupções cutâneas ou marcas de nascença

- Uma rápida olhada nos reflexos específicos para a idade do bebê
- À medida que o bebê cresce, avaliação de seus movimentos, comportamento geral e capacidade de se relacionar com os outros
- Conselhos sobre alimentação, sono, desenvolvimento e segurança infantil
- Imunizações, se estiverem agendadas e não houver motivo médico para adiá-las (p. 718). Normalmente, elas são agendadas para o final, a fim de que o choro do bebê não interfira no exame

Ao chegar em casa, registre tudo (peso do bebê, comprimento, circunferência da cabeça, tipo sanguíneo, resultados de exames, marcas de nascença) em um arquivo, um livro do bebê ou um aplicativo.

PARA OS PAIS: O PAPEL DO PEDIATRA NA DEPRESSÃO PÓS-PARTO

Claro, o pediatra é o **médico do bebê**, mas o bem-estar da mãe afeta o bebê de **muitas maneiras. A** depressão pós-parto (DPP) pode impedir que a mãe cuide do filho, o que pode levar a desenvolvimento lento (bebês de mães deprimidas são menos vocais e ativos, apresentam menos expressões faciais, são mais passivos e até ansiosos, retraídos e deprimidos). E, como os pediatras têm muito mais oportunidades de interagir com as mães que os profissionais de obstetrícia (às vezes, a DPP só começa depois da visita pós-parto de seis semanas ou pode começar bem antes), eles são considerados a primeira linha de defesa no combate à DPP. É por isso que a AAP recomenda que os pediatras rastreiem DPP nas consultas de puericultura de 1, 2, 4 e 6 meses, pedindo às mães que preencham uma lista de verificação de dez perguntas chamada Escala de Depressão Pós-Natal de Edimburgo (ou uma tela de duas perguntas mais simples), projetada para revelar se uma nova mãe está lutando com a DPP. Se você acha que você ou seu parceiro podem ter sintomas de DPP, peça ao pediatra um exame, caso ele não seja oferecido (e não espere pela próxima consulta se os sintomas forem graves o suficiente para interferir em seu funcionamento normal; peça ajuda imediatamente). Um diagnóstico imediato e o tratamento correto podem fazer toda a diferença para ajudar uma nova mãe a aproveitar sua nova vida com seu novo bebê.

APROVEITANDO AO MÁXIMO AS CONSULTAS MENSAIS

Mesmo bebês saudáveis passam muito tempo no consultório médico. As consultas agendadas ao longo do primeiro ano permitem ao médico acompanhar o crescimento e o desenvolvimento do bebê, garantindo que tudo esteja dentro do esperado. Mas também são o momento perfeito para você fazer a longa lista de perguntas que se acumularam desde a última consulta e sair com um monte de conselhos sobre como manter seu bebê saudável.

Para garantir que você aproveite ao máximo cada consulta:

Agende certo. Ao agendar as consultas, tente evitar o horário das sonecas e aqueles nos quais o bebê tipicamente está agitado. Também é bom evitar os horários de pico no consultório, quando as salas de espera estão lotadas e as esperas são longas. As manhãs geralmente são mais tranquilas porque as crianças mais velhas estão na escola, então, de modo geral, uma consulta antes do almoço é melhor que uma às 16 horas. E, se achar que vai precisar de mais tempo (tem ainda mais dúvidas e preocupações que o normal), pergunte se é possível agendar uma consulta mais longa para não sentir que precisa se apressar.

Siga a etiqueta do consultório. Chegue pontualmente às consultas ou, se o médico estiver sempre atrasado, ligue meia hora antes e pergunte quanto tempo depois você pode chegar com segurança. Se precisar cancelar, avise com ao menos 24 horas de antecedência.

Encha a barriguinha. Um paciente faminto é um paciente irritadiço e pouco cooperativo. Portanto, compareça às consultas com um bebê bem alimentado ou planeje alimentá-lo enquanto espera (uma vez que os sólidos tenham sido introduzidos, você pode levar um lanche para a sala de espera). Tenha em mente, no entanto, que encher demais o tanque do bebê com leite materno ou fórmula pouco antes da consulta pode significar que ele estará pronto para regurgitar assim que o exame começar (e todos vocês podem ficar "cheirosos").

Vista para despir. Ao escolher a roupa do bebê para a consulta, pense no que é fácil. Evite roupas com muitos encaixes que levam uma eternidade para fazer e desfazer, e roupas justas que são difíceis de puxar sobre a cabeça. E não se apresse em despir o bebê se ele não for fã de ficar nu — espere até que o exame esteja prestes a começar.

Deixe o bebê confortável. Poucos bebês gostam dos apertões e cutucões dos exames médicos, mas muitos gostam ainda menos quando eles ocorrem nos espaços abertos da mesa de exames. Se esse for o caso do seu bebê, pergunte se ao menos parte do exame pode ser feito com o bebê no colo. Tenha em mente, porém, que alguns bebês mais velhos acham divertido amassar o papel da mesa de exame, e essa pode ser uma distração bem-vinda.

Anote. Lembra daquelas duzentas perguntas que você queria fazer ao médico? Você não vai lembrar depois de vinte minutos na sala de espera e outros vinte na sala de exames tentando manter o bebê (e você mesma) ocupado e calmo. Então, em vez de confiar em sua memória, traga uma lista (no papel, no telefone) que você possa consultar. Anote as respostas, além de quaisquer outros conselhos e instruções que o médico der, bem como a altura, o peso do bebê, as imunizações recebidas na consulta e assim por diante.

Confie em seus instintos. O pediatra vê o bebê apenas uma vez por mês; você o vê todos os dias. O que significa que você pode notar coisas sutis que o médico deixará passar. Se sentir que algo não está certo — mesmo que não tenha certeza do que é —, fale sobre isso. Lembre-se, você é uma parceira valiosa nos cuidados com a saúde do bebê, e seus instintos podem estar entre as ferramentas de diagnóstico mais perspicazes.

Termine um relacionamento que não está dando certo. Não está feliz com o pediatra? Mesmo na melhor das parcerias, é provável que haja algum desacordo, mas, se você começa a suspeitar que o Doutor Certo é errado para você e seu bebê, talvez seja hora de cortar laços e trocar de médico. Para ter certeza de que não deixará o bebê sem cuidados médicos, mantenha o relacionamento enquanto procura um substituto. Depois de ter um novo pediatra, transfira os registros médicos de um consultório para outro.

Imunizações

Talvez você já tenha ouvido falar de doenças infantis como sarampo, caxumba e poliomielite, mas é provável que tenha apenas uma vaga ideia do que elas realmente são, e ainda mais provável que nunca tenha conhecido alguém que tenha contraído alguma delas. O motivo? As imunizações, uma das intervenções de saúde pública mais importantes e bem-sucedidas da história. Por causa da imunização, epidemias generalizadas de varíola, poliomielite, difteria, sarampo, rubéola e caxumba — doenças infantis devastadoras que já foram ameaças sérias para as crianças — são, na maioria dos casos, coisa do passado.

Na maioria dos casos..., mas não inteiramente. Ainda existem surtos de doenças infantis em todo o mundo, geralmente entre crianças que não foram (totalmente) imunizadas. Para que as vacinas protejam todas as crianças, todas as crianças têm que ser vacinadas. E, embora nenhum pai goste de ver uma agulha indo em direção à pele sensível do seu bebê, acompanhar o calendário de imunizações é de longe uma das melhores estratégias para manter seu filho (e todas as outras crianças em sua casa e em sua comunidade) saudável. Continue a ler para saber mais.

O ABC da DTPa... e SCR... e VIP...

Ajuda saber com o que a agulha que está indo na direção do bebê está carregada. Este é um guia das vacinas que seu filho provavelmente receberá no primeiro ano e além:

Vacina contra difteria, tétano, coqueluche, *Haemophilus influenzae* **tipo B e hepatite B (pentavalente).** Seu filho precisa de cinco injeções e elas são recomendadas aos 2, 4 e 6 meses, e o reforço com a vacina DPTa, que protege contra **difteria, tétano, coqueluche**, aos 15 meses e aos 4 anos. Essa vacina combinada protege contra cinco doenças graves: difteria, tétano, coqueluche, *Haemophilus influenzae* tipo B e hepatite B.

A difteria é transmitida através da tosse e espirros. Ela começa com dor de garganta, febre e calafrios e, em seguida, uma cobertura espessa se forma na parte de trás da garganta, bloqueando as vias aéreas e dificultando a respiração. Se não for tratada adequadamente, a infecção faz com que uma toxina se espalhe pelo corpo, levando à insuficiência cardíaca ou paralisia. Cerca de 1 em cada 10 afetados morre.

PARA OS PAIS ADOTIVOS: MEDICINA DA ADOÇÃO

Você está adotando um bebê de um país onde as práticas de saúde não estão de acordo com os padrões brasileiros? Embora sua iniciação à parentalidade não seja diferente da iniciação dos pais que adotam ou dão à luz em países estrangeiros (um bebê é um bebê, não importa onde nasça), pode haver alguns problemas ou questões exclusivas à adoção estrangeira, e seu pediatra regular pode nem sempre ter respostas para essas perguntas. É por isso que você pode procurar um pediatra especializado em medicina da adoção estrangeira, com vasta experiência em questões médicas, emocionais, comportamentais e de desenvolvimento de crianças nascidas no exterior (especialmente em países em desenvolvimento) e adotadas por pais no Brasil. Esse médico pode oferecer aconselhamento pré-adoção (incluindo avaliação de riscos potenciais à saúde) com base nos registros médicos e, como esses registros geralmente são incompletos ou inexistentes, também pode oferecer cuidados pós-adoção, em busca de problemas específicos do país de origem da criança.

Embora a maioria dos pais adotivos não precise de uma consulta com um especialista em medicina da adoção, você pode achar útil, principalmente se tiver motivos para se preocupar com a saúde do novo bebê. Você pode procurar médicos de adoção on-line ou perguntando a seu pediatra. Não consegue encontrar um? Pergunte ao pediatra se ele pode consultar um para obter respostas às suas preocupações específicas.

O tétano não é uma doença contagiosa, mas é grave, às vezes mortal. Uma pessoa normalmente é infectada se a bactéria do tétano encontrada no solo ou na sujeira entrar no corpo através de uma ferida ou corte. Os sintomas incluem dor de cabeça, irritabilidade e espasmos musculares dolorosos.

A coqueluche (também conhecida como pertussis ou tosse comprida) é uma infecção bacteriana muito contagiosa que pode fazer com que bebês parem de respirar. Alguns bebês com coqueluche podem não tossir, mas outros podem ter tosse violenta e rápida e um som alto de "grito" com a inalação. Também desenvolvem pneumonia 1 em cada 4 bebês que contraem coqueluche. A coqueluche pode levar a convulsões, danos cerebrais e até morte.

Algumas crianças têm reações locais muito leves no local da injeção de DTPa, como sensibilidade, inchaço ou vermelhidão, geralmente dentro de um a três dias após a injeção. Algumas crianças ficam agitadas ou perdem o apetite por algumas horas ou talvez um dia ou dois. Uma febre baixa também pode se desenvolver. Essas reações são mais prováveis após a quarta e quinta doses que após as doses anteriores. Ocasionalmente, uma criança terá febre de mais de 40ºC.

Vacina contra a pólio (vacina inativada contra poliomielite ou VIP). As crianças devem receber quatro injeções de vacina inativada contra poliomielite: aos 2 meses, aos 4 meses, aos 6 meses e reforço com a **vacina contra a pólio (vacina atenuada contra poliomielite ou VOP)**, aos 15 meses e 4 anos de idade.

PRECAUÇÕES EM RELAÇÃO ÀS VACINAS

As vacinas são extremamente seguras, e ainda mais seguras quando pais e médicos tomam as devidas precauções:

- Certifique-se de que seu filho faça um exame geral antes da imunização. Se o bebê estiver doente, informe ao médico. Um resfriado comum ou outra doença leve não são considerados motivos para adiar uma vacina programada, mas a febre pode ser. Se o médico sugerir adiar a imunização, remarque assim que o bebê estiver se sentindo melhor.
- Pergunte sobre reações. As reações às vacinas quase sempre são muito leves (um pouco de agitação, talvez dor no local da injeção) e nada com que se preocupar. Ainda assim, é uma boa ideia pedir ao médico uma lista de possíveis reações e observar o bebê durante os três dias seguintes (ou, no caso da vacina SCR, durante as duas semanas

seguintes). Como precaução, telefone para o médico se o bebê apresentar algum dos seguintes sintomas (as reações geralmente não são graves). Lembre-se de que quaisquer sintomas que pareçam relacionados à vacinação recente podem, na verdade, ter sido desencadeados por uma doença não relacionada — outro bom motivo para ligar para o médico:

- ○ Febre acima de 40ºC
- ○ Convulsões (movimentos abruptos ou olhar fixo com falta de consciência e capacidade de resposta por um breve período, como vinte segundos, geralmente são causados pela febre e não são graves)
- ○ Grandes alterações na consciência dentro de sete dias após a injeção
- ○ Apatia, falta de resposta, sonolência excessiva
- ○ Reação alérgica (inchaço da boca, rosto ou garganta; difi-

culdades respiratórias; erupção cutânea imediata). Leve inchaço e calor no local da injeção são comuns e nada com que se preocupar (uma compressa fria deve trazer alívio)

- Anote quaisquer reações na carteirinha de vacinação ou registro de saúde do seu filho.
- Certifique-se de que o nome do fabricante da vacina e o número do lote da vacina estejam anotados no prontuário do seu filho, juntamente com quaisquer reações relatadas. Leve a carteira de vacinação em todos os exames, para que ela possa ser atualizada.
- As reações graves devem ser relatadas ao Sistema de Notificação de Eventos Adversos do Ministério da Saúde pelo médico.
- A poliomielite (também conhecida como paralisia infantil), ou

trora uma doença temida que deixava milhares de crianças fisicamente incapacitadas a cada ano, foi praticamente eliminada no Brasil por meio da imunização. A poliomielite é causada por um vírus que se espalha através do contato com as fezes da pessoa infectada (como ao trocar fraldas) ou através de secreções da garganta. Pode causar fortes dores musculares e paralisia dentro de semanas, embora algumas crianças com a doença apresentem apenas sintomas leves de resfriado ou nenhum sintoma.

- A vacina não causa efeitos colaterais, exceto um pouco de dor ou vermelhidão no local da injeção e raras reações alérgicas. Uma criança que teve reação alérgica grave à primeira dose geralmente não receberá doses subsequentes.

PARA OS PAIS: VACINAS NÃO SÃO APENAS PARA CRIANÇAS

Achavam que seus dias de vacinações de rotina, doses de reforço e frases como "É só uma picadinha" haviam acabado, mamãe e papai (ou vovó e vovô... ou titio e titia)? Pensem de novo. Os adultos também precisam de vacinas, não apenas porque querem estar em boa forma para cuidar de seus filhos, mas também porque querem fazer tudo que pu

derem para diminuir o risco de contrair doenças graves. Se vocês forem vacinados contra doenças evitáveis, é menos provável que peguem essas doenças e as transmitam às crianças que amam — é simples assim.

O Ministério da Saúde recomenda que vocês (e qualquer adulto que cuide do bebê, incluindo as babás) recebam as seguintes vacinas, de pendendo de seu histórico médico e outras circunstâncias:

Vacina contra influenza (gripe). Se você tomou alguma vacina quando adulto, provavelmente foi essa. Isso porque a vacina contra a gripe (em injeção ou spray nasal) é recomendada todos os anos no outono (idealmente) ou no inverno. Ela ajuda a prevenir algumas cepas da gripe, que podem ser muito desagradáveis para adultos e muito mais graves (até mortais) para bebês, crianças de colo, idosos e qualquer pessoa com uma condição médica crônica ou sistema imunológico comprometido (incluindo gestantes). Portanto, vocês devem ser vacinados se estiverem cuidando de uma criança de colo (ou estiverem grávidos), certificando-se de que bebês com mais de 6 meses também sejam vacinados. Lembrem-se de que vocês (e todos os outros adultos e crianças regularmente na vida do bebê) precisarão de uma vacina anual contra a gripe a cada outono: a proteção não dura, como acontece com outras vacinas, em parte porque as cepas da gripe variam de ano para ano.

Vacina contra tétano, difteria e coqueluche. Tem uma formulação especial para adolescentes e adultos. Se vocês não tomaram dose de reforço contra essas doenças graves nos últimos dez anos (ou não foram imunizados na infância), precisam de uma dose agora, não apenas para se proteger, mas para proteger o bebê.

A coqueluche, por exemplo, é mais frequentemente transmitida aos bebês por seus pais não vacinados ou não totalmente vacinados. Escolham a vacina TDP, em vez da TD, que não protege contra a coqueluche. As futuras mães devem receber um reforço durante cada gravidez, independentemente de terem recebido um anteriormente. O reforço é recomendado pelo Ministério da Saúde (a partir da 20ª semana de gravidez, e a cada gestação).

Vacina contra sarampo, caxumba e rubéola. Embora seja provável que vocês já estejam imunizados contra essas doenças altamente contagiosas, às vezes a imunidade desaparece — e isso pode ser perigoso para vocês (especialmente se planejam engravidar novamente) e seu bebê desprotegido. O Ministério da Saúde recomenda duas doses: aos 20 e 29 anos e uma dose de reforço dos 30 aos 59 anos.

Vacina contra catapora. Se vocês não tiveram catapora na infância — ou não foram vacinados — e pegarem quando adultos, podem acabar sendo um caso muito grave (ela é muito pior em adultos que em crianças). Além disso, contrair catapora durante a gravidez ou com um recém-nascido em casa pode ser muito perigoso para o bebê.

Também recomendadas para adultos com fatores de risco específicos são a vacina contra hepatite A e a vacina contra a hepatite B.

Sarampo, caxumba e rubéola (tríplice viral ou SCR). As crianças recebem duas doses da vacina, a primeira entre os 12 e os 15 meses e a segunda entre os 4 e os 6 anos (embora a segunda possa ser administrada a qualquer momento, desde que 28 dias após a primeira). Recomenda-se que seja administrada cedo (entre os 6 e os 12 meses) se o bebê viajar para o exterior, embora ele ainda precise de mais duas doses depois disso. A vacina previne (naturalmente) sarampo, caxumba e rubéola.

O sarampo é uma doença grave com complicações às vezes sérias e potencialmente fatais. A rubéola, também conhecida como sarampo alemão, geralmente é tão leve que seus sintomas são ignorados. Mas como pode causar defeitos congênitos no feto de uma mulher grávida infectada, a imunização na primeira infância é recomendada, tanto para proteger os futuros fetos de bebês do sexo feminino quanto para reduzir o risco de crianças infectadas exporem mulheres. A caxumba raramente representa um problema sério na infância, mas, como pode ter consequências graves (esterilidade ou surdez) quando contraída na idade adulta, recomenda-se a imunização precoce.

As reações à vacina geralmente são muito leves e ocorrem uma ou duas semanas após a injeção. Algumas crianças podem apresentar febre leve ou erupção cutânea (que não é contagiosa). Estudos mostraram que não há absolutamente nenhuma ligação entre a vacina e o autismo ou outros distúrbios do desenvolvimento.

Se bebês muito jovens para serem vacinados forem expostos ao sarampo, eles podem receber a vacina tríplice (se tiverem mais de 6 meses e até 72 horas após a exposição) ou uma injeção de imunoglobulina.

Vacina contra varicela (catapora). A Sociedade Brasileira de Pediatria (SBP) e a Sociedade Brasileira de Imunizações (SBIm) recomendam duas doses da vacina varicela: a primeira aos 12 meses e a seguinte entre 15 e 24 meses de idade. Uma criança que já teve catapora (também conhecida como varicela) não precisa ser imunizada (normalmente não se pode pegá-la novamente). A vacina parece prevenir a catapora em 70 a 90% dos que são vacinados uma vez, e a segunda dose empurra a taxa de proteção para perto dos 100%. A pequena porcentagem que pega catapora depois de receber uma única dose da vacina geralmente tem um caso muito mais leve do que se não tivesse sido imunizada.

A catapora era até recentemente uma das doenças mais comuns da infância. Altamente contagiosa através da tosse, espirros e respiração, ela causa febre, sonolência e erupção cutânea com coceira em todo o corpo. Embora geralmente leve, ocasionalmente causa problemas mais sérios, como encefalite (inflamação cerebral), pneumonia, infecções bacterianas secundárias e, em casos raros, até a morte. Aqueles que contraem a doença mais velhos são muito mais propensos a desenvolver complicações graves. E a doença pode ser fatal para crianças de alto risco, como aquelas com leucemia ou deficiências imunológicas, as que tomam medicamentos que suprimem o sistema imunológico (como esteroides) e recém-nascidos de mães não vacinadas.

A vacina contra catapora é muito segura. Raramente, pode haver vermelhidão ou dor no local da injeção. Algumas crianças também apresentam erupções cutâneas leves (apenas algumas manchas) algumas semanas após serem imunizadas.

MANTENDO-SE ATUALIZADA

Para obter os fatos mais atualizados sobre a segurança das vacinas, bem como as últimas recomendações de imunização para seu filho, https://www.gov.br/saude/pt-br/assuntos/saude-de-a-a-z/c/calendario-nacional-de-vacinacao. O médico ou clínica fornecerá a carteira de vacinação sempre que uma injeção for administrada, mas a verificação antecipada permitirá que você conheça os benefícios, riscos, efeitos colaterais e contraindicações da vacina.

Vacina contra *Haemophilus influenzae* tipo B (Hib). Seu filho deve receber a vacina aos 2, 4 e 6 meses, com uma quarta dose entre os 12 e os 15 meses. (Uma marca da vacina exige apenas três doses, aos 2 e 4 meses e entre os 12 e os 15 meses.)

A vacina visa prevenir a bactéria mortal *Haemophilus influenzae* (que não tem relação com a gripe ou "influenza"), a causa de uma ampla gama de infecções muito graves em bebês e crianças pequenas. A doença é transmitida pelo ar através da tosse, espirros e até respiração e, antes da introdução da vacina, milhares de crianças contraíam infecções graves do sangue, dos pulmões, das articulações e do anel de cobertura do cérebro (meningite). A meningite por *Haemophilus influenzae* frequentemente levava a danos cerebrais permanentes e matava centenas de crianças todos os anos.

A vacina parece ter poucos ou nenhum efeito colateral. Uma porcentagem muito pequena de crianças pode ter febre, vermelhidão e/ou sensibilidade no local da injeção.

Hepatite B. Seu filho precisa de três doses dessa vacina. Recomenda-se que a primeira seja administrada 24 horas após o nascimento, a segunda entre 1 e 2 meses e a terceira entre os 6 e os 18 meses. Se a vacina contra hepatite B for administrada em combinação com outras vacinas, as doses são administradas aos 2, 4 e 6 meses, além da dose do recém-nascido (receber uma dose "extra" não é prejudicial de qualquer maneira). Se o teste pré-natal mostrar que você é portadora de hepatite B, seu bebê receberá uma injeção de imunoglobulina logo após o nascimento, além de uma dose da vacina contra hepatite B, para não ser infectado por você.

A hepatite B, uma doença hepática crônica, é transferida por meio de contato com o sangue ou outros fluidos de uma pessoa infectada. Os infectados podem ter problemas graves, como cirrose (cicatrizes no fígado) ou câncer de fígado. De 2000 a 2021, foram notificados 718.651 casos confirmados de hepatites virais no Brasil. Destes, a maioria é referente a casos de hepatite B, 279.872 (38,9%). Graças à vacina, seu filho provavelmente nunca terá que se preocupar com essa doença devastadora.

Os efeitos colaterais da vacina contra a hepatite B — leve dor e agitação — não são comuns e passam rapidamente.

VACINAS PARA UM BEBÊ ADOTADO

Se você adotou um bebê mais velho, precisará prestar atenção extra quando se trata de vacinas. Como algumas agências de adoção não têm registros precisos, é difícil saber quais vacinas seu filho já recebeu, se alguma. Se você está adotando o bebê de um país estrangeiro, ele pode não ter sido imunizado de acordo com o calendário recomendado no Brasil. Em muitos países em desenvolvimento, as vacinas podem não ser uniformemente armazenadas ou administradas adequadamente.

Para determinar o nível de imunidade do bebê contra uma doença evitável por vacina, o pediatra pode fazer um exame de sangue para medir anticorpos. Se o teste mostrar falta de anticorpos para alguma doença, o bebê será vacinado. Não se preocupe com a possibilidade de ele ser vacinado duas vezes contra a mesma doença. Quaisquer reações adversas às injeções (que geralmente são leves e bastante raras) ainda são mais seguras que contrair a doença.

Bebês mais velhos adotados internacionalmente também precisarão ser rastreados para uma variedade de doenças infecciosas às quais correm maior risco de terem sido expostos, como tuberculose e hepatite B.

Hepatite A. As Sociedades Brasileiras de Pediatria (SBP) e de Imunizações (SBIm) recomendam a aplicação rotineira aos 12 e 18 meses de idade, ou o mais cedo possível, quando a vacinação não ocorrer nestas idades recomendadas. A vacina também pode ser administrada a crianças mais velhas em áreas de alto risco, caso não a tenham recebido antes.

A hepatite A é uma infecção hepática causada pelo vírus da hepatite A (1,2). Ao contrário das hepatites B e C, a infecção pela hepatite A não causa doença hepática crônica e raramente pode levar à morte, mas pode causar sintomas graves e insuficiência hepática aguda, que é frequentemente fatal. Efeitos colaterais, como sensibilidade no local da injeção ou febre baixa, ocorrem ocasionalmente e não são prejudiciais.

Vacina pneumocócica conjugada. As crianças devem receber a vacina aos 2, 4 e 6 meses, com um reforço entre os 12 e os 15 meses.

A vacina protege contra a bactéria pneumococo, uma das principais causas de doenças graves ou invasivas em crianças. É transmitida através do contato pessoal (toque) e é mais comum durante o inverno e o início da primavera.

A REALIDADE SOBRE OS MITOS DA IMUNIZAÇÃO

A grande maioria das preocupações dos pais sobre a imunização — embora perfeitamente compreensível — é infundada. Não deixe que os seguintes mitos a impeçam de imunizar o bebê:

Mito: *Dar tantas vacinas de uma só vez — durante a mesma consulta ou em uma dose combinada — não é seguro.*

Realidade: As vacinas atuais são tão seguras e eficazes administradas em conjunto quanto separadamente. Mais e mais combinações estão sendo introduzidas: por exemplo, uma combina a vacina tríplice bacteriana acelular, a vacina contra poliomielite e a vacina contra *Haemophilus influenzae* tipo B e outra combina a vacina tríplice viral com a vacina contra varicela (catapora). A melhor parte dessas vacinas combinadas é que elas significam menos doses totais, algo que

você provavelmente apreciará. Tomar vacinas diferentes na mesma consulta também não apresenta um problema de segurança ou eficácia.

Mito: *Se os filhos de todos os outros forem imunizados, os meus não ficarão doentes.*

Realidade: Alguns pais acreditam que não precisam imunizar seus filhos se os filhos de todos os outros forem imunizados, porque não haverá doenças para pegar. A chamada teoria do "rebanho" não se sustenta. Em primeiro lugar, existe o risco de outros pais aderirem ao mesmo mito que você, o que significa que os filhos deles também não serão imunizados, criando o potencial de surto de uma doença evitável. Em segundo lugar, as crianças não vacinadas colocam as crianças vacinadas (assim como as não vacinadas e as não totalmente vacinadas) em risco de contrair a doença. Como as vacinas são cerca de 90% eficazes, a alta porcentagem de indivíduos imunizados limita a propagação da doença, mas não a elimina completamente. Portanto, você pode estar colocando não somente seu próprio filho em risco, como também outras crianças. Outra coisa a ter em mente: algumas doenças, como o tétano, não são transmitidas de pessoa para pessoa. Uma criança não vacinada pode contrair tétano depois de ser cortada por um objeto enferrujado ou entrar em contato com solo contaminado através de um arranhão — nesse caso, mesmo a imunização universal do "rebanho" não a protegerá.

Mito: *As vacinas eliminaram as doenças infantis, então meu filho não ficará doente.*

Realidade: Quer saber por que você deve imunizar seu filho contra doenças que parecem coisa do passado? A verdade é que muitas dessas doenças ainda estão por aí e podem prejudicar crianças não vacinadas. Segundo o Grupo Técnico Assessor (GTA) em Vacinas da Organização Mundial de Saúde, o risco de surtos de doenças evitáveis por vacinação nas Américas está em seu ponto mais alto nos últimos 30 anos. De acordo com estimativas da OPAS de 2021, mais de 1,7 milhão de crianças em 28 países e territórios das Américas não receberam sua primeira dose de vacina contra sarampo no primeiro aniversário.

Em 2021, a cobertura regional com a primeira dose da vacina que protege contra o sarampo, rubéola e caxumba (conhecida como MMR ou tríplice viral) era de 85%. Apenas seis países alcançaram a cobertura ideal de 95% ou mais para sustentar a eliminação dessas doenças e dez países relataram menos de 80% de cobertura. Essa situação indica o alto risco que crianças não vacinadas correm de se infectarem caso sejam expostas ao vírus.

Mito: *Uma vacina em uma série dá à criança proteção suficiente.*

Realidade: Ignorar as vacinas aumenta o risco de seu filho contrair doenças, especialmente sarampo e coqueluche. Portanto, se as recomendações forem para uma série de quatro injeções, certifique-se de que ele receba todas para não ficar desprotegido.

Mito: *Vacinas múltiplas para crianças tão pequenas as colocam em maior risco de outras doenças.*

Realidade: Não há evidências de que múltiplas imunizações aumentem o risco de diabetes, doenças infecciosas ou quaisquer outras. Tampouco há qualquer evidência de conexão entre múltiplas vacinas e doenças alérgicas.

Mito: *As injeções são muito dolorosas para o bebê.*

Realidade: A dor da vacinação é momentânea e pouco significativa se comparada à dor das doenças graves contra as quais ela protege. E existem maneiras de minimizar a dor que o bebê sente. Estudos mostram que bebês que recebem injeções enquanto estão sendo segurados e distraídos pelos pais choram menos, e os que são amamentados imediatamente antes ou durante a imunização sentem menos dor. Você também pode pedir ao pediatra para passar um creme anestésico uma hora antes.

Mito: *Há mercúrio nas vacinas.*

Realidade: A maioria das vacinas infantis recomendadas (tríplice viral, poliomielite, varicela e pneumocócica, por exemplo) nunca conteve mercúrio (timerosal). E, desde 2001, todas as vacinas rotineiramente recomendadas não contêm mercúrio ou (no caso da vacina contra a gripe, por exemplo) contêm apenas quantidades extremamente pequenas. Quão pequenas? Cerca de 12,5 mg por dose. Para colocar esse número em perspectiva, 170 g de atum branco enlatado contêm 52,7 mg de mercúrio. Mais importante, muitos estudos provaram que esse nível extremamente baixo de timerosal não causa danos, e o tipo de mercúrio usado na vacina contra a gripe é expelido do corpo da criança mais rapidamente que o mercúrio encontrado em peixes, deixando poucas chances para acúmulo. Vacinas contra a gripe sem timerosal também estão disponíveis, então pergunte ao pediatra se ainda estiver preocupada.

Mito: *As vacinas causam autismo ou outros distúrbios do desenvolvimento.*

Realidade: Apesar de numerosos estudos em larga escala que desacreditaram completamente a ligação entre autismo e vacinas (incluindo um do Instituto de Medicina baseado em anos de dados), essa é uma controvérsia que simplesmente não desaparece — e não desaparecerá enquanto as lendas da internet e a desinformação das celebridades continuarem sendo divulgadas. Até mesmo um tribunal federal norte-americano decidiu que as imunizações infantis de rotina (incluindo a tríplice viral, que recebeu tanta atenção da imprensa) não estão (repito, não estão) ligadas ao autismo e não há evidências para apoiar as alegações que sugerem o contrário. Todo o medo da ligação entre vacinas e autismo começou em 1998, quando um médico britânico publicou um estudo (envolvendo apenas doze crianças) que sugeria uma possível ligação entre a vacina tríplice viral e o autismo. O jornal que publicou o estudo (*The Lancet*) o retirou em 2004 e, em 2010, descobriu-se que o médico responsável pelo estudo na verdade falsificara os dados e manipulara os resultados em sua pesquisa (sua licença médica foi revogada). Em 2011, o *British Medical Journal* chamou o estudo de "fraude elaborada". Em outras palavras, nunca houve credibilidade na teoria de que as vacinas causam autismo. Elas não o causam e nunca causaram.

MANTENDO O BEBÊ SAUDÁVEL

CALENDÁRIO RECOMENDADO DE IMUNIZAÇÕES

Este é o calendário para imunizações infantis estabelecido pelo Ministério da Saúde. Tenha em mente que diferentes marcas da mesma vacina podem exigir um calendário ligeiramente modificado e que algumas vacinas podem ser dadas em combinação (uma boa coisa para o bebê, já que isso significa menos picadas de agulha). O pediatra também pode ajustar o calendário se uma criança ficar para trás nas imunizações e precisar atualizá-las.

Idade	DTPa	VIP	SCR	Hib	Hep. A	Hep. B	Var.	Pneumo.	Rotavírus	Gripe	BCG	Dengue	HPV	Febre amarela
Ao nascer						x					x			
2 meses	x	x		x		x		x	x					
4 meses	x	x		x		x		x	x					
6 meses	x	x		x		x		x						
6 a 18 meses														
6 meses em diante										x				x
12 a 15 meses			x	x			x	x						
12 a 18 meses														
12 a 24 meses					x									
15 a 18 meses	x													
18 a 42 meses					x									
4 a 6 anos	x	x	x				x					x		x
9 anos em diante												x	x	

Grandes estudos e ensaios clínicos mostraram que a vacina pneumocócica conjugada é extremamente eficaz na prevenção de certos tipos de meningite, pneumonia, infecções do sangue e infecções relacionadas, às vezes com risco de vida. Embora a vacina não tenha a intenção de prevenir infecções de ouvido, ela tem certa eficácia na prevenção das infecções causadas por essas bactérias. Efeitos colaterais, como febre baixa ou vermelhidão e sensibilidade no local da injeção, ocorrem ocasionalmente e não são prejudiciais.

Gripe (influenza). Uma dose da vacina contra a gripe, administrada no início da temporada de gripe (geralmente a partir de março), é recomendada para crianças com 6 meses ou mais. Crianças com menos de 9 anos recebendo a vacina pela primeira vez precisam de duas doses com ao menos quatro semanas de intervalo. Se o bebê tiver menos de 6 meses durante a temporada de gripe, é especialmente importante que todos ao redor sejam vacinados. Pergunte ao pediatra qual a recomendação para cada ano em particular.

A gripe, ou influenza, é uma doença sazonal transmitida por gotículas que são produzidas quando uma pessoa infectada tosse, espirra ou fala e que pousam no nariz ou na boca ou em uma superfície que é mais tarde tocada (com as mãos ou com a boca, por um bebê). O vírus da gripe (há muitas cepas diferentes) causa febre, dor de garganta, tosse, dor de cabeça, calafrios e dores musculares. As complicações podem variar de infecções de ouvido e sinusite a pneumonia e até

morte. A gripe é diferente da maioria das outras doenças, pois os vírus estão sempre mudando, o que significa que a imunidade adquirida em um ano pode não proteger contra futuros vírus. É por isso que uma vacina anual é recomendada e pode reduzir as chances de contrair a gripe em até 80% durante a temporada. Consulte a p. 757 para saber mais sobre a gripe.

Rotavírus (rota). Essa vacina oral (administrada em gotas) previne contra o rotavírus, um vírus intestinal que causa vômitos, diarreia aquosa e, muitas vezes, desidratação. A infecção é extremamente contagiosa, espalhando-se facilmente pelo contato com mãos ou objetos contaminados e pelo ar e, antes da vacina estar disponível, infectando quase todas as crianças aos 5 anos. A vacina é administrada aos 2, 4 e 6 meses ou aos 2 e 4 meses, dependendo da marca. Estudos mostram que a vacina previne 75% dos casos de rotavírus e 98% dos casos graves da doença.

Telefonando para o médico

A maioria dos pediatras quer ser informada se você achar que seu bebê está realmente doente, não importando a hora do dia ou da noite. Mas como você saberá o que exige uma chamada? O quanto a febre deve ser alta? Um nariz escorrendo merece um telefonema? E uma tosse?

Aqui está o que você precisa saber sobre telefonar para o médico.

Quando telefonar para o médico

Decidir quais sintomas dizem "Ligue imediatamente", "Ligue ainda hoje" e "Espere para ver" nem sempre é fácil, especialmente para novos pais. É por isso que você deve perguntar ao pediatra, ao enfermeiro ou ao assistente sobre recomendações específicas de quando ligar... preferencialmente antes que os primeiros sintomas apareçam. Tem um pediatra que responde a perguntas dos pais por e-mail ou mensagem de texto? Pergunte qual é o protocolo para essas formas de comunicação. (Uma ligação é uma aposta melhor que um e-mail quando a situação é sensível ao tempo — digamos, quando seu bebê está com febre alta ou sofreu uma queda? Ou a mensagem de texto é melhor que qualquer outra forma de comunicação?)

Não importa quais instruções receba, ligue imediatamente (ou vá para a emergência se não conseguir falar com o médico) se sentir que há algo muito errado com o bebê, mesmo que não consiga identificar o que é com a ajuda desta lista. Os pais — sim, até mesmo pais novinhos em folha — geralmente sabem quando há algo errado.

Se o bebê desenvolver algum dos seguintes sintomas, ligue conforme indicado. Se um sintoma que justifique uma ligação durante o horário de atendimento surgir no fim de semana, você pode esperar até segunda-feira para entrar em contato com o médico. Se no fim de semana aparecer um sintoma que exija uma ligação em 24 horas, ligue dentro desse prazo, mesmo que tenha que ligar para a emergência.

Febre (a menos que seja especificado, as temperaturas fornecidas são para leituras retais)

- **Em um** bebê com menos de 2 meses **com febre** de 38ºC ou mais, ligue **imediatamente.**

- Em um bebê com mais de 2 meses com febre acima de 40ºC ou mais, ligue imediatamente, principalmente se ele estiver doente.
- Em um bebê de 2 a 6 meses com febre acima de 38,5ºC, ligue em 24 horas.
- Em um bebê com mais de 6 meses com febre acima de 39,5ºC, ligue em 24 horas.
- Em um bebê com mais de 6 meses com febre de 38ºC ou mais, com sintomas leves de resfriado ou gripe, que dura mais de três dias, ligue durante o horário de atendimento.
- Que não é reduzida pelo medicamento em uma hora, ligue em 24 horas.
- De 38ºC ou mais que retorna depois de alguns dias ou se desenvolve subitamente em um bebê que esteve resfriado ou gripado (pode indicar uma infecção secundária, como uma infecção de ouvido), ligue em 24 horas, a menos que o bebê pareça doente ou a respiração se torne rápida e difícil; nesse caso, ligue imediatamente.
- Surge após um período de exposição a uma fonte externa de calor, como o sol em um dia quente ou o interior fechado de um carro em clima quente, é necessária imediata atenção médica de emergência (consulte doenças por calor, p. 795).
- Que aumenta subitamente quando a criança com febre moderada é vestida demais ou enrolada em cobertores. Deve ser tratado como doença por calor, ligue imediatamente.

Febre acompanhada de

- Fraqueza ou falta de resposta, ligue imediatamente.
- Convulsões (o corpo enrijece, os olhos rolam, os membros se agitam), ligue imediatamente na primeira vez que acontecer. Se o bebê teve convulsões no passado, ligue em 24 horas, a menos que o médico tenha recomendado diferente (p. 742).
- Convulsões que duram mais que cinco minutos, ligue para o SAMU 192 imediatamente a fim de obter assistência emergencial.
- Choro inconsolável, fora do comum (ou seja, sem cólica) que dura de duas a três horas, ligue imediatamente.
- Choro como se estivesse com dor quando seu filho é tocado ou movido, ligue imediatamente.
- Manchas roxas que aparecem em qualquer lugar da pele, ligue imediatamente.
- Dificuldade para respirar, ligue imediatamente.
- Baba excessiva e recusa em engolir líquidos, ligue imediatamente.
- Rigidez no pescoço (o bebê resiste a ter a cabeça movida para a frente, em direção ao peito), ligue imediatamente.
- Leve erupção cutânea (não escura nem roxa), ligue durante o horário de atendimento.
- Vômitos repetidos (o bebê não consegue manter nada no estômago), ligue dentro de seis a doze horas. Vômitos repetidos e fortes, ligue imediatamente.

- Desidratação leve (consulte a p. 765 para sinais típicos), ligue em doze horas.
- Qualquer desidratação que pareça ser mais que "leve" (consulte a p. 765 para sinais), ligue imediatamente.
- Comportamento atípico: mau humor ou choro excessivos, sonolência excessiva, letargia, insônia, sensibilidade à luz, perda total de apetite, puxar ou agarrar as orelhas mais que o normal, ligue em 24 horas.

Tosse

- Leve (sem ser "de cachorro" ou comprida) que dura mais de duas semanas, ligue durante o horário de atendimento.
- Que perturba o sono à noite, ligue durante o horário de atendimento.
- Que produz catarro tingido de sangue, ligue imediatamente.
- Que soa muito barulhenta ou rouca, ligue durante o horário normal, a menos que a tosse esteja acompanhada de problemas respiratórios, caso em que você deve ligar mais cedo (veja a seguir).

Tosse acompanhada de

- Dificuldade para respirar, ligue imediatamente.
- Chiado (som de assobio ao expirar), ligue durante o horário de atendimento, a menos que a respiração pareça difícil, então ligue imediatamente.
- Retrações (a pele entre as costelas parece ser sugada a cada respiração), ligue imediatamente.

- Respiração rápida (p. 734), ligue durante o horário de atendimento. Se persistente ou acompanhada de febre, ligue no mesmo dia.

Sangramento

Relate qualquer um dos seguintes sintomas ao médico imediatamente:
- Sangue na urina.
- Sangue nas fezes, exceto pequenas estrias de sangue, que você pode esperar para relatar no horário de atendimento.
- Sangue no muco tossido.
- Sangue vazando dos ouvidos.

INTUIÇÃO DOS PAIS

Às vezes você não consegue identificar nenhum sintoma específico — ou os sintomas que você nota não parecem sérios, de acordo com as listas de verificação deste capítulo —, mas seu bebê simplesmente não parece "certo" para você. Ligue para o médico. Muito provavelmente você será tranquilizada, mas também é possível que sua intuição tenha captado algo sutil que precisa de atenção.

Comportamento geral

Ligue imediatamente se o bebê apresentar algum dos seguintes sintomas:
- Letargia perceptível, com ou sem febre; estado semiacordado do qual ele não pode ser totalmente despertado; falta de resposta.

- Choro ou gemidos (como se estivesse com dor) quando movido ou tocado.
- Choro contínuo por mais de três horas não relacionado a cólica, choro agudo, lamentos ou gemidos fracos, grunhidos constantes.
- Recusa de comer ou beber qualquer coisa por algumas horas além do horário normal de alimentação.

Outros
- Glândulas inchadas que ficam vermelhas, quentes e sensíveis, ligue em 24 horas.
- Dor intensa em qualquer parte do corpo (um bebê não verbal pode agarrar, puxar ou golpear a parte do corpo afetada), ligue imediatamente.
- Amarelamento do branco dos olhos ou da pele, ligue durante o horário de atendimento.
- Pele manchada, vermelha ou sensível, ligue imediatamente.

Antes de telefonar para o médico

Depois de decidir que uma ligação para o médico é necessária (ou você acha que pode ser; em caso de dúvida, siga seus instintos), aproveite ao máximo a ligação sendo o mais específica possível ao descrever os sintomas do bebê e ter respostas para as perguntas que o médico pode fazer.

Informações sobre os sintomas do bebê. Muitas vezes, apenas olhar para o bebê lhe dirá que algo não está certo. Mas o médico ou enfermeiro precisa de mais informações para descobrir o que está acontecendo. Portanto, antes de ligar para relatar uma doença, verifique se o bebê apresenta algum dos seguintes sintomas:

- **Temperatura.** Se a testa do bebê estiver fria ao toque (medindo com as costas da mão ou os lábios), presuma que não há febre significativa. Se estiver quente, obtenha uma leitura mais precisa com um termômetro (p. 737).
- **Respiração.** Recém-nascidos normalmente respiram cerca de quarenta a sessenta vezes por minuto, bebês mais velhos, cerca de vinte e cinco a quarenta. A respiração é mais rápida durante a atividade (incluindo choro) que durante o sono, e pode acelerar durante a doença. Se o bebê estiver tossindo ou parecer estar respirando rápida ou irregularmente, verifique a taxa de respiração. Se a respiração do bebê for mais rápida ou mais lenta que o normal, estiver fora do intervalo normal, o peito dele não parecer subir e descer a cada respiração ou a respiração parecer difícil ou rouca (não relacionado a nariz entupido), informe ao médico.
- **Sintomas respiratórios.** O nariz do bebê está escorrendo ou entupido? A descarga é aquosa ou espessa? Clara, branca, amarela ou verde? Se houver tosse, é seca, cortante, pesada, assobiada ou "de cachorro"? Seu filho vomitou muco durante uma tosse forte?
- **Comportamento.** Há alguma mudança no comportamento do bebê? Você descreveria seu bebê como sonolento e letárgico, rabugento e irritável, inconsolável ou sem resposta? Você consegue provocar um sorriso (em bebês com mais de 2 meses)?
- **Sono.** Seu bebê está dormindo muito mais que o normal, apresenta sonolência incomum ou está difícil de acordar? Ou está tendo mais problemas para dormir que o normal?
- **Choro.** O bebê está chorando mais que o normal? O choro tem um som diferente ou intensidade incomum — é agudo, por exemplo, ou grave?
- **Apetite.** Houve mudança repentina no apetite? O bebê está recusando os líquidos e/ou sólidos usuais? Ou está comendo e bebendo como de costume?
- **Pele.** A pele do bebê parece diferente de alguma forma? Está vermelha e corada? Branca e pálida? Azulada ou cinza? Parece úmida e quente (suada) ou úmida e fria? Ou está incomumente seca ou enrugada? Os lábios, narinas ou bochechas estão excessivamente secos ou rachados? Existem manchas em algum lugar, sob os braços, atrás das orelhas, nas

extremidades, no tronco ou qualquer outro? Como você descreveria sua cor, forma, tamanho e textura? O bebê está coçando ou esfregando as manchas?

- **Boca.** Existem manchas vermelhas ou brancas nas gengivas, no interior das bochechas, no palato ou na língua? Algum sangramento?
- **Fontanela.** A moleira no topo da cabeça do bebê está afundada ou inchada?
- **Olhos.** Os olhos do bebê estão diferentes do normal? Eles parecem vidrados, vazios, afundados, opacos, aguados ou avermelhados? Há amarelecimento dos brancos? Eles têm círculos escuros embaixo deles ou parecem parcialmente fechados? Se houver corrimento, como você descreveria sua cor, consistência e quantidade? Você percebe alguma "espinha" nas pálpebras? Seu filho está apertando os olhos ou não está disposto a abri-los na luz?
- **Orelhas.** Seu bebê está puxando ou cutucando uma ou ambas as orelhas? Existe uma descarga de qualquer ouvido? Se existe, como é?
- **Sistema digestivo superior.** O bebê está vomitando (jogando com força o conteúdo do estômago através da boca, em vez de apenas regurgitar)? Com que frequência? Há muito material sendo vomitado ou os vômitos são principalmente secos? Como você descreveria o vômito: como leite coalhado, raiado de muco, esverdea-

do (manchado de bile), rosado, ensanguentado, como borra de café? O vômito é forte? Parece se projetar a uma longa distância? Alguma coisa específica parece desencadear o vômito, comer, beber, tossir? Você sabe ou suspeita que seu bebê ingeriu uma substância tóxica? Há aumento ou diminuição da saliva? Ele está babando em excesso? Ou tem alguma dificuldade aparente para engolir?

- **Sistema digestivo inferior.** Houve alguma mudança nas evacuações? O bebê está com diarreia, fezes soltas, aquosas, mucosas ou com sangue? A cor e o cheiro estão diferentes do habitual? As evacuações estão mais frequentes (quantas nas últimas 24 horas?), súbitas, explosivas? Ou o bebê parece ter prisão de ventre?
- **Trato urinário.** O bebê parece estar urinando com mais ou menos frequência? As fraldas estão mais secas que o habitual? A urina é de cor diferente — amarelo-escura, por exemplo, ou rosada — ou tem odor incomum?
- **Abdômen.** A barriga do bebê está mais lisa, redonda, mais protuberante ou mais firme que o normal? Quando você a pressiona suavemente ou quando dobra um dos joelhos do bebê até o abdômen, ele parece estar com dor? Onde a dor parece estar, do lado direito ou esquerdo, no abdômen superior ou inferior, ou por toda parte?

- **Sintomas motores.** O bebê tem apresentado rigidez no pescoço (ele consegue dobrar o queixo até o peito sem dificuldade?), calafrios, tremores, rigidez ou convulsões? Ele parece ter dificuldade em mover qualquer outra parte do corpo?
- **Outros sinais incomuns.** Você notou algum cheiro incomum vindo da boca, nariz, ouvidos, vagina ou reto do bebê? Há sangramento em algum desses locais?

O **progresso da doença até agora.** Não importa qual seja a doença, os sintomas não contam toda a história. Você também deve estar pronta para relatar:

- Quando os sintomas surgiram pela primeira vez?
- O quê, se algo, desencadeou os sintomas?
- Os sintomas são afetados pela hora do dia? (São piores à noite?)
- Quais remédios de venda livre ou caseiros você já experimentou?
- O bebê foi exposto recentemente a um vírus ou infecção — o problema estomacal de um irmão, gripe na creche ou conjuntivite no grupo de brincadeiras?
- O bebê se envolveu recentemente em um acidente (como uma queda) no qual poderia ter ocorrido uma lesão não percebida?
- O bebê recentemente comeu ou bebeu algo novo ou incomum ou que poderia estar estragado?

- Você viajou com o bebê para fora do país ultimamente?

O histórico de saúde do bebê. Se o médico não tiver o prontuário do bebê em mãos (o que às vezes é o caso quando você telefona, especialmente fora do horário de atendimento), você terá que atualizar a memória dele sobre alguns detalhes relevantes. Essas informações são especialmente importantes se o médico tiver que prescrever medicamentos:

- A idade e o peso aproximado do bebê
- Se o bebê tem alguma condição médica crônica e/ou está tomando medicação
- Se há histórico familiar de reação a medicamentos ou alergias
- Se seu filho teve alguma reação anterior a medicamentos ou tem alergias conhecidas

Suas perguntas. Além dos detalhes sobre os sintomas, também será útil anotar todas as suas perguntas (sobre as mudanças recomendadas na dieta, se deve ligar de volta se os sintomas persistirem e assim por diante) e ter um lugar para anotar as respostas. Manter um diário da doença (no histórico de saúde do bebê) será útil no futuro, quando você tentar lembrar quais medicamentos seu bebê não tolera e quantas infecções de ouvido ele já teve.

Entendendo a febre

É difícil relaxar quando seu pacotinho está com febre. Mas, embora febres em bebês possam enervar até os pais mais experientes (especialmente em recém-nascidos, quando a febre precisa de atenção imediata), nem todas são dignas de pânico. Na verdade, a febre é uma das ferramentas mais eficazes do sistema imunológico. É a maneira de o corpo informar que uma infecção se instalou e que o sistema imunológico do bebê está lutando com tudo o que tem. Ainda assim, a febre sempre precisa ser avaliada, e aqui está como fazê-lo.

Medindo a temperatura do bebê

A maneira mais rápida e fácil de saber se o bebê está com febre é tocar os lábios ou as costas da mão no centro da testa, na nuca ou no torso. Com um pouco de prática, você aprenderá rapidamente a descobrir a diferença entre normal e febril, febre baixa e alta (embora possa não funcionar se seu filho acabou de acordar ou esteve recentemente no frio ou no calor, em um banho morno ou se você bebeu recentemente uma bebida quente ou fria). Mas seu toque não pode ler a temperatura com precisão — para isso, você precisará usar um termômetro.

Que tipo de termômetro deve usar? Definitivamente não os de vidro (mesmo os que não contêm mercúrio não são seguros, pois podem quebrar durante o uso). Embora existam termômetros analógicos de plástico, seguros e sem mercúrio, a maioria dos pais opta pelas versões digitais porque elas estão prontamente disponíveis e são relativamente baratas e fáceis de usar, registrando a temperatura rapidamente (em vinte a sessenta segundos), o que é uma vantagem quando se trata de um bebê contorcionista (alguns são até mesmo compatíveis com Bluetooth e aplicativos). Há várias maneiras de aferir a temperatura (algumas das quais requerem um termômetro especializado):

Retal. Para bebês de três meses de idade ou menos, a maioria dos especialistas concorda que o bumbum é o melhor lugar. A temperatura retal é o mais preciso de todos os métodos porque indica a temperatura corporal central e, por isso, é considerada o padrão para crianças pequenas, especialmente bebês em seu primeiro ano, quando cada grau conta. Comece limpando a extremidade do termômetro com álcool ou água e sabão e enxágue com água fria. Ligue o termômetro e certifique-se de ter apagado quaisquer leituras antigas da memória. (Como cada termômetro digital é diferente, leia as instruções antes de ter um bebê seminu no colo.) Se estiver usando um termômetro analógico, sacuda antes de usar. Prepare o termômetro lubrificando a ponta do sensor (as instruções da embalagem informarão se é preferível um lubrificante solúvel em água, como KY, ou vaselina). Sente-se e coloque o bebê de barriga para baixo em seu colo, com um travesseiro para proporcionar maior conforto (veja a ilustração abaixo). Fique com a mão na parte inferior das costas para manter um bebê contorcionista estável. Se isso for desconfortável, deite-o de barriga para baixo em uma superfície plana, ou de barriga para cima com as pernas dobradas em direção ao peito, posicionadas como para a troca de fraldas (veja ilustração abaixo). Para aliviar a ansiedade de um bebê mais velho, seja gentil, fale de forma tranquilizadora e tente distraí-lo (com algumas músicas favoritas, um brinquedo).

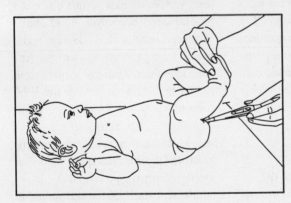

Posicionar o bebê como faria para trocar a fralda pode facilitar muito a medição da temperatura retal — indicada para bebês de três meses de idade ou menos.

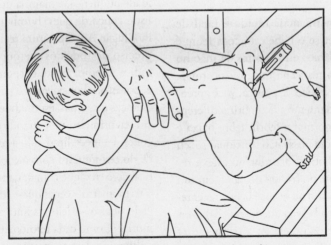

Colocar o bebê de barriga para baixo no colo pode manter um bebê contorcionista estável enquanto você faz a leitura retal.

Abra as nádegas com uma mão, para que você possa ver a abertura retal. Em seguida, deslize o termômetro até que 1,5 a 2,5 cm do bulbo estejam no reto (não empurre se sentir resistência). Um termômetro com ponta flexível pode proporcionar conforto extra, mas não é obrigatório. Segure o termômetro no lugar até que ele emita um bipe ou sinalize visualmente que a leitura foi feita (geralmente vinte a sessenta segundos). Não se preocupe se o bebê fizer cocô imediatamente após a leitura da temperatura — às vezes acontece porque o termômetro estimula os músculos que ajudam na evacuação.

Artéria temporal. Esse termômetro não invasivo e fácil de usar lê a temperatura do bebê medindo o calor proveniente da artéria temporal, que atravessa a testa. Para usar, coloque o sensor do termômetro no centro da testa do bebê (entre a sobrancelha e a linha do cabelo) com o botão pressionado e continue pressionando enquanto desliza o termômetro pela testa em direção ao topo da orelha. Certifique-se de que o termômetro fique em contato com a pele (o que pode ser difícil se o bebê estiver se contorcendo muito). Pare quando chegar à linha do cabelo na lateral da cabeça e solte o botão. Dentro de alguns segundos, o termômetro emitirá um bipe e mostrará a leitura da temperatura no visor. Uma grande vantagem do termômetro de artéria temporal é que você pode medir a temperatura quando o bebê está dormindo. Os estudos demonstraram que os termômetros de artéria temporal são mais acurados que os usados nas axilas e no interior do ouvido, mas não tão precisos quanto o termômetro retal.

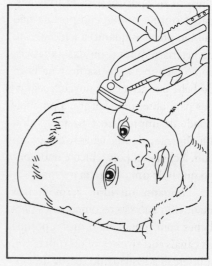

Termômetro de artéria temporal

Axilar (axilas). Use esse método um pouco menos preciso de medição quando o bebê não ficar parado para a leitura retal ou tiver diarreia, o que tornaria a via retal confusa e desconfortável, e você não tiver um termômetro de artéria temporal. Limpe o termômetro com álcool ou água e sabão e enxágue com água fria. Coloque a ponta do termômetro bem na axila do bebê (o termômetro deve tocar apenas a pele, não a roupa) e segure o braço pressionando suavemente o cotovelo contra o lado do corpo (veja a ilustração da p. 740). Segure o termômetro no lugar até que ele emita um bipe ou sinalize visualmente que a leitura foi feita.

Oral. Não há muitas opções aqui, já que usar um termômetro oral padrão obviamente não é apropriado para bebês. Mesmo os termômetros de chupeta, que podem parecer atraentes, não são uma boa opção porque não são tão precisos quanto a leitura retal, da artéria temporal ou das axilas. E, como a chupeta precisa ficar na boca do bebê por ao menos noventa segundos para obter uma leitura, a probabilidade de imprecisão é bastante alta. Finalmente, alguns bebês se engasgam com a chupeta, pois o bico é mais longo que o de uma chupeta normal.

Tímpano (ouvido). Termômetros de ouvido não são recomendados para bebês com menos de 6 meses porque os canais auditivos estreitos dificultam a inserção adequada do sensor. E, embora sejam seguros e possam fornecer uma leitura em apenas alguns segundos, eles também podem ser difíceis de posicionar em bebês com mais de 6 meses — se você não inserir o termômetro corretamente, pode ser difícil obter uma leitura precisa e consistente. A cera no ouvido também pode interferir na leitura. Em geral, a leitura no ouvido é menos confiável que a leitura nas axilas, e nenhuma é tão precisa quanto a leitura retal, que ainda é considerada o padrão-ouro. Se quiser experimentar o método de ouvido para medir a temperatura, certifique-se de ter o termômetro timpânico correto e peça ao médico ou enfermeiro para lhe mostrar como usá-lo (ou siga as instruções da embalagem), praticando até obter um resultado consistente.

Outras opções. Outras opções de termômetro incluem tiras de testa e termômetros infravermelhos sem contato. Embora prometam precisão, a maioria dos especialistas diz que as leituras são somente 35 a 50% acuradas. É melhor ficar com os termômetros mais tradicionais.

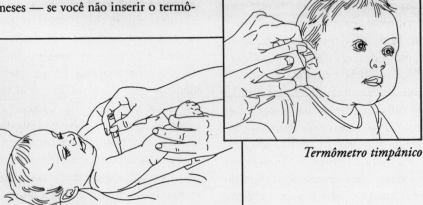

Termômetro timpânico

Termômetro axilar

MANTENDO O BEBÊ SAUDÁVEL

Depois de ler e registrar a temperatura do bebê, lave o termômetro com sabão e água fria ou limpe-o com álcool. Tenha cuidado para não molhar o visor digital, o botão liga/desliga ou a tampa da bateria. E siga as instruções para o armazenamento adequado.

Avaliando a temperatura

O que há nos números? Depende de onde vem a leitura. Quando o médico perguntar qual é a temperatura do bebê, ele certamente estará se referindo à leitura retal; portanto, informe se fez outro tipo de leitura:

- Retal. A temperatura retal normal é em média de 37°C, mas pode variar de 36,7°C a 37,7°C. Qualquer coisa acima de 38°C é considerada febre.
- A leitura da artéria temporal é quase tão precisa quanto a leitura retal. Qualquer coisa acima de 38°C é considerada febre (embora, em bebês com menos de 3 meses, faça uma medição retal para confirmar).
- Axilar (axilas). A temperatura axilar normal pode ser em torno de 36,4°C, mas pode variar de 35,5°C a 37,2°C (cerca de 1 ou 2 graus abaixo da leitura retal). Qualquer coisa acima de 37,2°C é considerada febre (embora, se seu bebê tiver menos de 3 meses, faça uma medição da temperatura retal para confirmar).
- Orais. Os termômetros de chupeta produzem resultados um pouco baixos, então adicione 0,5°C à leitura

que obtiver. Qualquer coisa acima de 37,8°C é considerada febre (embora, se seu bebê tiver menos de 3 meses, faça uma medição da temperatura retal para confirmar).
- Um termômetro timpânico pode ser ajustado para fornecer uma leitura comparável à leitura retal, mas não é recomendado para bebês com menos de 6 meses. Qualquer coisa acima de 38°C é considerada febre.

Tratando a febre

Febres diferentes precisam de tratamentos diferentes, e algumas não precisam de nenhum tratamento. A febre desencadeada por uma infecção viral (mais de 90% de todas as febres em crianças pequenas) vai e vem com o vírus — seguindo seu curso, seja tratada ou não. Embora o médico possa recomendar paracetamol (após os 2 meses) ou ibuprofeno (após os 6 meses) para deixar o bebê febril mais confortável (especialmente se a febre estiver afetando o sono ou o apetite), o alívio da febre não o fará melhorar mais depressa.

A febre desencadeada por bactérias geralmente — embora nem sempre — é tratada com antibióticos, que baixam a temperatura (geralmente dentro de 24 horas ou mais) ao eliminar a infecção. Dependendo do tipo de infecção, do antibiótico que está sendo administrado, do nível de conforto da criança e do nível de febre, antibióticos e redutores de febre podem ou não ser prescritos juntos.

Uma febre que sempre precisa de tratamento imediato é aquela causada por doenças relacionadas ao calor ambiental (provocadas por um ambiente muito quente ou excesso de roupas); consulte a p. 795.

Em geral, siga estas etapas quando seu bebê estiver com febre (a menos que o médico recomende outra coisa):

Mantenha o bebê fresco. Vista-o levemente para permitir que o calor do corpo escape e mantenha uma temperatura ambiente confortável. Quando necessário, use ar-condicionado ou ventilador para manter o ambiente confortavelmente fresco, mas mantenha o bebê longe do fluxo de ar ou do vento. Se o bebê tiver calafrios ou arrepios, o ambiente está muito frio. Quando isso acontece, o calor é retido, fazendo com que a temperatura do bebê permaneça elevada.

CONVULSÕES FEBRIS

Estima-se que 2 a 5 em cada 100 crianças entre 6 meses e 5 anos sofram convulsões (os olhos rolam para trás, o corpo enrijece, braços e pernas se contraem e estremecem involuntariamente) causadas pela febre alta, geralmente no início. Embora as convulsões febris sejam assustadoras para os pais, estudos mostram que geralmente não são prejudiciais e não causam danos neurológicos. Embora tendam a ocorrer em famílias, na maioria dos casos as convulsões febris se devem ao cérebro imaturo do bebê. Quando o cérebro amadurece, as convulsões febris param de ocorrer.

Se o bebê tiver uma convulsão febril, fique calma (lembre-se, esse tipo de convulsão não é perigoso) e siga estes passos:

- Verifique o relógio para cronometrar a convulsão.
- Segure o bebê suavemente em seus braços ou coloque-o a seu lado na cama ou em outra superfície macia, deitado de lado, com a cabeça mais baixa que o restante do corpo, se possível.
- Não tente contê-lo com força de forma alguma.
- Afrouxe qualquer roupa apertada.
- Não coloque nada na boca do bebê, incluindo comida, bebida ou chupeta. Remova qualquer coisa que veja na boca, como um pouco de comida, uma chupeta ou outro objeto. Para fazer isso, use um único dedo, em vez de fazer uma pinça com dois dedos, o que pode forçar a comida ou o objeto mais para o fundo da boca.

Uma criança pode perder a consciência brevemente durante a convulsão, mas geralmente a retoma rapidamente e sem ajuda. A convulsão provavelmente durará apenas um minuto ou dois (embora pareça uma vida inteira para você).

Ligue para o médico quando a convulsão febril terminar (a menos que seja uma repetição e o médico tenha lhe dito que não é necessário ligar). Se não conseguir falar com ele imediatamente, você pode dar paracetamol para diminuir a temperatura enquanto espera. Mas não coloque o bebê na banheira para tentar diminuir a febre, porque, se ocorrer outra convulsão, ele pode inalar a água do banho.

Se ele não estiver respirando normalmente após a convulsão, ou se a convulsão durar cinco minutos ou mais, obtenha ajuda emergencial imediata ligando para o SAMU 192 ou o número de emergência local. Uma ida ao pronto-socorro provavelmente será necessária para determinar a causa desse tipo de convulsão complexa.

Aumente a ingestão de líquidos. Como a febre aumenta a perda de água pela pele, é importante garantir que o bebê febril tenha uma ingestão adequada de líquidos. Dê às crianças de colo mamadas frequentes de leite materno ou fórmula. Bebês mais velhos também podem tomar água ou suco diluído (após os 12 meses). Estimule a ingestão de fluidos, mas não a force, e, se seu filhotinho se recusar a tomar líquidos por várias horas além do horário normal das refeições, informe o médico.

Trate a febre. O paracetamol pode ser administrado sem receita médica quando o bebê tiver 2 meses de idade. O ibuprofeno pode ser administrado a partir dos 6 meses. Se ele for mais novo, você precisará pedir ao médico recomendações específicas para tratar a febre. Leia atentamente as instruções de dosagem cada vez que administrar medicamentos para reduzir a febre e tome cuidado para não exceder a dose recomendada. Não dê nenhum medicamento (além de paracetamol ou ibuprofeno), exceto sob instrução do médico. Não dê nenhum medicamento (incluindo paracetamol) quando suspeitar de doença causada pelo calor.

INFECÇÃO TARDIA POR EGB

Lembra-se de que, quando estava grávida, você foi testada para estreptococos do grupo B (EGB)? Se seu resultado deu positivo, você recebeu antibióticos durante o trabalho de parto para evitar a transmissão para o bebê. Mas, em raros casos, bebês cujas mães foram tratadas (ou mesmo aqueles cujas mães não tiveram infecção por EGB durante a gravidez) desenvolvem uma infecção tardia e grave vários meses após o parto. Se seu bebê apresentar algum sintoma da doença (p. 732), ligue para o médico imediatamente e deixe claro que você testou positivo para EGB durante a gravidez.

Incentive a desaceleração. Com ou sem febre, um bebê que está se sentindo mal naturalmente desacelera e dá ao corpo o descanso de que ele precisa. Seu bebê está com febre e ainda está correndo (ou engatinhando) em círculos a seu redor? Isso também é comum. Siga as dicas dadas pelo bebê, com moderação: permita atividade moderada se seu filhote quiser, mas coloque freios no comportamento muito agitado, já que atividades extenuantes podem aumentar a temperatura corporal.

Alimente a febre. O trabalho de causar febre aumenta as necessidades calóricas do corpo, o que significa que bebês doentes precisam de mais calorias, não menos. Não force a comida, no entanto.

TUDO SOBRE:
Medicamentos

Às vezes, tudo o que você precisa para fazer um bebê doente melhorar é carinho, conforto e descanso. Outras vezes, você precisa adicionar medicamentos à mistura. Mas, antes de oferecer qualquer medicamento — com ou sem receita —, você deve ter certeza de que está usando o remédio certo da maneira certa. Aqui está o que você precisa saber sobre a segurança de medicamentos para bebês.

Obtendo informações sobre medicamentos

Se o médico sugeriu um analgésico de venda livre ou um antibiótico prescrito, você precisará fazer mais que buscá-lo na farmácia. Também precisará se familiarizar com o que é o medicamento, o que ele faz, qual dose deve ser administrada, como adminis-

trá-lo, como armazená-lo, quais efeitos colaterais podem ser esperados e muito mais. Felizmente, o médico lhe dará a maioria das informações (se não, espero que você tenha se lembrado de pedir). Mas você também deve fazer seu dever de casa na farmácia. Quando se trata de medicamentos para o bebê, vale a pena ter um cuidado extra.

Medicamentos prescritos — e alguns vendidos sem receita — vêm com a bula do fabricante ou detalhes no rótulo. Confira as informações ao comprar e, se ainda tiver dúvidas ou precisar de esclarecimentos, pergunte ao farmacêutico ou ao médico que prescreveu. Aqui estão algumas perguntas para as quais você pode precisar de respostas antes de dar um medicamento ao bebê (algumas perguntas podem não se aplicar):

• O medicamento tem equivalente genérico (mais barato)? É tão eficaz quanto o de marca?

- O que o medicamento deve fazer?
- Como deve ser armazenado?
- Ele tem sabor adequado para bebês? Alguns bebês tomam todos os medicamentos, não importando o sabor, e outros recusam a maioria ou todos — mas ajuda experimentar sabores diferentes se você estiver enfrentando resistência.
- Qual é a dose?
- Com que frequência o medicamento deve ser administrado? Devo acordar o bebê no meio da noite para administrar uma dose? (Isso raramente é necessário, felizmente.)
- Ele deve ser administrado antes, durante ou após as refeições?
- Ele pode ser administrado com leite materno, fórmula ou outros líquidos? Interage negativamente com algum alimento?
- Se o medicamento prescrito for administrado três ou mais vezes ao dia, existe uma alternativa igualmente eficaz que possa ser administrada apenas uma ou duas vezes ao dia?
- Se a dose for cuspida ou vomitada, devo dar outra?
- E se uma dose for esquecida? Devo dar uma dose extra ou dupla? E se uma dose extra for inadvertidamente administrada?
- Em quanto tempo posso esperar melhora? Quando devo entrar em contato com o médico se não houver melhora?
- Quando a medicação pode ser descontinuada? O bebê tem que tomar todas as doses receitadas?

- Quais são os efeitos colaterais comuns?
- Que reações podem ocorrer? Quais devem ser relatadas ao médico?
- A medicação pode ter efeito negativo em qualquer condição médica crônica que o bebê tenha?
- Se o bebê estiver tomando outro medicamento (com ou sem receita), pode haver interação adversa?
- Posso comprar outra caixa do medicamento com a mesma receita?
- Qual é o prazo de validade do medicamento? Se sobrar algum, ele pode ser usado novamente se o médico aconselhar o uso do mesmo medicamento?

Administrando medicamentos com segurança

Para ter certeza de que seu filho obterá o máximo benefício da medicação, com o mínimo de risco, sempre observe estas regras:

- Não dê a um bebê com menos de 2 meses nenhum medicamento (nem mesmo um de venda livre) não recomendado ou prescrito por um médico.
- Não dê nenhum tipo de medicamento ao bebê (sem receita, com receita própria ou com receita de outra pessoa) sem autorização específica do médico. Na maioria dos casos, isso significa obter autorização para medicar cada vez que o bebê estiver doente, exceto

quando o médico der instruções permanentes. (Por exemplo, o médico pode lhe dizer para administrar paracetamol quando a temperatura do bebê estiver acima de 38,9°C ou para usar o remédio para asma sempre que o chiado no peito começar.)

PARACETAMOL OU IBUPROFENO?

Existem muitos analgésicos e redutores de febre no mercado, mas apenas dois devem ser considerados para crianças pequenas: paracetamol (como Tylenol) para bebês de 2 meses ou mais e ibuprofeno (como Motrin e Advil) para bebês de 6 meses ou mais. Nunca dê medicamentos a um bebê com menos de 2 meses, nem mesmo analgésicos e redutores da febre, sem primeiro consultar o médico.

Tanto o paracetamol quanto o ibuprofeno geralmente são recomendados de forma intercambiável pelos pediatras a fim de aliviar a dor ou a febre, embora funcionem de maneira diferente no organismo e tenham efeitos colaterais diferentes. O paracetamol é um analgésico apenas para dor e febre; ele não reduz a inflamação que pode estar provocando a dor. É considerado seguro quando usado como recomendado (a dosagem é a cada quatro ou seis horas) — o que é uma coisa boa, já que você provavelmente o retirará da prateleira várias vezes no primeiro ano do bebê —, mas não deve ser administrado regularmente por mais de uma semana de cada vez, já que o uso prolongado pode causar danos ao fígado. Uma overdose de paracetamol (cerca de quinze vezes a dose recomendada) pode causar danos fatais ao fígado, mais uma razão pela qual todos os medicamentos devem ser armazenados fora do alcance do bebê. O bebê não engole remédios líquidos? Pergunte ao médico sobre a administração de um analgésico em forma de supositório após os 6 meses.

Além de aliviar a febre e a dor, o ibuprofeno tem efeito anti-inflamatório, tornando-o mais eficaz quando há inflamação na raiz da dor, como ocorre na dentição. Também é um pouco mais poderoso e duradouro (a dosagem é a cada seis a oito horas). O ibuprofeno geralmente é seguro, com a maior desvantagem sendo a potencial dor de estômago. Para evitar isso, não administre com o estômago vazio e não o use para tratar dor de estômago.

Nunca dê ao bebê um analgésico formulado para crianças mais velhas ou adultos (mesmo em dose reduzida). Use as formulações infantis.

- A menos que o médico instrua especificamente de outra forma, administre o medicamento apenas para as indicações listadas na bula.
- Não dê ao bebê mais de um medicamento por vez, a menos que você tenha verificado com o médico para ter certeza de que a combinação é segura.
- Verifique a data de validade. Os medicamentos que expiraram não apenas são menos potentes, como também podem ter sofrido alterações químicas que, em alguns casos, podem torná-los prejudiciais (isso também se aplica a medicamentos prescritos que você pode ter por causa de uma doença anterior do bebê). Sempre verifique a data de validade ou descarte antes de comprar um medicamento. Verifique as datas de validade periodicamente, caso contrário, pode acabar tendo que correr até a farmácia no meio da noite.
- Armazene os medicamentos de acordo com as instruções do rótulo ou da bula. Se um medicamento deve ser mantido frio, guarde-o na geladeira em casa e em um saco térmico com uma bolsa de gelo quando precisar administrá-lo fora de casa.
- Administre medicamentos apenas de acordo com as instruções do pediatra ou da bula dos produtos de venda livre. Se as instruções na bula entrarem em conflito com as instruções do médico (ou não forem especificadas para a idade do bebê), ligue para o médico para resolver o conflito antes de dar o medicamento. Siga as informações de dosagem sobre tempo, agitação e administração com ou sem alimentos.

NÃO DÊ ESSES MEDICAMENTOS AO BEBÊ

Alguns medicamentos que você talvez esteja acostumada a usar podem não ser seguros para bebês. Eles incluem:

Remédios para tosse e resfriado. Estudos mostram que remédios de venda livre para tosse e resfriado infantil não diminuem a coriza nem silenciam a tosse em crianças pequenas e podem fazer com que elas apresentem efeitos colaterais graves, como batimentos cardíacos acelerados e convulsões. É por isso que a FDA aconselha que esses medicamentos não sejam administrados a crianças com menos de 2 anos e a AAP estende essa recomendação a todas as crianças com menos de 6 anos.

Aspirina (e qualquer coisa que contenha salicilatos). Os médicos vêm alertando os pais há anos contra dar aspirina aos filhos, mas é uma mensagem que vale a pena repetir: não dê aspirina (nem mesmo aspirina infantil) ou medicamento contendo aspirina a crianças menores de 18 anos, a menos que especificamente prescrito pelo médico. A aspirina tem sido associada à síndrome de Reye, uma doença potencialmente fatal em crianças. Embora as pesquisas falem com mais ênfase da aspirina, a Fundação Nacional da Síndrome de Reye desaconselha dar às crianças qualquer medicamento que contenha qualquer forma de salicilato, então leia com cuidado a lista de ingredientes no rótulo dos medicamentos.

- Releia a bula antes de cada dose, tanto para ter certeza de que está administrando o medicamento certo quanto para se lembrar da dosagem e do horário. Se estiver dando à noite, verifique primeiro o rótulo para ter certeza de que não pegou o frasco errado.
- Meça os medicamentos meticulosamente. Depois de definir a dose correta, administre-a com precisão. Administre o medicamento em uma colher de remédio calibrada, conta-gotas, seringa, copo ou chupeta de remédio (se o bebê aceitar, nem todos o fazem). Nunca aumente ou diminua a dosagem a menos que o médico tenha orientado.
- Se o bebê cuspir ou vomitar parte da dose de analgésicos ou vitaminas, geralmente é inteligente não dar mais: a subdosagem é menos arriscada que a overdose. Se você estiver dando antibióticos, no entanto, verifique com o médico o que fazer se o bebê cuspir ou vomitar parte de uma ou mais doses.
- Para evitar asfixia, não aperte as bochechas do bebê, não segure o nariz ou force a cabeça para trás ao administrar o medicamento. Se o bebê tiver idade suficiente para se sentar, administre o medicamento na posição vertical. Se o bebê ainda não se sentar, aponte o conta-gotas para o interior da bochecha enquanto o sustenta levemente. Isso evitará a asfixia. Não aponte o conta-gotas para a parte de trás da boca, pois isso pode provocar engasgo.
- Não coloque medicamentos na mamadeira ou copo de treinamento com leite materno, fórmula ou suco, a menos que o médico recomende. Seu filho pode não beber toda a mamadeira ou copo e não receber toda a dose do medicamento. Se o bebê já ingerir sólidos, pergunte ao médico se pode misturar o remédio com a comida (digamos, purê de frutas) — mas apenas se tiver certeza de que o bebê comerá toda a comida.
- Mantenha um registro da hora em que cada dose é administrada, para que sempre saiba quando deu a última (é fácil esquecer). Isso minimizará a chance de perder uma dose ou dobrar acidentalmente. Mas não se estresse se estiver um pouco atrasada com uma medicação pro-

gramada. Basta voltar ao horário na próxima dose.

- Sempre siga as instruções do médico sobre quanto tempo dar o medicamento. Se as instruções diferirem da bula, verifique com o médico as recomendações exatas de prescrição.
- Não continue dando um medicamento por mais tempo que o prescrito.
- Se o bebê parece estar tendo uma reação adversa a um medicamento, interrompa-o temporariamente e consulte o médico imediatamente antes de retomar o uso.

- Se outro cuidador, em casa ou na creche, for responsável por dar medicamentos a seu filho durante o dia, certifique-se de que ele esteja familiarizado com o protocolo de administração.
- Nunca finja que o remédio é um doce. Claro, esse truque pode fazer com que a dose seja administrada sem problemas, mas esse tipo de associação pode levar a uma overdose se o bebê encontrar e conseguir abrir o medicamento (ou qualquer outro) mais tarde e for tentado a provar mais do "doce".

REMÉDIOS HERBAIS

Eles são usados há séculos para aliviar os sintomas de centenas de doenças. Estão disponíveis sem receita médica. São naturais. Mas os remédios à base de plantas são realmente eficazes e seguros, especialmente quando se trata do seu filhote?

Ninguém sabe ao certo. O que se sabe é que algumas ervas têm efeito medicinal (alguns medicamentos prescritos muito poderosos são derivados de ervas) e que qualquer substância que tenha efeito medicinal deve ser categorizada como medicamento. Isso significa que as mesmas precauções tomadas com medicamentos devem ser tomadas com ervas.

Mas há preocupações adicionais com os medicamentos à base de plan-

tas: as ervas não são regulamentadas pelo governo federal quanto a sua eficácia ou segurança. Então, quando você escolhe um remédio herbal, pode não obter o que pensa estar recebendo ou obter ingredientes e contaminantes que não esperava e certamente não desejava. Então, assim como você não daria um medicamento ao bebê sem aprovação do médico, também não deve dar um medicamento à base de ervas (e não, o atendente do departamento de suplementação do mercado de alimentos saudáveis não conta). Isso inclui tratamentos homeopáticos para cólica, gases, dentição e assim por diante. Verifique com o médico antes de administrar qualquer um deles ao bebê.

Ajudando a engolir o medicamento

Se você tiver sorte, seu bebê será um daqueles que realmente gosta de (ou ao menos não se opõe fortemente a) tomar remédio, que saboreia (ou tolera) o sabor desses líquidos doces e xaroposos e que abre a boquinha ao ver um conta-gotas. Se você não tiver tanta sorte, seu filho possuirá um sexto sentido que dirá "Feche a boca" quando o remédio estiver em qualquer lugar nas proximidades. Para abrir os lábios apertados do bebê, considere:

Timing. A menos que seja instruída a administrar o medicamento com ou após as refeições, planeje administrá-lo imediatamente antes da refeição ou lanche. Primeiro, porque é mais provável que o bebê aceite quando estiver com fome e, segundo, porque menos comida será perdida se a medicação for vomitada.

Administração. Se o bebê torcer o narizinho de botão para o conta-gotas, use uma seringa de plástico que esguiche remédios líquidos ou uma colher de remédio (nunca use uma colher comum). Ou experimente um bico de mamadeira ou chupeta de administração para que o bebê sugue o medicamento (se o bebê sugar o tempo suficiente para retirar todo ele). Em seguida, sirva leite materno ou fórmula (ou água para um bebê mais velho) do mesmo bico para que qualquer medicamento que tenha permanecido seja enxaguado na boca do bebê.

Se encontrar resistência, tente mudar o sistema de administração; uma pequena variedade pode distrair o bebê o suficiente para ingerir a dose. Se algum líquido vazar da boca, use o dedo para empurrá-lo de volta — é provável que o bebê coloque seu dedo na boca e sugue o restante.

Localização. As papilas estão concentradas na frente e no centro da língua, então ignore essas zonas gustativas delicadas colocando o medicamento entre a gengiva traseira e o interior da bochecha, onde ele deslizará facilmente pela garganta com mínimo contato com as papilas gustativas.

DOSE CERTA

Uma vez que o bebê tenha idade suficiente para receber um medicamento de venda livre (como paracetamol ou ibuprofeno), a dose apropriada será baseada no peso, não na idade. É por isso que você precisará obter a dosagem adequada com o médico antes de medicar seu filho.

Temperatura. Pergunte ao farmacêutico se o resfriamento afetará a potência. Se isso não acontecer, ofereça o medicamento resfriado — o sabor será menos pronunciado. Se o medicamento não puder ser resfriado, ofereça primeiro ao bebê uma mamadeira fria (ou um alimentador de redinha com leite materno ou fórmula congelados para um bebê pequeno ou gelo picado ou fruta congelada para um bebê mais velho), para que a língua fique ligeiramente gelada.

Um truque. Sopre suavemente no rosto do bebê ao dar o medicamento.

Isso desencadeará o reflexo de deglutição em bebês pequenos. Ou ofereça uma chupeta imediatamente após deixar cair ou esguichar o remédio naquela boquinha doce. A sucção ajudará o medicamento a chegar aonde precisa ir.

As doenças infantis mais comuns

Felizmente, os bebês em seu primeiro ano de vida geralmente são saudáveis. Mesmo quando ficam doentes, as viroses que pegam não os incomodam por muito tempo. Além disso, essas doenças comuns normalmente são fáceis de tratar. Aqui está o que você precisa saber:

Resfriado comum

O resfriado comum é ainda mais comum entre os muito novos. Isso porque bebês e crianças pequenas ainda não tiveram a chance de desenvolver imunidade contra os diversos vírus em circulação. Portanto, esteja preparada para ter ao menos alguns encontros com o nariz escorrendo durante os primeiros dois anos, provavelmente mais se seu filho frequentar creches ou tiver irmãos mais velhos.

Sintomas. Felizmente, a maioria dos sintomas é leve. Eles incluem:
- Corrimento nasal (a secreção é aquosa no início, depois engrossa e se torna opaca, às vezes amarelada ou até esverdeada)

- Congestão nasal (nariz entupido)
- Espirros
- Às vezes, febre leve
- Às vezes, garganta dolorida ou arranhando (não é fácil detectar em um bebê)
- Tosse seca (que pode piorar à noite e no fim do resfriado)
- Fadiga, irritabilidade
- Perda de apetite

Causa. Ao contrário da crença popular, os resfriados não são causados por frio, ficar com a cabeça descoberta no inverno, molhar os pés, exposição a correntes de ar e assim por diante (embora o frio possa diminuir a imunidade do bebê). Resfriados (também conhecidos como infecções respiratórias superiores) são causados por vírus. Esses vírus são transmitidos pelo contato corpo a corpo (uma criança com resfriado limpa o nariz ranhoso com a mão e depois dá a mão a outra criança e a infecção é transmitida), por transmissão de gotículas de espirros ou tosse e por contato com um objeto contaminado, como um brinquedo que é colocado na boca primeiro por uma criança doente e depois por uma criança saudável. Existem mais de duzentos vírus conhecidos por causar resfriados, o que explica por que eles são tão "comuns".

O período de incubação é de um a quatorze dias. O resfriado geralmente é mais contagioso um ou dois dias antes de os sintomas aparecerem, mas também pode ser transmitido quando já está em andamento. Uma vez que o nariz pare de escorrer, o resfriado se torna menos contagioso.

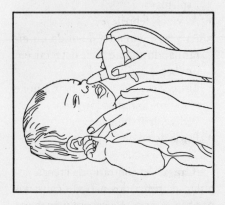

Para um bebê que está tendo problemas para respirar por causa do nariz entupido, gotas de soro fisiológico para amolecer o muco e aspiração para removê-lo fornecerão um alívio bem-vindo.

Duração. O resfriado comum geralmente dura de sete a dez dias (o terceiro dia geralmente é o pior). Uma tosse noturna e seca, que talvez não surja até o fim do resfriado, pode durar mais.

Tratamento. Não há cura conhecida para o resfriado comum, mas os sintomas podem ser tratados, conforme necessário, com:

- Gotas de soro fisiológico para amolecer o muco seco que pode estar obstruindo as narinas. A aspiração de muco com um aspirador nasal (veja a ilustração na coluna ao lado) pode ser necessária para ajudar o bebê a respirar pelo nariz.
- Ar úmido para limpar as passagens nasais. Ligue um umidificador de névoa fria (mais seguro que um umidificador de névoa quente, mas mantenha-o limpo) no quarto do bebê à noite.
- Pomada hidratante, espalhada levemente nas bordas das narinas e sob o nariz para evitar rachaduras e dores.
- Leve elevação da cabeceira do berço, se autorizada pelo médico, utilizando apenas uma toalha dobrada *sob* o colchão, a fim de facilitar a respiração.
- Paracetamol (para bebês com mais de 2 meses) ou ibuprofeno (para bebês com mais de 6 meses) para redução da febre, se necessário (geralmente não é). Verifique com o médico.
- Muitos líquidos, principalmente quentes (caldo de galinha, depois que os ingredientes forem introduzidos, é realmente eficaz e pode ser servido coado e morno em um copo de treinamento), e uma dieta nutritiva. Se o bebê ainda não ingerir sólidos, mantenha a amamentação no peito ou mamadeira. Para bebês que consomem sólidos, tente oferecer alimentos ricos em vitamina C todos os dias. Lanches frequentes podem ser mais atraentes que três refeições grandes.

O PROGRAMA DE RESFRIADOS FREQUENTES

Parece que seu bebê se inscreveu no Programa de Resfriados Frequentes, pegando todos os resfriados ou outros vírus que os irmãos mais velhos pegam ou trazendo um para casa a cada duas semanas? Há uma vantagem, acredite ou não: resfriados frequentes (e outras viroses) impulsionam o sistema imunológico, tornando-o mais forte a longo prazo e ajudando o bebê a se defender melhor do próximo vírus que estiver rondando. Para saber mais sobre doenças contagiosas comuns, acesse WhatToExpect.com.

Prevenção. A melhor maneira de prevenir o resfriado é lavar as mãos do bebê regularmente. Não consegue chegar a uma pia? Géis ou lenços desinfetantes para as mãos são suficientes, embora não sejam tão eficazes quanto sabão e água na lavagem desses vírus. Mantenha o bebê longe de qualquer pessoa resfriada, quando possível. Use uma solução desinfetante para limpar superfícies que possam estar contaminadas com vírus de resfriado e siga outras dicas para evitar a propagação de doenças (p. 761). A amamentação pode reduzir a suscetibilidade a resfriados, mas não totalmente. Lembre-se de que não há como proteger totalmente seu filho dos vírus do resfriado. A criança média tem seis a oito resfriados por ano, e isso geralmente não é uma preocupação, desde que o crescimento e o desenvolvimento sejam normais.

Quando telefonar para o médico. Normalmente, não há necessidade de entrar em contato com o médico para um simples resfriado, mas, se for o primeiro resfriado do bebê ou ele tiver menos de 3 meses, ligar para o pediatra é uma boa ideia, mesmo que seja apenas para ficar mais tranquila.

ALERGIAS ESSE ANO?

A boa notícia é que a alergia a substâncias inaladas (pólen, pelo de animais, ácaro e mofo) é rara entre bebês no primeiro ano. Para saber mais sobre esses tipos de alergia, veja *O que esperar do segundo ano*. Mais comuns no primeiro ano são a alergia a alimentos (p. 449) e o eczema (p. 448), duas reações mais comuns em bebês com histórico familiar de alergias, asma, febre do feno ou eczema.

Ligue também se o bebê apresentar algum dos seguintes:

- Letargia extrema
- Recusa de comer ou beber
- Dificuldade para dormir, inquietação excessiva durante a noite ou dor que causa despertar noturno (difícil de detectar em um bebê pequeno)
- Chiado no peito

- Respiração significativamente mais rápida que o habitual
- Tosse que piora ou continua durante o dia após o desaparecimento dos outros sintomas
- Glândulas inchadas no pescoço
- Puxar as orelhas de dia ou de noite
- Febre acima de 39°C ou febre baixa por mais de quatro dias
- Sintomas que persistem há mais de dez dias

Se o bebê parece ter um resfriado contínuo, corrimento nasal crônico ou resfriados muito duradouros ou frequentes (especialmente quando acompanhados de olheiras), converse com o médico sobre a possibilidade de as alergias serem responsáveis (embora seja raro que isso aconteça em bebês).

Infecção de ouvido

Sintomas. Também conhecida como otite média aguda, a infecção de ouvido ocorre quando o ouvido médio (entre a parte externa e a parte mais interna) fica entupido com fluidos, infectado e inflamado. Quando examinado pelo médico (você não poderá ver isso de fora), o tímpano parece rosa no início da doença, depois vermelho e inchado. Os sintomas incluem:
- Dor, muitas vezes pior à noite porque deitar altera a pressão nos ouvidos. Seu bebê pode reclamar ou puxar, esfregar ou agarrar a orelha afetada.

Chorar ao sugar o peito ou a mamadeira pode indicar dor de ouvido que se irradiou para a mandíbula
- Febre
- Fadiga
- Tontura e irritabilidade

Se a infecção persistir ou piorar, o tímpano pode ser perfurado (desenvolver um pequeno orifício, que geralmente cicatriza em menos de uma semana). Se isso acontecer, o pus, muitas vezes tingido de sangue, pode derramar (e ser visto) no canal auditivo. A perfuração aliviará a pressão e, portanto, a dor, mas o tratamento da infecção ajudará a evitar mais danos, por isso é crucial que você informe ao médico se suspeitar de ruptura (crosta dentro e ao redor da orelha é um sinal revelador).

Muitas vezes, mesmo após o tratamento, o líquido permanece no ouvido médio, uma condição chamada otite média com efusão.

Os sintomas incluem perda auditiva leve (o bebê pode não responder consistentemente a sons, como sua voz). Embora seja tipicamente temporária (geralmente durando de quatro a seis semanas), a perda auditiva pode se tornar permanente se a condição continuar sem tratamento por muitos meses, especialmente se também houver infecções frequentes.

Causa. As infecções de ouvido geralmente são infecções secundárias causadas por um resfriado ou outra infecção respiratória superior (ou, raramente em bebês, alergias), que fazem o revestimento da trompa de Eustáquio (o tubo que conecta o ouvido médio ao nariz e à parte de trás da garganta) inchar, ficar congestionado e acumular líquido. O fluido se torna terreno fértil para germes causadores de infecção. Atrás do tímpano inflamado, o acúmulo de pus e muco produzido pelo organismo na tentativa de responder à infecção causa dor de ouvido. Crianças pequenas estão mais propensas que crianças mais velhas e adultos a contrair infecções de ouvido porque suas trompas de Eustáquio são curtas (permitindo que os germes viajem por elas mais rapidamente e facilitando o bloqueio) e horizontais em vez de inclinadas (tornando a drenagem ruim), e porque eles pegam mais resfriados e outras doenças respiratórias em geral.

Duração. Embora a dor, febre e outros sintomas geralmente diminuam ou desapareçam logo após o início do tratamento, pode levar dez dias ou mais de tratamento com antibióticos para resolver a infecção aguda no ouvido. O fluido pode permanecer no ouvido médio por muito mais tempo.

Tratamento. Se você suspeitar de infecção no ouvido, ligue para o médico para pedir um exame. Se houver infecção, o médico pode sugerir uma abordagem de espera ou prescrever antibióticos para o bebê, dependendo da gravidade. Você pode ser solicitada a voltar ao consultório para uma nova verificação, mas pode não ser necessário se o bebê parecer estar se sentindo melhor.

O médico provavelmente recomendará paracetamol (para bebês com mais de 2 meses) ou ibuprofeno (para bebês com mais de 6 meses) para alívio da dor e da febre. Calor (aplicado com uma almofada térmica em baixa temperatura, compressas mornas ou uma garrafa de água quente recoberta) ou frio (aplicado com uma bolsa de gelo embrulhada em um pano úmido) também podem ser usados para aliviar a dor. Elevar a cabeça do bebê (com travesseiros *embaixo* do colchão do berço) durante o sono também pode ser útil.

Prevenção. Aqui está o que você pode fazer para minimizar o risco:

- Amamente por ao menos seis meses, de preferência durante todo o primeiro ano, ou mais.
- Reduza ao máximo a exposição a germes, pois mesmo resfriados comuns podem causar infecções de ouvido. Isso significa evitar crianças doentes e lavar as mãos e as mãos do seu filho com frequência.
- Mantenha-se atualizada sobre as imunizações do bebê. A vacina pneumocócica, administrada para prevenir infecções graves como pneumonia e meningite, também reduz o risco de infecções de ouvido. Como as infecções de ouvido são uma complicação comum da gripe, certifique-se de que o bebê receba uma vacina anual contra a gripe após os 6 meses.

- Alimente o bebê em uma posição mais ereta, especialmente quando ele tiver uma infecção respiratória.
- Limite o uso da chupeta apenas para dormir.

- Desmame da mamadeira aos 12 meses.
- Impeça a exposição ao fumo passivo, que torna as crianças mais vulneráveis a infecções de ouvido.

ALGUNS PROBIÓTICOS COM ESSES ANTIBIÓTICOS?

Não importa quantas vezes você lave as mãos do bebê ou quanto desinfetante use, mais cedo ou mais tarde ele terá uma infecção — digamos, de ouvido — que requer antibióticos. Embora os antibióticos sejam maravilhosos para eliminar infecções bacterianas, os de amplo espectro não são tão exigentes, pois não são capazes de diferenciar entre as bactérias causadoras de infecções e bactérias benignas no organismo. O que significa que, junto com as bactérias ruins que são eliminadas, algumas bactérias boas e muito importantes, especialmente as encontradas no trato digestivo, também são destruídas. E isso pode vir com uma desvantagem muito desagradável: diarreia.

Uma maneira de controlar a diarreia relacionada a antibióticos (além de investir em fraldas extra-absorventes) é dar probióticos ao bebê. Os probióticos (culturas ativas vivas, como lactobacilos ou bifidobactérias) são bactérias benéficas (ou "pró") que ajudam a contrabalançar os efeitos negativos dos antibióticos. Pesquisas mostram que dar probióticos a crianças pode reduzir a diarreia relacionada a antibióticos em 75%. Por esse motivo, os pediatras costumam recomendar que as crianças tomem probióticos sempre que estiverem tomando antibióticos. Outra razão: os probióticos ajudam a prevenir o crescimento excessivo de levedura (o culpado da assadura por candidíase) que pode ser desencadeada pelo uso de antibióticos.

Mas essa não é a única coisa que os probióticos podem fazer. Eles também podem combater diarreia e constipação regulares, sinusite e infecções respiratórias, infecções do trato urinário e possivelmente até asma e eczema. Além disso, acredita-se que estimulem o sistema imunológico em geral, tornando ainda menos provável que o bebê tenha essas doenças. Pense nos probióticos como um batalhão de reserva — os reforços enviados para aumentar o número de bactérias úteis e expulsar as bactérias causadoras de doenças. Esses bons soldadinhos também ajudam a fortalecer o revestimento intestinal para que as bactérias ruins não possam atravessar a corrente sanguínea. Eles também podem alterar o ambiente intestinal, tornando-o mais ácido e, portanto, menos desejável para as bactérias ruins.

Então, como você pode obter probióticos para o bebê? Algumas fórmulas têm probióticos adicionados. Uma vez que seu bebê esteja ingerindo sólidos, a fonte mais óbvia é o iogurte (depois de introduzido na dieta). Escolha aqueles com culturas ativas — isso estará dito no rótulo. Ou peça ao pediatra para recomendar um suplemento probiótico (há muitos disponíveis sem receita, e eles vêm em forma de pó ou gotas para bebês). Pergunte também com que frequência o suplemento deve ser administrado, como espaçar as doses (os probióticos não devem ser administrados ao mesmo tempo que os antibióticos) e como deve ser armazenado (às vezes na geladeira).

Quando telefonar para o médico. Ligue durante o horário de atendimento se suspeitar de infecção no ouvido (não é uma emergência). Ligue novamente se o bebê não melhorar após três dias (com ou sem antibióticos) ou se a infecção parecer melhorar e depois retornar (pode ser um sinal de infecção crônica). Ligue também se notar perda auditiva.

Gripe

Sintomas. A gripe ("influenza") é uma infecção viral contagiosa e muito infecciosa que geralmente desponta entre os meses de abril e outubro (também conhecida como temporada da gripe). Seus sintomas incluem:
- Febre
- Tosse seca
- Dor de garganta (o bebê pode rejeitar comida e bebida ou ter dor ao engolir)
- Nariz escorrendo ou entupido
- Dores musculares
- Dor de cabeça
- Fadiga extrema, letargia
- Calafrios
- Perda de apetite
- Às vezes em crianças pequenas, vômitos e diarreia

Causa. A gripe é causada pelo vírus Influenza, e diferentes cepas (ou, raramente, novas cepas como o vírus H1N1) circulam a cada ano. Seu filhote pode pegar gripe ao entrar em contato com uma pessoa infectada (especialmente se a pessoa doente espirrar ou tossir perto dele) ou ao tocar ou morder algo (um brinquedo, um celular, uma alça de carrinho de compras, um copo de treinamento) que uma pessoa infectada tocou. O período de incubação da gripe geralmente é de dois a cinco dias. Se seu filho ficar gripado, os sintomas geralmente duram cerca de uma semana, embora alguns possam durar até duas.

Tratamento. O tratamento inclui líquidos e repouso. Para aliviar os sintomas, umidifique o ar no quarto do bebê e dê paracetamol ou ibuprofeno apenas quando necessário para dor ou febre alta (não dê aspirina ou qualquer medicamento que contenha aspirina ou salicilatos). Um medicamento antiviral pode ser prescrito para as crianças (mesmo recém-nascidos) com sintomas graves ou alto risco de complicações, mas precisa ser administrado nas primeiras 48 horas para ser eficaz.

Prevenção. Como as complicações da gripe são mais graves em crianças menores de 5 anos, você deve fazer todo o possível para proteger seu bebê, incluindo a vacinação em bebês mais velhos (p. 730), certificando-se de que toda a família e todos os prestadores de cuidados infantis também sejam vacinados e evitem pessoas doentes.

Quando telefonar para o médico. Se você suspeitar que seu filho está gripado (basta verificar a lista de sintomas da p. 757 se não tiver certeza), ligue para o médico.

Vírus sincicial respiratório (VSR)

Sintomas. Na maioria dos bebês, o vírus causa sintomas semelhantes aos do resfriado comum, incluindo:
- Nariz escorrendo
- Febre baixa
- Diminuição do apetite
- Irritabilidade
- Em alguns bebês, a infecção pode progredir, atingir o trato respiratório inferior (bronquiolite) e incluir alguns ou todos estes sintomas:
- Respiração rápida
- Tosse "de cachorro"
- Chiado ao respirar
- Grunhidos
- Retrações (a pele entre as costelas é visivelmente sugada a cada respiração)
- Letargia, sonolência, desidratação
- Cor azulada perceptível na pele ao redor da boca

Causa. O VSR é um vírus tão comum que quase todos os adultos e crianças são afetados por ele mais cedo ou mais tarde. Um vírus do resfriado normal ou infecção leve por VSR afeta apenas o nariz e a parte superior dos pulmões. Mas esses sintomas podem piorar rapidamente em alguns bebês, pois o vírus infecta os pulmões, inflamando a parte inferior do trato respiratório e os ramos internos das vias aéreas, dificultando a respiração (essa infecção é chamada de bronquiolite). Para a maioria dos bebês, a doença é leve. Mas bebês em risco (como prematuros, porque seus pulmões estão subdesenvolvidos e eles ainda não receberam anticorpos suficientes das mães para ajudá-los a combater a doença, uma vez que tenham sido expostos a ela) têm maior probabilidade de contrair bronquiolite grave e acabarem no hospital.

FAZENDO UM CASULO CONTRA A COVID-19 PARA O SEU BEBÊ

Você é uma mãe de primeira viagem, enfrentando uma curva de aprendizagem bem íngreme... e além de tudo, preocupada com a possibilidade de o seu bebê recém-nascido ser exposto a um sem-número de vírus, incluindo o da Covid-19.

A proteção com certeza começa em casa — com todos no círculo social do bebê com esquema vacinal completo contra a Covid, assim como contra a gripe e a coqueluche. Amamentar acrescenta mais uma camada de proteção se você estiver vacinada (veja a p. 721 para mais informações).

Mas o que acontece se você — ou alguém na sua casa — testa positivo para a Covid? O isolamento (por cinco dias após o surgimento dos sintomas ou após o teste positivo) é o melhor caminho, quando possível. Se não for (afinal, bebês não são autossuficientes), reduza o risco de transmissão para o bebê usando uma máscara de boa qualidade e lavando as mãos com frequência. Se estiver amamentando, não precisa interromper — o vírus não é transmitido via leite materno, mas os anticorpos, sim. Continue usando máscara até o décimo dia após o teste positivo ou presença de sintomas. Não coloque máscara em bebês abaixo dos 2 anos.

Se o seu bebê acabar pegando Covid, é bom saber: a maior parte dos bebês não evolui para um caso sério da infecção, e o risco de hospitalização é bem baixo. Mesmo assim, definitivamente ligue para o pediatra se o seu bebê for exposto à Covid-19 e/ou está com sintomas — que são similares a outras infecções virais, como gripe e síndrome respiratória viral (é possível que uma criança tenha duas infecções ao mesmo tempo) e podem incluir febre, coriza, tosse, letargia, vômito e diarreia. Ligue para o médico e procure atendimento imediatamente se o bebê tiver dificuldade de respirar; dificuldade de acordar; lábios, unhas e pele pálidos, azuis ou cinza; olhos injetados; dificuldade de se alimentar; ou outros sintomas de emergência, como os listados na p. 732.

Método de transmissão. O VSR é altamente contagioso e transmitido pelo contato direto das mãos de indivíduos infectados. A infecção também pode ser transmitida pelo ar, pela tosse e espirros. O período de maior contágio é nos primeiros dois a quatro dias de infecção. As infecções por VSR são mais comuns durante o inverno e o início da primavera.

Duração. O VSR leve dura de três a cinco dias. Pode durar muito mais em bebês prematuros ou se houver complicações.

Tratamento. Para VSR leve, trate como faria com um resfriado (p. 751). Para aqueles cujo VSR causou bronquiolite mais grave:

- Nebulizador, que pode ajudar a abrir as vias aéreas
- Em casos graves, hospitalização, administração de oxigênio e fluidos intravenosos

Prevenção. Para ajudar a prevenir VSR:

- Amamente, se possível.
- Dê prioridade à lavagem das mãos em casa.
- Mantenha os irmãos mais velhos longe do bebê o máximo possível se estiverem com o nariz escorrendo, resfriado ou febre.
- Não leve um bebê de alto risco para áreas lotadas, como shopping centers, durante a temporada de VSR.
- Não fume nem deixe ninguém fumar perto do bebê.
- Uma injeção intramuscular (do anticorpo palivizumabe) que ajuda a prevenir a doença é administrada uma vez por mês durante os meses frios do inverno para certos bebês de alto risco.

Quando telefonar para o médico. Ligue para o médico se:

- O bebê tiver dificuldades respiratórias ou alterações no padrão respiratório (respiração rápida, chiado no peito ou pele entre as costelas sugada a cada respiração).
- A febre persistir por mais de quatro ou cinco dias e/ou permanecer elevada apesar da administração de paracetamol ou ibuprofeno.

Crupe

Sintomas. A crupe (laringotraqueobronquite) é uma infecção — geralmente observada no fim do outono e inverno — que faz com que as cordas vocais e a traqueia fiquem inflamadas e as vias aéreas logo abaixo das cordas vocais inchem e fiquem muito estreitas. Os sintomas incluem:

- Respiração difícil ou ruidosa; você consegue ouvir o som agudo da respiração quando seu filho inala (chamado estridor)
- Tosse áspera e seca que soa como a tosse canina e geralmente ocorre à noite
- Retrações (a pele entre as costelas é visivelmente sugada a cada respiração)
- Às vezes, febre
- Rouquidão
- Nariz entupido (sintomas de resfriado podem aparecer primeiro)
- Dificuldade em engolir
- Irritabilidade

Causa. A crupe, mais comum na primeira infância, geralmente é causada pelo vírus da parainfluenza (um vírus respiratório que não está relacionado à gripe), embora também possa ser causado por outros vírus respiratórios, incluindo o vírus da gripe. Ele se espalha da mesma forma que outros vírus: seu filhote pode ficar exposto ao entrar em contato com outra criança (como um irmão mais velho ou colega de creche) que tenha crupe (especialmente por tosse ou espirro) ou algo que a criança infectada tocou (o vírus pode sobreviver em superfícies, como brinquedos).

Duração. A crupe pode durar de vários dias a uma semana e pode ocorrer novamente.

Tratamento. Embora a tosse pareça assustadora, estas medidas simples geralmente aliviam o desconforto do bebê:

- Inalação de vapor. Leve o bebê para o banheiro com você, ligue a água quente e feche a porta. Fique lá, se puder, até que a tosse se acalme.

CONTENDO OS GERMES

Os germes se espalham, especialmente em uma família com crianças pequenas. Veja como conter esses germes antes que eles deixem toda a família doente:

- Lave as mãos. Lavar as mãos é provavelmente a maneira mais eficaz de impedir a propagação de doenças, portanto, faça disso uma regra da casa, quer os membros da família estejam saudáveis ou doentes. Lave as mãos antes de tocar na boca, nariz ou olhos; antes de comer e manusear alimentos; e após assoar o nariz ou tossir, usar o banheiro ou entrar em contato com alguém doente. Nenhuma pia por perto? Mantenha toalhas ou géis antibacterianos à mão quando não conseguir lavar com frequência ou estiver fora de casa.

- Isole os doentes. Tanto quanto possível (nem sempre será), tente isolar os familiares doentes, ao menos nos primeiros dias de uma doença contagiosa.

- Coloque os lenços no lugar. Os membros doentes da família tendem a deixar um rastro de lenços sujos para trás? Então deixam também um rastro de germes. Certifique-se de que os lenços sejam descartados imediatamente após o uso, lavados ou depositados em um recipiente de lixo coberto. O mesmo vale para os lenços com os quais você limpar o nariz do bebê.

- Cubra a boca ao tossir. Se não puderem tossir ou espirrar em um lenço de papel, treine sua equipe (mãe, pai, babá, irmãos mais velhos) para fazer isso na parte interna do cotovelo, não nas mãos. Apenas certifique-se de que o bebê não coloque a boca ou se aconchegue na área em que você tossiu ou espirrou.

- Não compartilhe copos. Cada um com o seu no banheiro (cada um com seu copo de vidro ou descartável, sua escova de dentes, sua toalha) e à mesa (sem compartilhar copos, colheres, garfos, tigelas ou pratos).
- Cuide das superfícies. Lave ou borrife superfícies possivelmente contaminadas (como torneiras de banheiro, telefones, controles remotos, brinquedos, teclados, maçanetas e assim por diante) com um desinfetante.

- Ar fresco e úmido. Em uma noite fresca, leve o bebê para fora por quinze minutos. Ou abra o freezer e faça seu filho respirar esse ar frio por vários minutos.
- Umidificação. Ligue um umidificador de névoa fria no quarto onde o bebê dorme.
- Posição vertical. Tente manter seu filhote na posição vertical por um tempo, pois isso pode facilitar a respiração. Você pode colocar travesseiros *embaixo* do colchão para sustentar o bebê com segurança à noite (sem travesseiros no berço).
- Conforto e carinho. Faça o possível para minimizar o choro, pois isso pode piorar os sintomas.

Quando telefonar para o médico. Se você suspeitar que o bebê tem crupe, telefone para o médico, especialmente se for a primeira infecção. Se for uma repetição, siga as instruções que o médico lhe deu anteriormente. Ligue também se:

- O vapor ou o ar frio não pararem a tosse.

- Seu filho não tiver boa cor (se houver um tom azulado ou acinzentado ao redor da boca, nariz ou unhas).
- Seu filho tiver dificuldade para recuperar o fôlego (especialmente durante o dia) ou você vir retrações (quando a pele entre as costelas se contrai a cada respiração).
- Você ouvir estridor (um som musical e agudo feito ao respirar) durante o dia ou estridor noturno que não é prontamente aliviado pela exposição ao vapor ou ao frio.

Muitas vezes, o pediatra prescreve uma dose de esteroides para um caso de crupe, a fim de aliviar o inchaço nas vias aéreas e facilitar a respiração.

Prisão de ventre

A constipação raramente é um problema para bebês amamentados exclusivamente (embora um recém-nascido amamentado que não esteja fazendo cocô macio com frequência possa não estar comendo o suficiente;

veja a p. 261). Mas a constipação às vezes pode ocorrer em bebês alimentados com fórmula e em alguns bebês amamentados quando os sólidos são adicionados à dieta.

Sintomas. O tempo não é tudo quando se trata de evacuações — na verdade, quando se trata de diagnosticar constipação, é uma questão de qualidade, não de frequência. Um bebê mais velho que fica alguns dias sem fazer cocô não está necessariamente constipado (assim como um bebê que faz cocô quatro vezes ao dia não necessariamente tem diarreia). Se as fezes saírem facilmente e parecerem normais (macias quando em dieta líquida pura; firmes, mas macias quando os sólidos forem introduzidos), tudo está se movendo bem, embora em um ritmo um pouco mais lento. Em contrapartida, se seu recém-nascido alimentado com fórmula estiver produzindo fezes firmes menos de uma vez ao dia ou seu bebê mais velho estiver produzindo fezes pequenas, redondas e duras que parecem difíceis de evacuar, o diagnóstico mais provável é constipação.

Causa. Algumas crianças (como alguns adultos) são mais propensas à constipação que outras. Mas, muitas vezes, a constipação está ligada a não comer alimentos ricos em fibras, não beber líquidos e não fazer atividade física suficiente. O resultado são fezes secas e duras que se acumulam na parte inferior do intestino. A constipação também pode se desenvolver durante ou após uma doença (porque a criança não come, bebe ou se move muito) e pode ser um efeito colateral de certos medicamentos.

Tratamento. Para ajudar a colocar seu bebê mais velho de volta nos trilhos (ou prevenir a constipação em primeiro lugar), inclua bastante:

- Fibras. Sirva alimentos ricos em fibras à medida que forem introduzidos, como frutas frescas (peras maduras e kiwis são particularmente eficazes), frutas secas picadas e macias (especialmente passas, ameixas, damascos e figos), frutas e legumes inteiros e grãos. Evite servir grãos refinados (incluindo cereais para bebês que não especificam "grãos integrais" ou "arroz integral"), que podem dificultar as coisas.

- Probióticos. Essas bactérias benéficas podem ajudar a colocar as coisas em movimento novamente — e mantê-las em movimento. Alimente seu bebê mais velho com iogurte de leite integral que contenha culturas ativas e pergunte ao médico se um suplemento probiótico também pode ser uma boa ideia.

- Fluidos. Certifique-se de que o bebê está recebendo fluidos suficientes (ao menos 1 litro de líquidos por dia), especialmente se ele foi recentemente desmamado da mamadeira ou do peito (muitos bebês bebem muito menos depois de passar para o copo). Certos sucos de frutas (como ameixa ou pera) são particularmente produtivos, mas água também funciona.

- Exercício. Embora não haja necessidade de matricular o bebê na academia local, certifique-se de que o dia inteiro não seja passado na cadeirinha ou carregador. A movimentação faz com que o sistema digestivo se mova. O bebê ainda não é móvel? Tente andar de bicicleta com as perninhas dele para fazer as coisas se moverem lá embaixo.
- Lubrificação. Pincelar um pouco de vaselina na abertura anal pode ajudar a evacuação a sair mais facilmente. Para um caso muito difícil, considere colocar um termômetro retal lubrificado para ajudar a estimular os músculos que realizam os movimentos de evacuação.

Não dê nenhum medicamento ou laxante, a menos que tenham sido recomendados ou prescritos pelo médico.

Quando telefonar para o médico. Ligue para o médico quando:
- Seu recém-nascido alimentado com fórmula evacuar fezes firmes menos de uma vez ao dia ou seu bebê mais velho não evacuar há quatro ou cinco dias ou estiver produzindo fezes pequenas, redondas e difíceis de evacuar.
- A constipação for acompanhada de dor abdominal ou vômito.
- Houver sangue nas fezes ou ao redor delas.
- A constipação for crônica e os tratamentos descritos acima forem ineficazes.

A constipação crônica pode ser muito dolorosa e afetar o apetite e o sono. Algumas crianças que sofrem de constipação também desenvolvem fissuras anais (rachaduras na pele perto do ânus) que sangram e fazem com que as fezes tenham estrias sanguinolentas. A fissura deve cicatrizar assim que a constipação desaparecer.

Diarreia

Esse problema também é incomum em bebês amamentados, pois o leite materno protege contra a diarreia.

Sintomas. Quando o cocô do bebê flui mais livremente (cocô muito solto e aguado, e não grudento como o de um bebê amamentado, várias vezes ao dia), você está lidando com diarreia. Outros sintomas de diarreia incluem cor e/ou odor diferentes, muco nas fezes e/ou vermelhidão e irritação ao redor do reto. Quando a diarreia continua por vários dias a uma semana, pode ocorrer desidratação e perda de peso. Tenha em mente que algumas crianças têm naturalmente um padrão mais frequente de eliminação, mas desde que as fezes — mesmo que sejam evacuadas com frequência — tenham aparência normal, não é considerado diarreia.

Causa. A diarreia ocorre com mais frequência quando seu filho tem uma virose, comeu algo irritante para o sistema digestivo ou exagerou um pouco no departamento de frutas (suco de maçã é um culpado comum). Uma alergia ou intolerância alimentar (ao leite, por exemplo) também pode causar diarreia, assim como certos medicamentos (como antibióticos). A diarreia que dura mais de seis semanas (após todos os culpados mencionados serem descontinuados) é chamada de intratável e pode estar ligada a uma glândula tireoide hiperativa, fibrose cística, doença celíaca, deficiências enzimáticas ou outros distúrbios.

Método de transmissão. A diarreia causada por micro-organismos pode ser transmitida pela via fezes-mão-boca ou por alimentos contaminados. A diarreia também pode ser desencadeada por excessos, intolerâncias ou alergias a certos alimentos ou bebidas.

SINAIS DE DESIDRATAÇÃO

Bebês que perdem líquidos por causa da diarreia e/ou vômito podem ficar desidratados. Ligue para o médico se notar o seguinte em um bebê que está vomitando, tem diarreia ou febre ou esteve doente:

- Mucosas secas (você pode notar lábios rachados)
- Choro sem lágrimas
- Diminuição da micção. Menos de seis fraldas molhadas em 24 horas ou fraldas que permanecem secas por duas ou três horas devem alertá-la para a possibilidade de que a produção urinária esteja anormalmente escassa. Fique atenta também à urina que parece mais escura e mais concentrada.

- Fontanela afundada — a "moleira" no topo da cabeça parece afundada, em vez de plana
- Apatia
- Sinais adicionais surgem à medida que a desidratação progride. Eles requerem tratamento médico imediato. Não demore em ligar para o médico ou levar seu filho ao pronto-socorro se notar algum dos seguintes sintomas:
- Frieza incomum e manchas na pele das mãos e pés
- Mucosas muito secas (boca seca, lábios rachados, olhos secos)
- Sem micção (as fraldas estão secas) por seis horas ou mais
- Extrema agitação ou sonolência incomum

Duração. Um ocasional cocô mais mole que o normal (com duração de algumas horas a vários dias) não é motivo de preocupação. Alguns casos intratáveis podem durar indefinidamente, a menos que a causa subjacente seja encontrada e corrigida. Um bebê muito doente pode precisar de hospitalização para estabilizar os fluidos corporais.

Tratamento. Para tratar a diarreia:

- Continue alimentando com leite materno ou fórmula. Uma vez que o bebê com diarreia persistente pode desenvolver intolerância temporária à lactose, a mudança para uma fórmula sem lactose pode ser recomendada se a diarreia não melhorar com a fórmula regular.
- Ofereça fluidos. Certifique-se de que o bebê esteja mamando ou tomando mamadeira com frequência (ao menos com a mesma frequência de costume, se não mais). Para bebês mais velhos, água ou suco de uva branca diluído (depois de 1 ano; uma escolha melhor que suco de maçã, que você provavelmente não deve oferecer até que a diarreia desapareça) pode ser suficiente em casos leves. Se houver perda substancial de líquidos e, principalmente, vômito, pergunte ao médico sobre dar ao bebê mais velho uma solução eletrolítica oral (como Pedialyte) a fim de repor o sódio e o potássio perdidos na diarreia e prevenir a desidratação.
- Alimente direito. Seu filhotinho já come sólidos? A diarreia leve tende a melhorar mais rapidamente quando os sólidos são mantidos. A diarreia grave (com ou sem vômito) geralmente exige solução eletrolítica oral (se o médico recomendar) no primeiro dia, seguida de uma retomada lenta da dieta normal nos próximos dias.
- Torne-se pró. Algumas pesquisas sugerem que os probióticos ajudam a prevenir ou tratar a diarreia em bebês. Se o seu for alimentado com fórmula, escolher uma fórmula com probióticos pode ajudar. Para bebês mais velhos que já ingerem sólidos, iogurtes com culturas ativas ou um suplemento probiótico (em gotas ou em pó) podem prevenir ou tratar um caso de diarreia, particularmente durante a terapia antibiótica.

Prevenção. Previna a diarreia:

- Dando probióticos regularmente se o pediatra recomendar
- Seguindo as diretrizes de segurança alimentar (p. 615)
- Lavando bem as mãos após usar o banheiro ou trocar fraldas

Quando telefonar para o médico. Ligue para o médico se o bebê:

- Apresentar sinais de desidratação (ver quadro da p. 765)
- Tiver fezes moles e aquosas por 24 horas (mas não as fezes da amamentação, que geralmente são aquosas)
- Estiver vomitando há mais de 24 horas
- Recusar fluidos
- Tiver fezes sanguinolentas ou vômito esverdeado, sanguinolento ou parecido com borra de café
- Estiver com o abdômen inchado ou parecer sentir mais que um leve desconforto abdominal

UM SUCO MELHOR PARA O BEBÊ DOENTE?

A dor de barriga derrubou seu bebê de mais de 1 ano? Pode ser hora de uma mudança de suco. Pesquisadores descobriram que as crianças se recuperam mais rapidamente da diarreia quando bebem suco de uva branca do que quando seguem os padrões da cadeira alta, que são maçã e pera. Elas também estão menos propensas à recorrência com uva branca. Aparentemente, a composição de açúcar e carboidratos do suco de uva branca é melhor para o sistema digestivo (e muito menos desafiadora no departamento de lavanderia que sua prima púrpura). Sucos de maçã e pera contêm sorbitol (um carboidrato indigesto que pode causar gases, inchaço e desconforto) e uma quantidade maior de frutose que de glucose, enquanto o suco de uva branca é livre de sorbitol e tem um equilíbrio uniforme de frutose e glucose. Lembre-se de sempre diluir o suco, não importando o tipo, com água. Ou pule o suco completamente e fique com água, fórmula e leite materno.

Infecção do trato urinário

Sintomas. Os sintomas da infecção do trato urinário (alguns dos quais são difíceis de reconhecer em bebês pequenos) incluem micção frequente e dolorosa, sangue na urina, dor na parte inferior do abdômen, letargia, urina com cheiro incomum e/ou febre.

Causa. As infecções do trato urinário ocorrem porque as bactérias entram na uretra (o tubo que transporta a urina da bexiga para excreção), causando infecção. Como a uretra é mais curta nas meninas e as bactérias podem subir mais facilmente, as meninas têm infecções urinárias com mais frequência que os meninos (e quando os meninos têm infecção, é mais provável que seja resultado de uma anomalia no trato urinário). Não ingerir líquidos suficientes pode estimular o desenvolvimento da infecção.

Tratamento. O tratamento de escolha são os antibióticos. Também é importante garantir que o bebê receba líquidos suficientes.

Prevenção. Para prevenir infecções do trato urinário, tome cuidado extra ao trocar as fraldas: limpe da frente para trás e lave as mãos antes e depois de trocar. Mais uma vez, certifique-se de que o bebê receba líquidos e trocas de fralda suficientes e evite banhos de espuma e sabonetes potencialmente irritantes.

Quando telefonar para o médico. Assim que você notar sintomas de uma possível infecção urinária, ligue para o médico.

As condições crônicas mais comuns

Asma

O que é? A asma é uma condição na qual os pequenos tubos respiratórios (chamados vias aéreas brônquicas) ocasionalmente ficam inflamados, inchados e cheios de muco, muitas vezes em resposta a uma irritação das vias aéreas, como um resfriado (ou um alérgeno, embora isso seja menos comum em bebês e crianças pequenas que em crianças mais velhas). Os surtos de asma podem causar falta de ar, aperto no peito, tosse e/ou chiado — e, quando isso acontece com seu bebê, pode ser francamente assustador para ambos. Em crianças pequenas, às vezes, o único sintoma pode ser uma tosse "de cachorro" recorrente que piora com a atividade ou à noite e às vezes pode levar ao vômito. Mas também pode haver respiração rápida e/ou ruidosa, retrações (a pele entre as costelas parece ser sugada a cada respiração) e congestão no peito.

A asma é a doença crônica mais comum em crianças, e 70% de todos os casos de asma infantil se desenvolvem antes de a criança completar 3 anos. Certos fatores de risco hereditários e ambientais podem predispor a criança a desenvolver asma, incluindo histórico familiar de asma ou alergias, ter eczema ou outras condições alérgicas, viver com um fumante, exposição à fumaça no útero, viver em uma área urbana poluída, baixo peso ao nascer e excesso de peso.

Muitas vezes não é fácil diagnosticar asma em bebês, porque é difícil distinguir entre uma infecção viral do trato respiratório (como o VSR) e a asma resultante de um vírus, já que os sintomas são muito semelhantes. Isso significa que o médico dependerá muito do que você revelar sobre os sintomas. Portanto, faça notas cuidadosas sobre os sintomas do bebê, com que frequência eles ocorrem e sob quais condições e leve essas anotações com você para a consulta. O médico também perguntará sobre o histórico médico de sua família (a mãe ou o pai do bebê tem asma ou outras condições alérgicas?) para tentar determinar se o bebê está geneticamente predisposto a desenvolver asma.

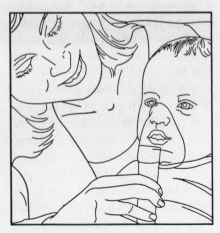

Um nebulizador contra asma

ASMA... OU RADS?

O bebê está resfriado e o peito começa a chiar. E o chiado acontece cada vez que ele fica doente. Você está se preparando para um diagnóstico de asma, mas o médico diz que, na verdade, trata-se da síndrome da disfunção reativa das vias aéreas (RADS, na sigla em inglês). Qual é a diferença? Na verdade, não há muita. Ambas as condições se manifestam (e geralmente são tratadas) da mesma maneira: após um resfriado (e muitas vezes continuando por muitas semanas depois que o corrimento nasal desaparece), a inflamação viral residual e o excesso de muco nas vias aéreas do bebê resultam em tosse e chiado. Mas, devido à incerteza do diagnóstico de asma em uma criança pequena, os médicos geralmente chamam os episódios de RADS e só chamam a condição oficialmente de asma se o chiado não desaparecer, continuar recorrente, a tosse for frequente ou houver histórico familiar de asma ou alergia. De fato, enquanto 50% dos bebês podem ter episódios de RADS antes dos 3 anos, apenas um terço desenvolverá asma verdadeira aos 6 anos.

Administração. Dependendo da natureza da asma, o médico pode prescrever um ou ambos os tipos de medicamentos:

- Um medicamento de "resgate" de alívio rápido (de ação breve) chamado broncodilatador, que abre rapidamente as vias aéreas quando estão inchando durante um ataque de asma
- Um medicamento preventivo (de ação prolongada), como um corticosteroide anti-inflamatório, que o bebê precisa tomar diariamente para evitar que as vias aéreas fiquem inflamadas

Ao contrário de outros medicamentos que vêm em forma líquida e devem ser engolidos, a maioria dos medicamentos para asma precisa ser inalada para ser entregue diretamente nas vias aéreas. O médico irá prescrever um inalador dosimetrado com um tubo de plástico acoplável (ou câmara de retenção), o dispositivo espaçador, que tornará o inalador mais fácil de usar e mais eficaz (o medicamento desce mais pelas vias aéreas). Você coloca a máscara que está presa ao dispositivo espaçador sobre a boca e o nariz do bebê, ativa o inalador pressionando o recipiente para que a dose correta entre no dispositivo espaçador e, em seguida, seu filho respira normalmente algumas vezes e a medicação encontra seu caminho até as vias aéreas.

Outra opção é uma máquina nebulizadora, que cria uma névoa do medicamento líquido e o entrega ao bebê por meio de uma máscara (consulte a ilustração da p. 768). O nebulizador é alimentado por uma pequena bomba de ar.

Independentemente de seu bebê receber ou não medicação prescrita, também é crucial que você faça o possível para evitar que ele pegue resfriados, gripes e outras infecções que possam intensificar os sintomas (a vacina contra a gripe é obrigatória para bebês de mais de 6 meses com asma). Os probióticos também podem ser promissores para controlar a asma enquanto estimulam o sistema imunológico em geral.

Prognóstico. Embora muitas crianças com asma apresentem remissão prolongada à medida que se aproximam da adolescência, a hipersensibilidade das vias aéreas é vitalícia. Os sintomas geralmente retornam na idade adulta, embora às vezes apenas de forma leve e intermitente. Mas, mesmo quando a asma continua na idade adulta, a maioria dos asmáticos pode manter a condição sob controle com os medicamentos certos, cuidados médicos e autocuidado.

Doença celíaca

O que é? Também chamada de enteropatia sensível ao glúten, a doença celíaca é um distúrbio digestivo autoimune no qual há sensibilidade ao glúten (encontrado no trigo, centeio, espelta e cevada). Quando o glúten entra em contato com o intestino delgado durante a digestão, ele o danifica e interfere na absorção de nutrientes. A doença celíaca pode começar a qualquer momento após a introdução de alimentos que contenham glúten ou a qualquer momento na infância ou na idade adulta.

Há uma ampla gama de sintomas (e às vezes nenhum), mas a maioria dos bebês e crianças pequenas com doença celíaca tem dor de estômago, fezes semelhantes a diarreia (ou menos comumente, constipação) por mais de algumas semanas, abdômen distendido e crescimento lento. Ocasionalmente, o único sintoma é a falta de crescimento.

Alguns especialistas estimam que 1 em cada 200 pessoas tenha doença celíaca, mas muitos casos não são diagnosticados. Como a doença celíaca é hereditária, as chances aumentam se um dos pais ou qualquer irmão tiver a doença.

Se você suspeitar que o bebê está apresentando sinais de doença celíaca, pergunte ao médico sobre o teste. Um exame de sangue pode determinar se ele tem o gene da doença celíaca e níveis aumentados de certos anticorpos relacionados a ela. Se o exame de sangue for positivo para o gene e os anticorpos (ou inconclusivo), o médico provavelmente fará uma biópsia do intestino delgado, por meio de um endoscópio através da boca e do estômago, para verificar se há danos nas vilosidades, pequenas projeções em forma de dedos que revestem as paredes dos intestinos.

Administração. Uma vez confirmado o diagnóstico, você terá que manter o bebê em uma dieta rigorosamente sem glúten. Alimentos com glúten incluem a maioria dos grãos, massas e cereais e muitos alimentos processados. Mas massas feitas com arroz, milho, soja, batata ou outras farinhas sem glúten podem facilmente substituir os grãos tradicionais. E, felizmente, quase todos os supermercados vendem produtos sem glúten (verifique o rótulo e procure aqueles que não contêm glúten, mas contêm grãos integrais). Além disso, existem muitos alimentos "regulares" que se encaixam facilmente em uma dieta sem glúten, como frutas e vegetais, laticínios, ovos, peixe, carne e aves.

Você pode obter mais informações na Biblioteca Virtual em Saúde, do Ministério da Saúde (https://bvsms. saude.gov.br/doenca-celiaca/), ou na Federação Nacional das Associações de Celíacos do Brasil (https://www. fenacelbra.com.br/).

Prognóstico. A boa notícia é que uma dieta sem glúten manterá seu filho saudável e livre de sintomas por toda a vida.

Doença do refluxo gastroesofágico (DRGE)

O que é? Primeiro, eis o que a DRGE não é: refluxo. O refluxo gastroesofágico é apenas um termo chique para regurgitar, algo que a maioria dos bebês faz durante o primeiro ano. A maioria dos bebês tem algum tipo de refluxo e, desde que não esteja associado a baixo ganho de peso, dor ou outros sintomas de DRGE (veja a seguir), não há nada com que se preocupar.

VÔMITO EM PROJÉTIL

Recém-nascidos regurgitam — e muitos regurgitam muito. Normalmente, trata-se da digestão normal do recém-nascido, menos frequentemente trata-se de DRGE e, na maioria das vezes, algo que o bebê vai superar. Mas, se ele vomita com frequência e com tanta força que o vômito se projeta até o outro lado do quarto, provavelmente há outra causa — e essa outra causa pode ser a estenose pilórica, uma condição na qual o espessamento ou crescimento excessivo do músculo na saída do estômago causa um bloqueio, levando a vômitos em projétil cada vez mais graves e mais fortes (vomitando a distâncias de 30 cm ou mais). A estenose pilórica é mais comum em meninos (afeta 1 em cada 200 meninos e 1 em cada 1.000 meninas), com os sintomas geralmente aparecendo em torno das 2 ou 3 semanas de idade.

Ligue para o médico se o bebê vomitar com força. Se for feito um diagnóstico de estenose pilórica (o médico pode sentir um nódulo ou notar espasmos musculares que indicam isso, ou um ultrassom ajudará a diagnosticá-lo), a cirurgia provavelmente será agendada para corrigir a condição. Felizmente, o procedimento é muito seguro e quase sempre completamente eficaz, o que significa que o sistema digestivo do seu filhote voltará a funcionar normalmente, em geral dentro de uma semana.

A DRGE, em contrapartida, não é normal nem tão comum, embora seja vista com mais frequência em bebês prematuros. É semelhante ao refluxo ácido grave em adultos. Normalmente, durante a deglutição, o esôfago impulsiona o alimento ou o líquido até o estômago por meio de uma série de contrações. Uma vez que o alimento tenha entrado no estômago, ele é misturado ao ácido para iniciar a digestão. Quando essa mistura ocorre, a faixa circular de músculos na extremidade inferior do esôfago fica apertada, impedindo que a comida volte. Em bebês prematuros e a termo, a junção entre o estômago e o esôfago é subdesenvolvida e às vezes relaxa quando deveria estar se contraindo. Esse relaxamento dos músculos permite que o líquido e a comida voltem. Quando o ácido no estômago volta para o esôfago ou até a parte de trás da garganta, causa sintomas de DRGE, que podem incluir alguns ou todos os seguintes:

- Regurgitação ou vômitos frequentes (às vezes fortes) e irritação do esôfago
- Baba excessiva
- Som borbulhante, congestionado ou chiado durante as mamadas
- Choro repentino ou inconsolável (geralmente devido a dor intensa) ou agitação maior que o normal
- Arqueamento das costas durante a alimentação (novamente, por causa da dor)
- Padrões de alimentação erráticos (o bebê recusa comida, por exemplo, ou come ou bebe constantemente)
- Ganho de peso lento

A DRGE geralmente começa entre as 2 e 4 semanas de idade e, em alguns casos, pode durar até 1 ou 2 anos. Os sintomas atingem o pico por volta dos 4 meses e tendem a diminuir por volta dos 7 meses, quando o bebê começa a se sentar ereto e a ingerir alimentos mais sólidos. A DRGE geralmente é menos grave em bebês amamentados porque o leite materno é digerido mais fácil e rapidamente que a fórmula.

O BEBÊ COM NECESSIDADES ESPECIAIS

Após 9 meses esperando por um bebê perfeitamente saudável, pode ser doloroso descobrir que seu bebê nasceu com uma anomalia congênita ou necessidades especiais. E, se a condição não foi detectada no pré-natal, o choque pode agravar sentimentos de dor e decepção. Mas, graças aos avanços médicos, o prognóstico de muitos bebês com necessidades especiais está muito melhor. Em muitos casos, um distúrbio de nascimento — mesmo aquele que parece assustador no início — é relativamente fácil de corrigir com cirurgia, medicação, fisioterapia ou outro tratamento. Em outros casos, a condição e as perspectivas para o bebê podem melhorar muito. E, embora possa ser difícil imaginar no início, você descobrirá que criar seu bebê com necessidades especiais adiciona outra dimensão às suas vidas — inicialmente desafiadora, certamente, mas enriquecedora. Embora cuidar do bebê com necessidades especiais possa significar o dobro do esforço, também pode trazer o dobro das recompensas. E, com o passar do tempo, você provavelmente descobrirá que seu filho, além de ensinar algo sobre desafios, ensina muito sobre amor. Para obter informações, dicas de enfrentamento e recursos úteis sobre a condição específica do bebê, consulte WhatToExpect.com.

Administração. O tratamento não visa curar a doença, mas ajudar o bebê a se sentir melhor até que ela seja superada:

- Ofereça quantidades menores de leite materno, fórmula ou alimentos sólidos com mais frequência, em vez de oferecer grandes quantidades com menos frequência.
- Se o bebê estiver tomando fórmula, pergunte ao médico se uma troca de fórmula pode ajudar.
- Dê probióticos a seu filhote. Existem gotas disponíveis, ou misture o pó em uma mamadeira de leite materno, ou, se estiver alimentando com fórmula, escolha uma com probióticos e/ou misture probióticos.
- Faça o bebê arrotar com frequência (a menos que arrotar demais pareça piorar a situação).
- Se puder, apoie o bebê na posição vertical durante a alimentação e por uma a duas horas após as mamadas. Mas evite erguer o colchão do berço para que o bebê durma inclinado. Fazer isso não reduz a DRGE — além disso, não é seguro. Isso inclui travesseiros sob o colchão ou cunhas e posicionadores especifi-

camente projetados para dormir (mesmo os projetados para bebês com DRGE). Usar posicionadores ou elevar o colchão é considerado inseguro e um risco de SMSI.

- Evite balançar o bebê imediatamente após as mamadas.
- Tente oferecer uma chupeta após as mamadas, pois a sucção geralmente alivia o refluxo.

Pergunte ao médico sobre medicamentos que reduzem ou neutralizam os ácidos estomacais ou tornam a digestão mais eficiente. Para casos que não são ajudados pela administração padrão, esses medicamentos geralmente são úteis. Apenas tenha em mente que, como podem causar efeitos colaterais e demonstraram aumentar as chances de alergia, eles devem ser usados apenas em casos diagnosticados de DRGE — e apenas como última linha de tratamento.

Prognóstico. A boa notícia é que quase todos os bebês com DRGE vão superá-la. E, quando o fazem, ela geralmente não se repete. Ocasionalmente, o refluxo pode continuar na idade adulta.

Perda ou deficiência auditiva

O que é? Existem muitos graus de deficiência ou perda auditiva, e nem todas as crianças com perda auditiva são consideradas surdas. A criança surda tem uma perda auditiva profunda e não consegue compreender a fala apenas pela audição, mesmo com o uso de aparelho auditivo.

Existem dois tipos principais de perda auditiva congênita em crianças pequenas:

- Perda auditiva condutiva. Com esse tipo de perda auditiva, pode haver uma anormalidade na estrutura do canal auditivo ou líquidos no ouvido médio (o espaço logo além do tímpano). Como consequência, o som não é conduzido de forma eficiente através do canal auditivo e/ou ouvido médio, tornando o som extremamente baixo ou inaudível.
- Perda auditiva neurossensorial. Com esse tipo de perda auditiva, há danos ao ouvido interno ou às vias nervosas que vão do ouvido interno ao cérebro. Geralmente presente no nascimento, esse tipo de deficiência auditiva é mais frequentemente uma condição hereditária. Também pode ser causada por infecção materna antes do nascimento ou por certos medicamentos ingeridos pela futura mamãe.

A cada ano, 2 a 4 em cada 1.000 bebês nascem com alguma perda auditiva. Alguns terão perda auditiva em apenas um ouvido, outros, em ambos. A maioria dos recém-nascidos recebe testes de audição no hospital logo após o nascimento. Se o bebê não recebeu um teste auditivo quando nasceu ou você suspeita de perda auditiva agora (mesmo uma criança que "passou" no teste auditivo pode desenvolver perda auditiva), converse com o pediatra sobre como fazer o teste (ver quadro da p. 186). Como os déficits auditivos são mais comuns entre os egressos da UTI neonatal, bebês prematuros devem ser examinados com mais cuidado.

Administração. É importante diagnosticar precocemente a perda auditiva e determinar o nível de comprometimento, que pode variar de leve a profundo. O tratamento, iniciado assim que o diagnóstico é feito, é muito importante para maximizar o desenvolvimento futuro da audição e da linguagem.

O tratamento depende da causa e pode incluir:

- Aparelhos auditivos. Se a perda auditiva for devido a uma malformação do ouvido médio ou interno, os aparelhos auditivos (que amplificam os sons) podem restaurar a audição aos níveis normais (ou quase). Também podem ajudar com alguns tipos de perda auditiva neurossensorial. Existem muitos tipos de dispositivos, e o tipo usado dependerá da idade do bebê e do tipo de perda.
- Cirurgia. Os implantes cocleares (dispositivos eletrônicos colocados cirurgicamente no osso atrás da orelha), possivelmente em conjunto com aparelhos auditivos amplificadores, podem fazer enorme diferença para restaurar a audição e melhorar muito a capacidade de crianças totalmente surdas de aprender a linguagem falada. Quanto mais

cedo a criança receber os implantes cocleares (de preferência entre 1 e 3 anos), melhor.

- Educação. Um programa de educação deve ser iniciado assim que a perda auditiva for diagnosticada, e pode incluir ensinar seu filhote a usar dispositivos que auxiliem na aprendizagem da audição e/ou da fala; fala com dicas, em que um sistema de dicas manuais é usado para complementar a leitura labial; e um programa de comunicação total, que usa uma combinação de leitura labial, sinais e ortografia com os dedos e também pode enfatizar habilidades de escuta e produção da fala. Terapia da fala e linguagem (assim como aconselhamento e treinamento para os pais) também farão parte do processo educacional. O pediatra e o especialista em audição podem trabalhar com você para ajudá-la a encontrar o programa que melhor atende às necessidades do seu filho. O médico também pode indicar programas de intervenção precoce administrados pelo Estado, que fornecem serviços gratuitos.

Prognóstico. Com o tratamento proativo adequado, as crianças com deficiência auditiva provavelmente terão uma vida completamente satisfatória. Algumas podem algum dia ouvir e falar, enquanto outras (como aquelas com deficiência mais profunda) aprenderão a se comunicar por meio de sinais. A inclusão da criança com deficiência auditiva (ou seja, frequentar aulas regulares com crianças ouvintes) depende de cada criança, dos programas que as escolas locais oferecem e da disponibilidade de aulas especiais de desenvolvimento da fala e da linguagem nas escolas da sua área.

PERDA AUDITIVA DEVIDO A FLUIDO NOS OUVIDOS

A perda auditiva temporária que não é congênita às vezes pode ocorrer devido a fluidos persistentes nos ouvidos. O tratamento de primeira linha para esse tipo de perda auditiva é uma observação cuidadosa ao longo do tempo e, ocasionalmente, uma tentativa com antibióticos.

Se o fluido persistir nos primeiros anos, o médico pode recomendar a inserção de tubos. Felizmente, os tubos resolverão qualquer perda auditiva temporária e atrasos da linguagem resultantes. Para saber mais sobre tubos auditivos, consulte *O que esperar do segundo ano.*

Capítulo 20
Tratando ferimentos

Dodóis acontecem. Mesmo quando é consciente, cuidadosa e vigilante — mesmo quando toma todas as precauções e mais algumas —, você não pode evitar todos os ferimentos. Mas pode se preparar para eles, e essa preparação pode fazer toda a diferença. Felizmente, a maioria dos dodóis na vida do bebê serão pequenos (da variedade que melhora com beijo). Ainda assim, você precisará saber como reagir no caso de um acidente maior e como cuidar de lesões (como cortes, contusões, queimaduras e fraturas) que precisem de mais tratamento que um abraço — e é para isso que serve este capítulo. Ele também fornecerá orientações sobre a ressuscitação cardiopulmonar (RCP), que salva vidas, e o que fazer se seu filho estiver engasgado.

Preparando-se para emergências

Como a ação rápida após uma lesão geralmente é crítica, não espere até que o bebê mergulhe a mão no café quente ou tome um gole de sabão líquido para saber o que fazer em caso de emergência. Antes de o acidente acontecer é o melhor momento para se familiarizar o máximo possível com os procedimentos para tratar lesões comuns. Revise o protocolo para lidar com lesões menos comuns (picadas de cobra, por exemplo) quando for mais provável encontrá-las (digamos, quando estiver prestes a acampar).

Mas não pare por aí. Uma coisa é ler sobre o tratamento de lesões, outra coisa é aplicar suas habilidades em uma emergência. Portanto, reforce o que você aprendeu neste capítulo fazendo um curso sobre segurança do bebê, RCP e primeiros socorros básicos. Os cursos estão disponíveis em muitos centros comunitários, hospitais, quartéis de bombeiros, serviços de ambulância e Cruz Vermelha Brasileira — verifique on-line ou com o pediatra para obter opções. Alguns instrutores certificados até mesmo levarão o curso até você (dessa forma, qualquer pessoa que esteja cuidando do bebê, incluindo avós, tias, tios e babás, pode participar com você em sua casa). Mantenha suas habilidades atualizadas e prontas para uso com cursos periódicos de atualização e certifique-se de que qualquer outra pessoa que cuide do bebê também esteja treinada e preparada para lidar com emergências, pequenas ou grandes.

Para se preparar ainda melhor para as emergências:

- Discuta com o pediatra qual o melhor curso de ação no caso de uma lesão sem risco de vida, bem como em uma emergência grave: quando ligar para o consultório, quando ir ao pronto-socorro (e quando fazer as duas coisas), quando ligar para o SAMU 192 e quando seguir algum outro protocolo. Para ferimentos leves, o pronto-socorro — com suas longas esperas, abundância de germes e prioridade dada a condições que criam risco à vida — pode não ser o melhor lugar.
- Mantenha os suprimentos de primeiros socorros em um kit ou caixa que seja à prova de crianças e facilmente gerenciável, que possa ser movido para onde for necessário. Sempre mantenha um telefone carregado facilmente acessível para que possa ser usado no local da lesão, onde quer que ela aconteça.
- Mantenha sempre à mão (e acessível a qualquer pessoa que cuide do seu filho):
  - Números de telefone de emergência. O pediatra, o Ceatox (0800-014-8110) ou o Disque--Intoxicação (0800-722-6001), o pronto-socorro do hospital de sua escolha, sua farmácia, o Serviço de Atendimento Móvel de Urgência (SAMU 192) e seus locais de trabalho, bem como o número de um parente próximo, amigo ou vi-

zinho que possa ser chamado em caso de emergência. A cuidadora regular deve ter esses números programados em seu próprio telefone para acesso instantâneo.
  - Informações pessoais (atualizadas regularmente). A idade do bebê, peso aproximado, registro de vacinação, medicamentos, alergias e/ou doenças crônicas, se houver. Em caso de emergência, esses dados devem ser fornecidos ao SAMU e/ou levados ao hospital ou pronto-socorro.
  - Informações de localização. Endereço residencial (incluir ruas transversais e pontos de referência, se necessário), número do apartamento, número de telefone, para uso de babás ou outras cuidadoras ao solicitar ajuda de emergência.
  - Um bloco e uma caneta. Para receber instruções do médico, do atendente do SAMU 192 ou do Ceatox ou Disque-Intoxicação.
- Certifique-se de haver um número claramente distinguível em sua casa e uma luz que o torne visível após o anoitecer.
- Conheça o caminho mais rápido para o pronto-socorro ou outro centro médico de emergência recomendado pelo pediatra.
- Se você mora na cidade, mantenha algum dinheiro reservado em um local seguro e a cadeirinha veicular à mão caso precise usar Uber ou 99 (ou chamar um táxi) para chegar ao pronto-socorro ou ao consultório médico em uma emergência.

(Se estiver muito ansiosa ou ocupada cuidando de seu filho ferido, é melhor não dirigir.) Deixe qualquer babá que fique com o bebê saber onde está esse dinheiro. Uma opção mais fácil nas cidades onde isso está disponível: um aplicativo para serviço de táxi ou carro (como Uber ou 99) que identifica sua localização instantaneamente, pega você geralmente em minutos e cobra a corrida em sua conta.

- Se você tende a reagir exageradamente em situações estressantes ou de emergência, tente aprender a responder com calma às doenças e lesões do seu filho. Pratique com solavancos e contusões todos os dias, para que, em caso de lesão grave, você esteja mais bem equipada para manter a calma. Respirar fundo algumas vezes a ajudará a relaxar e se concentrar, não importa o que você esteja enfrentando. Tente se lembrar de que sua expressão, tom de voz e comportamento geral afetarão a forma como o bebê reagirá à lesão. Se você entrar em pânico, é mais provável que ele entre em pânico e menos provável que seja capaz de cooperar. E um bebê não cooperativo é mais difícil de tratar.

- Para ajudá-los a manter a calma quando houver uma lesão, grande ou pequena, desvie a atenção do bebê envolvendo ao menos três sentidos. Fique de pé onde seu bebê possa vê-la, fale com calma para que ele possa ouvi-la e toque uma parte do corpo que não pareça ferida.

Primeiros socorros no primeiro ano

A seguir estão as lesões mais comuns, o que você deve saber sobre elas, como tratá-las (e não as tratar) e quando procurar atendimento médico. Os tipos de lesão estão listados em ordem alfabética, com as lesões individuais numeradas para facilitar a referência cruzada.

Afogamento (lesão por submersão)

1. Mesmo uma criança que revive rapidamente após ser retirada da água inconsciente deve receber avaliação médica. Se ela permanecer inconsciente, peça a outra pessoa que ligue para o SAMU 192 a fim de obter assistência médica de emergência enquanto você inicia as técnicas de resgate (p. 809). Se ninguém estiver disponível, ligue mais tarde. Não interrompa a RCP até que o bebê reviva ou a ajuda chegue, não importando quanto tempo leve. Se houver vômito, vire o bebê de lado para evitar asfixia. Se suspeitar de lesão nas costas ou no pescoço, imobilize essas partes (n. 53). Mantenha o bebê aquecido e seco.

Arranhões

Veja o n. 11.

Choque

2. O choque pode ocorrer em lesões ou doenças graves. Ocorre quando uma quantidade inadequada de sangue oxigenado chega ao cérebro e aos tecidos do corpo para atender às suas necessidades. Os sinais incluem pele fria, úmida e pálida; pulso rápido e fraco; arrepios; convulsões; náusea ou vômito; sede excessiva; e/ou respiração superficial. Ligue para o SAMU 192 imediatamente para obter assistência médica de emergência. Até que a ajuda chegue, posicione o bebê de costas. Afrouxe qualquer roupa restritiva; eleve os quadris e as pernas com a ajuda de um travesseiro, cobertor dobrado ou peça de roupa dobrada para ajudar a direcionar o sangue para o cérebro e cubra o bebê levemente para evitar calafrios ou perda de calor corporal. Se a respiração parecer difícil, levante levemente a cabeça e os ombros. Não dê comida ou água.

Choque elétrico

3. Interrompa o contato com a fonte elétrica desligando a energia, se possível, ou separe o bebê da corrente usando um objeto não metálico seco, como uma vassoura de madeira, escada de madeira, roupão, almofada, cadeira, bota de borracha ou um livro grande. Se o bebê estiver em contato com a água, não toque na água. Depois que o bebê for separado da fonte de energia, ligue para o SAMU 192. Se ele não estiver respirando e/ou não tiver pulso, comece as técnicas de resgate imediatamente (p. 809). Para queimaduras elétricas, veja o n. 57.

Contusões

Veja o n. 10.

Convulsões

4. Os sintomas de convulsão incluem colapso, olhos rolando para cima, espuma na boca, enrijecimento do corpo seguido de movimentos bruscos incontroláveis e, nos casos mais graves, dificuldade para respirar. Convulsões breves não são incomuns com febres altas (consulte a p. 742 para saber como lidar com convulsões febris). Para convulsões não febris, limpe a área imediata ao redor do bebê ou o mova para o meio da cama ou de uma área acarpetada para evitar lesões. Afrouxe as roupas no pescoço e na cintura e deite o bebê de lado com a cabeça mais baixa que os quadris (eleve os quadris com um travesseiro). Não coloque nada na boca, incluindo comida ou bebida, peito ou mamadeira. Telefone para o médico.

Se o bebê não estiver respirando ou não tiver pulso, comece as técnicas de resgate (consulte a p. 809) imediatamente. Se alguém estiver com você, peça para ligar para o SAMU 192. Se estiver sozinha, espere até que a respiração comece novamente para ligar ou ligue se a respiração não for retomada em alguns minutos. Ligue também para o SAMU 192 se a convulsão durar mais de dois a três minutos, parecer muito grave ou for seguida por uma ou mais convulsões repetidas.

As convulsões podem ser causadas pela ingestão de medicamentos prescritos ou substâncias tóxicas, portanto, verifique as proximidades imediatas em busca de qualquer sinal de que o bebê possa ter ingerido alguma coisa. Se estiver claro que ele ingeriu algo perigoso, veja o n. 8.

Cortes

Veja os n. 12 e 13.

Dedo ou membro amputado

5. Lesões tão graves são raras, mas saber o que fazer quando elas ocorrem pode significar a diferença entre salvar e perder um braço, uma perna ou um dedo. Siga estas etapas conforme necessário, imediatamente:
- Controle o sangramento. Aplique forte pressão na ferida com várias compressas de gaze, um absorvente maxi ou uma fralda ou pano limpos. Se o sangramento continuar, aumente a pressão. Não tema estar fazendo pressão demais. Não aplique torniquete.
- Trate o choque se estiver presente (n. 2).
- Verifique a respiração e o pulso e inicie as técnicas de resgate (p. 809) conforme necessário.
- Preserve o membro ou dedo cortado. Assim que possível, enrole-o em um pano ou esponja limpo e úmido e coloque-o em um saco plástico. Feche o saco e coloque-o em outro saco cheio de gelo (não use gelo seco). Não coloque a parte amputada diretamente no gelo e não a mergulhe em água ou antissépticos.
- Peça ajuda. Ligue ou peça para outra pessoa ligar para o SAMU 192 para obter assistência médica de emergência ou corra para o pronto-socorro, ligando com antecedência para que possam se preparar para sua chegada. Leve o membro ou dedo cheio de gelo, pois os cirurgiões podem tentar recolocá-lo. Durante o transporte, mantenha pressão sobre a ferida e continue com outros procedimentos básicos de suporte à vida, se necessário.

Deslocamento

6. **Os deslocamentos do cotovelo** (também conhecidos como cotovelo de babá) são mais comuns em crian-

ças de colo, que os sofrem principalmente porque são puxadas pelo braço por adultos com pressa (ou levantadas pelos braços para "voar"). Incapacidade ou falta de vontade de mover os braços, geralmente combinada com choro persistente por causa da dor, são típicas do deslocamento. Uma ida ao consultório médico ou ao pronto-socorro, onde um profissional experiente pode facilmente reposicionar a parte deslocada, proporcionará alívio praticamente instantâneo. Se a dor parecer intensa, aplique uma bolsa de gelo e uma tala antes de sair.

Desmaio/perda de consciência

7. Verifique a respiração e o pulso. Se eles estiverem ausentes, inicie a RCP imediatamente (p. 809). Se detectar respiração, mantenha o bebê deitado, com a cabeça ligeiramente mais baixa que o resto do corpo e levemente coberto para se aquecer, se necessário. Afrouxe a roupa ao redor do pescoço. Vire a cabeça do bebê para o lado e limpe a boca de qualquer alimento ou objeto. Ligue para o SAMU 192 imediatamente.

SARANDO DODÓIS

Os bebês, por natureza, não são pacientes muito cooperativos. Não importa quanta dor ou desconforto sintam por causa de uma doença ou lesão, eles provavelmente considerarão qualquer tratamento ainda pior. Além disso, não adianta dizer a eles que aplicar pressão em um corte fará com que pare de sangrar mais rápido ou que a bolsa de gelo impedirá que o dedo machucado inche. Eles não entenderão e não se importarão. Para melhores resultados, tente a distração.

O entretenimento (começado antes do tratamento e, com sorte, antes que o bebê perceba o que está prestes a acontecer) — na forma de uma música favorita, um cachorro de brinquedo que ladra e abana o rabo, um trem que viaja pela mesa de centro ou um pai ou irmão que dança, pula para cima e para baixo ou canta canções bobas — pode ser a diferença entre uma sessão de tratamento bem-sucedida e uma fracassada.

O quanto você tem que insistir para tratar a lesão dependerá do quanto ela é grave. Uma leve contusão não vale o trabalho de aplicar uma bolsa de gelo em um bebê que não a quer de jeito nenhum. Uma queimadura grave, no entanto, certamente exigirá banhos frios, mesmo que o bebê grite e se debata o tempo todo. Na maioria dos casos, tente tratar as lesões ao menos brevemente — mesmo alguns minutos de compressa fria em uma cabeça batida reduzirão o sangramento sob a pele. Mas descarte o tratamento se claramente a lesão for menor e não valer a luta.

Engasgos

Veja a p. 803.

Envenenamento

8. Venenos engolidos. Qualquer substância não alimentar é um veneno potencial. Os sintomas mais comuns de envenenamento incluem letargia, agitação ou outro comportamento que se desvia da norma; pulso rápido e irregular e/ou respiração acelerada; dificuldade para respirar; diarreia ou vômito; olhos excessivamente úmidos, sudorese ou baba; pele e boca quentes e secas; pupilas dilatadas ou contraídas; olhos se movendo sem parar de um lado para o outro; e tremores ou convulsões.

Se o bebê tiver alguns desses sintomas e não houver outra explicação óbvia para eles ou você tiver evidências de que ele definitivamente engoliu uma substância questionável (você viu acontecer) ou possivelmente engoliu uma substância questionável (você o encontrou com um frasco de comprimidos ou líquido perigoso, encontrou líquido derramado nas roupas ou comprimidos soltos no chão, cheiro de produtos químicos em seu hálito), ligue imediatamente (ou peça para outra pessoa ligar) para o Ceatox (0800-014-8110) ou o Disque-Intoxicação (0800-722-6001) a fim de receber instruções ou vá para o pronto-socorro. Ligue imediatamente em caso de suspeita de envenenamento, mesmo que não haja sintomas — eles podem não surgir por horas. Ao ligar, esteja pronta para fornecer o nome do produto ingerido, juntamente com os ingredientes e informações da embalagem, se disponíveis (se parte de uma planta foi ingerida, forneça o nome ou ao menos a descrição); a hora em que acredita que o envenenamento ocorreu; quanto você sabe ou acredita que o bebê ingeriu (dê uma estimativa se não tiver certeza); quaisquer sintomas que tenham surgido; e qualquer tratamento já tentado. Tenha um bloco e uma caneta à mão para anotar as instruções exatas.

Se seu filho tiver salivação excessiva, dificuldade em respirar, convulsões ou sonolência excessiva após a ingestão (ou suspeita de ingestão) de uma substância perigosa, ligue para o SAMU 192 para obter assistência médica de emergência. Comece o tratamento de emergência imediatamente se o bebê estiver inconsciente (p. 809).

Não tente tratar envenenamento por conta própria sem aconselhamento especializado e não confie nas instruções do rótulo do produto. Obtenha aconselhamento médico explícito antes de dar qualquer coisa pela boca (incluindo comida ou bebida ou qualquer coisa que induza ao vômito). O tratamento errado pode fazer mal.

9. Vapores ou gases nocivos. Vapores de gasolina, escapamento de automóveis e alguns produtos químicos venenosos e fumaça densa de incêndios podem ser prejudiciais. Os sintomas de envenenamento por monóxido de carbono incluem dor de cabeça, tontura, tosse, náusea, sonolência, respiração irregular e inconsciência. Leve imediatamente um bebê que tenha sido exposto a gases perigosos para o ar fresco (abra as janelas ou saia com o bebê para o ar livre). Se o bebê não estiver respirando e/ou não tiver pulso, comece as técnicas de resgate (p. 809) imediatamente. Se possível, peça a outra pessoa para ligar para o SAMU 192. Se não houver mais ninguém por perto, ligue para o SAMU 192 após dois minutos de esforços de ressuscitação e depois retorne imediatamente à RCP e continue até que o pulso e a respiração sejam estabelecidos ou a ajuda chegue. A menos que um veículo de emergência esteja a caminho, transporte o bebê imediatamente para um centro médico. Peça para outra pessoa dirigir se você precisar continuar a RCP ou se também foi exposta aos vapores e seu julgamento e seus reflexos possam ter sido prejudicados. Mesmo que consiga restabelecer a respiração com sucesso, será necessária atenção médica imediata.

Escaldaduras

Veja os n. 54, 55 e 56.

Farpas

Veja o n. 16.

Feridas na pele

IMPORTANTE: A exposição ao tétano é uma possibilidade sempre que a pele for rompida. Se seu filho tiver uma ferida aberta, verifique se a imunização contra tétano (parte da vacina DTPa) está atualizada. Também esteja alerta para sinais de infecção (inchaço, calor, sensibilidade, vermelhidão da área circundante, exsudação de pus da ferida) e ligue para o médico se elas se desenvolverem.

10. Hematomas ou marcas pretas e azuis. Se a lesão for dolorosa, aplique compressas frias, bolsa de gelo ou gelo embrulhado em pano (não aplique gelo diretamente na pele) para reduzir hematomas e inchaço. Meia hora de imersão é o ideal, mas é improvável que isso seja possível com um bebê e não é necessário para um pequeno inchaço. Se a pele estiver rompida, trate o hematoma como se fosse uma abrasão (n. 11) ou corte (n. 12 e 13). Telefone para o médico imediatamente se a contusão for de uma lesão do tipo "cilindro espremedor" (por exemplo, uma mão ou pé pegos nos raios de uma roda em movimento), por menor que pareça. Contusões que parecem surgir do nada ou que coincidem com febre também devem ser vistas por um médico.

11. Arranhões ou escoriações. Em tais lesões (mais comuns nos joelhos e cotovelos), a camada superior da pele é raspada, deixando a área subjacente sensível e em carne viva. Geralmente há um leve sangramento nas áreas mais profundamente abrasadas. Usando gaze, algodão ou um pano limpo, esfregue suavemente a ferida com água e sabão para remover sujeira e outras matérias estranhas. Se o bebê resistir a esse tratamento, tente mergulhar a ferida na banheira. Aplique pressão se o sangramento não parar sozinho. Aplique um spray ou creme antisséptico, se o pediatra geralmente recomenda um, e depois cubra com um curativo solto o suficiente para permitir que o ar atinja a ferida. Se não houver sangramento, não é necessário curativo. A maioria dos arranhões cura rapidamente.

12. Pequenos cortes. Lave a área com sabão e água limpa e, em seguida, mantenha o corte sob água corrente para remover a sujeira e os corpos estranhos. Alguns médicos recomendam aplicar um spray antisséptico antes de colocar o curativo. Um curativo de borboleta manterá um pequeno corte fechado enquanto cicatriza. Retire o curativo após 24 horas e exponha o corte ao ar; refaça apenas o necessário para manter a ferida limpa e seca. Verifique com o médico sobre quaisquer cortes que mostrem sinais de infecção (vermelhidão, inchaço, calor e/ou exsudação de pus ou um líquido branco).

13. Grandes cortes. Com uma gaze, uma fralda limpa, um absorvente máxi, um pano limpo — ou, se não tiver mais nada disponível, seu dedo — aplique pressão para tentar parar o sangramento. Ao mesmo tempo, eleve a parte lesionada acima do nível do coração, se possível. Se o sangramento persistir após quinze minutos de pressão, adicione mais gaze ou pano e aumente a pressão. (Não se preocupe em causar danos com muita pressão.) Se a ferida estiver aberta, parecer profunda ou irregular; se o sangue estiver jorrando ou fluindo profusamente; ou se o sangramento não parar em trinta minutos, ligue para o médico para obter instruções ou leve o bebê ao pronto-socorro. Se houver outras lesões, tente amarrar ou enfaixar o pano com que está fazendo pressão no lugar para que suas mãos fiquem livres para cuidar delas. Aplique um curativo antiaderente na ferida quando o sangramento parar, frouxo o suficiente para não interferir na circulação. Não coloque mais nada na ferida, nem mesmo antisséptico, sem orientação médica. Se o corte for profundo ou grande, ou no rosto ou nas palmas das mãos, podem ser necessários pontos. Em alguns casos, o médico pode usar Dermabond (cola de pele) em vez de pontos. Se o corte for no rosto, considere pedir a um cirurgião plástico para dar uma olhada.

14. Sangramento intenso. Obtenha imediatamente atendimento médico de emergência ligando para o SAMU 192 ou correndo para o pronto-socorro mais próximo se um membro for cortado (n. 5) e/ou sangue estiver jorrando ou bombeando de uma ferida. Enquanto isso, aplique pressão na ferida com compressas de gaze, uma fralda nova, um absorvente máxi ou um pano ou toalha limpa. Aumente a pressão se o sangramento não parar. Não use torniquete sem orientação médica, pois às vezes ele pode fazer mais mal que bem. Mantenha a pressão até que a ajuda chegue.

15. Perfurações. Mergulhe um ferimento pequeno (causado por uma tachinha, agulha, caneta, lápis ou unha) em água morna e sabão por quinze minutos. Em seguida, consulte o médico sobre o que fazer a seguir. Para perfurações maiores ou mais profundas — de uma faca ou pedaço de pau, por exemplo —, leve o bebê ao médico ou pronto-socorro imediatamente. (Se houver sangramento extenso, veja n. 14.) Se o objeto ainda estiver saliente da ferida, não o remova, pois isso pode aumentar o sangramento ou outros danos. Acolchoe ou estabilize o objeto, se necessário, para evitar que ele se mova durante o trajeto para o atendimento médico. Mantenha o bebê o mais calmo e imóvel possível, para que seus movimentos não piorem a lesão.

16. Farpas ou lascas. Lave a área com álcool. Se estiver usando uma bolsa de gelo, certifique-se de que não há nenhuma umidade do lado de fora. Se a lasca estiver completamente embutida, tente soltá-la com uma agulha de costura esterilizada com álcool ou a chama de um fósforo. Se uma extremidade da lasca estiver claramente visível, tente removê-la com uma pinça (também esterilizada com álcool ou chama). Não tente removê-la com as unhas ou os dentes. Lave o local novamente depois de remover a lasca. Se a farpa não for facilmente removida e o bebê cooperar, tente mergulhar a área em água morna e sabão por quinze minutos, três vezes ao dia por alguns dias, o que pode ajudá-la a sair ou torná-la mais fácil de remover. Consulte o médico se a farpa permanecer encravada ou a área ficar infectada (a infecção é indicada por vermelhidão, calor, inchaço). Também ligue para o médico se a farpa estiver profundamente encravada ou muito grande e as vacinas antitetânicas do bebê (parte da vacina DTPa) não estiverem atualizadas, ou se a farpa for de metal ou vidro. Algumas lascas de madeira que ficam incrustadas acabam sendo absorvidas pela pele, e tudo bem. Nesse caso, tentar removê-la pode fazer mais mal que bem.

Ferimentos na cabeça

IMPORTANTE: Lesões na cabeça geralmente são mais graves se a criança cair em uma superfície dura de uma altura igual ou maior a sua própria ou se for atingida por um objeto pesado. Golpes na lateral da cabeça podem causar mais danos que aqueles na frente ou atrás.

17. Cortes e contusões no couro cabeludo. Por causa da profusão de vasos sanguíneos no couro cabeludo, sangramento intenso é comum com cortes na cabeça, e as contusões tendem a inchar muito rapidamente, chegando ao tamanho de um ovo. Trate como faria com qualquer corte (n. 12 e 13) ou contusão (n. 10). Mostre ao médico todas as feridas no couro cabeludo, exceto as muito pequenas.

18. Traumatismo craniano possivelmente grave. A maioria dos bebês experimenta vários pequenos inchaços na cabeça durante o primeiro ano. Normalmente, eles não exigem mais que alguns abraços e beijos para melhorar. No entanto, após uma pancada forte, é aconselhável ficar de olho no bebê durante as primeiras seis horas. Os sintomas podem ocorrer imediatamente ou não aparecer por vários dias, então continue a observar uma criança que teve ferimento grave na cabeça, mesmo que ela inicialmente pareça bem. Ligue para o médico ou para o SAMU 192 imediatamente se o bebê apresentar algum destes sinais após uma lesão na cabeça:

- Perda de consciência (embora um breve período de sonolência — não mais de duas a três horas — seja comum e nada com que se preocupar).
- Dificuldade em ser acordado. Verifique a cada uma ou duas horas durante os cochilos diurnos e duas ou três vezes durante a noite no primeiro dia após a lesão, para ter certeza de que o bebê está respondendo. Se não conseguir acordar um bebê dormindo, verifique imediatamente a respiração (p. 812).
- Vômitos.
- Áreas pretas e azuis aparecendo ao redor dos olhos ou atrás das orelhas.
- Depressão ou recuo no crânio.
- Grande inchaço no local da lesão, através do qual você não conseguiria detectar uma depressão ou reentrância.
- Exsudação de sangue ou fluido aquoso (não muco) dos ouvidos ou nariz.
- Incapacidade de mover um braço ou perna.
- Falta de equilíbrio incomum que persiste além de uma hora após a lesão (um sinal de tontura).

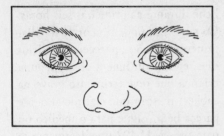

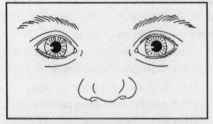

As pupilas devem retrair (ficar menores, topo) em resposta à luz e dilatar (se expandir, abaixo) quando a luz é removida.

- Tamanho desigual das pupilas ou pupilas que não respondem à luz de uma lanterna se contraindo ou à remoção da luz se dilatando (veja ilustração).
- Palidez incomum que persiste por mais de alguns minutos imediatamente após a lesão.
- Convulsões (ver o n. 4).
- O bebê simplesmente não age como ele mesmo: parece atordoado, confuso, não reconhece você, está incomumente desajeitado ou incapaz de coordenar os movimentos como de costume, ou qualquer outro comportamento incomum, inesperado ou preocupante.

Enquanto espera ajuda, mantenha o bebê deitado tranquilamente com a cabeça virada para um lado. Não o mova se suspeitar de lesão no pescoço, a menos que seja perigoso deixá-lo onde está. Trate o choque (n. 2) se necessário. Inicie as técnicas de resgate (p. 809) se o bebê parar de respirar ou não tiver pulso. Não ofereça comida ou bebida até falar com o médico.

Fraturas

Veja os n. 51, 52 e 53.

Hera venenosa, carvalho venenoso, sumagre-venenoso

19. A maioria das crianças que entram em contato com hera venenosa, carvalho venenoso ou sumagre-venenoso terá reação alérgica (geralmente uma erupção cutânea vermelha e pruriginosa, com possível inchaço, bolhas e exsudação) que se desenvolve dentro de doze a quarenta e oito horas e pode durar de dez dias a quatro semanas. Se você sabe que o bebê teve contato com uma dessas plantas, proteja suas mãos da seiva (que contém urushiol, a resina que desencadeia a reação) com luvas, toalhas de papel ou uma fralda limpa e retire a roupa dele. Para evitar que a resina "grude" na pele, lave-a imediatamente com sabão e água fria por ao menos dez minutos e enxágue bem. Se não puder dar banho, use um lenço. A erupção em si não é contagiosa e não se espalhará de pessoa para pessoa

ou de uma parte do corpo para outra depois que a seiva for lavada. Lave também qualquer coisa que possa ter entrado em contato com as plantas (incluindo roupas, animais de estimação, carrinho de bebê e assim por diante), pois o urushiol pode permanecer ativo nelas por até um ano. Os sapatos devem ser completamente limpos se não forem laváveis.

Se ocorrer uma reação, loção de calamina ou, melhor ainda, uma loção anticoceira que contenha pramoxina (como Caladryl) ajudará a aliviar a coceira, mas evite loções que contenham anti-histamínicos (como Benadryl). O creme tópico de hidrocortisona pode ser aplicado para diminuir a inflamação. Compressas frias e/ou banho de aveia coloidal também oferecem alívio. Corte as unhas do bebê para minimizar os arranhões. Entre em contato com o médico se a erupção for grave ou estiver causando muito desconforto devido à sua localização (ao redor dos olhos, nos genitais).

Hipertermia

Veja o n. 41.

Hipotermia

20. Após exposição prolongada ao frio, quando a perda de calor excede a produção, a temperatura corporal da criança pode cair abaixo dos níveis normais. Uma criança com hipotermia pode parecer estranhamente fria, tremer, ficar letárgica ou mover-se rigidamente. Na hipotermia grave, os calafrios cessam e há perda do controle muscular e declínio da consciência. A hipotermia é uma emergência médica. Leve imediatamente uma criança que parece hipotérmica ao pronto-socorro mais próximo (ligue para o SAMU 192 se não tiver um meio de transporte rápido). Remova qualquer roupa molhada, envolva o bebê em cobertores e ligue o aquecedor do carro a caminho do hospital. Se estiver esperando ajuda médica de emergência em casa, coloque o bebê sob um cobertor elétrico (se tiver um), em um banho muito quente (não quente o suficiente para queimar, claro) ou pele a pele contra seu corpo, coberto com cobertores.

Lábios partidos ou cortados

Veja os n. 29 e 30.

Lesão ocular

IMPORTANTE: Não aplique pressão em um olho lesionado, não toque no olho com os dedos ou administre medicamentos sem conselho médico. Evite que o bebê esfregue o olho segurando um pequeno copo ou xícara sobre ele ou, se necessário, segurando as mãos.

21. Objeto estranho no olho. Se você puder ver o objeto (um cílio ou grão de areia, por exemplo), lave as mãos e use uma bola de algodão úmida para gentilmente tentar removê-lo enquanto outra pessoa segura o bebê (tente fazer isso apenas no canto do olho, abaixo da pálpebra inferior ou no branco do olho — fique longe da pupila). Ou tente puxar a pálpebra superior para baixo sobre a inferior por alguns segundos. Se essas técnicas não funcionarem e o bebê estiver muito desconfortável, tente lavar o objeto despejando um jato de água morna (em temperatura corporal) no olho enquanto alguém segura o bebê. Não se preocupe com o choro — as lágrimas ajudarão a lavar o objeto.

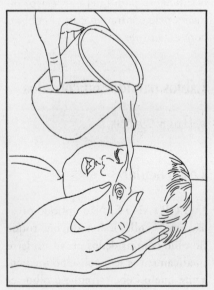

O bebê não gostará do banho, mas ele é necessário para lavar uma substância corrosiva.

Se após essas tentativas você ainda puder ver o objeto no olho ou o bebê ainda parece desconfortável, o objeto pode ter se incrustado ou ter arranhado o olho. Não tente remover você mesma um objeto incrustado, vá para o consultório médico ou pronto-socorro. Cubra o olho com um copo pequeno, uma gaze frouxamente presa, lenços limpos ou um pano limpo para aliviar um pouco do desconforto no caminho. Não aplique pressão.

22. Substância corrosiva no olho. Lave o olho do bebê imediata e completamente com água morna por quinze minutos, mantendo o olho aberto com os dedos (veja ilustração). Se apenas um olho tiver sido atingido, mantenha o escoamento químico fora do outro virando a cabeça do bebê para que o olho não afetado fique mais alto que o afetado. Não use colírio e evite que o bebê esfregue o olho. Ligue para o Ceatox (0800-014-8110) ou o Disque-Intoxicação (0800-722-6001) para obter mais instruções. Dependendo da substância, pode ser recomendado o acompanhamento com um oftalmologista.

23. Lesão no olho com objeto pontiagudo ou cortante. Mantenha o bebê em posição semirreclinada enquanto procura ajuda. Se o objeto ainda estiver no olho, não tente removê-lo. Se não estiver, cubra o olho levemente com um copo pequeno, gaze, pano limpo ou lenço de papel, mas não aplique pressão. Em ambos os casos, obtenha assistência médica de emergência (ligue para o SAMU 192) imediatamente. Embora essas lesões geralmente pareçam piores do que são, consulte o médico sempre que o olho for arranhado ou perfurado, mesmo que levemente.

24. Lesão no olho com objeto contundente. Mantenha o bebê deitado de bruços. Cubra o olho ferido com uma bolsa de gelo ou compressa fria por cerca de quinze minutos. Repita a cada hora conforme necessário para reduzir a dor e o inchaço. Consulte o médico se houver sangramento, se o olho escurecer, se o bebê parecer ter dificuldade para enxergar ou ficar esfregando muito o olho, se o objeto atingiu o olho em alta velocidade ou se parecer haver dor ocular contínua.

Lesões abdominais

25. Hemorragia interna. Um golpe severo no abdômen do bebê pode resultar em lesão interna. Os sinais de tal lesão incluem hematomas ou outra descoloração, sangue vomitado ou tossido que é vermelho-escuro ou brilhante e tem a consistência de borra de café (isso também pode ser sinal de que uma substância cáustica foi ingerida), sangue (pode ser vermelho-escuro ou brilhante) nas fezes ou na urina e choque (pele fria, úmida e pálida; pulso fraco e rápido; calafrios; confusão; e possivelmente náusea, vômito e/ou respiração superficial). Procure assis-

tência médica de emergência (ligue para o SAMU 192). Se o bebê parecer em choque (n. 2), trate imediatamente. Não dê comida ou bebida.

26. Cortes ou lacerações no abdômen. Trate como outros cortes (n. 12, n. 13). Com uma grande laceração, os intestinos podem se projetar. Não tente colocá-los de volta. Cubra-os com uma toalha ou fralda limpa e umedecida e procure assistência médica de emergência imediatamente (ligue para o SAMU 192).

Lesões de ouvido

27. Objeto estranho no ouvido. Tente desalojar o objeto com estas técnicas:
- Para um inseto vivo, use uma lanterna para tentar atraí-lo.
- Para um objeto de metal, segure um ímã forte no canal auditivo para puxar o objeto para fora (mas não insira o ímã no ouvido).
- Para um objeto de plástico ou madeira que pode ser visto com facilidade e não está profundamente embutido no ouvido, aplique uma gota de cola de secagem rápida em um clipe de papel reto e toque no objeto (não toque na orelha). Não faça isso se não conseguir ver. Espere a cola secar e puxe o clipe para fora, de preferência com o objeto preso. Não tente fazer isso se não houver ninguém por perto para ajudar a segurar o bebê.

Se você não se sente confortável em tentar as técnicas anteriores, não tem o equipamento necessário para experimentá-las ou tentou e elas falharam, não tente remover o objeto com os dedos ou um instrumento. Em vez disso, leve o bebê ao consultório médico ou ao pronto-socorro.

28. Lesão no ouvido. Se um objeto pontiagudo for introduzido no ouvido ou o bebê apresentar sinais de lesão (sangramento do canal auditivo, dificuldade súbita de audição, lóbulo da orelha inchado), telefone para o médico.

Lesões na boca

29. Cortes nos lábios. Poucos bebês escapam do primeiro ano sem ao menos um corte no lábio. Felizmente, esses cortes geralmente parecem muito piores do que são e curam muito mais rapidamente do que você imagina. Para aliviar a dor e controlar o sangramento, aplique uma bolsa de gelo ou deixe um bebê mais velho sugar um alimentador de redinha cheio de gelo. Se o corte abrir ou o sangramento não parar em dez ou quinze minutos, ligue para o médico. Ligue também se suspeitar que a lesão no lábio pode ter sido causada pela mastigação de um cabo elétrico conectado.

30. Cortes na parte interna dos lábios ou na boca. Essas lesões também são comuns em crianças pequenas. Para

aliviar a dor e controlar o sangramento na parte interna dos lábios ou das bochechas, dê a um bebê mais velho um alimentador de redinha cheio de gelo para sugar. Para parar o sangramento da língua, se ele não parar espontaneamente, aplique pressão com um pedaço de gaze, pano ou fralda de pano. Ligue para o médico se a lesão estiver na parte de trás da garganta ou no palato mole (parte de trás da parte superior da boca), se houver um ferimento por objeto pontiagudo (como um lápis ou graveto) ou se o sangramento não parar em dez a quinze minutos.

31. Dente arrancado. Se um dos dentes do bebê for arrancado, não há necessidade de tentar preservá-lo, pois há pouca chance de que o dentista tente reimplantá-lo (tais implantes raramente se sustentam). Mas o dentista ou médico vai querer ver o dente para ter certeza de que está inteiro, pois fragmentos deixados na gengiva podem ser expelidos e depois inalados ou provocar engasgos ou a área pode ficar infectada. Portanto, leve o dente ao dentista ou médico (antes de guardá-lo em uma caixa de lembranças).

32. Dente quebrado. Limpe a sujeira ou detritos cuidadosamente da boca com água morna e gaze ou um pano limpo. Certifique-se de que as partes quebradas do dente não estejam na boca do bebê, pois podem causar asfixia. Coloque compressas frias no rosto na área do dente lesionado para minimizar o inchaço. Ligue para o dentista ou médico o mais rápido possível para obter instruções.

33. Objeto estranho na boca ou garganta. Remover da boca um objeto estranho que não pode ser agarrado facilmente é complicado. A menos que seja feito com cuidado, o esforço pode empurrar o objeto ainda mais para trás. Para remover um objeto macio (como um pedaço de lenço de papel ou pão), aperte as bochechas do bebê para abrir a boca e use uma pinça. Para qualquer outra coisa, tente fazer uma varredura com o dedo: curve o indicador ou mindinho e deslize rapidamente em direção ao objeto com um movimento lateral. Mas não tente fazer isso se não conseguir ver o objeto. Se um objeto estranho estiver alojado na garganta, consulte os procedimentos de resgate para engasgo, começando na p. 803.

Lesões na língua

Veja o n. 30.

Lesões no nariz

34. Sangramento nasal. Mantendo o bebê na posição vertical ou ligeiramente inclinado para a frente (não para trás), aperte ambas as narinas suavemente entre o polegar e o dedo indicador por dez minutos. (O bebê mudará automaticamente para a respiração pela boca.) Tente acalmar o bebê, porque o choro aumenta o fluxo de sangue. Se o sangramento persistir, pressione as narinas por mais dez minutos e/ou aplique compressas frias ou gelo (ou uma bolsa de gelo) envolto em um pano umedecido para contrair os vasos sanguíneos. Se isso não funcionar e o sangramento continuar, telefone para o médico, mantendo o bebê na posição vertical a fim de reduzir a deglutição de sangue e o risco de engasgo. Sangramentos nasais frequentes, mesmo que facilmente interrompidos, devem ser relatados ao pediatra. Às vezes, adicionar umidade ao ar de sua casa com um umidificador reduzirá a frequência dos sangramentos.

35. Objeto estranho no nariz. Dificuldade em respirar pelo nariz e/ou descarga nasal com odor fétido e possivelmente sanguinolenta pode ser um sinal de que algo foi empurrado para dentro do nariz. Mantenha o bebê calmo e incentive a respiração pela boca. Remova o objeto com os dedos se puder alcançá-lo facilmente, mas não cutuque ou use pinças ou qualquer outra coisa que possa ferir o nariz se o bebê se mover inesperadamente ou que possa empurrar o objeto mais para dentro do canal nasal. Se isso falhar, leve o bebê ao médico ou pronto-socorro.

36. Golpe no nariz. Se houver sangramento, mantenha o bebê na posição vertical e inclinado para a frente a fim de reduzir a ingestão de sangue e o risco de engasgo. Use uma bolsa de gelo ou compressas frias para reduzir o inchaço. Se o inchaço persistir ou houver deformidade perceptível, consulte o médico.

Lesões nos dedos das mãos e dos pés

37. Contusões. Os bebês, sempre curiosos, são particularmente propensos a contusões dolorosas por prenderem os dedos em gavetas e portas. Para tal contusão, mergulhe o dedo em água fria (adicione alguns cubos de gelo para mantê-la fresca). Recomenda-se até uma hora de imersão, com intervalos a cada dez minutos (tempo suficiente para o dedo reaquecer), a fim de evitar congelamento. Embora poucos bebês fiquem parados por tanto tempo, você pode tratar a lesão por alguns minutos usando distração ou segurando-o com força.

Um dedo machucado também se beneficiará da imersão, mas, novamente, muitas vezes não é fácil fazer o bebê cooperar. Os dedos das mãos e dos pés incharão menos se forem mantidos elevados.

Se o dedo lesionado inchar muito rapidamente, estiver deformado ou não puder ser endireitado voluntariamente pelo bebê, ligue para o médico. Ele pode estar quebrado (n. 51). Telefone para o médico imediatamente se a contusão for de uma lesão por torção e esmagamento ou a mão ou pé tiver

ficado preso nos raios de uma roda em movimento. Nessas lesões de tipo "cilindro espremedor" pode haver mais danos do que é visível ou aparente.

38. Sangramento sob a unha. Quando um dedo está muito machucado, um coágulo de sangue pode se formar sob a unha, causando uma pressão dolorosa. Se o sangue escorrer por baixo da unha, pressione-o para estimular o fluxo, o que aliviará a pressão. Mergulhe a lesão em água fria se o bebê cooperar. Se a dor continuar, o médico pode ter que fazer um furo na unha para aliviar a pressão.

39. Unha quebrada. Se apenas uma ponta pequena estiver lascada, prenda com um pedaço de fita adesiva ou Band-Aid até que a unha cresça a ponto de poder ser cortada. Para uma unha quase completamente solta, apare cuidadosamente ao longo da linha da quebra com uma tesoura ou cortador para bebês e mantenha a unha coberta com um curativo até estar longa o suficiente para proteger a ponta do dedo.

40. Unha descolada. Se o bebê machucar a unha a ponto de ela se soltar ou quase se soltar, não tente arrancá-la, deixe-a cair sozinha com o tempo. Não é recomendado deixar o dedo de molho, pois a umidade aumenta o risco de infecções fúngicas. Certifique-se, no entanto, de manter a área limpa. Uma pomada antibiótica pode ser aplicada, mas nem sempre é necessária (pergunte ao pediatra). Mantenha o leito da unha coberto com curativos limpos até que a unha comece a crescer novamente (depois disso, você pode deixá-lo descoberto). Geralmente, leva de quatro a seis meses para a unha crescer. Se, em algum momento, você notar vermelhidão, calor e inchaço, isso pode significar que a área está infectada e você deve telefonar para o médico.

Lesões nos dedos dos pés

Veja os n. 37, 38, 39 e 40.

Lesões nos dentes

Veja os n. 31 e 32.

Lesões por calor ambiente

41. A exaustão por calor ou hipertermia leve (alta temperatura corporal) é a forma mais comum de lesão por calor ambiente. Os sinais podem incluir sudorese profusa, sede, dor de cabeça, cãibras musculares, tontura e/ou náusea (o bebê pode ficar irritadiço, recusar comida ou vomitar). A temperatura corporal pode subir para 38,5ºC a 40,5ºC. Trate a exaustão por calor levando o bebê para um ambiente fresco (com ar-condicionado, se possível) e dando líquidos frios para beber. Compressas frias aplicadas no corpo e um ventilador também podem ajudar.

Se o bebê não voltar rapidamente ao normal, vomitar depois de beber ou tiver febre alta, ligue para o médico.

A insolação, ou hipertermia grave, é menos comum e mais séria. Normalmente, ela surge repentinamente após o superaquecimento, como quando um bebê é colocado em um carro em clima quente. Os sinais a serem observados incluem pele quente e seca (ou ocasionalmente úmida), febre muito alta (às vezes acima de 41ºC), diarreia, agitação ou letargia, confusão, convulsões e perda de consciência. Se suspeitar de insolação, enrole o bebê em uma toalha grande que foi embebida em água fria da torneira e peça imediatamente ajuda médica de emergência (ligue para o SAMU 192) ou leve o bebê para o pronto-socorro mais próximo. Se a toalha ficar quente, repita com uma recém-resfriada.

Lesões por congelamento

42. Os bebês são extremamente suscetíveis ao congelamento, principalmente nos dedos das mãos e dos pés, orelhas, nariz e bochechas. No congelamento, a parte afetada fica muito fria e branca ou cinza-amarelada. No congelamento grave, a pele fica fria, cerosa, pálida e dura. Se você notar algum sinal de congelamento, tente imediatamente aquecer as partes geladas contra seu corpo: abra o casaco e a blusa e coloque o bebê em contato com sua pele. Você também pode respirar ar quente na pele dele.

Assim que possível, vá a um médico ou pronto-socorro. Se isso não for viável imediatamente, leve o bebê para dentro de casa e inicie o processo de reaquecimento gradual. Não massageie as partes danificadas nem as coloque perto do radiador, fogão, lareira ou lâmpada de aquecimento — a pele danificada pode queimar. Também não tente "descongelar rapidamente" em água quente, pois isso pode danificar ainda mais a pele. Em vez disso, mergulhe os dedos das mãos e dos pés afetados em água morna (cerca de 39°C, apenas um pouco mais quente que a temperatura normal do corpo e ligeiramente quente ao toque). Para as partes que não podem ser submersas, como nariz, orelhas e bochechas, aplique com muita suavidade compressas mornas (toalhas molhadas em água levemente morna ao toque). Continue os banhos até que a cor retorne à pele, geralmente em trinta a sessenta minutos (adicione água morna conforme necessário para manter a temperatura). Amamente o bebê ou dê líquidos mornos (não quentes) por mamadeira ou copo. À medida que a pele congelada se reaquecer, ela ficará vermelha e levemente inchada, podendo formar bolhas. Seque suavemente. Se a lesão ainda não foi vista por um profissional, é importante obter atendimento médico imediatamente.

Uma vez que as partes lesionadas tenham sido aquecidas e você tenha que sair novamente para levar o bebê ao médico (ou qualquer outro lugar), tenha um cuidado especial para manter as áreas afetadas aquecidas (envolvidas em um cobertor) durante o caminho, pois o recongelamento de tecidos descongelados pode causar danos adicionais.

Muito mais comum que o congelamento — e, felizmente, muito menos grave – é o enregelamento. No enregelamento, a parte do corpo afetada fica fria e pálida, mas o reaquecimento (como no congelamento) leva menos tempo e causa menos dor e inchaço. Tal como acontece com o congelamento, evite o calor seco e evite o recongelamento. Embora uma visita ao consultório ou pronto-socorro não seja necessária, uma ligação para o médico faz sentido.

Após exposição prolongada ao frio, a temperatura corporal do bebê pode cair abaixo dos níveis normais. Essa é uma emergência médica conhecida como hipotermia (ver o n. 20). Leve rapidamente um bebê que parece incomumente frio ao toque para o pronto-socorro mais próximo. Mantenha o bebê aquecido ao lado do seu corpo no caminho.

Lesões por frio

Veja Lesões por congelamento, n. 42; Hipotermia, n. 20.

Mordidas

43. Mordidas de animais. Tente não mover a parte afetada. Telefone para o médico imediatamente. Em seguida, lave a ferida delicadamente com água e sabão. Não aplique antisséptico ou qualquer outra coisa. Se necessário, controle o sangramento (n. 12, 13 e 14) fazendo pressão e aplique um curativo.

Morcegos, gambás, coiotes, raposas e guaxinins que mordem podem estar com raiva, especialmente se atacarem sem provocação. O mesmo vale para cães e gatos. Embora a maioria dos animais domésticos seja vacinada contra raiva, você não pode ter certeza a menos que veja a prova de vacinação. Você precisará consultar o pediatra para determinar se o bebê precisa de proteção pós-exposição contra a raiva. Embora a raiva em humanos seja extremamente rara, quase sempre é fatal se não for tratada.

Se uma mordida de cão ou gato romper a pele, telefone para o médico para pedir aconselhamento, mesmo que o animal não tenha raiva. Antibióticos podem ser prescritos para prevenir a infecção. Ligue imediatamente se vermelhidão, inchaço e sensibilidade se desenvolverem no local da mordida, pois esses são sinais de infecção que devem ser tratados com antibióticos. A infecção é mais comum com uma mordida de gato que com uma mordida de cachorro.

44. Mordidas humanas. Se o bebê for mordido por outra criança, não se preocupe, a menos que a pele seja rompida. Se for, lave bem a área com sabão neutro e água fria. Não esfregue a ferida ou aplique qualquer spray ou pomada (antibiótico ou outro). Simplesmente cubra com um curativo estéril e telefone para o médico. Use pressão para conter o sangramento (n. 13), se necessário. Antibióticos provavelmente serão prescritos para prevenir infecção.

45. Picadas ou ferroadas de insetos. Trate picadas de insetos da seguinte forma:

- Aplique loção de calamina ou outro medicamento anticoceira nas picadas que coçam, como as causadas por mosquitos.

- Remova os carrapatos imediatamente, usando pinças rombudas ou as pontas dos dedos protegidas por um lenço de papel, papel-toalha ou luva de borracha. Segure o inseto o mais próximo possível da pele e puxe para cima, de forma constante e uniforme. Não torça, aperte, esmague ou perfure o carrapato.

- Se o bebê for picado por uma abelha, remova o ferrão raspando-o horizontalmente, usando a ponta de uma faca sem fio, a unha ou um cartão de crédito, ou remova-o suavemente com uma pinça ou os dedos. Tente não beliscar o ferrão, pois isso pode injetar mais veneno na ferida. Em seguida, trate como descrito a seguir:

- Lave o local de picadas de abelhas, vespas, formigas, aranhas ou carrapatos com água e sabão. Em seguida, aplique compressas frias ou gelo envolto em uma toalha se houver inchaço ou dor.

- Se parecer haver dor extrema após uma picada de aranha, aplique compressas frias e ligue para o Ceatox (0800-014-8110) ou para o Disque-Intoxicação (0800-722-6001) para aconselhamento de emergência. Se possível, descreva a aparência da aranha para ajudar a determinar se é venenosa. Se você sabe que a aranha é venenosa — viúva-negra, aranha reclusa marrom, tarântula ou escorpião, por exemplo —, obtenha tratamento de emergência (ligue para o SAMU 192) imediatamente, mesmo antes que os sintomas apareçam.
- Fique atenta a sinais de hipersensibilidade, como dor intensa, inchaço ou qualquer nível de falta de ar após uma picada de abelha ou vespa. Cerca de 90% das crianças reagem à picada de inseto com vermelhidão breve (menos de 24 horas), inchaço e dor em uma área de 5 cm em torno do local da picada. Mas os outros 10% têm uma reação local muito mais grave, com extenso inchaço e sensibilidade cobrindo uma área de 10 cm ou mais de diâmetro que só atinge o pico três a sete dias após a picada. Aqueles que experimentam tais sintomas com uma primeira picada geralmente desenvolvem hipersensibilidade (ou alergia) ao veneno, caso em que uma picada subsequente pode ser fatal se não houver tratamento de emergência imediato. Reações anafiláticas com risco de vida (que são incomuns) geralmente começam dentro de cinco a dez minutos após a picada. Podem incluir inchaço do rosto e/ou da língua; sinais de inchaço da garganta, como cócegas, engasgos, dificuldade para engolir ou alteração da voz; broncoespasmo (aperto no peito, tosse, chiado ou dificuldade para respirar); queda na pressão arterial causando tontura ou desmaio; e/ou colapso cardiovascular. Resultados fatais em crianças são extremamente raros, mas procure ajuda médica imediatamente se notar qualquer reação sistêmica (afetando partes do corpo e/ou sistemas que não o local da picada). Se seu filho tiver uma reação sistêmica com risco de vida, ligue para o SAMU 192 imediatamente.
- Após qualquer reação sistêmica, um teste cutâneo e possivelmente outros testes serão realizados para determinar a sensibilidade ao veneno. Se for determinado que seu filho está suscetível a um episódio com risco de vida devido a uma picada, provavelmente será recomendado que um autoinjetor de epinefrina (EpiPen ou outra marca) seja levado em todas as saídas durante a temporada das abelhas.

46. Picadas de cobra. Bebês raramente são picados por cobras venenosas, mas a picada é muito perigosa. Os quatro principais tipos nos Estados Unidos são cascavéis, cabeças-de-cobre, corais e bocas-de-algodão ou mocassins-

-d'água. No Brasil, os quatro grupos de cobras peçonhentas são o das jararacas, das corais, das cascavéis e a surucucu-pico-de-jaca, única do gênero. Todas têm presas, que geralmente deixam marcas de identificação quando mordem. Por causa do tamanho do bebê, mesmo uma pequena quantidade de veneno pode ser fatal. Após uma picada de cobra venenosa, é importante manter o bebê e a parte afetada imóveis. Se a mordida for em um membro, imobilize com uma tala e mantenha-o abaixo do nível do coração. Use uma compressa fria, se disponível, para aliviar a dor, mas não aplique gelo ou administre qualquer medicamento sem orientação médica. Obtenha ajuda médica de emergência e esteja pronta para identificar a cobra, se possível. Se não conseguir obter ajuda médica dentro de uma hora, aplique uma faixa de constrição frouxa (um cinto, gravata ou elástico solto o suficiente para você deslizar um dedo) 5 cm acima da mordida, a fim de diminuir a circulação. (Não amarre esse torniquete em torno de um dedo, do pescoço, da cabeça ou do tronco.) Verifique o pulso sob o torniquete com frequência para ter certeza de que a circulação não foi interrompida e afrouxe se o membro começar a inchar. Anote a hora em que o torniquete foi amarrado. Chupar o veneno pela boca (e cuspi-lo) pode ser útil se feito imediatamente. Mas não faça nenhum tipo de incisão, a menos que você esteja a quatro ou cinco horas da ajuda mais próxima e haja sintomas

graves. Se o bebê não estiver respirando e/ou o coração parar, comece as técnicas de resgate (p. 809). Trate para choque (n. 2) se necessário.

Trate picadas de cobra não venenosas como perfurações (n. 15) e notifique o médico.

47. Picadas de animais marinhos. As picadas de animais marinhos geralmente não são graves, mas ocasionalmente uma criança pode ter uma reação grave. Deve-se procurar tratamento médico imediatamente após qualquer picada. O tratamento de primeiros socorros varia de acordo com o tipo de animal envolvido, mas em geral, quaisquer fragmentos do ferrão devem ser cuidadosamente removidos com uma fralda, cartão de crédito ou peça de roupa (para proteger seus dedos). Sangramento intenso (n. 13), choque (n. 2) ou interrupção da respiração (p. 809) devem ser tratados imediatamente. Se necessário, ligue para o SAMU 192. Não se preocupe com sangramento leve, pois ele ajuda a eliminar toxinas. Se possível, o local da picada de uma arraia, peixe-leão, peixe-gato, peixe-pedra ou ouriço-do-mar deve ser embebido em água morna (para decompor as toxinas) por trinta minutos ou até a chegada da ajuda médica. As toxinas da picada de uma água-viva ou caravela portuguesa podem ser neutralizadas com vinagre branco normal ou álcool (embale algumas compressas de álcool na sua bolsa de praia, por precaução). Amaciante de carne sem tempero, bicarbonato de sódio, amônia e suco de limão ou lima também podem prevenir a dor.

Mordidas de cachorro

Veja o n. 43.

Objetos engolidos

48. Moedas, bolinhas de gude e outros objetos pequenos. Se o bebê engoliu tal objeto e não parece sentir nenhum desconforto, consulte o médico para aconselhamento. Se, no entanto, o bebê tiver dificuldade para engolir ou se chiado no peito, baba, engasgos, vômitos ou dificuldade para engolir se desenvolverem imediatamente ou mais tarde, o objeto pode ter se alojado no esôfago. Ligue imediatamente para o médico ou leve seu filho ao pronto--socorro. Se o bebê está tossindo ou parece ter dificuldade para respirar, o objeto pode ter sido inalado em vez de engolido. Trate isso como um incidente de asfixia (p. 803).

49. Baterias de botão. Se seu filho engolir uma bateria de botão de qualquer tipo, ligue para o médico e dirija-se ao pronto-socorro imediatamente. O perigo: a bateria pode ficar alojada no trato digestivo — em qualquer lugar do esôfago ao intestino — e, uma vez lá, pode começar a queimar os órgãos, causando ferimentos graves e até morte.

Atenção médica imediata (dentro de horas) é necessária.

50. Objetos pontiagudos. Obtenha atendimento médico imediato se um objeto pontiagudo (alfinete ou agulha, espinha de peixe, brinquedo com bordas afiadas) for engolido. Ele pode ter que ser removido no pronto-socorro.

Objetos estranhos

No ouvido, veja o n. 27; no olho, veja o n. 21; na boca ou garganta, veja o n. 33; no nariz, veja o n. 35.

Ossos quebrados ou fraturas

51. Braços, pernas ou dedos possivelmente quebrados. É difícil dizer quando um osso do bebê está quebrado. A maioria dos ossos "quebrados" em bebês geralmente estão apenas dobrados, não quebrados, tornando a ruptura mais difícil de detectar visualmente. Os sinais de ruptura podem incluir incapacidade de mover ou colocar peso na parte atingida, dor intensa (o choro persistente pode ser uma pista, ou então uma reação extrema de dor quando a área é tocada), dormência ou formigamento (nenhum dos quais o bebê é capaz de comunicar), inchaço, descoloração e/ou deformidade (embora isso também possa indicar deslocamento, n. 6). Se houver suspeita de fratura, não tente endireitá-la. Imobilize a parte lesionada na posição em que está com uma régua, revista, livro, rolo de jornal ou outro objeto firme, acolchoando com um pano macio para proteger a pele. Ou use um travesseiro pequeno e firme como tala. Prenda a tala firmemente com bandagens, tiras de pano, lenços ou gravatas, mas não tão firmemente que a circulação seja restringida. Se nenhuma tala em potencial estiver à mão, tente imobilizar o membro lesionado contra seu braço. Verifique regularmente para certificar-se de que a tala ou seu envoltório não estão cortando a circulação. Aplique uma bolsa de gelo para reduzir o inchaço. Leve seu filho ao médico ou ao pronto-socorro, mesmo que apenas suspeite de fratura.

52. Fraturas compostas. Se o osso se projetar através da pele, não toque nele. Cubra a lesão, se possível, com gaze ou fralda limpa, controle o sangramento com pressão (n. 13) e procure assistência médica de emergência (ligue para o SAMU 192).

53. Lesão possível no pescoço ou nas costas. Se houver suspeita de lesão no pescoço ou nas costas, não mova o bebê. Ligue para o SAMU 192 para obter assistência médica de emergência. (Se precisar afastar o bebê de uma situação de risco, como incêndio ou trânsito, coloque uma tala nas costas, pescoço e cabeça com uma tábua, almofada de cadeira ou seu braço.) Mova-o sem dobrar ou torcer a cabeça, o pescoço ou as costas. Cubra e mantenha o bebê confortável

enquanto espera por ajuda e, se possível, coloque alguns objetos pesados, como livros, ao redor da cabeça para ajudar a imobilizá-la. Não dê comida ou bebida. Trate sangramento grave (n. 14), choque (n. 2) ou ausência de respiração e/ou pulso (p. 809) imediatamente.

Perfurações

Veja o n. 15.

Picadas de aranha

Veja o n. 45.

Picadas de carrapato

Veja o n. 45.

Picadas de cobra

Veja o n. 46.

Picadas ou ferroadas de insetos

Veja o n. 45.

Queimaduras

IMPORTANTE: Se a roupa de uma criança estiver pegando fogo, use um casaco, cobertor, tapete, colcha ou até

mesmo seu próprio corpo para abafar as chamas.

54. Queimaduras limitadas por calor (primeiro grau). Mergulhe os dedos, mãos, pés, braços ou pernas queimados em água fria, não gelada (10°C a 15°C). Se o bebê cooperar, segure a parte queimada sob água fria corrente. Aplique compressas frias em queimaduras no rosto ou no tronco. Continue até que o bebê não pareça mais sentir dor, geralmente de quinze a trinta minutos. Não aplique gelo, manteiga ou pomada para queimaduras (que podem causar danos à pele) e não fure as bolhas que se formarem. Depois de molhar a área queimada, seque-a delicadamente com uma toalha macia e cubra com gaze, um curativo de pano ou outro curativo não adesivo. Se a vermelhidão e a dor persistirem por mais de algumas horas, ligue para o médico.

Telefone para o médico imediatamente para queimaduras que pareçam em carne viva, bolhas (queimaduras de segundo grau) ou de aparência branca ou chamuscada (queimaduras de terceiro grau), quaisquer queimaduras no rosto, mãos, pés ou genitais ou que sejam do tamanho ou maiores que a mão do bebê.

55. Queimaduras extensas por calor. Ligue para o SAMU 192 para obter assistência médica de emergência. Mantenha o bebê deitado. Remova qualquer roupa da área da queimadura que não esteja aderida à ferida (corte-a se necessário, mas não puxe). Aplique compressas frias e úmidas (você pode usar um pano) na área lesionada (mas não em mais de 25% do corpo de uma só vez). Mantenha o bebê confortavelmente aquecido, com as extremidades queimadas mais altas que o coração. Não aplique pressão, pomadas, manteiga ou outras gorduras, pó ou solução de ácido bórico nas áreas queimadas. Se o bebê estiver consciente e não tiver queimaduras graves na boca, amamente ou ofereça goles de líquido para evitar a desidratação.

56. Queimaduras químicas. Substâncias cáusticas (como soda cáustica, limpador de ralos e outros ácidos) podem causar queimaduras graves. Usando um pano limpo e macio, escove suavemente o produto químico seco da pele (use luvas de borracha para proteger as mãos) e remova qualquer roupa contaminada. Lave imediatamente a pele com grandes quantidades de água. Ligue para o serviço médico, o Ceatox (0800-014-8110) ou o Disque-Intoxicação (0800-722-6001) ou o pediatra, para mais conselhos. Obtenha assistência médica imediata (ligue para o SAMU 192) se houver respiração difícil ou dolorosa, o que pode indicar lesão pulmonar por inalação de gases cáusticos. (Se um produto químico foi ingerido, veja o n. 8.)

57. Queimaduras elétricas. Desconecte imediatamente a fonte de ali-

TRATANDO FERIMENTOS

mentação, se possível, ou separe o bebê da fonte usando um objeto seco e não metálico, como uma vassoura de madeira, escada de madeira, corda, almofada, cadeira ou até mesmo um livro grande — mas não suas mãos desprotegidas. Se o bebê não estiver respirando e/ou não tiver pulso, inicie as técnicas de resgate (p. 809) e ligue para o SAMU 192. Mesmo uma pequena queimadura elétrica deve ser avaliada por um médico, então ligue para o pediatra o mais rapidamente possível.

58. Queimaduras de sol. Se o bebê sofrer uma queimadura solar, trate-a aplicando compressas frias por dez a quinze minutos, três ou quatro vezes ao dia, até que a vermelhidão desapareça — a água evaporada ajuda a esfriar a pele. Entre esses tratamentos, aplique um spray para alívio de queimaduras solares seguro para bebês ou um creme hidratante suave. Não use vaselina ou óleo de bebê em uma queimadura, porque eles selam

o calor e o ar, que é necessário para a cura. O paracetamol pode reduzir a dor, mas, se houver inchaço e o bebê tiver mais de 6 meses, o ibuprofeno (que é anti-inflamatório) é uma escolha melhor. Os anti-histamínicos não devem ser administrados a menos que sejam prescritos pelo médico. Se a queimadura solar for grave — houver bolhas, dor, náusea ou calafrios —, ligue para o médico imediatamente.

Queimaduras de sol

Veja o n. 58.

Sangramento

Veja os n. 12, 13 e 14.

Sangramento interno

Veja o n. 25.

Emergências respiratórias e engasgos em bebês

As instruções a seguir servem apenas para reforçar o que você aprendeu em um curso de primeiros socorros e RCP para bebês. (O treinamento que você recebeu pode diferir um pouco do protocolo descrito aqui e deve ser a base para as suas ações.) Par-

ticipar de um curso formal é a melhor maneira de garantir que você será capaz de realizar corretamente esses procedimentos de suporte à vida. Revise periodicamente as diretrizes abaixo e/ou os materiais que você recebeu dos instrutores do curso.

Quando o bebê está se engasgando

A tosse é a maneira de a natureza tentar limpar as vias aéreas ou desalojar uma obstrução. Um bebê (ou qualquer outra pessoa) que está se engasgando com comida ou algum objeto estranho e que pode respirar, chorar e tossir com força deve ser encorajado a continuar tossindo. Mas se o bebê que está se engasgando continuar tossindo por mais de dois a três minutos, ligue para o SAMU 192 para obter assistência médica de emergência. Se a tosse se tornar ineficaz (o bebê tenta tossir, mas nenhum som sai) ou o bebê estiver lutando para respirar, emitindo sons agudos, mostrando-se incapaz de chorar e/ou começando a ficar azul (geralmente nos lábios e unhas), inicie os seguintes procedimentos de resgate:

IMPORTANTE. Uma obstrução das vias aéreas também pode ocorrer quando o bebê tem crupe ou epiglotite (uma inflamação da epiglote, o tecido que cobre a traqueia). Um bebê que está lutando para respirar e parece doente — tem febre e possivelmente congestão, rouquidão, baba excessiva, letargia ou flacidez muscular — precisa de atenção médica imediata em um pronto-socorro. Não perca tempo tentando tratá-lo sozinha, pode ser perigoso. Ligue para o SAMU 192.

1. Obtenha ajuda. Peça para alguém ligar para a assistência médica de emergência (192) imediatamente. Se você estiver sozinha, ligue para o SAMU 192 mesmo que esteja familiarizada com os procedimentos de resgate (mas, se puder, forneça dois minutos de atendimento antes de ligar). Isso garantirá que a ajuda esteja a caminho caso a situação piore. Se não estiver familiarizada com os procedimentos de resgate — ou se entrar em pânico e esquecê-los —, leve um telefone para o lado do bebê (ou leve o bebê com você até o telefone, se não houver telefone sem fio ou celular disponível) e os operadores do SAMU 192 a orientarão sobre os procedimentos de resgate enquanto você espera a chegada da assistência médica de emergência (coloque o telefone no viva-voz, se possível).

RCP: A MAIS IMPORTANTE HABILIDADE DA QUAL, COM SORTE, VOCÊ NUNCA PRECISARÁ

Provavelmente, você nunca precisará aplicar uma única lição aprendida na aula de primeiros socorros, mas não existe argumento mais convincente que "se necessário". Mais que qualquer informação de segurança que você possa ler em um livro, buscar on-line ou ouvir do pediatra, o curso de primeiros socorros irá equipá-la com as habilidades necessárias para salvar a vida do seu filho se o improvável — e impensável — acontecer.

Uma aula de RCP para bebês fornecerá instruções práticas valiosas, fornecidas por um professor certificado, mostrando exatamente quais etapas você precisa seguir em uma emergência. E, como a melhor maneira de aprender é fazendo, você poderá praticar as habilidades que aprender em um manequim do tamanho de um bebê: onde colocar as mãos para as compressões, com que força e onde bater nas costas do bebê ao tentar desalojar algo preso na traqueia, como inclinar a cabeça do bebê para trás a fim de realizar a respiração de resgate e muito mais.

Algumas aulas focam apenas em técnicas de resgate de bebês (do nascimento até 1 ano de idade), outras aulas ensinam técnicas para crianças (de 1 a 12 anos) e muitas aulas ensinam ambas — um currículo que você talvez queira considerar, especialmente porque seu filhotinho estará fora da categoria "bebês" antes que você perceba (e crianças de colo são ainda mais vulneráveis a lesões com risco de vida que bebês).

O custo de uma aula de primeiros socorros geralmente é mínimo, dependendo de onde você mora, onde faz o curso e qual organização o fornece (aulas gratuitas estão disponíveis em algumas áreas). Você pode acessar www.cruzvermelha.org.br para encontrar aulas em sua área ou entrar em contato com o hospital local ou centro comunitário para ver se aulas são oferecidas lá.

Outra opção é contratar um instrutor para ir até sua casa a fim de treinar você e qualquer outra pessoa que passará algum tempo sozinha com o bebê. É mais caro que aulas em grupo, mas, se você tiver várias pessoas (avós ou outros parentes, baby-sitter ou babá) precisando de treinamento, uma aula particular pode ser conveniente e econômica.

Se o bebê estiver inconsciente, pule para a etapa 5. Se o bebê estiver consciente:

2. Posicione o bebê. Posicione o bebê virado para cima em seu antebraço, com a cabeça em sua mão. Coloque a outra mão em cima dele, usando o polegar e os dedos para segurar a mandíbula enquanto o posiciona entre seus braços. Vire o bebê para que ele fique de bruços em seu antebraço. Abaixe o braço sobre a coxa para que a cabeça fique mais baixa que o peito (veja ilustração da p. 806). Se o bebê for muito grande para você apoiá-lo confortavelmente em seu antebraço, sente-se em uma cadeira ou de joelhos no chão e coloque o bebê de bruços em seu colo, com a cabeça mais baixa que o corpo. Você pode fazer as compressões nas costas de forma eficaz de pé ou sentada, desde que o bebê esteja apoiado em sua coxa.

3. Dê tapas nas costas. Dê cinco tapas firmes e consecutivos entre as omoplatas do bebê com a palma da mão livre enquanto mantém o braço que segura o bebê apoiado em sua coxa (veja a ilustração a seguir). Dê cada tapa com força suficiente para tentar desalojar o corpo estranho. Após cinco tapas nas costas, continue para a etapa 4.

4. Faça compressões torácicas. Vire o bebê para cima colocando-o entre suas duas mãos e antebraços, apoiando a cabeça entre o polegar e os outros dedos pela frente enquanto apoia a parte de trás da cabeça com a outra mão (veja a ilustração da p. 807). Abaixe o braço que está apoiando as costas do bebê até apoiá-lo na coxa oposta. A cabeça do bebê deve estar mais baixa que o peito, o que ajudará a desalojar o objeto. (Um bebê muito grande para segurar nessa posição pode ser colocado de bruços em seu colo ou sobre uma superfície firme.)

Localize o local correto para aplicar compressões torácicas imaginando uma linha correndo pelo peito

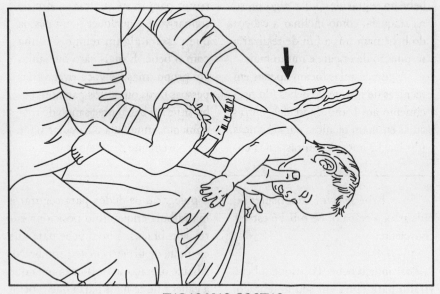

TAPAS NAS COSTAS
Com o braço apoiado na coxa e a cabeça do bebê abaixo do peito, dê cinco tapas firmes nas costas para desalojar aquilo que está fazendo o bebê se engasgar.

do bebê, entre os mamilos. Coloque as pontas de dois ou três dedos no centro do peito. Use as pontas desses dedos para comprimir o esterno até uma profundidade de mais ou menos 4 cm (cerca de um terço da profundidade do tórax) e depois deixe o tórax retornar à posição normal. Mantenha os dedos em contato com o esterno do bebê e faça um total de cinco compressões.

Se o bebê estiver consciente, continue repetindo os tapas nas costas e as compressões no peito até que as vias aéreas sejam liberadas e o bebê possa tossir com força, chorar ou respirar — ou ficar inconsciente. Se o bebê ficar inconsciente, ligue para o SAMU 192 se isso ainda não tiver sido feito e continue com as medidas a seguir.

PARA BEBÊS MAIS VELHOS

Os procedimentos de resgate descritos neste capítulo são para bebês com menos de 1 ano. Como existem técnicas diferentes a serem usadas em crianças com mais de 1 ano, é importante que você também as aprenda. Veja *O que esperar do segundo ano* para saber mais sobre primeiros socorros para crianças de colo.

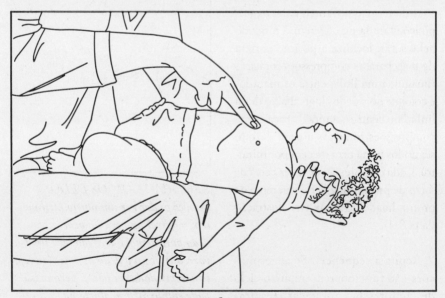

COMPRESSÕES NO PEITO
Com o bebê virado para cima e a cabeça mais baixa que o peito, faça cinco compressões no peito com as pontas dos dedos.

5. Faça uma verificação do corpo estranho. Procure na boca por um objeto estranho. Se você puder ver o objeto e removê-lo facilmente, faça isso com um movimento do dedo (veja a descrição e a ilustração à direita).

6. Faça duas respirações de resgate. Abra as vias aéreas do bebê inclinando levemente a cabeça dele para trás enquanto levanta o queixo (consulte a descrição da p. 810 e ilustração da p. 810, à esquerda). Faça duas respirações de resgate com a boca fechada sobre o nariz e a boca do bebê (veja a ilustração da p. 810, à direita). Se o peito não subir e descer a cada respiração, reposicione as vias aéreas inclinando a cabeça do bebê e tente fazer respirações de resgate novamente. Se as respirações ainda não fizerem o tórax do bebê subir, localize a posição correta da mão para as compressões torácicas (imagine uma linha entre os mamilos e coloque dois dedos logo abaixo dessa linha, no centro do tórax). Faça trinta compressões torácicas a cada dezoito segundos (uma taxa de cem por minuto). Cada compressão deve ter cerca de 4 cm de profundidade ou um terço da profundidade do tórax (ver ilustração da p. 811).

7. Repita a sequência. Se as respirações não funcionarem, repita o ciclo de compressões torácicas, respirações de resgate e verificação de objetos estranhos até que as vias aéreas estejam desobstruídas e o bebê esteja consciente e respirando normalmente, ou até que a assistência médica de emergência chegue.

IMPORTANTE: Mesmo que seu filho se recupere rapidamente de um incidente de asfixia, será necessária atenção médica. Ligue para o médico ou vá ao pronto-socorro imediatamente.

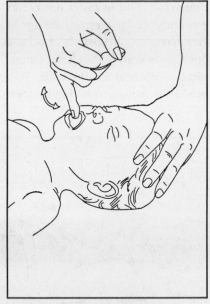

REMOÇÃO COM OS DEDOS.
Se você puder ver um objeto facilmente removível na boca do bebê, use o dedo para removê-lo. Não faça uma varredura com o dedo às cegas (ou seja, se não vir nada na boca), porque isso pode empurrar um objeto não visível para dentro das vias aéreas, causando mais asfixia.

Emergências respiratórias e cardiopulmonares

Comece o protocolo abaixo apenas em um bebê que parou de respirar ou está lutando para respirar e ficando azul (verifique ao redor dos lábios e pontas dos dedos).

Como você saberá se precisa iniciar técnicas de ressuscitação? Avalie a condição do bebê com o método Check, Call, Care (Verifique, Telefone, Cuide) recomendado pela Cruz Vermelha Americana.

PASSO 1. VERIFIQUE A CENA, DEPOIS O BEBÊ

Verifique se o local é seguro. Em seguida, verifique a consciência do bebê. Tente despertar um bebê que parece inconsciente batendo nas solas dos pés e gritando seu nome: "Ava, Ava, você está bem?"

PASSO 2. TELEFONE

Se não obtiver resposta, peça a alguém presente para ligar para o SAMU 192 a fim de obter assistência médica de emergência enquanto você continua para a etapa 3 sem demora. Se estiver sozinha, forneça cerca de dois minutos de atendimento e ligue para o SAMU 192. Se puder, grite periodicamente para pedir a ajuda de vizinhos ou transeuntes. Se, no entanto, não estiver familiarizada com RCP ou se sentir sobrecarregada pelo pânico, coloque um telefone ao lado do bebê imediatamente (ou, se não houver telefones sem fio ou celulares por perto e não houver sinais de lesão na cabeça, pescoço ou costas, vá para o telefone mais próximo com o bebê) e telefone para o SAMU 192. O atendente poderá orientá-la sobre o melhor curso de ação (coloque o telefone no viva-voz, se possível).

IMPORTANTE: A pessoa que está ligando para o atendimento médico de emergência deve ficar ao telefone o tempo necessário para dar informações completas ao atendente. Isso deve incluir nome, idade e peso aproximado do bebê; alergias, doenças crônicas ou medicamentos tomados; e localização atual (endereço, cruzamentos, número do apartamento, melhor trajeto se houver mais de um). Ela também deve dizer ao atendente de emergência qual é a condição do bebê (Ele está consciente? Respirando? Sangrando? Em choque? Tem pulso?), causa da condição (queda, envenenamento, afogamento) e o número de telefone do qual ela está ligando. Diga a ela para não desligar enquanto o atendente não tiver feito todas essas perguntas e para voltar a falar com você ao finalizar a ligação.

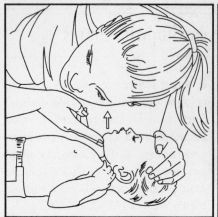

Abra as vias aéreas: incline suavemente a cabeça do bebê para trás enquanto levanta o queixo.

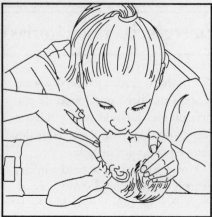

Comece a respiração de resgate: forme uma vedação firme com a boca sobre o nariz e a boca do bebê.

PASSO 3. CUIDADOS

Mova o bebê, se necessário, para uma superfície firme e plana, apoiando cuidadosamente a cabeça, o pescoço e as costas. Posicione rapidamente o bebê com o rosto para cima, a cabeça no nível do coração e prossiga com o protocolo CAB a seguir.

Se houver possibilidade de lesão na cabeça, pescoço ou costas — como pode ocorrer após uma queda feia ou acidente de carro —, vá para a etapa B (respiração) a fim de observar, ouvir e sentir a respiração antes de mover o bebê. Se o bebê estiver respirando, não o mova a menos que haja perigo imediato (de trânsito, incêndio, explosão iminente). Se a respiração estiver ausente e a respiração de resgate não puder ser realizada na posição atual, role o bebê como uma unidade para uma posição voltada para cima, de modo que a cabeça, o pescoço e o corpo sejam movidos como um só, sem torcer, rolar ou inclinar a cabeça.

Protocolo CAB

C: COMPRESSÕES TORÁCICAS

1. Posicione as mãos. Posicione os três dedos médios da mão livre no peito do bebê. Imagine uma linha horizontal de mamilo a mamilo. Coloque a ponta do dedo indicador logo abaixo da interseção dessa linha com o esterno (o osso plano que percorre a linha média do peito do bebê entre as costelas). A área a ser comprimida fica um dedo abaixo desse ponto de interseção (veja a ilustração a seguir).

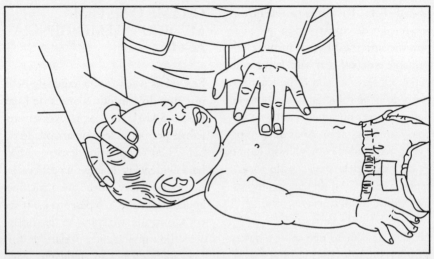

COMPRESSÕES TORÁCICAS

2. Comece as compressões. Usando dois ou três dedos, comprima o esterno em linha reta até uma profundidade de 4 cm (seu cotovelo deve estar dobrado) durante trinta compressões. Ao fim de cada compressão, solte a pressão sem retirar os dedos do esterno e deixe-o retornar à posição normal. Cada compressão deve levar menos de um segundo.

A. ABERTURA DAS VIAS AÉREAS

Incline a cabeça do bebê levemente para trás, empurrando suavemente a testa para baixo com uma mão enquanto puxa a parte óssea da mandíbula com dois ou três dedos da outra mão a fim de levantar o queixo (veja a ilustração da p. 810, à esquerda). Se houver possibilidade de lesão na cabeça, pescoço ou costas, tente minimizar o movimento da cabeça e do pescoço ao abrir as vias aéreas.

IMPORTANTE: As vias aéreas de um bebê inconsciente podem estar bloqueadas por uma língua relaxada ou um objeto estranho. Elas devem ser limpas antes que o bebê possa retomar a respiração (verificação com o dedo, ver descrição e ilustração na p. 808).

B: BOA VENTILAÇÃO

Mantendo a cabeça do bebê na mesma posição, com as via aéreas abertas (A), inspire pela boca e coloque a boca sobre a boca e o nariz do bebê, vedando-os bem (veja a ilustração da p. 810, à direita). Sopre duas respirações lentas (com duração de um segundo cada) na boca do bebê. Faça uma pausa entre as respirações de resgate (para que você possa levantar a cabeça e inspirar novamente e deixar o ar sair da boca do bebê). Observe a cada respiração se o peito do bebê sobe. Se isso acontecer, deixe-o descer novamente antes de iniciar outra respiração. Após duas respirações realizadas com sucesso (como evidenciado pela elevação do tórax), repita o ciclo CAB de trinta compressões e duas respirações.

NOTA: Se o peito não subir e descer a cada respiração, suas respirações podem estar muito fracas ou as vias aéreas do bebê podem estar bloqueadas. Tente liberar as vias aéreas novamente reajustando a cabeça do bebê (incline o queixo um pouco mais para cima) e faça mais duas respirações. Se o tórax ainda não subir a cada respiração, é possível que as vias aéreas estejam obstruídas por um alimento ou objeto estranho — nesse caso, proceda rapidamente para desalojá-lo, usando o procedimento descrito em "Quando o bebê está se engasgando", na p. 804.

CHAME O SISTEMA MÉDICO DE EMERGÊNCIA AGORA

Se você estiver sozinha, cuide do bebê por uns dois minutos antes de ligar para o SAMU 192. Se houver um telefone por perto, leve-o para o lado do bebê. Caso contrário, desde que não haja evidências de lesão na cabeça ou no pescoço, leve o bebê até o telefone, apoiando a cabeça, o pescoço e o tronco. Continue a respiração de resgate à medida que avança. Relate de forma rápida e clara ao atendente "Meu bebê não está respirando" e forneça todas as informações pertinentes que ele solicitar. Não desligue até que o atendente o faça. Se possível, continue as compressões enquanto o atendente fala. Se não for possível, retorne à RCP imediatamente ao desligar.

IMPORTANTE: Continue a RCP até que um desfibrilador externo automático (DEA) esteja disponível ou a assistência médica de emergência chegue.

QUANDO A RESPIRAÇÃO RETORNA

Se, após a realização da RCP, a respiração normal for retomada, mantenha as vias aéreas desobstruídas enquanto procura outras condições de risco de vida. Agora você pode ligar para o SAMU 192 a fim de obter assistência médica de emergência se ninguém ainda tiver pedido ajuda.

Se o bebê recobrar a consciência e não tiver ferimentos que tornem os movimentos desaconselháveis, vire-o

TRATANDO FERIMENTOS

de lado. Se o bebê tossir quando começar a respirar de forma independente, isso pode ser uma tentativa de expelir uma obstrução. Não tente interferir com a tosse.

Se ocorrer vômito a qualquer momento, vire o bebê de lado e remova o vômito da boca com um movimento do dedo (faça um gancho com o dedo para fazer a varredura; veja ilustração da p. 808). Reposicione o bebê para manter as vias aéreas desobstruídas e retomar os procedimentos de resgate. Se houver possibilidade de lesão no pescoço ou nas costas, tome muito cuidado para virar o bebê como uma unidade, apoiando cuidadosamente a cabeça, o pescoço e as costas ao fazê-lo. Não permita que a cabeça role, torça ou se incline.

Capítulo 21
O bebê com baixo peso ao nascer

A maioria dos futuros pais espera que seus bebês cheguem perto da data prevista, com diferença de alguns dias ou semanas. E a maioria dos bebês chega bem no horário, permitindo que eles tenham bastante tempo para se preparar para a vida fora do útero e seus pais bastante tempo para se preparar para a vida com um bebê.

Mas, em cerca de 12% dos nascimentos nos Estados Unidos (no Brasil, são 11%), esse tempo vital de preparação é inesperadamente reduzido — às vezes perigosamente — quando o bebê nasce prematuramente e/ou muito pequeno. Alguns desses bebês pesam apenas alguns gramas abaixo do limite de baixo peso (2,5 kg) e são capazes de alcançar rápida e facilmente seus pares que nasceram a termo. Mas outros, privados de muitas semanas de desenvolvimento uterino vital, chegam tão pequenos que cabem na palma da mão. Pode levar meses de cuidados médicos intensivos para ajudá-los a crescer como deveriam ter feito nos confins aconchegantes e acolhedores do útero.

Embora o bebê com baixo peso ao nascer (quer tenha nascido prematuro ou pequeno para a idade gestacional) ainda esteja em maior risco que bebês maiores, os rápidos avanços na assistência médica permitem que a grande maioria deles cresça em condições normais e saudáveis. Mas, antes de serem levados orgulhosamente do hospital para casa — e, às vezes, depois de chegarem em casa —, um longo caminho muitas vezes espera bebês e pais.

Se seu bebê chegou muito cedo e/ou muito pequeno, você encontrará as informações e o apoio de que precisa para navegar por esse caminho nas páginas a seguir.

Alimentando o bebê: nutrição para bebês prematuros ou com baixo peso ao nascer

Aprender a comer fora do útero não é fácil, mesmo para um bebê a termo que deve dominar o básico da amamentação com o peito ou a mamadeira.

Para bebês prematuros ou com baixo peso ao nascer, os desafios podem se multiplicar. Aqueles que nascem com apenas três ou quatro semanas de antecedência geralmente são capazes de mamar ou tomar mamadeira logo após o nascimento — novamente, depois de dominarem o básico. Idem para bebês que nasceram perto do termo, mas com baixo peso. Mas os bebês nascidos antes das 34 a 36 semanas geralmente (mas nem sempre) têm necessidades nutricionais especiais que a alimentação tradicional não pode satisfazer, não apenas porque nascem menores, mas porque crescem em um ritmo mais rápido que bebês a termo, podem não ser capazes de sugar de forma eficaz e/ou podem ter sistemas digestivos menos maduros. Esses bebês menores também precisam de uma dieta que reflita a nutrição que receberiam se ainda estivessem crescendo no útero e que os ajude a ganhar peso rapidamente. E esses nutrientes vitais precisam ser servidos da forma mais concentrada possível, porque prematuros e bebês com baixo peso ao nascer podem ingerir apenas pequenas quantidades de cada vez, em parte porque seus estômagos são muito pequenos e em parte porque seus sistemas digestivos imaturos são lentos, tornando a passagem dos alimentos um processo muito demorado. E, como eles nem sempre conseguem sugar bem ou sequer sugar, não podem obter suas refeições da mamadeira ou do peito, ao menos não imediatamente. Felizmente, o leite materno, o leite materno fortificado ou fórmulas especialmente projetadas geralmente fornecem todos os nutrientes de que prematuros e bebês com baixo peso ao nascer precisam para crescer e prosperar.

Alimentação no hospital

Como mãe de um bebê prematuro ou com peso muito baixo ao nascer, você descobrirá que a alimentação e o monitoramento do ganho de peso se tornam dois dos aspectos mais importantes dos cuidados com o bebê no hospital, em termos de tempo e de emoção. Os neonatologistas e enfermeiros farão todo o possível para garantir que seu prematuro receba a nutrição necessária para ganhar peso. A forma como seu bebê receberá essa nutrição dependerá do quanto ele nasceu cedo:

Alimentação intravenosa. Quando um recém-nascido muito pequeno é levado às pressas para a unidade de terapia intensiva, muitas vezes é administrada uma solução intravenosa de água, açúcar e certos eletrólitos para evitar a desidratação e a depleção de eletrólitos. Bebês muito doentes ou pequenos (geralmente aqueles que chegam antes de 28 semanas de gestação) continuam a receber nutrição por via intravenosa. Chamada de nutrição parenteral total (NPT) ou hiperalimentação parenteral, essa mistura equilibrada de proteínas, gorduras, açúcar, vitaminas, minerais e fluidos intravenosos é administrada até que o bebê tolere a alimentação com leite. Uma vez que ele seja capaz de iniciar a alimentação com leite por gavagem, a NPT diminuirá.

Alimentação por gavagem. Os bebês que chegam entre a 28ª e a 34ª semanas de gestação e não precisam de nutrição intravenosa (ou que começaram com NPT, mas progrediram até o ponto em que conseguem tolerar a alimentação com leite) são alimentados por gavagem — um método que não depende da sucção, já que bebês tão novos geralmente ainda não desenvolveram esse reflexo. Um pequeno tubo flexível (tubo de gavagem; veja a ilustração da página a seguir) é colocado na boca ou no nariz do bebê e desce até o estômago. Quantidades prescritas de leite materno bombeado, leite materno fortificado ou fórmula são fornecidas através do tubo a cada poucas horas. Os tubos de gavagem são deixados no lugar entre as mamadas ou removidos e reinseridos a cada mamada. (O tubo não incomoda o bebê prematuro porque o reflexo faríngeo só se desenvolve por volta da 35ª semana.)

Pode levar um tempo relativamente longo até que você consiga alimentar o bebê como sempre imaginou que faria, no peito ou com mamadeira. Até então, você ainda pode participar das mamadas segurando a sonda e medindo quanto o bebê ingere, abraçando-o pele a pele durante a alimentação por sonda ou dando a ele seu dedo para praticar a sucção enquanto é alimentado (isso ajuda a fortalecer o reflexo de sucção e também pode ajudar o bebê a associar sucção com barriga cheia).

Alimentação no bico ou mamilo. Um dos marcos mais importantes da estada do seu prematuro no hospital será a mudança da alimentação por gavagem para a alimentação por bico ou mamilo. Quando se trata de preparação para esse marco, pode haver grandes diferenças entre os bebês. Alguns estão prontos para enfrentar o peito ou a mamadeira na 30ª à 32ª semana de idade gestacional. Outros só estarão prontos para aceitar o mamilo com 34 semanas, e outros ainda, com 36 semanas de idade gestacional.

O neonatologista considerará vários fatores antes de dar luz verde para iniciar a amamentação ou mamadeira: a condição do bebê está estável? Ele consegue ser alimentado em seus braços? Todos os outros requisitos físicos de prontidão foram atendidos — por exemplo, o bebê consegue sugar ritmicamente uma chupeta ou tubo de alimentação e coordenar respiração e sucção? O bebê fica acordado por períodos mais longos? Há ruídos intestinais ativos e nenhum sinal de distensão abdominal ou infecção, e as fezes de mecônio foram eliminadas?

Como mamar no mamilo ou bico é cansativo para um bebê pequeno, as mamadas serão iniciadas lentamente — uma ou duas por dia, alternadas com alimentação por sonda. Bebês com problemas respiratórios podem ter ainda mais dificuldade, necessitando de oxigênio extra durante a alimentação ou experimentando episódios curtos de apneia (parada da respiração) durante a sucção (eles podem se concentrar demais na sucção e esquecer de respirar). Para bebês com dificuldade para dominar a sucção, uma chupeta especialmente projetada pode ser usada para ajudá-los a praticar e aperfeiçoar sua técnica antes de passarem para o peito ou mamadeira.

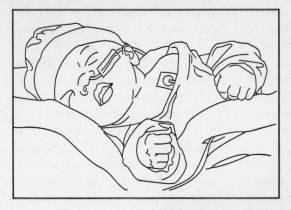

Os bebês que ainda não conseguem se alimentar sugando o mamilo ou bico são alimentados através de um tubo de gavagem pequeno e flexível que é colocado na boca ou nariz e desce até o estômago.

PERDA DE PESO INICIAL

Como pais de um bebê prematuro ou com baixo peso ao nascer, vocês ficarão particularmente ansiosos para ver os números da balança subindo. Mas não desanimem se, em vez disso, o bebê parecer perder peso no início. É normal que um bebê prematuro (assim como um bebê a termo) perca alguns gramas — normalmente entre 5% e 15% de seu peso ao nascer — antes de começar a ganhá-los. Tal como acontece com um bebê a termo, grande parte dessa perda será água. Os bebês prematuros geralmente não recuperam o peso ao nascer antes de 2 ou mais semanas de idade, quando podem começar a superá-lo.

- Com o que os prematuros e bebês com baixo peso ao nascer são nutridos? Seja alimentado por gavagem, mamilo ou bico, seu bebê receberá leite materno, leite materno fortificado ou fórmula:

Leite materno. O peito é melhor não apenas quando se trata de bebês nascidos a termo, mas também (ou especialmente) quando se trata de prematuros, e por vários motivos: primeiro, ele é feito sob medida para as necessidades nutricionais especiais de um prematuro. O leite das mães que dão à luz mais cedo é diferente do leite das que dão à luz a termo. Ele contém mais proteínas, sódio, cálcio e outros nutrientes que o leite materno a termo. Esse equilíbrio perfeito para prematuros evita que bebês pequenos percam muito líquido, o que os ajuda a manter uma temperatura corporal estável. Também é mais fácil de digerir e ajuda os bebês a crescerem mais rapidamente.

Em segundo lugar, o leite materno contém substâncias importantes não encontradas na fórmula. O colostro (leite materno inicial) é extremamente rico em anticorpos e células que ajudam a combater infecções. Isso é especialmente importante quando os bebês estão doentes ou são prematuros e podem ter uma chance maior de desenvolver infecções.

Terceiro, a pesquisa mostrou que prematuros amamentados têm risco menor de desenvolver enterocolite necrosante, uma infecção intestinal exclusiva dos prematuros (p. 851). Eles também toleram melhor as mamadas, têm risco menor de alergias e recebem todos os benefícios que um bebê a termo obtém do leite materno (p. 32). Mesmo que não pretenda amamentar a longo prazo ou em tempo integral, fornecer leite materno para o bebê enquanto ele estiver no hospital — seja amamentando, bombeando ou ambos — dará a ele o melhor começo possível quando esse começo foi cedo demais. As mães que não produzem leite (ou leite suficiente) também podem alimentar seus prematuros, já que leite materno doado geralmente está disponível no hospital ou em um banco de leite reconhecido e licenciado.

Para garantir que o bebê receba nutrição suficiente nos estágios iniciais da amamentação (quando a sucção ainda pode ser fraca ou seus seios podem não produzir quantidades suficientes de leite), converse com o médico sobre os seguintes métodos de alimentação suplementar que não interferem na amamentação.

Se está amamentando, você pode:
- Amamentar com a gavagem ainda no lugar
- Usar um sistema de nutrição suplementar (p. 263)

Se está bombeando, você pode:
- Dar mamadeira com a gavagem ainda no lugar
- Usar um sistema de alimentação preso a seu dedo (alimentação com o dedo)
- Oferecer o leite através de uma seringa
- Usar bicos de mamadeira de fluxo mais lento

EXTRAINDO LEITE PARA UM BEBÊ PREMATURO

A decisão de amamentar um bebê prematuro nem sempre é fácil, mesmo que você sempre tenha desejado amamentar seu recém-nascido. Afinal, o maior bônus da amamentação, o contato próximo mãe-bebê, geralmente está ausente, ao menos no início. Em vez disso, uma bomba impessoal fica no caminho dessa experiência íntima até que a alimentação no mamilo possa começar. Mas, embora quase todas as mulheres achem a extração de leite para seus prematuros cansativa e demorada, a maioria das que se comprometem acha que o esforço vale a pena, sabendo que essa é uma maneira — e uma das melhores maneiras — de contribuir para a saúde e o bem-estar de seu pequeno bebê.

Veja como tirar o máximo proveito da extração para seu bebê prematuro:

- Descubra a logística. A maioria dos hospitais tem uma sala especial (com cadeiras confortáveis e uma bomba elétrica dupla) reservada para as mães de prematuros durante a permanência de seus bebês na UTI neonatal. Mas, antes de mais nada, familiarize-se com a mecânica do bombeamento (p. 247). Alugue uma bomba de nível hospitalar ou compre uma bomba dupla de alta qualidade para que você também possa bombear em casa e levar leite para a UTI neonatal. Leia mais sobre como armazenar e transportar leite materno com segurança na p. 255.

- Comece a extrair o leite o mais rapidamente possível após o parto, mesmo que o bebê não esteja pronto para tomá-lo. Bombeie a cada duas ou três horas (com a mesma frequência que um recém-nascido mamaria) se o bebê for usar o leite imediatamente, e a cada quatro horas ou mais se o leite for congelado para uso posterior. Você pode descobrir que levantar para bombear no meio da noite ajuda a aumentar a produção. Por outro lado, pode valorizar mais uma noite inteira de sono. O que funciona para você é o melhor.

- É provável que você consiga extrair mais leite que seu bebê pode usar. Mas não reduza imaginando que está desperdiçando. A extração regular agora ajudará a estabelecer uma produção abundante no momento em que seu bebê assumir de onde a máquina parou — e, portanto, nunca será um desperdício. Até lá, o excesso de leite pode ser datado e congelado para uso posterior.

- Não desanime com as variações diárias ou de hora em hora na produção. Isso é completamente normal — e algo que você não saberia se estivesse amamentando seu filho diretamente. Também é normal ter uma queda na produção após várias semanas. O bebê acabará sendo um estimulador muito mais eficiente da produção que a melhor bomba do mercado. Quando a sucção real começar, é quase certo que sua produção aumentará rapidamente.

- Quando o bebê estiver pronto para ser alimentado pela boca, tente oferecer primeiro o seio, em vez de uma mamadeira de leite bombeado (mesmo que esteja planejando fazer as duas coisas). Estudos mostram que bebês com baixo peso ao nascer pegam mais facilmente o peito que a mamadeira. Mas não se preocupe se o

> seu se sair melhor na mamadeira: use-a enquanto o bebê pega o jeito da amamentação ou use um sistema de nutrição suplementar (p. 263). E lembre-se, como você alimentará o bebê é menos importante que o conforto que você dará a ele ao alimentá-lo.

Para saber mais sobre como amamentar seu bebê prematuro, consulte a p. 838.

- Leite materno fortificado. Às vezes, nem mesmo o leite materno é suficiente para um prematuro. Como alguns bebês, principalmente os muito pequenos, precisam de nutrição ainda mais concentrada — incluindo mais gordura, proteínas, açúcares, cálcio e fósforo e, possivelmente, outros nutrientes como zinco, magnésio, cobre e vitamina B6 —, o leite materno oferecido por sonda ou mamadeira pode ser fortificado com fortificante de leite humano, conforme necessário. O fortificante vem na forma de um pó, que pode ser misturado ao leite materno, ou em forma líquida, para ser usado quando quantidades adequadas de leite materno não estiverem disponíveis.
- Fórmula. Os bebês também podem se sair bem quando são alimentados com fórmula especialmente projetada para prematuros. Mesmo que você esteja amamentando, o bebê pode receber mamadas adicionais com uma mamadeira ou um sistema de nutrição suplementar. Os prematuros são alimentados com pequenas garrafas plásticas marca-das em centímetros cúbicos (cc) ou mililitros (ml). Os bicos são especialmente projetados e exigem menos força de sucção do bebê. Peça a uma enfermeira para lhe mostrar a posição correta para dar mamadeira a seu prematuro — ela pode ser um pouco diferente da posição para um bebê a termo.

Desafios alimentares

Alimentar um recém-nascido geralmente vem com desafios. Alimentar um bebê prematuro ou com baixo peso ao nascer os multiplica:

Sonolência. Muitos prematuros se cansam com facilidade e, às vezes, dormir pode prevalecer sobre comer. Mas mamadas frequentes são necessárias para que um bebê pequeno cresça, e cabe a você garantir que seu filho pequenino não durma durante as mamadas de que precisa. Para dicas sobre como acordar um bebê sonolento, consulte a p. 206.

Retenção da respiração. Alguns prematuros, especialmente os que nasceram sem uma boa coordenação sucção-respiração, esquecem de respirar durante a alimentação. Isso pode ser cansativo para o bebê e assustador para você. Se perceber que o bebê não respirou depois de várias sucções ou parece pálido, remova o mamilo da boquinha e deixe-o respirar. Se o bebê parecer estar prendendo a respiração o tempo todo durante as mamadas, tente estabelecer um ritmo, removendo regularmente o mamilo a cada três ou quatro sucções.

Aversão oral. Bebês que passaram muito tempo na UTI neonatal podem associar a boca a tubos de alimentação, tubos de ventilação, sucção e outras sensações e experiências desagradáveis. Como resultado, alguns desenvolvem forte aversão a ter qualquer coisa dentro ou ao redor da boca. Para combater isso, tente substituir as associações orais desagradáveis por outras mais agradáveis. Acaricie suavemente seu bebê ao redor da boca, dê a ele uma chupeta ou seu dedo para sugar ou o incentive a tocar a própria boca ou chupar o polegar ou o punho.

DRGE. Muitos prematuros são propensos à doença do refluxo gastroesofágico (DRGE) por causa de seus sistemas digestivos imaturos. Para dicas sobre como lidar com a regurgitação e a DRGE, consulte as p. 280 e 771.

Alimentação em casa

Se, ao chegar em casa, você estiver amamentando exclusivamente seu prematuro, tudo estará pronto: sua produção de leite continuará a crescer com o bebê. Se estiver alimentando com fórmula (ou fazendo combinação), você pode ou não ter que usar uma fórmula especificamente projetada para prematuros. Tudo vai depender do progresso do bebê, e o médico poderá orientá-la em relação à fórmula certa. Pense em continuar usando as mesmas mamadeiras usadas no hospital, especialmente porque os prematuros precisam ser alimentados com quantidades menores e com mais frequência que bebês a termo. Mas lembre-se de que aquilo que funcionou no hospital pode não funcionar tão bem quando você estiver em casa e o bebê continuar a crescer em tamanho e maturidade.

Quer saber quando começar com sólidos? Como os bebês a termo, os prematuros devem começar a receber sólidos por volta dos 6 meses. Mas, no caso dos prematuros, essa data é baseada na idade ajustada, e não na idade cronológica (o que significa que um prematuro que nasceu dois meses antes pode só estar pronto para os sólidos aos 8 meses cronológicos). Como alguns prematuros sofrem atrasos no desenvolvimento, os sólidos não devem ser introduzidos até que haja sinais de prontidão (p. 440), mesmo que a idade corrigida diga que está na hora. Alguns prematuros têm mais dificuldade para se ajustar aos sólidos — especialmente quando passam para alimentos mais volumosos —, muitas vezes por causa de associações orais negativas adquiridas mais cedo. Trabalhar com um fonoaudiólogo ou terapeuta ocupacional pode ajudar o bebê a superar as aversões orais e passar para uma vida inteira de alimentação saudável.

O que você pode estar se perguntando

Vínculos

"Como vou me relacionar com minha prematura se ela vai passar os primeiros meses de sua vida na UTI neonatal?"

Sua bebê foi levada momentos após o nascimento e antes mesmo de você conseguir dar uma boa olhada nela, é frágil demais para mamar e passa mais tempo sendo cutucada e espetada pela equipe do hospital que aconchegada em seus braços. Não é à toa que você está se sentindo como se o vínculo com ela — algo que pode parecer tão fácil e natural para os pais de recém-nascidos — fosse uma meta impossível. Mas aqui está a verdade sobre esse vínculo: o amor e o apego entre mãe, pai e bebê se desenvolve ao longo de muitos meses e anos, florescendo ao longo da vida, em vez de explodir durante os primeiros momentos após o parto. Então, se você não teve a chance de se relacionar com sua recém-nascida prematura do jeito que sempre sonhou, nem tudo está perdi-do — na verdade, nada está perdido. Além disso, há muitas maneiras de iniciar o processo agora, mesmo enquanto a bebê ainda está no hospital. Veja como:

Peça uma foto, junto com mil palavras. A bebê não está com você? Às vezes, prematuros precisam ser transferidos para outro hospital para obter cuidados intensivos enquanto a mãe ainda está internada após o parto. Se for esse o caso, peça a seu cônjuge (ou à equipe do hospital) um e-mail ou mensagem de texto com algumas fotos e vídeos da bebê para que você desfrute até poder ver a fofura real. Mesmo que mais tubos e dispositivos sejam visíveis que a bebê, o que você verá provavelmente será menos assustador e mais reconfortante do que você está imaginando. Por mais útil que as imagens possam ser, você ainda vai querer mil palavras — de seu cônjuge e, mais tarde, da equipe médica —, descrevendo todos os detalhes de como é sua bebê e como ela está.

POSIÇÃO DE CANGURU

Acontece que os cangurus são mais que fofos — quando se trata de cuidar de seus bebês, as pesquisas mostram que eles também são muito espertos. Aconchegar um bebê (especialmente um prematuro) pele a pele é uma prática parental inspirada no marsupial que traz muitos benefícios substanciais, desde o início e continuando durante toda a permanência na UTI neonatal e além. Para o bebê e para você.

Você pode iniciar o contato pele a pele, conhecido como posição de canguru, assim que o neonatologista determinar que o bebê está estável, mesmo que ele esteja muito doente ou seja muito pequeno e esteja conectado a máquinas. Não só o aconchego não machucará o bebê, como pode ajudar de muitas maneiras. Ele será reconfortado por seus batimentos cardíacos, seu cheiro e o ritmo de sua voz e respiração. A posição de canguru ajudará a manter o calor do corpo do bebê, regulará as frequências cardíaca e respiratória e acelerará o ganho de peso e o desenvolvimento. Também incentivará um sono mais profundo e o ajudará a passar mais tempo acordado, quieto e alerta, em vez de estressado e chorando — e tudo isso impulsiona o desenvolvimento.

Os benefícios da posição de canguru também se estendem a você. Estar perto do bebê (mesmo quando não está amamentando) melhora a produção de leite materno e suas chances de sucesso na amamentação. Também, naturalmente, nutre o vínculo entre você e o bebê e aumenta sua autoconfiança como mãe. (Será algo que você pode fazer pelo bebê em uma UTI neonatal onde a maior parte dos cuidados é fornecida por estranhos.)

Além do mais, você e o bebê aproveitarão os benefícios do contato pele a pele, mesmo que seja apenas por curtos períodos todos os dias. Tem tempo, protocolo e autorização de tratamento? Quanto mais tempo na posição de canguru — idealmente ao menos uma hora de cada vez —, melhor. Mas, por questão de segurança, não faça isso enquanto estiver dormindo.

Mães e pais podem realizar a posição de canguru: não há necessidade de equipamentos especiais (e o peito peludo do pai definitivamente não o desqualifica). Simplesmente segure o bebê de fralda na posição vertical contra seu peito nu (entre os seios, se você for a mãe), posicionado barriga contra barriga, com um cobertor ou suas roupas cobrindo as costas dele. Em seguida, sinta o cheirinho do bebê, feche os olhos e relaxe. Você está fazendo muito bem para seu minúsculo pacotinho de alegria e para você mesma.

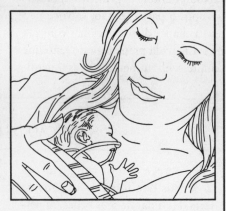

Participe. Você pode ter medo de tocar sua pequena e frágil bebê — e pode até sentir que é melhor que ela não seja tocada —, mas estudos mostram que bebês prematuros que são acariciados e levemente massageados enquanto estão em terapia intensiva crescem melhor e são mais alertas, ativos e comportamentalmente maduros que bebês manipulados muito pouco. Então, presumindo que o neonatologista libere (alguns prematuros não toleram o toque e acham qualquer tipo de manuseio estressante), deixe suas mãos fazerem a ligação. Comece tocando suavemente braços e pernas, inicialmente menos sensíveis que o tronco. Tente fazer ao menos vinte minutos de afagos por dia.

Cuide como fazem os cangurus. O contato pele a pele pode não apenas aproximá-la da bebê, como também ajudar no crescimento e desenvolvimento dela. De fato, estudos mostram que bebês que permanecem na posição de canguru com as mães tendem a deixar a UTI neonatal mais cedo. Para abraçar a bebê no estilo marsupial, coloque-a em seu peito sob a blusa para que ela descanse diretamente sobre sua pele (ela provavelmente estará usando apenas uma fralda e um gorro, que evita a perda de calor pela cabeça). Coloque a blusa frouxamente sobre ela para mantê-la aquecida ou a cubra com um cobertor. Veja o quadro da página a seguir para mais informações.

Converse. Claro, no início será uma conversa de mão única — a bebê não estará falando nem mesmo chorando muito enquanto estiver na UTI. Ela pode parecer nem estar ouvindo. Ainda assim, reconhecerá sua voz, e isso não apenas a confortará, como ajudará o centro auditivo em seu cérebro a se desenvolver. Não pode estar com a bebê com a frequência que gostaria? Deixe uma gravação sua falando ou cantando (e, se possível, de seus batimentos cardíacos, que também ajudam no desenvolvimento do cérebro) para que as enfermeiras possam tocar para a bebê quando você não estiver por perto. Apenas mantenha o volume baixo sempre que estiver perto dela, pois os ouvidos ainda são muito sensíveis ao som. Na verdade, para alguns prematuros muito pequenos, qualquer som extra pode ser extremamente perturbador, então verifique com o médico quanto som é adequado para a bebê e quanto é demais.

Olhe nos olhos dela. Se os olhos da bebê estiverem protegidos porque ela está fazendo fototerapia para o tratamento da icterícia, peça para desligar as luzes de bilirrubina e descobrir os olhos dela por ao menos alguns minutos durante sua visita, para que você possa fazer contato visual enquanto a acaricia na posição de canguru ou através das paredes da incubadora.

Assuma o lugar das enfermeiras. Assim que a bebê estiver fora de perigo imediato, a enfermeira da UTI neonatal lhe mostrará como trocar fraldas, alimentá-la e dar banho. Você pode até realizar alguns procedimentos médicos simples. Cuidar da bebê fará com que você se sinta mais confortável como nova mãe, oferecerá uma sensação de normalidade e proporcionará uma experiência valiosa para os próximos meses (principalmente nas primeiras semanas em casa). Se a equipe não se oferecer para mostrar esses conceitos básicos ou lhe dar a oportunidade de obter experiência prática, peça.

Conhecendo a UTI neonatal
"Meu bebê está na UTI neonatal e é assustador ver todos os equipamentos médicos aos quais ele está conectado."

Uma primeira olhada na UTI pode ser assustadora, especial-mente se seu bebê for um dos menores pacientes. Saber o que você está vendo pode evitar que seus medos a sobrecarreguem. Aqui está o que você pode esperar na maioria das UTIs neonatais:

Um berçário principal que compreende uma grande sala ou uma série de salas. Ou, dependendo do hospital, pode haver quartos unifamiliares, cada um com sua própria incubadora, sofás e cadeiras para os pais, geladeiras e assim por diante. Esses quartos (ou outros quartos privados) também permitem que a mãe extraia leite (geralmente são fornecidas bombas), e as famílias podem passar um tempo abraçando seus bebês à medida que ficam mais fortes.

CONHECENDO AS EXPRESSÕES DA UTI NEONATAL

Você ouvirá muitas palavras e expressões provavelmente desconhecidas na UTI neonatal. Quanto mais rápido aprender o jargão dos prematuros, mais confortável ficará ao ouvi-lo em referência a seu bebê e seus cuidados. A seguir, há um glossário de alguns dos termos comuns. Pergunte à equipe da UTI neonatal se eles têm mais informações ou panfletos que possam listar os termos comuns usados no hospital (que podem ser mais abrangentes que essa lista).

Asfixia. Uma condição na qual não chega oxigênio suficiente aos órgãos do corpo. O cérebro e os rins são os órgãos mais sensíveis à falta de oxigênio. Isso pode ter sido um problema pouco antes do nascimento de alguns prematuros, tornando o parto naquele momento uma questão urgente para prevenir ou minimizar danos aos órgãos.

Aspiração. A inalação de líquidos (como fórmula, fluidos estomacais, mecônio) para os pulmões. A aspiração pode levar a pneumonia e outros problemas pulmonares.

Aspiração de mecônio. A inalação de mecônio (o primeiro cocô do bebê) nos pulmões, o que pode levar a problemas.

Bagging (hiperinsuflação manual). Respirar pelo bebê enchendo os pulmões de ar ao apertar uma bolsa conectada a um tubo endotraqueal (veja a página a seguir) ou presa a uma máscara colocada sobre o rosto.

Broviac. Consulte cateter central.

Cânula nasal. Tubo de plástico macio que circunda a cabeça do bebê e fica sob o nariz, com aberturas (pontas) para fornecer oxigênio.

Capuz de oxigênio, também conhecido como capacete ou tenda. Capuz de plástico transparente que fornece oxigênio e é colocado sobre a cabeça do bebê.

Cateter central ou linha central. Tubo de plástico pequeno e fino através do qual fluidos são administrados ou removidos do corpo. Cateteres de Broviac geralmente são colocados na parte superior do tórax para alcançar a veia cava (o grande vaso sanguíneo no centro do corpo). Linhas PICC (cateteres centrais percutâneos) geralmente são inseridos através de uma veia no braço. Cateteres umbilicais também podem ser inseridos na veia ou artéria do coto umbilical após o nascimento.

Cateter umbilical (CUV/CUA). Tubo fino em um vaso sanguíneo no umbigo para tirar sangue ou fornecer fluidos, medicamentos ou nutrientes.

Cianose. Uma descrição das mudanças de cor da pele quando não há oxigênio suficiente no sangue. Quando um bebê está cianótico, a pele fica azul.

Ecocardiograma. Um ultrassom do coração.

Extubação. Remoção do tubo ET (ver anteriormente).

Gasometria. Exame de sangue para verificar os níveis de oxigênio e dióxido de carbono no sangue. Os gases precisam estar em equilíbrio para que o bebê cresça adequadamente. Eles são verificados regularmente para prematuros ligados a máquinas de respiração.

Hematócritos. Exame de sangue para ver quantos glóbulos vermelhos existem.

Hemograma completo. Exame de sangue para contar os glóbulos vermelhos (que transportam oxigênio), glóbulos brancos (que combatem a infecção) e plaquetas (que evitam o sangramento) no sangue.

Intravenosa. Pequeno tubo de plástico colocado em uma das veias do bebê como meio de fornecer líquidos, nutrição e medicação.

Intubação. A inserção de um tubo endotraqueal (ver anteriormente).

Linha PICC. Consulte cateter central.

Luzes de bili(rrubina). Luzes fluorescentes azuis usadas para tratar icterícia (também conhecida como fototerapia).

Neonatologista. Pediatra com treinamento especial em cuidados intensivos de recém-nascidos.

Pneumotórax. Quando o ar dos pulmões do bebê vaza para o espaço entre os pulmões e a parede torácica. Isso pode levar a um colapso pulmonar. Tratado com dreno torácico; veja a página a seguir.

Punção lombar. Teste no qual o fluido espinhal é aspirado através de uma pequena agulha colocada na parte inferior das costas. O fluido espinhal é testado para verificar se há problemas (bactérias, infecções e assim por diante).

Sepse. Infecção do sangue. Essa infecção pode começar em outra parte do corpo e depois se espalhar para o sangue. Da mesma forma, a infecção do sangue pode se espalhar para praticamente qualquer órgão do corpo.

Síndrome de angústia respiratória (SAR). Consulte a p. 848.

Surfactante. Substância que impede o colapso de pequenos sacos de ar nos pulmões. Falta surfactante natural em prematuros, razão pela qual o surfactante artificial é frequentemente administrado a prematuros na UTI neonatal.

Transfusão. Sangue doado que é dado ao bebê quando está anêmico (tem muito poucos glóbulos vermelhos) ou perdeu muito sangue.

Tubo endotraqueal (tubo ET). Um tubo de plástico que passa pelo nariz ou pela boca do bebê até a traqueia e é conectado a um ventilador (uma máquina de respiração) para ajudar o bebê a respirar.

Tubo torácico. Um pequeno tubo de plástico colocado no espaço entre o pulmão e a parede torácica para remover ar ou fluido desse espaço. (Consulte pneumotórax anteriormente.)

Ventilador. Máquina de respiração mecânica.

Uma atmosfera muitas vezes movimentada. Dependendo do tamanho e da ocupação da UTI neonatal, pode haver muitas enfermeiras e médicos trabalhando, tratando e monitorando bebês. Outros pais também podem estar cuidando ou alimentando seus bebês.

Silêncio relativo. Embora seja um dos lugares mais movimentados do hospital, normalmente também é um dos mais silenciosos. Isso porque ruídos muito altos podem ser estressantes para bebês pequenos ou até prejudiciais para seus ouvidos. Para ajudar a manter o nível de som baixo, você deve falar baixinho, fechar as portas e escotilhas com cuidado e tomar cuidado para não deixar cair coisas ou colocar itens barulhentos no topo das incubadoras. (Um som que é importante para seu prematuro, no entanto, é o som de sua voz e de seus batimentos cardíacos; veja a p. 825.)

Luzes difusas. Como os olhos ainda sensíveis também precisam de proteção (afinal, eles não seriam expostos a nenhuma luz se ainda estivessem no útero), a equipe da UTI neonatal geralmente tenta controlar a claridade no berçário. Embora luzes brilhantes muitas vezes sejam necessárias para que os médicos e enfermeiros possam fazer o que precisam (e ver o que estão fazendo) para manter seu bebê saudável e próspero, a maioria das UTIs neonatais faz o possível para manter as luzes baixas a fim de simular a vida no útero. Colocar um cobertor sobre a incubadora quando as luzes estão fortes também pode ajudar — mas pergunte primeiro à equipe, porque também é importante que o bebê não fique no escuro o tempo todo. Pesquisas mostram que luz fraca e constante pode perturbar os ritmos corporais e retardar o desenvolvimento dos ciclos normais de sono-vigília. De fato, prematuros que são expostos a ciclos naturais de luz e escuridão que imitam os ritmos dia-noite ganham peso mais rapidamente que aqueles mantidos 24 horas por dia sob luz forte ou fraca.

Normas rígidas de higiene. Manter os germes que podem disseminar infecções (e tornar os bebês doentes ainda mais doentes) fora do berçário é uma grande prioridade na UTI neonatal. A cada visita, você precisará lavar as mãos com sabonete antibacteriano ou desinfetante (geralmente há uma pia ou dispensador para esse fim do lado de fora das portas da UTI). Você também pode ser solicitada a vestir um traje hospitalar. Se o bebê estiver isolado, você pode precisar usar luvas e uma máscara.

FAZENDO PARTE DA EQUIPE DO BEBÊ

Lembre-se de que você é uma das parceiras mais importantes nos cuidados com seu bebê. Informe-se o máximo possível sobre os equipamentos e procedimentos da UTI neonatal e familiarize-se com a condição e o progresso do bebê. Peça explicações sobre como ventiladores, máquinas e monitores o estão ajudando. Solicite informações escritas que expliquem o jargão médico que você ouvirá (e leia novamente o quadro da p. 826). Aprenda o máximo que puder sobre a rotina: horários de visitas e restrições, quando os enfermeiros mudam de turno, quando os médicos fazem rondas. Descubra quando e quem lhe dará atualizações sobre o progresso do bebê. Dê aos funcionários seus números de celular, para que eles sempre possam entrar em contato com você.

Bebês minúsculos. Alguns estarão em incubadoras transparentes (berços totalmente fechados, exceto por quatro portas tipo vigia que permitem que você e a equipe alcancem e cuidem do bebê) ou em berços abertos. Alguns podem estar em mesas de aquecimento sob lâmpadas no teto. Alguns bebês muito pequenos podem estar embrulhados em plástico (polietileno) para minimizar a perda de fluidos e calor corporal através da pele, principalmente nas horas após o nascimento. Isso os ajuda a se manterem aquecidos, principalmente aqueles com menos de 1,8 kg, que não possuem a gordura necessária para regular sua temperatura corporal, mesmo quando estão enrolados em cobertores.

Uma série de aparelhos. Você notará uma abundância de tecnologia perto de cada cama. Os monitores que registram os sinais vitais (e avisam, acionando um alarme, sobre quaisquer alterações que precisem de atenção imediata) são conectados aos bebês por meio de cabos que são fixados na pele com gel ou inseridos por agulha logo abaixo da pele. Além de um monitor, o bebê pode estar conectado a um tubo de alimentação, um acesso intravenoso (através do braço, perna, mão, pé ou cabeça), um cateter no coto umbilical, sondas de temperatura (fixadas à pele com um adesivo) e um oxímetro de pulso que mede o nível de oxigênio no sangue usando uma pequena luz presa à mão ou ao pé. Um ventilador mecânico (máquina de respiração) pode ser usado para ajudar o bebê a respirar normalmente se ele tiver menos de 30 a 33 semanas de gestação. Caso contrário, ele pode receber oxigênio de uma máscara ou através de pinos de plástico macios presos ao tubo. Haverá também configurações de sucção que são usadas periodicamente para remover o excesso de secreções respiratórias, bem como luzes para fototerapia (luzes de bilirrubina), usadas para tratar bebês com excesso de icterícia. (Os bebês submetidos a esse tratamento ficarão nus, exceto pelos tapa-olhos, que protegem os olhos das luzes.)

RETRATO DE UM PREMATURO

Os pais de recém-nascidos a termo podem se surpreender ao verem seus bebês pela primeira vez. Os pais de bebês prematuros muitas vezes ficam chocados. O prematuro médio pesa entre 1,6 e 1,9 kg ao nascer, e alguns pesam consideravelmente menos. O menor pode caber na palma da mão de um adulto e ter pulsos e mãos tão pequenos que uma aliança de casamento passaria por eles. A pele do prematuro é translúcida, deixando veias e artérias visíveis. Parece frouxa, porque não tem uma camada de gordura abaixo dela (tornando impossível a autorregulação da temperatura), e muitas vezes é recoberta de uma fina camada de pelos corporais pré-natais, ou lanugem, que geralmente não está presente em bebês a termo. Por causa do sistema circulatório imaturo, você pode notar algumas mudanças na coloração da pele ao tocar ou alimentar o bebê. As orelhas podem ser achatadas, dobradas ou flexíveis, porque a cartilagem que lhes dará forma ainda não se desenvolveu. Os prematuros geralmente se deitam com os braços e as pernas retos em vez do estilo clássico dos recém-nascidos — curvados ou dobrados —, não apenas porque seus músculos ainda não têm força, mas porque nunca tiveram que se dobrar para caber em um útero apertado como os bebês a termo.

As características sexuais geralmente não estão totalmente desenvolvidas: os testículos podem não ter descido, o prepúcio nos meninos e as dobras internas dos lábios vaginais nas meninas podem ser imaturos e pode não haver aréola ao redor dos mamilos. Como o desenvolvimento muscular e nervoso não está completo, muitos reflexos (como agarrar, sugar, sobressaltar-se, buscar) podem estar ausentes. Ao contrário dos bebês a termo, um prematuro pode chorar pouco ou não chorar. Ele também pode estar sujeito a períodos de interrupção da respiração, conhecidos como apneia dos prematuros.

Mas as características físicas dos prematuros que compõem esse retrato são apenas temporárias. Quando atingem 40 semanas de gestação, época em que, de acordo com o calendário, deveriam ter nascido, eles se assemelham muito ao recém-nascido típico em tamanho e desenvolvimento.

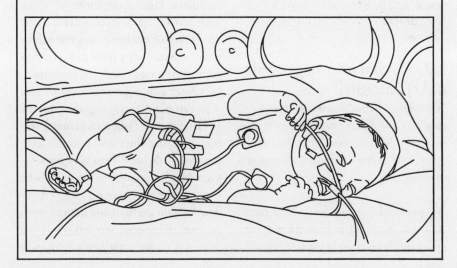

Um lugar para os pais segurarem (e praticarem a posição de canguru com) seus bebês. No meio de todo esse equipamento de alta tecnologia, provavelmente haverá cadeiras de balanço ou poltronas reclináveis onde você poderá alimentar ou segurar o bebê.

Uma grande equipe de médicos especialistas altamente treinados. A equipe que cuida do bebê na UTI neonatal pode incluir um neonatologista (um pediatra com treinamento especial em cuidados intensivos para recém-nascidos), residentes pediátricos e neonatais (médicos em treinamento), um médico assistente ou enfermeiro, um especialista em enfermagem clínica, um enfermeiro primário (que será o principal cuidador do bebê, bem como seu principal contato), um nutricionista, um terapeuta respiratório, outros médicos especialistas (dependendo das necessidades específicas do bebê), assistentes sociais, médicos e terapeutas ocupacionais, técnicos de raios X e de laboratório e especialistas em lactação.

Lidando com uma longa estada na UTI neonatal

"Os médicos dizem que minha prematura terá que passar muitas semanas no hospital. Quanto tempo é provável que seja e como poderei lidar com essa longa internação?"

É provável que você leve a bebê para casa mais ou menos na mesma época que levaria se ela tivesse chegado a termo — 37 a 40 semanas de idade gestacional —, embora, se sua prematura enfrenta outros desafios médicos além de ser pequena, a internação possa ser prolongada. Mas não importa quanto dure a hospitalização, ela provavelmente parecerá ainda mais longa. Para aproveitar ao máximo esse tempo e até ajudá-lo a passar um pouco mais rápido, tente:

Fazer uma parceria. Os pais de prematuros muitas vezes começam a sentir que seu bebê pertence menos a eles e mais aos médicos e enfermeiras, que parecem tão competentes e fazem tanto por ele. Mas, em vez de achar que pode não estar à altura da equipe, tente fazer parte dela. Conheça as enfermeiras (o que será mais fácil se a bebê tiver uma enfermeira primária responsável pelos cuidados em cada turno, o que é provável), o neonatologista e os residentes. Deixe-os saber que você gostaria de cuidar da bebê o máximo possível — trocar fraldas, cueiros, dar banho —, o que pode economizar tempo, ajudá-la a passar o tempo e também a se sentir menos como espectadora e mais como participante nos cuidados com sua pequena.

Obter educação médica. Aprenda o jargão e a terminologia usados na UTI neonatal. Peça à enfermeira responsável para lhe mostrar como ler o prontuário da bebê. Peça ao neonatologista detalhes sobre a condição da bebê e esclarecimentos quando não entender. Pais de prematuros muitas vezes se tornam especialistas em medicina neonatal muito rapidamente, usando termos como angústia respiratória e intubação tão facilmente quanto um neonatologista. Consulte o quadro na p. 826 para conhecer alguns termos usados com frequência.

Estar sempre ao lado da bebê. Alguns hospitais permitem que você permaneça no hospital, mas, mesmo que não possa, você deve passar o máximo de tempo possível com a bebê, alternando turnos com seu cônjuge conforme necessário. Dessa forma, você conhecerá não apenas a condição da bebê, mas também a própria bebê. (Se tiver outros filhos em casa, no entanto, eles também precisarão de você agora. Veja a p. 841 para obter mais informações sobre os irmãos.)

Fazer a bebê se sentir em casa. Mesmo que a incubadora seja apenas uma parada temporária, tente torná-la parecida com um lar. Peça permissão para colocar bichinhos de pelúcia ao redor da bebê e cole fotos (talvez incluindo estimulantes ampliações em preto e branco da mamãe e do papai) nas laterais para ela ver. Pergunte se pode gravar sua voz para quando não estiver lá, ou uma música suave. Lembre-se, no entanto, de que qualquer coisa que você coloque na incubadora terá que ser esterilizada e, obviamente, não pode interferir no equipamento de manutenção da vida.

Preparar sua produção de leite. Seu leite é o alimento perfeito para sua bebê prematura. Até que ela seja capaz de mamar, bombeie leite para alimentação indireta e para manter a produção.

Bombear também lhe dará uma sensação bem-vinda de estar "fazendo algo".

Fazer compras. Como sua bebê chegou antes do previsto, você pode não ter tido tempo de encomendar móveis, enxoval e outras necessidades. Se foi o caso, agora é a hora de fazer compras on-line. Se você é supersticiosa e não quer encher a casa com as coisas da bebê antes que ela tenha alta, encha o carrinho, mas não complete o pedido até estar mais perto da alta (especialmente porque você ainda não saberá que tamanho de fraldas e roupas comprar). Você não apenas terá cuidado de algumas tarefas necessárias, mas também terá preenchido algumas das longas horas de hospitalização da bebê e declarado (ao menos para si mesma) estar confiante de que seu pacotinho de alegria irá para casa em breve.

A montanha-russa emocional

"Estou tentando ser forte pelo meu filho enquanto ele está na UTI neonatal, mas estou com medo, sobrecarregada e me sentindo fora de controle."

A maioria dos pais cujos bebês estão na UTI neonatal experimenta um amplo espectro de emoções em constante mudança, que podem variar entre choque, raiva, frustração, estresse, medo, entorpecimento, decepção, confusão, tristeza intensa e esperança igualmente intensa — todas válidas, compreensíveis e normais. Você pode se sentir sobrecarregada com todo o equipamento médico ligado ao bebê e com a atividade constante de enfermeiros e médicos. Pode ficar assustada com os procedimentos realizados no bebê ou frustrada por sentimentos de desamparo. Pode se sentir desapontada por seu filho não ser o adorável bebê a termo com covinhas que você estava esperando (e imaginando) durante a gravidez, frustrada por não poder levá-lo para casa a fim de começarem a vida juntos e culpada sobre ambas as emoções. Também pode se sentir culpada por não estar feliz com o nascimento ou por não ter conseguido manter a gravidez por mais tempo (mesmo que não houvesse absolutamente nada que pudesse ter feito para evitar a prematuridade — na maioria das vezes, não há). Pode se sentir incomodada com a incerteza sobre o futuro do bebê, principalmente se ele for muito pequeno ou estiver doente. Pode até mesmo se distanciar inconscientemente de seu prematuro por medo de se apegar demais ou por achar difícil criar vínculos através das vigias de uma incubadora.

Ou pode ter sentimentos inesperadamente fortes de amor e apego, que são aprofundados, em vez de desafiados, pela provação que ambos estão enfrentando. Você pode estar zangada consigo mesma por suas reações, com seu parceiro por não reagir da mesma maneira que você, com sua família e amigos por não entenderem o que você está passando ou por agirem como se nada tivesse acontecido, com seu obstetra por não ter impedido essa situação. O mais confuso sobre essas emoções é que elas podem conflitar ou mudar descontroladamente, deixando-a se sentindo esperançosa em um minuto, sem esperança no próximo, profundamente apaixonada por seu bebê um dia, com medo de amá-lo no próximo. E, para agravar a situação, pode haver a exaustão física de manter vigília 24 horas ao lado do bebê, o que pode ser ainda mais debilitante se você ainda não se recuperou do parto ou está sofrendo com mamilos dolorosamente rachados por causa do bombeamento.

PREMATUROS POR CATEGORIA

Os cuidados com o bebê, o tempo de permanência na UTI neonatal e as chances de complicações dependerão da categoria de prematuro a que ele pertence. Em geral, quanto mais cedo o bebê nasce, mais longa e complicada é a permanência na UTI:

Pré-termo próximo ou tardio (nascido com 33 a 37 semanas de gestação). Bebês nascidos perto do termo têm menos probabilidade de terem problemas respiratórios graves (graças ao desenvolvimento de algum surfactante para o amadurecimento pulmonar ainda no útero), mas ainda podem ter problemas de açúcar no sangue, bem como risco ligeiramente elevado de infecção. Eles são mais propensos que bebês a termo a ter níveis elevados de icterícia, exigindo ao menos uma breve fototerapia. Esses bebês prematuros também podem ter alguma dificuldade para se alimentar, mas a grande maioria tem curta permanência na UTI neonatal (se tiver), com poucas complicações.

Prematuro moderado (nascido com 28 a 32 semanas de gestação). Muitos bebês nascidos antes das 31 semanas terão dificuldades respiratórias e provavelmente precisarão ser colocados em um respirador por algum tempo. E, como bebês nascidos tão cedo não receberam o aumento da proteção imunológica da mãe durante o último trimestre, estão mais propensos a infecções em geral, bem como hipoglicemia (baixo nível de açúcar no sangue) e hipotermia (eles têm dificuldade para se manterem aquecidos). Os prematuros moderados geralmente não começam a mamar ou tomar mamadeira imediatamente e podem ter problemas alimentares quando estiverem prontos para mamar.

Prematuros extremos (nascidos antes da 28ª semana de gestação). Esses bebês menores correm maior risco de dificuldades respiratórias porque seus pulmões são muito imaturos e ainda não estão prontos para funcionar de forma independente. Os prematuros extremos também correm maior risco de complicações, infecções, hipoglicemia e hipotermia (consulte a p. 848 para mais informações).

Os bebês prematuros não são categorizados apenas pela idade gestacional. A saúde de um bebê prematuro e o curso do tratamento na UTI neonatal também têm muito a ver com o tamanho ao nascer — geralmente, quanto menor o bebê, maiores as chances de uma internação mais longa e possivelmente complicações:

- **Com peso muito baixo ao nascer** são os bebês nascidos com peso inferior a 1,5 kg.
- **Com peso extremamente baixo ao nascer** são os bebês nascidos com peso inferior a 990 g.
- **Microprematuros** são prematuros menores e ainda mais novos, nascidos com peso inferior a 800 g ou antes da 26ª semana de gestação.

Felizmente, os avanços na assistência médica melhoraram os resultados para bebês prematuros e microprematuros, e mesmo os menores têm uma chance muito maior de sobrevivência. De acordo com alguns estudos, mais de 50% dos bebês nascidos com 23 semanas sobrevivem, mais de três quartos dos bebês nascidos com 25 semanas sobrevivem e mais de 90% dos bebês nascidos com 26 semanas sobrevivem.

Lidar com essas emoções é extremamente difícil, mas manter o seguinte em mente pode ajudar:

- O que você está sentindo, dizendo e fazendo é perfeitamente normal. Essas emoções extremas e às vezes contraditórias são experimentadas por quase todos os pais de bebês prematuros em um momento ou outro (embora você possa acreditar que ninguém mais se sente como você).
- Não existe uma maneira certa de sentir. Suas emoções podem diferir das emoções do seu parceiro, dos pais do bebê na incubadora ao lado ou de outros pais de prematuros com quem você conversou. Todo mundo vai reagir de maneira diferente, e isso também é normal. Lembre-se também, ao falar com outros pais de prematuros (e você deveria conversar com eles), de que eles podem estar sentindo as mesmas emoções perturbadoras por dentro, mas esses sentimentos podem não aparecer do lado de fora. Emoções profundas geralmente ficam ocultas.
- Emoções precisam ser expressadas. Manter seus sentimentos dentro de você só os agravará e fará com que se sinta ainda mais isolada. Deixe a equipe da UTI neonatal saber quais são seus sentimentos e medos. Eles não apenas entenderão o que você está passando (já que ajudar os pais é uma parte quase tão importante de seu trabalho quanto ajudar os bebês), mas também podem oferecer insights para ajudá-la a lidar com isso.
- Você e seu parceiro precisam um do outro. Cada um de vocês pode ganhar força apoiando-se no outro e pode ser mais eficaz como equipe que individualmente. A comunicação aberta também ajudará a evitar que o estresse inerente à parentalidade de um prematuro (ou de ter um bebê doente) prejudique seu relacionamento.
- O melhor apoio vem de quem sabe. Tente conversar com outros pais na UTI neonatal. Você descobrirá que eles também se sentem sozinhos, inseguros e com medo. As amizades são facilmente formadas na UTI neonatal porque os outros pais precisam de você tanto quanto você precisa deles. Muitos hospitais disponibilizam apoio por meio de grupos administrados pela assistente social da UTI ou podem ligá-la a famílias de apoio cujos bebês deixaram a UTI, especialmente por meio de grupos on-line. Ninguém pode entender melhor o que você está vivendo — e oferecer mais sabedoria e empatia — que pais que já passaram por isso. Certifique-se também de acessar os quadros de mensagens em WhatToExpect. com para procurar apoio de quem sabe. Uma fonte móvel de apoio

será inestimável durante os longos dias e noites de espera na UTI.

- Levará tempo. Você provavelmente não estará em um estado emocional uniforme, ao menos até que seu bebê esteja em um estado físico equilibrado. Até lá, você terá dias bons e dias ruins (geralmente correspondendo aos altos e baixos do bebê). Se você é mãe de um prematuro, sua recuperação física e as flutuações hormonais normais podem intensificar sentimentos de todos os tipos. Lembrar a si mesma que seus sentimentos são normais — que todos os pais de prematuros vivem em uma montanha-russa emocional ao menos até que seus bebês estejam seguros em casa e totalmente recuperados (e às vezes mais tempo que isso) — não fará com que os sentimentos desapareçam, mas lhe dará a perspectiva necessária para lidar com eles. Claro, se você (ou seu parceiro) estiver sentindo tristeza, desesperança, ansiedade ou uma incapacidade de funcionar que seja significativa demais para atribuir ao estresse normal de ser mãe de um prematuro, pode ser que você esteja lidando com depressão pós-parto. Consulte a p. 715 e *O que esperar quando você está esperando* para saber mais sobre como reconhecer os sintomas da depressão pós-parto e procure a ajuda de que precisa para melhorar rapidamente. Lembre-se: para cuidar da melhor forma possível do bebê, você precisa cuidar da melhor forma possível de si mesma.

DÊ UMA PAUSA A SI MESMA

É claro que você quer passar todos os momentos que puder ao lado do bebê na UTI neonatal, abraçando no estilo canguru, ajudando com as mamadas, sussurrando cantigas de ninar, segurando aquelas mãozinhas pelas escotilhas e bombeando leite para nutrir seu precioso prematuro.

Mas toda mãe precisa de uma pausa, e ninguém precisa (ou merece) tanto de uma quanto a mãe de um prematuro. Então faça uma pausa e não se sinta culpada por isso. Quer você veja um filme com seu parceiro, jante com amigos, corra ao redor do lago ou tire algumas horas para procurar o enxoval do bebê, você voltará se sentindo menos estressada, revigorada e mais bem equipada para lidar com os dias à frente. Além disso, terá aprendido uma lição importante sobre ser mãe: cuidar melhor do bebê significa ter tempo para você também.

Amamentação

"Sempre estive determinada a amamentar meu bebê e, desde que ele nasceu, com 28 semanas, estou bombeando leite para que ele seja alimentado por um tubo. Ele terá problemas para mudar para a amamentação mais tarde?"

Até agora tudo bem. Desde o nascimento, seu bebê recebeu o melhor alimento possível para um recém-nascido prematuro — o leite da mãe —, da única maneira que um bebê tão pequeno é capaz de se alimentar, através de um tubo. Naturalmente, você quer que ele seja capaz de continuar recebendo essa comida perfeita assim que puder mamar. Mas você tem pouco com que se preocupar. Pesquisas descobriram que bebês prematuros pesando tão pouco quanto 1,3 kg e tão jovens quanto 30 semanas gestacionais podem ser capazes de mamar no peito e são mais bem-sucedidos nisso que na mamadeira.

Depois de colocar seu bebê no peito, você desejará criar as condições mais propícias para o sucesso. Veja como:

- Leia tudo sobre amamentação, a partir da p. 107, antes de começar. Também peça a ajuda de uma consultora de lactação (espero que haja uma na equipe para ajudá-la).
- Seja paciente se o neonatologista ou enfermeira quiser que o bebê seja monitorado quanto a mudanças de temperatura e/ou oxigênio durante a amamentação. Isso não interferirá no processo e protegerá o bebê soando um alarme caso ele não esteja respondendo bem à alimentação.
- Certifique-se de que você está relaxada e o bebê está acordado e alerta.
- Pergunte à equipe se há uma área de amamentação especial para mães de prematuros, um lugar privado com uma poltrona ou cadeira reclinável para você e o bebê ou uma tela de privacidade que possa ser colocada para protegê-la — especialmente porque é melhor que você abrace e amamente o bebê pele a pele.
- Mantenha-se confortável, erguendo o bebê com travesseiros e apoiando a cabeça. Muitas novas mamães acham a posição invertida (p. 114) confortável e mais suave para os mamilos.
- Se o bebê ainda não tem reflexo de busca (provavelmente, não), ajude-o a começar colocando o mamilo e a aréola na boquinha dele. Comprima levemente o seio com os dedos para facilitar a pega (p. 115) e continue tentando até conseguir.
- Observe para ter certeza de que o bebê está recebendo leite. Seus seios estão acostumados ao bombeamento mecânico e levará um tempo para se ajustarem aos diferentes movimentos gerados pela boca do bebê. No início, a sucção do bebê será rápida, em uma tentativa de estimular a ejeção. Então, à medida que o leite chegar, o bebê deve desacelerar a sucção e mudar para um padrão de sucção-deglutição.

- Se o bebê não parecer interessado no peito, tente extrair algumas gotas de leite em sua boca para dar a ele um gostinho do que está por vir.
- Amamente o bebê enquanto ele estiver disposto a mamar. Mantenha-o no peito até que ele pare de sugar ativamente por ao menos dois minutos. Prematuros pequenos podem mamar por cerca de uma hora até ficarem satisfeitos.
- Não desanime se as primeiras sessões parecerem improdutivas. Muitos bebês a termo demoram um pouco para aprender a pega, e prematuros merecem ao menos a mesma chance. Ainda com problemas? Peça ajuda.
- Peça para que todas as mamadas nas quais você não possa amamentar sejam dadas por gavagem (através do nariz) em vez de mamadeira. Se for administrado fortificante de leite humano ou outra fortificação ao bebê para complementar o leite, peça que também seja administrado por gavagem ou pelo sistema de nutrição suplementar (consulte a p. 263).

Você será capaz de dizer o quanto o bebê está mamando bem seguindo a pesagem diária. Se ele continuar ganhando cerca de 1 a 2% de seu peso corporal diariamente, ou cerca de 100 a 215 g por semana, ele estará bem. No momento em que atingir a data de nascimento original, ele deve estar próximo do peso de um recém-nascido: algo em torno de 2,7 a 3,7 kg. Tenha em mente que prematuros amamentados no peito (assim como bebês a termo) ganham peso um pouco mais lentamente que os alimentados com fórmula.

Lidando com um bebê minúsculo

"Até agora só manejei nosso bebê pelas vigias da incubadora. Mas não sei o quanto serei capaz de lidar bem com ele quando finalmente voltarmos para casa. Ele é tão pequeno e frágil."

Quando seu bebê finalmente fizer a tão esperada viagem para casa, ele provavelmente parecerá gorducho e robusto, em vez de minúsculo e frágil. Afinal, dependendo do quanto era pequeno quando chegou, ele pode ter dobrado seu peso ao nascer quando atingiu 1,8 a 2,3 kg, o peso médio de alta para prematuros. E é provável que você não tenha mais problemas para cuidar dele do que a maioria dos novos pais têm para cuidar de seus bebês a termo. Na verdade, se tiver a chance de fornecer alguns cuidados ao bebê no hospital (algo que deve ser incentivada a fazer, especialmente quando se tratar de atendimento especializado) nas semanas até a alta, você estará realmente à frente da maioria. O que não significa que será fácil — raramente é fácil para os novos pais, seja o pacotinho que estão levando para casa prematuro ou a termo.

LEVANDO O BEBÊ PARA CASA

Depois de passar muitas semanas na UTI neonatal, ela pode parecer uma segunda casa, e a equipe uma segunda família. Ainda assim, você provavelmente está mais que pronta para o dia da alta e a importante ida para casa que esperava tão ansiosamente. É provável que esse momento ocorra aproximadamente quando ocorreria se o bebê tivesse nascido a termo, às 40 semanas, embora, ocasionalmente, um bebê possa receber alta duas a quatro semanas antes da data prevista ou precisar ficar mais que a marca de 40 semanas. A maioria dos hospitais não tem um requisito específico de peso para alta. Em vez disso, os bebês geralmente são enviados para casa quando:

- São capazes de manter a temperatura corporal normal em um berço aberto
- Conseguem se alimentar apenas no peito ou na mamadeira
- Estão ganhando peso no peito ou na mamadeira
- Estão respirando por conta própria
- Não mostram sinais de apneia (pausas na respiração)

Se você está se perguntando o quanto você e o bebê ficarão bem sem uma enfermeira ou neonatologista olhando por cima do seu ombro, tenha certeza de que os hospitais não enviam para casa bebês que ainda precisam de cuidados profissionais em tempo integral. A equipe irá prepará-la para qualquer cuidado que precise fornecer (além dos básicos) — e, se eles não fornecerem as instruções e a preparação de que você precisa, peça. Pergunte também sobre o treinamento de RCP infantil, uma habilidade importante para qualquer novo pai, mas especialmente para o pai de um prematuro (p. 809). Para ajudar os pais a se sentirem mais confiantes antes da alta, a maioria das UTIs neonatais oferece a oportunidade de passar uma noite com o bebê em um quarto familiar próximo ao berçário, mas sem qualquer supervisão da equipe — por conta própria, mas com o apoio a um botão de distância.

Se você ainda estiver preocupada com a ideia de ir para casa sozinha quando o bebê estiver se preparando para a alta (especialmente se ele estiver sendo enviado para casa com uma variedade de aparelhos médicos, como monitores respiratórios e capuzes de oxigênio), considere contratar uma babá que tenha experiência com prematuros para ajudar nas primeiras semanas, se as finanças permitirem.

Problemas permanentes

"Embora o médico diga que nossa bebê está bem, ainda tenho medo de que ela fique com algum tipo de problema permanente."

O BEBÊ COM BAIXO PESO AO NASCER

Um dos maiores milagres da medicina moderna é o rápido aumento da taxa de sobrevivência de bebês prematuros. Antigamente, um bebê de 1 kg não tinha chance de sobreviver. Agora, graças aos avanços da neonatologia, pode-se esperar que bebês ainda menores sobrevivam (veja o quadro da p. 834). O que significa que as chances de sua bebê ir para casa bem são muito boas.

No geral, mais de 2 em cada 3 bebês nascidos prematuramente se revelam perfeitamente normais, e a maioria dos outros tem apenas deficiências leves a moderadas. Na maioria das vezes, o QI do bebê é normal, embora bebês prematuros tenham risco maior de dificuldades de aprendizado. Os riscos de problemas permanentes de desenvolvimento são muito maiores para aqueles que nascem com 23 a 25 semanas e/ou pesam menos de 710 g. Ainda assim, dos 40% desses bebês que sobrevivem, mais da metade passa bem.

PARA OS IRMÃOS: O IRMÃO MENORZINHO

Quer saber o que — se algo — você deve contar a seu filho mais velho sobre o bebê prematuro? Seu primeiro impulso pode ser tentar proteger o irmão maior (especialmente aquele que ainda é muito novo) não falando muito sobre a condição do bebê. Mas mesmo crianças muito pequenas aprendem mais do que os adultos a seu redor costumam lhes dar crédito e, sem um contexto reconfortante, os sinais de estresse podem ser especialmente perturbadores e assustadores. Por que todos estão distraídos? Por que as rotinas estão sendo interrompidas? Por que mamãe e papai estão tão estressados? E onde está o bebê se já não está na barriga da mamãe? O imaginado pode realmente ser mais assustador para uma criança pequena que a realidade — e o que ela não sabe pode doer mais do que precisa.

Em vez disso, dê a seu filho mais velho alguns fatos básicos sobre o que está acontecendo com o novo bebê. Explique que o bebê saiu da mamãe muito cedo, antes de crescer o suficiente, e tem que ficar em um berço especial no hospital até ser grande o suficiente para voltar para casa. Com a aprovação do hospital, leve seu filho mais velho para uma visita inicial e, se tudo correr bem e ele parecer disposto, visitas regulares. Irmãos grandes que ainda são pequenos são propensos a ficarem mais fascinados que assustados pelos fios e tubos, principalmente se os adultos derem o tom certo: confiantes e alegres, em vez de nervosos e sombrios. Fazer com que o irmão mais velho leve um presente para colocar na incubadora o ajudará a se sentir parte da equipe que cuida do bebê. Se seu filho mais velho quiser, e você tiver permissão da equipe, deixe-o se lavar e depois tocar o bebê pelas vigias. Incentive o novo irmão mais velho a cantar, conversar e fazer contato visual com seu irmãozinho. Essa ligação precoce, mesmo através das paredes de isolamento, pode ajudar seu filho mais velho a se sentir mais próximo do bebê quando a ida para casa finalmente acontecer. O irmão mais velho parece não querer nada com esse novo membro minúsculo e carente da família? Tudo bem. Como sempre, siga as dicas do seu filho.

Enquanto isso, mantenha as rotinas o mais próximo possível do "normal" e certifique-se de que todos que estão cuidando de seu filho mais velho estejam familiarizados com alimentos, livros, músicas, brinquedos, jogos e, claro, a hora de dormir como de costume. Em tempos de mudança e estresse — que inevitavelmente darão o tom da permanência de seu prematuro na UTI neonatal —, a rotina será particularmente reconfortante para o irmão mais velho.

À medida que a bebê crescer, será importante ter em mente que ela terá que recuperar o atraso antes que seu desenvolvimento atinja a faixa normal para sua idade de nascimento. Seu progresso provavelmente seguirá mais de perto o de bebês de sua idade ajustada (veja a próxima pergunta). Se ela era muito pequena ou teve complicações sérias durante o período neonatal, é muito provável que também fique atrás de seus companheiros de idade corrigida, particularmente no desenvolvimento motor.

Ela também pode ser mais lenta no departamento neuromuscular. Alguns prematuros podem não perder os reflexos do recém-nascido, como o de Moro, o tônico do pescoço ou o de preensão (p. 214) tão cedo quanto bebês a termo, mesmo levando-se em consideração a idade ajustada. Ou seu tônus muscular pode ser fraco, em alguns casos fazendo com que a cabeça fique flácida, em outros fazendo com que as pernas fiquem mais rígidas que o normal e os dedos dos pés fiquem esticados em ponta. Embora esses sinais possam indicar que algo está errado em bebês a termo, eles geralmente não são nada com que se preocupar em prematuros (mas faça com que sejam avaliados pelo médico).

O progresso lento do desenvolvimento é definitivamente esperado em um prematuro, e geralmente não é motivo de preocupação. Se, no entanto, a bebê parecer não estar fazendo

O BEBÊ COM BAIXO PESO AO NASCER

nenhum progresso semana a semana, mês a mês, ou parecer não responder (quando não está doente), fale com o médico. Se um problema for descober-

to, o diagnóstico precoce pode levar ao tratamento precoce, o que fará enorme diferença a longo prazo.

CUIDADOS DOMICILIARES PARA BEBÊS PREMATUROS

Mesmo quando atingem a idade de bebês a termo, os prematuros continuam a precisar de alguns cuidados especiais. Ao se preparar para levar seu bebê para casa, lembre-se destas dicas:

- Leia os capítulos mensais deste livro. Eles se aplicam tanto a bebês prematuros quanto a bebês a termo. Mas lembre-se de ajustar para a idade corrigida do bebê.
- Se na sua casa você tiver ar-condicionado ou aquecedor, mantenha o ambiente mais quente do que o normal (mas não superaquecido), ao menos 22ºC ou mais, nas primeiras semanas em que o bebê estiver em casa. O mecanismo de regulação da temperatura geralmente está funcionando em bebês prematuros que vão para casa, mas, devido a seu tamanho e maior superfície da pele em relação à gordura, eles podem ter dificuldade para se manterem confortáveis sem uma pequena ajuda. Além disso, ter que gastar muitas calorias para se manterem aquecidos pode interferir no ga-

nho de peso. Se o bebê parecer invulgarmente agitado, verifique a temperatura ambiente para ver se está quente o suficiente. Sinta os braços, as pernas ou a nuca para ter certeza de que não está muito frio no quarto. Mas não exagere. É perigoso para um bebê usar roupas muito quentes enquanto dorme. Novamente, sinta os braços, as pernas ou a nuca para ter certeza de que ele está na temperatura certa — nem muito frio, nem muito quente.

- Compre fraldas para prematuros. Você também pode comprar roupas de bebê para prematuros. Só não compre muitas: antes que você perceba, elas deixarão de servir.
- Pergunte ao médico se deve esterilizar as mamadeiras fervendo-as ou colocando-as no lava-louça com água quente. Embora a esterilização após cada mamada talvez seja uma precaução desnecessária para um bebê a termo, o médico pode recomendá-la para seu prematuro, que é mais susce-

tível a infecções. Continue por alguns meses ou até que o pediatra diga que não é mais necessário. A esterilização entre os usos também pode ser obrigatória para as peças da bomba, então pergunte ao médico sobre isso também. Sacos de micro-ondas projetados para esterilizar equipamentos de alimentação de bebês podem facilitar o trabalho.

- Alimente com frequência... e paciência. Quanto menor o bebê, menor a barriga — o que significa que prematuros podem precisar de um reabastecimento a cada duas horas (do início de uma mamada ao início da próxima). A alimentação também pode ser lenta, especialmente com prematuros amamentados, que podem não ser capazes de mamar tão eficientemente quanto os bebês a termo. Eles podem levar mais tempo — até uma hora — para beber o suficiente em cada mamada. Deixe seu pequenino levar todo o tempo de que precisa para se alimentar.

- Alimentação extra... se recomendada pelo médico. Alguns prematuros precisam de um pequeno impulso extra no departamento de calorias, então o médico pode sugerir que você adicione um pouco mais de fórmula para fortificar as mamadeiras ou inclua uma pequena quantidade de cereal na mamadeira depois de certa idade. Lembrete: não faça isso a menos que seja especificamente recomendado pelo médico.

- Pergunte ao médico sobre um suplemento multivitamínico e de ferro. Prematuros podem estar em maior risco de se tornarem deficientes em vitaminas que bebês a termo e podem precisar desse seguro extra.

- Não comece com sólidos até que o médico dê seu aval. Geralmente, os sólidos são oferecidos a um bebê prematuro quando seu peso atinge 6 a 7 kg, quando mais de 910 g de fórmula são consumidos diariamente por ao menos uma semana e/ou quando a idade ajustada é de 6 meses. Ocasionalmente, quando o bebê não está satisfeito apenas com a fórmula ou leite materno, os sólidos podem ser iniciados a partir dos 4 meses de idade ajustada — supondo-se que ele esteja pronto para isso em termos de desenvolvimento.

- Relaxe. Sem dúvida, seu bebê já passou por muita coisa, e você também. Mas, quando seu pacotinho chegar em casa, tente deixar a experiência para trás. Por maior que seja o impulso de superproteger, tente tratar seu prematuro como o bebê normal e saudável que ele é agora.

Alcançando bebês da mesma idade

"Nosso filho, que nasceu quase dois meses antes, parece muito atrasado em comparação a outros bebês de 4 meses. Será que ele vai alcançá-los?"

Seu garotinho provavelmente não está "atrás", de jeito nenhum. Na verdade, ele provavelmente está exatamente onde um bebê concebido quando ele foi deveria estar. Tradicionalmente, a idade de um bebê é calculada a partir do dia em que ele nasceu. Mas esse sistema é enganoso ao avaliar o crescimento e o desenvolvimento de bebês prematuros, pois não leva em conta que, ao nascer, eles ainda não haviam atingido o termo. Seu bebê, por exemplo, tinha menos 2 meses de idade ao nascer. Aos 2 meses, ele era, em termos de idade gestacional (calculada de acordo com a data prevista do parto), equivalente a um recém-nascido. Aos 4 meses, ele é mais como um bebê de 2 meses. Tenha isso em mente ao compará-lo com crianças de sua idade ou com as médias dos gráficos de desenvolvimento. Por exemplo, embora o bebê médio possa se sentar bem aos 7 meses, seu filho pode não o fazer até os 9 meses, quando atingirá a idade corrigida do sétimo mês. Se ele era muito pequeno ou muito doente ao nascer, é provável que se sente ainda mais tarde. Em geral, você pode esperar que o desenvolvimento motor demore mais que o desenvolvimento dos sentidos (visão e audição, por exemplo).

Especialistas usam a idade gestacional, geralmente chamada de idade ajustada ou corrigida, na avaliação do desenvolvimento de uma criança prematura até os 2 ou 2,5 anos. Depois desse ponto, o diferencial de dois meses ou mais tende a perder significado — afinal, não há muita diferença de desenvolvimento entre uma criança de 4 anos e outra com 3 anos e 10 meses. Conforme seu bebê for crescendo, a diferença entre sua idade ajustada e sua idade de nascimento tenderá a diminuir e finalmente desaparecer, assim como quaisquer diferenças de desenvolvimento entre ele e seus pares (embora, ocasionalmente, cuidados extras possam ser necessários para levar um prematuro até esse ponto). Enquanto isso, se você se sentir mais confortável usando a idade ajustada dele com estranhos, vá em frente (eles nunca saberão a diferença). Certamente faça isso ao observar o desenvolvimento do bebê.

Você pode estimular o desenvolvimento motor colocando seu bebê de bruços, de frente para o quarto e não para a parede, na frequência e por quanto tempo ele aguentar (mas apenas quando for cuidadosamente supervisionado). Como prematuros e bebês com baixo peso ao nascer passam a maior parte de suas primeiras semanas, às vezes meses, de costas em incubadoras, eles geralmente resistem à posição de bruços, mas ela é necessária para aumentar a força nos braços e no pescoço. O tempo de bruços na barriga ou no peito pode ser mais divertido para vocês dois... além disso, ambos colherão os benefícios que vêm dessa posição de canguru se fizerem isso pele a pele.

VACINAS PARA PREMATUROS

Durante os dois primeiros anos de seu bebê prematuro, a idade ajustada será a que mais conta, exceto em uma área: as imunizações. A maior parte do calendário vacinal de um bebê não é atrasada por causa da prematuridade, então, em vez de receber as vacinas de acordo com a idade gestacional, ele as receberá de acordo com a idade de nascimento. Em outras palavras, se o bebê nasceu dois meses antes, ele mesmo assim receberá as primeiras vacinas aos 2 meses — e não aos 4 meses. Mesmo a vacina contra hepatite B, que normalmente é dada no nascimento, não é adiada para um prematuro. A AAP recomenda que todos os bebês — mesmo os prematuros — sejam vacinados ao nascer ou antes de receberem alta do hospital e irem para casa.

Não tema que o sistema imunológico do bebê não esteja maduro o suficiente ou não seja capaz de produzir anticorpos para as vacinas. Pesquisadores descobriram que, aos 7 anos, mesmo crianças que nasceram extremamente pequenas têm níveis de anticorpos semelhantes a outras crianças da mesma idade.

Cadeirinhas veiculares

"Minha bebê parece muito pequena para a cadeirinha infantil. Ela não estaria mais segura em meus braços?"

Não apenas é inseguro, como é ilegal para um bebê (prematuro ou a termo) andar nos braços de alguém em vez de em uma cadeirinha veicular. Todo bebê, não importando o quanto é pequeno, deve ser preso com segurança e confortavelmente toda vez que estiver em um veículo em movimento. Mas os pais de bebês com baixo peso ao nascer geralmente descobrem que seus filhotinhos especialmente pequenos parecem perdidos na cadeirinha veicular padrão, virada para trás. A AAP recomenda o seguinte ao escolher e usar uma cadeirinha veicular para sua bebê prematura:

- Selecione uma cadeirinha adequada ao tamanho da bebê. Escolha uma cadeirinha veicular para recém-nascidos, e não uma cadeirinha conversível, e procure uma com menos de 14 cm da alça da virilha até o encosto. Isso evitará que a bebê fique caída no assento. Também procure uma que tenha menos de 25 cm da posição mais baixa da alça do arnês até o fundo do assento, para que as alças não se cruzem sobre as orelhas da bebê.

- Faça com que ela seja ainda mais adequada. Use a inserção para recém-nascidos que vem com a cadeirinha veicular (a maioria dos assentos infantis inclui uma) para envolver a bebê. Se a bebê ainda parecer pequena demais para a cadeirinha, enrole uma toalha ou um cobertor pequeno e arrume-o de modo que cubra o assento nas laterais da cabeça. E, se ainda houver uma grande lacuna entre o corpo da bebê e o arnês, use uma toalha ou cobertor dobrado para preenchê-lo (mas não coloque nenhum cobertor ou toalha sob a bebê).

- Faça um teste com a cadeirinha veicular antes da alta da maternidade. Instalar uma cadeirinha de forma segura é desafiador o suficiente — mas para bebês, respirar na posição apoiada que a cadeirinha exige também é. Crianças podem apresentar uma redução na oxigenação durante a viagem de carro e por até trinta minutos ou mais depois. Algumas também podem experimentar períodos curtos de apneia (interrupção da respiração). É por isso que um teste da cadeirinha veicular (quando um bebê é monitorado e observado em uma cadeirinha antes de ir para casa) é padrão para médi-

cos da UTI neonatal com qualquer bebê nascido de 37 semanas ou menos ou que pese menos de 2,5 kg. Pergunte ao pediatra de seu bebê se algum monitoramento adicional será necessário depois da alta, ou se seria melhor restringir as viagens de carro nos primeiros dois meses.

Alguns bebês prematuros têm dificuldade para respirar na posição inclinada que a cadeirinha veicular exige. Um estudo mostrou que esses bebês podem ter um suprimento reduzido de oxigênio enquanto andam na cadeirinha veicular e que esse déficit pode durar até trinta minutos ou mais depois de saírem dela. Alguns também podem experimentar curtos períodos de apneia (parada respiratória). Certifique-se de que a bebê seja observada e monitorada na cadeirinha pelo pessoal do hospital antes de ir para casa. Se ela tiver problemas respiratórios na cadeirinha, é melhor limitar a quantidade de viagens de carro que faz com ela nos primeiros dois meses em casa (ou usar uma cama veicular aprovada), especialmente se ela já teve crises de apneia anteriormente. Pergunte ao médico como monitorar a respiração quando ela estiver em uma cadeirinha veicular comum, ao menos por algum tempo, para ver se ela está tendo problemas.

Os mesmos problemas respiratórios podem ocorrer em bebês prematuros em assentos infantis e cadeirinhas de balanço, portanto, não os use sem aprovação do médico.

Considere, se possível, também contratar um técnico certificado para verificar como sua prematura se encaixa na cadeirinha veicular, a fim de garantir que ela receba o apoio necessário e fique sentada com segurança, bem como para lhe mostrar como fazer os ajustes necessários.

TUDO SOBRE:
Problemas de saúde comuns em bebês com baixo peso ao nascer

Ser prematuro é um negócio arriscado. Corpos minúsculos não estão totalmente maduros, muitos sistemas (regulador de calor, respiratório e digestivo, por exemplo) ainda não estão totalmente operacionais e, claro, o risco de doenças neonatais aumenta. À medida que melhora a tecnologia para manter esses bebês vivos, mais atenção é dada a essas condições comuns aos prematuros, e o tratamento completamente bem-sucedido se torna cada vez mais a norma para muitos deles. (Novos tratamentos estão sendo desenvolvidos quase diariamente e, portanto, podem não ser detalhados aqui. Pergunte ao neonatologista ou pediatra sobre os avanços recentes.) Os problemas médicos que mais frequentemente complicam a vida de bebês prematuros incluem:

Síndrome da angústia respiratória (SAR). Por causa da imaturidade, os pulmões de um prematuro muitas vezes carecem de surfactante, um líquido que reveste o interior dos pulmões e ajuda a evitar o colapso dos alvéolos pulmonares. Sem surfactante, os minúsculos sacos de ar desinflam como balões se esvaziando cada vez que o bebê expira, forçando-o a trabalhar cada vez mais para respirar. Isso é chamado de síndrome da angústia respiratória. Curiosamente, bebês que sofreram estresse severo antes do nascimento, geralmente durante o trabalho de parto e parto, são mais propensos a ter surfactante, uma vez que o estresse parece acelerar a maturação pulmonar.

A SAR, a doença pulmonar mais comum em bebês prematuros, já foi fatal, mas mais de 80% dos bebês que a desenvolvem hoje sobrevivem, graças a uma maior compreensão da síndrome e novas formas de tratamento. Oxigênio extra é fornecido por meio de um capuz de oxigênio de plástico ou por meio de pressão positiva contínua nas vias aéreas (CPAP, na sigla em inglês), administrada por meio de tubos que se encaixam no nariz ou na boca. A pressão contínua evita que os pulmões entrem em colapso até que o corpo comece a produzir surfactante suficiente, geralmente em três a cinco dias. Nos casos de SAR grave, um tubo de respiração é colocado na boca e o bebê é colocado em um respirador. O surfactante artificial é administrado diretamente aos pulmões através do tubo respiratório. Às vezes, quando a imaturidade pulmonar é detectada no útero, a SAR pode ser totalmente evitada pela administração pré-natal de um hormônio à mãe, a fim de acelerar a maturação pulmonar e a produção de surfactante.

Um caso leve de SAR geralmente dura a primeira semana de vida, embora, se o bebê precisar ser colocado em um respirador, a recuperação possa ser muito mais lenta. Bebês com casos graves de SAR podem ter risco aumentado de resfriados ou doenças respiratórias durante os primeiros dois anos de vida; e podem ter maior tendência de apresentarem chiados ou doenças semelhantes à asma na infância e serem hospitalizados nos primeiros dois anos de vida.

Displasia broncopulmonar (DBP). Em alguns bebês, particularmente os nascidos muito pequenos, a administração de oxigênio a longo prazo e a ventilação mecânica usada para ajudar a tratar a SAR parecem se combinar à imaturidade pulmonar para causar DBP ou doença pulmonar crônica. A condição, que resulta da lesão pulmonar, geralmente é diagnosticada quando um recém-nascido ainda necessita de aumento de oxigênio após atingir 36 semanas de gestação, e alterações pulmonares (como cicatrizes) são vistas em raios X. Bebês com DBP precisam trabalhar mais que outros bebês para respirar, e a amamentação ou a mamadeira os fazem trabalhar especialmente duro. Como acabam usando tantas calorias quando se esforçam para respirar e porque têm mais dificuldade para comer, bebês com DBP geralmente têm desafios nutricionais, como ganho de peso insuficiente.

A DBP é uma condição crônica, e a única cura é o tempo, que permitirá que tecido pulmonar saudável cresça e que os sintomas diminuam. É por isso que o tratamento é apenas para diminuir os sintomas enquanto os pulmões crescem e amadurecem. O tratamento pode incluir oxigênio extra, ventilação mecânica contínua, medicamentos como broncodilatadores (para ajudar a abrir as vias aéreas) ou esteroides (para reduzir a inflamação) e medicamentos para prevenir o vírus sincicial respiratório (p. 758). Alguns bebês precisarão de oxigênio em casa e todos requerem alta ingestão calórica para impulsionar o crescimento. Felizmente, a maioria dos bebês com DBP supera seus sintomas e leva uma vida saudável.

Apneia da prematuridade. Embora a apneia (períodos em que a respiração para) possa ocorrer em qualquer recém-nascido, o problema é muito mais comum entre os prematuros. A apneia da prematuridade ocorre quando os sistemas respiratório e nervoso imaturos fazem com que bebês prematuros parem de respirar por períodos curtos. É diagnosticada quando um bebê tem períodos que duram mais de vinte segundos ou períodos mais curtos que estão associados à bradicardia, a diminuição da frequência cardíaca. Também é considerado apneia se a interrupção da respiração estiver associada à mudança de cor do bebê para pálida, púrpura ou azul. Quase todos os bebês nascidos com 32 semanas ou menos terão apneia.

A apneia é tratada estimulando o bebê a recomeçar a respirar esfregando ou acariciando a pele, administrando medicamentos (como cafeína ou teofilina) ou usando pressão positiva contínua nas vias aéreas (CPAP), nas quais o oxigênio é fornecido sob pressão através de pequenos tubos no nariz. A apneia da prematuridade não está associada à SMSI (síndrome da morte súbita infantil), e muitos bebês a superam quando atingem 36 semanas de gestação. Se um bebê tem pausas respiratórias depois que a apneia foi superada, elas não são consideradas apneia da prematuridade e é mais provável que sejam causadas por algum outro problema.

Persistência do canal arterial. Enquanto o bebê ainda está no útero, um canal chamado duto arterioso conecta a aorta (a artéria através da qual o sangue do coração é enviado para o restante do corpo) e a artéria pulmonar principal (que leva aos pulmões). Esse duto desvia o sangue dos pulmões que ainda não funcionam e é mantido aberto durante a gravidez por altos níveis de prostaglandina E (um dos ácidos graxos produzidos pelo corpo) no sangue. Normalmente, os níveis de prostaglandina E caem no momento do parto e o duto começa a se fechar em poucas horas. Mas, em cerca de metade dos bebês prematuros muito pequenos (aqueles que pesam menos de 1,5 kg) e em alguns bebês maiores, os níveis de prostaglandina E não caem e o duto permanece aberto ou "persistente". Em muitos casos não há sintomas, exceto sopro cardíaco e um pouco de falta de ar ao fazer esforço e/ou lábios azulados, e o duto se fecha sozinho logo após o nascimento. Ocasionalmente, no entanto, ocorrem complicações graves. O tratamento com uma droga inibidora das prostaglandinas (a indometacina) geralmente é bem-sucedido no fechamento do duto. Quando não for, a cirurgia fará o trabalho.

Retinopatia da prematuridade. Os vasos sanguíneos nos olhos não estão totalmente desenvolvidos até cerca de 34 semanas de gestação. Quando os bebês nascem muito cedo, os vasos sanguíneos imaturos nas retinas às vezes começam a crescer muito rapidamente, danificando-as. Retinopatia da prematuridade é o nome para o crescimento impróprio dos vasos sanguíneos na retina e para os danos causados por esse crescimento. Na maioria dos prematuros, o crescimento dos vasos sanguíneos da retina diminuirá por conta própria e a visão se desenvolverá normalmente. A incidência de retinopatia aumenta à medida que o peso ao nascer diminui. Mais da metade dos bebês nascidos com peso inferior a 1,25 kg desenvolverão retinopatia, na maioria das vezes leve. A retinopatia grave da prematuridade é em grande parte um problema dos bebês nascidos antes de 28 semanas.

A maioria dos casos melhora por conta própria, sem necessidade de tratamento, e os bebês se recuperam sem problemas visuais duradouros. Mas, como a retinopatia às vezes pode levar a cicatrizes e distorção da retina, aumento do risco de miopia, estrabismo, movimentos rítmicos involuntários do olho e até cegueira, um recém-nascido com retinopatia será examinado por um oftalmologista pediátrico. Bebês com retinopatia grave podem necessitar de tratamento (terapia a laser, crioterapia ou cirurgia) para interromper a progressão dos vasos anormais.

Hemorragia intraventricular cerebral (HIC). HIC, ou sangramento no cérebro, é extremamente comum entre bebês prematuros porque os vasos em seus cérebros em desenvolvimento são muito frágeis e podem sangrar facilmente. A hemorragia intraventricular cerebral afeta mais frequentemente os prematuros com peso inferior a 1,5 kg, geralmente nas primeiras 72 horas de vida. As hemorragias mais graves (que afetam apenas 5 a 10% dos bebês extremamente prematuros) requerem observação atenta para corrigir quaisquer outros problemas que se desenvolvam — por exemplo, hidrocefalia (bloqueio do líquido espinhal). Ultrassonografias regulares são solicitadas para tais hemorragias até que sejam resolvidas. Infelizmente, não há como parar uma hemorragia intraventricular depois de iniciada. Em casos leves (e a maioria dos casos é), o sangue é absorvido pelo corpo. Em um caso menos leve, o tratamento tem como alvo os sintomas, em vez do próprio sangramento. A boa notícia é que, na maioria dos casos leves, o ultrassom de acompanhamento mostra os resultados esperados e o desenvolvimento do bebê é normal para um prematuro.

TREINAMENTO DE RCP: NÃO VÁ PARA CASA SEM ELE

Não teve a chance de fazer aulas de RCP infantil antes do bebê chegar porque o bebê chegou cedo demais? Agora é a hora, antes de levar seu pacotinho para casa. É uma habilidade que nenhum pai espera usar, mas que todos os pais devem ter, principalmente os pais de um prematuro. Mesmo que não seja necessário para a alta da UTI neonatal (às vezes é), peça o treinamento.

Enterocolite necrosante. Trata-se de uma condição na qual os intestinos são infectados e podem começar a morrer. Se a doença não for tratada prontamente, um buraco pode se formar na parede do intestino, derramando o conteúdo na cavidade abdominal.

Ninguém sabe ao certo o que causa a enterocolite necrosante, mas, como quanto mais prematuro o bebê, maior o risco, os médicos especulam que os intestinos de bebês muito prematuros não sejam desenvolvidos o suficiente para lidar com a digestão. Atrasar as mamadas não parece evitar a condição, mas bebês alimentados com leite materno geralmente correm menos risco (o leite materno tem fatores protetores que estimulam o desenvolvimento intestinal e reduzem a quantidade de bactérias nocivas nos intestinos). Os sintomas dessa doença intestinal grave incluem distensão abdominal, vômitos, apneia e sangue nas fezes. Um bebê com enterocolite necrosante geralmente recebe alimentação intravenosa (para deixar o intestino descansar) e antibióticos (para tratar a infecção). Se houver deterioração grave do intestino, geralmente é realizada cirurgia para remover a porção danificada. Infelizmente, prematuros que são tratados clínica ou cirurgicamente podem ter atrasos no crescimento, problemas para absorver nutrientes e problemas no fígado e na vesícula biliar. A enterocolite necrosante também parece aumentar o risco de atrasos no desenvolvimento.

Anemia. Muitos bebês prematuros desenvolvem anemia (poucos glóbulos vermelhos) porque seus glóbulos vermelhos (como os de todos os bebês) têm uma vida mais curta que os glóbulos vermelhos dos adultos, eles produzem poucos glóbulos vermelhos nas primeiras semanas de vida (também como todos os bebês) e as frequentes amostras de sangue que devem ser coletadas para fazer os exames laboratoriais necessários dificultam a reposição. A anemia também é mais comum em prematuros porque eles perderam a transferência de ferro de suas mães que acontece durante as últimas semanas de gravidez e porque o processo da medula óssea que produz novos glóbulos vermelhos é imaturo.

A anemia leve pode não precisar de tratamento se o número de glóbulos vermelhos for suficiente para transportar o oxigênio necessário. A anemia mais grave é geralmente tratada com transfusões de sangue, suplementação de ferro e limitação da quantidade de sangue retirada. Como os prematuros, anêmicos ou não, nascem com baixos níveis de ferro, eles geralmente recebem suplementos para ajudar a construir as reservas necessárias para produzir glóbulos vermelhos.

Infecção. Os bebês prematuros são mais vulneráveis a uma variedade de infecções porque nascem antes da transferência de anticorpos da mãe, o que normalmente ocorre no fim da gravidez. Os prematuros também têm um sistema imunológico imaturo, dificultando o combate a germes, incluindo aqueles que são introduzidos inadvertidamente por meio de tubos de alimentação, linhas intravenosas e exames de sangue. Entre as infecções que os prematuros têm maior probabilidade de contrair estão pneumonia, infecções do trato urinário, sepse (infecção do corpo ou da corrente sanguínea) e meningite. Os bebês cujas culturas de sangue, urina ou líquido espinhal deram positivo para sinais de infecção são tratados com um ciclo completo de antibióticos intravenosos, o que geralmente ajuda a resolver a infecção e coloca o bebê no caminho certo de volta à saúde.

Icterícia. Bebês prematuros são muito mais propensos a desenvolver icterícia que bebês a termo. Além disso, seus níveis de bilirrubina (a medida da icterícia) provavelmente serão mais altos, e a icterícia, mais duradoura. Leia sobre a condição na p. 222.

Hipoglicemia. Bebês prematuros e com baixo peso ao nascer geralmente têm baixo nível de açúcar no sangue ou hipoglicemia. Mas, como o cérebro depende da glicose no sangue como principal fonte de combustível, é crucial que ela seja regulada o mais rapidamente possível para não levar a complicações graves (e raras), como danos cerebrais. O problema é que a hipoglicemia pode não ser óbvia em recém-nascidos, já que os sintomas são difíceis de identificar. Felizmente, um simples exame de sangue pode diagnosticar a hipoglicemia, e o tratamento é direto e funciona bem. O tratamento inclui uma fonte de glicose de ação rápida, que pode ser tão simples quanto dar ao bebê uma mistura de glicose e água por via intravenosa ou mamadas precoces de fórmula ou leite materno, se ele estiver bem o suficiente para se alimentar. O leite materno é considerado tão benéfico quanto a fórmula no tratamento da hipoglicemia. Os níveis de glicose no sangue são monitorados de perto após o tratamento para ver se a hipoglicemia ocorre novamente, e, se ocorrer, o tratamento resolverá o problema novamente sem resultados negativos duradouros.

REINTERNAÇÃO

Felizmente, a maioria dos bebês prematuros que recebem alta do hospital e vão para casa fica em casa. Mas, às vezes, um prematuro volta ao hospital durante o primeiro ano, geralmente para o tratamento de uma doença respiratória ou desidratação. Quando isso acontece, é particularmente difícil para os pais, que estão lutando para deixar para trás o tempo passado na UTI neonatal e começar uma vida normal com seu bebê. Memórias e emoções muito familiares podem voltar à tona se o bebê for reinternado, desde sentimento de culpa ("O que eu fiz de errado?") a medo e pânico ("O que vai acontecer se o bebê ficar doente?").

Depois de finalmente ter o bebê em casa e sob seus cuidados, vocês também podem sentir que perderam o controle novamente.

Lembrem-se de que a readmissão no hospital não reflete absolutamente os cuidados que vocês estão dando ao bebê em casa ou suas habilidades como pais. Os prematuros em geral são mais vulneráveis em termos de saúde que os bebês nascidos a termo, o que significa que até mesmo pequenos problemas podem exigir atenção médica e precauções que apenas um ambiente hospitalar pode oferecer.

Tentem lembrar também que as reinternações geralmente não duram muito e que, assim como a permanência de seu pequenino na UTI neonatal ao nascer, a permanência no hospital (mais provavelmente na unidade de terapia intensiva pediátrica) também chegará ao fim e vocês poderão levar seu bebê (mais saudável) para casa novamente — dessa vez, espero, para sempre.

NOTAS
Momentos e marcos do primeiro ano

Nascimento:

1º mês:

2º mês:

MOMENTOS E MARCOS DO PRIMEIRO ANO

3º mês:

4º mês:

5º mês:

6º mês:

7º mês:

8º mês:

MOMENTOS E MARCOS DO PRIMEIRO ANO

9º mês:

10º mês:

11º mês:

12º mês:

Índice

A

à prova de bebês; *ver* segurança do bebê
abaixo do peso, bebê; *ver* bebê magro
abdominal
  dor, 767, 772
  dor, telefonando para o médico por causa da, 735
  inchaço, 766, 770
  lesões, primeiros socorros para, 791
  ver também transtorno digestivo, gases
abscesso nos seios, 141
abuso infantil, 301, 634, 636-637
abuso infantil, conseguindo ajuda para evitar, 301, 634, 637
acidentes
  prevenção, 535-560; *ver também* segurança do bebê
  primeiros socorros, 777-813
  quedas, 645
  reação dos pais, 645
ácido lático no leite materno, 144
ácidos graxos ômega 32
  amamentação dieta e, 153
  cérebro desenvolvimento e, 153
  na dieta, 502, 612, 685
  na fórmula, 273
acne, no rosto do bebê, 320-321; *ver também*

milium, espinhas, erupção cutânea, pele
acordando durante a noite, 376-380, 570
  dentição e, 441
  fome e, 375-378
  luz noturna, 90, 657
  regressão do sono e, 570
  segurança da, 542
  treinamento de sono e, 481-485
  ver também sono
acordando o bebê ao colocar no berço, 294-295
acordando o recém-nascido para mamar, 206-209
acordando
  cedo, 491-493
  dor da dentição e, 442, 597-599
  durante a noite; *ver* regressão do sono, sono
acordar cedo, 491-493
açúcar no sangue durante o sono, 649
açúcar no sangue; *ver* hipoglicemia
adesão peniana, 356
aditivos nos alimentos, 464-465, 467-468
adoçantes artificiais, 468
  amamentação e, 161
adoçantes, segurança dos, durante a amamentação, 161
adormecer, ensinando o bebê a, 481-488; *ver também* sono
Advil; *ver* ibuprofeno
afogamento
  prevenindo, 494-495, 548, 550, 554, 556, 558
  primeiros socorros para, 779

afogamento, tornando à prova de, 558
agarrando-se aos pais, 522-527, 689-690; *ver também* ansiedade de separação, timidez
agave; *ver* substitutos do açúcar
agitação
  alergia à fórmula e, 283
  alergias alimentares e, 480
  ao comer, 593-594
  como sinal de que o bebê não está recebendo o suficiente para comer, 262
  dentição e, 442
  na cadeirinha veicular, 424-425
  no assento infantil, 423-424
  no cercadinho, 577-578
  refluxo e, 307
  somente com os pais, 526-527
  ver também cólica, choro, gases
água da torneira, segurança da, 463
água glicosada sabotando os esforços iniciais de amamentação, 109
água mineral, 463-464
água suplementar, 266, 275
água
  chumbo na, 463, 470
  da torneira, 463
  esterilizando para preparar fórmula, 192
  filtros, 463
  flúor na, 463-464, 498-499

glicosada no berçário, 109
intoxicação, 557
mamadeira suplementar
de, 108, 266, 273-274,
431-432
mineral, 463-464
nitratos na, 463
poço, segurança do, 192
segurança da, 192,
463-464
segurança do bebê perto
da, 494-495, 554, 556,
557-558
temperatura para banho,
237, 494-495
temperatura segura na
casa, 494, 549
airbags e cadeirinhas veiculares, 229
ajuda com o novo bebê
com a amamentação, 35;
ver também consultora
de lactação
fontes de, para a mãe que
acabou de dar à luz,
46-53
álcool
bebendo durante a ama-
mentação, 159-160
para cuidar do cordão
umbilical, 241
álcool, 78
cuidados com o coto
umbilical e, 240-241
alergia(s), 753
a animais de estimação,
753
à fórmula com leite de
vaca, 32, 188-189,
282-283
a hera venenosa, 788-789
a oleaginosas, 78, 283,
449, 689
alimentar(es), 449-450
amamentação continuada
e, 390
amamentação e, 32
ao leite de vaca, 282-283,
685-686
ao leite materno, 32,
153-157, 283-284

ao pólen, 753
diarreia como sintoma de,
283, 449, 765
introduzindo sólidos e,
439, 450, 480
produtos para bebês e, 78
reação à imunização, 720
sazonal, 753
veneno de abelha,
797-798
ver também asma, eczema
alerta
dentição e, 441, 597-599
períodos de, no recém-
-nascido, 204
alfinetadas nos seios, 125;
ver também ejeção
algodão
bolas, 77
hastes, 77
alimentação com mamadeira
bebê não fica parado para
a, 590-591
bebê prematuro, 817,
821-822, 843-844
cáries e, 498-499, 641
com amor, 195-197
combinando com a
amamentação, 144-147,
335-341
começando, 187-197
como fazer, 191-197
cronograma, 269-270
desmame para relactação,
148-152
desmame, 639-644
dicas para convencer o
bebê amamentado a
adotar a, 337-338
fórmula; *ver* fórmula
gêmeos, 270-273
introduzindo a, ao bebê
amamentado, 335-341
monitorando a ingestão,
191
mudando de braços du-
rante a, 196
quanto oferecer, 191,
417-419; *ver também*
alimentando
ritmada, 195, 338

segura, 191-194
sentimentos sobre, 131,
196
suplementar, 190,
335-341
alimentação intravenosa
para bebê prematuro, 816
alimentação sob demanda,
109, 118-119, 121, 129,
148, 259-260, 263, 270,
274
alimentação com fórmula
e, 191, 195, 419
alimentação
à mesa, 611, 686-687
assento de; *ver* cadeira alta
auto-, 519-520, 585-589,
595-596, 617-618, 688
auto-, recusando a, 688
bagunça durante a,
617-618
bebê doente e, 734-736,
744
bebê enjoado para comer;
ver hábitos alimentares,
exigente
bebê recusando, durante a
dentição, 442
bebê recusando, no peito,
420-422, 590-592
bem-sucedida, dicas para
uma, 211-212
cadeira de alimentação;
ver assento de elevação,
cadeira alta
conduzida pelo bebê,
519-520
cronograma de, 269-273
desafios alimentares do
bebê prematuro, 821-822
dicas para; *ver* sinais de
fome
do bebê prematuro,
818-822, 844
dor durante a amamenta-
ção, 772
em cluster; *ver* alimentação em cluster
estabelecendo bons
hábitos de, 609-610,
612-616

ÍNDICE

finger foods, 585-588
greve de, 420-422,
  590-592
no 1º mês, 248
no 2º mês, 336
no 3º mês, 368
no 4º mês, 418-419
no 5º mês, 438-439
no 6º mês, 474-475
no 7º mês, 513-514
no 8º mês, 561-562
no 9º mês, 585-586
no 10º mês, 610-611
no 11º mês, 639-640
no 12º mês, 670-671
no restaurante, 531-533
quanto oferecer, 191,
  263-264, 417-419
reduzindo na hora de
  dormir, 376-380
segura, 476-478
sem parar, 210-213,
  274-275
sob demanda, com fórmu-
  la, 191, 195, 274, 419
sob demanda, no peito,
  109, 118, 120-121,
  128-129, 148, 261, 263,
  270, 273
sólidos; *ver* sólidos
sons congestionados
  durante, 772
utensílios, comprando
  para o bebê, 80-83
ver também apetite,
  alimentação com ma-
  madeira, amamentação,
  comendo, lanchando
alimentadores, 518, 595,
  618, 792
alimentando com a colher,
  476, 595-596
alimentando um prematuro
  com bico ou mamilo, 815
alimentos com, 449
alimentos processados, 467
alimentos proteicos, 612
alimentos
  a evitar durante o primeiro ano, 480, 589, 592,
  615, 680

açúcar nos, 615
alergias, 449-450
apresentando novos,
  479-480
com pedaços, 589
contaminantes nos, e mi-
  nimizando os ricos dos,
  para o bebê, 465-468
desmame conduzido pelo
  bebê e, 519-520
durante a amamentação,
  153-162
em saquinhos, 515
estabelecendo bons hábi-
  tos alimentares, 609,
  612-616
finger foods, 519, 585-589
melhores primeiros, 479
orgânicos durante ama-
  mentação, 161
orgânicos; *ver* orgânicos
para bebês, fazendo em
  casa, 517-518, 521-522,
  589
processados, 468, 613
sal nos, 615
segurança dos, 465-468,
  480, 589, 615-616, 680
temperatura segura de
  cozimento dos, 615-616
ver também leite materno,
  fórmula, sólidos
almofada térmica, 83
alojamento conjunto, no
  hospital, 289 e amamen-
  tação, 107
altitude, mudanças de, no
  avião, 710
altura, falta de medo de, 556
altura; *ver* gráficos de comprimento, 177-180
amamentação
  absorventes, 127
  em público, 134-135
  estilo de, do bebê, 119
  greve de, 420-422,
  590-594
  moda, 134-135
  sutiã de, 122, 134
  ver também seios, leite
  materno, bombeando

amamentação continuada e,
  389-390
amamentação e, 153-154,
  158
amamentação em cluster,
  128-129, 260
amamentação
  adoção e, 149-151
  ajuda com a, 108-109,
  131; *ver também* consultora de lactação
  álcool durante a, 159-160
  alergias, prevenindo, e,
  32, 390, 450
  alojamento compartilha-
  do e, 108
  ansiedade sobre, 40-41
  anticorpos e, 33
  apoio para a, 110; *ver*
  também consultora de
  lactação
  aulas de, 107-108
  bebê com fenda labial, 33
  bebê dormindo durante a,
  206-209
  bebê não fica parado para
  a, 590-592
  bebê prematuro, 817-821,
  833, 838-839, 849
  bebê recebendo suficiente,
  259-269
  bebê recusando, 420-422
  benefícios da, 35-38
  benefícios da, continuada,
  389-390
  benefícios para a saúde da
  mãe, 35, 37
  benefícios para a saúde,
  32-34
  cafeína, 160
  candidíase e, 221-222
  cáries e, 34, 671
  cirurgia nos seios e, 33,
  267
  com que frequência, 108,
  120-121, 263-264
  combinando com a ma-
  madeira, 144-147, 189,
  335-341
  começando, 35, 107-121
  conforto durante a,
  112-113

872 — O QUE ESPERAR DO PRIMEIRO ANO

constante, 129-131, 132, 210-211, 260
consultora de lactação; *ver* consultora de lactação
continuada, 383, 389-390, 671
contracepção, 37
contraindicações, 33-34
cronograma, 269-273; *ver também* frequência da
dentição e, 420, 529-531
desde o início, 108
desenvolvimento do cérebro e, 34, 389-390
desequilíbrio da insulina e, 267
desequilíbrio hormonal e, 33, 40, 267
desmame e; *ver* desmame
desmame precoce e, 388-389
DHA e, 34
dieta durante a, 36, 153-156, 159-162
dieta vegetariana e, 502-503
dificuldades, 35, 131
digestão do bebê e, 32, 389-390
doença celíaca e, 389-390
dor durante a, 118, 122-125, 140-141
durante doenças maternas, 141-142
dutos entupidos e, 139
ejeção e, 112, 124-125, 262, 265
em cluster, 128-129
em público, 135-137
em tandem, 138-139
escolhendo a, 31-38
estando presa pela, 36, 390-391
estilo de mamar do bebê, 119-120
exclusiva, 337, 339
exercícios e, 143-144
fatores favorecendo a, 32-38
fenilcetonúria e, 33
fezes do bebê e, 32

frequência, 120-121, 129-131, 132, 210-211, 260, 263-265
fumando durante a, 159
gêmeos, 271
greve, 420-422, 590-592
icterícia e, 224
inabilidade de amamentar, 33, 266-267
ingerindo fluidos durante a, 155-156
ingurgitamento; *ver* ingurgitamento
interrompendo a sucção durante a, 118
intolerância à lactose e, 33
irmão mais velho querendo mamar, 137
laços e, 37
legislação protegendo a, 136
mãe adormecendo durante a, 132-133
mamilos e; *ver* mamilos
medicação durante a, 157-158
medicação herbal durante a, 151-152, 155, 160
menstruação durante a, 142-143, 262
mitos sobre a, 36-37
mudança de ideia sobre a, 273-274
mudanças hormonais, 40, 111
na frente do irmão mais velho, 137
no hospital, 108-109
o que não comer durante a, 158-162
o tempo todo, 269-270, 274
obesidade, prevenção da, e, 34, 389
ovulação e 37, 143
pais e, 37, 39, 41, 126
pega, 115-118
perda de interesse na, 420-422, 590-592
por quanto tempo, 118-119
posições para, 113-115

preparando os seios para a, 36-37
presa durante a, 36, 390-391
prevenção da gravidez e, 37, 39
princípios básicos da, 107-162
problemas com a, 262-269
problemas na tireoide e, 267
produtos químicos na dieta da mãe e, 160-161
QI e, 34
quando a mãe está doente, 141-142
quando você não pode amamentar, 33-34
recuperação pós-parto e, 35-37
recusando a, 420-422, 590-592
relactação e, 148-152
sapinho e, 220-222
saúde da mãe e, 37
saúde do bebê e, 32-33, 389-390
segurança dos peixes durante a, 162
segurança dos substitutos do açúcar durante a, 161
sentimentos sobre, 40-41
sentindo culpa por não estar amamentando, 33, 41, 147, 273-274
SMSI e, 33, 390
sob demanda, 109, 118, 121, 129, 148, 260, 263-264, 270, 273
suplementando com fórmula, 144-147, 190, 335-341
tamanho dos seios e, 36
tempo passado na, 132
timing, 110, 118-121
tipos de, 119-120
trabalho e, 367-372
vazamentos; *ver* vazamentos

ÍNDICE

ver também leite materno, alimentando
vestindo-se para a, 134-135
amarelos
fezes; *ver* evacuações
olhos; *ver* icterícia
pele; *ver* icterícia
ambidestro, 578-579
amendoim, manteiga de amendoim e alergias, 282, 449-450, 480, 688
introduzindo, 480, 688
óleo nas loções para bebês, 77
risco de asfixia e, 480, 545, 680, 689
sensibilidade ao, leite materno e, 283
amigos, fazendo; *ver* brincar/brincando, habilidades sociais, socializando
analgesia, e circuncisão, 43
andadores, 106, 505-507
andar
assento estacionário e atraso para, 505
bebê de 1 ano ainda não anda, 677-678
caindo ao tentar, 645, 678
cedo, 601-602
com ajuda, 601-602
reflexo no recém-nascido, 215
sapatos para, 645-647
ver também cronograma
anemia
em bebês prematuros, 852
prender a respiração e, 624
prevenindo, 501; *ver também* suplementos vitamínicos
testes, 501
animais de estimação
alergia a, 753
medo dos, 625, 626
mordidas; *ver* mordidas
preparando para a chegada do bebê, 49-50
segurança do bebê perto de, 559

animais de pelúcia
como objetos de conforto, 604-606
segurança dos, 434-435
animais; *ver* animais de estimação, zoológico infantil
mordidas, primeiros socorros para, 796-800
anquiloglossia, 268
ansiedade de separação, 651-658, 679
na hora de dormir, 655-658
sempre querer colo e, 522-527
ansiedade
amamentação e, 40-41, 420
dos pais, e cólica, 300-301
"estranhos" e, 679, 681
perante estranhos; *ver* estranho(s)
quando o bebê está na UTI neonatal, 833-837
separação; *ver* ansiedade de separação
sobre o bebê estar respirando, 293-294
sobre o desenvolvimento do bebê, 163-165; *ver também* desenvolvimento
social, 681; *ver também* timidez
antibióticos, 748
anticorpos
diarreia e, 765
infecção umbilical e, 312
mães que amamentam e, 140-141, 158
no colostro, 121-122, 206
no leite materno, 33, 122
nos alimentos, 188, 464
para febre, 741
para infecção de ouvido, 755-757, 776
para infecção do trato urinário, 767
probióticos e, 756-757
sapinho e, 220-222
ver também vacinação
aparência

do bebê prematuro, 830-831
do recém-nascido, 198-203
apetite
alimentar de acordo com o; *ver* alimentação sob demanda
aumento do, no bebê mais velho, 687-688
do bebê, 33, 274-275, 428
falta de, no recém-nascido, 205-206
lanches e, 650-651
perda do, e dentição, 420, 442
quando doente, 734
queda do, no bebê amamentado, 420-422
queda do, no bebê mais velho, 685-687
ver também alimentação com mamadeira, amamentação, comendo, alimentando, sólidos
aplicativos, 694-696
apneia
em bebês prematuros, 381, 849-850
prolongada, 382
risco de SMSI e, 382; *ver também* SMSI
apoiando
a mamadeira, 196
as mamadeiras para gêmeos, 270
o bebê após a refeição, 281
o bebê com DRGE, 773
o bebê doente, 752, 761
o bebê na cadeirinha veicular, 227-228
o bebê, 423, 424, 528
o colchão, 349
aprendizado precoce, 360-361, 581-582 *ver também* desenvolvimento
aplicativos para, 694-696
aulas e, 631
estimulando o, 696-700

televisão e, 692-694
aquecedores, tornando à prova de crianças, 541
aquecendo alimentos e fórmula; *ver* aquecendo
aquecendo
leite materno congelado, 258
lenços umedecidos, 77
mamadeira, 192
sólidos, 347
aquecido, mantendo o bebê, 98, 317-318
mantendo o bebê prematuro, 843-844
ver também superaquecimento
ar
poluído dentro de casa, 460-462
engolindo durante as mamadas, 194, 307; *ver também* colocando o bebê para arrotar, gases
viagens; *ver* avião
ARA
na comida para bebês, 516
na fórmula, 193
ver também ácidos graxos ômega
ardência nos mamilos, 221
áreas calvas, prevenindo, 285-286
áreas moles na cabeça do bebê; *ver* fontanelas
aréola, amamentação e, 115-118; *ver também* seio(s), mamilos
armas, 544
armazenando
brinquedos, 538
fórmula, 193
leite materno, 255-258
arnês de cinco pontos na cadeirinha veicular, 95
arranhões na pele, primeiros socorros para, 785
arrastar-se de bruços como forma de engatinhar, 571
arrastar-se, 571
arrumando as malas
arrumando a bolsa de fraldas, 315-316

para viagens, 705
artéria temporal, medindo a temperatura, 739
árvore e decoração de Natal, 545-546
asfixia, no bebê prematuro, 826
asma, 768-770
fumaça de tabaco, exposição à e, 460, 538-539
histórico familiar de e alergias, 449-450, 753
histórico familiar de e eczema, 448
probióticos e, 770
risco reduzido em bebês amamentados no peito, 32
Aspartame; *ver* adoçantes artificiais
aspiração do mecônio; *ver* mecônio
aspirador nasal, 79-80, 751, 752
aspirina, 747-748
assaduras, 391-393
amamentação e, 32
leite materno para, 133
pomada para, 77, 393
assento de banho, segurança do, 494-495
assento de elevação para alimentação, 82, 521, 687
assento de encaixar, 81-82, 521
assento infantil de segurança; *ver* cadeirinha veicular
assento infantil, 103-104
agitação no, 423-424
assento veicular infantil, 96-97; *ver também* cadeirinha veicular
assistir televisão, 692-694
ataduras, 79
atividade física; *ver* exercícios
atrasos no desenvolvimento
alertas de, 164
no bebê prematuro, 841-846
preocupação com, 164, 602

vacinas e, 723, 728
au pair; *ver* babá, cuidadores
audição, 186-187, 322-326
aparelhos de, 774-775
danos à, 322
deficiente, 774-776
estimulando o sentido de, do bebê, 359-360, 510-511
exames, 186-187
música alta e, 322
preocupações com a, 322-326
protegendo a, 322, 435, 546
protegendo a, em prematuros, 825, 828
aulas de amamentação para os pais, 107-108
aulas para bebês, 430-431, 581-583, 633
autismo
alertas, 164
vacinas e, 723, 728
autoalimentação, 519-520, 595-596
recusando a, 688
ver também finger foods, lanches
automóvel; *ver* carro
aveia coloidal para tratamento da coceira, 448, 789
aveia coloidal, banho de, para coceira, 448
aversão oral no bebê prematuro, 822
avião
pressão nos ouvidos no, 710-711
usando uma cadeirinha veicular no, 230, 708, 710
viagens de, 707-711
avós, 52-53
vacinas e, 721-722
azul e preto atrás das orelhas, 787
azul e preto em torno dos olhos, 787

B

babá eletrônica, 410
babá, 399-408
  ansiedade de separação e,
    394-395, 651-655
  checklist, deixando uma,
    para a, 401-402
  deixando o bebê com a,
    394-395, 399
  entrevistando, 403
  leis tributárias e, 408
  monitorando, 410-412
  procurando uma,
    400-401, 403
  ver também cuidadores
baba, dentição e, 440
baba, preocupante
  como sinal de envenena-
    mento, 783
  como sinal de que um
    objeto foi engolido, 800
  excessiva e DRGE, 772
  excessiva, com febre, 732
babá; *ver* baby-sitter
babador, para comer, 71,
  476, 617-618
bactérias; *ver* germes
bagging na UTI neonatal,
  827
bagunça
  bebê fazendo uma,
    573-574
  para comer, 617-618
baixa produção de leite, 123,
  146, 256, 257-269
  bombeando com exclusi-
    vidade e, 256
  bombeando para aumen-
    tar a, 148-152
  durante a menstruação,
    142
  excesso de exercícios e,
    143
  preocupações com a,
    266-269
  relactação e, 148-152
  suplementação e, 144-147,
    338
baixa produção de leite; *ver*
  produção de leite

baixo ferro; *ver* anemia,
  deficiência de ferro
baixo limiar sensorial, bebê
  com, 453-454
baixo peso ao nascer, bebês
  com, 815-854; *ver também*
  bebê prematuro
balançar ou rolar (hábito do
  bebê), 619-620
balançar pelos braços, riscos
  de, 678
balanço de parquinho; *ver*
  parquinho
balbuciando, 533-534
  reflexo de Babinski
    em recém-nascidos,
    215-216
balbucios, 341-342
  ausência de, 344-346
balões, 680
banco de leite, 148
banheira
  assento de banho,
    494-495
  dando banho na, grande,
    493-496
  dando banho no bebê na,
    235-239
  medo da, 493-496
  para o bebê, comprando,
    78-79
  segurança, 494-495
banheiro, tornando à prova
  de bebês, 548-550
banho, 235-239
  banheira, comprando para
    o bebê, 78-79
  brinquedos, 495, 698-699
  como parte da rotina
    da hora de dormir,
    488-491
  esponja, 236-237
  medo do, 493-496
  na banheira grande, 493
  segurança, 494-495
banhos de esponja, 236-237
banhos de luz para tratar
  icterícia, 222-223, 830
barriga
  bebê prematuro e posição,
    845
  de bruços, ficando de bru-
    ços durante a noite, 493

dificuldade para ficar,
  350-351
importância da posição,
  331, 347, 572
tapete para ficar, 106
transtorno digestivo, tempo de bruços, 331, 508
ver também abdominal,
  diarreia, gases
barriga; *ver também* abdominal, transtorno digestivo,
  gases
  caroço na, 312
barulho
  alto demais, 229
  bebê prematuro e, 823,
    824-825
  de brinquedos, 435
  de fogos de artifícios, 545
  falta de reação ao,
    321-326
  quando o bebê está dor-
    mindo, 288
  ruído branco, 289, 304,
    322
  sensibilidade ao, 452
batendo
  o bebê, 382
  os pais, 633-634, 636-637
bater a cabeça, hábito do
  bebê de, 618-620
bateria de botão, 543
  engolida, primeiros socor-
    ros para, 800
baterias de botão, 543
  engolidas, primeiros
    socorros para, 800
baú de brinquedos, segurança
  do, 538
bebê acima do peso, 175,
  427-430
  amamentação continuada
    e, 389
  amamentação e, 32, 388
  asma, risco aumentado de
    no, 768
  excesso de lanches e, 650
  fórmula e, 175, 190,
    274-275, 429
  introdução precoce de
    sólidos e, 429
  suco e, 429

876   O QUE ESPERAR DO PRIMEIRO ANO

bebê adotado
  amamentação, 149-151
  contando, 623-624
  estrangeiro, 719
  vacinas para, 725
bebê ativo, 454-455
bebê bilíngue, 346-347
bebê careca, 596-597
bebê com necessidades
  especiais, 773
bebê de alta intensidade,
  456-457
bebê desafiador, 452-458
bebê doente, 730-744,
  751-767; *ver também*
  doenças
bebê enjoado para comer,
  592-593
bebê gordinho, 427-431; *ver*
  também bebê acima do
  peso, peso
bebê infeliz, 457-458
bebê irregular, 455-456
bebê magro, 197-198,
  431-432; *ver também*
  baixo peso ao nascer,
  bebês com
bebê mais velho, 508-509
bebê negativo, 457-458
bebê prematuro, 815-854
  alcançando o desenvolvi-
    mento, 843-845
  alimentação, 815, 820
  amamentação, 815-820,
    837-838
  aparência, 830
  benefícios da massagem
    para o, 351, 362-363,
    823-824
  bombeando leite materno
    para, 818-819
  cadeirinhas veiculares para,
    846-847
  categorias, 834
  cuidados domiciliares,
    821-822, 843-844
  cuidando de um, 838-839
  culpa sobre, 833-836
  desenvolvimento, 167,
    842-844
  formando vínculos com,
    823-824

fórmula para, 190, 821,
  822
idade ajustada e, 167, 822,
  842, 844-845
irmãos e, 841
levando para casa, 840,
  843-844
lidando com as emoções
  sobre o, 832-836
mantendo aquecido em
  casa, 843
nutrição, 815-820
obtendo cuidados ótimos
  para o, 829, 832-834
perda de peso, 818
posição de canguru e,
  823, 824
problemas de saúde,
  847-852
problemas permanentes,
  839-841
reinternação, 853
termos médicos a conhe-
  cer sobre o, 826-827
vacinas e, 846
ver também bebê com
  baixo peso ao nascer
bebê pré-termo; *ver* bebê
  prematuro
bebê sensível, 453-454
bebê(s)
  aparência do prematu-
    ro, no nascimento,
    830-831
  aparência no nascimento,
    198-203
  armário de remédios,
    79-80
  assento; *ver* assento
    infantil
  ativo, 454-455
  babá eletrônica, 90-91
  baixo peso ao nascer; *ver*
    bebês prematuros
  banheira, 78-79
  cadeirinha de balanço; *ver*
    cadeirinha de balanço
  cadeirinha veicular; *ver*
    cadeirinha veicular
  carregador; *ver* carregador
  cereal, 377, 432, 479,
    500-501, 518, 595

com necessidades espe-
  ciais, 773
comida; *ver* sólidos
comparando, com outros
  bebês, 163-164
cuidados básicos; *ver*
  cuidados com o bebê
de alta intensidade,
  456-457
dente; *ver* dentes, dentição
desafiador, 452-458
desenvolvimento; *ver*
  desenvolvimento
doente, 730-776
entendendo o, 212-213,
  345-346
equipamento externo para
  o, 91-100
estados de consciência,
  207-208
exames no momento do
  nascimento, 181-185;
  ver também consultas
falar como um, 663-667;
  ver também falando
fazendo compras para o,
  65-106
ficando em pé, 562,
  599-601, 681; *ver tam-*
  bém ficando em pé
infeliz, 457-458; *ver*
  também cólica, choro,
  agitação
irregular, 455-456
lista de presentes, 66
mantendo seguro,
  323-325; *ver também*
  segurança do bebê,
  segurança
medo de "quebrar", 258
mimando, 297
necessidades para o quar-
  to do, 84-91
negativo, 457-458
nome para o, 44-46
óleo, 76-77, 354
prematuro; *ver* bebês
  prematuros
primeiros socorros para;
  ver primeiros socorros
produtos de higiene,
  76-79

ÍNDICE

produtos para o; *ver* fazendo compras para o bebê
próximo, pensando sobre o, 659-662
RCP; *ver* RCP
reflexos; *ver* reflexos
retraído, 456; *ver também* timidez
roupas; *ver* roupas
saídas com o, 315-318
sapatos, 507, 645-647
sensível, 453-454
sinais, 568-570
sling; *ver sling*
temperamento do, 452-458, 678-682
tempo entre, 659-662
tornando a casa à prova de, 535-560; *ver também* segurança do bebê, segurança
xampu, 76-78; *ver também* lavando o cabelo do bebê
bebendo; *ver* copo
bens valiosos, segurança, 574
berço acoplado, 88
berço portátil
comprando, 88
segurança, 538
viagens e, 704
berço portátil; *ver também* cercadinho
comprando, 88-89
segurança, 537
berço
colchão, 87
colocando o bebê adormecido no, 295
comprando, 85-86
em um hotel, 704
membros presos nas grades do, 86, 605
no quarto dos pais; *ver* dormindo no mesmo quarto
passando do moisés para o, 383-384, 537-538
passando do, para a cama, 683-684

protetores de, 76, 84, 85, 605
roupa de cama para o, e SMSI, 86, 287
segurança do, 84-85, 287, 378, 537
usado, 84, 85
berço, comprando, 87-88
bicada de cegonha, 217
bicos de mamadeira
escolhendo, 79, 145
tamanho, 194, 337
bifidobactérias, 756
bilirrubina e icterícia, 222-224, 853
biotinidase, deficiência de, testando o bebê para, 183
Bisfenol A (BPA); *ver* BPA
bloqueio do anel subcutâneo, 43
bloqueio do nervo dorsal do pênis, 43
boca
bolhas na, 269
cistos (ou manchas) na, 220
colocando tudo na, 578
desenvolvimento da, e amamentação, 34
lesões na, primeiros socorros para, 793
língua pesa, 188
manchas brancas na, 221
manchas brancas no céu da, 220
objeto estranho na, primeiros socorros para, 792, 807; *ver também* engasgos
posição para a amamentação, 114-118
sapinho, 220-222
seca, desidratação e, 765
varredura com o dedo, 808
ver também gengivas, dentes, língua
bolhas
amamentação, 269
nos lábios do bebê, 269
bolsa de fraldas
aprontando a, 315-316

comprando, 100
bolsas de armazenamento para leite materno, 255
bolsas de gelo para seios ingurgitados, 123
bomba à bateria, 249
bomba elétrica, 249-251, 255
bomba manual, 250-251, 254
bomba que deixa as mãos livres, 251
bomba
escolhendo, 249-250
tipos, 249-251
usando, 253-254
bombeamento de leite materno
bombeamento exclusivo, 256
dor durante o, 252
melhor momento para, 251
para aliviar o ingurgitamento, 122, 248
para aumentar a produção, 148-149
para bebê adotado, 149-150
para bebê prematuro, 819
preparação para o, 248-249
segurança do, 251
trabalho e, 367-371 *ver também* extraindo leite materno
utensílios para o, 82
bombeamento e; *ver* bombeando leite materno
Boppy, 101, 103
botulismo, mel e, 481
bouncer, 103
BPA, 464, 469, 565
braço
amputado, 781
deslocado, 678, 781-782
puxar pelo, 678
quebrado, 800-801
brincadeiras de bebê, 606-608; *ver também* brincar/brincando, estimulando o bebê
brincadeiras paralelas, 682

878 O QUE ESPERAR DO PRIMEIRO ANO

brincar sozinho, 522-527,
689-690
brincar/brincando
brincadeiras de bebê,
507-511, 606-608
com aplicativos e compu-
tadores, 693-695
com brinquedos,
433-434, 696-697
com os genitais, 576-577
com outros bebês,
627-628, 682
de modo independente,
522-525, 688-689
de modo paralelo, 682
no 1º mês, 248
no 2º mês, 336
no 3º mês, 368
no 4º mês, 418-419
no 5º mês, 438-439
no 6º mês, 474-475
no 7º mês, 513-514
no 8º mês, 561-562
no 9º mês, 585-586
no 10º mês, 610-611
no 11º mês, 639-640
no 12º mês, 670-671
ver também estimulando
o bebê
brinquedos, 359, 360-362,
433-435, 508-509,
698-700
armazenamento dos, 538
de banho, 496, 699
educacionais, 581-583
eletrônicos, 694-696
no 1º mês, 248
no 2º mês, 336
no 3º mês, 368
no 4º mês, 418-419
no 5º mês, 438-439
no 6º mês, 474-475
no 7º mês, 513-514
no 8º mês, 561-562
no 9º mês, 585-586
no 10º mês, 610-611
no 11º mês, 639-640
no 12º mês, 670-671
para desenvolvimento,
359-360, 360-362,
508-509, 698-700
para viagens, 705

segurança dos, 325,
434-435, 470, 538
broncodilatador para asma,
769
bronquiolite, 758-760
brotoeja, 319

C

"cabeça de cone" no recém-
-nascido, 198-199, 201
cabeça
acompanhando a circun-
ferência, 177-180
aparência ao nascer, 199,
201-202
áreas achatadas e posição
de dormir, 285-286
áreas calvas na, e posição
de dormir, 285-286
áreas macias na, do bebê,
ver fontanelas
batendo, 618-620
cabelo; *ver* cabelo
circunferência média ao
nascer, 182
cobrindo; *ver* chapéus
crosta láctea, 354
leite materno para, 133
lesões na, primeiros socorros para, 787-788
óleo para, 76
pulso visível na; *ver* fontanelas
quedas de, primeiros so-
corros para, 787-788
tamanho da, no recém-
-nascido, 198
trauma na, primeiros
socorros para, 787-788
cabelo
áreas calvas no, 285-286
crosta láctea e, 354
cuidado do cabelo do
bebê, 239, 598-599
do recém-nascido, 202
falta de, 596-597
puxando o, 620-621
cadeira alta
comprando, 81-82

de encaixar, 521
no restaurante, 531-533
oferecendo sólidos e, 475,
611
segurança da, 520-521
cadeira de balanço, com-
prando; *ver* poltrona
reclinável
cadeira; *ver* cadeira alta,
assento infantil
cadeirinha de balanço, 104,
450-451
cadeirinha de balanço, 648
cadeirinha veicular con-
versível; *ver* cadeirinha
veicular
cadeirinha veicular virada
para trás; *ver* cadeirinha
veicular
cadeirinha veicular
acessórios, 98
agitação do bebê na,
424-425
ao viajar, 705, 706
bebê infeliz na, 424-425
cobertura para, 97, 98
comprando, 95-99
conversível, 96, 97
instalação, 227-230
mantendo o bebê aqueci-
do, 97
no avião, 708, 710
para bebê prematuro,
846-848
para recém-nascido, 97
segurança, 95-99,
227-230
sistema Latch, 99,
228-229
técnico para instalação,
228
tipos, 95-99
usada, 95
cães
mordidas; *ver* mordidas
preparando, para a chega-
da do bebê, 49-51
ver também animais de
estimação
cafeína durante a amamen-
tação, 155, 160, 299, 305

ÍNDICE

cafeína e insônia dos pais, 490

cair, 645

caixa de areia, mantendo segura a, 552

calafrios como sintoma no bebê doente, 736

calafrios, febre e, 742

calafrios, hipotermia e, 789

calamina, loção de, 79, 789, 797

cálcio
  alimentos com, 612
  durante a amamentação, 153
  na dieta do bebê, 612
  nas alternativas ao leite de vaca, 686

calmos, pais ficando, 300-301, 635, 636-637

calor
  para encorajar a ejeção, 253
  para ingurgitamento dos seios, 123
  ver também temperatura certa do bebê, mantendo a

calorias quando o bebê está doente, 744

calorias, necessidade durante a amamentação, 35, 154

calorias, vazias, 615

cama d'água, segurança da, 325, 384

cama familiar; *ver* compartilhamento da cama

cama
  colocando o bebê desmamado na, 682-683
  colocando o bebê na; *ver* dormindo
  compartilhando, *ver* compartilhamento da cama
  familiar; *ver* compartilhamento da cama
  mudando do berço para a, 683-684
  ver também berço, dormindo

camisolinhas, comprando para o bebê, 69

camomila, para aliviar a dor da dentição, 444

camomila, para aliviar cólica, 303

canal arterial persistente, 850

câncer
  peniano e circuncisão, 42
  redução de certos tipos devido à amamentação, 37

Candida albicans; *ver* sapinho

canhoto ou destro, 578-579

canhotos, 578-579

cantando com o bebê, 567-571

canudos, bebendo com, 566-567; *ver também* copo, copo de treinamento

cânula nasal, 827

capacete de oxigênio, 827

carboidratos complexos na dieta do bebê, 502, 612, 614

carboidratos complexos, 612-613

cardiopatia congênita, 184

cardiopatia congênita, testando para, no momento do nascimento, 184

cárie dentária
  amamentação e, 34, 671
  apoio da mamadeira e, 196
  cárie de mamadeira, 498-499
  copo com canudo e, 566-567
  copo de treinamento e, 463-464
  descoloração e, 534
  dieta e, 499-500
  mamadeira e, 498-499, 641
  prevenindo, 498-500
  suco e, 420, 499

cáries

amamentação e, 34, 671

copo de treinamento e, 563-564

lanches e, 650-651

mamadeira e, 498-499, 641

suco e, 428-429

ver também dentista, cárie dentária

carne de gado, cozimento seguro da, 616

carne de gado alimentado a pasto, 466

carnes e peixes defumados, 466-467

caroço
  na virilha, 356
  no escroto, 356
  no seio da mãe, 139
  no umbigo, 312

carpete, segurança do, 461

carrapatos
  doença de Lyme e, 559
  protegendo contra, 552, 559
  removendo, 577

carregador do tipo mochila, 102-103, 528

carregador estruturado, 102

carregador frontal, 101-102

carregador
  para o bebê, 101-103
  usando nas costas, 528
  ver também sling
  virado para a frente, 523-525

carregadores de bebês virados para a frente, 523-525

carregadores; *ver* carregador virado para a frente, 523-525

carregando o bebê, 242-244, 305
  o tempo todo, 522-528
  ver também sling

carregar o bebê apoiado no quadril, 244

carrinho de corrida, 93-94

carrinho de supermercado
  capa para, 100
  segurança do, 230, 323-325

880 O QUE ESPERAR DO PRIMEIRO ANO

carrinho duplo, 94
carrinho guarda-chuva, 93
  viagens e, 709-710
carrinho triplo, 94
carrinho
  comprando, 91-92
  em viagens, 705, 708-709
  tipos de, 91-92
carro quente, perigo do, 324, 731
carro
  segurança no, 323, 558-559, 706-707
  viajando de, 706-707
carvalho venenoso, primeiros socorros para, 788
casa
  bagunçada por causa do bebê, 573-574
  ficando em; ver que ficam em casa
  indo para, com o bebê após o parto, 226-227
  indo para, com um bebê prematuro, 839-840, 843-844
  segurança da, 535-560; ver também segurança
  tornando à prova de bebês, 535-560
caspa; ver crosta láctea
catapora, 723-724
  vacina contra, 722, 723-724
catarro
  sangue no, 732
  tingido de sangue, produzindo durante a tosse, 732
cateter de Broviac, 827
cateter umbilical, 827
cateter venoso central, 827
caxumba, 721-722, 726, 729; ver também vacina contra sarampo, caxumba e rubéola
Ceatox (Centro de Assistência Toxicológica) ou Disque-Intoxicação, 552-553, 778, 798
celulares, 358
cena verde, 77-78

cercadinho
  comprando, 88
  passando tempo no, 577-578
  segurança, 538
cercadinho; ver berço portátil
cereal infantil, 479
  bebê não está comendo, 500-501
  feito em casa, 518
  ferro no, 501-502, 518, 595
  na mamadeira e prematuros, 844
  na mamadeira, 338, 377, 432
certidão de nascimento, 186, 218
cesto para fraldas, comprando, 89
chá de camomila
  para cólica, 303
  para dor da dentição, 443
chão, comendo coisas caídas no, 574-575
chapéu de sol, 317
chapéus
  comprando para o bebê, 70
  para proteger do sol, 317, 622
  para reduzir a perda de calor, 317
chatos
  cabeça achatada, 285
  mamilos achatados, 36, 130, 265
  pés, 601
cheiro
  estimulando o olfato do bebê, 357
  na urina, 566-567
  no coto umbilical, 311-312
  no nariz, 753-754, 793-794
  sensibilidade ao, 454
  sentido do olfato, 357
chiado
  com asma, 768-770

com resfriado, 753-754
com VSR, 758
quando telefonar para o médico sobre, 732
choque elétrico
  prevenindo, 539-540, 549
  primeiros socorros para, 780
choque
  elétrico, primeiros socorros para, 780
  primeiros socorros para, 780
chorar, deixando o bebê, 481-488
choro de fome, 212
choro sem lágrimas, desidratação e, 765
choro, 208, 296-311
  alergia à fórmula e, 282-283, 304
  bebê não chora, 295
  colite alérgica e, 283
  como sintoma no bebê doente, 732, 733, 734
  confortando um bebê que está chorando, 299
  decodificando o choro do bebê, 212-213
  dieta da mãe e, 284, 299, 304-305
  extremo, 296-299; ver também cólica
  fazendo uma pausa do, 296, 300-301
  irmão mais velho e, 308-309
  lidando com o, 296, 300-301, 304-311
  não correr para pegar o bebê quando ele chora, 296, 483, 492
  raiva do choro do bebê, 301, 398
  respondendo ao, 296, 297, 299, 304
  retenção da respiração e, 624-625
  segurando a respiração durante o, 622-625
  vomitando por chorar demais, 485

ÍNDICE

chumbo
  exame para detecção de, 470
  na água, 463, 470
  na tinta, 85, 470, 575
  no solo, 470
  nos brinquedos, 434, 470
  perigos do, 470
chupar o polegar, 425-426, 620-621
chupeta
  alívio da DRGE, 774
  amamentação e, 230, 265
  como objeto de conforto, 310-311
  confusão de bicos e, 226, 310
  durante o sono, 83, 310, 378
  escolhendo uma, 83
  necessidade de sugar e, 275, 306, 311, 428
  para administração de medicamentos, 79, 747, 749
  para bebê mais velho, 490
  prós e contras, 310-311
  quando retirar, 491
  risco de infecção de ouvido e, 310, 754
  SMSI e, 226, 310, 378
  tipos, 83
  tornando-se um hábito, 310-311
  usando no hospital, 226-227
  uso seguro, 311
churrasqueira, segurança perto da, 554
cianose, 827
circuncisão
  AIDS e, 42
  analgesia e, 43
  benefícios para a saúde, 43
  câncer e, 42
  complicações, 43
  cuidados com o pênis após a, 241, 314
  decidindo sobre a, 41-43
  dor, 43
  fimose e, 42

infecção do trato urinário e, 42
cistos na boca, 220
citronela, como repelente de insetos, 559
clampeamento do cordão umbilical, 181, 182
cobertor
  como objeto de conforto, 604-606
  comprando, para bebê, 71-72; *ver também* roupa de cama
  evitar por questões de segurança na hora de dormir, 287, 378, 384, 402
  sacos de dormir, 70
  usando no berço do bebê mais velho, 684
cobertores de fibra ótica para tratar icterícia, 223
coceira do eczema, 448-449
cocô; *ver* evacuações
colchão
  do berço, segurança e, 378
  dos pais, segurança e, 382-383
  para o berço, comprando, 87
  para o moisés, comprando, 87
colegas de brincadeira, 627-628
cólica, 297-309; *ver também* choro
  posição da, 299, 305, 306
  lidando com a, 296, 300-301, 304-309
  diagnosticando, 297-298
  ajudando os irmãos a lidarem com a, 308-309
  dieta da mãe e, 299
  refluxo e, 302
  tratamentos para, 302-303
  gatilhos, 299-303
colírio antibiótico para os olhos, 181, 199, 201, 328
colírio antibiótico, 79, 201-202
  olhos do recém-nascido e, 181, 201-202, 203

colite alérgica, 283
colocando o bebê para arrotar, 233-234, 281
  entre os seios, 266
  paninhos para arrotar, comprando para o bebê, 72
colocando objetos na boca, 574
colostro, 121-122, 206
com mau cheiro, 767
combinação de fórmula e leite materno, 144-147, 335-341
comer/comendo
  autoalimentação, 595-596
  bebê adormece enquanto está comendo, 206-209, 375
  bebê enjoado para comer, 592-595
  bebê mais velho comendo mais, 687-688
  bebê mais velho comendo menos, 685-687
  bebê recebendo suficiente leite materno, 260-269
  coisas do chão, 574-575
  dentição e, 442
  fazendo bagunça ao comer, 617-618
  fora com o bebê, 531-533
  hábitos alimentares saudáveis, 614-616
  no 1º mês, 248
  no 2º mês, 336
  no 3º mês, 368
  no 4º mês, 418
  no 5º mês, 438
  no 6º mês, 474-475
  no 7º mês, 513-514
  no 8º mês, 561-562
  no 9º mês, 585-586
  no 10º mês, 610-611
  no 11º mês, 639-640
  no 12º mês, 670-671
  recusa em comer e greve de amamentação, 420-422, 590-592
  recusa em comer sozinho, 688

recusando-se a comer quando doente, 733, 734

terra, 575-576

ver também apetite, alimentação com mamadeira, amamentação, dieta, alimentando, sólidos

comida estragada, evitando, 476-478

compartilhamento da cama, 378-379, 382-388, 485-486

compartilhando a cama com o bebê; *ver* cama compartilhada o quarto com o bebê, 290-291, 530

comportamento criança de colo, 690 disciplina e, 630-637 irritação com os pais, 526-527 negativo, 690-691 quando doente, 733 *ver também* mordendo, agarrando-se aos pais, cólica, choro, agitação, ansiedade de separação, timidez

comportamentos rítmicos, 618-619

comprando para bebês prematuros, 833

compressas frias para seios ingurgitados, 123

compressões no peito durante a RCP, 810-812

compressões no peito na RCP, 810-812

compressões no peito para bebê engasgado, 806-807

comprimento do bebê gráficos, 177-180 médio ao nascer, 182 *ver também* crescimento

computadores para bebês, 694-696

comunicação da eliminação, 504

comunicação; *ver* linguagem, fala

concussão, primeiros socorros para, 787-788

condições crônicas, 768-776

condutiva, perda auditiva, 774

confusão de bicos, 145 chupetas e, 226, 310 mamadeiras e, 144, 337

congelamento, primeiros socorros para, 795-796

congelando leite materno, 255-258

congestão nasal alergia ao leite e, 282 alergias alimentares e, 449 aspirador para, 79, 752, 753 cheiro ruim, 754 crupe e, 760 greve de amamentação e, 420-421 gripe e, 757 leite materno para aliviar, 132 resfriados e, 751-752 umidificador para aliviar, 753 *ver também* nariz VSR e, 758

consciência, perda da; retenção da respiração e, 623-625 durante convulsões febris, 742-743 primeiros socorros para, 782, 809

conselhos conflitantes, 209-210 dos avós, 53

consoantes, 534

consultas de rotina; *ver* consultas

consultas, 713-717 de rotina, 713-718 dentárias, 500 no nascimento, 181-187 tirando o máximo proveito das, 716-717

consultora de lactação, 35, 57, 110, 131, 149-150, 151-152, 263, 264, 832

conta-gotas para medicamentos, 79, 748

contracepção; *ver* controle de natalidade

contrapressão para aliviar a dor da dentição, 442, 444

controle de natalidade com alimentação com mamadeira, 39 com amamentação, 37, 142

controle de pestes, 468-469

convulsões febris, 742-743

convulsões após vacina, 720 com febre, 742-743 febris, 742-743 primeiros socorros para, 780-781 telefonando para o médico, 732

copo de treinamento cáries e, 498-499, 563-564 riscos do, 563-564 tipos de, 564-565 uso seguro do, 563-564 *ver também* copo

copo bebendo de um, 561-567, 643, 673, 674 com canudo, 566-567 de treinamento, 563-564 introduzindo ao bebê, 561-567

coqueluche, 718-720, 722, 729; *ver também* vacina contra difteria, tétano e coqueluche (DTPa)

cor azul; *ver* pele azulada da pele do bebê, 321-322 dos olhos, 203 mudanças na cor da pele do bebê, 322

cordão umbilical, clampeamento do, ao nascer, 181, 182

cordões de cortina, 536

correndo com bebê, 394

correr com o bebê, 394

ÍNDICE

carrinho para, 92, 93
cortador de unhas, 78, 240
cortes, primeiros socorros
para, 785-786, 791
cortinas, 536
cortinas, segurança das, 536
costas
machucado nas, primeiros
socorros para, 779-813
tapas nas, para bebê
engasgado, 806
costas, colocando o bebê
para dormir de, 287-288,
378, 414
cabeça achatada e,
285-286
desenvolvimento mais
lento e, 333
infeliz quando, 287-288
não dorme bem, 347-350
virando-se durante a noite
e, 493
coto umbilical
cicatrização, 311-312
cuidados, 240-241
infecção, 311-312
cotovelo de babá, 677, 786
cotovelo deslocado, 678
primeiros socorros para,
781-782
cotovelo deslocado, 678
primeiros socorros para,
781-782
couro cabeludo, lesões no,
primeiros socorros para,
787-788
com caspa; *ver* crosta láctea do recém-nascido,
201-202
Covid-19, 33, 133, 176, 318,
319, 759
cozinha, tornando à prova
de bebês, 546-548
CPAP, *ver* pressão positiva
contínua nas vias aéreas
creche corporativa, 415
creche domiciliar, 414
creche, 408-415
doenças frequentes e, 751
para bebê doente, 415
creme anestésico

para circuncisão, 43
para vacinas, 728
creme contra assaduras, 77,
393
crescimento
gráficos de, 177-180
queda no ritmo do,
648-649
saltos de, 648-649
surtos de, 128, 260
criatividade, estimulando a,
512, 697-700
cronograma do desenvolvi-
mento, 165-174
cronograma
bebê de baixa adaptabili-
dade e, 456
bebê irregular e, 455-456
do bebê, 372-375; *ver
também* hora de dormir,
rotina, sono, alimen-
tando
costa láctea, 354
crosta nos olhos do bebê,
328
crupe, 760-762
cueiros, 72
cuidadores, 47-48, 399-416;
ver também babá
cuidadores, bandeiras vermelhas sobre a, 413
cuidados com o bebê
cabelo, 598-599
colocando para arrotar,
233-234
cortando as unhas, 240
coto umbilical, 237,
240-241
dando banho, 235-238
enrolando, 244-246
lavando o cabelo, 236,
239, 598-599
limpando as orelhas, 239
limpando o nariz,
239-240
limpando o pênis, 241
pegando e carregando,
242-244
produtos, 76-79
segurando, 258
trocando a fralda, 72-76,
231-233

vestindo, 241-242
cuidados médicos regulares,
obtendo, 349; *ver também*
consultas
cuidando do bebê, 331-332,
580-581; *ver também*
criando vínculos, desen-
volvimento, posição de
canguru, massagem

D

dando os primeiros passos,
601-602, 651
dano ao nervo do dente, 647
DBP, 849
desenvolvimento do cérebro
ácidos graxos ômega 3 e,
613-614
amamentação e, 34, 389
peixes na dieta da mãe
e, 162
peixes na dieta do bebê e,
466-467
ver também habilidades
intelectuais, QI
dedo ou membro amputado,
primeiros socorros para,
781
dedos de pombo, 354
dedos
amputados, 781
lesões nos, primeiros so-
corros para, 794-795
quebrados, 800-801
DEET em repelentes de
insetos, 559
deficiência de acetil-coenzima A desidrogenase de
cadeia média no bebê,
testando para, 183, 713
deficiências
bebê com necessidades
especiais, 773
bebês prematuros e,
843-844
surdez, 774-776
degraus; *ver* escadas
dentes

884   O QUE ESPERAR DO PRIMEIRO ANO

check-up dos, 500
emergências dentárias,
647-648, 792-793
saúde dos, 498-500; *ver
também* flúor, cáries
dentes
arrancados, 792
cáries nos, 498-499
danos aos, 647-648, 792
dentista e, 500
escovando, 499-500
flúor e, 280, 464, 500
lascados, 647-648
leite materno e, 34
manchados, 280
manchas nos, 534
mastigação e, 599
nascendo tortos, 533
nenhum ainda, 599
no recém-nascido, 220
ordem de erupção, 441,
599
quebrados, 792-793
ver também dentição, cárie
dentária
dentição, 440-444
alimentação e, 420, 442,
590
alívio para a dor da, 443
anéis de, 443
dor, à noite, 597-599
géis, 444
ordem da, 441, 599
recusa em mamar e, 420,
590
sintomas de, 440-444
sono e, 442, 597, 599
dentista, 500
depressão pós-parto, 301,
675, 715, 837
perda de peso, 39
recuperação da, 205
recuperação da, amamen-
tação e, 34, 35
depressão pós-parto, 301,
675, 715-716, 837
Dermabond, 786
dermatite atópica, 448; *ver
também* eczema
dermatite de contato, 448
dermatite por atrito, 392

dermatite por causa da
candidíase, 392
dermatite seborreica, 354,
391-393
dermatite
atópica, 448; *ver também*
eczema
de contato, 448
descongelando leite materno, 258
descongestionantes, 747
desenvolvimento do bebê,
163-165, 329-333,
357-365, 602-603
alertas, 164
assistir televisão e,
692-694
atrasos no; *ver* atrasos no
desenvolvimento
comparando, 164
cronograma do, 163-174
da boca e amamentação,
34
da fala e o copo com
canudo, 566-567
da fala e o copo de treinamento, 563-564
da linguagem, 330-331,
341-347, 510-512; *ver
também* linguagem, fala
dispositivos tecnológicos
e, 694-696
do bebê prematuro, 167,
841-846
intelectual, 332, 347-349,
365, 510-512, 581-583
intuição parental sobre o,
164, 602
lento, 333, 602-603
motor amplo, 331,
364-365, 508
motor fino, 331, 363-364,
508-509
padrão do, 330
regressões no, 332, 662
social, 330, 363, 509-510
desenvolvimento intelectual
e, 581-583
desenvolvimento motor,
163; *ver também* habili-
dades motoras amplas,
habilidades motoras finas,
desenvolvimento

desenvolvimento motor;
ver habilidades motoras
amplas
desenvolvimento social; *ver*
habilidades sociais
desidratação
diarreia e, 764
sinais de, 765
telefonando para o médi-
co, 732
desmaio, primeiros socorros
para, 782; *ver também*
consciência, perda de
desmame conduzido pelo
bebê, 519-520
desmame da mamadeira,
640-644
lanche da hora de dormir
e, 649
para relactar, 152
desmame do peito, 669-676
abrupto, 674
ajustes da mãe ao, 675
como fazer, 672-676
decidindo quando fazer o,
699-673
hora de dormir e,
682-683
precoce, 388-389
prontidão do bebê para o,
672
desmame, conduzido pelo
bebê, 519-520
desregulação da insulina
como causa da baixa
produção de leite, 267
destro, 578
DHA
na dieta da mãe, 154
na dieta, 613-614
na fórmula, 193
no leite materno, 34
nos sólidos, 516-517,
613-614
dia, misturando a noite e o,
291-292
diarreia intratável, 765
diarreia, 225, 764-767
alergia ao leite e, 765
alergias alimentares e 480,
765

ÍNDICE

bactérias do zoológico infantil e, 464
colite alérgica e, 183
como sintoma no bebê doente, 730, 735
dentição e, 442
desidratação e, 765
intolerância à lactose e, 283
intratável, 765
leite materno e, 32
o melhor suco para, 767
piscinas e, 557-558
probióticos e, 756, 770
quando telefonar para o médico, 766
rotavírus e, 730
sensibilidade à dieta da mãe e, 155
suco e, 428, 563, 641, 766, 767
tratamento para, 766
dicas sociais e pais, 698-699
dieta da amamentação e, 153-154
dieta de baixa gordura, amamentação e, 161
dieta do bebê, 609, 612-616; *ver também* comendo, alimentando
mantendo variada, 616
dieta sem glúten, 770-771
dieta, da mãe
durante a amamentação, 152-162
gases e, 155-156, 299, 304-305
greve de amamentação e, 156, 420
diferenças de gênero, 655-656
peso ao nascer, 197-198
Diflucan, 221
difteria, 718-720, 722
dirigindo com o bebê, 706-707; *ver também* carro, cadeirinha veicular
disciplina, início da, 631-637
displasia broncopulmonar, 849
displasia de quadril, 524-525

dispositivo espaçador medicação contra, 769
distância
que o bebê consegue enxergar, 326
que o recém-nascido consegue enxergar, 248
distração fornecida por dispositivos, 540
distração
como técnica de disciplina, 637
dos pais enquanto surfam na internet, 540
usando para cuidar de um machucado, 782
distúrbio de nascimento, 773
distúrbios metabólicos, testes para, no nascimento, 183, 714
doença celíaca, 770-771
doença da urina do xarope de bordo, testando o bebê para, 183, 714
doença de Lyme, protegendo da, 468, 781
doença do refluxo gastroesofágico (DRGE), 771-774
ver também refluxo, regurgitação
doença reativa das vias aéreas, 768
doenças dos pais, 761-762
e amamentação, 141-142
sérias, e amamentação, 33
doenças infantis comuns, 751-767
doenças infantis, prevenindo com vacinas, 718-730
doenças relacionadas ao calor, 731, 742, 795
doenças, 751-767
do bebê prematuro, 848-854
evitando a disseminação de, 759, 761-762; *ver também* imunizações
mais comuns, 751-767
dor
abdominal, 766

alívio da; *ver* medicamentos
ao bombear leite, 252
ao receber vacinas, 726
ao urinar, 767
circuncisão, 43
da dentição à noite, 596-597
da dentição, 442-443
de ouvido, 754-755
digestiva; *ver* transtorno digestivo
durante a amamentação, 281, 772
gases; *ver* gases
nos mamilos, 117, 128-130, 221, 264
nos seios, 122-125, 139-140
quando ligar para o médico por causa da, 733
sapinho e, 220
dormindo ao lado da cama dos pais, 88
dormindo de bruços, 287-288, 347-350, 493
dormindo de bruços, mãe, 266
dormindo de lado, 287
dormindo junto, *ver* compartilhamento da cama
dormindo no mesmo quarto, 291, 378, 380, 530
doula, 47, 51-52
para ajudar com a amamentação, 35
doze sujos, vegetais, 464-465
DRGE, 771-774
drogas; *ver* medicamentos
duto de leite, 115
entupido, 139
duto lacrimal entupido, 327-328
leite materno para, 133, 327-328
duto lacrimal; ver duto lacrimal

E

E. coli, infecção por, pega na fazendinha, 464
e-books, 581
ecocardiograma, 184, 827
eczema, 448-449
  alergias e, 282-283, 449, 753
  amamentação e, 32
  fórmula e, 189
  leite materno para, 133
  probióticos e, 449
educacionais
  aplicativos, 694-696
  brinquedos, 581-583; *ver também* brinquedos
  programas de televisão, 692-694
  programas, 581-583, 694-696
ejeção
  bebê recebendo leite suficiente e, 260
  durante a amamentação, 112, 124-125
  encorajando ao bombear, 252
  lenta, frustação do bebê com a, 420
  problemas com a, 265
elétricas/elétricos
  cabos, 539-540, 545, 549
  queimaduras, primeiros socorros para, 802-803
  tomadas, tornando à prova de bebês, 540-541, 549
eletrodomésticos
  à prova de crianças, 547
  segurança, 556
  ver também segurança do bebê
embalando o bebê para dormir, 291, 295
embalar o bebê, 305, 350, 375, 379, 683; *ver também* treinamento de sono
emergências
  aulas para se preparar para, 777-778, 804-805, 840, 851

engasgos, primeiros socorros para, 803-808
  estando preparada para, 777-779, 804-805
  primeiros socorros para, 777-813
  respiratórias, RCP para, 809-813
emissão otoacústica, teste de audição por, 186
EMLA, pomada, e circuncisão, 43
emprego
  bombeando no, 367-372
  pai que fica em casa e, 395-398
  ver também trabalho
  voltando ao, 385-387
emprego; *ver* trabalho
enfermeira infantil, 46-48; *ver também* cuidadores
enfermeira para o bebê, 46-51
enfermeiro pediatra, 57
engasgos
  alimentação com os dedos e, 519-520
  ao comer sólidos, 519-520
  desmame conduzido pelo bebê e, 519-520
  do recém-nascido, 205
  durante a alimentação com mamadeira, 196
  durante a amamentação, 126
  regurgitação excessiva e, 282, 771-772
  vômito em projétil e, 771-772
engasgos
  alimentos que podem causar, 479, 589
  apoiando a mamadeira e, 196
  desmame conduzido pelo bebê e, 519-520
  objetos que podem causar, 542-545, 576
  primeiros socorros para, 803-808
engatinhar, 571
  bebê ainda não começou a, 333, 571-572

encorajando a, 508, 572
enregelamento, primeiros socorros para, 796
enrolar, 244-246, 314-315
  bebê chutando o cueiro, 314-315
  bebê que não gosta de ser enrolado, 246, 305, 314-315
  choro e, 305
  como, 244-246
  no cueiro, 72
  para manter o bebê de costas, 287, 349-350
  quando parar, 247, 350
entendendo o bebê, 207-208, 212-213, 345-346, 568-571
  choro, 212-213
enterocolite necrosante, 851
entupido
  duto de leite, 139
  duto lacrimal; *ver* duto lacrimal
envenenamento por monóxido de carbono, primeiros socorros para, 784
envenenamento por sal, fórmula com pouca água e, 192
envenenamento
  mantendo o bebê longe de substâncias venenosas, 552-553
  prevenindo, 552-553
  primeiros socorros para, 796-797
  sol; *ver* queimadura de sol
enxoval do bebê, comprando, 67-71
equipamentos de exercício, 541
ereção do bebê ao trocar a fralda, 233, 577
eritema tóxico, 219
erupção cutânea
  alergia ao leite e, 282
  alergias alimentares e, 449-450, 480
  com coceira, 79, 448-449
  com febre, 753
  crosta láctea, 354

ÍNDICE 887

de alimentos na dieta da
mãe, 155
de contato com irritante,
279, 448-449
dentição e, 440
eczema, 448-449
fórmula hipoalergênica
e, 188
infecção fúngica e, 220
ver também rubéola,
sarampo, hera veneno-
sa, carvalho venenoso,
sumagre venenoso
leite materno para tratar,
132
na área da fralda, 33, 43,
72, 73, 76, 391-392; *ver*
também assaduras
nas bochechas e queixo,
440, 448-449
no calor, 319
no corpo, 448-449
no pênis, 282
no rosto; *ver* acne, mi-
lium, espinhas, pele
quando telefonar para o
médico sobre, 753
reação à vacina e, 720,
722, 723
seborreica, 354
ervas e temperos
bebê de paladar sensível
e, 453
na comida do bebê, 515,
521, 587, 615
na dieta da mãe, 155, 420,
587
escadas
portões para, 536,
537-538
segurança nas, 537-538,
555-556
subindo e descendo,
555-556
Escala de Depressão Pós-
-Natal de Edimburgo, 716
escova de dentes, 499-500
escova
de cabelo, 78, 598-599
de dentes, 499-500
escovando os dentes,
499-500

escroto
caroço no, 355
cuidados com o, 233
inchaço do, 313-314
ver também testículos
esfregar as bochechas e
dentição, 443
espancar, 633-634
espelhos, 336, 358
espinhas
leite materno para, 133
no rosto do bebê, 320-321
ver também milium
espinhas, 800
espirrando leite materno,
126-127; *ver também*
ejeção
espirros, 317, 328
espuma para banho, 76
esquecendo uma habilidade,
662
estacionário
centros de atividade, 106,
505-507
jumper, 105-106, 451-452
estado de espírito dos recém-
-nascidos, 207-208
estados de consciência em
recém-nascidos, 207-208
estapear, 633-634
esteira e segurança, 541
estenose pilórica, 282, 771
esterilizando
água, 192
em caso de sapinho, 222
mamadeiras, 192
para prematuros, 843-844
esteroides
creme para eczema,
448-449
para asma, 769
estimulando o bebê
bebê mais velho, 507-512
brinquedos e, 433-434
cólica, choro e estimula-
ção, 297-299, 307
de 1 ano, 696-701
primeiros meses, 357-363
televisão e tecnologia,
692-696
ver também desenvolvi-
mento, habilidades

intelectuais, lingua-
gem, estimulação dos
sentidos, sensibilidade à
estimulação, 453-454
estômago cheio e regurgitação, 191, 274
ver também regurgitação
estômago inchado, 283, 770
estômago, dor de
doença celíaca e, 770-771
ibuprofeno e, 746
ver também dor abdomi-
nal, transtorno digesti-
vo, gases
estômago, obstrução do; *ver*
estenose pilórica
estranho(s)
ansiedade, 603-604,
678-682
exposição do recém-nasci-
do a, 319-320
medo de, 603-604
estranhos, exposição a,
318-319
estresse
da cólica, lidando com o,
302-303
ejeção e, 124-125, 265
na UTI neonatal,
833-837
ver também sentindo-se
sobrecarregada, depres-
são pós-parto
estridor, 561-563
evacuações soltas; *ver* reação,
diarreia
evacuações
aguadas; *ver* diarreia
amamentação e, 32
aparência das, 224-225
cheiro das, com sólidos,
503
com cheiro mais suave em
bebês amamentados, 32
como sinal de que o bebê
está recebendo o sufi-
ciente para comer, 261
cor das, 224-225, 503,
596
duras; *ver* prisão de ventre
estranhas, 596
explosivas, 285

fórmula e, 225, 286
granulosas, 146, 190,
224-225, 442
infrequentes; *ver* prisão de
ventre
menos, 391
muco nas, 225
muco nas, e alergia, 225,
282, 480
muco nas, e bebê doente,
735, 764
mudanças nas, 224-225,
503, 596
mudanças nas, como
sintoma de alergia, 225,
282, 480
mudanças nas, como
sintoma de envenena-
mento, 783
mudanças nas, como sin-
toma do bebê doente,
735
normais no bebê ama-
mentado, 225, 261,
284, 286
número de, no bebê ali-
mentado com fórmula,
286
número de, no recém-
-nascido amamentado,
261, 284
pretas, 224-225, 433; *ver*
também mecônio
sangue nas, 224-225
sangue nas, e alergia ao
leite, 282
sangue nas, e bebê doente,
735, 766
ver também prisão de
ventre, diarreia
evento breve, resolvido, sem
explicação, 382
evento com aparente risco de
morte, 381-382
exame físico; *ver* consultas
exames de sangue no nascimento, 183-184
exames de sangue
para anticorpos, no bebê
adotado, 725
para chumbo, 470
para deficiência de ferro,

502
para doença celíaca,
770-771
para icterícia, 223
prematuros e, 827, 853
teste do pezinho no nascimento, 183-184, 185
exaustão por calor, primeiros
socorros para, 795
exercícios
amamentação e, 143-144
para bebês, 430-431
para bebês constipados,
764
extraindo leite materno à
mão, 254
extubação, 827

F

fala
ajudando o bebê a falar,
664-667
falando com o bebê mais
novo, 342-344
falando com o bebê
mais velho, 510-511,
664-667
precoce do bebê, 533-534
primeiras palavras,
567-568
segunda língua, 346-347
ver também linguagem
fala; *ver* linguagem
falando com o bebê; *ver* fala
falha em se desenvolver,
261-269, 295, 304
doença celíaca e, 770
DRGE e, 772
falhas de metabolismo
congênitas, testes para,
183-184, 186, 714
farpas, removendo, 784
faz de conta, 699
fazenda; *ver* fazendinha
fazendinha, 464
fazendo compras para o
bebê, 65-106
febre, 737-744

após imunização, 720,
723, 724, 726, 729
convulsões durante a,
742-743
da mãe, e amamentação
140
dentição e, 442
determinando se há,
737-741
insolação e, 795
quando ligar para o mé-
dico após imunização,
720-721
quando ligar para o médi-
co, 731-732
relacionada ao calor, 731,
742, 795
tratando, 741-744
fenda labial/palatina, amamentação e, 33
fenda palatina, amamen-
tação e, 33; *ver também*
boca
fenilcetonúria
amamentação e, 33
testes para, ao nascer, 183,
714
feno-grego, 155, 160
feriados, segurança durante
os, 545-546
ferrão de água-viva, pri-
meiros socorros para,
799-800
ferro
deficiência de, 501-502;
ver também anemia
deficiência de, em prema-
turos 852
deficiência de, retenção da
respiração e, 625
fezes pretas e, 433
importância do, 501-502
na fórmula, 190, 501-502
nos cereais, 479, 501-502,
518, 595, 613
suplementação em bebês
prematuros, 844
suplementação, 278
ferroadas
de animais marinhos,
primeiros socorros para,
799-800

de insetos, primeiros socorros para, 797-798
ferrões de animais marinhos, primeiros socorros para, 799
fertilizantes nos vegetais, 464
festa de aniversário, primeira do bebê, 679-681
festa do primeiro aniversário, 679-681
fezes com aspecto aguado; ver diarreia
fezes encaroçadas; ver evacuações
fezes pretas, 224-225, 433; ver também mecônio
fezes; ver evacuações, prisão de ventre, diarreia
fibras para evitar constipação, 763
ficando em pé, 505-506, 508, 599-601
ficando em pé, 599-600
durante a noite, 599
tarde, 600, 647
ficar em casa, decidindo, 385-387
filho mais velho; ver irmãos
filosofias parentais, 63, 373, 375
fimose, 42
finger foods, 587-588
fios elétricos, segurança dos, 539-540
fissuras anais, 225, 284, 286, 764
fissuras no ânus; ver fissuras anais
fluido eletrolítico; ver fluidos de reidratação
fluidos de reidratação, 79
para prevenir desidratação, 765
fluidos nos ouvidos e perda da audição, 754, 776
fluidos
constipação e, 763
diarreia e, 765
durante a amamentação, 156

febre e, 743
infecção do trato urinário, 767
na dieta, 614
reidratação, 79, 765
resfriados e, 752
ver também desidratação
flúor, 280, 463-464, 500
na água da torneira, 463
na água mineral, 464
na pasta de dentes, 500
fogos de artifício, perigo dos, 546
folhas de repolho para seios ingurgitados, 123
folhas verdes; ver vegetais
fome crônica no recém-nascido amamentado, 211
fome, nenhuma no recém--nascido, 205-206
fontanelas, 202, 258-259
fundas e desidratação, 259, 765
inchadas, 259, 735
formação de ossos, dieta na amamentação e, 153-154
formaldeído
em produtos para bebês, 78
minimizando o risco do, para o bebê, 461, 462
fórmula com baixo índice de ferro, 189
fórmula de seguimento, 190
fórmula de suplementação, 190, 338-339
fórmula hidrolisada, 189, 283, 450
fórmula hipoalergênica, 189
fórmula para bebês sensíveis, 188-189
fórmula sem lactose, 189
fórmula
aditivos na, 193
alergia à, 32, 189, 225, 282-283
alimentação segura com, 191-194
alimentação sob demanda com, 191, 195, 274, 419
apetite para sólidos e, 594

aquecendo, 192-193
armazenando, 193-194
bebê acima do peso e; ver bebê acima do peso
de seguimento, 190
de soja, 189
demais, 274-275, 594
digestão, 38
em pó, 191
escolhendo, 38-40
excesso, 191, 274-275, 594
fezes do bebê e, 225
fortificada com com ferro, 190
hidrolisada, 189
ingestão de ferro e, 280, 501-502, 613
introduzindo, 187-197
líquida concentrada, 191
mudando para o leite de vaca a partir da, 592
no 1º mês, 248
no 2º mês, 336
no 3º mês, 368
no 4º mês, 418-419
no 5º mês, 438-439
no 6º mês, 474-475
no 7º mês, 513-514
no 8º mês, 561-562
no 9º mês, 585-586
no 10º mês, 610-611
no 11º mês, 639-640
no 12º mês, 670-671
orgânica, 188
para bebês sensíveis, 189
para prematuros, 190, 821
para suplementação, 190, 269
preparando, 192-193
pronta para consumo, 191
prós, 38-40
quando o bebê não está ganhando peso, 147, 266, 269; ver também alimentação com mamadeira
quanto oferecer, 191, 417-419
refluxo e, 189-190
selecionando, 187-191
sem lactose, 189

890 O QUE ESPERAR DO PRIMEIRO ANO

sentindo-se bem sobre
a, 196
suplementando com, du-
rante a amamentação,
190, 266, 269, 337; *ver
também* combinação
tipos de, 188-190
vegana, 189
fortificado(a)
fórmula, 192
leite materno, 821
papinha, 517
fototerapia para icterícia,
223
frágil, medo de que o bebê
seja, 258
e bebê prematuro,
839-840
fraldas biodegradáveis, 73
fraldas de pano, 74, 75-76
fraldas
comprando, para bebê,
72-76
contando as molhadas e
sujas, 151, 261
de pano, 74, 75-76
descartáveis, 72-74
para sair, 315
trocando, 231-233
freio labial superior, 268
freio labial, 268
frenotomia, 268
frênulo, 268
frios durante a amamenta-
ção, 157
frutas
como primeiro alimento,
479
na dieta do bebê, 612-613
orgânicas, 465-466
ftalatos nos produtos para
bebês, 78
fumaça de tabaco; *ver* fumo
fumaça
de terceira mão, perigos
do, 538-539
inalação de, primeiros
socorros para, 784
passivo, 538-539
fumo de terceira mão, perigos do; *ver* fumo

fumo indireto, perigos do;
ver fumo
fumo
cólica e, 302
de terceira mão, perigos
do, 538-539
durante a amamentação,
159
indireto, perigos do,
538-539
infecção de ouvido e, 756
perigos do, 460, 538-539
SMSI e, 378

G

galactosemia, 189
gancho com o dedo para
remover objeto ou alimen-
to, 808
ganho de peso do bebê,
198-199, 262-265, 274,
427-430, 685, 687
após o nascimento, 198
dieta vegana e, 502-503
em bebês prematuros,
362-363, 816, 818-819
lento em bebês ama-
mentados, 111-112,
262-267, 267-269, 269,
274-275, 283, 304-305
lento em bebês com aler-
gia ao leite, 282-283
lento em bebês com
DRGE, 280-281,
771-772
lento em bebês com
sensibilidade ao leite
materno, 283-284
massagem e, 362-363
no primeiro ano, 502
garagem, tornando à prova
de bebês, 550-551
gases
alimentação com mama-
deira e, 80-81, 194-195
aliviando, 299, 303,
306, 352; *ver também*
colocando o bebê para
arrotar

cólica/choro e, 297-301,
302-303, 305-309
dieta da mãe e, 156, 299,
304-305
engolir ar e, 80-81, 194,
281, 307
massagem para, 352
medicamentos para,
302-303, 773
mudanças de fórmula e,
189, 299
pressão para aliviar, 306
soltando, 286
gasometria arterial na UTI
neonatal, 827
gato
mordidas de; *ver* mordidas
preparando para a chega-
da do bebê, 49-51
ver também animais de
estimação
gavagem para bebês prema-
turos, 816-817
gavagem, tubos de, 816-817
géis sanitizantes para as
mãos, 761
gel ou lenços antibacterianos, 761
gêmeos, 270-273
gengivas
caroços nas, 220, 443
cistos nas, 220
hematomas nas, 443
inchadas, 443, 648
ver também boca, dentição
genitais
brincando com os,
576-577
inchados no recém-nasci-
do, 202
lavando, 237
ver também vagina, pênis,
escroto, testículos
germes
mantendo o bebê longe
dos, 319-320
na área da fralda, 577
no chão, 574-575
prevenindo a dissemina-
ção de, 753, 761-762
giz para rabiscar, 712
glúten e doença celíaca,
770-771

ÍNDICE 891

gordura
do bebê; *ver* bebê acima do peso
na dieta da mãe, 161-162
na dieta do prematuro, 821
na dieta vegana, 503
na dieta, 592, 613
nos substitutos do leite, 685
saudável, 613; *ver também* ácidos graxos ômega 3
gosto
do leite materno, dieta da mãe e, 154-155; *ver também* leite materno
estimulando o paladar do bebê, 357
sensibilidade ao, 453
grades do berço, membros presos nas, 605
grades do berço, segurança das, 84-85
grades nas janelas, 535-536
grãos integrais, 612, 614, 616
dieta vegana e, 502-503
gravidez, tempo até a próxima, 659-660
gripe suína; *ver* gripe
gripe water para tratar cólica, 303
gripe, 722, 730, 757-758
gritos, dos pais, 635
grupos de brincadeira, benefícios do, 627-628
guarda-roupa para o quarto do, 134-135
guarda-roupa, do bebê; *ver* roupas

H

H1N1; *ver* gripe
habilidade de julgar alturas e, 556
habilidades cognitivas; *ver* desenvolvimento do cérebro, habilidades intelectuais, QI
bebê mais velho e, 510-512

habilidades intelectuais, desenvolvimento das, 332, 347-349, 365, 507-512, 581-583; *ver também* desenvolvimento do cérebro, desenvolvimento, QI
habilidades motoras amplas
bebê mais velho, 507
desenvolvimento das, 331-332, 364, 508
ver também habilidades individuais, cronograma, brinquedos
habilidades motoras finas, desenvolvimento das, 331-333, 363-364, 508-509
habilidades sociais, 682
bebê mais velho e, 509-510
creche e, 408-409
desenvolvimento das, 330, 363, 509-510
grupos de brincadeira e, 627-629
timidez e, 678-682
ver também brincadeiras paralelas, brincar/brincando, estranhos
habilidades; *ver* desenvolvimento
hábitos alimentares saudáveis, 609-616
hábitos alimentares
bagunçados, 617-618
enjoados, 593-595
estabelecendo bons, 614-616
hábitos de conforto, 619, 620-621; *ver também* chupeta, chupar o polegar
hábitos
bater a cabeça, 618-620
fazer bagunça ao comer, 617-618
morder, 621
piscar, 622
prender a respiração, 623
puxar o cabelo, 620-621
ser enjoado para comer, 592-595

sugar o polegar, 425-427
usar chupeta; *ver* chupeta
ver também hábitos de conforto
hemangioma cavernoso, 217
hemangioma venoso, 217
hemangioma, 217
hematócritos, 827
hematoma nas gengivas, 443
hematomas azuis e pretos, primeiros socorros para, 784-785
hematomas, 784-785
na aréola, 117
nos dedos, 794
hemograma completo, 827
hemorragia interna, primeiros socorros para, 791
hemorragia intraventricular, 851
hera venenosa, primeiros socorros para, 788
hérnia inguinal, 356-357
hérnia umbilical, 312-313
hérnia
escrotal, 313-314, 356
inguinal, 356-357
umbilical, 312-313
HIC, 851
hidrocele, 313
hidrocortisona
para assaduras, 79
para eczema, 448
hiperalimentação parenteral, 816
hiperplasia adrenal congênita, testando para, 183
hipertermia, primeiros socorros para, 795
hipoglicemia, 147, 853
hipospádia, 314
hipotermia, primeiros socorros para, 789
hipotireoidismo
e problemas de amamentação, 267
exames no bebê, 183-184, 186-187, 714
hora de dormir
ansiedade de separação na, 655-658

892 O QUE ESPERAR DO PRIMEIRO ANO

bebê desmamado e a, 682-683
lanche, benefícios do, 649-650
rotina, 483, 488-491, 657, 658, 683
hormônios
amamentação e, 111, 132, 151
da mãe no recém-nascido, 202, 321
do pai, 196, 353
durante o desmame do peito, 675
níveis de, na mãe e dificuldades de amamentação, 33, 147, 151, 267
nos alimentos, 466
vínculos e, 196
hortifrutigranjeiros; *ver* frutas, vegetais
doze sujos, 464
orgânicos, 464-468
hospital
alta do prematuro do, 840
alta do, 226-227
bebê prematuro retornando ao, 853-854
bomba de nível hospitalar, 251
bombeando no, para alimentar o bebê prematuro, 819-821
exame do bebê, 181-187
ver também UTI neonatal
hotéis com o bebê, 704
humor, como técnica de disciplina, 637

I

ibuprofeno, 79, 746; *ver também* medicamentos
dosando pelo peso, 750
leite materno e, 158
para dor da dentição, 444, 599
para dor nos seios, 124, 131, 140

para febre, 741, 743, 746
dor de estômago e, 746
icterícia no bebê prematuro, 835, 853
icterícia, 222-224, 227
idade ajustada, bebês prematuros e, 167, 822, 842, 844-846
impetigo, 392
implantes cocleares, 775
impostos para contratação da babá, 408
imunidade de rebanho, 726-727
imunizações, 185-186, 718-730
antes de viajar, 704
atrasos do desenvolvimento e, 723, 728
atualizando as, 729
autismo e, 728
combinadas, 726
cronograma recomendado, 729
dor durante as, 727-728
imunidade de rebanho, 726-727
mercúrio nas, 728
para adultos, 721-722
para bebês adotados, 725
para bebês prematuros, 846
perigos de não vacinar o bebê, 727
proteção contra SMSI e, 379
quando o bebê está doente, 720
quando telefonar para o médico após, 720-721
reação às, 720-721; *ver também* vacinas individuais
segurança das, 720-721
inalação de vapor para crupe, 761
incubadora na UTI neonatal, 829
independência crescente do bebê, 689-690
indução da lactação, 131

infecção de ouvido, 754-757
amamentação continuada e, 32-34, 389-390, 755
prevenindo, 755-756
uso continuado da chupeta e, 756
uso continuado da mamadeira e, 641, 756
vacina pneumocócica e, 755
infecção fúngica
na área da fralda; *ver* assaduras
na boca; *ver* sapinho
nos mamilos; *ver* sapinho
infecção gonocócica e olhos do recém-nascido, 201
infecção por clamídia, e os olhos do recém-nascido, 201
infecção por VSR, 758-760
infecção tardia por estreptococos do grupo B, 743
infecção
de ouvido, 754-757; *ver também* infecção de ouvido
do coto umbilical, 311-312
do sangue, 827
do trato urinário, 767
dos seios; *ver* mastite
em bebês prematuros, 852-853
mordidas de animais e, 796-797
infecções fúngicas; *ver* sapinho
infecções infantis comuns, 751-767
infecções respiratórias superiores; *ver* resfriados
inflamação do ouvido médio; *ver* infecção de ouvido
influenza; *ver* gripe
ingurgitamento, 122-124
ausência de, 123
como sinal de que o bebê está recebendo leite suficiente, 262
desmame e, 675

ÍNDICE

menos, no segundo bebê, 124
insetos, exterminando, 468-471
insolação, primeiros socorros para, 795
insônia dos pais, 489-490
intertrigo, 392
intolerância à lactose, 189, 283
intravenosa, 827
intubação, 827
intuição dos pais, dos pais, 164, 602, 717, 733
irmãos
amamentação e, 137
amamentação em tandem, 138-139
do bebê com cólica, 308-309
do bebê prematuro, 841-842
espaçando, 659-662
preparando os, 45
irritabilidade; *ver* agitação
itens usados; *ver* cadeirinha veicular, roupas, berço, brinquedos

J

janelas, tornando à prova de crianças, 535-536
jantar, saindo para, com o bebê, 531-533
jogos com os dedos, 509, 607-608
jumper
centro de atividades estacionário, 105-106, 451-452
de porta, 106, 451-452
jumper, 105-106, 506
jumpers de porta, 106, 451-452

K

kernicterus, 223

L

La Leche League, 60, 110
lábio cortado, primeiros socorros para, 789
lábios azulados, 623, 804
lábios
bolhas nos, 269
cortados, primeiros socorros para, 792
fenda labial e amamentação, 33
partidos, 792
posição dos, durante a amamentação, 116
secos, como sintoma de desidratação, 765
lábios; *ver* genitais
laços
amamentação e, 37, 38, 108
com bebê prematuro, 823-826
com recém-nascido, 108, 200
entre o bebê e o animal de estimação, 50
mamadeira e, 195-197
pele a pele, 196, 200, 823
posição de canguru e, 196, 823-824
lactação; *ver* amamentação
lactobacilos, 756
lâmpadas, segurança das, 543
lanches, 594, 649-651
lanolina, para mamilos doloridos, 130
Lansinoh
para a pele do bebê, 441
para mamilos doloridos, 130
lanugo, 202
bebê prematuro e, 830
lareira, segurança das, 541
laringotraqueobronquite, 760-762
latas de lixo e segurança, 541, 548

lavanderia
lavando as roupas do bebê, 279
tornando à prova de bebês, 550
lavando o cabelo do bebê, 236, 239, 598-599
lavando
as mãos para reduzir a disseminação de germes, 755
as roupas do, 279
o bebê na banheira, 235-238
o cabelo do bebê, 239, 598-599
laxantes, 764
legislação protegendo a amamentação, 135, 136, 251, 252, 371
lei federal; *ver* legislação protegendo a amamentação
leite anterior, 34, 112, 118, 257
leite azedo, exercícios e, 143
leite de amêndoas, 686
leite de arroz, 686
leite de cânhamo, 686
leite de coco, 686
leite de vaca, 592
alergia a (APLV), 189, 282-283, 685-686
fórmula de; *ver* fórmula
quando introduzir, 591
leite doado, 148
leite materno com aspecto aguado, 257
leite materno
alergia ao, 32
armazenando, 255-256
banco de, 148, 819
bebê recebendo o suficiente, 259-269
bombeando, 247-258; *ver também* bombeando leite materno
bombeando, 247-258; *ver também* bombeando leite materno
colite alérgica e, 283
comer para produzir,

153-156
composição do, 32
congelando, 255-256
conveniência do, 35
cor do, 257
custo do, 35
demais, 126-127
descongelando, 258
dieta da mãe e, 153-156
digestão do, 32
ejeção; ver ejeção
enchendo a mamadeira
com, 337
espirrando, 127-128
estágios, 122
fezes do bebê e, 32, 225;
ver também evacuações
fortificado, 821
icterícia, 224
insuficiente, 261-267, 269
leite anterior; ver leite
anterior
leite posterior; ver leite
posterior
mantendo-o seguro e
saudável, 152-162
mudanças no gosto do,
durante a menstruação,
143, 421
mudanças no gosto, dieta
da mãe e, 153-156, 420
mudanças no gosto,
exercícios da mãe e,
143-144
mudanças no, 32
muito pouco, 262-267,
269
para bebê prematuro,
819-821
prebióticos no, 32
probióticos no, 32
produção, 112
produção, bombeando
para aumentar a, 149
quantidade, no 1º mês,
248
quantidade, no 2º mês,
336
quantidade, no 3º mês,
368
quantidade, no 4º mês,

418-419
quantidade, no 5º mês,
438-439
quantidade, no 6º mês,
474-475
quantidade, no 7º mês,
513-514
quantidade, no 8º mês,
561-562
quantidade, no 9º mês,
585-586
quantidade, no 10º mês,
610-611
quantidade, no 11º mês,
639-640
quantidade, no 12º mês,
670-671
rejeição do, 420-422
sacos de armazenamento,
256
sensibilidade a substâncias
no, 283-284
sensibilidade a substâncias
no, choro e, 304-306
separação do, 257
tendo suficiente, 259-269
transicional, 122
usos medicinais, 133
vazando, 127-128
ver também colostro
leite posterior, 34, 112, 118,
257, 264
leite
alergia ao, 281-282, 685
banco de, 33, 148, 818
de amêndoas, 686
de arroz, 685
de cânhamo, 685
de coco, 685
de soja, 685
de vaca, quando introdu-
zir, 592
integral, 590
ver também leite materno,
fórmula
leitor, criando um, 579-580
lençóis, comprando, para
o bebê, 71; ver também
roupa de cama
lenços umedecidos
ao sair com o bebê, 315
aquecidos, 77

comprando para bebê, 77
lendo para o bebê, 245, 332,
344, 579-580, 666
como parte da rotina da
hora de dormir, 490
lesões na pele, primeiros
socorros para, 785
lesões nos dedos dos pés,
primeiros socorros para,
794-795
lesões
prevenindo; ver segurança
do bebê, segurança
primeiros socorros para,
777-803
letargia do bebê, telefonando para o médico sobre a,
733, 734
limites, estabelecendo,
631-633
limpando a bagunça do
bebê, 573-574
língua branca, 221
língua estrangeira, ensinando, 346-347
língua presa, 267-269
língua presa, amamentação
e, 267-269
língua
cobertura branca na, 221
manchas brancas na; ver
sapinho
posicionando para ama-
mentação, 117-118
reflexo de protrusão e
introdução de sólidos,
439-440
linguagem receptiva, 568
linguagem
ajudando o bebê a falar,
510-512, 663-667
desenvolvimento lento da,
e copo de treinamento
e, 563
desenvolvimento lento da,
e televisão, 693
desenvolvimento, 331,
342, 344-346, 406,
568-570, 581-582,
662-663, 667
ensinando uma segunda

ÍNDICE

língua, 346
leitura e, 579-581
não verbal, 345, 567-570
ver também sinais do
bebê
receptiva, 511, 568
ver também habilidades
individuais, cronograma
linhas PICC, 827
lista de presentes, 67
livros, 359, 580, 666, 699
lendo para o bebê, 245,
490-491, 579-581, 666,
699
rotina da hora de dormir
e, 490
lixeira e segurança, 541, 550
lóquios, redução dos, e
amamentação, 35
luteína, na fórmula, 193
luz
bebê prematuro e,
828-829
exposição à, para um sono
melhor, 289-291
misturando dia e noite,
291
olhos sensíveis à, 327, 622
sensibilidade à, 453

M

macacão, comprando, para o
bebê, 69-70
macaquinhos, comprando,
para o bebê, 65, 67
magnésio e amamentação,
154
malpassados, carnes e peixes, durante a amamentação, 157
malpassados, carnes e peixes, para o bebê, 615
mamadeira
apetite por sólidos e,
639-640, 686
apoiando, 196
bebê não fica parado para,

590-591
como objeto de conforto,
641
desmame da, 639-644
e a boca do bebê,
498-499, 642
embalando para sair,
315-316
escolhendo, 80-81
esterilizando, 192,
843-844
introduzindo ao bebê
amamentado, 335-341
não introduzindo,
335-336, 337, 390-391
proibindo no hospital e
amamentação, 108-109
reduzindo o ar na, 80-81,
281, 307
rejeição pelo bebê amamentado, 496-498
tipos de, 80-81
mamilos doloridos; *ver*
mamilos
som; *ver também* audição,
barulho
sensibilidade ao, 453
mamilos invertidos, 130,
265
mamilos
achatados, 36, 122, 263
amamentação e, 113-117
candidíase nos, 219-220
conchas, 130
doloridos, 118, 129-130,
219, 265
dor ao bombear, 252
dor, 117, 121, 128-129,
219, 264
engrossando antes da
amamentação, 36
invertidos, 129, 264
lubrificação para, 129-130
mordendo, 529-530
nitratos nos alimentos,
467
pega durante a amamentação, 113-118
protetores, 130
queimação nos, 221
rachados, 129-130
sapinho nos, 220-221

manchas brancas na boca do
bebê; *ver* sapinho
manchas café com leite, 219
manchas cinzas nos dentes,
534
manchas na pele; *ver* pele
manchas nas roupas, 279
manchas nos dentes, 534
manchas roxas na pele, 732
manchas salmão, 217
manchas, 219, 321, 765
mandíbula do bebê; *ver* boca
maneiras à mesa, 617-618
manny, 407; *ver também*
babá
manteiga de oleaginosas,
introduzindo, 479, 688
mãos
cor azulada das, 321
frias ao toque, 317
lavando para prevenir a
disseminação de germes, 753, 761
lavando para prevenir o
resfriado comum, 753
luvas sem dedos para
evitar arranhões, 448
palmas amareladas, 222;
ver também icterícia
marcadores para rabiscar,
640
marcas de nascença,
216-220
marcos do desenvolvimento;
ver cronograma
massagem, 351-353,
362-363
benefícios da, 352,
362-363
como fazer, 352-353
como parte da rotina da
hora de dormir, 290,
490
do duto de leite entupido,
139
do duto lacrimal entupido, 327
pais e, 353
para acalmar o choro do
bebê, 305
prematuros e, 351,
362-363, 823-824

sonecas e, 447
mastite, 140
materiais artísticos, 698
mecônio, 224-225
aspiração do, 827
medicação/remédios herbais,
749
durante a amamentação,
151-152, 155, 159, 160
para aliviar a dor da dentição, 444
para tratar cólica,
302-303
medicamentos, 743,
744-750
administrando ao bebê
que não colabora, 750
administrando com segu-
rança, 744-749, 752
dosando pelo peso, 750
herbais e homeopáticos,
302, 443, 749
inseguros, 747
para cólica, 302
para dor da dentição, 443,
597
para dor nos seios, 122,
132, 140
para febre, 741, 743, 746
resfriado e tosse, 747
segurança dos, durante
a amamentação, 137,
150-152, 156-159
medicina complementar e
alternativa, 152, 302-303,
749; ver também medica-
mentos e remédios herbais
medicina da adoção, 719
médico assistente, 57
médico de família, 55-56;
ver também médico
médico
escolhendo um, 54-64
medicina da adoção, 719
na UTI neonatal,
826-828
telefonando para o, 720,
730-736
medindo o bebê; ver crescimento, comprimento
medo(s), 625-627, 630

da hora de dormir e do
escuro, 655, 657-658
das separações; ver ansiedade de separação
de banhos, 493-494, 496
de estranhos, 603-604,
678-682
medo(s), dos pais
de lidar com o novo bebê,
258-259
de lidar com um prematu-
ro, 839-840
de o bebê parar de res-
pirar durante o sono,
292-294
Mei Tai, 101
meias, 71
para caminhar, 645-647
sensibilidade ao toque e,
453-454
mel, 481
melanocitose dérmica con-
gênita, 219
membro
amputado, primeiros
socorros para, 781
quebrado, primeiros
socorros para, 782
meninas e diferenças de
gênero, 655-656
tabelas de crescimento
para, 179-180
meninos, e diferenças de
gênero, 655-656
meninos, gráficos de crescimento para, 177-178
mensagens de texto, distração e, 540, 707
mensagens de texto, enviando para o médico, 62,
730-731
menstruação
e amamentação, 37,
143-144, 262
rejeição do peito e, 420,
590
retorno no pós-parto, 142
mercúrio
nas vacinas, 728
nos peixes, 446-447
nos termômetros, 737
mesa

alimentando o bebê à, 611
cadeiras de alimentação
à, 81-82
maneiras à, 617-618
micção
contagem de fraldas e,
151, 261
dolorosa, 767
frequência da, no bebê
amamentado, 261
infrequente e desidrata-
ção, 226, 765
micro-ondas
aquecendo comida no,
478
aquecendo mamadeiras
no, 181
descongelando leite ma-
terno no, 257
microprematuros, 834
milium no rosto do bebê,
319-320
Milkscreen, 160
mimando o bebê, 297,
522-522-523
avós e, 53
minipílula, amamentação
e, 38
misturando dias e noites,
291-292
mobília
para o bebê, comprando,
84-91
segurança da, 84-85, 461,
539
modificadores genéticos
nos alimentos, 464-465,
467-468
moisés
comprando, 87
mudando do, para o
berço, 383-384
moisés com carrinho, 92
monitor para o bebê, com-
prando, 89-90
monitorando a babá; ver
babá
monitorando a respiração do
bebê, 292-293, 381-382
prematuros e, 826-827,
834, 840,

ÍNDICE

prematuros na cadeirinha veicular, 846-847

monóxido de carbono, perigos do, 461

mordendo, 621, 635
dentição e, 440-444
enquanto mama, 442, 529-531

mordidas, primeiros socorros para
animais marinhos, 799-800
animais, 796-797
cobras, 798-799
humanas, 797
picadas de insetos, 797-798

mosquitos, protegendo contra, 559, 780

Motrin; *ver* ibuprofeno

movimento rápido dos olhos; *ver* sono REM

movimentos espasmódicos, 393

muco
nas fezes, 224, 283, 479, 502, 763; *ver também* evacuações
no nariz; *ver* congestão nasal
nos olhos, 327
recém-nascido se engasgando com o, 205
sangue no, 733

mudanças, bebê resistente a, 456

multidões, recém-nascidos e, 319-320

múltiplos, 270-271

música
alta, 322
audição do bebê e, 322
aulas de, 630
estimulando o bebê com, 359-360, 697
para choro, 300, 304
para dormir, 289

N

não sorrindo, como sinal de alerta, 164

não, dizendo ao bebê, 632
negatividade e, 690-691

nariz escorrendo; *ver* congestão nasal, nariz, sintomas respiratórios

nariz sangrando, primeiros socorros para, 793

nariz
aparência ao nascer, 201
cheiro ruim no, 795
cuidando do, 239
escorrendo ou entupido, 751-753
lesões no, primeiros socorros para, 793-794
objeto no, primeiros socorros para, 795
sangramento nasal, 793-794
soro fisiológico para, 751, 752
sugando com aspirador, 752, 753

nascimento
amamentação depois do, 107
clampeamento do cordão umbilical no momento do, 182
consulta depois do, 182-185
formando vínculos após o, 182, 200
procedimentos médicos no, 181-185

natação
aulas de, 557-558
piscinas, segurança perto de, 554, 556, 557-558

nebulizador para asma, 768, 769

negatividade, 633, 690-691

neonatologista, 827

nevos melanocíticos congênitos, 219

nevos melanocíticos, 219

nevus flammeus, 218

nevus simplex, 218

Nistatina, 221

níveis de glicose no sangue no bebê prematuro, 853

nome para o bebê, escolhendo, 44-46

nutrição parenteral total, 602

nutrição; *ver* dieta, comendo, alimentando, sólidos

O

obesidade; *ver* bebê acima do peso

objeto estranho
engolido, 800; *ver também* engasgos
na boca ou garganta, 793
no nariz, 793
no olho, 788-789
no ouvido, 791

objetos de conforto, 604-606
acalmando a dor da dentição; *ver* dentição
acalmando o choro; *ver* choro
separação na hora de dormir e, 657-658

objetos de segurança, 604-606

objetos engolidos, primeiros socorros para, 793

óculos de sol, 622

OGMs, 464-465, 467-468

oleaginosas
alergias a, 282, 448, 481, 688
alergias a, e produtos para o bebê, 77
risco de asfixia, 481, 545, 589, 679, 688
sensibilidade às, e leite materno, 282

óleo de bebê, 76, 352

óleo de eucalipto como repelente de insetos, 559

óleo na dieta do bebê, 612

olho roxo, primeiros socorros para, 791

olho(s)
amarelamento da parte branca dos, 222-223, 227, 735

aparência dos, ao nascer, 198-203
colírio nos, dos recém-nascidos, 181, 199, 201-202
colírio para bebês, 790
cor dos, ao nascer, 203
corrimento, 328
crosta nos, 328
cuidados com os, 236
do bebê doente, 735
duto lacrimal entupido, 327
estrábicos, 327
exposição à luz e bebês prematuros, 828-829
foco, 326
inchaço nos, nos recém-nascidos, 199, 201-202
injetados de sangue ao nascer, 203
lacrimejantes, 327-328
lesões nos, 789-791
muco nos, 328
objetos estranhos nos, 790
piscar, 622
proteção contra o sol, 622
pupilas dilatadas, 788
sensibilidade dos, dos prematuros, 828-829
ver também visão
olhos estrábicos, 327
olhos injetados no nascimento, 203
olhos lacrimejantes, 327-328
orelhas/ouvidos
cera, 239, 740
corrimento nas, como sintoma no bebê doente, 735, 754
cuidados com as, 236, 239
dobradas no recém-nascido, 199
dor de ouvido, 445, 754
dor nas, e recusa da amamentação, 420, 754
fluido vazando das, 787
fluidos nos ouvidos e perda de audição, 754, 776

lesões nas, primeiros socorros para, 791-792
objeto nos ouvidos, primeiros socorros para, 791-792
pressão nos ouvidos no avião, 710-711
puxar as orelhas e dentição, 443, 445
sangue nas, 733, 787
termômetro, 740
tubos, 776
ver também audição, perda da audição
orgânicos
alimentos, 465-469
alimentos, durante a amamentação, 159-160
fórmulas, 188-189
frutas e vegetais, 464-465
produtos para bebês, 78
ver também verdes (ecológicos)
osso fraturado, primeiros socorros para, 800-801
ossos quebrados, primeiros socorros para, 800-801
otite média aguda; ver infecção de ouvido
otite média; ver infecção de ouvido
ovulação e amamentação, 37
oxímetro de pulso na UTI neonatal, 829-830
oxitocina
amamentação e, 111, 132, 150
massagem e, 353
no pai, 353
vínculos e, 196

P

pais que ficam em casa, 395-398
pais
alimentação com mamadeira e, 38-39, 196-197

apoio à amamentação e, 36-37, 41, 126
massagem no bebê e, 353
pele a pele e, 196, 823-824
que ficam em casa, 395-398
palavras do bebê, primeiras, 567-568; ver também linguagem, fala
Panadol; ver paracetamol
papinha caseira, 517-518, 521-522
papinha; ver alimentos, sólidos
parabenos nos produtos para bebês,78
paracetamol, 79, 746; ver também medicamentos
dosando pelo peso, 750
leite materno e, 158
para dor da dentição, 444, 599
para dor na mama, 124, 131, 140
para febre, 741, 743
pelo peso, 750
paralisia infantil; ver pólio
parentalidade com apego, 375-376, 383
parquinho
brinquedos, segurança dos, 554-555
segurança no, ensinando ao bebê, 558
parto em casa, 185-187
parto em casa, procedimentos com o bebê durante o, 185-187
passadores do arnês na cadeirinha veicular, 96, 229-230; ver também cadeirinha veicular
passando diretamente para; ver desmame conduzido pelo bebê
passaporte para o bebê, 703
passos, primeiros; ver andar
pasta de dentes, 500
pasteurizado, 466

ÍNDICE

Pedialyte; *ver* fluidos de reidratação

pediatra, escolhendo, 54-62; *ver também* médico

pega durante a amamentação, 115-119

pega profunda, 115, 129

pegando o bebê, 242-244
o tempo todo, 522-525

peixes
importância dos, na dieta da mãe, 154
importância dos, na dieta do bebê, 466-467, 614
segurança dos, 466-467, 615-616
segurança dos, durante a amamentação, 157, 162

pele a pele, 195-196, 305, 823-824

pele azulada, 322, 623, 734
com VSR, 758
em emergências respiratórias, 381, 809
retenção da respiração e, 624

pele
amarelamento; *ver* icterícia
aparência da, no prematuro, 830-831
aparência da, no recém-nascido, 201-202
aparência da, quando o bebê está doente, 734-735
cor da, no bebê negro, 320
cortes, primeiros socorros para, 781
feridas na, primeiros socorros para, 784-787
hematomas, primeiros socorros para, 784-785
manchada, 322
manchas roxas na, 732
manchas, vermelhidão na, 219
marcas de nascença, 216-219
mudanças de cor, 321-322

ver também eczema, milium, espinhas, erupção cutânea

pele, problemas de, 320-322

pênis
adesão, 356
assadura no, 393
brincando com o, 576-577
cuidados com o, 241, 313, 314
defeito no (hipospádia), 314
ereções, 423
ferida no, 393
ver também circuncisão

pente para bebês, 78, 598-599

perda auditiva neurossensorial, 774

perda da audição, 774-776
e fluido nos ouvidos, 754, 776
e infecção de ouvido, 754

perda de consciência, primeiros socorros para, 782
e convulsões febris, 742
e retenção da respiração, 622-625

perda de peso do bebê, 198-199, 263-264, 304-305
após o nascimento, 182-183, 198
em bebês prematuros, 818
ver também falha em se desenvolver

perfuração, primeiros socorros para, 800

perigos, protegendo o bebê de
alimentos que apresentam risco de asfixia, 480, 519-520, 589
ao ar livre, 460-462
brinquedos perigosos, 433-435, 543, 556
do lado de fora, 551-555
durante o sono; *ver* sono seguro
na cozinha, 546-548

na garagem, 550-551
na lavanderia, 550
no banheiro, 548-550
tornando a casa à prova de bebês, 535-560
ver também asfixia, segurança

permanência do objeto
ansiedade de separação e, 651
ensinando, 510, 581

permetrina, como repelente de insetos, 559

pernas tortas, 644

pernas
amputadas, 800
andar precoce e, 599-600
presas nas grades do berço, 86, 605
quebradas, 781
retas em bebês prematuros, 831
tortas, 354, 644

Pérolas de Epstein, 220

peróxido de hidrogênio, 79

persianas, 536

pertussis acelular; *ver* vacina DTPa

pertussis, 719, 722, 726; *ver também* vacina contra difteria, tétano e coqueluche (DTPa)

pés
chatos, 601
com dedos de pombo, 354
solas amareladas, 222
tortos, 354-355

pescoço
ferimento no, primeiros socorros para, 782
rigidez no, 730-731

peso ao nascer, 197-198; *ver também* Baixo peso; *ver* Baixo peso ao nascer, bebês com

peso da mãe e amamentação, 35, 37

peso do bebê
alimentação com fórmula e, 175, 191, 262-263
amamentação e, 34

ao nascer, 182, 198
baixo; *ver* baixo peso ao
nascer, bebês com;
prematuros,
bebê magro, 431-432
dormir durante toda a
noite e, 289
gordinho, 274, 427-430;
ver também bebê acima
do peso
gráficos, 177-180
segurança da cadeirinha
veicular e; *ver* cadeirinha veicular
pesticidas domésticos, segurança dos, 471
pesticidas, 468-469
nos alimentos, 464-468,
516
picada de abelha
primeiros socorros para,
797-798
protegendo contra, 559
reação severa a, 797-798
picadas de cobra, primeiros
socorros para, 798-799
picadas de insetos
primeiros socorros para,
797-798
protegendo contra, 559
ver também insetos
picadas de insetos
prevenindo, 559
primeiros socorros para,
797-798
reação a, 797-798
picaridina, como repelente
de insetos, 559
pílula de progestina, 39
pinças, 79
pintas; *ver* marcas de nascença
pintura com os dedos, 698
piscando, 622
piscina, segurança da, 556;
ver também natação
plagiocefalia, 286
plano de saúde, 54-55, 187
plantas e segurança, 542
plantas venenosas, 542
plantas

domésticas venenosas,
542
domésticas, purificação
do ar e, 462
pneumotórax, 828
pólen, alergia a, 753
pólio, 720-722
poltrona reclinável, com-
prando, 90
poluição dentro de casa,
462-464
pomada
antibiótica, 79
para a área da fralda, 77,
392
para eczema, 448-449
pomada
para a área da fralda, 77,
393
para dentição, 441
para eczemas, 448
para os mamilos, 130-131
pontos, 785-786
porta-bebê térmico, 71
portas, tornando à prova de
bebês, 536, 537-538, 559
Porto, manchas vinho do,
218
portões de segurança,
537-538
posição de canguru, 196,
305, 823-824, 825
posição de lado, amamentação e, 114-115
posição de quadril para
carregadores de bebê,
524-525
posição do berço, amamen-
tação e, 114
posição invertida e amamentação, 114
posição para dormir com
segurança, 201, 247-250,
270-271, 299
posicionadores para cadeirinhas veiculares, 97, 229,
424-425
posicionadores para dormir,
285, 349, 377
posições de amamentação,
112-115
poupança, 104-105
prebióticos

na suplementação com
fórmula, 147, 189, 192
no leite materno, 32
preparando os mamilos para
a amamentação, 36
preparando-se para o bebê,
31- 106
prepúcio
retração do, 42, 237, 241
ver também circuncisão
presentes, segurança dos,
546, 681
pressão positiva contínua
nas vias aéreas (CPAP),
850
primeiras palavras, 567-568
primeiros alimentos; *ver*
sólidos
primeiros socorros, 777-813
aulas de, 777-778,
804-805, 840, 851
suprimentos para, 79-80
prisão de ventre, 286,
762-764
probióticos e, 763
quando telefonar para o
médico, 764
ver também evacuações
probióticos, 756
antibióticos e, 140, 756
asma e, 769
constipação e, 762
diarreia e, 32, 756
doença celíaca e, 770
DRGE e, 771
eczema, 448
na fórmula, 147, 189, 192
para tratar cólica, 302
para tratar sapinho, 220
produtos de higiene,
comprando para o bebê,
76-79, 598-599
produtos de limpeza domésticos
limpadores domésticos
ecológicos, 459-460
segurança dos, 459-462
produtos de limpeza
domésticos, ecológicos,
459-460
domésticos, segurança
dos, 459-462

ÍNDICE 901

mantendo fora do alcance do bebê, 548, 550
produtos ecologicamente corretos para bebês; *ver* verdes (ecológicos)
produtos químicos
  inseguros na mobília, 461
  inseguros nos produtos de limpeza, 459-460, 461-462
  na dieta da mãe durante a amamentação, 160-162
  na dieta, 465-468
  nas fraldas, 73
  nos produtos para bebês, 77-78
progesterona, 111
programas corporativos de lactação, 371
prolactina
  amamentação e, 111, 132
  deficiência de, e amamentação, 267
proteção para janelas, 535-536
protetor contra o sol, 79, 316
protetores
  para berço, 71, 84-85, 537-538, 605
  para cantos dos móveis, 539
psicologia reversa como técnica de disciplina, 636
punção lombar, 828
pupilas dilatadas, 788
pupilas, em lesões na cabeça, 789-790
púrpura
  manchas, 732
  pele, 321
puxar
  as orelhas, 443, 445, 754
  o cabelo, 620
  os braços do bebê, risco de, 678

Q

QI
  amamentação continuada e, 389-390

leite materno e, 34
peixes e, 162, 466-467
redução do, por causa do chumbo, 470
ver também desenvolvimento do cérebro, habilidades intelectuais
quadris, examinando, 714
quarto do bebê, fazendo compras para o, 84-90
quedas
  lesões na cabeça e, 787-788
  prevenindo; *ver* segurança do bebê
  primeiros socorros para; *ver* primeiros socorros, 777-813
queijos macios durante a amamentação, 157
queijos, os melhores para o bebê, 468, 478, 611
queimadura de sol
  prevenindo, 317-318
  primeiros socorros para, 802
queimaduras químicas, primeiros socorros para, 802
queimaduras
  elétricas, 802-803
  prevenindo no banho de banheira, 495, 549
  prevenindo, 547-548, 555
  primeiros socorros para, 802-803
  químicas, 802
queixo
  erupção no, 441, 448, 480
  tremendo, 213
quiropraxia para tratar cólica, 303

R

rachaduras nos mamilos; *ver* mamilos
radônio, 462
RADS, 769
raiva, 796

raiva, dos pais, 633-637
  descontrolada, 633-637
  por causa de um bebê prematuro, 833-837
  por causa do choro do bebê, 301, 398
  sacudir o bebê e, 398, 636
  surrar e, 634
RCP, 804-805, 809-813
RCP, aulas de, 777, 804-805, 840, 851
RCP, na UTI neonatal, 840, 851
RCP, treinamento em; e cuidadores, 405, 409
reação anafilática, 449, 798
recall de produtos, 470
recém-nascido; *ver* bebê
refeição dos sonhos, 377
refeições da família, 465-467, 611, 686-687
reflexo da marcha, 216
reflexo de busca, 116, 129, 194, 212, 214
reflexo de marcha, 216
reflexo de Moro, 214-215
reflexo de preensão em recém-nascidos, 215
reflexo de preensão palmar, 215
reflexo do esgrimista, 215-216
reflexo do sobressalto em recém-nascidos, 213-216
reflexo plantar, 215
reflexo tônico-cervical, 216
reflexos do recém-nascido, 214-215
refluxo; *ver* doença do refluxo gastroesofágico, regurgitação
  cólica e, 212-213, 214
  discernindo a regurgitação da DRGE, 281, 770-771
  fórmula para bebês com DRGE severa, 189
  prematuros e, 818
reforço da Td (TDP), 722
regra dos cinco segundos, 574-575

regras; *ver* limites
regressão do sono, 570-571
regurgitação, 280-282
excessiva; *ver* DRGE
sangue na, 282
reinternação de bebês prematuros, 853
relacionamento com os avós, 53, 54, 7
relacionamento dos pais, 446
relactação, 148-151
remédios
armário de, estocando, 79-80
colher dosadora ou conta-gotas para dar, 79
repelentes de insetos, 559
resfriado comum, 751-754
frequentes, 753
medicação para, 747-748
recusa em mamar e, 420
telefonando para o médico, 753-754
respiração boca a boca; *ver* RCP
respiração de resgate, 894, 805, 810, 812
respiração periódica, 293
respiração
acelerada, telefonando para o médico se, 733
difícil ou ruidosa, 760
dificuldade, telefonando para o médico por causa da, 731, 732, 734
do bebê enquanto dorme, 292-294
emergências, 381
emergências, primeiros socorros para, 803-813
irregular durante o sono, 292-294
lapsos na, 380-382
monitores de, 294, 382
mudanças na e bebê doente, 731, 732, 733, 758, 760
rápida, 734
resgate, 803-813
superficial durante o sono, 293

superficial no bebê ferido, 780, 791
taxa normal de, 292-293, 734
ver também retrações, chiado
ressuscitação cardiopulmonar, 809-813
restaurantes, indo a, com o bebê, 531-532
retenção da respiração, 622-625
do bebê prematuro enquanto mama, 821-822
retinopatia da prematuridade, 850
retrações, 732, 758, 760, 762, 768
risco para prematuros, 760
romance, encontrando tempo para o, 446, 662
rotina
baixa adaptabilidade do bebê e, 455-456
bebê irregular e, 455
cronogramas e, 372-373
da hora de dormir, 290, 374, 481, 482, 488-489
hora da soneca, 445-447, 483
roupa de cama para o bebê, comprando, 71-72
roupa de dormir, 69-70
roupa de neve, comprando, para o bebê, 71
roupas
arrumando, para sair, 316
comprando, para o bebê, 67-71
da mãe durante a amamentação, 134-135
sabão para, 279
ver também vestindo o bebê
ruas, segurança nas, 558-559
rubéola, 722-723; *ver também* vacina contra sarampo, caxumba e rubéola (SCR)
ruído branco, 91, 290-291, 305-306, 322

S

sabão para as roupas do bebê, 279
sabonete para bebês, 76
sacarina; *ver* substitutos do açúcar
sacos de dormir, 70, 246, 314, 317, 349-350
sacudir o bebê, perigos de, 398, 633-634
saídas
equipamento para, 91-99, 315-316
saindo com o bebê, 315-318
ver também viagens
sal, limitando, 480, 521, 615
salicilatos, 747-748
sangramento
da boca, 792-793
do couro cabeludo, 787
do nariz, 787, 793-794
dos ouvidos, 733, 787
fissuras anais, 225, 284, 764
interno, 791
massivo, primeiros socorros para, 791, 786
no cérebro em bebês prematuros, 851
sob as unhas, 794
telefonando para o médico sobre, 733-734
sangue do cordão umbilical, bancos de, 182
sangue
escorrendo do nariz, 787
escorrendo dos ouvidos, 733, 787
infecção, 827
na regurgitação, 282
na urina, 733, 791
nas fezes, 282, 283-284, 791
nas fezes, em bebê prematuro, 852
tossindo, 732-733, 791
sapatinhos, comprando para o bebê, 71

ÍNDICE

sapatos
para bebês que já andam,
645-646
para bebês que não andam, 507
sapinho, 220-222
e agitação ao mamar, 221,
420
nos mamilos, 221-222
saquinhos de chá para mamilos doloridos, 131
saquinhos
comida, 515
SAR, 848, 849
sarampo alemão, 723, 727
sarampo, 722, 726
saudável, mantendo o bebê,
713-751
segunda língua, 346-347
segurança do bebê, 535-560,
704
contratando um serviço
especializado em, 547
em quartos de hotel, 704
ração de animais de estimação, 50-51
segurança do jardim,
551-555
segurança do lado de fora,
551-555; *ver também*
parquinho
segurança do sono e, 84,
287, 378, 384
segurança dos, para o bebê,
458-471
segurança no aeroporto,
708-710
segurança, 323-325,
458-470, 535-560
ambiente e, 459-471
ao alimentar, 476-478
compartilhamento de
quarto e, 290, 377-379,
382-388, 530
das escadas, 536, 537-538,
555-556
do bebê mais velho,
700-701
do lado de fora, 551-555
do parquinho, 551,
554-555, 560
dos brinquedos, 433-435,
470

durante o sono, 245,
285-286, 287, 310-311,
324, 347-350, 377-378,
493, 605, 684-685
durante os feriados,
545-546
em casa, 460-464,
573-574, 700-701
ensinando sobre, 555-560
na cama compartilhada,
382-384
nas ruas, 558
no banheiro, 324,
495-496
no berço, 84-85, 287-288,
376-377, 536, 605,
683-684
no carro, 227-230, 323,
558-559
no quarto, 548-550
perto da água, 554, 556,
557-558; *ver também*
banho
perto de substâncias venenosas, 547-555
portões de, 536-537
preparação da fórmula e,
191-197
preparação de alimentos
e, 615
tornando a casa à prova de
bebês, 535-560
seguro de vida, 105
seguro
de vida, 105
por invalidez, 105
saúde, 54-55, 187; *ver*
também plano de saúde
seguro, mantendo o bebê,
323-325; *ver também*
segurança
seio(s)
abscesso, 141
ajustando-se ao desmame
e, 675
alfinetadas, 124-125
assimétricos, 141
bebê favorecendo um, 141
bomba; *ver* bomba
caroço no, 139-140
cheios, 262
cirurgia e amamentação,
33

conchas, 130
desmame, 669-676
dor no após as mamadas,
125
dor no, 118, 123-124,
125, 140-141; *ver tam-*
bém ingurgitamento
drenando ambos durante
a amamentação, 118,
262, 264
formigamento, 125
inchados no recém-nascido, 202
infecção; *ver* mastite
ingurgitado, 122-124
ingurgitado, menos no
segundo bebê, 124
ingurgitamento no desmame, 675
pequeno, e amamentação,
36
preparando para amamentação, 36-37
quanto dar de mamar
em cada um, 118-119,
263-264
queimação, 125, 221
rejeição do, 420-422
retirando o bebê do, 118,
531
sensação de vazio,
205-206
ver também mamilos
sensibilidade aos alimentos
na dieta da mãe, 156,
283-284
sensibilidade dos olhos à luz,
327-328, 622
sensor no berço para
detectar movimentos do
bebê, 90
sentar-se
apoiando o bebê,
422-423, 528-529
bebê não se senta sozinho,
528-529
tarde, 602-603
sentidos, estimulando os, do
bebê, 357-365
sentimentos violentos em
relação ao bebê, 301,
633-634, 636-637

sentindo-se sobrecarregada, 275-276
bebê prematuro e, 833-836
ver também depressão pós-parto
sepse, 828
seringa oral para administrar medicamentos, 79, 747, 750
serviços de segurança para crianças, 547
simeticona, gotas de, 302-303
sinais de fome, 109; *ver também* apetite, alimentando
síndrome da angústia respiratória, 848-849
síndrome da morte súbita infantil; *ver* SMSI
síndrome de Reye, 748
sintomas do bebê doente, 730-736, 751-767
sintomas respiratórios e bebê alérgico
com alergia ao leite, 282
com alergias alimentares, 449
sintomas respiratórios e bebê doente, 734
crupe e, 760
gripe e, 757-762
RDS e, 848-849
resfriados e, 751-752
vírus sincicial respiratório, 758-760
VSR e, 758
sistema de nutrição suplementar Medela, 149
sistema de nutrição suplementar, 149, 263, 264, 340
sistema de viagem, 93
sistema imunológico
amamentação e, 33
fortalecendo, 753, 755, 756
probióticos e, 756
sistema Latch de segurança, 99, 228-229
sling, 101-103, 524-525

SMSI
amamentação e, 33-34, 378, 389-390
bebê se virando e, 493
cama compartilhada e, 382-384
chupetas e, 310
dormir de costas para evitar, 287-288, 291, 347, 349-350, 377-379, 382-384
prevenindo, 310, 377-379
quarto compartilhado e, 290-291, 378-379, 382-384, 528-529
superaquecimento e, 317-318, 349-350, 377-379
vacinas e, 377-379
SNS; *ver* sistema de nutrição suplementar
sob os braços, medindo a temperatura, 739-740
sobrecarga sensorial e cólica, 299
socializando, 627-629
soja, fórmula de, 189
soja, leite de, 685-686
sol; *ver também* protetor solar
protegendo o bebê do, 317, 318
protegendo os olhos do bebê do, 622
sólidos
alergias e, 439, 449-450, 479, 480, 515
aquecendo, 478
bebês prematuros e, 822, 843-844
caseiros, 517-522
cedo demais, e excesso de peso, 429, 439
comprados em loja, 515-517
de amassados para em pedaços, 589
desmame conduzido pelo bebê e, 519-520
em pedaços, 589
estágios dos, comprados em loja, 515

finger foods, 519-520, 585-588
iniciando, 473-480
inseguros para o bebê, 480, 589
introduzindo novos, 479
introduzindo, 429, 437-440, 473-480
introduzindo, para o bebê prematuro, 822, 843-844
lanches; *ver* lanches
melhores primeiros alimentos, 479
na mamadeira, 338-339, 376-377, 429, 430-431
no 5º mês, 438-439
no 6º mês, 474-475
no 7º mês, 513-514
no 8º mês, 561-562
no 9º mês, 585-586
no 10º mês, 610-611
no 11º mês, 639-640
no 12º mês, 670-671
orgânicos, 464-466
prontidão para, 439
quando introduzir, 437-440
rejeição dos, 475
riscos de asfixia, 480, 589
saquinhos, 515-516
segurança ao oferecer, 476-478
soluços, 329
som de, ao amamentar, 772
sonecas, 371-373, 446-447
acordar cedo e, 491
cochilos rápidos, 445
desistindo das, 658
lanches antes das, 649
misturar dia e noite e, 289-290
mudança nos padrões das, 446-447, 657
número e duração das, 291
sono noturno e, 290
treinamento de sono e, 481-488
ver também sono
sonhos do bebê, 208
sono REM, 204, 208, 291, 293

ÍNDICE 905

sono
acordando para amamentar à noite, 376-380, 481-487
acordando para amamentar, 206-210, 211-212
apoiando para, 350-351
associações, 289-291, 484, 682-683
barulho quando o bebê está dormindo, 288
bebê acordando para mamar, 206-209
bebê amamentado não adormece sozinho, 375
bebê desmamado e, 682-683
bebê dorme enquanto está sendo alimentado, 206-210, 375
bebê infeliz dormindo de costas, 287-288, 347-350
bebê só dorme no colo, 295
colocando o bebê adormecido no berço, 294-296
conferindo se o bebê está respirando durante o, 293
cronograma de, 372-375
da mãe, durante a amamentação, 132-133
dentição e, 442
dicas de, 483-484
dormindo a noite toda e cereais, 338-339
dormindo a noite toda e fórmula, 338-339
dormindo a noite toda, 376-380, 481-487
dormir na cama dos pais; ver cama compartilhada
enrolando para dormir, 287-288, 291, 349-350
ensinando a adormecer sozinho, 481-487
estratégias para um bom, 289-291
fazendo o bebê adormecer, 481-491
inquieto, 291

misturando dia e noite, 291-292
no 1º mês, 248
no 2º mês, 336
no 3º mês, 368
no 4º mês, 418-419
no 5º mês, 438-439
no 6º mês, 474-475
no 7º mês, 513-514
no 8º mês, 561-562
no 9º mês, 585-586
no 10º mês, 610-611
no 11º mês, 639-640
no 12º mês, 670-671
no quarto dos pais; ver dormindo no mesmo quarto
padrões de, 209
padrões de, não discerníveis, 289
pais não dormem, 489-490
períodos do, do recém-nascido, 209
posição da mãe para dormir e produção de leite, 267
posição para dormir, 287-288, 347-350, 378
posicionadores; ver posicionadores
REM, 204, 206, 208, 291, 293
respiração do bebê durante o, 292-294
respiração ruidosa e, 292-294
ruído branco e, 290, 322
seguro, 287, 377
sonhos; ver sono REM
sono ativo, 208, 291, 293-294
sono durante a alimentação, recém-nascido, 206-210, 263
ver também rotina da hora de dormir, sonecas, acordando
virando-se durante o, 493
sonolência do recém-nascido, 203-204, 270
durante a alimentação, 206-210, 266

do bebê prematuro durante a alimentação, 821
sons congestionados durante a alimentação, 772
sopro cardíaco funcional, 432
sopro inocente, 432-433
sopro no coração, 432-433
soro fisiológico, 752
sorrindo com pouca frequência, 457-458
sorriso, primeiro, do bebê, 329, 341
Stevia; ver substitutos do açúcar
subir escadas, ensinando o bebê a, com segurança, 555-556
submersão, aulas de natação e, 557-558
submersão, lesões de, primeiros socorros para, 779
substâncias tóxicas; ver envenenamento
substitutos do açúcar, segurança dos, durante a amamentação, 161
sucção
durante a amamentação, 117, 264
ineficaz, 264
ver também amamentação
sucção, limitar, 615
suco de ameixa para constipação, 763
suco de maçã, 429
diarreia e, 764-766
suco de pera; ver também suco
constipação e, 762-763
diarreia e, 764
suco de uva branca, 429, 766, 767
suco de uva e diarreia, 766, 767
suco 428-429
cárie de mamadeira e, 498-499, 563
constipação e, 762-764
diarreia e, 428, 641, 765, 766, 767
sugador preguiçoso, 264
sugar

906 O QUE ESPERAR DO PRIMEIRO ANO

a pele recoberta de hidratante ou protetor solar,
426-427
bebê prematuro e,
817-818, 821, 830-831
bolhas nos lábios em
função do, 269
canudos; *ver* canudos
choro e, 307, 310-311
chupeta; *ver* chupeta
como sinal de fome, 109,
212-213, 262
do saquinho de papinha,
515-516
dor quando o bebê suga,
221, 420-421, 754
durante o sono, 208, 245,
293-294
necessidade de, 196-197,
210-211, 274-275, 307,
427-428
o polegar; *ver* chupar o
polegar
reflexo de sucção em
recém-nascidos, 108,
215
somente os mamilos,
115-116, 129-130
ver também alimentação
com mamadeira, ama-
mentação
versus mamar, 117
sujando-se, 575
sumagre venenoso, primei-
ros socorros para, 788
superaquecimento
doenças relacionadas ao
calor advindas do, 795
durante o sono, 378
e risco de SMSI, 378
excesso de roupas e, 318
febre, 741, 743, 795
no carregador, 101
no carro, 324
superbebê, criando um,
581-583
supervisão, importância da,
550
na água, 556
na cadeirinha de balanço,
452
no banho, 494-495

no centro de atividades,
506
no jumper, 451-452
suplementação
com fórmula durante a
amamentação, 144-147,
335-341
quando o bebê não está
crescendo, 262-264,
340
suplementos para a mãe
durante a amamentação,
153-154
suplementos para o bebê; *ver*
suplementos vitamínicos
suplementos vitamínicos,
275-280, 614
surdez, 774-776
testando no nascimento,
186-187
surfactante, 828, 834-835,
848-849
sushi, segurança do, durante
a amamentação, 157
sutiã; *ver* amamentação

T

tablets para bebês, 694-696
tamanho das roupas do
bebê, 68-69
tandem, amamentação em,
138-139
tapete de atividades, 106
para ficar de bruços, 331
taxa respiratória, 292, 734
técnicas de ressuscitação;
ver RCP
tecnologia e o bebê, 694-696
telefonar para o médico,
quando; *ver* médico
temperamento desafiador do
bebê, 452-458
timidez e, 678-682
temperamento dos pais,
300, 632-634, 635,
636-637
temperatura retal, medindo,
737-738
temperatura segura dos

alimentos, 615-616
temperatura
avaliando a, 741
certa, mantendo o bebê
na, 290, 317-318, 378
certa, mantendo o bebê
prematuro na, 843-844
como sintoma no bebê
doente, 732
corporal normal, 741
medindo, do bebê,
737-741
ver também febre, superaquecimento
temperos na comida do
bebê, 515-516, 518, 521,
587, 615
temperos na dieta da mãe,
153-156
tempo de tela para bebês,
692-696
tempo entre os filhos,
659-662
terapia de quelação para
remoção de chumbo, 470
termômetro axilar, 739-740
medindo a temperatura
com o, 739-740
termômetro digital, 737
termômetro retal para alívio
da constipação, 764
termômetro, 737-741
axilar, 739-740
chupeta, 740
da artéria temporal, 739
digital, 737
escolhendo um, 737-741
oral, 740
retal, 737-738
sem mercúrio, 737
sob o braço, 739-740
timpânico, 740
termômetros timpânicos,
740
terra
brincando na, 575-576
comendo, 575-576
tesoura de unhas, 78
testamento, escrevendo um,
105
teste de Apgar, 181, 184-185
teste de resposta auditiva do
tronco cerebral, 186-187

ÍNDICE

teste do pezinho no recém-
-nascido, 183-184
testes do recém-nascido,
183, 714
testes genéticos no recém-
-nascido, 183-184, 714
testes neonatais, 183, 184,
714
testes
de Apgar, 184-185
de audição, 186-187
no recém-nascido,
182-183, 186-187, 715
para anemia, 501-502
para chumbo, 342
para recém-nascidos; *ver*
testes neonatais
testículos não descidos, 355
testículos
inchaço dos, 313-314
não descidos, 355
tétano, 718-720, 722, 784;
ver também vacina contra
difteria, tétano e coqueluche (DTPa)
timerosal em vacinas, 728
timidez, 603-604, 678-682
tímpanos
inchaço dos, 754
perfurados, 754
rosados, 754
tinta
armazenamento seguro,
546, 551
chumbo na, 434, 470, 575
na mobília, 85, 470, 538
no berço, 85, 470
nos brinquedos, 433, 470
toalhas de mesa, tornando à
prova de bebês, 541
toalhas, comprando, para o
bebê, 72
toalhinhas de banho, 72
tolice como técnica de disciplina, 636-637
toque
estimulando o sentido do
tato do bebê, 357-363
sensibilidade ao, 453-454
ver também criação de
vínculos, posição de
canguru, pele a pele
torcicolo, 104, 287, 450-451

tortos
dentes, 533
pés, 354-355
tosse
asma e, 768, 769
choque anafilático, e 798
como sinal de dentição,
441
como sinal de que o bebê
está com sono, 345
comprida, 719, 732
crônica, 444
crupe e, 760-762
"de cachorro" e crupe,
760-762
engasgos e, 800, 807, 813
exposição a vapores e, 784
gripe e, 757
medicamentos, 747
para chamar atenção, 444
quando telefonar para o
médico, 732-733
recém-nascido, 328
resfriados e, 751, 752
sangue, 791
VSR e, 758
touchscreens para bebês,
694-696
toxinas
evitando; *ver* verdes
na água, 463-464
no ambiente do bebê,
458-471
nos alimentos, 465-468
nos produtos para bebês,
77-78, 468
ver também BPA, chum-
bo, segurança
trabalho; *ver também* cuidadores
amamentação e, 367-372
creche no, 416
decidindo voltar ao,
385-387, 395-398
levando o bebê para o,
415
proteções para mães que
amamentam no, 369,
370
transfusão de sangue, 828
transicional
fezes, 224-225

leite materno, 122
objeto; *ver* objetos de
conforto
transtorno digestivo
agitação e, 155-156, 305
alergia ao leite e, 282-283,
307
alergias alimentares e, 480
cólica e, 299-302,
304-305
colite alérgica e, 283
como sintoma no bebê
doente, 735
leite materno e, 32
massagem para, 352
sensibilidade ao leite
materno e, 283-284
ver também prisão de
ventre, diarreia, gases,
regurgitação, vômito
transtorno gastrointestinal;
ver prisão de ventre, diarreia, transtorno digestivo,
gases, vômito
trato urinário, infecção do,
735, 767
circuncisão e, 41-42
probióticos e, 756-757
travesseiro
para apoiar o bebê, 103
para bebê mais velho, 684
treinamento de sono,
481-488
treinamento para o peni-
quinho
fraldas de pano e, 73
precoce, 504
treinamento precoce no
peniquinho, 504
treinos, *ver* Exercícios
trem, viagens de, 711-712
tremores
hipotermia e, 789
por causa da febre,
742-743
trocador, 88
trocar fraldas, 231-233
bebê se contorcendo ao,
422
trompa de Eustáquio, 711,
755
tubo endotraqueal, 828

908   O QUE ESPERAR DO PRIMEIRO ANO

tubo torácico, 828
Tylenol; *ver* paracetamol

U

umbigo
  caroço no, 312
  ver também coto umbilical
umbigo; *ver* coto umbilical
umidificador, comprando,
  80
  para crupe, 762
  para eczema, 449
  para gripe, 758
  para resfriados, 752
unha(s)
  coçando eczema com, 448
  cortadores, 78, 239
  cortando, 239
  descolada, 792
  lesões na, 791-792
  quebrada, 792
  tesouras, 78, 240
unhas dos pés; *ver* unha(s)
unidade de tratamento intensivo neonatal; *ver* UTI neonatal
uretra, abertura da, 314
urina com cheiro de peixe,
  261
urina
  cor da, 261
  rosada, 156
  sangue na, 733, 767, 791
UTI neonatal, 824-832
  bebê saindo da, 840
  lidando com uma longa internação na, 832-833
  montanha-russa emocional da, 833-837

V

vacina contra a gripe, 722,
  729, 730
  asma e, 770
  em forma de spray nasal,
  722

  para adultos, 722
vacina contra difteria, tétano e coqueluche (DTPa),
  718-720, 722, 729
vacina contra gripe, 722,
  729-730
vacina contra *Haemophilus influenzae* tipo B (Hib),
  724, 729
vacina contra hepatite A,
  722, 725-726, 729
vacina contra hepatite B,
  185, 722, 724-725, 729
vacina contra rotavírus,
  729-730
vacina contra sarampo, caxumba e rubéola (SCR),
  722-723, 726, 727, 728
  para adultos, 721
vacina contra varicela,
  723-724, 729
vacina DTPa, 718-722, 726,
  729
vacina Hib, 724, 729
vacina pneumocócica conjugada, 726-729
  para prevenir infecção de ouvido, 754
vacina SCR, 720-722,
  726-727, 729
vacina, 720-722, 729
vacinação, 718-730
  atrasos no desenvolvimento e, 728
  autismo e, 723, 728
  combinadas, 726-729
  cronograma recomendado, 729
  mercúrio nas, 728
  quando telefonar para o médico após, 720-721
  segurança, 724
  ver também imunizações
vacinas combinadas, 726
vagina
  bebê brincando com a,
  576-577
  corrimento na, em recém-nascidas, 201-202
  inchada em recém-nascidas, 202
vapores

minimizando os riscos para o bebê, 460-462
tóxicos, exposição a e primeiros socorros para,
  784
varicela; *ver* catapora
Vaselina, 77
vaso sanitário, tornando à prova de bebês, 549, 550
vasos sanguíneos nos olhos, imaturos em bebês prematuros, 850
vazamento de leite materno,
  125-126
  fim do, 259-260
  ao bombear, 254
vegana, dieta, 502-503
  amamentação e, 278
  fórmula para, 188, 190
vegetais na dieta do bebê,
  479, 480
  orgânicos, 465-468
vegetariana, dieta, 502-503
ventilador
  como maneira de prevenir SMSI, 325, 378
  como ruído branco reconfortante, 305-306
ventilador, 611
verdes (ecológicos)
  fraldas descartáveis, 72-74
  limpadores domésticos,
  459-460
  produtos para bebês,
  77-78
vérnix, 202
vestindo o bebê, 241-242,
  316, 318
  para sair, 316, 318
  ver também roupas
viagens com o bebê,
  706-712
  de avião, 707-711
  de carro, 706-707
  de trem, 711-712
vias aéreas
  abrindo, durante RCP,
  809-812
  aspiração das, no nascimento, 181
  desobstrução das,
  806-808

ÍNDICE

inflamação das, com asma, 768-770

inflamação das, com crupe, 760-762

inflamação das, com vírus sincicial respiratório, 758-760

obstrução das, e difteria, 718

obstrução das, e doenças, 804

verificar, quando o bebê está sufocando, 804, 808

VIP, 720-722, 729

virando; *ver* cronograma, virando-se

virando-se durante a noite, 493

virando-se
durante o sono, 493
ver também cronograma

virilha, caroço na, 356-357

visão, 326-327
ácidos graxos ômega 3 e, 193, 613-614
do recém-nascido, 186, 201, 326, 357-358
estimulando a visão do bebê, 357-358
ver também olho(s)

visão, estimulando a, do bebê, 357-359

visão; *ver* olho(s), visão

vitamina A, alimentos com, 612-613

vitamina B12, 502

vitamina C, 278

vitamina D, 275-280

vitamina K, injeção de, ao nascer, 184, 185-186

voando com o bebê; *ver* avião

vômito
alergia ao leite e, 282-283
alergias alimentares e, 449, 479
com choque, 780
com constipação, 764
com diarreia, 765
com envenenamento, 783

com ferimento na cabeça, 787

com hemorragia interna, 791

com objeto engolido, 800

com sangue, 791

de chorar demais, 485

desidratação e, 765

durante a RCP, 813

em projétil, 282, 771-772

gripe e, 757

induzindo, 783-784

quando telefonar para o médico sobre, 732, 764, 765, 766

rotavírus e, 730

sensibilidades no bebê amamentado e, 283

ver também engasgos, DRGE, regurgitação

vômito em projétil, 282, 771

X

xampu
comprando para o bebê, 76
para crosta láctea, 354
produtos químicos no, 77-78

Z

zoológico infantil, 464

Este livro foi composto na tipografia Minion Pro,
em corpo 10,5/13, e impresso em
papel off-white no Sistema Cameron da
Divisão Gráfica da Distribuidora Record.